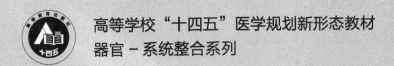

高等学校"十四五"医学规划新形态教材

器官－系统整合系列

神经系统

U0288819

主　审　杨雄里

主　编　陈生弟　周　东

副主编　徐楠杰　傅　毅

编　委（以姓氏拼音为序）

陈生弟	上海交通大学医学院附属瑞金医院	陈先文	安徽医科大学第一附属医院
丁美萍	浙江大学医学院附属第二医院	傅　毅	上海交通大学医学院附属瑞金医院
郭起浩	上海交通大学医学院附属第六人民医院	江基尧	上海交通大学医学院附属仁济医院
梁　裕	上海交通大学医学院附属瑞金医院	刘　军	上海交通大学医学院附属瑞金医院
刘新峰	南京大学医学院东部战区总医院	罗晓光	暨南大学第二临床医学院深圳市人民医院
毛　颖	复旦大学附属华山医院	朴月善	首都医科大学宣武医院
秦新月	重庆医科大学附属第一医院	唐北沙	中南大学湘雅医院
唐　毅	首都医科大学宣武医院	万　琪	南京医科大学第一附属医院
王佳伟	首都医科大学附属北京同仁医院	王丽华	哈尔滨医科大学附属第二医院
王　涛	华中科技大学同济医学院附属协和医院	王延江	陆军军医大学陆军特色医学中心
徐楠杰	上海交通大学医学院	焉传祝	山东大学齐鲁医院
杨　弋	吉林大学第一医院	张　成	中山大学附属第一医院
赵忠新	海军军医大学长征医院	周　东	四川大学华西医院
周海燕	上海交通大学医学院附属瑞金医院		

编写秘书　周海燕

高等教育出版社·北京　　上海交通大学出版社·上海

内容简介

全书共分二十五章，前八章属总论部分，重点介绍神经系统疾病的神经科学基础、常见症状、定位诊断、病史采集、体格检查、辅助检查、心理学检查及诊断原则，其中神经病学相关的神经科学基础本教材特设独立章节，旨在丰富神经系统疾病的组织学与胚胎学、神经生物化学和神经病理学知识。而神经心理学的重要性也日益凸显，故也将其列为独立章节。后十七章属各论部分，重点介绍神经内、外科常见疾病的诊疗知识。各论部分除包括常见的神经系统疾病外，对一些临床较少见疾病也做了简要介绍，如伴有皮质下梗死和白质脑病的常染色体显性遗传性脑动脉病、线粒体肌病和脑肌病、脊髓动静脉畸形等，以保持教材的完整性并方便学生自学。鉴于脑血管病的介入诊断和治疗迅猛发展和普及，各论中设独立一章介绍。本教材配有丰富多样的数字资源，包括典型病例、拓展阅读、彩图、微视频、教学 PPT、章小结和自测题，为医学生提供自主学习的空间。

本教材适用于临床、基础、预防、护理、口腔、检验、药学等专业本科学生，也是参加国家执业医师资格考试和住院医师规范化培训的重要用书，还可作为研究生、临床医务人员和科研人员的参考书。

图书在版编目（CIP）数据

神经系统 / 陈生弟，周东主编 . -- 北京：高等教育出版社；上海：上海交通大学出版社，2023.8
ISBN 978-7-04-060527-3

Ⅰ. ①神… Ⅱ. ①陈… ②周… Ⅲ. ①神经系统疾病 – 诊疗 – 教材　Ⅳ. ① R741

中国国家版本馆 CIP 数据核字（2023）第 110172 号

Shenjing Xitong

项目策划　林金安　吴雪梅　杨　兵

策划编辑　杨　兵　王华祖　责任编辑　瞿德竑　周珠凤　封面设计　张　楠　责任印制　赵义民

出版发行	高等教育出版社　上海交通大学出版社	网　　址	http://www.hep.edu.cn
社　　址	北京市西城区德外大街4号		http://www.hep.com.cn
邮政编码	100120	网上订购	http://www.hepmall.com.cn
印　　刷	北京中科印刷有限公司		http://www.hepmall.com
开　　本	889mm×1194mm　1/16		http://www.hepmall.cn
印　　张	37.25		
字　　数	950 千字	版　　次	2023 年 8 月第 1 版
购书热线	010-58581118	印　　次	2023 年 8 月第 1 次印刷
咨询电话	400-810-0598	定　　价	92.00 元

本书如有缺页、倒页、脱页等质量问题，请到所购图书销售部门联系调换
版权所有　侵权必究
物 料 号　60527-00

数字课程（基础版）

神经系统

主编　陈生弟　周　东

登录方法：
1. 电脑访问 http://abook.hep.com.cn/60527，或手机扫描下方二维码、下载并安装 Abook 应用。
2. 注册并登录，进入"我的课程"。
3. 输入封底数字课程账号（20 位密码，刮开涂层可见），或通过 Abook 应用扫描封底数字课程账号二维码，完成课程绑定。
4. 点击"进入学习"，开始本数字课程的学习。

课程绑定后一年为数字课程使用有效期。如有使用问题，请点击页面右下角的"自动答疑"按钮。

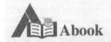

神经系统

Nervous System

主审　杨雄里
主编　陈生弟　周　东

神经系统

神经系统数字课程与纸质教材一体化设计，紧密配合。数字课程内容主要为拓展阅读、视频、彩图、典型病例、教学 PPT、自测题等，在提升课程教学效果的同时，为学生学习提供思维与探索的空间。

用户名：_____　　密码：_____　　验证码：_____　　5360　忘记密码？　**登录**　注册

http://abook.hep.com.cn/60527

扫描二维码，下载 Abook 应用

《神经系统》数字课程编委会

（以姓氏拼音为序）

陈生弟	上海交通大学医学院附属瑞金医院	陈先文	安徽医科大学第一附属医院
丁美萍	浙江大学医学院附属第二医院	冯金洲	重庆医科大学附属第一医院
傅　毅	上海交通大学医学院附属瑞金医院	郭起浩	上海交通大学医学院附属第六人民医院
洪　桢	四川大学华西医院	花　玮	复旦大学附属华山医院
黄　沛	上海交通大学医学院附属瑞金医院	江汉秋	首都医科大学附属北京同仁医院
梁　裕	上海交通大学医学院附属瑞金医院	刘　军	上海交通大学医学院附属瑞金医院
罗晓光	暨南大学第二临床医学院深圳市人民医院	毛　青	上海交通大学医学院附属仁济医院
朴月善	首都医科大学宣武医院	孙　欣	吉林大学第一医院
谭玉燕	上海交通大学医学院附属瑞金医院	唐北沙	中南大学湘雅医院
唐　毅	首都医科大学宣武医院	万　琪	南京医科大学第一附属医院
王怀明	南京大学医学院东部战区总医院	王丽华	哈尔滨医科大学附属第二医院
徐楠杰	上海交通大学医学院	张　成	中山大学附属第一医院
张国新	武汉大学人民医院	张永庆	山东大学齐鲁医院（青岛）
赵忠新	海军军医大学长征医院	周　东	四川大学华西医院
周海燕	上海交通大学医学院附属瑞金医院	朱　赤	陆军军医大学陆军特色医学中心

器官－系统整合系列教材专家指导委员会

主任委员　陈国强（上海交通大学）

副主任委员　胡翊群（上海交通大学）

委　　员（以姓氏拼音为序）

陈赛娟（上海交通大学）	陈香美（中国人民解放军总医院）
戴尅戎（上海交通大学）	樊代明（空军军医大学）
葛均波（复旦大学）	顾越英（上海交通大学）
郎景和（北京协和医学院）	宁　光（上海交通大学）
杨雄里（复旦大学）	钟南山（广州医科大学）

出版说明

教育教学改革的核心是课程建设，课程建设水平对于教学质量和人才培养质量具有重要影响。现代信息技术与高校教育教学的融合不断加深，教学模式的改革与变化正在促进高校教学从以"教"为中心向以"学"为中心持续转变。教材是课程内容的重要载体，是课程实施的重要支撑，是课程改革的成果体现。

为落实国务院办公厅《关于加快医学教育创新发展的指导意见》（国办发〔2020〕34号）"加快基于器官系统的基础与临床整合式教学改革，研究建立医学生临床实践保障政策机制，强化临床实习过程管理，加快以能力为导向的学生考试评价改革"的文件精神，积极推进"新医科"建设，推进信息技术与医学教育教学深度融合，推进课程与教材建设及应用，提升高校医学教学质量，由高等教育出版社、上海交通大学出版社联合启动"高等学校'十四五'医学规划新形态教材：器官－系统整合系列"建设项目，本系列教材以上海交通大学医学院为牵头单位，成立了系列教材专家指导委员会，主任委员由中国科学院院士、教育部高等学校基础医学类教学指导委员会主任委员、上海交通大学原副校长陈国强教授担任。项目自2017年底启动以来，陆续召开了编写会议和定稿会议，2022年底，项目成果"器官－系统整合系列教材"陆续出版。

本系列教材包括《神经系统》《呼吸系统》《循环系统》《消化系统》《泌尿系统》《生殖系统》《血液系统》《免疫系统》《内分泌系统》《运动系统》。系列教材特点如下：

1. 创新内容编排：以器官、疾病为主线，通过神经系统、呼吸系统、循环系统、消化系统、泌尿系统、生殖系统、内分泌系统、免疫系统、血液系统、运动系统，将基础医学与临床课程完全整合。从人的整体出发，将医学领域最先进的知识理论和各临床专科实践经验有机整合，形成更加适合人体健康管理和疾病诊疗的新医学体系。

2. 创新教学方法：创新教学理念，引导学生个性化自主学习。纸质内容精当，突出"三基""五性"，并以新颖的版式设计，方便学生学习和使用。通过适当的教学设计，鼓励学生拓展知识面及针对某些重要问题进行深入探讨，增强其独立获取知识的意识和能力，为满足学生自主学习和教师创新教学方法提供支持。

3. 创新出版形式：采用"纸质教材＋数字课程"的出版形式，将纸质教材与数字资源一体化设计。数字资源包括："典型病例（附分析）"选取了有代表性的病例加以解析，"微视频"呈现了重难点知识讲解或技能操作，以强化临床实践教学，培养学生临床思维能力；在介绍临床实践的同时，注重引入基础医学知识和医学史上重要事件及人物等作为延伸，并通过"基础链接""人文视角"等栏目有机衔接，以促进医学基础理论与临床实践的真正整合，并注重医学生的人文精神培养。本系列教材是上海交通大学医学院整合教学改革研究成果的集成和升华，通过参与院校共建共享课程资源，更可支持各校在线课程的建设。

　　本系列教材还邀请了各学科院士、知名专家担任主审，分别由陈赛娟院士、陈香美院士、戴尅戎院士、樊代明院士、葛均波院士、郎景和院士、宁光院士、杨雄里院士、钟南山院士、顾越英教授担任各教材主审。他们对教材认真审阅及严格把关，进一步保障了教材的科学性和严谨性。

　　尽管我们在出版本系列教材的工作中力求尽善尽美，但难免存在不足和遗憾，恳请广大专家、教师和学生提出宝贵意见与建议。

高等教育出版社

上海交通大学出版社

2022 年 11 月

　　《神经系统》是以神经系统疾病的诊断和治疗为主题的临床医学学科。早年，神经疾病的诊治主要是依据临床表现对病因及发病机制做经验性的分析。随着脑这个"黑匣子"逐渐被打开，对其正常运作机制及病理情况下的异常开始有所了解，但即使到那个时候，神经病学还是很少与基础方面的研究成果联系起来。这并不奇怪，因为当时基础研究虽然对疾病的临床表现及发病机制的认识提供了重要启示，但仍不足以形成坚实的基础来支撑"神经病学"这座大厦。直到20世纪下半叶，随着分子生物学、细胞生物学的迅速崛起，一门综合性的新兴学科——神经科学诞生了，人们能在细胞和分子水平深入地阐明病理条件下神经活动的异常。人们逐渐认识到，要对疾病作出准确的诊断，提出恰当的治疗方案，必须更多地依赖对病因和发病机制的基础研究。

　　以人体器官–系统为主线，把各种器官–系统相关基础和临床学科有机整合在一起，这是使医学教育与整合医学发展趋势相呼应的一种重要尝试，《神经系统》就是系列教材中的一种。本书主编诚邀我为该书作序，我虽知自己学力不逮，但欣然从命。为了获得总体的印象，我先通览了全书，之后又选择了几章做重点阅读。我的印象是，在主编的组织下，参与编写的专家们通力合作，在本书中卓有成效地将临床和基础两方面的知识融会起来，基本实现了预定的目标。以第十七章"运动障碍性疾病"为例，先是介绍了基底神经节的结构、生理学、生物化学、病理学特性，以及皮质–基底节–丘脑–皮质环路的活动在正常和几种疾病情况下的变化，然后转入叙述各主要运动障碍性疾病的病因和发病机制、临床表现、诊断、预后。这样，就对这类疾病从基础到临床诊治进行了完整的阐述，且在基础和临床的衔接方面不显突兀，显然是下了工夫的。值得一提的是，不管在基础还是临床方面，作者除了按照医学教育的要求，提供学生必须掌握的基础知识外，还引述了近期最新进展，从而使优秀的学生习医之初就能走在前面，思考学科的发展。这些都和筹划、编著本教材的初衷相吻合。其他章节的情况大致相似，反映了各位编写者对撰写思路和基本原则的认同。

参与本书编写的作者在基础和临床方面都有着很深的造诣，在各自的领域中均为一时之选，熟谙撰写的主题，因此挥洒自如，各显风采；其中有多位是我熟识的朋友。这些专家深厚的学术造诣和高度的工作责任心，是本书高水平、高质量的重要保证。这次作序又是我的一次学习机会，序作成了，在学术上我也受益良多，可谓是相得益彰。

学习本教材的高等医学院校学生将来多以行医为职业。本教材通过教学引导，将使学生在习医伊始即认识到临床和基础紧密结合的重要性，这对于下一代医生的素质和水平的提高将产生重要的影响。从教材改革来说，现在走出的只是第一步。为了使本教材日臻完善，作为一名从事基础神经科学的研究工作者，今后将继续与神经病学家同行。

杨雄里

中国科学院院士

2023 年 4 月

前　言

为落实国务院办公厅《关于加快医学教育创新发展的指导意见》（国办发〔2020〕34号）"加快基于器官系统的基础与临床整合式教学改革，研究建立医学生临床实践保障政策机制，强化临床实习过程管理，加快以能力为导向的学生考试评价改革"的文件精神，由上海交通大学医学院牵头，高等教育出版社与上海交通大学出版社联合出版高等学校"十四五"医学规划新形态教材：器官－系统整合系列，包括《神经系统》《呼吸系统》《循环系统》《消化系统》《泌尿系统》《生殖系统》《血液系统》《内分泌系统》《免疫系统》《运动系统》共10种教材。

《神经系统》教材编写的指导思想是优化课程体系和教学内容，有利于学科交叉与融合，注重知识体系的系统性、完整性，减少教学环节的重复或遗漏，强调基础知识、基本理论学习和临床技能培养的衔接。本教材的编写借鉴了国内外医学教学改革和教材的先进经验，编排以人体器官－系统为主线，将器官－系统相关的基础理论和临床学科有机整合在一起，尝试以一种全新的课程体系满足各校教学改革对新教材的需求。

本教材采用纸质教材和数字课程（基础版）相结合的方式，着重突出"整合"的特点。首先，将基础与临床有机整合。与传统教材相比，本教材的基础知识更全面、更完备，与临床关联更紧密。学生可以通过数字课程学习快速丰富和拓展基础知识，更深入地了解疾病的病理生理机制；其次，将理论知识和真实案例相整合，强化临床诊疗思维，本教材的每一重点章节都设有诊疗路径，并配有典型案例，让学生在真实案例中体会如何运用理论知识解决临床的真实问题。再次，将必备医学知识与学科前沿进展相整合。数字资源不仅纳入彩图、微视频，也包括最新进展、诊疗指南等的拓展阅读，满足学有余力学生的需求。

本教材的编写作者为来自全国多所高等医学院校的教授，拥有丰富的临床诊疗和教学工作经验。

在教材内容上不仅注重基础理论、基本知识和基本技能的传授，还注重介绍本领域的新知识、新理论、新技术；在遵循循证医学证据的同时，注重融入自身的临床工作经验。在编排格式和文字写作上，努力做到文字简练、术语规范，条理清晰，图文并茂。

本教材的编写得到参编学校、高等教育出版社和上海交通大学出版社的大力支持。本教材邀请复旦大学杨雄里院士担任主审，他对全书进行了精心审阅和指导把关。本教材是全体参编人员集体智慧和汗水的结晶。作为主编，在此我们对主审和各位参编专家为本教材付出的辛勤劳动表示衷心的感谢。

我们深知最后呈现在各位面前的教材与我们的愿望和读者的期望还有小小的差距，如有疏漏和不妥之处，恳请读者不吝指教。

陈生弟　周东

2023 年 4 月

目　录

第一章

绪　论

神经病学是一门研究神经系统及肌肉疾病的病因、发病机制、临床特征、诊断、治疗、康复及预防的临床学科。神经系统疾病是一大类以神经系统结构和功能障碍为特征的疾病，它不仅包括脑、脊髓、周围神经、肌肉等器质性损害性疾病，还包括无明确器质性损害而以精神行为异常为突出表现的高级神经功能障碍性疾病。在传统学科分类上，不同神经-精神疾病分属神经内科学、神经外科学、精神病学三个临床学科。以内科治疗为主的神经系统器质性疾病归属神经内科，如脑血管病、中枢神经系统感染、神经免疫疾病、神经变性疾病、神经遗传、发育障碍、营养代谢障碍、中毒等。肌肉是运动系统重要组成单位，其病变一般也归属到神经内科疾病。需要采用外科手段治疗的疾病，如颅脑脊髓外伤、脑脊髓肿瘤、脑脓肿、动脉瘤及动静脉畸形、颅脑发育畸形（如先天脑积水、颅裂和脊柱裂、狭颅症及颅底凹陷症），这类疾病通常归属到神经外科。神经系统功能性疾病多表现为知觉、思维、情感、意志及行为活动异常，神经系统体检一般无神经定位体征，如精神分裂症、心境障碍、心理应激反应、神经症等，这类疾病归属精神科。从临床实践而言，分属不同学科的神经疾病在不同学科疾病谱上本来就有些交叉重叠。近年来随着学科发展，学科的界限变得越来越模糊，例如：脑血管病介入治疗已广泛应用于缺血性脑血管病；对于三叉神经痛、面肌痉挛、癫痫、帕金森病等传统神经内科疾病，越来越多的患者开始接受功能神经外科治疗，外科手段还用于治疗顽固性精神分裂症患者；一些精神病专科的精神心理测量工具被应用于神经内科疾病的诊断和研究。正是基于临床实践需求和学科交叉融合的发展趋势，临床医生需要具备本系统疾病的宽广知识面，才能在诊断及鉴别诊断上具备宽广的视野，游刃有余。

一、神经系统疾病谱及特点

神经系统疾病在人类疾病谱中占有重要地位。《国际疾病分类第10版》（ICD-10）列入的神经精神疾病达 1 000 多种，这些疾病有些属常见病、多发病，如脑血管病、癫痫、帕金森病、痴呆、颅脑外伤、脑肿瘤等，这些疾病致残率、病死率很高，对人类健康危害很大，在引起人类死亡原因的四大疾病（心血管病、肿瘤、脑血管病、神经变性疾病）中神经系统疾病就有 2 个（脑血管病、神经变性疾病），肿瘤疾病中还有 2%~5% 为神经系统肿瘤。此外，神经系统疾病中罕见病也比较多，人类罕见病中大半属神经系统疾病。随着人口的老龄化和工作、生活压力的增大，神经系统疾病的发病率和患病率呈递增趋势，已成为我国疾病经济负担中几乎跃居首位的一大类疾病。

神经系统从结构和功能上大致可分为两部分。一部分主管运动、各种感觉和自主神经功能，即较为原始的基本生命活动，其相关的神经结构包括大脑皮质感觉运动区、间脑、中脑、脑干、小脑、脊髓、周围神经和肌肉，其损害主要表现为运动、感觉、自主神经功能和反射障碍。另一部分主管认知、情感、语言等高级功能，与之相关的神经结构主要是大脑皮质高级功能区，其损害主要表现为认知功能减退、精神行为异常。

神经系统疾病的病因复杂，包括感染、外伤、肿瘤、血管病变、基因异常、发育异常、神经变性、自身免疫反应、营养代谢障碍、中毒等，这类疾病可表现为各种神经系统症状和体征，包括意识障碍、认知功能减退、精神行为异常、语言障碍、肌无力（瘫痪）、肌肉萎缩或假性肥大、肌张力异常、运动协调障碍、不自主运动、步态障碍、感觉障碍、吞咽障碍、尿便障碍等。不同疾病的病因、发病机制和病变范围不同，临床表现非常复杂，可以形成各种神经症状和体征组合。

根据治疗水平，神经疾病大致可分为以下三类。①可治愈疾病：如脑膜炎、脑炎、神经良性肿瘤、外伤、特发性面神经麻痹、吉兰-巴雷综合征、部分脑血管病、营养缺乏性神经疾病、应激障碍、神经症等，对这些疾病应早诊断，及时治疗；②不能治愈但可控制病情、缓解症状的疾病：如脑血管病、大部分癫痫、偏头痛、周期性麻痹、三叉神经痛、多发性硬化、重症肌无力、帕金森病等，对这类疾病要给予适当的治疗，以改善症状，延缓病情的发展。③无有效治疗的疾病：如大多数神经变性疾病、神经遗传病、慢病毒感染、晚期恶性肿瘤等，这类患者应给予适当的对症支持治疗，提高其生活质量。

二、神经系统疾病临床诊疗路径简介

神经系统疾病的诊断程序及原则与其他临床学科基本相同，即在病史询问、内科及神经系统体检的基础上，结合适当的辅助检查，进行综合分析确定诊断。不过，神经系统疾病的诊断方法有其独特之处，主要是诊断流程中分为定位诊断与定性诊断两步进行，即先确定病变的部位（即定位诊断），再确定病变的性质（即定性诊断），这是由神经系统结构和功能的复杂性决定的。

定位诊断应特别注意神经系统体征。具有定位诊断价值的神经体征被称作神经定位体征，是临床实际工作中判断神经器质性病变的重要依据。例如：偏瘫、偏身感觉障碍提示对侧大脑半球病变，共济失调提示小脑病变。定性诊断需要综合病史特点、临床症状、体征及辅助检查结果综合判断。其中病史特点，包括起病缓急、病程长短、病程特点（单相、多相、发作性）等在定性诊断中意义较大。例如：急性发病，迅速达到疾病的高峰，应考虑血管病变、炎症、外伤及急性中毒等；当发病缓慢隐匿且进行性加重，病程中无明显缓解现象，则多为遗传、神经变性疾病、营养缺乏及肿瘤等疾病。

神经系统疾病辅助检查手段较其他内科疾病也有自己的特点，影像学（CT/MRI、超声、血管造影等）、腰椎穿刺脑脊液、神经电生理、肌肉/神经活检等检查在神经系统疾病诊断中具有特别重要的地位。基因检测和神经病理在一些遗传性或疑难病例诊断上具有决定性作用。

三、学习神经病学的几点建议

神经疾病临床表现复杂，诊断治疗技术要求很高，要学好这门课程，除了刻苦认真，还要注意学习方法，以下几点建议供同学们参考。

第一，要特别注意基础理论、基本知识和基本技能的学习。对于神经系统疾病初学者，学习的重点是疾病的临床表现、诊断和治疗知识，但也要注意疾病的发生、发展、治疗机制的理论学习，学好基础理论有助于加深对神经疾病的理解，做到"知其然，知其所以然"。学好这门课程，除了要学习本系统疾病的知识（尤其是常见病诊疗和危重症抢救知识）之外，还要注重学习相关基础医学知识和其他临床学科的知识，如神经系统解剖学、颅脑脊柱局部解剖学、神经生理学、内科疾病知识。神经病学是一门临床学科，理论知识要转化为服务患者的技能才能发挥价值，要特别重视基本临床技能的培养，如病史采集、神经系统检查、病历书写、腰椎穿刺、手术消毒及无菌操作、血管穿刺等。即使在各种先进的辅助诊断和治疗仪器在临床广泛应用的今天，基本临床技能仍然是疾病诊断和治疗的基础，任何先进的辅助检查仪器和治疗设备都不能替代。实际上，不少神经系统疾病，如三叉神经痛、特发性面神经麻痹、癫痫、原发性头痛、短暂性脑缺血发作、帕金森病、肌张力障碍等，通过病史和体检就可作出初步诊断。

第二，把理论知识、书本知识与临床实践结合起来。学习神经病学，不仅向书本学习和老师学习，更重要的是向患者学习。通过直接观察患者学习和研究疾病，要比单纯看书印象深刻得多。深入理解一种神经系统疾病要通过从书本到床边多次循环才能实现。神经系统疾病的临床表现千变万化，任何教科书都不能完全覆盖，在学习过程中，要勤思考，多实践，善于观察总结，才能逐步提高分析问题、解决问题的能力，为将来从事临床工作奠定良好的基础。

第三，注重整体观念和系统联系思维的培养。

神经病学与很多临床学科关系也非常密切。不少神经系统疾病与内科疾病相关联，如高血压、糖尿病、冠心病、血液病是脑血管病发病的重要致病因素，心、肺、肝、肾等重要脏器的严重损害及代谢障碍会导致神经损害（肝性脑病、肾性脑病、肺性脑病、糖尿病酮症酸中毒及非酮症高渗昏迷、糖尿病周围神经病），多达40%的外周恶性肿瘤会发生脑内转移。有些神经系统疾病常与某些内科疾病伴发，如低钾性周期性麻痹伴甲亢、脊髓亚急性联合变性伴巨幼红细胞贫血、小舞蹈病伴风湿病、副肿瘤神经综合征与恶性肿瘤等。对于神经病学这门临床学科的初学者来说，应当了解相关的基础学科知识（特别是神经解剖学和神经生理学），熟悉内科学及其他有关的临床学科相关知识，具备扎实的诊断学基础，才能用全面、联系的思维处理各种临床问题。

第四，在学习疾病诊疗知识的同时，需注重人文素质的培养。在学习专业知识和临床技能的同时，应注重责任意识和服务意识的养成，培养严谨细致的学习和工作作风。在临床工作中，要树立以患者为中心的服务理念，注重观察体验患者的精神心理诉求，注重与患者沟通和情感交流，正确地处理服务与学习的关系，尊重患者权益，保护患者隐私。

21世纪是神经科学大发展的新时代，脑科学已成为生命科学研究最热门的领域，神经病学面临新的发展机遇。希望同学们刻苦学习，勤于实践，为把自己培养成为医德高尚、业务精湛、勇于创新的神经病学专门人才而打好基础。

（陈生弟）

第二章

神经病学相关的神经科学基础

关键词

神经元	神经突触	神经管	神经发育
神经递质	受体		

思维导图

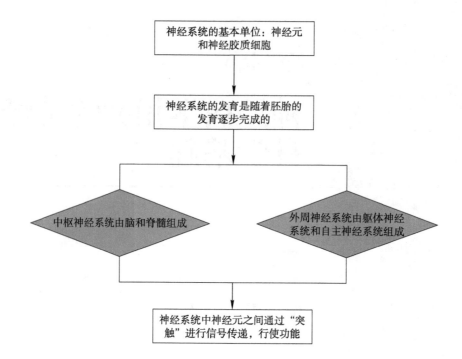

神经系统的基本单位：神经元
和神经胶质细胞

↓

神经系统的发育是随着胚胎的
发育逐步完成的

↓

中枢神经系统由脑和脊髓组成

外周神经系统由躯体神经
系统和自主神经系统组成

↓

神经系统中神经元之间通过"突
触"进行信号传递，行使功能

第一节　神经元和神经胶质细胞

神经系统主要由散在和集中的不同种类的神经细胞所构成。根据这些神经细胞的结构、形态、生化特性和功能，神经细胞大致可以分为神经元细胞和神经胶质细胞。这两种神经细胞的区别非常重要。在数量上，神经元细胞只占神经胶质细胞的1/10；但在功能上，神经元是决定大脑功能独特性的最重要的细胞。神经元细胞能够感受外界环境的变化，并向其他神经元细胞传递这些变化，进而引发人体感、知觉的反应。神经胶质细胞的主要功能是对神经元细胞发挥隔离、支持、营养等作用。尽管目前我们对神经胶质细胞的认识尚处在粗浅水平，需要进一步深入，但神经元细胞及其组成组织和器官功能的独特性和多样性依然是本节介绍的重点。

一、神经元的特性

神经元细胞是一种多极的分化终端细胞。这种细胞在结构上分为几个部分：胞体、树突和轴突。通常情况下，神经元在应对外界环境刺激时，由树突接受刺激信息，并向胞体传送，经过胞体的信息整合后由轴突传出。不同部位、不同种类的神经元，其胞体大小和形态也不尽相同，甚至同一类

神经元差别也非常大。大部分神经元直径范围为0.01~0.05 mm，小脑颗粒细胞直径可达5~8 μm，而脊髓运动神经元直径可超过120 μm。胞体的形态有圆形、椭圆形、锥形、梭形等。突起从长度上看，有的很短，有的长达1 m以上；就突起的数量而言，有1个、2个或多个。一个神经元通常只有一个轴突，也有的神经元缺乏轴突，只有树突。树突的数量、长度和分布更是多种多样，决定了整个神经元的形态（图2-1）。

（一）胞体

这是神经元的核心部分。典型的神经元胞体直径大约20 μm。被细胞膜与外界隔开的内部胞浆部分充满高钾离子溶液，其中包含许多具有膜结构的细胞器。哺乳动物的细胞胞体内大多具有相同的组成，其中最重要的部分有细胞核和不同种类的细胞器，包括内质网（endoplasmic reticulum）、核糖体（ribosome）、高尔基体（Golgi apparatus）和线粒体（mitochondrion）等。

细胞核位于胞体中部，直径在5~10 μm，呈圆形或椭圆形。核膜是细胞核与细胞质间信息和物质交换的通道，表面上有直径为0.1 μm的核孔。核内含有1~2个核仁，富含核蛋白和包含遗传物质DNA的染色体。这些DNA携带了全部的遗传信息，与存在于所有其他人体细胞中的信息完全相同。基因是DNA上的片段，内含遗传密码。由于

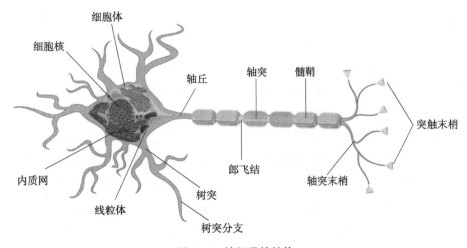

图2-1　神经元的结构

神经元一般不再分裂，不能合成 DNA 进行自我复制。因此，神经元的 DNA 主要是作为模板，通过基因的表达，在细胞质中合成神经元所需要的具有各种功能的蛋白质。因为 DNA 从不离开细胞核，它们所承载的信息首先转录生成 mRNA，通过核孔转运到细胞质作为模板，然后以氨基酸为原料，tRNA 为运载工具，含有 rRNA 的核糖体为装配机器，合成特定的蛋白质，即为翻译过程。

细胞器中粗面内质网只存在于胞体和树突中，由于其在神经元细胞的分布远远多于神经胶质细胞和其他非神经细胞，也被称为尼氏体（Nissl body），是神经元细胞的重要特征。粗面内质网主要位于细胞核的周围，表面有附膜核糖体，主要合成膜蛋白或分泌蛋白，参与酶的合成。除了附着在粗面内质网上的核糖体，胞浆中还存在游离核糖体，它们负责合成结构蛋白，如神经丝蛋白等。没有附着核糖体的内质网被称为滑面内质网，其功能比较复杂。一些为蛋白质折叠过程和三维结构的形成提供场所，另一些与蛋白质无关，主要调节细胞内部的重要物质浓度，如钙离子的平衡。高尔基体是胞体中远离细胞核的折叠膜状结构，是蛋白翻译后化学修饰过程发生的场所。它的一个重要功能就是将特异的蛋白质分选并输送到神经元的不同部位，如树突和轴突。线粒体是由两层膜结构包被的细胞器，是细胞内氧化磷酸化和合成 ATP 的主要场所，为细胞的活动提供化学能量。

（二）细胞膜

神经元细胞膜是容纳细胞质，并将其与外部细胞环境隔离的重要屏障。细胞膜厚约 5 nm，是以磷脂双层为基础的镶嵌有蛋白质的结构，各种离子如 K^+，Na^+ 等都不能自由通过。细胞膜的主要功能是通过膜上的蛋白质来实现的。膜蛋白根据其功能，可分为酶蛋白、转运蛋白、受体蛋白等；根据膜蛋白在膜上存在的形式，可分为周边蛋白（peripheral protein）和整合蛋白（integral protein）。周边蛋白通过肽链中带电氨基酸残基与脂质的极性基团以静电引力相结合，或以离子键与膜中的

整合蛋白相结合，附着于膜表面，通常位于内表面，占膜蛋白的 20% ~ 30%。整合蛋白占膜蛋白的 70% ~ 80%，以肽链的一次或多次穿膜为特征，如受体、通道、离子泵和转运体均属于整合蛋白。

镶嵌在脂质双层上的蛋白质，因脂质的液态性质而具有流动性。这种移动具有生理性调控特性。比如，神经肌肉接头处的乙酰胆碱受体通常聚集在肌膜终板处，但是当切断支配该肌肉的神经后，乙酰胆碱受体就会分布于整个肌肉的表面。

（三）细胞骨架

神经元细胞的形态结构主要取决于细胞质中的细胞骨架（cytoskeleton）。细胞骨架不是一个静止的结构。相反，它处于连续的运动状态，而这种运动是可被调节的。细胞骨架主要有微管、微丝和神经丝组成。微管主要分布在神经突起，由微管蛋白形成管状聚合物。微管蛋白的聚合和解聚决定微管的结构变化。神经元内部信号调节这个过程，从而改变神经元细胞的形态。微管相关蛋白（microtubule-associated protein，MAPs）是参与微管组装和功能调节的一类重要的蛋白。这种蛋白能够锚定微管及其构成的神经元细胞骨架。神经元轴突的微管相关蛋白 tau 的病理学改变与神经退行性疾病阿尔茨海默病的发病过程相关。微丝的厚度和细胞膜相同，是由肌动蛋白 actin 聚合而成的双链结构，和微管类似，能够持续地聚合和解聚，这主要和细胞膜的运动有关。神经丝的直径在微管和微丝之间，主要起细胞内部的支持作用，可能参与胞内物质的运输。

（四）轴突

轴突是神经元细胞独有的结构。轴突由胞体的轴丘（axon hillock）处发出，其中由轴丘顶端到开始出现髓鞘的一段称为轴突起始段（axon initial segment），这个部位没有髓鞘，兴奋阈值最低，是神经冲动开始爆发的部位。从轴突起始段的远侧端开始，轴突获得髓鞘包裹成为神经纤维，即有髓纤维。髓鞘主要由髓磷脂组成，对兴奋传导起绝缘作用。但髓鞘并不连续，相邻两段髓鞘间的轴突部

分，称郎飞结（Ranvier node）。神经纤维的功能是传导兴奋，其传导速度与纤维的直径有关。轴突主干全长的粗细均匀一致，在主干上也可发出侧枝。轴突末端的髓鞘消失，经反复分支，每一分支的末端膨大形成的扣状结构，称轴突末梢或突触终扣（synaptic bouton），与其他神经元的树突、胞体或轴突等形成突触，继而向下一级神经元传递信息。

和胞体相比，轴突中没有粗面内质网，但存在少量游离核糖体。而且，轴突中没有蛋白质的合成，所有蛋白质由胞体运输而来。轴突内承担双向运输功能的细胞质称为轴浆（axoplasm）。轴突所需的蛋白质等活性物质由胞体合成，再经顺向轴浆运输送达轴突，而轴突内的代谢产物等，则经逆向转运向胞体运送。

（五）树突

树突是胞体向外发出的树状突起，由于其内容物和胞体大致相同，可将树突看作胞体的延续。树突长短不一，通常短于轴突。树突内的细胞器，如粗面内质网、高尔基体、尼氏体等随分支变细而减少。微管是树突中最明显的细胞器，神经丝只在运动神经元等大细胞的树突中才有分布。树突一般没有髓鞘。树突上的特征性结构是在树突的小分支表面分布大量细小的隆起，称为树突棘（dendritic spine），这是脑和脊髓神经元树突的重要结构标志。一般认为树突棘是神经元与相连神经元传入轴突形成突触的部位。树突棘的数目不仅受局部环境的影响，也受类固醇激素的调节，其异常与精神疾病的发生有关。树突的主要功能是接受信息，并将信息传向胞体，经整合后由轴突传出。

神经元之间进行信息传递的特异性功能接触部位称为突触（synapse）。突触两侧神经元的细胞质并不相通，突触前、后膜之间存在与细胞外间隙相通的突触间隙，但两侧膜都有不同的结构特征。突触前部分是神经末梢膨大的部分，其明显的特征是包含大量突触囊泡，用于贮存神经递质。当神经冲动到来时，囊泡通过胞吐作用释放递质。根据其包含和释放的递质不同，释放兴奋性递质如谷氨酸的突触称为兴奋性突触，释放抑制性递质如氨基丁酸的突触称为抑制性突触。突触后的成分在不同的突触中各有不同，可以是神经元的树突、胞体或轴突，也可以是效应器细胞，如肌细胞（神经肌肉接头）、腺体细胞等。在最为常见的轴突–树突突触中，轴突末梢通常与树突棘构成突触，这种突触后成分即为树突棘。突触后膜（postsynaptic membrane）是突触后成分细胞质膜的延续，但在细胞质面中有比突触前膜更明显的致密物质聚集，称突触后致密质（postsynaptic density，PSD）。PSD 作为信息传递的重要特异性结构，内含多种蛋白质。突触后膜上的受体能够识别神经递质并与之结合，产生生理效应，完成神经信息传递和加工。PSD 蛋白质的突变与多种神经精神性疾病有关，涉及阿尔茨海默病等神经退行性疾病、癫痫、自闭症和学习障碍等。

二、神经元的分类

神经元形态和功能的复杂性增加了我们对其理解的难度。神经元可以从形态学的特征进行分类。按突起的数量，神经元可分为单极、双极和多极三类（图2-2）。大脑中的多数神经元是多极神经元。根据轴突的长度，具有较长轴突的神经元可称为高尔基Ⅰ型神经元（Golgi type Ⅰ neuron）或投射神经元，具有短轴突的可称为高尔基Ⅱ型神经元（Golgi type Ⅱ neuron）或局部环路神经元。按树突

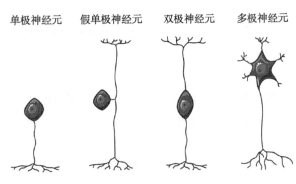

图2-2　神经元的分类

的形态，神经元常常被赋予特定的名称，如在皮质中的锥体细胞（pyramidal cell）；或者根据树突上有无树突棘，分为为多棘（spiny）和无棘（aspinous）神经元两种。神经元还可以按连接功能类型命名，如与表皮感受器相连的神经元可以称为初级感觉神经元（primary sensory neuron）；与肌肉相连的神经元称为运动神经元（motor neuron）；在大脑中大部分神经元仅仅与其他神经元连接，被称为中间神经元（interneuron）。按神经递质的种类，神经元还可分为乙酰胆碱能、多巴胺能、谷氨酸能等神经元类型。

三、神经胶质细胞

在神经组织中，除神经元细胞外，神经胶质细胞占有更多的数量比例，是神经元的 10~50 倍。因此，神经胶质细胞是神经组织的重要组成部分，起着不可缺少的作用。在中枢神经系统中，一类胶质细胞起源于神经外胚层，包括星形胶质细胞（astrocyte）和少突胶质细胞（oligodendrocyte），另一类胶质细胞来自中胚层的胚胎单核细胞，称为小胶质细胞（microglia）。在外周神经系统中只有来源于神经嵴细胞的施旺细胞。

（一）星形胶质细胞

星形胶质细胞是神经胶质细胞中数量最多、体积最大的细胞，除分布于中枢神经系统的白质和灰质外，还有一些特殊的类型，如视网膜的 Müller 细胞，小脑的 Bergmann 细胞、室管膜的室管膜细胞，以及在室管膜下区的一层原始的有分裂活性的干细胞。星形胶质细胞的突起呈树枝状，无极性，突起的末端膨大，以终足形式包裹在脑毛细血管的表面，称为血管周足，或终止于脑表面的软膜上。由于脑毛细血管表面有 85% 以上的面积被血管周足包绕，所以这些结构可能是血 - 脑屏障的结构基础。星形胶质细胞的重要功能是调节细胞外的化学环境。

（二）少突胶质细胞和施旺细胞

少突胶质细胞较星形胶质细胞小而且突起少。其主要功能是包裹神经轴突形成髓鞘。一个少突胶质细胞可通过其分离的髓鞘包绕多根轴突。施旺细胞在外周沿周围神经的轴突以纵链的方式分布并包绕轴突。有髓轴突与施万细胞的比例是 1：1，每个施万细胞的包裹范围为一个节间，细胞之间的间隔为郎飞结。

第二节　神经组织发育和形成

在脊椎动物的神经系统发育过程中，会产生一系列的神经元和神经胶质细胞。不同的神经元在不同的解剖位置发育，获得不同的形态，并与靶细胞的种群建立联系。神经元的多样性远比身体组织内其他细胞要多。然而在哺乳类动物的神经系统中具体有多少种神经元，目前还不清楚。神经细胞之间形成精确的神经环路以及神经细胞与非神经细胞组织之间的有序连接，是神经系统行使正常功能的前提。神经系统的构造与其复杂的功能相匹配，因此为了建立神经系统这种精密而复杂的神经结构，必须在神经系统发育期产生正确的神经元种类及数量，并占据和投射到适当的位置。不仅如此，在这过程中还涉及这些神经元是如何被决定分化成不同类型的神经细胞。在本节中，将重点对神经管的形成和演化以及大脑皮质的发育进行介绍。

一、神经组织结构形成

神经系统的发育是随着胚胎的发育逐步完成的，其主要成分来源于神经管、神经嵴和外胚层板。这三部分均起源于原肠胚的外胚层，其中神经管发育形成了中枢神经系统。

（一）神经管的形成

从受精卵到出生的过程被称为胚胎发育。首先单个细胞的受精卵向子宫行进过程中进行多次快速的卵裂，在子宫中形成由很多细胞体组成的囊胚。囊胚会继续进行分裂和发育，同时细胞的结构会发生一系列形态的变化和重排，从而形成原肠胚。在胚胎形成的初期，神经系统处于原肠胚的外胚层。

原肠胚的中胚层细胞会形成一个圆柱体，沿着胚胎的中线由前向后伸展，形成脊索。位于脊索上方的外胚层会受其影响促进细胞的神经分化，并形成神经板。神经板是一层被拉长了的神经外胚层细胞，神经系统将由此形成。神经板的两侧边缘向上增厚，形成神经褶。神经褶继续向背部中线移动并融合，同时在不同细胞黏附分子的调节下完全闭合并与相连的外胚层分离，形成中空的神经管。从神经板到形成中空神经管的过程，称为神经胚的形成（图2-3）。

神经管愈合过程中，在头、尾两端各形成一个未愈合口，头部为前神经口，尾部为后神经口。前后神经口闭合，形成完整的神经管。如发生发育异常导致前神经口不能闭合，胎儿则为无脑儿；如后神经口不能闭合，胎儿则形成脊髓裂。

神经管是中枢神经系统的基础，会逐步发育成中枢神经系统，如脑、脑垂体、脊髓、视网膜等。神经嵴不参与神经管的形成，逐步分化形成施旺细胞、神经胶质细胞、交感或副交感神经系统、肾上腺髓质等。

神经管的形成与细胞形态的变化密切相关。第一，外胚层细胞内微管由原来的随机排列变为水平排列，外胚层细胞伸长；第二，预定神经外胚层的柱状细胞顶端在微丝的作用下收缩变小，周围的预定神经外胚层细胞不变化。

（二）神经管的演化

神经管的壁最初是一层快速分裂的细胞构成，附着在管腔处。当细胞经历有丝分裂时，细胞核在神经管内外壁表面之间来回迁移。DNA合成时细胞核靠近神经管外壁，而细胞有丝分裂时细胞核靠近神经管内壁。细胞分裂后，子细胞都可能与内壁失去联系，并迁移离开。它们或成为神经元，或成为胶质细胞。随后由于分裂所产生的细胞的聚集，在外界膜的内侧形成套层。套层的细胞不再分裂，但是神经元伸长，轴突组成边缘层。在其他区域，如大脑和小脑，一些神经元能够迁移到边缘层，形成皮质板，皮质板成熟形成成体皮质。

胚胎发育的第四周，神经管头端发生急剧的形态变化，由一种直的结构变成3个膨大部分，称为脑泡。脑泡由前到后分别为前脑泡、中脑泡、后脑泡。而后前脑泡的头端向两侧膨大形成端脑，后脑泡演变为头侧的后脑和尾侧的末脑，至此三脑泡发育成五脑泡。此外脑部在发育过程会形成3个弯曲：头曲、桥曲和颈曲，分别成为脑室的分界。

前脑泡在发育中进一步长出2个次生小泡，分别为视泡和端脑泡。次生小泡发育后残留的未配对

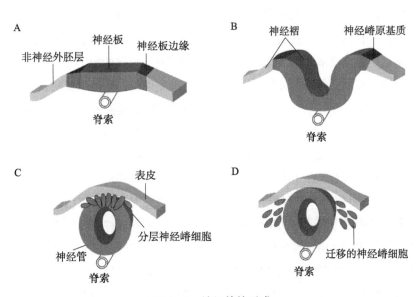

图2-3　神经管的形成
A～D表示神经管的形成过程

结构称为间脑。视泡生长并向内凹形成视柄和视杯，最终发育成成熟的视神经和2个视网膜。端脑泡发育成为端脑。大脑半球充满液体的空间被称为侧脑室，端脑中心的空间被称为第三脑室。由于神经元的增殖，端脑泡出现肿胀。这些神经元在端脑形成2种不同类型的灰质：大脑皮质和底端脑。同样，这个间脑也分化成2种结构：下丘脑和丘脑。发育中的前脑神经元伸长的轴突和其他神经系统连接。这些轴突束一起形成三种主要的白质系统：皮层白质系统、胼胝体、内囊。皮层白质系统包含所有进出大脑皮质的神经元。胼胝体与皮层白质相连，并形成连接2个大脑半球皮质神经元的轴突桥。皮质的白质也和内囊相连，能够连接皮质和脑干，尤其是丘脑。

与前脑泡不同，在后续脑的发育过程中，中脑泡的分化相对较小。中脑泡小囊的背侧形成顶盖，中脑泡的底部变成被盖。有脑脊液的空间缩紧成一个狭窄的通道称为大脑导水管。导水管与间脑的第三脑室相连。

后脑泡可以分化成3个重要的结构：小脑、脑桥和延髓（简称髓质）。小脑和脑桥从后脑的前端发育而来；髓质从后端发育而来。含有脑脊液的管道称为第四脑室，这个脑室与中脑的大脑导水管相连。在随后的几周中，沿着管子背底侧排布的组织菱唇向背部和内侧生长，直到与另一边的同样组织融合。由此产生的脑组织最终变成小脑。管腹侧细胞分化并膨胀形成脑桥，在后脑的尾部分化成延髓的过程中很少出现大的改变。

（三）脊髓的分化

与大脑的分化相比，尾部神经管向脊髓的转化是很简单的。随着细胞层中组织的分化，管腔缩窄形成细小的有脑脊液的脊管。当神经管后端发育成为脊髓时，外套层含有较多细胞体的组织称为灰质，含有轴突和树突的边缘层由神经胶质细胞包围的部分称为白质。套层内的成神经细胞和成胶质细胞进一步增生并向两侧扩大，在背侧部形成左右两个基板，腹侧部形成两个翼板。有研究标明，脊

髓背腹侧的分化是由脊索导致的，它能够诱导神经管基板细胞的产生。而基板细胞可诱导脊索两侧的细胞成为运动神经元。神经管腹侧部后来形成中央管，翼板将来发育成脊髓后角，脊髓后角内的细胞发育成中间神经元，接收脊髓背根神经节轴突传来的感觉信息。基板将来会发育成脊髓前角，脊髓前角的细胞发育成运动神经元和中间神经元。神经细胞的突起会形成上行或下行神经束。上行束投射到脑，传入感觉信息；下行束由脑内下传，直接或间接地投射到脊髓前角的运动神经元，支配运动行为。上述端脑、间脑、中脑、后脑和脊髓形成整个中枢神经系统。

二、脑皮质的发育

脑在发育的过程中，神经细胞的生长和死亡会导致3层细胞结构变化，这在脑内最为明显。通常的层状结构具有类似的组织发生模式，但是次级增殖带则会发生某些独特的变异。下面主要围绕大脑皮质和小脑皮质的组织结构，对层状结构的基本发生过程进行介绍。

（一）大脑皮质的组织结构

在发育中的脑的很多区域，神经元都依赖于放射状胶质细胞进行迁移。这些细胞能够同时与神经管内外壁接触。由于神经管壁细胞的持续分裂以及套层和皮质板增厚使得放射状胶质细胞变得很细。即将发育成熟的神经元即成神经细胞，会沿着放射状胶质细胞的路径从室层迁移到大脑表面。当皮质发育完成，这些发射状胶质细胞会缩回自身放射状的突起。然而不是所有成神经细胞的迁移都是沿着这条路径的，大约有1/3的成神经细胞是沿着水平方向向皮质移动。

最终成为底板细胞的是最早完成分裂并从室层向外迁移的成神经细胞，随后迁移的细胞最终变成了皮质。它们穿过底板并形成了另一个细胞层，称为皮质板。最早到达皮质板的细胞将来会发育成Ⅵ层细胞（多形细胞层）。接下来分裂的细胞会逐渐向外迁移，靠近表面依次形成Ⅴ层（神经节细胞

层)、Ⅳ层(内颗粒层)、Ⅲ层(锥体细胞层)、Ⅱ层(外颗粒层)、Ⅰ层(分子层)。较晚迁移的细胞都处于较早迁移细胞的上面,皮质的这种迁移模式被称为"由内向外"装配模式。皮质的这种模式的发现可能对皮质内回路的理解具有重大的意义。皮质中可以进行不同层级之间的连接,迁移时神经元之间的相互作用有可能影响层内连接的决定。

脊椎动物的大脑皮质都有几个共同的特征:皮质神经元的细胞胞体均为层级排列,通常平行于大脑表面;最靠近表面的神经元层与软脑膜之间有一个缺少神经元的区域,叫做分子层;至少一个细胞层包含能够发出长树突扩张到Ⅰ层的锥体细胞,被称为顶树突,它们在Ⅰ层形成多重分支。因此,大脑皮质具有可区分的细胞结构特征。

(二)小脑皮质的组织结构

小脑皮质的组织结构与大脑皮质的有所不同。早期分化中,小脑皮质和大脑皮质相同。在室层最先产生的是浦肯野细胞,然后是皮质内其他的中间神经元和神经胶质细胞。这些细胞通过迁移形成中间层,中间层分化形成小脑板。最后,仍具有分裂能力的成神经细胞群从脑室壁的增生层迁移形成外颗粒层。而后外颗粒层细胞仍然继续分裂,当其神经细胞通过分子层时,可呈现不同的形态变化。当到达分子层时,外颗粒层细胞的细胞体伸出较长的轴突,发育为平行纤维。平行纤维呈T型,一端伸向细胞层,外颗粒层细胞沿着这条突起再向内迁移形成内颗粒层。外颗粒层同时也会分化产生星形细胞和篮状细胞,它们会迁移到分子层。至此,小脑皮质最终分化成3层:分子层、浦肯野细胞层和内颗粒层。

第三节　神经系统组成和功能

神经系统是机体内对生理功能活动的调节起主导作用的系统。神经系统是由神经组织构成的器官系统,具有特异性功能的细胞通过细胞之间的相互联系和作用决定了器官的功能。其中大脑是人体中最重要的器官,其内部结构与其他器官相比更为复杂,表现为不同的亚区具备更加特异的结构和功能。神经系统主要分为中枢神经系统和周围神经系统两大部分。中枢神经系统又包括脑和脊髓,周围神经系统包括脑神经和脊神经。本节着重介绍神经系统的基本结构和突触功能的基本规律。

一、神经系统基本结构

(一)中枢神经系统

中枢神经系统由包裹在颅骨和脊髓的神经系统部分组成:脑和脊髓。

脑由神经管前部发育而成,包含大脑、小脑和脑干。脑干由中脑、脑桥和延髓组成。脊髓和脑干支配的运动反射为大脑调控复杂的运动提供了基本模式,皮质高级中枢根据运动的目的提供运动策划,并根据环境将运动的计划和实施过程细节化。

脑的最大一部分是大脑,分为左、右大脑半球。通常右侧大脑半球接收来自左侧身体的感觉信息,并且控制运动。同样,左侧大脑半球也感知右侧身体的感觉和运动。

位于大脑背侧的是小脑。比起大脑来说小脑的体积较小,但是小脑内具有和大脑数量一样多的神经元。小脑主要是运动控制中心,能够与大脑和脊髓形成连接。左侧小脑感知左侧躯体的运动,右侧小脑感知右侧躯体的运动。

除此之外,脑的部分还有脑干。脑干被认为是哺乳动物脑中最原始的部分,同时它也和生命息息相关。如果一个人的小脑和大脑受到损伤还有可能存活,但是脑干损伤通常意味着快速死亡。

脊髓是中枢神经的低级部分,由神经管的末端发育而来。脊髓作为信息中继站,能够接受身体的躯体和内脏感觉信息并对其进行初步分析。处理后的信息一部分上传至高级中枢,另一部分传给运动神经元和脊髓的其他神经元。脊髓还可以发出运动纤维,管理躯体运动和内脏活动。

(二)外周神经系统

我们对世界的认识依赖于环境能量向神经元信

号的转导。感觉信息具有四个组构原理：①神经系统结构中，从感觉表面直至皮质，保持最近邻的关系，由此产生的躯体感觉是突触形成过程的基础；②神经系统对随时间变化的信号较为敏感为基础，这样时间调谐和频率调谐是感觉分析的基础；③一个刺激的不同功能方面是以平行方式处理的；④等级性和串联处理的概念，更高层次的感觉通路整合低层次输入，从而得到新的、更复杂的感觉结构。

运动系统是动物维持生存和繁衍的基本功能之一。中枢神经系统对运动进行精确的控制，需要不断地接收外周的感觉信息传入。运动系统是以等级性方式组成，即脊髓、脑干和大脑皮质运动区，其中最低级的脊髓要接受较高级的脑干和大脑皮质运动区的下行控制。脊髓介导反射性的运动和简单运动，大脑皮质则发起复杂的随意运动。小脑和基底神经节也参与了运动的发起和调控。

自主神经系统调控脊髓动物机体的重要功能，其支配眼、肺、肠、血管、膀胱、生殖器和子宫的平滑肌。它们调节腺体分泌、血压、心率、心输出量和体温，以及食物和水的摄入。与运动所需快速传导和肌肉收缩不同，这些自主神经系统功能反应较慢，持续时间较长，而且作用较广泛。自主神经节内的递质，包括作用于烟碱型和毒蕈碱型受体的乙酰胆碱、多肽和多巴胺。副交感节后神经元终末释放乙酰胆碱作为主要递质，作用于靶器官中的毒蕈碱型感受器。副交感节后神经元释放的主要递质有去甲肾上腺素、肾上腺素、乙酰胆碱、嘌呤或多肽。自主神经系统的活动与随意运动是密切相关的。随意运动的结果是使适量的血液进入肌肉及刺激汗腺；从卧位转为站立需要调节血液循环，以维持入脑的血流量。摄入食物使血液回流入胃和小肠。通过发动和终止分布广泛的靶细胞的活动，自主神经系统维持机体的正常运动。由脑决定优先程度，通过由非自我意愿决定的机制来发动消化、生殖、排尿、排便等功能。

（三）内耳系统

内耳包括感受声音信息的耳蜗和感受位置信息的前庭器官。耳蜗部分的骨迷路形成骨性螺旋管，该螺旋管的内部被膜迷路分成鼓阶、前庭阶和中阶。鼓阶和前庭阶充满外淋巴液，而中阶则充满内淋巴液。包含有听觉毛细胞的科蒂器位于中阶的基底膜上。受到声音振动刺激后，听觉毛细胞的膜电位发生变化并释放神经递质，最后使得支配毛细胞的听觉神经产生兴奋和冲动，将声音信息传到听觉中枢。耳蜗不仅是一个换能器，还能在外毛细胞的主动运动和耳蜗传出神经系统的参与下积极对外界声音作出极其精细复杂的响应，从而使得耳蜗对声音具有难以置信的频率分辨能力和灵敏度。

二、神经功能和突触传递

在单个神经细胞的信号传递过程中，树突接受信息后在胞体整合产生动作电位，动作电位沿轴突传导到轴突末梢。信息通过突触这个特化的接触点，将信息从一个神经元传向另一个神经元，或从一个神经元传向一个效应器。突触传递是神经系统中感觉、自主运动和学习记忆等活动的基础。按照神经元不同接触部位又可以分轴突 – 树突、轴突 – 轴突、轴突 – 胞体、胞体 – 胞体、树突 – 树突等。

（一）突触类型

机体中大部分的信息传递都是通过化学突触进行的，以化学物质作为传递媒介，它分为突触前膜、突触后膜及其之间的突触间隙（图2-4）。突触前膜有致密突起，是细胞膜特别增厚的部位。在电镜下，突触前膜的胞质内含有许多突触囊泡以及一些线粒体和少量的滑面内质网等。突触间隙是处于突触前和突触后膜之间的细胞外间隙。在中枢神经系统中突触间隙宽 20 ~ 30 nm，在神经肌肉接头中突触间隙可达 50 ~ 60 nm。突触间隙内并不是空腔，包含黏多糖、糖蛋白等，其作用是连接突触前和后膜，使得从前膜释放的化学物质可以到达后膜。突触后膜主要包括其突触下致密体等结构，以及微管、微丝和内质网等细胞器。突触后膜多为突触后神经元的胞体膜或树突膜，其上有增厚膜，按照增厚膜聚集的致密物质的不同可将突触后膜的

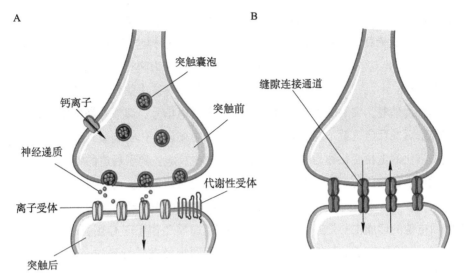

图 2-4 神经突触分类
A. 化学突触；B. 电突触

形态分为 3 种：①增厚型突触后膜；②薄型突触后膜；③高密度电子致密物质积聚的突触后膜。一般后膜会比前膜厚 6 ~ 50 nm，但也有与前膜厚度相近的，据此可分为 I 型突触和 II 型突触。突触后致密物质是突触传递过程中重要的结构基础，其中含有细胞骨架、钙调蛋白和蛋白激酶等。

（二）电突触传递原理

电突触也称缝隙连接。其突触间隙很小，一般小于 2 nm。电突触通过细胞间的低电阻通路进行一种快速、简单的信号传递，允许电流直接通过神经元传递，实现细胞快速通讯。突触一侧的电位变化直接通过动作电流作用到下一级神经元或者靶细胞，引起电突触另一侧膜电位发生相应的变化。由于其膜两侧没有突触小泡，所以信息传递不依赖神经递质。电突触的传递方式是电紧张扩布，几乎不产生突触延搁。因此，电信号的传导具有高保真性，且双向传导。这两个特点使得神经元间形成快速同步发放活动。电突触具有几个特点：①电突触比化学突触更可靠，传递不太可能因突触压抑而不成功，或被神经毒素所阻遏；②电传递速度很快，在逃避反应的快速反射中发挥至关重要的作用。电突触不仅具有被动的连接功能，还参与神经回路的动态组分。

（三）化学突触传递原理

化学性突触传递是神经元进行信息传递的主要形式，当突触前神经元产生的动作电位传导到突触前膜时可以使前膜去极化，从而激活前膜上电压门控的钙离子通道，细胞外的钙离子进入轴突末梢使其浓度增加。同时，增加的钙离子使得突触内的囊泡与前膜融合，通过出胞作用将神经递质释放到突触间隙。神经递质能够到达突触后膜并与膜上特异性的通道或受体结合，导致后膜对离子通透性发生变化，最终产生去极化或超极化的突触后电位。众所周知，钙离子在囊泡内神经递质的释放过程中发挥了重要作用。一般认为，钙离子一方面可以降低轴浆的黏度，有利于囊泡运动；另一方面取消了突触前膜的负电位，便于囊泡和前膜的融合。然而在某些情况下，也可以观察到非囊泡且不依赖钙离子的递质释放。特别是氨基丁酸和谷氨酸的释放，这种情况被认为是逆向转运的机制。囊泡在释放递质后与突触前膜融合的外壳仍然可以被重新利用，继续摄取并储存递质。在囊泡膜循环利用的过程中，有一些膜不形成功能性的囊泡，这些非功能性囊泡被溶酶体降解，并逆向返回胞体重新加工。与此同时，顺行运输又将新的囊泡送至神经末梢。

递质作用的失活可对突触进行快速调节。目前已经知道有 3 种递质失活的方法：①递质被特异性的酶分解；②被细胞间液稀释后分解；③突触前膜可以再摄取重利用。

（四）突触整合原理

化学突触的信息传递时，突触前神经元释放的递质不同，引起突触后的反应也就不同。突触前递质引起突触后膜去极化的电位变化称为兴奋性突触后电位，引起突触后膜超极化的电位变化称为抑制性突触后电位。

兴奋性突触后电位的形成主要是递质和受体结合后引起突触后膜对部分阳离子的通透性增大，形成阳离子内流。由于其为局部的电紧张电位，虽不具有全或无的特性，但具有总和性。抑制性突触后电位的形成主要是突触前膜释放的递质引起后膜对氯离子或钾离子通道的开放，使得氯离子内流或钾离子外流。抑制性突触后电位使膜电位远离阈电位，不容易兴奋，具有局部电位的特征。

神经元内不同突触冲动传入之间相互作用的过程称为突触整合。突触整合的过程不是突触电位的简单代数和，而是具有时间总和和空间总和的特点。时间总和是指在同一突触上连续产生的突触后电位相加。一般来说一个突触后神经元的时间常数越大，其信号传导速度越慢，也越能和后来的突触后电位发生时间总和，使神经元去极化到阈值而产生动作电位。空间总和是指不同突触上同时产生的突触后电位相加。一个位点的突触后电位不足以使轴丘处产生动作电位，一个神经元不同位点上的有来自多个神经元的突触前输入，这些输入只有被空间总和以后才能在轴丘处引发电位。

第四节　神经递质和神经生物化学

神经元之间信号传递的环节之一是突触传递（synaptic transmission）。突触传递是通过突触前膜释放神经递质来完成的。目前知道从低等动物（如两栖类）到高等动物和人，都具有基本相同种类的神经递质。按照生理功能，可把神经递质分为兴奋性神经递质和抑制性神经递质；按照分布部位，可分为中枢神经递质和周围神经递质；按照化学性质，可分为胺类、氨基酸类、嘌呤类等。离子通道是神经系统中信号转导的基本元件。它能产生神经元的电信号，调节神经递质的分泌，也能将细胞外的电刺激、化学刺激及细胞内产生的化学信号转变成电反应。离子通道的特性与神经系统可塑性的变化也密切相关。离子通道可以被各种不同的刺激调节，从而使神经信号的传递具有很大的灵活性。神经递质还作用于 G 蛋白偶联受体。本节重点介绍不同神经递质特异神经元的特点以及相关受体的功能。

一、神经递质化学和神经元分型

（一）胆碱能神经元

脑内胆碱能神经元分为局部神经元和投射神经元两大类。局部神经元主要位于伏隔核、嗅结节、纹状体、大脑皮质 Ⅱ～Ⅳ 层，不发出投射纤维，属于中间神经元的类别。投射神经元位于基底前脑和脑干，和局部神经元不同，它能够向其他脑区投射，形成脑干胆碱能系统和基底前脑胆碱能系统。根据药理特性不同可以把胆碱能受体分为两类：烟碱受体和毒蕈碱受体。烟碱受体分布在中枢和周围神经系统中，骨骼肌烟碱受体分布于在骨骼肌神经 - 肌肉接头；神经元烟碱受体位于脑、神经节等中。毒蕈碱受体可分为 M1、M2、M3 型。M1 主要位于神经组织中，M2 分布在心脏中，神经和平滑肌也有少量分布。M3 主要分布在外分泌腺中，平滑肌和神经组织中也有少量分布。胆碱能系统在各种生理功能中均发挥作用，如学习记忆、觉醒和睡眠、调节体温、摄食和饮水、感觉和运动、镇痛等。同时乙酰胆碱系统功能紊乱可见于肌无力综合征、假性胆碱酯酶缺陷症、有机磷毒剂中毒、胆碱酯酶自身免疫病、帕金森病等。

（二）儿茶酚胺能神经元

神经系统内儿茶酚胺类神经递质或激素有去甲肾上腺素、多巴胺、肾上腺素。在儿茶酚胺类递质的合成过程中先产生多巴胺，然后进一步合成去甲肾上腺素前体，而多巴胺自身可以作为递质发挥作用。儿茶酚胺是经典神经递质中研究得较为详尽的一种，其受体亚型主要有 α1A、α1B、α1D、α2A、α2B、α2C、β1、β2、β3。其中 α1 受体主要在中枢分布：α1B 密集分布在嗅大脑皮质、丘脑、中缝核和松果体；α1D 受体主要分布在嗅球、大脑皮质、海马、下橄榄复合体和脊髓；α2 受体也在中枢分布：α2A 分布在大脑皮质Ⅳ层、蓝斑、下丘脑室旁核、孤束核、延脑、脊髓背角和中外侧柱；α2B 受体主要分布在丘脑；α2C 主要分布在大、小脑皮质、海马、嗅球、纹状体、背根神经节和交感神经节。β1 受体主要分布于大脑皮质、松果体、脊髓和交感神经节。β2 受体主要分布于嗅球、梨状皮质、海马、小脑皮质和脊髓，颈上神经节和背根神经节也有分布。β3 分布在周围组织中，如脂肪、胆囊和结肠等。儿茶酚胺能神经元可以调节心血管功能，参与吗啡镇痛、体温调控、下丘脑摄食中枢调控、维持觉醒状态和神经保护等作用。

（三）5- 羟色胺能神经元

脑内 5- 羟色胺（5-HT）神经元主要分布在低位脑干的中线上，被称为中缝核群，由 9 个核团所组成。B1 主要在中缝苍白核内，位于延髓尾侧，锥体束腹侧，自椎体交叉至面神经核平面。B2 主要在中缝隐核，与 B1 在同一平面，位于 B1 腹侧。B3 主要在中缝大核内，位于延 - 脑桥交界处，尾侧与 B1 延续。B4 位于第四脑室底的灰质内，展神经核和前庭神经内侧核的背侧。B5 主要在中缝脑桥核内，位于三叉神经运动核水平。B6 在脑桥腹侧中缝的两侧，中央上核及其邻近区。B7 主要位于中脑中缝背核内，在中脑导水管周围灰质腹侧，内侧纵束的内侧。B8 位于中央上核内，在中脑下丘尾端到脚间核尾侧平面。B9 位于下丘脑平面的中脑被盖部，脚间核的背侧，内侧丘系内侧。5-HT 神经元的一个最大的特点是放电缓慢而规律，从不出现成簇放电。从大量的研究中可发现 5-HT 对中枢神经元的影响规律：①对感觉神经元主要产生抑制作用；②对运动神经元主要产生兴奋作用；③对前脑的神经元主要以抑制为主，但对某些结构如新纹状体既有兴奋作用又有抑制作用。5-HT 神经元几乎投射到整个中枢神经系统，涉及多种生理功能，包括摄食、体温调节、昼夜节律、运动、性行为、记忆、觉醒、疼痛和精神活动。

（四）氨基酸能神经元

谷氨酸、甘氨酸、氨基丁酸在大多数中枢神经系统突触中作为神经递质。谷氨酸和甘氨酸是由葡萄糖和其他前体通过存在于所有细胞中的酶的作用合成的。因此，神经元在合成这些氨基酸时的差异是定量的，而非定性的。例如谷氨酸能神经元轴突末端胞质中谷氨酸的平均浓度已超过 20 mmol/L，比非谷氨酸能细胞高出 2~3 倍。然而谷氨酸能与非谷氨酸能神经元之间最重要的区别是装载突触囊泡的运输物质的不同。在谷氨酸能轴突末端，谷氨酸能转运子能够浓缩谷氨酸直到在囊泡中达到 50 mmol/L 的浓度。

因为氨基丁酸不是用来组成蛋白的 20 个氨基酸之一，所以在很大程度上来说它是被神经元合成作为递质的。氨基丁酸的前身是谷氨酸，主要的合成酶是谷氨酸脱羧酶。因此，谷氨酸脱羧酶是氨基丁酸能神经元的一个标志物。免疫组化的研究结果显示，氨基丁酸能神经元广泛的分布在脑内。氨基丁酸能神经元是神经系统中主要的突触抑制的来源。

氨基酸递质的突触电位通过选择性摄取到突触前末端和神经胶质而终止，并再次通过特异性的钠离子依赖的转运子，在末端细胞或胶质细胞中，氨基丁酸被氨基丁酸转氨酶降解。

（五）其他神经递质和细胞间信号分子

除了谷氨酸等氨基酸，一些其他小分子也作为神经元间的化学信使。例如细胞代谢中重要的分子 - 腺嘌呤核苷三磷酸（adenosine triphosphate，ATP）。ATP 被浓缩在中枢神经系统和周围神经系统的许多突触囊泡中，并且以钙离子依赖的形式通过突触前放电释放到间隙。ATP 也经常以一种经典的递质形式进入囊泡。例如儿茶酚胺囊泡除了含有400 mmol/L 儿茶酚胺，还可能含有 100 mmol/L 的 ATP。在这种情况下，儿茶酚胺和 ATP 可能是共存的递质。

ATP 通过控制阳离子通道直接激活一些神经元。从这个意义上说，ATP 的某些神经传递功能可能与谷氨酸类似。ATP 与嘌呤能受体结合，其中一些构成递质门控离子通道。还有一大类是 G 蛋白偶联的嘌呤能受体。

内源性大麻素可以从突触后神经元释放出来并作用于突触前末端。内源性大麻素有几种不同寻常的特性：①它们不像其他大多数神经传递素那样被包裹在囊泡中，相反，它们被迅速按需产生；②它们体积小，可渗透，一旦合成，它们就能迅速扩散到其起源细胞的细胞膜上与相邻细胞接触。

内源性大麻素 CB1 受体是 G 蛋白偶联受体，其主要作用是减少突触前钙通道的开放。由于钙通道受到抑制，突触前末端释放神经递质（通常是氨基丁酸或谷氨酸）的能力受损。因此，当突触后神经元非常活跃时，它就会释放出内源性大麻素，这种物质会抑制神经元的抑制或兴奋冲动（取决于哪个突触前终端具有 CB1 受体）。

一氧化氮（NO）是一种进行细胞间通讯的气体分子化学信使。这些一氧化氮是由人体许多细胞中的精氨酸生成的，具有强大的生物学效应。因为一氧化氮体积很小，而且具有膜渗透性，类似于内源性大麻素，所以它比大多数其他传递分子更自由地扩散，甚至可以穿透一个细胞扩散至另一个细胞。它的影响可能扩散到局部组织的一个小区域，而不是局限于释放它们的细胞的位置。另一方面，一氧化氮存在时间短暂且分解得非常快。

许多被称为神经递质的化学物质也可能在身体的非神经部分以高浓度的形式存在。这些化学物质可能有双重用途，在神经系统中行使调节信号传递功能，但在其他地方功能完全不同。氨基酸是用来在全身制造蛋白质的原料，ATP 是所有细胞的能量来源。一氧化氮从内皮细胞释放，导致血管平滑肌

放松。乙酰胆碱含量最高的细胞不是在大脑中，而是在眼睛的角膜中，角膜中没有乙酰胆碱受体。同样，5- 羟色胺含量最高的不是神经元，而是血小板。因此，在确认化学物质在神经传递中的作用时需要进行严格的分析。

二、神经递质门控通道

（一）通道基本结构

最为深入研究的门控离子通道是位于骨骼肌神经肌肉交界处的烟碱乙酰胆碱受体。它是一种五聚体，由 5 个蛋白质亚基组成的混合物，就像木桶里竖直的木棒一样排列，通过细胞膜形成一个孔。4 种不同类型的多肽作为烟碱受体的亚基，被分别命名为 α，β，γ 和 δ。一个完整成熟的通道由 2 个子单元组成——β、γ 和 δ 中的各一个。每个子单元上都有一个乙酰胆碱（acetylcholine，ACh）结合位点，通道打开时需要同时将 ACh 绑定到两个位点。神经元上的烟碱乙酰胆碱受体也是五聚体，但与肌肉受体不同的是，它们中的大多数只由 α、β 亚基组成。虽然每种受体亚基都有不同的一级结构，但不同的多肽链也有相似的氨基酸序列。例如，每个亚基多肽都有 4 个单独的片段，它们会缠绕成螺旋状。虽然每种受体亚基都有不同的一级结构，但不同的多肽链也有相似的氨基酸序列。脑内其他传输门控通道亚基的基本结构也是已知的，有明显的相似性，大多数含有 4 种疏水片段，它们被认为是五聚体复合体，与烟碱乙酰胆碱受体非常相似。最重要的例外是谷氨酸通道。谷氨酸受体是四聚体，由 4 个亚基组成一个功能通道。谷氨酸亚基的 M2 区域不跨越细胞膜，而是形成一个发夹，从细胞膜内部进出。ATP 受体也有一个不寻常的结构。每个亚基只有 2 个跨膜段，组成一个完整受体的亚基的数量还不清楚。

（二）氨基酸门控通道

氨基酸通道介导着中枢神经系统中大部分的快速突触传递。3 种谷氨酸受体亚型根据其选择性激动剂的名称分为：AMPA 受体、NMDA 受体和海人

藻酸（kainate）受体，它们都能构成谷氨酸通道。AMPA 受体和 NMDA 受体介导了大脑中大部分快速兴奋性突触传递。海人藻酸受体也存在于大脑中，但其功能尚不清楚。AMPA 受体对钠离子和钾离子均具有渗透性，大部分通道对钙离子不具有渗透性。在正常的负膜电位下激活它们是让钠离子进入细胞，导致快速而巨大的去极化。因此，中枢神经系统突触上的 AMPA 受体介导兴奋性传递的方式与尼古丁受体介导神经肌肉连接处的突触性兴奋非常相似。

氨基丁酸介导中枢神经系统的大部分突触抑制，甘氨酸介导其余的大部分。氨基丁酸 A 受体和甘氨酸受体都开启了一个氯通道。而且，抑制性氨基丁酸 A 和甘氨酸受体的结构与兴奋性烟碱乙酰胆碱受体非常相似，前两种受体对阴离子具有选择性，而后两种受体对阳离子具有选择性。

三、神经递质的 G 蛋白偶联受体和效应器

（一）G 蛋白偶联受体基本结构

大多数 G 蛋白偶联受体（GPCR）由一个包含 7 个跨膜螺旋的多肽组成。多肽的两个胞外环形成了递质结合位点。该区域的结构变化决定了哪些神经递质、激动剂和拮抗剂与受体结合。细胞内的两个多肽回路可以结合并激活 G 蛋白。这些回路的结构变化决定了哪些 G 蛋白和哪些效应系统在响应时被激活。

（二）G 蛋白和 G 蛋白偶联信号系统

G 蛋白是大多数信号通路中最常见的耦联蛋白。G 蛋白是鸟苷三磷酸（GTP guanosine triphosphate）结合蛋白的简称，它实际上属于一个大约 20 种不同类型的家族。与 G 蛋白相比，其传递受体要多得多，因此某些类型的 G 蛋白可以被许多受体激活。

信号放大可以发生在级联的几个地方。一个单一的神经递质分子结合到一个受体上，可以激活 10 ~ 20 个 G 蛋白，每一个 G 蛋白都可以激活腺苷环化酶，腺苷环化酶可以产生许多可以扩散的环腺苷酸（cAMP）分子来激活许多激酶；然后，每个激酶可以使许多通道磷酸化。如果所有级联组件都捆绑在一起，信号就会受到严重限制。使用可以快速扩散的小信使（如 cAMP）也允许在一段很宽的细胞膜上远距离发送信号。信号级联也为进一步的调控以及级联之间的相互作用提供了许多场所。最后，信号级联能在细胞中产生非常持久的化学变化，这可能会形成记忆的基础。

（徐楠杰）

第五节　神经系统疾病的病因和病理

一、神经系统疾病的病因

各种病因均可引起神经系统疾病。许多神经系统疾病的病因至今仍不清楚。

1. 感染　由各种病原微生物侵犯神经系统的被膜、实质及血管等引起的急性或慢性炎症性疾病。临床上依据神经系统感染部位的不同可分为①脑膜炎、脊膜炎或脑脊膜炎，主要侵犯脑膜和（或）脊髓膜；②脑炎、脊髓炎或脑脊髓炎，主要侵犯脑和（或）脊髓实质；③周围神经炎，可侵犯脑神经、脊神经（又可分为神经根、神经丛、神经干等）。常见的微生物感染如下：

（1）细菌感染：是神经系统常见感染之一，化脓性细菌感染可引起化脓性脑膜炎、脑脓肿，结核杆菌感染可引起结核性脑膜炎。

（2）病毒感染：能引起神经系统感染的病毒很多，病毒进入神经系统可以引起急性炎症，也可形成潜伏状态和持续感染状态，造成复发和慢性感染。如单纯疱疹病毒引起的单纯疱疹病毒性脑炎，流行性乙型脑炎病毒引起的流行性乙型脑炎，脊髓灰质炎病毒引起的脊髓灰质炎，人类免疫缺陷病毒 –1（HIV-1）感染引起的艾滋病，还有其他病毒引起的病毒性脑膜炎等等。

（3）寄生虫感染：如血吸虫感染引起的脑型血

吸虫病，猪绦虫感染引起的囊虫病，细粒棘球绦虫感染引起的脑棘球蚴病（脑包虫病），经及卫氏并殖吸虫和墨西哥并殖吸虫感染引起的脑型肺吸虫病。

（4）真菌感染：新型隐球菌感染可引起新型隐球菌性脑膜炎，白念珠菌感染可引起白念珠菌性脑膜炎，以及中枢神经系统曲霉菌病或毛霉菌病。

（5）螺旋体感染：苍白密螺旋体感染引起的神经梅毒，伯氏疏螺旋体感染引起的神经系统莱姆病，以及各种致病螺旋体感染引起的神经系统钩端螺旋体病。

（6）其他：可由朊蛋白、支原体等感染所引起的各种颅内炎症疾病。

2. 免疫相关性炎症　免疫性疾病是指机体对自身抗原发生免疫反应而导致自身组织损害所引起的疾病，常有病前病毒感染或预防接种史。神经系统自身免疫病指中枢神经系统和外周神经系统与神经自身抗体相关的疾病，相应的靶抗原包括神经元胞内抗原（常与恶性肿瘤相关）、神经元表面抗原、轴突和髓鞘抗原等。系统性自身免疫病也可累及神经系统。由于抗原抗体复合物广泛沉积于血管壁，以及间质的纤维素样坏死性炎症等原因导致的全身多器官损害被称系统性自身免疫病，习惯上又被称为胶原病或结缔组织病。临床上，检测血清或者脑脊液中的这类自身抗体对于疾病诊断具有重要意义。

神经系统自身免疫病中常见累及中枢神经系统的有多发性硬化、亚急性硬化性全脑炎、视神经脊髓炎、免疫性脑炎、急性小脑性共济失调。常见累及周围神经系统的有急性炎性多发性脱髓鞘性神经根神经病、多灶性运动神经病、慢性炎症性多发脱髓鞘性神经根神经病。累及神经肌接头的有重症肌无力。

系统性自身免疫病累及神经系统，常见的有风湿热、系统性红斑狼疮、结节性多动脉炎、干燥综合征、白塞综合征等。

3. 中毒　神经系统中毒并不少见，详细的病史对诊断尤为重要。中毒性神经系统病变可分为急性中毒、慢性中毒，以及急性中毒后迟发病变（如一氧化碳中毒后迟发性脑病，有机磷中毒后迟发性周围神经病变等）。

（1）金属中毒：如铅中毒引起的周围神经病（运动神经受累为主）、铅中毒性脑病，汞、砷、铊、锰中毒引起的神经系统病变。

（2）有机物中毒：如酒精中毒、巴比妥类中毒引起的神经系统病变；有机磷中毒引起的神经系统病变；苯、汽油、硫化氢、甲醇中毒性神经系统病变。

（3）细菌毒素中毒：如肉毒素酶可致脑神经麻痹和四肢无力，白喉毒素可致神经麻痹，破伤风毒素可致全身骨骼肌强直性痉挛。

（4）动物毒：腔肠动物、贝类、毒蚊、蜘蛛、河豚等所含毒素可致神经症状，如肌肉软弱、瘫痪、抽搐、共济失调等。

（5）化学毒物：一氧化碳中毒引起的脑病，亚硝酸盐、药物、笑气、大麻等中毒引起的神经系统病变。

4. 营养缺乏病　神经系统营养缺乏病是全身营养缺乏的一部分，但可以神经系统症状为主要表现。其病因是膳食中某种必需性营养物质缺乏，或是某些特定条件下机体对某种营养物质需求增多等。

维生素 A 缺乏或中毒均可致颅内高压症。维生素 B 族缺乏可影响神经系统，如维生素 B_1 缺乏可引起多发性周围神经病变（脚气病）、Wernicke 脑病等；维生素 B_{12} 缺乏可引起亚急性脊髓联合变性；烟酸缺乏可引起糙皮病。微量元素碘、铜、锌、硒、钴、锰等缺乏亦可引起神经系统功能异常。

5. 代谢性疾病　神经系统代谢性疾病分为先天性生化缺陷，特别是酶缺陷引起的代谢障碍，如糖原贮积症等。另一类是获得性的代谢障碍，多起因于全身性疾病，如缺氧、高钠血症、低钠血症、低钙血症、尿毒症、低血糖、肝性脑病、肺性脑病等，均可伴有神经系统症状。

6. 遗传性疾病　神经系统遗传性疾病是指由遗传物质异常或遗传因素决定的疾病。神经系统遗传病包括单基因病（如肝豆状核变性）、多基因病（如偏头痛）、染色体病（如先天性愚型）、线粒体病（如线粒体肌病）。根据遗传形式又可分为常染色体显性遗传病、常染色体隐性遗传病、X连锁显性遗传病、X连锁隐性遗传病等。

7. 变性疾病　神经系统变性疾病的病因未明，可能要从慢病毒感染、中毒、遗传基因突变等方面考虑。疾病缓慢进展，治疗困难，致残率高。如运动神经元病、帕金森病、阿尔茨海默病、多系统萎缩等。

8. 脑血管疾病　脑血管疾病是由血管源性疾病所引起的脑部疾病的总称。病变可累及动脉、静脉及静脉窦，尤以脑动脉血管病多见。根据病变的性质有以下几种。

（1）缺血性脑血管病：常见的病因有动脉粥样硬化、心源性脑栓塞、小动脉硬化，以及烟雾病、动脉夹层、血管炎等。

（2）出血性脑血管病：根据出血部位可分为脑实质出血（即脑出血）和蛛网膜下腔出血。脑出血可由多种病因引起，最常见的病因是高血压，其次有脑淀粉样血管病、血管炎、血管畸形、脑肿瘤、烟雾病、血液病、外伤，以及抗凝药、溶栓药、抗血小板聚集药所致。蛛网膜下腔出血是指血液流入蛛网膜下腔引起的综合征。最常见的病因是脑动脉瘤破裂，其次是脑血管畸形，以及血液病、肿瘤出血等。

（3）颅内静脉窦及脑静脉血栓形成：按病变性质可分为感染性和非感染性。感染性者多继发于乳突、眼眶、面部或鼻窦等感染，以海绵窦血栓形成最为常见。非感染性者多继发于血液病（如蛋白C、蛋白S缺乏）、脱水、严重贫血、抗心磷脂抗体综合征、白塞综合征等。

9. 脑外伤　以闭合性颅脑外伤占大多数，少数为锐器或钝器造成的开放性颅脑外伤。根据部位和程度不同分为颅盖或颅底骨折、脑震荡、脑出血、脑挫裂伤、脑干损伤、硬膜外血肿、硬膜下血肿。

10. 肿瘤　可起源于脑、脑膜、脊髓、周围神经、垂体腺、胚胎残留组织等，以及全身其他部位癌或肉瘤转移到颅内的肿瘤。

11. 内分泌异常　腺体功能障碍可引起神经系统多种疾病。如克汀病患儿脑发育迟滞，并可有小脑性共济失调；甲状腺功能亢进可伴震颤及腱反射亢进、甲状腺功能亢进性肌病；胰岛素分泌不足引起的糖尿病，可导致糖尿病性周围神经病；胰岛细胞瘤可引起低血糖脑病。

12. 其他　发育异常，如脊柱裂、先天性脑积水、脑穿通畸形等引起的神经系统疾病；系统性疾病伴发的神经系统损害；恶性肿瘤的神经系统远隔症状（副肿瘤综合征）；射线引起的放射性神经系统疾病等。

（丁美萍）

二、神经系统疾病的基本病理改变

1. 神经元及其突起的病理改变　神经元是神经系统最基本的结构和功能单位。每个神经元由胞体和突起构成，其中突起分为树突和轴突两种类型。细胞核位于胞体中央，呈球形，核仁大而圆，细胞质丰富，呈淡嗜酸性，其中可见嗜碱性团块和颗粒状的尼氏体。

（1）凝固性坏死（coagulation necrosis）：最常见于急性缺氧缺血后神经细胞不可逆的损伤，又称缺血性变（ischemic change）或"红色"神经元（red neuron）。形态学上，神经元坏死的特征是细胞骨架蛋白丢失，胞核固缩、核仁消失，尼氏体溶解，HE染色胞质呈强嗜酸性。继而发生核溶解消失，仅见死亡细胞的轮廓形成"鬼影细胞"（ghost cell）。

图 2-1
红色神经元

（2）单纯性神经元萎缩（simple neuronal atrophy）：是神经元从慢性进行性退变到死亡的过程，多见于多系统萎缩和肌萎缩性侧索硬化症。单纯性神经元萎缩的组织学特征是神经元胞体和胞核固缩或丢失，而无明显的尼氏体溶解。

（3）中央型尼氏体溶解（central chromatolysis）：是一种常见的轴突损伤后发生的逆行病变。其特征是神经元胞体肿胀、细胞核向周边移位和中央尼氏体溶解分散，后者开始发生在细胞的近中心区。若是病变继续发展，数天后尼氏体溶解扩及整个细胞质，或只在细胞周缘留下一个细小点状尼氏体的边缘区。

（4）神经原纤维缠结（neurofibrillary tangles，NFT）：是神经元内异常纤维的聚集，见于阿尔茨海默病患者和老年人。常规 HE 染色可见占据神经元的细胞质和近端树突的嗜碱性火焰状或松针状包涵体。各种银染和 tau 蛋白的免疫组织化学染色显示阳性。在电镜下观察，可见 NFT 表现为直径 8 ~ 20 nm 的核周双股螺旋细丝（paired helix filament，PHF）及少量直径 15 nm 的直丝（straight filament，SF）聚集。采用免疫组织化学和免疫电镜证实这种 PHF 和 SF 都是由过磷酸化的 tau 蛋白构成。

🌐 图 2-2

神经原纤维缠结

（5）颗粒空泡变性（granulovacuolar degeneration）：指神经细胞的胞质内出现的直径为 3 ~ 5 μm 的空泡，内含嗜银及亲苏木精颗粒。它是神经细胞老化变性的重要标志。

（6）路易小体（Lewy body）：又称嗜酸性细胞质内包涵体（eosinophilic intracytoplasmic inclusions）。常见于脑干的色素神经元核团内，尤其是黑质，对帕金森病的病理诊断具有价值。经典的路易小体（即脑干型）位于细胞质内，圆形、嗜伊红，有着毛玻璃样的芯和周围淡染的晕，直径 8 ~ 30 μm。路易小体的电镜观察可见周边的晕部分由放射状排列的细丝构成，芯部分含有紧密排列的细丝颗粒状物质。另外，皮质型路易小体（cortical Lewy bodies）主要见于颞叶、岛叶和扣带回皮质深部第五、第六层的小到中等大小的锥体细胞。免疫组织化学染色路易小体呈 α- 共核蛋白、NF、αB 晶状体蛋白及泛素等阳性。其中，共核蛋白的免疫组织化学染色是确认路易小体的最佳方法。

（7）Lafora 小体：指神经细胞胞质内的嗜碱性包涵体，呈圆形，直径为 3 ~ 30 μm，PAS 及 Alcian 蓝染色均呈阳性反应，其染色反应与淀粉小体相似，故称淀粉样包涵物。电镜下呈无定型的致密颗粒和不规则的细丝。该小体可见于 Lafora 型进行性肌阵挛癫痫患者的大脑皮质、丘脑、黑质、苍白球及齿状核等部位的神经细胞的胞质内，也可见于皮肤、肝和肌肉等组织。

（8）病毒性包涵体：病毒感染可在神经元内产生特征性的神经元胞质或胞核包涵体。有的包涵体在细胞质内，如狂犬病的病毒包涵体，呈边缘清楚、大小不一的嗜酸性球形小体。有的包涵体在细胞核内，分为 Cowdry A 型和 B 型。

1）Cowdry A 型包涵体：嗜伊红染色，占据细胞核的大部分，与核膜之间有一窄的空晕，核仁被挤在一边，染色质聚集在核膜内缘，可见于单纯疱疹病毒性脑炎、亚急性硬化性全脑炎等患者的神经元核内，也可见于星形细胞、少突胶质细胞的核内。

2）Cowdry B 型包涵体：则是小的双染性包涵体，偶可见多个，散布在核质内，并未引起核内结构的移位。出现这些包涵体不只是限于病毒性疾病中。

（9）Wallerian 变性（Wallerian degeneration）：当轴索的近端部分受到损伤时，远端轴索和髓鞘迅速变性、被分解吸收，最终消失。中枢神经系统的神经纤维崩解的碎片被巨噬细胞吞噬。周围神经会伴有施万细胞（Schwann cell）增生等现象。神经细胞本身的死亡也会出现神经纤维的施万细胞变性。

2. 星形胶质细胞的基本病理特征　神经胶质

细胞由星形胶质细胞、少突胶质细胞和室管膜细胞组成。脑组织中常可见到小胶质细胞，实际上属于单核吞噬细胞系统。所有这些神经胶质细胞会在不同的病理过程中对损伤产生相应的反应。

星形胶质细胞是脑损伤修复和瘢痕形成的主要细胞，其相关病理变化如下。

（1）胶质增生（gliosis）：又称星形胶质细胞增生（astrocytic gliosis）。胶质增生是由于组织损伤导致星形胶质细胞增殖，其形态学改变包括肥大和增生，表现为细胞核变大，核仁突出，在偏心的细胞核周围胞质呈现粉红色、不规则的条带。其后这些星形胶质细胞逐渐转化为具有细长突起的纤维型星形细胞即形成胶质瘢痕。

图 2-3
胶质增生

（2）罗森塔尔纤维（Rosenthal fibers）：是星形胶质细胞胞质或突起中的均质毛玻璃样嗜酸性小体，呈圆形、椭圆形或杆状。免疫组织化学染色呈GFAP、泛素和αB-晶状体蛋白阳性，常见于缓慢进展的胶质增生及某些低级别胶质瘤。

图 2-4
Rosenthal 纤维

（3）淀粉样小体（corpora amylacea）：淀粉样小体呈球形、嗜碱性，PAS 染色阳性，直径为10～50 μm。常见于星形胶质细胞突起聚集处，特别是在软脑膜下、血管周围及脑室旁等区域。

图 2-5
淀粉样小体

（4）病毒包涵体：如进行性多灶性白质脑病的病灶中，星形胶质细胞的核内可以见到嗜酸性包涵体。

3. 少突胶质细胞的基本病理特征

（1）卫星现象（satellitosis）：≥5 个少突胶质细胞围绕神经元被称为卫星现象。这种现象在一些

慢性疾病中也有发现，但与神经元损伤的关系目前尚不清楚。

（2）包涵体：病毒包涵体（如进行性多灶性白质脑病）和储积在细胞核内的脂质（如异染性白质营养不良）也可见于少突胶质细胞中。

（3）脱髓鞘（demyelination）：指包绕神经纤维的髓鞘脱失，而轴索相对保留。脱髓鞘疾病可由遗传、感染、自身免疫反应及一些未知因素引起。临床上脱髓鞘疾病分髓鞘形成障碍型（先天性）和髓鞘破坏型（继发性）。

1）髓鞘形成障碍型脱髓鞘疾病：是遗传代谢缺陷引起的髓鞘合成障碍，主要包括髓鞘脂质代谢异常引起的白质营养不良等疾病，如异染性白质脑病、肾上腺白质营养不良等。

2）髓鞘破坏型脱髓鞘疾病：是后天获得的脱髓鞘疾病，主要表现为施万细胞变性或髓鞘损伤导致髓鞘板层分离、肿胀、断裂、崩解成脂质，如急性炎性脱髓鞘性多发性神经根神经病（吉兰-巴雷综合征）、进行性多灶性白质脑病等。

图 2-6
脱髓鞘

4. 小胶质细胞的基本病理特征　小胶质细胞属于单核吞噬细胞系统，是中枢神经系统的吞噬细胞。在感染或创伤的情况下，小胶质细胞迅速被激活增殖并获得吞噬功能。

（1）噬神经细胞现象（neuronophagia）：指增生的小胶质细胞浸润和吞噬坏死的神经元，最常见于病毒性脑炎。

图 2-7
噬神经细胞现象

（2）小胶质细胞结节（microglial nodules）：病毒性脑炎时，小胶质细胞成为具有细长的细胞核的杆状细胞。当杆状细胞和淋巴细胞聚集在受损部位时，被称为小胶质细胞结节。

🄮 图 2-8

小胶质细胞结节

（3）格子细胞（gitter cell）：又称泡沫细胞（foam cell），由于吞噬神经组织崩解产物，胞体增大，含有大量小脂滴，在 HE 染色下胞质呈现泡沫结构。

🄮 图 2-9

泡沫细胞

5. 神经膜细胞的基本病理改变　葱球样增生是一个特殊病理变化，反映各种原因的周围神经病变的后期表现。既有髓鞘脱失，又有髓鞘再生，神经膜细胞围绕神经纤维呈多层结构，类似葱球，见于家族性间质肥大性神经病（Dejerine-Sottas 病）、某些遗传性代谢障碍性神经病（如 Refsum 病）以及各种慢性脱髓鞘神经病。

（朴月善）

数字课程学习

⬆ 教学PPT　　　📝 自测题

第三章

神经系统功能损伤的常见症状

关键词

神经系统功能损伤　　症状　　意识障碍　　认知障碍　　头痛

眩晕　　晕厥　　惊厥　　视觉障碍　　复视

眼球震颤　　感觉障碍　　瘫痪　　不自主运动

共济失调　　步态异常

思维导图

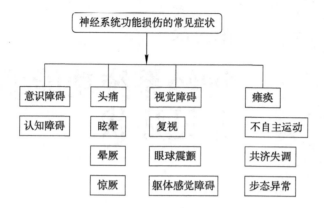

神经系统功能损伤常见症状的产生与其解剖结构损伤相关，掌握神经解剖生理为临床实践提供了理论基础。神经系统症状是患者就诊时提供的首要资料，临床医生需要从症状入手，结合规范的体格检查，得出初步的定位和定性诊断。所以，建立良好的临床科学思维非常重要。

第一节　意识障碍

意识（consciousness）是指个体对周围环境及自身状态的感知能力。意识的维持依赖大脑皮质的兴奋性。脑干上行网状激活系统（ascending reticular activating system）接受各种信息的传入，发放冲动上传至丘脑的非特异性核团，再弥散投射至大脑皮质，使整个大脑皮质保持兴奋、维持觉醒状态。脑干上行网状激活系统或双侧大脑皮质的广泛损害均可导致意识障碍。

意识障碍（disorders of consciousness）包括意识水平下降（觉醒障碍）和意识内容改变两方面。前者表现为嗜睡、昏睡和昏迷；后者表现为意识模糊、谵妄等。

大脑和脑干功能发生不可逆转的丧失称为脑死亡。

一、以意识水平改变为主的意识障碍

1. 嗜睡（somnolence）　是意识障碍的早期表现，主要是意识清晰水平的下降。表现为睡眠时间过度延长，呼唤或刺激患者肢体时可被唤醒，醒后可勉强配合检查、回答简单问题，定向力完整，停止刺激后又入睡。

2. 昏睡（stupor）　意识的清晰水平比嗜睡低。一般的外界刺激不能使其觉醒，须经高声呼唤或较强的疼痛刺激方可唤醒，对言语的反应能力尚未完全丧失，可有含糊、简单而不完全的回答，当外界停止刺激后又很快入睡。

3. 昏迷（coma）　是一种最为严重的意识障碍，患者意识完全丧失，各种强刺激均不能使其觉醒。昏迷按严重程度可分为浅昏迷、中度昏迷和深昏迷。

（1）浅昏迷：意识完全丧失，对周围事物及声、光刺激全无反应，可有较少无意识的自发动作，对强烈疼痛刺激（如压眶）可有躲避动作及痛苦表情，但不能觉醒。咽反射、咳嗽反射、角膜反射以及瞳孔对光反射仍然存在，生命体征稳定。

（2）中度昏迷：对外界的正常刺激均无反应，自发动作很少。对强烈刺激的防御反射、角膜反射和瞳孔对光反射减弱，大、小便潴留或失禁。生命体征可有改变（呼吸减慢或增快，脉搏、血压改变）。

（3）深昏迷：对外界任何刺激均无反应，自主运动完全消失，全身肌肉松弛，眼球固定，瞳孔散大，腱反射消失，大、小便多失禁。生命体征已有明显改变，呼吸不规则，血压可有下降。

目前临床上常采用 Glasgow 昏迷量表来对昏迷程度进行评分（表 3-1），最高分是 15 分，最低分是 3 分。分数越高表示意识状态越好，低于 3 分者为深昏迷。

表 3-1　Glasgow 昏迷量表

类别	项目	计分
眼球	自主睁眼	4
	能遵嘱睁眼	3
	疼痛刺激后睁眼	2
	无反应	1
运动反应	能遵嘱做出活动	6
	对痛刺激能有定位反应	5
	痛刺激引起屈曲回缩	4
	痛刺激引起异常的屈曲	3
	痛刺激引起伸直反应	2
	无反应	1
语言反应	定向准确，交谈正常	5
	失定向，言语错乱	4
	仅有不适当的词、字	3
	仅有声音	2
	无反应	1

二、以意识内容改变为主的意识障碍

1. 意识模糊（confusion）　表现为注意力减退，情感反应淡漠。时间定向障碍明显，其次为地点定向障碍，活动减少，语言缺乏连贯性，对外界刺激可有反应，但低于正常水平。

2. 谵妄（delirium）　是一种急性脑高级功能障碍，以思维能力受损以及不能对内外部刺激作出适当的反应为特征。患者对周围环境的认识及反应能力均有下降，觉醒水平、注意力、定向力、知觉、记忆功能、智能和情感等明显紊乱，多伴有激惹、焦虑和恐怖，甚至可有冲动和攻击行为。思维迟钝，语言功能障碍，睡眠觉醒周期紊乱，常伴有听幻觉、视幻觉和片段妄想等。病情常呈波动性，夜间加重，白天减轻，常持续数小时至数天。

引起谵妄的常见神经系统疾病有脑炎、脑血管病、脑外伤及代谢性脑病等。其他系统性疾病也可引起谵妄，如酸碱平衡及水电解质紊乱、营养物质缺乏、高热、中毒等。急性谵妄状态常见于高热或药物中毒等。

三、特殊类型的意识障碍

1. 去皮质综合征（decorticate syndrome）　患者能无意识地睁眼、闭眼或转动眼球，光反射、角膜反射正常，四肢肌张力增高，呈上肢屈曲、下肢伸直的去皮质强直（decorticate rigidity）姿势，双侧锥体束征阳性。可有吸吮、强握等原始反射，甚至喂食也可引起无意识的吞咽，但无自发言语及有目的动作，对外界刺激不能产生有意识的反应，大、小便失禁。因脑干上行网状激活系统未受损，故保持觉醒 – 睡眠周期。该综合征常见于缺氧性脑病、脑炎、中毒、严重颅脑外伤等。

2. 无动性缄默症（akinetic mutism）　又称睁眼昏迷（vigil coma）。患者双目睁开，眼睑睁闭自如，能注视周围环境及检查者，貌似清醒，但不能活动或言语，对自身及外界环境不能理解，强烈刺激不能改变其意识状态，肌张力减低，大、小便失禁，无锥体束征。存在觉醒 – 睡眠周期，常伴自主神经症状。本症由脑干上部和丘脑的网状激活系统损害引起，而大脑半球及其传出通路无病变。常见于脑干梗死。

3. 植物状态（vegetative state）　常由昏迷演变而来，是大脑半球严重受损而脑干功能相对保留的一种状态。患者貌似清醒但无意识，对自身和外界的认知功能完全丧失，呼之不应，有自发或反射性睁眼，偶有视物追踪，可有无意义的哭笑，存在吸吮、咀嚼和吞咽等原始反射，大小便失禁，有觉醒 – 睡眠周期。非外伤性病因此状态持续 3 个月以上或外伤性病因此状态持续 12 个月以上常称为持续性植物状态（persistent vegetative state）。

四、意识障碍的鉴别诊断

1. 闭锁综合征（locked-in syndrome）　又称去传出状态，患者意识清醒，四肢及脑桥以下脑神经所支配的肌肉均瘫痪，言语理解无障碍，仅能以瞬目和眼球垂直运动示意与周围建立联系，常被误认为昏迷。本综合征系脑桥基底部病变所致，双侧皮质脊髓束和皮质脑干束均受累，可见于脑血管病、感染、肿瘤、脱髓鞘病等。

2. 木僵（stupor）　指一种高度的精神运动性抑制状态。表现为对外界刺激缺乏反应，不语不动，不吃不喝，甚至出现大、小便潴留，多伴有蜡样屈曲、违拗症，言语刺激涉及其心因时可有流泪、心率增快等情感反应。一般无意识障碍，各种反射保存。木僵解除后，患者可回忆起木僵期间发生的事情。临床见于紧张性木僵、抑郁性木僵、反应性木僵等。

第二节　认　知　障　碍

认知是指大脑接受、加工处理外界信息，再转换成内在的心理活动，从而获取知识或应用知识的过程。它包括记忆、语言、视空间、执行、计算和理解判断等方面。认知功能障碍是指上述几项认知功能中的一项或多项受损。

一、记忆障碍

记忆是人脑对经历过事物的识记、保持、再现或再认，它是进行思维、想象等高级心理活动的基础。记忆包括识记、保持、再现，与神经心理功能有密切关系。根据神经生理和生化研究将记忆分为瞬时记忆（分、秒之内）、短时记忆（几天）和长时记忆（月、年）。瞬时记忆又叫感觉记忆，这种记忆是指作用于人们的刺激停止后，刺激信息在感觉通路内的短暂保留。短时记忆是一种为当前动作而服务的记忆，即人们在工作状态下所需记忆内容的短暂提取与保留，短时记忆的内容一般要经过复述才能进入长时记忆。长时记忆指信息经过充分的和有一定深度的加工后，在头脑中长时间保留下来的记忆。常见记忆障碍有以下类型。

1. 遗忘 遗忘是对识记过的材料不能再认与回忆。遗忘分为暂时性遗忘和永久性遗忘，前者指在适宜条件下还可能恢复记忆的遗忘；后者指不经重新学习就不可能恢复记忆的遗忘。遗忘有时间规律和选择性。新近识记的材料遗忘最快，逐渐发展到远事遗忘，曾经引起高度注意的事情较难忘记。记忆和遗忘是伴随的，如果不遗忘那些不必要的内容，要想记住和恢复那些必要的材料是困难的。遗忘有以下几种不同表现：

（1）顺行性遗忘（anterograde amnesia）：指回忆不起在疾病发生以后一段时间内所经历的事件，近期事件记忆差，不能保留新近获得的信息，而远期记忆尚保存。见于高热谵妄、癫痫发作后、醉酒、脑外伤、脑炎等。

（2）逆行性遗忘：指回忆不起在疾病发生之前一阶段时间的事件，过去的信息与时间梯度相关的丢失。常见于颅脑外伤、缺氧、中毒等。

2. 记忆减退 是指识记、保持、再认或回忆能力的全面下降。轻者为近记忆障碍，重者为远记忆遗忘，如严重的痴呆患者。常见于脑器质性精神病、各种原因的脑部疾病。

3. 记忆错误 指人们回忆或再认那些没有出现过的事件，或者对经历过事件的错误回忆。

二、失语

失语（aphasia）是指大脑病变导致的言语交流能力障碍。患者在神志清楚、意识正常、发音和构音没有障碍的情况下，各种语言符号表达及理解能力受损或丧失，表现为自发谈话、听理解、复述、命名、阅读和书写等方面能力残缺或丧失。

不同的大脑语言功能区受损可有不同的临床表现。国内外较通用的是以解剖－临床为基础的分类法。以下为主要的失语症类型。

1. 外侧裂周围失语综合征 包括 Broca 失语、Wernicke 失语和传导性失语，病灶位于外侧裂周围。共同特点是均有复述障碍。

（1）Broca 失语：又称表达性失语或运动性失语，由优势侧额下回后部（Broca 区）病变引起。以口语表达障碍为突出表现。谈话为非流利型、电报式语言，讲话费力，找词困难，只能讲一两个简单的词，且用词不当，或仅能发出个别的语音，口语理解相对保留，复述、命名、阅读和书写均有不同程度的损害。常见于脑梗死、脑出血等可引起 Broca 区损害的神经系统疾病。

（2）Wernicke 失语：又称听觉性失语或感觉性失语，由优势侧颞上回后部（Wernicke 区）病变引起。临床特点为严重听理解障碍，表现为患者听觉正常，但不能听懂他人和自己的言语。口语表达为流利型，语量增多，发音和语调正常，但言语混乱且前后内容不连贯，缺乏实质词或有意义的词句，难以理解，答非所问。复述障碍与听理解障碍一致，存在不同程度的命名、阅读和书写障碍。常见于脑梗死、脑出血等可引起 Wernicke 区损害的神经系统疾病。

（3）传导性失语：一般认为是由于外侧裂周围弓状束损害导致 Wernicke 区和 Broca 区之间的联系中断所致。临床表现为流利型口语，患者语言中有大量错词，但自身可以感知到其错误，欲纠正而显得口吃，听起来似非流利型失语，但表达短语或句子完整。听理解障碍较轻，在执行复杂指令时明显。复述障碍较自发谈话和听理解障碍重，二者损害不成比例是本症的最大特点。命名、阅读和书写也有不同程度的损害。

2. 经皮质性失语综合征　又称为分水岭区失语综合征。由分水岭区病变所致，其特点是复述相对保留。包括经皮质运动性失语、经皮质感觉性失语和经皮质混合性失语。

3. 完全性失语　也称混合性失语，是最严重的一种失语类型。表现为所有语言功能严重障碍或几乎完全丧失为特点。患者限于刻板言语或哑，听理解严重缺陷，命名、复述、阅读和书写均不能。病变位于优势半球大脑中动脉分布区的大面积病灶。

4. 命名性失语　又称遗忘性失语，由优势侧颞中回后部或颞枕交界区病变引起。主要特点为命名不能，如令患者说出指定物体的名称时，仅能叙述该物体的性质和用途；别人告知该物体的名称时，患者能判别对方讲得对或不对。自发谈话为流利型口语，有较多停顿，缺实质词，赘话和空话多。听理解后复述、阅读和书写障碍轻。常见于脑梗死、脑出血等可引起优势侧颞中回后部损害的神经系统疾病。

5. 皮质下失语　指丘脑、基底节、内囊、皮质下深部白质等部位病损所致的失语。本症常由脑血管病、脑炎引起，包括丘脑性失语和内囊、基底节损害所致的失语。

（1）丘脑性失语：由丘脑及其联系通路受损所致。表现为音量减小，语调低，表情淡漠，不主动讲话，听理解缺陷，阅读理解障碍，命名不能，言语流利性受损，可同时伴有重复语言、模仿语言、错语等。复述功能相对较好。

（2）基底节性失语：表现为语言流利性降低，语速慢，理解基本无障碍，常常用词不当。能看懂书面文字，但易读错或不能读出，复述也轻度受损，类似 Broca 失语，多见于内囊受损。壳核后

部病变时，表现为听觉理解障碍，讲话流利，但语言空洞、混乱而内容不连贯，找词困难，类似 Wernicke 失语。

三、轻度认知功能障碍

轻度认知功能障碍（mild cognitive impairment, MCI）是介于正常衰老和轻微痴呆之间的中间状态，是一种认知障碍综合征。与年龄和教育程度匹配的正常老年人相比，MCI 患者临床上以记忆障碍为突出表现，可合并存在其他认知领域功能障碍和人格行为改变，但一般生活能力保留，没有痴呆。随访研究发现每年有 10%~15% 的 MCI 患者会发展为痴呆，阿尔茨海默病患者中有 2/3 由 MCI 转化而来。故 MCI 患者为老年期痴呆的高危人群，可由各种病因引起，常见于阿尔茨海默病、脑血管病的早期。

MCI 的核心症状是认知功能减退。根据病因或大脑损害部位的不同，也可以累及记忆、语言、视空间技能、执行功能、计算等其中的一项或多项，导致相应的临床症状。

MCI 患者认知功能减退必须满足以下条件：①主诉或者知情者报告有认知损害；②认知障碍由临床评估证实，表现为记忆和（或）其他认知领域的损害；③日常基本生活能力保存，复杂的日常能力未受损或仅有非常轻微的损害；④无痴呆。

四、痴呆

痴呆（dementia）是指由于脑功能障碍而产生的获得性、持续性智能损害综合征。痴呆患者必须具有 2 项或 2 项以上认知领域功能受损，并出现明显的日常能力减退，其表现至少持续 6 个月以上。痴呆可由脑原发性退行性病变（如阿尔茨海默病、路易体痴呆、Pick 病等）所致，也可继发于其他原因（如脑血管病、外伤、感染、中毒等）。

痴呆患者学习新事物发生障碍，严重者对以往的事情回忆不能，执行管理（即计划、组织、安排次序等）功能受损，出现皮质损害体征（如失语、

失用、失认）时更加支持痴呆的诊断。患者无意识障碍或谵妄，可伴有情感、社会行为和主动性障碍。精神情感症状包括幻觉、妄想、淡漠、意志减退、不安、抑郁、躁狂等；行为异常包括多动、攻击、暴力、捡拾杂物、藏匿、过食或异食、睡眠障碍等。临床上对于患者的精神行为异常需要与抑郁症、精神分裂症等疾病相鉴别。

第三节 头 痛

（一）定义

头痛（headache）是指头颅上半部，即外眦、外耳道与枕外隆突连线以上部位的疼痛。面痛（facial pain）是指上述连线以下到下颌部的疼痛。头痛的性质有全头或局部的胀痛或钝痛、搏动性疼痛、头重感、戴帽感或勒紧感等，同时可伴有恶心、呕吐、眩晕、视力障碍等。

（二）病因

头痛是许多疾病常见症状之一，可以是颅内或颅外组织病变，也可由全身器质性或功能性疾病所致。凡头颅内外或全身性疾病侵犯了脑膜、颅内外动脉、颅内静脉窦、三叉神经、舌咽或迷走神经，第一、二对颈段脊神经，以及头部软组织等对疼痛敏感的组织时，即可引起头痛。因此，应该仔细询问患者的病史，包括发生的速度、疼痛的部位、发生及持续的时间、疼痛的程度、疼痛的性质及伴随症状、使用过的药物，以及头痛的家族史等可对头部疼痛加以鉴别诊断。

急性头痛见于神经痛、感染、外伤、脑卒中等；反复发作性头痛常见于偏头痛、三叉神经痛、丛集性头痛等；慢性进行性头痛见于颅内肿瘤、紧张性头痛、神经症等。头痛局限于头面某部位或神经分布区者常为颅外病变所致；一侧性的头痛，常见于丛集性头痛、偏头痛、三叉神经痛等；整个头部疼痛常见于紧张性头痛、脑炎或脑膜炎等。搏动性头痛见于血管性头痛，阵发性刺痛多见于神经痛。用力、咳嗽时头痛加剧，常见于颅内高压者；站立时头痛加剧，卧位时减轻见于低颅压性头痛。头痛伴发热常为全身感染性疾病或脑炎、脑膜炎，伴剧烈呕吐和脑膜刺激征常见于蛛网膜下腔出血、脑膜炎等。

对于头痛患者必须做详细的神经系统和全身的体格检查，必要时还要作眼、耳、鼻、喉和口腔科等相关专科的检查。相应的辅助检查包括血常规、血沉、头部 CT 或 MRI 检查、鼻旁窦摄片、颈椎片、腰穿等，有利于及时做出诊断和鉴别诊断。

在临床上，头（面）痛可分为器质性与功能性两大类，常见病因见表 3-2。

表 3-2 常见头面痛的病因

分类	病变部位	疾病
器质性头痛	颅内病变	颅内占位性病变：肿瘤、肉芽肿病
		颅内炎症：脑膜炎、脑炎
		脑血管疾病：脑出血、蛛网膜下腔出血、脑梗死、脑静脉系统血栓形成等。
		脑寄生虫病：脑囊虫病、脑型血吸虫病、脑型肺吸虫病、脑型疟疾等。
		颅内压力异常：高颅压、低颅压
		颅脑外伤
		急、慢性中毒
器质性头痛	颅外病变（头部神经、血管、肌肉及颅骨）	头部神经痛：三叉神经痛、舌咽神经痛等
		血管性头痛：偏头痛、丛集性头痛、巨细胞动脉炎、紧张性头痛

分类	病变部位	疾病
	颅腔附近部位病变	眼源性头痛：青光眼、葡萄膜炎、视神经炎等 鼻咽源性头痛：急慢性鼻炎、急慢性副鼻窦炎、急慢性鼻咽炎、鼻咽癌、扁桃体炎等 耳源性头痛：中耳炎等 口源性头痛：牙髓炎、牙周炎、阻生牙等
	颈椎病变	颈椎退行性病、颈椎肿瘤和炎症等
	全身性及内科疾病	高血压、发热、急慢性炎症、中毒代谢性疾病、内分泌疾病、变态反应疾病、血液系统疾病等
功能性头痛		神经症、脑外伤后综合征、更年期综合征、焦虑症等

第四节 眩 晕

（一）定义

眩晕（vertigo）是一种运动性幻觉或错觉，造成自身与周围环境的空间关系在大脑皮质中反应失真，产生旋转、倾倒、摇晃及起伏等感觉。

（二）临床表现

眩晕的症状包括自身或周围环境在空间旋转的错觉或平衡障碍、眼球震颤，严重者还伴有自主神经症状（恶心、呕吐、出汗或面色苍白等）。除偏头痛外，中枢性眩晕几乎都伴有其他神经系统症状和体征，很少仅以眩晕或头晕为唯一表现。

（三）分类

临床上按眩晕的性质可分为真性眩晕和假性眩晕。真性眩晕存在对自身或外界环境空间位置的错觉，而假性眩晕仅有一般的头昏感。按病变的解剖部位可将眩晕分为系统性眩晕和非系统性眩晕，前者由前庭神经系统病变引起，后者由前庭系统以外病变引起。

1. **系统性眩晕** 是眩晕的主要病因，按照病变部位和临床表现的不同又可分为周围性眩晕与中枢性眩晕。周围性眩晕指由内耳迷路或前庭部分、前庭神经颅外段（在内听道内）病变引起的眩晕，明显多见于中枢性眩晕，发病率是后者的4~5倍。在周围性眩晕的病因中，良性位置性眩晕约占50%，前庭神经元炎约占25%，梅尼埃病占10%~15%。中枢性眩晕的病因多样，包括血管性、外伤、肿瘤、脱髓鞘、神经退行性疾病等。中枢性眩晕是指前庭神经核、脑干、小脑和大脑颞叶病变引起的眩晕。中枢性眩晕与周围性眩晕的区别见表3-3。

表3-3 周围性眩晕与中枢性眩晕的鉴别

临床特点	周围性眩晕	中枢性眩晕
病变部位	前庭感受器及前庭神经颅外段	前庭神经颅内段、前庭神经核、核上纤维、内侧纵束、小脑、大脑皮质
常见疾病	晕动症、良性位置性眩晕、前庭神经元炎、梅尼埃病、迷路炎，内听动脉病、中耳炎、咽鼓管阻塞等	后循环病变、小脑肿瘤、脑干（脑桥和延髓）病变、听神经瘤、第四脑室肿瘤、颞叶肿瘤、偏头痛等
眩晕程度及持续时间	症状重，发作性、持续时间短（数分钟、数小时或数天）	症状轻，大多没有强烈旋转感，持续时间长（可数月以上）

续表

临床特点	周围性眩晕	中枢性眩晕
眼球震颤	幅度小、多水平或水平加旋转、眼球震颤快相向健侧	幅度大、形式多变（水平、旋转、垂直或混合性）、眼震方向不一致
平衡障碍	倾倒方向与眼球震颤慢相一致、与头位有关	倾倒方向不定、与头位无一定关系
前庭功能试验	无反应或反应减弱	反应正常
听觉损伤	伴耳鸣、听力减退	不明显
自主神经症状	恶心、呕吐、出汗、面色苍白等	少有或不明显
中枢神经系统损害的症状、体征	无	脑神经损害、瘫痪和抽搐、复视、构音障碍、吞咽障碍、共济失调

2. 非系统性眩晕 又称为假性眩晕，常由眼部疾病（眼外肌麻痹、屈光不正、先天性视力障碍）、心血管系统疾病（高血压、低血压、心律不齐、心力衰竭）、内分泌代谢疾病（低血糖、糖尿病、尿毒症）、中毒、感染、贫血等疾病引起，某些药物也可引起。临床表现为头昏眼花或轻度站立不稳，通常无外界环境或自身旋转感或摇摆感，很少伴有恶心、呕吐，也无眼球震颤。

第五节 晕 厥

（一）定义

晕厥（syncope）是由于全脑（大脑半球和脑干）血液供应突然减少，导致短暂的意识丧失伴姿势性肌张力丧失。其病理机制是大脑及脑干的低灌注导致的网状激活系统一过性缺血。

（二）临床症状

晕厥是突然发作的意识障碍，伴有肌张力丧失和跌倒，持续时间短，典型的临床表现如下。①晕厥前期（先兆期）：晕厥发生前数分钟通常会有一些先兆症状，常为自主神经症状，表现为头晕、恶心、面色苍白、出汗、打哈欠、耳鸣、乏力、视物不清、肢端发冷、心动过速、神志恍惚等，患者有预感时立即平卧或取头低位，可防止进一步发作或减轻损伤。②晕厥期：患者意识和肌张力均丧失，跌倒伴有血压下降、脉缓细弱，心动过速转变为心动过缓，有时可伴有尿失禁。③晕厥后期（恢复期）：及时处理很快意识恢复，能正确理解周围环境，可留有全身乏力、头晕、不愿讲话或恶心、出汗、面色苍白等症状，偶有极短暂的发作后意识模糊伴定向力障碍和易激惹，经休息后症状可在数分钟或数十分钟后恢复如常。

（三）病因

晕厥不是一个单独的疾病，而是由多种病因引起的一种综合征，总体来说可分为神经介导的反射性晕厥、心源性晕厥、体位性晕厥，以及其他原因所致的晕厥。临床上最常见的是反射性晕厥，约占所有晕厥的90%。

1. 反射性晕厥 常见于血管迷走性晕厥、颈动脉窦性晕厥、排尿性晕厥、吞咽性晕厥、咳嗽性晕厥、舌咽神经痛性晕厥。

2. 心源性晕厥 常见于心律失常、心瓣膜病、冠心病及心肌梗死、先天性心脏病、原发性心肌病、左房黏液瘤及巨大血栓形成、心包填塞。

3. 低血压性晕厥 常见于自主神经功能衰竭（如多系统萎缩、帕金森病、路易体痴呆、糖尿病、淀粉样变性）、药物引起的体位性低血压和出血、腹泻、呕吐等所致的血容量不足。

4. 其他 肺栓塞、主动脉夹层、肺动脉高压等引起的晕厥。

第六节　惊　厥

（一）定义

惊厥（convulsion）俗称抽筋或抽风，是指四肢躯干和颜面骨骼肌非自主的强直与阵挛性抽搐，并引起关节运动，常为全身性、对称或不对性，伴有或不伴有意识丧失。惊厥可由脑部疾病、全身性疾病或神经症所引致。

（二）分类

1. 高热惊厥　在婴幼儿期较为常见，常由急性上呼吸道感染引起。一般只要高热解除，惊厥即可缓解，惊厥停止后神志即可恢复正常。

典型高热惊厥的诊断标准：①患者的首次发病年龄在4个月~3岁之间，且最后次一次发作不会超过5岁；②先发热后惊厥，体温在38℃以上，在发热24 h内出现，发作为全身性强直-阵挛，伴有意识丧失，持续时间最长不超过15 min；③患者的脑脊液检查正常，发作2周后脑电图正常；④患者躯体及智能方面发育正常，有明显的遗传倾向。

2. 痫性发作（seizure）　表现为患者突然意识模糊或丧失，两眼上翻或斜视，双手握拳，全身强直，持续半分钟左右，继而四肢发生阵挛性抽搐、口吐白沫、呼吸不规则或暂停，口唇发绀，发作持续数分钟后自行停止，发作停止后不久患者意识恢复。常常反复发作或呈持续状态，多见于癫痫，也可见于颅内的急性病变（如高血压脑病、子痫、脑卒中、脑水肿、脑缺氧、脑肿瘤、脑炎、电解质紊乱、低血糖、尿毒症、糖尿病酸中毒、脑外伤等）。

3. 搐搦　低钙引起的肢体抽动又称搐搦，常特指手足搐搦症。多见于婴儿，由各种原因引起的缺钙所致。特征性表现为腕部弯曲、手指伸直、大拇指贴近掌心；足趾强直而跖部略弯，呈弓状，称为助产士手、芭蕾舞足样。成人各种原因引起的低钙血症也可表现为手足抽动，如原发或继发性甲状旁腺功能减退症，患者意识清楚，低钙纠正后抽动停止。

4. 躯体化障碍　亦表现全身肌肉反复、不规则性收缩，或呈乱动或抖动，常伴有哭泣或喊叫，发作时缓慢倒下而不受伤，面色无改变，瞳孔反射正常，不伴意识障碍和尿失禁，发作后能回忆。与精神因素关系密切，暗示能终止发作。

第七节　视 觉 障 碍

视觉障碍（disturbance of vision）可由视觉感受器至枕叶皮质中枢之间任何部位受损引起，可分为视力障碍和视野缺损两类。

一、视力障碍

视力障碍是指单眼或双眼全部视野的视力下降或丧失，可分为单眼视力障碍及双眼视力障碍两种。根据视力障碍发生的速度可分为突发视力障碍和慢性视力障碍。

1. 突发视力障碍　多可见于：①眼动脉或视网膜中央动脉闭塞。②一过性单眼视力障碍，又称黑矇。临床表现为患者单眼突然发生短暂性视力减退或缺失，病情进展快，持续几分钟至几十分钟恢复正常，主要见于颈内动脉系统的短暂性脑缺血发作。③双眼短暂视力障碍，是由于双侧枕叶视皮质的短暂性功能障碍，起病急，数分钟至数小时可缓解，多见于基底动脉的短暂性脑缺血发作。

2. 进行性视力障碍　可在几小时、几天或几周内持续进展并达到高峰。常见于：①视神经炎：亚急性起病，单侧视力减退。②巨细胞（颞）动脉炎：最常见的并发症是视神经前部的供血动脉闭塞，可导致单眼失明。③视神经压迫性病变：见于肿瘤等占位性病变，可先有视野缺损，并逐渐出现视力障碍甚至失明。Foster-Kennedy综合征是一种特殊的视神经压迫性病变，见于额叶底部肿瘤引起的同侧视神经萎缩及对侧视乳头水肿，可伴有同侧嗅觉缺失。④双眼进行性视力障碍：起病较慢，进行性加重，直致视力完全丧失。多见于原发性视神经萎缩、颅高压引起的慢性视乳头水肿、中毒或营养缺乏性视神经病（乙醇、甲醇及重金属中毒，维生素 B_{12} 缺乏等）。

二、视野缺损

当眼球平直向前注视某一点时所见到的全部空间，叫做视野。视野缺损是指视野的某一区域出现视力障碍而其他区域视力正常。视野缺损可有偏盲及象限盲等（图 3-1）。

1. 双眼颞侧偏盲　多见于视交叉中部病变，由双眼鼻侧视网膜发出的纤维受损，患者表现为双眼颞侧半视野视力障碍而鼻侧半视力正常。常见于垂体瘤及颅咽管瘤。

2. 双眼对侧同向性偏盲　视束、外侧膝状体、视辐射及视皮质病变均可导致病灶对侧同向性偏盲。由病灶侧视网膜发出的纤维受损，患者表现为病灶对侧半视野双眼视力障碍。枕叶视皮质受损时，患者视野中心部常保留，称为黄斑回避（macular sparing），其可能原因是黄斑区部分视觉

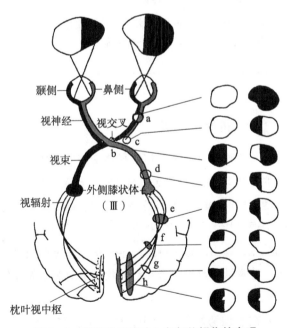

图 3-1　视觉传导通路入各部位损伤的表现
a. 视神经；b. 视交叉正中部；c. 视交叉外侧部；d. 视束；
e. 视辐射全部；f. 视辐射上部；g. 视辐射下部；h. 视中枢

纤维存在双侧投射，以及接受黄斑区纤维投射的视皮质具有大脑前—后循环的双重血液供应。

3. 双眼对侧同向上象或下象限盲　颞叶后部病变可引起双眼对侧同向上象限盲；顶叶病变可引起双眼对侧同向下象限盲。常见于颞叶、顶叶的肿瘤及血管病等。

第八节　复　　视

复视（diplopia）指两眼视同一物体时产生两个影像。它是眼外肌麻痹时经常的表现，当某一眼外肌麻痹时，眼球向麻痹肌收缩的方向运动不能或受限，并出现视物双影，患者感觉视野中有一实一虚两个映像，即真像和假像，复视最明显的方位出现在麻痹肌作用力的方向上。根据损害部位不同，眼外肌麻痹可分为肌源性、周围神经性、核性（脑干主司眼球的运动神经核）、核间性（脑干的内侧纵束）及核上性（眼球同向运动中枢）。复视常见于受损的周围神经为动眼神经、滑车神经、展神经。

单眼复视是指用单眼注视一物体时出现的复视，当单眼注视一物体时出现多个物体影像时称为多像症。常见于躯体化障碍，或眼部疾病如外伤性晶体脱位、矫正不能性屈光不正、外伤性虹膜离断等。

第九节　眼 球 震 颤

眼球震颤（nystagmus）简称眼震，是指眼球注视某一点时发生的不自主的节律性往复运动。按照眼震节律性往复运动的方向可将眼震分为水平性眼震、垂直性眼震和旋转性眼震。按照眼震运动的节律又可分为钟摆样眼震和跳动性眼震。钟摆样眼震指眼球运动在各个方向上的速度及幅度均相等；跳动性眼震指眼球运动在一个方向上的速度比另一个方向快，即有慢相和快相之分，通常用快相表示眼震的方向。根据病变解剖部位的不同，眼球震颤可

分为眼源性眼震和前庭性眼震。

一、眼源性眼震

眼源性眼震是指由视觉系统疾病或眼外肌麻痹引起的眼震，表现为水平摆动性眼震，幅度细小，持续时间长，可为永久性。多见于视力障碍、先天性弱视、严重屈光不正、先天性白内障、色盲、高度近视和白化病等。另外，长期在光线不足的环境下工作也可导致眼源性眼震，如矿工井下作业等。

二、前庭性眼震

前庭性眼震是指由于前庭终末器、前庭神经或脑干前庭神经核及其传导通路、小脑等病变导致的眼震，分为周围性和中枢性两类（表 3-4）。

表 3-4　前庭周围性和中枢性眼震的鉴别

特点	前庭周围性眼震	前庭中枢性眼震
病变部位	半规管、前庭神经节或前庭神经内听道部病变	前庭神经颅内部分和前庭神经核，以及脑干或小脑
眼震的形式	多为水平眼震，慢相向患侧	可为水平（多为脑桥病变）、垂直（多为中脑病变）、旋转（多为延髓病变）和形式多变（多为小脑病变）
持续时间	较短，多呈发作性	较长
与眩晕的关系	一致	不一致
闭目难立征	向眼震的慢相侧倾倒，与头位有一定的关系	倾倒方向不定，与头位无一定关系
听力下降	常有	不明显
前庭功能障碍	明显	不明显
中枢神经症状与体征	无	常有脑干和小脑受损体征
常见疾病	梅尼埃病、中耳炎、迷路卒中、迷路炎、颞骨岩部外伤、链霉素等药物中毒等	椎-基底动脉系统血管病、多发性硬化、脑桥小脑脚肿瘤、脑干肿瘤、脑干炎症等

e 微视频 3-1
各种眼震

第十节　躯体感觉障碍

躯体感觉（somatic sensation）指作用于躯体感受器的各种刺激在人脑中的反映，其传导通路任何部位病变均可出现躯体感觉障碍。根据病变的性质，感觉障碍可分为抑制（破坏）性症状和刺激性症状两大类。

一、抑制性症状

抑制性症状指感觉传导径路受破坏时功能受到抑制，出现感觉（痛觉、温度觉、触觉和深感觉）减退（hypoesthesia）或感觉缺失（anesthesia）。感觉减退是指患者在清醒状态下，对强的刺激产生弱的感觉，是由于感觉神经纤维遭受不完全性损害所致。感觉缺失是指患者在清醒状态下对刺激无任何感觉。

在意识清醒的情况下，同一部位各种感觉均缺失，称为完全性感觉缺失。同一部位出现某种感觉障碍而其他感觉保存，称分离性感觉障碍

（dissociated sensory disorder），常见于脊髓空洞症、脊髓半切综合征等。患者深浅感觉正常，但在无视觉参加的情况下，对刺激部位、物体形状、重量等不能辨别者，称为皮质感觉缺失。

二、刺激性或激惹性症状

感觉传导径路受到刺激或兴奋性增高时出现刺激性症状，可分为以下几种。

1. 感觉过敏（hyperesthesia）　轻微刺激引起强烈感觉。如轻触皮肤一般人没感觉或感觉轻微，感觉过敏者可有强烈的疼痛。常见于浅感觉通路病变。

2. 感觉过度（hyperpathia）　在感觉受损的基础上伴有以下特点。①潜伏期延长：刺激开始后须经历一段时间才能感知。②兴奋阈值增高：刺激必须达到一定的强度才能感觉到。③不愉快的感觉：呈现一种剧烈的、定位不清的、难以形容的不愉快感。④扩散性：单点的刺激患者可感到是多点刺激并向四周扩散；⑤后作用：当刺激停止后，在短时间内患者仍有刺激存在的感觉。常见于烧灼性神经痛、带状疱疹疼痛、丘脑病变等。

3. 感觉倒错（dysesthesia）　对刺激产生错误的感觉，如将冷刺激误认为温刺激，触觉刺激或其他刺激误认为痛觉等。常见于顶叶病变或躯体化障碍。

4. 感觉异常（paresthesia）　在没有外界刺激的情况下，患者感到某些部位有蚁行感、麻木、瘙痒、重压、针刺、冷热、肿胀等异常感觉，而客观检查无感觉障碍。常见于周围神经或自主神经病变。

5. 疼痛（pain）　是感觉纤维受刺激时的躯体感受，是机体的防御机制。临床需了解疼痛的分布、性质、程度、频度，是发作性还是持续性，以及加重和减轻疼痛的因素。

常见的疼痛可有以下几种。①局部疼痛（local pain）：病变部位的局限性疼痛。如三叉神经痛引起的局部疼痛。②放射性疼痛（radiating pain）：中枢神经、神经根或神经干刺激性病变时，疼痛不仅发生在局部，而且扩散到受累神经的支配区。如神经根受到肿瘤或椎间盘的压迫出现腰骶部向小腿放射的疼痛等。③扩散性疼痛（spreading pain）：疼痛由一个神经分支扩散到另一个神经分支。如牙疼时，疼痛从三叉神经的一支扩散到其他三叉神经的分支区域。④牵涉性疼痛（referred pain）：内脏病变时，与内脏感觉支配处于同一脊髓节段的体表区域出现疼痛或感觉过敏。如心绞痛可引起左胸及左上肢内侧痛，胆囊病变可引起右肩痛。⑤幻肢痛（phantom limb pain）：在截肢后感到被切断的肢体仍然存在，且出现疼痛，与下行抑制系统的脱失有关。⑥灼性神经痛（causalgia）：剧烈烧灼样疼痛，在正中神经或坐骨神经损伤后多见，可能是由于损伤的轴突表面产生的异位冲动，或者是损伤部位的无髓鞘轴突之间发生了神经纤维间的接触所引起。

第十一节　瘫　痪

（一）定义

瘫痪（paralysis）是指个体随意运动功能的减低或丧失。随意运动的神经通路由两级神经元所组成，即上运动神经元和下运动神经元。凡支配随意运动的神经通路或骨骼肌病损均可引起肢体瘫痪。

按瘫痪的病变部位，可分为神经源性、神经肌肉接头性及肌源性等类型；按瘫痪的肌张力状态，可分为弛缓性瘫痪和痉挛性瘫痪；按运动传导通路的不同部位病变，可分为上运动神经元性瘫痪和下运动神经元性瘫痪；按瘫痪的分布，可分为偏瘫、截瘫、四肢瘫、交叉瘫和单瘫。

（二）临床表现

1. 上运动神经元性瘫痪　又称痉挛性瘫痪（spasm paralysis）或中枢性瘫痪，是由于上运动神经元即大脑皮质运动区锥体细胞及其发出的下行纤维病变所致。其临床表现如下。①肌力减弱：上运动神经元支配的肢体肌力下降，远端肌肉受累较重，尤其是手、指等，而肢体近端症状较轻。上肢伸肌群比屈肌群瘫痪程度重,外旋肌群比内收肌群重,手的屈肌比伸肌重;而下肢恰好与上肢相反,屈肌群比伸肌群受累重。②肌张力增高:瘫痪肢体肌张力增高.可呈现特殊的偏瘫姿势,如上肢呈屈曲旋前,下肢则伸直内收。由于肌张力的增高,患肢被外力牵拉伸展时,开始时出现抵抗,当牵拉持续到一定程度时抵抗突然消失,患肢被迅速牵拉伸展,称为"折刀"现象(clasp-knife phenomenon)。③浅反射减退或消失:浅反射通路受损,包括腹壁反射、提睾反射及跖反射等浅反射可减退或消失。④深反射活跃或亢进:腱反射可活跃甚至亢进。此外,腱反射过度亢进时还可有阵挛,表现为当牵拉刺激持续存在,可诱发节律性的肌肉收缩,如髌阵挛、踝阵挛等。⑤病理反射:包括 Babinski 征、Oppenheim 征、Gordon 征、Chaddock 征等病理反射。⑥无明显的肌萎缩:因下运动神经元对肌肉的营养作用仍然存在,因此肌肉无明显的萎缩。当长期瘫痪时,由于肌肉缺少运动,可表现为失用性肌萎缩。

2. 下运动神经元性瘫痪　又称弛缓性瘫痪(flaccid paralysis)或周围性瘫痪,指脊髓前角的运动神经元、前根、神经丛及周围神经受损所致。下运动神经元瘫痪临床表现:①受损的下运动神经元支配区域的肌力减退;②肌张力减低或消失,肌肉松弛,外力牵拉时无阻力;③腱反射减弱或消失;④浅反射消失;⑤肌肉萎缩明显。

第十二节　不自主运动

(一)定义

不自主运动(Involuntary movement)指患者在意识清楚的状态下,产生一种不受意识控制的、无目的、无意义、不协调的异常运动,常见于基底节区病变。

(二)临床症状

1. 震颤(tremor)　是主动肌和拮抗肌交替收缩引起的有节律的振荡运动。节律性是震颤与其他不随意运动的区别,主动肌和拮抗肌参与的交替收缩是与阵挛的区别。震颤可分为静止性震颤、姿势性震颤及意向性震颤三种,后两种又称为动作性震颤(action tremor)。

(1)静止性震颤(static tremor):是指在安静和肌肉松弛的情况下出现的节律性的抖动,表现为安静时出现,紧张时加重,活动时减轻,睡眠时消失。频率为每秒 4 ~ 6 次,手指呈"搓药丸样",严重时可发生于头、下颌、唇舌、前臂、下肢及足等部位。如伴有肌张力强直性增高,常见于帕金森病。

(2)姿势性震颤(postural tremor):一般在保持某种姿势时出现,且可在整个动作过程中均存在,但在抵达目的物时并不加重,静止时消失。姿势性震颤以上肢为主,头部及下肢也可见到。可见于睡眠剥夺、戒酒或甲亢、疲劳、焦虑、情绪紧张等肾上腺活动增强的情况下;也见于特发性震颤、慢性乙醇中毒、肝豆状核变性。肝性脑病时的扑翼样震颤也属于姿势性震颤。

(3)意向性震颤(intention tremor):是指肢体有目的地接近某个目标时出现的震颤,动作开始时不明显,越接近目标震颤越明显。当到达目标并保持姿势时,震颤有时仍能持续存在。多见于小脑病变,丘脑、红核病变时也可出现。

2. 肌束震颤(fasciculation)　指个别肌肉快速收缩,肉眼可见"肉跳",但不引起肢体关节的活动。见于下运动神经元病变时,如前角、前根、周围神经病变等。

3. 肌颤搐(myokymia)　是指一群或一块肌肉在休止状态下呈现缓慢、持续性、不规则的波动状颤动,肉眼可见,睡眠时不消失。肌电图显示涉及 2 ~ 200 个运动单位自发性成串放电。可见于正常人剧烈运动后、疲劳、精神紧张和神经症;也可见于甲亢性肌病、神经性肌强直等。

4. 舞蹈症(chorea)　多由尾状核和壳核的病变引起,为肢体无规律、无节律、无目的、不协调且快速变换的、运动幅度大小不等的不自主运动。

表现为耸肩、转颈、伸臂、抬臂、摆手或手指间断性伸屈（盈亏征或挤奶妇手）等动作。头面部可出现挤眉弄眼，噘嘴伸舌等动作。上肢比下肢重，远端比近端重，随意运动或情绪激动时加重，安静时减轻，入睡后消失。见于小舞蹈病或亨廷顿病等，也可继发于脑炎、脑内占位性病变、脑血管病、肝豆状核变性、棘红细胞增多症等。

5. 手足徐动症（athetosis） 又称指划动作。由于肢体远端的游走性肌张力增高或降低，表现为缓慢的不规则的蠕虫样徐动或奇形怪状的不自主运动，伴肢体远端过度伸屈。如腕过屈时，手指常过伸，前臂旋前，缓慢过渡至手指屈曲。有时出现发音不清和鬼脸，亦可出现足部不自主动作。手足徐动症的动作较舞蹈症缓慢，有时可以同时合并舞蹈症及肌张力障碍。多见于脑炎、播散性脑脊髓炎、Hallervorden-Spatz病、肝豆状核变性等。

6. 扭转痉挛（torsion spasm） 又称变形性肌张力障碍或全身性肌张力障碍，是围绕躯干或肢体长轴的缓慢旋转性不自主运动及姿势异常。其临床特点有颈部、躯干、肢体近端强烈地扭转姿势。发作时肌张力增高，发作间歇期肌张力降低。有的患者仅表现为局部或相邻节段的肌肉不自主缓慢扭转样收缩及姿势异常，称为局限性或节段性肌张力障碍。例如，颈肌受累时出现的痉挛性斜颈，表现为头部缓慢不自主扭曲和转动。本症可为原发性遗传疾病，也可见于肝豆状核变性、Hallervorden-Spatz病以及某些药物反应等。

7. 偏身投掷运动（hemiballismus） 为一侧肢体猛烈的投掷样的不自主运动，以肢体近端为重，运动幅度大，力量强。由损害丘脑底核及与其有直接联系的结构所致，常见于脑血管病。

8. 抽动症（tics） 为单个或多个肌肉的快速收缩动作，固定一处或呈游走性。临床表现为眨眼、皱眉、耸肩、伸舌、鼻翼扇动、鬼脸。如果累及呼吸肌及发音肌肉，抽动时会伴有不自主的发音，或伴有秽语，故称为"抽动秽语综合征（multiple ticscoprolalia syndrome）"，或称为"图雷特综合征（Gilles de la Tourette syndrome）"。本病常见于儿童，病因及发病机制尚不清楚，部分病例由基底节病变引起，有些与精神因素有关。

📹 微视频 3-2
不自主动作

第十三节 共 济 失 调

（一）定义

共济失调（ataxia）指小脑、本体感觉以及前庭功能障碍导致的运动笨拙和不协调，累及躯干、四肢和咽喉肌时可引起身体平衡、姿势、步态及言语障碍。

（二）临床症状

临床上，共济失调可有以下四类。

1. 小脑性共济失调 小脑本身、小脑脚的传入或传出联系纤维、红核、脑桥或脊髓的病变均可产生小脑性共济失调。小脑性共济失调表现为随意运动的力量、速度、幅度和节律的不规则，即协同运动障碍。

（1）姿势和步态异常：蚓部病变可引起头部和躯干的共济失调，导致平衡障碍，姿势和步态异常。患者站立不稳，步态蹒跚，行走时两脚基底宽，呈共济失调步态，又称"醉汉步态"；坐位时患者将双手和两腿呈外展位分开以保持身体平衡。闭目难立征试验表现为睁、闭眼均不稳。如一侧小脑半球受损，行走时患者向患侧倾倒。

（2）随意运动协调障碍：小脑半球病变可引起同侧肢体的共济失调，表现为动作易超过目标（辨距不良），动作愈接近目标时震颤愈明显（意向性震颤）。一般上肢重于下肢，远端重于近端，精细动作重于粗大动作。书写时，字迹愈写愈大（大写症），各笔画不匀等。快复轮替动作异常。

（3）言语障碍：由于发声器官如口唇、舌，咽喉等肌肉的共济失调，患者表现为说话缓慢、发音不清和声音断续、顿挫或暴发式，呈暴发性或吟诗样语言。

（4）眼球震颤：患者表现为双眼粗大眼震，水平性多见，亦可旋转性。

（5）肌张力减低：小脑病变时常可出现肌张力减低，腱反射减弱或消失。当患者取坐位时两腿自然下垂，叩击膝腱反射后，小腿不停摆动，像钟摆一样（钟摆样腱反射）。

2. 大脑性共济失调　大脑额叶、顶叶、颞叶、枕叶通过额桥束和顶颞枕桥束与小脑半球之间形成纤维联系，当其损害时可引起大脑性共济失调。大脑性共济失调较小脑性共济失调症状轻，一侧大脑病变引起对侧肢体共济失调。多见于脑血管病、多发性硬化等疾病。

（1）额叶性共济失调：由额叶或额桥小脑束病变引起。患者症状出现在对侧肢体，表现类似小脑性共济失调，如步态不稳，向后或一侧倾倒，但症状较轻，闭目难立征试验表现为睁眼、闭眼均不稳，辨距不良和眼震很少见，常伴有精神症状，强握反射等额叶损害表现。见于额叶肿瘤、脑血管病等。

（2）颞叶性共济失调：由颞叶或颞桥束病变引起。患者共济失调出现在对侧肢体，症状较轻，早期不易发现。可伴有颞叶受损的其他症状或体征，如同向性象限盲和失语等。见于脑血管病及颅高压颞叶受压时。

（3）顶叶性共济失调：表现对侧肢体不同程度的共济失调，深感觉障碍多不重或呈一过性，闭眼时症状明显。两侧旁中央小叶后部受损可出现双下肢感觉性共济失调及大、小便障碍。

（4）枕叶性共济失调：由枕叶或枕桥束病变引起。患者表现为对侧肢体的共济失调，症状轻常伴有深感觉障碍，闭眼时加重，可同时伴有视觉障碍等。见于肿瘤、脑血管病等。

3. 感觉性共济失调　由深感觉障碍引起，患者不能辨别肢体的位置及运动方向，出现感觉性共济失调。表现为站立不稳，举足过高，迈步不知远近，落脚不知深浅，踏地过重，如踩棉花感。睁眼时有视觉辅助，症状较轻；黑暗中或闭目时症状加

重。查体可见闭目难立征阳性，音叉震动觉和关节位置觉丧失，无眩晕、眼震和言语障碍。多见于周围神经、后根、脊髓后索、内侧丘系、丘脑病变。

4. 前庭性共济失调　前庭损害时以平衡障碍为主，身体失去空间定向能力。临床表现为站立不稳，改变头位可使症状加重，行走时向患侧倾倒，沿直线行走更明显。伴有明显的眩晕、恶心、呕吐、眼球震颤，前庭功能检查异常。四肢共济运动及言语功能正常。多见于内耳疾病、脑血管病、脑炎及多发性硬化等。

第十四节　步态异常

（一）定义

步态（gait）是指患者行走时的姿势，是一种复杂的运动过程，要求神经系统与肌肉的高度协调，同时涉及许多脊髓反射和大脑、小脑的调节，以及各种姿势反射的完整性、感觉系统与运动系统的相互协调。机体很多部位参与维持正常步态，不同的疾病可有不同的特殊步态。步态异常可提供重要的神经系统疾病线索。

（二）临床表现

步态异常可分为以下几种（图3-2）。

1. 痉挛性偏瘫步态　又称"划圈样步态"。患侧下肢因伸肌肌张力高而屈曲困难，表现为下肢伸直、外旋，行走时将患侧盆骨提得较高，为避免足尖拖地而向外旋转后再移向前方（画一半圈）。偏瘫侧上肢的协同摆动动作消失，呈现内收、旋前、屈曲姿势。为单侧皮质脊髓束受损所致，常见于脑血管病或脑外伤恢复期及后遗症期。

2. 痉挛性截瘫步态　又称"剪刀样步态"。患者双侧下肢严重痉挛性肌张力增高，表现为站立时双下肢伸直位，大腿靠近，小腿略分开，双足下垂伴有内旋，行走时两大腿强直内收，膝关节几乎紧贴，用足尖走路，交叉前进，行走费力，似剪刀状，伴代偿性躯干运动，为双侧皮质脊髓束受损所致。常见于脑瘫的患者，也可见于多发性硬化、脊

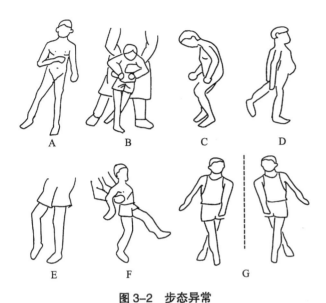

图 3-2 步态异常

A. 痉挛性偏瘫步态 B. 痉挛性截瘫步态 C. 慌张步态

D. 摇摆步态 E. 跨阈步态 F. 感觉性共济失调步态

G. 醉酒步态

髓空洞症、脊髓压迫症、脊髓血管病或炎症恢复期，遗传性痉挛性截瘫等也可见剪刀样步态。

3. 慌张步态 是帕金森病的典型步态，表现为身体略前倾，行走时起步困难，第一步不能迅速迈出，开始行走后，步履缓慢，后逐渐速度加快，小步快速往前，脚底不离地，擦地而行，停步困难，极易跌倒，转身时以一脚为轴，挪蹭转身。

4. 冻结步态 是一种短暂发作性的步态紊乱，表现为患者起始犹豫，不能行走。患者抱怨自己的脚好像粘在地板上，持续时间短暂。可以出现在起步犹豫时、转弯时或即将到达目的地时。在晚期帕金森病者中较为常见，且持续时间较长。

5. 摇摆步态 又称"鸭步"，指行走时躯干特别是臀部左右交替摆动的一种步态。是由于躯干及臀部肌群肌力减退，行走时不能固定躯干及臀部，左右摇摆。多见于进行性肌营养不良症、进行性脊肌萎缩症、少年性脊肌萎缩症等疾病。

6. 跨阈步态 又称"鸡步"，表现为足尖下垂，足部不能背屈，向前迈步抬腿过高，脚悬起，落脚时总是足尖先触及地面，如跨门槛样。由胫前肌群病变或腓总神经损害所致，常见于腓总神经损伤、脊髓灰质炎、进行性脊肌萎缩、腓骨肌萎缩症等。

7. 感觉性共济失调步态 表现为肢体活动不稳、晃动，步幅较大，两腿间距较宽，提足较高，双脚触地粗重。失去视觉帮助（如闭眼或黑暗）时，共济失调显著加重，闭目难立征阳性，夜间行走不能。多见于脊髓亚急性联合变性、脊髓痨、脊髓小脑变性疾病等。

8. 醉酒步态 又称"蹒跚步态"。表现为站立不稳，行走时步基宽大、左右摇晃，不能沿直线行走。本病是由小脑受损所致，多见于遗传性小脑性共济失调、小脑血管病或炎症等。

（丁美萍）

数字课程学习

⬇教学PPT　　📝自测题

第四章

神经系统的解剖、生理及病损的定位诊断

关键词

神经系统　　大脑半球　　间脑　　基底节　　脑干　　小脑

脊髓　　脑神经　　脊神经　　周围神经　大脑皮质

脑白质　　上运动神经元　　下运动神经元

锥体束　　神经反射　　脑膜　　脑室　　瘫痪

感觉障碍　脑神经麻痹　病理征　定位诊断

第一节　脑神经解剖、生理及病损的临床表现

思维导图

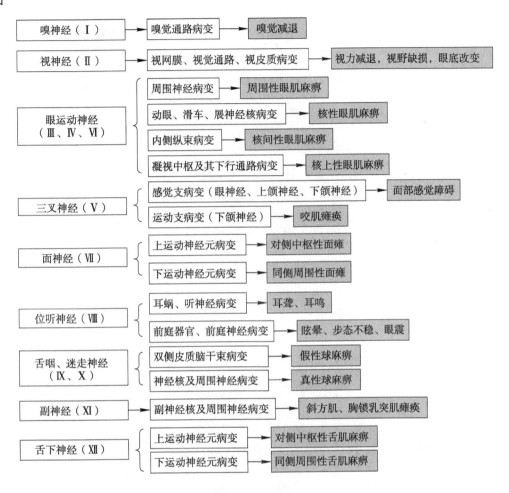

　　脑神经共 12 对，习惯上以罗马数字表示，除Ⅰ、Ⅱ对与大脑半球相连外，其余 10 对与脑干相连（图 4-1），其中出入中脑 2 对（Ⅲ、Ⅳ）、脑桥 4 对（Ⅴ、Ⅵ、Ⅶ、Ⅷ）、延髓 4 对（Ⅸ、Ⅹ、Ⅺ、Ⅻ）。与脑干相连的脑神经，其神经核位于脑干中（副神经部分纤维发自颈髓上段），运动核一般靠近中线，感觉核在外侧（图 4-2）。脑神经主要支配部位是头面部和颈肩部，但迷走神经的分布范围达胸、腹腔脏器。

　　根据脑神经神经纤维性质和功能不同，脑神经纤维可分为 6 类：①躯体传出纤维，又称作一般躯体传出纤维，支配眼球运动（Ⅲ、Ⅳ、Ⅵ）和舌运动（Ⅻ）相关骨骼肌；②鳃弓传出纤维，又称特殊内脏传出纤维，实际是支配咀嚼（Ⅴ）、吞咽（Ⅸ、Ⅹ）、发声（Ⅹ）、面部表情（Ⅶ）相关骨骼肌传出纤维，这些肌群均起源于胚胎发育时期的鳃弓；③内脏传出纤维，又称作一般内脏传出纤维，是副交感神经节前纤维，经副交感神经节（如睫状神经节、翼腭神经节）接替发出节后纤维至眼内肌（Ⅲ）、颌下腺及泪腺（Ⅶ）、腮腺（Ⅸ）、心肌及肺、胃、肠平滑肌和腺体（Ⅹ）等靶器官；④内脏传入纤维，又称一般内脏传入纤维，负责传递胸、腹腔脏器内脏感觉（Ⅸ、Ⅹ），味觉传入纤维（Ⅶ、Ⅸ）被认为是一种特殊内脏传入纤维；⑤躯体传入

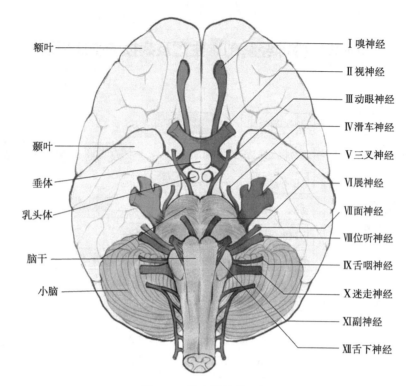

图 4-1　脑底及脑神经根

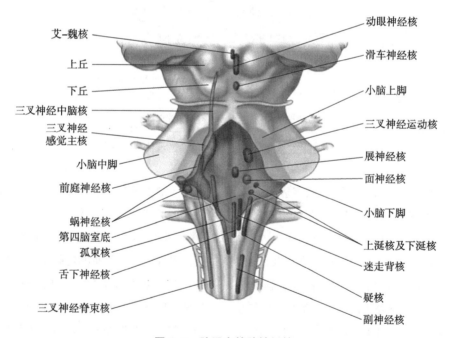

图 4-2　脑干内的脑神经核

纤维，通常称作一般躯体传入纤维，负责传递头面部皮肤黏膜感觉（V为主，Ⅶ、Ⅸ、Ⅹ亦含少量躯体传入纤维）；⑥特殊感觉纤维，负责传递视觉（Ⅰ）、嗅觉（Ⅱ）、听觉及平衡觉（Ⅷ）感觉信息。

不同脑神经神经纤维组成不一，其中Ⅰ、Ⅱ、Ⅷ对脑神经由纯特殊感觉传入纤维组成，Ⅳ、Ⅵ、Ⅺ、Ⅻ对脑神经由纯运动纤维组成，Ⅲ、Ⅴ、Ⅻ、Ⅸ、Ⅹ对脑神经为混合纤维组成。12对脑神经解剖功能概况总结于表 4-1。

　　脑神经依病变部位不同通常被分为中枢性和周围性。周围性病变指脑神经核、脑神经及神经肌接头病变。中枢性病变指脑干（不包括脑神经核）、大脑、小脑病变。如果脑干病变同时累及脑神经核和其他脑干结构则为中枢性和周围性混合病变。

表 4-1　脑神经解剖功能概况

脑神经	功能类型	神经起源及纤维联系	功　能
嗅神经（Ⅰ）	特殊感觉	嗅黏膜嗅觉神经元至嗅球	嗅觉
视神经（Ⅱ）	特殊感觉	视网膜神经节细胞至外侧膝状体及上丘	视觉
动眼神经（Ⅲ）	混合（躯体运动、副交感）	躯体运动：动眼神经核至上睑提肌、内直肌、上直肌、下直肌、下斜肌 副交感：中脑艾－魏核经睫状神经节接替至瞳孔括约肌和睫状肌	上提眼睑、眼球运动、瞳孔缩小
滑车神经（Ⅳ）	躯体运动	中脑滑车神经核至上斜肌	眼球运动
三叉神经（Ⅴ）	混合（躯体感觉、躯体运动）	躯体感觉：口、鼻、角膜、面部皮肤黏膜感觉神经经三叉神经半月节接替至三叉神经脊束核及感觉主核 躯体运动：三叉神经运动核至咀嚼肌	口、鼻、角膜、面部皮肤黏膜一般感觉，咀嚼肌运动
展神经（Ⅵ）	躯体运动	展神经核至眼外直肌	眼球运动
面神经（Ⅶ）	混合（躯体运动、味觉、副交感）	躯体运动：面神经核至面部表情肌 味觉：舌前 2/3 黏膜味觉纤维经膝状神经节接替至孤束核 副交感：上涎核经翼腭神经节接替至泪腺，经下颌下神经节接替至下颌下腺、舌下腺	面部肌肉运动，舌前 2/3 味觉，下颌下腺、舌下腺、泪腺分泌
位听神经（Ⅷ）	特殊感觉	起源于蜗神经节和前庭神经节，中枢支至听神经核和前庭神经核，周围支至耳蜗和前庭器官	听觉、平衡觉
舌咽神经（Ⅸ）	混合（内脏感觉、味觉、躯体感觉、副交感、躯体运动）	副交感：下涎核发出经耳神经节接替至腮腺 躯体感觉和内脏感觉：舌后 1/3、软腭、颈动脉体、颈动脉窦感觉纤维经上、下神经节接替至孤束核（内脏感觉）或三叉神经核（躯体感觉） 躯体运动：疑核至茎突咽肌	腮腺分泌，舌后 1/3 一般黏膜感觉和味觉，咽部、扁桃体、腭弓、鼓室和咽鼓管黏膜感觉，颈动脉窦和颈动脉体感觉传入，茎突咽肌收缩
迷走神经（Ⅹ）	混合（内脏感觉、副交感、躯体运动、躯体感觉）	内脏感觉：胸腹脏器内脏感觉纤维经下神经节（结状神经节）接替至孤束核 内脏运动：迷走神经背核至胸腹脏器 躯体运动：疑核至软腭和咽喉肌 躯体感觉：外耳道躯体感觉纤维经上神经节（颈静脉神经节）接替至三叉神经核	胸、腹腔脏器感觉，心肌、平滑肌运动和腺体分泌调节，软腭和咽喉肌运动（吞咽、发声），外耳道一般躯体感觉
副神经（Ⅺ）	躯体运动	副神经核至胸锁乳突肌、斜方肌	胸锁乳突肌、斜方肌运动
舌下神经（Ⅻ）	躯体运动	舌下神经核至舌肌	舌肌运动

一、嗅神经（Ⅰ）

（一）解剖、生理

嗅神经为主司嗅觉的感觉神经，第一级感觉神经元为双极神经元，位于鼻腔嗅黏膜，其中枢支集合成约 20 个小支，被称作嗅丝（即嗅神经）。嗅丝穿过筛骨的筛板和硬脑膜，终于嗅球。嗅球中有嗅觉第二级感觉神经元，其发出的神经纤维构成嗅束，嗅束向后进一步分为内侧嗅纹、中间嗅纹和外侧嗅纹三个纤维束。外侧嗅纹终于嗅中枢，即颞叶的钩回、海马回前部和杏仁核；内侧嗅纹及中间嗅纹分别终于胼胝体下回及前穿质，参与嗅觉反射联络（图 4-3）。

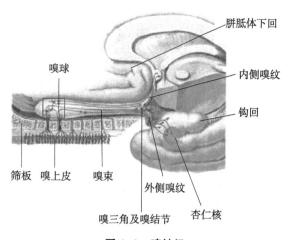

图 4-3　嗅神经

（二）临床症状

鼻腔嗅黏膜病变可导致一侧或两侧嗅觉丧失。前颅凹颅底骨折可导致嗅丝撕脱引起嗅觉障碍并引起脑脊液沿嗅丝周围间隙流入鼻腔。前颅凹肿瘤压迫嗅丝及嗅束亦可导致嗅觉障碍。嗅中枢病变不会导致嗅觉丧失，但可引起幻嗅发作。

二、视神经（Ⅱ）

（一）解剖、生理

视神经为传递视觉信息的感觉神经。视觉感受器位于视网膜，由视锥细胞和视杆细胞两种感光细胞组成，感光细胞感受到的视觉信息传递给视网膜神经节细胞，后者的轴突向视乳头汇集向后穿过巩膜形成视神经。在颅中凹，来自两眼鼻侧视网膜的视神经纤维通过视交叉至对侧，与起源于对侧颞侧视网膜的视神经纤维会合形成视束，视束纤维止于外侧膝状体，并在此换元。外侧膝状体神经元发出的视觉纤维形成视辐射，经内囊后肢终于枕叶视中枢皮质（距状裂两侧的楔回和舌回）。参与瞳孔对光反射的视束纤维不经外侧膝状体，而是经上丘臂到达中脑上丘，再发出纤维至两侧的动眼神经核（图 4-4）。

视神经外面有三层包膜，分别由三层脑膜延续而来，因此蛛网膜下腔也随之延续到视神经周围，所以颅内压升高时，常出现视乳头水肿。

（二）临床症状

1. 视力障碍及视野缺损　视觉传导通路的不同节段受损会导致不同类型的视力障碍和视野缺损，有较大的定位诊断价值。大致上，视交叉之前的视神经及视网膜病变可导致同侧视力障碍（单眼盲），视交叉病变会导致双颞侧偏盲，视束及视辐射病变会引起两眼对侧视野同向偏盲（homonymous hemianopia）或象限盲。

（1）视神经及视网膜：病变均可导致同侧眼视力下降和视野缺损，常见病因包括炎症、脱髓鞘、压迫、高颅压、缺血等。视神经病变的视力障碍重于视网膜病变。视神经炎多引起中央部视野缺损（图 4-4 之 1），视乳头水肿多引起周边视野缺损及生理盲点扩大。视神经压迫早期引起不规则视野缺损，最终导致单眼全盲（图 4-4 之 2）。

（2）视交叉：此部病变常引起两眼颞侧偏盲（图 4-4 之 3），多为鞍区肿瘤（垂体瘤、颅咽管瘤）压迫所致。少数情况下表现为一侧鼻侧偏盲（图 4-4 之 4），见于颈内动脉病变压迫视交叉外侧部。

（3）视束：此部病变引起两眼对侧视野同向偏盲（图 4-4 之 5），常见于颞叶肿瘤或脑血管病。

（4）视辐射：此部病变引起两眼对侧视野同向

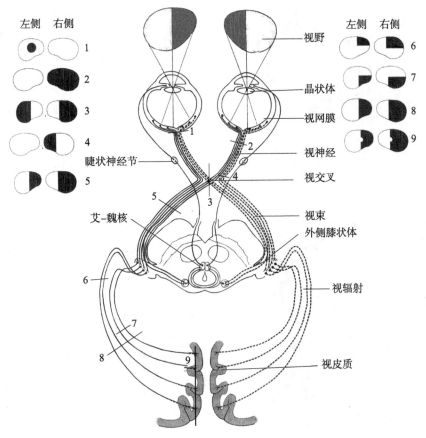

图 4-4 视觉通路、视野缺损及其病变解剖基础

1. 左侧视乳头—左侧中央视野缺损；2. 右侧视神经病变—单眼全盲；3. 视交叉病变—双颞侧偏盲；4. 视交叉右外侧病变—右眼鼻侧偏盲；5. 左侧视束病变—右侧同向偏盲；6. 左侧视辐射下部（颞叶）病变—右上象限同向偏盲；7. 左侧视辐射上部（顶叶）病变—右下象限同向偏盲；8. 左侧视辐射全部损害—右侧同向偏盲；9. 左侧视皮质损害—右侧同向偏盲（黄斑回避）

偏盲或象限盲，病因多为肿瘤或脑血管病。颞叶病变可累及视辐射下部，引起两眼对侧视野上象限同向偏盲（图 4-4 之 6）。顶叶病变可累及视辐射上部，引起两眼对侧视野下象限同向偏盲（图 4-4 之 7）。枕叶病变可累及视辐射全部，引起两眼对侧视野同向偏盲（图 4-4 之 8）。

视束与视辐射病变引起的视力障碍和视野缺损特点相似，鉴别要点是视束病变偏盲侧光反射消失，而视辐射病变偏盲侧光反射仍然存在。

（5）枕叶视中枢：此部病变引起两眼对侧视野同向偏盲，视野中心视力常保存，称黄斑回避（图 4-4 之 9）。枕叶前部病变可引起视觉失认。

2. 眼底改变　高颅压、视神经本身病变及系统性疾病（糖尿病、高血压）均可导致眼底异常，眼底改变对判断高颅压及视神经病变性质有重要价值。正常眼底见图 4-5。常见的与高颅压及视神经本身病变有关的眼底改变如下。

（1）视乳头水肿（图 4-6）：见于各种原因引起的高颅压，如颅内占位（肿瘤、脓肿、血肿）、脑出血、蛛网膜下腔出血、脑膜炎、静脉窦血栓形成等。视乳头水肿的发生机制有二：一是高颅压影响视网膜中央静脉和淋巴回流；二是脑脊液渗入与蛛网膜下腔延续的视神经周围腔隙。视乳头水肿的病变特点是视网膜动脉波动消失（最早出现），视乳头充血、边缘模糊、生理凹陷消失甚至隆起，可伴视乳头及附近视网膜出血。晚期可出现视神经萎缩改变。视乳头水肿须与假性视乳头水肿、视乳头炎、高血压、糖尿病眼底改变鉴别。

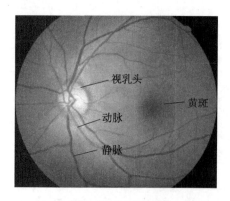

图 4-5　正常眼底

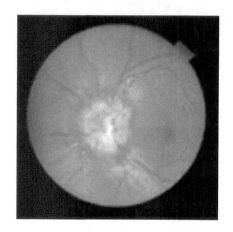

图 4-6　视乳头水肿

（2）视乳头炎：表现为视乳头轻度肿胀和充血，与视乳头水肿的鉴别要点是肿胀充血较轻且很少伴出血，视力障碍出现早且重，不伴头痛、呕吐等其他高颅压症状。晚期可出现视神经萎缩改变。

（3）视神经萎缩（图 4-7）：分为原发和继发两种。两者均有视乳头苍白，但原发性视神经萎缩

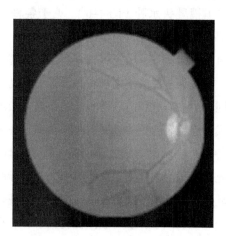

图 4-7　视神经萎缩

视乳头边界清楚，可窥见筛板，见于视神经压迫、球后视神经炎、多发性硬化、神经变性疾病等；继发性视神经萎缩视乳头边界模糊，不能窥见筛板，见于视乳头水肿、视乳头炎、视网膜炎后期。外侧膝状体以后视觉通路及视觉中枢病变不引起视神经萎缩。

三、动眼神经（Ⅲ）、滑车神经（Ⅳ）、展神经（Ⅵ）

（一）解剖、生理

此三支脑神经均为支配眼肌的眼运动神经，故一并介绍。

1. 动眼神经　含躯体运动和内脏运动（副交感）两种纤维，分别起自动眼神经经核和动眼旁核（又称 Edinger-Westphal 核），其纤维向腹侧行走，穿过红核，在大脑脚脚间窝出脑，与后交通动脉平行向前进入海绵窦侧壁，最后经眶上裂入眶。在眶内，动眼神经中的躯体运动纤维分支支配上睑提肌、上直肌、下直肌、内直肌和下斜肌；副交感纤维进入睫状神经节，交换神经元后，节后纤维抵达瞳孔括约肌和睫状肌（图 4-8）。此二肌收缩分别使瞳孔缩小、晶体变突。

2. 滑车神经　起自中脑滑车神经核，在中脑背侧、下丘下方出脑，绕大脑脚外侧向前，穿过海绵窦侧壁，经眶上裂入眶，支配上斜肌（图 4-8）。

3. 展神经　起自脑桥背侧近中线处的展神经核，其纤维在脑桥腹侧与延髓交界处出脑，前行越过颞骨岩尖入海绵窦，穿过海绵窦侧壁，经眶上裂入眶，支配外直肌（图 4-8）。

4. 各眼外肌功能与眼球运动　除上睑提肌能上提眼睑，主司睁眼活动外，其他眼外肌均参与眼球运动调节。在眼球运动肌中，只有外直肌和内直肌产生单一水平方向眼球运动，其他肌肉都有几个方向的运动功能。当两眼平视前方，各肌单独收缩功能如下（图 4-9）：

上直肌：眼球向内上方转动。

下直肌：眼球向内下方转动。

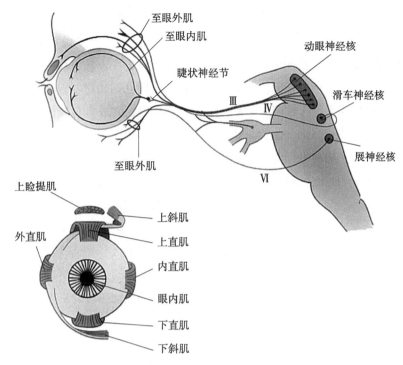

图 4-8　眼运动神经及眼肌

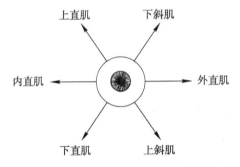

图 4-9　眼球平视时眼外肌单独作用方向（右眼）

下斜肌：眼球向外上方转动。

上斜肌：眼球向外下方转。

内直肌：眼球向内转动（内收）。

外直肌：眼球向外转动（外展）。

实际眼球运动时，常有多块眼外肌协同完成，但以其中某一肌肉的作用为主。多块眼外肌同时收缩时，功能相互拮抗部分正好抵消，而功能相同的部分能够相互协同。例如，眼球上视时，上直肌内旋作用与下斜肌外旋作用正好抵消，而共同的上视作用得到增强。

上视：上直肌（主要作用）、下斜肌。

下视：下直肌（主要作用）、上斜肌。

内视：内直肌（主要作用）、上直肌、下直肌。

外视：外直肌（主要作用）、下斜肌、上斜肌。

当眼球水平位置发生改变时部分眼肌的作用方向也发生改变。例如：眼球外展 23° 时，上直肌变成纯粹的提肌，下直肌变成纯粹的降肌；眼球内收 51° 时，下斜肌变成纯粹的提肌，上斜肌变成纯粹的降肌（图 4-10）。两眼不同眼肌协同作用产生两眼协同运动。例如：向右水平凝视时，右眼外直肌收缩，左眼内直肌收缩；向右上凝视时，右眼上直肌收缩，左眼下斜肌收缩。

5. 眼球协同运动的中枢调节　正常注视物体时需要两眼球协同运动，这种调节活动由位于大脑皮质和脑干的眼球同向运动中枢控制。皮质侧视中枢分布在额叶、枕叶和颞叶，其中额叶侧视中枢主管随意性眼球同向运动，枕叶和颞叶侧视中枢参与视听刺激引起的反射性眼球同向运动。皮质随意性侧视中枢在额中回后部，它发出纤维支配对侧的脑桥侧视中枢，产生向对侧的眼球同向运动。脑干侧视中枢位于脑桥展神经核附近（展旁核），展旁核接受对侧皮质侧视中枢下行纤维支配，并发出神经纤维至同侧展神经核，还有一部分纤维经内侧纵束至对侧动眼神经核的内直肌亚核，使同侧外直肌和对侧内直肌能够协调收缩，产生向同侧的两眼水平同向转动（图4-11）。皮质眼球垂直性同向运动中枢可能与皮质水平同向运动中枢在同一位置，脑干垂直同向运动中枢位于上丘，由此发出的神经纤维至双侧动眼神经核产生眼球同向向上或向下运动。

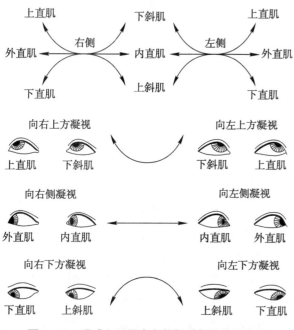

图 4-10　眼球向不同方向凝视时各眼外肌作用

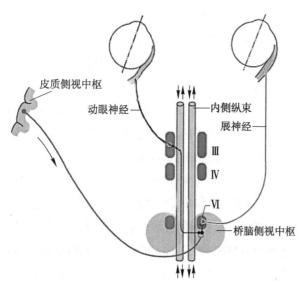

图 4-11　与水平凝视有关的神经通路

（二）临床症状

1. **眼肌瘫痪**　眼球运动功能障碍分周围性、核性、核间性、核上性四种。只有眼外肌麻痹而眼内肌（瞳孔括约肌、睫状肌）功能正常称眼外肌麻痹，若情况相反则称眼内肌麻痹，若眼内肌与眼外肌均麻痹称全眼肌麻痹。

（1）核下性眼肌麻痹（subnuclear ophthalmoplegia）：指支配眼肌的运动神经纤维发生病变引起的眼肌麻痹。

1）动眼神经麻痹：上睑下垂，有外斜视、复视、瞳孔散大、光反射及调节反射消失，眼球不能向上、向内运动，向下运动亦受到限制。注意支配睑板肌的颈交感神经损害、重症肌无力及先天性因素亦有眼睑下垂。

e 视频 4-1

动眼神经麻痹

2）滑车神经麻痹：眼球活动限制较小，只有向外向下活动稍受限，向外下方注视时有复视。单独滑车神经麻痹少见，多与动眼神经麻痹合并出现。

3）展神经麻痹：内斜视、眼球不能向外侧转动、有复视。

e 视频 4-2

展神经麻痹

以上三支眼运动神经比较集中的部位，如海绵窦、眶上裂、眶尖及眶内病变，可引起三支眼运动神经同时麻痹，此时眼球固定于中间位置，各方向运动均不能，瞳孔散大，光反射及调节反射消失。

（2）核性眼肌麻痹（nuclear ophthalmoplegia）：指眼运动神经核病变引起的眼肌麻痹，常见于脑干血管病、炎症、肿瘤。特点是除相应的眼肌麻痹外，常伴有邻近的神经组织病变表现。如核性展神经麻痹常伴面神经、三叉神经和锥体束损害，产生同侧的展神经、面神经、三叉神经麻痹和对侧偏瘫（交叉性瘫痪）。核性动眼神经麻痹还有一个特点，就是可选择性损害个别眼肌功能，而其他动眼神经支配的肌肉功能不受影响，如内直肌麻痹而上直肌、下直肌、下斜肌及提睑肌功能正常。

（3）核间性眼肌麻痹（internuclear ophthalmoplegia）：指内侧纵束损害引起的眼球水平同向运动麻痹，临床多见向同侧水平凝视时同侧眼球外展正常，但可伴眼震，对侧眼球内收不能，称核间性眼肌麻痹。常见于脑血管病及多发性硬化。核间性眼肌麻痹时两眼内聚运动仍正常，因为负责内聚的核上性纤维及支配内直肌动眼神经核并未受损。

若一侧脑桥侧视中枢（外展旁核）及双侧内侧纵束同时受到破坏，则出现同侧凝视麻痹（"一个"），对侧核间性眼肌麻痹（"半个"），即两眼向病灶侧注视时，同侧眼球不能外展，对侧眼球不能内收；向病灶对侧注视时，对侧眼球能外展，病灶侧眼球不能内收，而两眼内聚运动仍正常，称"一个半综合征（one and a half syndrome）"。

 视频 4-3
核间性眼肌麻痹

（4）核上性眼肌麻痹（supranuclear ophthalmoplegia）：指皮质随意性侧视中枢及其联系纤维病变引起的眼球同向运动障碍。主要症状为两眼同向偏斜或凝视麻痹（gaze palsy），又称核上性凝视麻痹。若为刺激性病灶（如癫痫），则引起两眼向对侧偏斜（即两眼向病灶对侧凝视）；若为破坏性病灶（如脑卒中），则引起两眼向同侧偏斜（即两眼向病灶同侧凝视）。皮质眼球同向运动中枢病变很少起眼球垂直运动麻痹。

位于脑干的眼球同向运动中枢病变亦可引起的两眼同向偏斜或凝视麻痹，被称作核性凝视麻痹。脑桥侧视中枢病变引起的眼球同向偏斜方向正好与皮质侧视中枢相反，一侧破坏性病灶引起两眼向对侧偏斜，刺激性病灶引起两眼向同侧偏斜。在中脑上丘有眼球垂直同向运动皮质下中枢，累及上丘的破坏性病灶可导致两眼向上同向运动不能，称帕

里诺（Parinaud）综合征，常见于松果体肿瘤。若为刺激性病灶则表现为眼球发作性向上转动，称动眼危象（oculogyric crisis），见于脑炎后帕金森综合征，服用抗精神病药物亦可引起。注意正常老年人常有一定程度的向上凝视受限。

核上性与核性凝视麻痹均累及双眼，不产生复视，两者的鉴别要点是：核上性凝视麻痹有随意性凝视运动障碍，但反射性凝视运动保留，如给予突然的声音刺激，两眼向出现的声音刺激的一侧转动（反射性凝视）；将其头向一侧转动，两眼向相反方向转动（头眼反射）。核性凝视麻痹随意性与反射性凝视运动均受限。

 视频 4-4
核上性眼肌麻痹

2. 复视（diplopia） 某一眼肌麻痹不仅导致眼球在该眼肌收缩方向上运动受限，而且常伴斜视和复视（视物成双）。复视的形成机制是：两眼注视某一物体时，在正常眼物像能够落在黄斑区，但患眼由于眼肌麻痹造成眼球动受限，物像不是落在黄斑区，而是落在黄斑区以外的区域，这种不对称的视网膜刺激会在视觉中枢产生两个物像。正常眼感受到的物像为真像，患眼感受到的物像为假像。由于黄斑区视敏度较其他视网膜区高，故真像较假像清晰。假像总是出现在眼球活动受限的那一方向上，而且越往此方向注视，真像与假像之间的距离越大，复视越明显，如右眼外直肌麻痹致右眼外展受限，两眼注视右外侧物体时，复视明显，且假像出现在真像的右侧；若为右眼内直肌麻痹致内收受限，两眼注视左外侧物体时，复视明显，假像出现在真像的左侧。眼球活动方向与复视明显程度之间的关系，以及假像与真像之间的位置关系，有助于判断那一眼肌发生了麻痹。眼肌麻痹时单眼视物不产生复视；若有，则考虑心因性或眼部病变（如晶体脱位、白内障早期）。

3. 瞳孔大小及瞳孔反射改变 瞳孔大小受瞳孔括约肌和瞳孔散大肌收缩活动的影响，此两肌

又分别受动眼神经的副交感纤维和颈上神经节发出的交感纤维支配。在普通光线下，瞳孔正常直径为 3~4 mm，<2 mm 为瞳孔缩小，>5 mm 为瞳孔散大。

（1）瞳孔散大：见于动眼神经麻痹，钩回疝早期只有瞳孔散大而无眼外肌麻痹，因为副交感纤维在动眼神经表面，先受压。

（2）瞳孔缩小：一侧瞳孔缩小多见于霍纳（Horner）综合征。此征为颈上交感神经节及其纤维损害所致，一侧中枢交感神经通路受损（延髓背外侧综合征、脊髓颈 8~胸 1 侧角病变）时亦可出现（图 4-12）。临床表现除同侧瞳孔缩小外，尚有同侧眼球内陷（眼眶肌麻痹）、眼裂变小（睑板肌麻痹）及面部出汗减少。脑桥出血时，两侧瞳孔呈针尖样缩小，这是由于双侧中枢交感神经通路受损。

药物亦可影响瞳孔大小，如拟胆碱药物匹罗卡平、有机磷农药、吗啡、镇静剂过量可致瞳孔缩小，抗胆碱药物阿托品可致瞳孔散大，临床上须注意与神经病变引起的瞳孔大小改变鉴别。常见瞳孔大小改变及其病因总结于表 4-2。

表 4-2　常见瞳孔大小改变及其病因

瞳孔改变	病因
单侧瞳孔固定散大（6~9 mm）	急性颅内占位（小脑幕疝） 局部应用抗胆碱药物
双侧瞳孔固定散大（6~9 mm）	脑死亡 小脑幕疝晚期 山莨菪碱、阿托品中毒
双侧瞳孔缩小（<2 mm）	急性脑桥损害 有机磷农药、吗啡、镇静剂中毒 非酮症高渗昏迷 高碳酸血症
双瞳孔不等大（相差 2~3 mm）	Horner 综合征（一侧瞳孔缩小） 中脑及动眼神经损害（一侧瞳孔散大）

（3）瞳孔光反射：为光线刺激引起的缩瞳反射。分直接光反射和间接光反射，前者指光线刺激引起同侧瞳孔缩小，后者指光线刺激引起对侧瞳孔缩小。

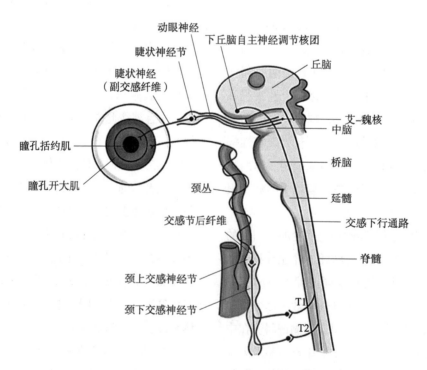

图 4-12　支配眼的交感和副交感神经通路

瞳孔光反射通路为：视网膜→视神经及视束→中脑顶盖前区→动眼旁核→动眼神经→睫状神经节→节后纤维→瞳孔括约肌（图4-13）

此通路上任何一处损害均可引起光反射消失。传入通路（视神经）受损时，两瞳孔仍等大，同侧直接光反射消失、对侧间接光反射消失；传出通路（动眼神经）受损时，两瞳孔不等大（患侧大于健侧），同侧直接和间接光反射均消失，对侧直接和间接光反射均正常。外侧膝状体、视辐射、视觉皮质病变时，瞳孔光反射通路仍然完整，故光反射不消失，瞳孔也不散大。

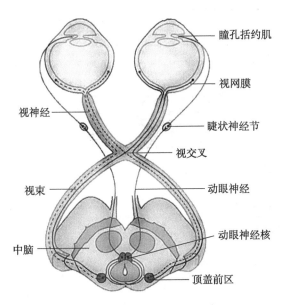

图4-13 瞳孔对光反射通路

（4）调节反射：指视近物时引起的两眼会聚、晶体变凸及瞳孔缩小反应。反射通路可能通过枕叶视皮质，由此发出纤维至动眼神经核及动眼旁核，再经动眼神经使两侧内直肌、睫状肌及瞳孔括约肌收缩。调节反射通路受损导致反射消失，但几种反射效应不一定同时消失。例如，睫状神经节受损（见于白喉）缩瞳效应丧失，但内聚正常。帕金森综合征由于肌强直会引起会聚动作不能，但缩瞳效应正常。

（5）几种特殊瞳孔改变

1）阿-罗（Argyll-Robertson）瞳孔：表现为两侧瞳孔大小不等，边缘不整，光反射消失，调节反射存在，乃中脑顶盖前区病变所致，此时光反射通路受损而调节反射通路仍完整。多见于神经梅毒。

2）阿迪（Adie）瞳孔：又称强直性瞳孔。表现为一侧瞳孔散大，表面上似乎光反射消失，但实际只是对光线强弱变化反应迟钝，在暗处强光持续刺激后仍有缓慢的收缩反应，停止刺激后也是逐渐扩大。调节反射瞳孔变化也较迟钝，视近物时常是等待片刻后才开始缓慢缩小（最终甚至可能比健侧瞳孔还小），停止注视后瞳孔恢复也较慢。多见于成年女性，病因未明，若伴全身腱反射消失和自主神经功能障碍，可称Adie综合征。

3）马可-关（Marcus-Gunn）瞳孔：见于一侧视觉传入通路受损，表现为光刺激该眼时，两眼瞳孔缩小程度均小于刺激对侧眼。

4. 眼震 虽然轻度眼肌麻痹时可伴眼震，但眼震主要见于前庭神经病变，详见后述（六、位听神经）。

📹 视频4-5
眼球震颤

四、三叉神经（V）

（一）解剖、生理

三叉神经为一含感觉和运动纤维的混合神经，主司头面部皮肤黏膜的痛、温、触觉和咀嚼肌运动。

1. 感觉 三叉神经感觉纤维起源于三叉神经半月节。该神经节位于颞骨岩骨尖三叉神经压迹处，内含假单极神经元，周围突从神经节前面发出，组成眼神经、上颌神经和下颌神经，分布于头前及面部皮肤，还有眼、鼻、口腔黏膜；中枢突组成粗大的感觉根在脑桥腹侧面与小脑中脚交界处入脑（图4-14、图4-15）。周围三支分述如下。

（1）眼神经：通过海绵窦的外侧壁，经眶上裂穿入眼眶，再离开眼眶，支配颅顶前部、眼眶以

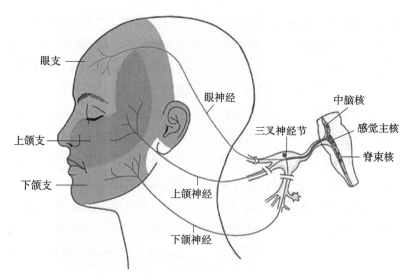

图 4-14　三叉神经分支面部感觉支配分布

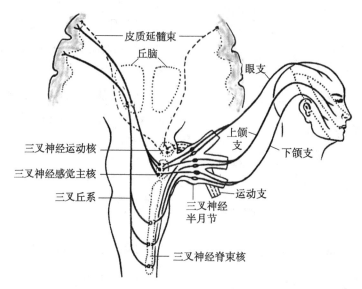

图 4-15　三叉神经通路

上前额（包括上睑、鼻背）皮肤以及眼球、鼻腔上部、额窦的黏膜（图 4-14）。颈内动脉海绵窦段动脉瘤、海绵窦血栓形成或炎症时，可累及眼神经引起眼球及前额疼痛和感觉障碍。角膜反射是刺激角膜引起的闭眼动作，反射通路是：角膜→三叉神经眼支→三叉神经感觉主核→两侧面神经核→面神经→眼轮匝肌。眼支病变可引起角膜反射减弱或消失。

（2）上颌神经：穿海绵窦，经圆孔出颅，入翼腭窝，进眶下裂延续为眶下神经，再通过眶下管，从眶下孔穿出至面部。该神经分支分布于眼裂与口裂之间的面部皮肤、上颌的牙齿以及鼻腔下部、口腔上部和上颌窦黏膜（图 4-14）。

（3）下颌神经：属混合性神经，感觉纤维与三叉神经运动支并行，经卵圆孔出颅抵颞下窝，分支支配口裂以下和耳颞部皮肤、下颌的牙齿以及口腔底部、舌体的黏膜（图 4-14）。

以上三支在出颅前均发出分支至小脑幕以上硬脑膜，故各种颅内病变累及硬脑膜和静脉窦均可引起头痛。

三叉神经感觉纤维中枢支入脑后，其中的触觉纤维终于感觉主核，而痛、温觉纤维组成三叉神经脊束下行，止于三叉神经脊束核。由三叉神经感觉主核及三叉神经脊束核第二级感觉神经元发出的纤维交叉到对侧组成三叉丘系上行，止于丘脑腹后内侧核，此处有传递头面部感觉的第三级神经元，由此发出纤维经内囊后肢上行，最后终止于大脑皮质中央后回的下 1/3（图 4-15）。三叉神经脊束核外形狭长，自脑桥开始经延髓延续至第三颈髓后角，来自面部中线部分的痛、温觉纤维，投射到此核的上段，来自面部周围部分的纤维投射到下段。

2. 运动　三叉神经运动纤维发自位于脑桥的三叉神经运动核，该核接受双侧皮质脑干束纤维支配，在脑桥腹侧组成运动支出脑（位于粗大的感觉神经根旁）。运动支加入下颌神经中，自卵圆孔出颅，再分支支配咀嚼肌（咬肌、颞肌、翼内肌、翼外肌）。

（二）临床症状

一侧周围性三叉神经完全损害产生同侧面部（包括眼、鼻、口腔、舌）感觉障碍及咀嚼肌瘫痪（张口时下颌向患侧偏斜）。若选择性损害某一支，则只表现此支功能障碍，如海绵窦病变常累及眼神经，造成同侧前额及头前部的皮肤感觉减退或消失，严重病变还可导致神经麻痹性角膜溃疡。三叉神经感觉支病变还可发生三叉神经痛，表现为受累神经支配区域发作性剧烈疼痛，可伴局部面肌抽动及流泪、流涎。核性三叉神经损害依损害部位、范围不同临床表现有所不同，若运动核损害则表现单纯的咀嚼肌麻痹，三叉神经脊束核部分性损害则表现为节段性分离性痛、温觉障碍，面部痛、温觉障碍呈洋葱皮样分布，损害部位越靠近脊束核下端，感觉障碍区域越靠近面部周边。

📹 视频 4-6
三叉神经运动支麻痹

五、面神经（Ⅶ）

（一）解剖、生理

面神经属混合性神经，大部分为躯体运动性纤维，主要支配面肌，其余为内脏感觉纤维和副交感纤维，前者传递舌前 2/3 味觉，后者支配泪腺、舌下腺、下颌下腺以及口鼻腔黏膜腺体。

1. 运动　面神经中的躯体运动纤维起自脑桥面神经运动核，先向后上再向前下绕过展神经核，于脑桥腹侧近听神经根处出脑，与位听神经一道入内耳门，穿过内耳道入面神经管，出茎乳突孔，再分支支配面肌、耳周围肌、枕肌及部分颈肌（图 4-16）。面神经在面神经管中还发出小运动支支配镫骨肌。面神经核中支配上部面肌（额肌、眼轮匝肌、皱眉肌）的运动神经元接受双侧皮质脑干束纤维的支配，支配下部面肌（颊肌、口轮匝肌）的运动神经元只接受对侧皮质脑干束纤维的支配（图 4-17）。

面神经中的副交感纤维起源于脑桥上涎核，在面神经管膝状神经节处先分支加入岩浅大神经，在翼腭神经节换元支配泪腺，其余纤维参与到鼓索神经中，再经舌神经至下颌下神经节，在节内换元后，支配下颌下腺和舌下腺（图 4-16）。

2. 感觉　面神经中的味觉纤维起源于面神经管中的膝状神经节。周围支先与运动纤维同行，在面神经管中与运动纤维分开形成鼓索神经，后又加入到三叉神经分支舌神经中，分布于舌前 2/3 的味蕾（图 4-16）。中枢支形成面神经的中间支进入脑桥，与舌咽神经的味觉纤维一起，终于孤束核。孤束核发出的上行纤维经丘脑接替，终止于中央后回下部。

（二）临床症状

面神经麻痹（面瘫）分周围性和中枢性（图 4-17、图 4-18），前者系面神经运动核（核性）或面神经纤维（核下性）损害所致，后者系中央前回或皮质脑干束损害所致。两者的临床表现不同，在定位诊断上有重要价值。一侧周围性面神经麻痹时，患侧面肌全部瘫痪，表现为同侧鼻唇沟变浅、口角下垂、眼裂变大、额纹变浅或消失，示齿口角偏向健侧，鼓腮、吹哨、闭眼、皱眉、皱额等动作无法完成。一侧中枢性面神经麻痹时，只有下部面

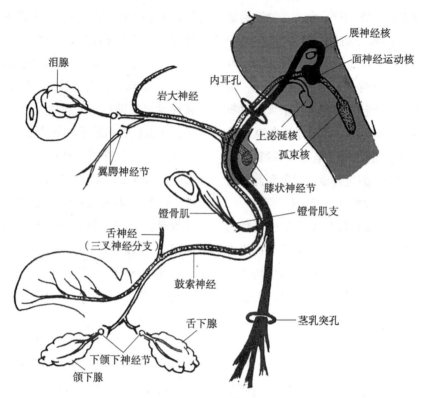

泪腺

岩大神经

内耳孔

展神经核

面神经运动核

翼腭神经节

上泌涎核

孤束核

膝状神经节

镫骨肌

镫骨肌支

舌神经
（三叉神经分支）

鼓索神经

舌下腺

茎乳突孔

下颌下神经节

颌下腺

图 4-16　面神经

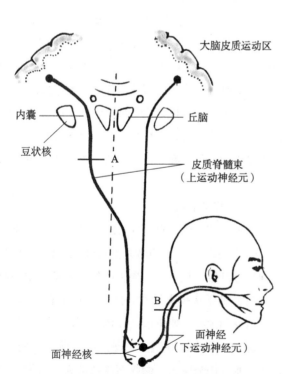

大脑皮质运动区

内囊

丘脑

豆状核

皮质脊髓束
（上运动神经元）

面神经核

面神经
（下运动神经元）

图 4-17　中枢性及周围性面瘫有关的神经通路
A. 中枢性面瘫；B. 周围性面瘫

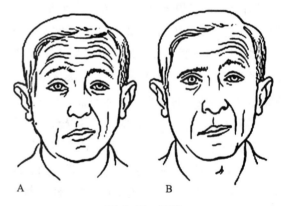

A　　　　　　B

图 4-18　面瘫
A. 中枢性面瘫（右侧）；B. 周围性面瘫（右侧）

肌瘫痪而无上部面肌瘫痪，对侧鼻唇沟变浅、示齿口角歪斜，但眼裂、额纹正常，闭眼、皱眉、皱额等动作无障碍（图 4-18）。中枢性面瘫常合并同侧肢体偏瘫和舌下神经瘫。

🅮 视频 4-7

周围性面瘫

视频 4-8
中枢性面瘫

　　周围性面神经麻痹依病变部位不同症状有一定差异。周围性面瘫若伴对侧偏瘫、病理征等长束损害表现，则病变部位在脑干内（脑桥），即核性面神经麻痹；若伴位听神经损害则病变部位在内耳孔附近；若伴味觉缺失（鼓索支损害）、听觉过敏（镫骨肌支损害）则病变部位在面神经管。一侧周围性面神经麻痹伴外耳道疼痛和疱疹，提示膝状神经节带状疱疹病毒感染，称亨特（Hunt）综合征。

六、位听神经（Ⅷ）

（一）解剖、生理

　　位听神经分蜗神经和前庭神经两部分，分别传递听觉和平衡觉。

　　1. 蜗神经　起源于蜗神经节双极神经元，周围支分布至螺旋器（spiral organ of Corti），中枢支在内耳道组成蜗神经，终于脑桥尾端蜗神经核（图4-19）。由蜗神经核发出的纤维组成外侧丘系，在脑干同侧及对侧上行，在下丘及内侧膝状体换神经元，再由此发出纤维组成听辐射，终止于颞横回听觉中枢（图4-20）。

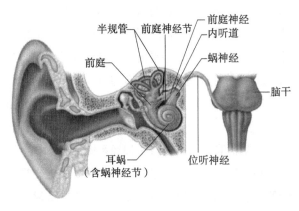

图 4-19　位听神经

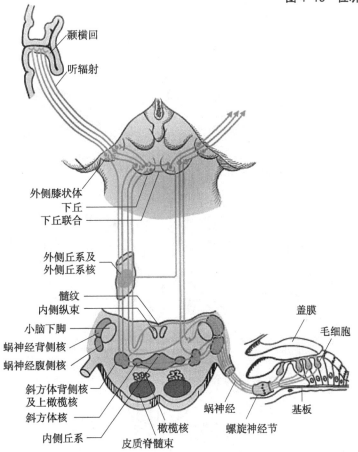

图 4-20　听觉中枢传导通路

2. 前庭神经　起源于内耳前庭神经节，周围支分布于前庭器（半规管、球囊、椭圆囊），中枢支组成前庭神经，与蜗神经一起从内耳孔入颅，在脑桥尾端进入脑干，大部分纤维终于脑干各前庭神经核（内侧核、外侧核、上核、下核），小部分纤维不经前庭神经核接替由小脑下脚（绳状体）直接进入小脑。前庭神经核发出的纤维联系如图4-21所示。①经小脑下脚入小脑，与绒球小结叶联系。②前庭外侧核发出纤维形成前庭脊髓束下行，终于同侧脊髓前角，调节姿势步态平衡。③发出的纤维参与到内侧纵束，使前庭器传入信息与Ⅲ、Ⅳ、Ⅵ脑神经及上部颈髓前角联系起来，反射性调节眼球及颈肌活动（如头－眼反射）。④至脑干网状结构与自主神经细胞群联系，引起自主神经系统反应。⑤上行至大脑皮质产生空间位置觉，该通路具体走向尚不清楚，前庭感觉皮质代表区可能在听觉皮质附近。

（二）临床症状

蜗神经损害的主要症状是耳聋、耳鸣，前庭神经损害则主要表现为眩晕、平衡障碍和眼球震颤。内耳损害常同时累及蜗神经和前庭神经，若为急性损害，则兼有两方面的症状；若为慢性损害，则主要表现为耳聋、耳鸣，前庭神经损害症状常不明显，因为前庭功能可被代偿。

1. 耳聋（deafness）　分为神经性和传音性两类，有时两者共存则称混合性耳聋。传音性耳聋见于外耳道和中耳病变，以低频音域听力减退为主；神经性耳聋见于耳蜗和蜗神经病变，以高频音域听力减退为主。耳蜗性耳聋与蜗神经损害引起的耳聋可通过重振实验进一步区别开来。耳蜗性耳聋重振实验阳性，即提高声音刺激强度后听力提高；蜗神经损害引起的耳聋重振实验阴性，即提高声音刺激强度后听力无改善。一侧蜗神经冲动经双侧外侧丘

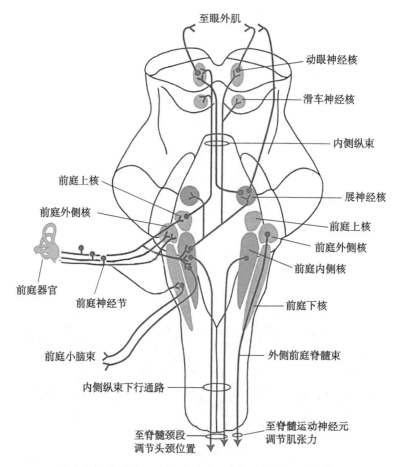

图 4-21　前庭神经与眼运动核、小脑及脊髓的纤维联系

系传至两侧大脑皮质听觉代表区，故一侧外侧丘系或听皮质损伤，不会导致明显的听力减退。

2. 耳鸣（tinnitus）　指无客观声音刺激时，患者主观感受到的持续性声响。耳鸣与幻听不同，后者属精神症状，声音内容为有意义的语言或音乐，耳鸣则为耳蜗及声音传导通路受病理性刺激所致，声音内容为无意义的各种噪音（如鸟鸣样、汽笛声、隆隆声、机器样声音）。

3. 眩晕（vertigo）　该症状是机体对空间位置关系的定向障碍，表现为视物旋转感或自身旋转感，轻者仅为摇晃感或不稳感，常伴恶心、呕吐、面色苍白、出汗及眼球震颤等症。眩晕应与头晕（假性眩晕）鉴别，后者仅有头重脚轻感，但无旋转感、摇晃感，无恶心、呕吐、眼球震颤等伴随症状，见于眼肌麻痹、屈光不正、心血管疾病、贫血、神经衰弱等非小脑前庭系统病变。

4. 平衡障碍　主要表现为步态不稳，易向患侧偏斜，昂伯（Romberg）征阳性，误指实验时手指向患侧偏斜。

5. 眼球震颤（nystagmus）　简称眼震，为眼球不自主、有节律的短促来回震荡。来回运动方向的速度多不相同，故有快相、慢相之分，习惯上以快相运动方向作为眼震的方向。多数眼震在侧视或向上、向下注视时出现，少数在平视时即出现。眼震方向可为水平性、垂直性、旋转性或混合性。眼震应与眼球浮动（ocular bobbing）鉴别，后者表现为双侧眼球来回缓慢移动，无眼震快相运动成分，见于脑桥病变。

眼震多见于前庭系统及小脑病变。内耳、前庭神经病变（如迷路炎、梅尼埃病）引起的眼震多伴眩晕及自主神经刺激症状（恶心、呕吐），眼震方向可为水平性、旋转性，但无垂直性，持续时间一般不超过数周，因前庭中枢有代偿作用。中枢性前庭损害（如脑干病变）引起的眼震方向不定，两眼的眼震方向可不一致，所伴眩晕症状较轻甚至缺乏。垂直性眼震是脑干损害（常为脑桥）的特异性表现，具有定位诊断价值。注意有不少药物（如乙醇、巴比妥类、苯妥英钠等）亦可引起眼震。

七、舌咽神经（Ⅸ）、迷走神经（Ⅹ）

（一）解剖、生理

舌咽神经和迷走神经均为混合性神经，部分纤维有共同的起始或终止核团，行走位置相邻，功能上也有部分协同性。

1. 舌咽神经（图4-22）

（1）感觉：躯体感觉纤维起源于颈静脉孔内的上神经节（颈静脉神经节），分布于耳后皮肤。内脏感觉纤维起源于颈静脉孔稍下方的下神经节（结状神经节），中枢纤维终于孤束核，周围支有多个分支，主要有①舌支：分布于舌后1/3，司一般黏膜感觉和味觉；②窦神经：分布于颈动脉窦和颈动脉体，参与血压、心率、呼吸反射调节；③咽支、扁桃体支及鼓室支：分布于咽部、扁桃体、腭弓、鼓室和咽鼓管，传递黏膜感觉。

（2）运动：躯体运动纤维起源于疑核，支配茎突咽肌。副交感纤维起自下涎核，经鼓室神经及岩小神经，在耳神经节换元，节后纤维支配腮腺。

2. 迷走神经（图4-23）

（1）感觉：躯体感觉纤维起源于上神经节，周围支分布于外耳道及耳廓后面的皮肤，中枢支终于三叉神经脊束核。内脏感觉纤维起源于下神经节，中枢支终于孤束核，周围支分布于胸腹腔各脏器。

（2）运动：躯体运动纤维起源于疑核，支配软腭、咽喉部诸肌，司吞咽、发声运动。副交感纤维起自迷走神经背核，分布于胸、腹腔各脏器，支配心肌、内脏平滑肌和腺体。

（二）临床症状

舌咽神经和迷走神经往往同时受损，主要症状为声音嘶哑、吞咽困难、饮水呛咳，即所谓"球麻痹（bulbar palsy）"。检查可见患侧软腭弓下垂，发"啊"声时软腭弓不能上提，悬雍垂向健侧偏斜，患侧咽部感觉缺失及咽反射消失。注意约20%的正常人咽反射不明显，但咽部感觉正常。

周围性舌咽神经和迷走神经损害产生真性球

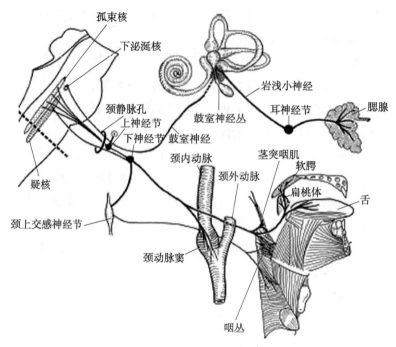

图 4-22　舌咽神经

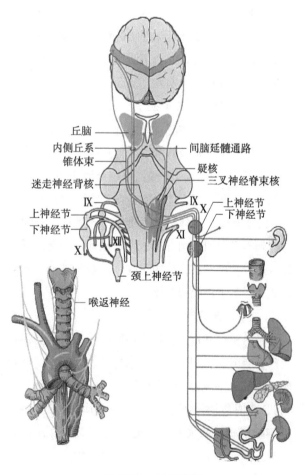

图 4-23　迷走神经

麻痹，双侧皮质脑干束损害产生假性延髓麻痹（pseudobulbar palsy），两者均有声音嘶哑、吞咽困难、饮水呛咳等球麻痹症状，鉴别要点是：假性延髓麻痹时可见双侧软腭弓下垂及活动受限，多伴长束体征及额叶释放症状（强哭强笑、出现抓握反射），咽反射存在；真性球麻痹软腭弓下垂及活动受限既可单侧也可双侧，核性损害（延髓病变）可伴长束体征，但脑干外神经纤维损害无长束体征，无额叶释放症状，患侧咽反射消失。一侧皮质脑干束损害不引起球麻痹。

视频 4-9
真性球麻痹

八、副神经（XI）

（一）解剖、生理

副神经为躯体运动神经，神经根分延髓支和脊髓支。延髓支起源于疑核，在迷走神经根下方出延髓。脊髓支起源于颈髓 1~5 节段前角，经枕骨大孔入颅腔，与延髓支合并成副神经干，然后与舌咽神经、迷走神经一道从颈静脉孔出颅（图 4-24）。

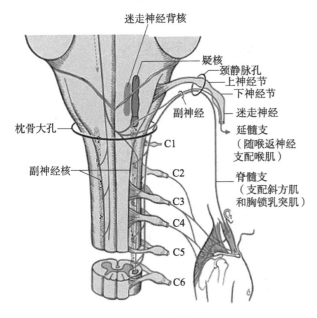

图 4-24　副神经

源自延髓支的纤维加入迷走神经喉返神经支配咽喉肌，来自脊髓支的纤维分支支配胸锁乳突肌和斜方肌。此二肌收缩分别产生转头（向对侧）和耸肩动作。

（二）临床症状

一侧周围性副神经麻痹表现为患侧肩下垂，锁乳突肌和斜方肌萎缩，转头（向对侧）和耸肩乏力。后颅凹病变，副神经常与舌咽神经、迷走神经一道受损，称颈静脉孔综合征。副神经出颈静脉孔部分可因压迫、外伤等原因单独受损。单侧皮质脑干束病变不引起副神经麻痹。

九、舌下神经（Ⅻ）

（一）解剖、生理

舌下神经起源于延髓背侧近中线处的舌下神经

核，神经根从延髓锥体外侧的前外侧沟穿出，经舌下神经管出颅，分支支配舌肌。舌下神经核只接受对侧皮质脑干束支配。伸舌动作主要由颏舌肌承担，缩舌动作主要由舌骨舌肌完成。

（二）临床症状

一侧舌下神经麻痹，伸舌时舌尖偏向患侧，两侧麻痹，则伸舌受限或不能。周围性舌下神经麻痹还伴同侧舌肌萎缩及肌束颤动（图 4-25）。中枢性舌下神经麻痹由对侧皮质脑干束受损所致，无舌肌萎缩及肌束颤动，但常伴长束损害表现。

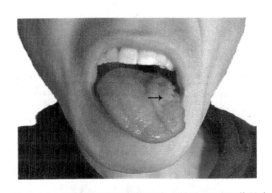

图 4-25　周围性舌下神经麻痹（箭头示舌肌萎缩）

视频 4-10

偏侧周围性舌下神经麻痹

视频 4-11

舌肌萎缩

第二节　运动系统解剖、生理及病损的临床表现

思维导图

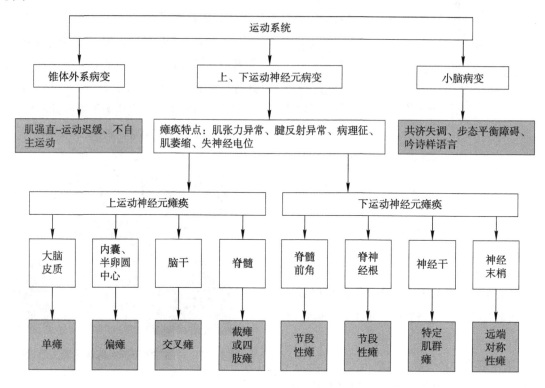

运动系统是一复杂的神经肌肉网络。神经系统对运动的控制主要由上运动神经元、下运动神经元、锥体外系、小脑组成。位于脊髓前角和脑干运动核的下运动神经元直接支配骨骼肌，一些基本的运动反射活动通过脊髓及脑干即可完成，但有目的的随意运动必须由位于大脑皮质的上运动神经元发动，运动协调精确则需锥体外系、小脑参与。另外，本体觉、前庭感觉和视觉传入信息对运动具有重要的反馈调节作用。

一、下运动神经元

（一）解剖、生理

下运动神经元位于脊髓前柱（前角）和脑干运动核，它发出脑神经或周围神经至运动终板使骨骼肌收缩（图4-26）。由皮质及由皮质下结构发出的下行冲动最终都要通过影响下运动神经元才能发挥

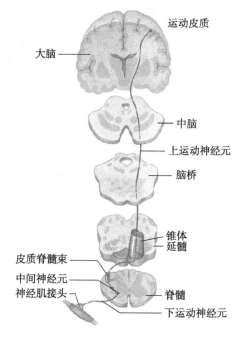

图4-26　上、下运动神经元示意图

运动调节作用，同时脊髓节段性运动反射也要下运动神经元参与才能完成，故下运动神经元被称作运动调节的"最后公路"（final pathway）。脊髓前角运动神经元有两种，一种是体积较大的 α 运动神经元，其轴突支配梭外肌；另一种是体积较小的 γ 运动神经元，其轴突支配梭内肌。γ 运动神经元调节肌梭敏感性，再影响肌梭传入冲动，从而影响 α 运动神经元的兴奋性。一个下运动神经元及其所支配的肌纤维被称作一个运动单位，它是执行运动功能的基本单元。运动单位的大小不一，功能越精细，运动单位越小，一个脊髓前角细胞支配 50~200 个肌纤维。

一个脊髓节段的前角运动神经元发出的运动纤维先组成前根，在椎间孔附近前根与后根先合二为一，然后又分为前支和后支。除胸段外，相邻节段的前支再通过复杂的多次组合、分支形成 5 个神经丛，即颈丛（C1~C4）、臂丛（C5~T1）、腰丛（L1~L4）、骶丛（L5~S4）和尾丛（S5~Co），神经丛最后形成周围神经到达所支配的肌肉。由于经过多次组合，支配某块肌肉的神经纤维并非来自单一节段，而是来自几个相邻节段，故神经根损害与周围神经干损害造成的肌肉瘫痪分布不一致。熟悉肌肉的神经支配规律对下运动神经元损害的定位诊断很有帮助，部分肌肉的神经支配及其功能归纳于表 4-3 和表 4-4。

（二）临床表现

1. 下运动神经元瘫痪及其特点　下运动神经元胞体及其纤维病变引起的肌肉瘫痪，称下运动神经元瘫痪，亦称周围性瘫痪、迟缓性瘫痪（flaccid paralysis）、软瘫。特点是瘫痪肌肉的肌张力降低，肌肉萎缩，腱反射减弱或消失，无病理反射，肌电图示失神经电位，病理检查可发现肌纤维变性。

视频 4-12
肌萎缩

表 4-3　上肢部分肌肉的神经支配

肌肉	主要神经根	周围神经	主要功能
冈上肌	C5	肩胛上神经	上臂外展
冈下肌	C5	肩胛下神经	上臂外旋（肩关节处）
三角肌	C5	腋神经	上臂外展
肱二头肌	C5、C6	肌皮神经	屈肘
肱桡肌	C5、C6	桡神经	屈肘
桡侧腕长伸肌	C6、C7	桡神经	伸腕
桡侧腕屈肌	C6、C7	正中神经	屈腕
尺侧腕伸肌	C7	桡神经	伸腕
指伸肌	C7	桡神经	伸指
肱三头肌	C8	桡神经	伸肘
尺侧腕屈肌	C8	尺神经	屈腕
拇短展肌	T1	正中神经	外展拇指
拇对掌肌	T1	正中神经	拇指对掌
第一骨间背侧肌	T1	尺神经	外展示指
小指展肌	T1	尺神经	外展小指

表4-4　下肢部分肌肉的神经支配

肌肉	主要神经根	周围神经	主要功能
髂腰肌	L2、L3	股神经	屈髋
股四头肌	L2、L3	股神经	伸膝关节
内收肌	L2、L3、L4	闭孔神经	内收髋关节
臀大肌	L5、S1、S2	臀下神经	伸髋关节
臀中肌，臀小肌	L4、L5、S1	臀上神经	外展髋关节
股后肌群	L5、S1	坐骨神经	屈膝关节
胫前肌	L4、L5	腓神经	踝关节背屈
趾长伸肌	L5、S1	腓神经	趾背屈
趾短伸肌	S1	腓神经	趾背屈
腓骨肌	L5、S1	腓神经	足外翻
胫骨后肌	L4	胫神经	足内翻
腓肠肌	S1、S2	胫神经	踝关节跖屈
比目鱼肌	S1、S2	胫神经	踝关节跖屈

2. 下运动神经元瘫痪的定位诊断

（1）脊髓前角：脊髓前角细胞损害引起迟缓性瘫痪，呈节段性分布，无感觉障碍。如C5损害引起三角肌瘫痪，C8～T损害引起手部小肌肉瘫痪，L3～L4损害引起股四头肌瘫痪，L5损害引起小腿前部和足背伸肌瘫痪。急性损害见于脊髓灰质炎，慢性损害见于运动神经元病（肌萎缩侧索硬化、进行性脊肌萎缩症）。后者可伴肌束颤动，是病变神经细胞兴奋性升高所致。

🎬视频4-13
肌束颤动

（2）神经根：前根损害瘫痪亦呈节段性分布，因后根常同时受累，故可伴根性神经痛及节段性感觉障碍，多见于髓外肿瘤、椎骨病变和脊膜炎症。常见神经根损害的临床特点见表4-5。

表4-5　常见神经根损害临床特点

临床特点	C5	C6	C7	C8	L4	L5	S1
肌无力	三角肌（较重）、肱二头肌（较轻）	肱二头肌	肱三头肌、指伸肌群	指伸肌群、食指和小指外展肌	股四头肌	拇趾背伸	足跖屈
感觉障碍	上臂外侧	拇指	中指	小指	小腿内侧	足内侧、拇趾	足外侧、小趾
腱反射减弱或消失		肱二头肌反射	肱三头肌反射		膝反射		踝反射

（3）神经丛：神经丛损害常涉及一个肢体的多根周围神经，除表现为受累神经支配的肌肉瘫痪外，常伴有相应的感觉障碍和自主神经功能障碍。

（4）周围神经：周围神经干损害引起瘫痪和感觉障碍，与其支配范围一致。多发性周围神经病引起四肢远端对称性肌肉迟缓性瘫痪，并伴手套-袜套样感觉障碍。

二、上运动神经元

（一）解剖、生理

大脑皮质是运动调控的最高级中枢，发动随意运动的上运动神经元即分布于此。上运动神经元位于大脑皮质运动区，包括中央前回、辅助运动区（supplementary motor area）和前运动区（premotor area），前两者相当于 Brodmann 4 区，后者相当于 Brodmann 6 区，其发出的下行纤维组成锥体束，其中起源于中央前回的大部分纤维发自第五层的大锥体细胞，即贝茨（Betz）细胞。

Brodmann 4 区对运动的控制具有三大特点，一是交叉支配，即一侧中央前回及辅助运动区（旁中央小叶）主要支配对侧身体肌肉；二是身体各部肌肉在此区均有相应的控制区域（代表区），各代表区呈倒置排列，即头部代表区在中央前回下部，向上依次为上肢、躯干、下肢，下肢代表区一部分位于旁中央小叶，肛门及膀胱括约肌亦位于旁中央小叶；三是各代表区的大小与其运动精细程度有关，运动越精细，代表区越大，故头面部和手代表区较躯干、下肢代表区大（图 4-27）。

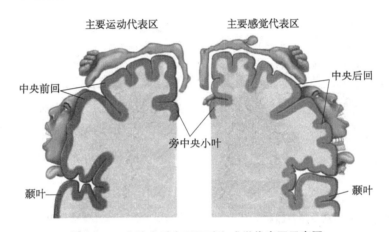

图 4-27　大脑皮质主要运动和感觉代表区示意图

由大脑皮质运动区发出的锥体束纤维，大部分要经皮质下（脑干）中间神经元多次接替才与下运动神经元发生突触联系，只有小部分直接抵达下运动神经元（支配功能精细的肌肉，如肢体远端）。因此，所谓上运动神经元还应包括这部分皮质下神经元。

锥体束有两部分，即皮质脑干束（皮质核束）和皮质脊髓束（图 4-28）。皮质脑干束经内囊膝部下行，在脑干各运动核平面大部分交叉至对侧，终于各脑干运动核，小部分纤维不交叉，终于同侧的脑干运动核，但面神经核下部及舌下神经核只接受对侧皮质脑干束纤维支配。皮质脊髓束经内囊后肢下行，再经大脑脚、脑桥基底部下行至延髓锥体，在延髓锥体其纤维大部分交叉至对侧，延续为皮质脊髓侧束下行，沿途终于脊髓前角细胞，小部分（10%）不交叉，延续为皮质脊髓前束，在下行至所投射的脊髓平面才交叉到对侧。皮质脊髓束中一小部分纤维（3%）始终不交叉，终于同侧脊髓前角细胞，此部纤维主要支配躯干肌、肢带肌。

尽管一侧身体运动主要受对侧锥体束支配，但也接受多少不等的同侧锥体束纤维控制。有些肌肉的下运动神经元既接受对侧锥体束支配，又受较大比例的同侧锥体束纤维支配，如眼肌、咀嚼饥、咽喉肌、上部面肌、颈肌、躯干肌等，一侧锥体束破坏并不会导致这些肌肉瘫痪。支配下部面肌、舌肌和四肢肌的下运动神经元主要受对侧锥体束支配，一侧锥体束破坏会导致对侧这些肌肉瘫痪，且肢体远端重于近端，因为近端肌肉接受更多同侧锥体束纤维支配。

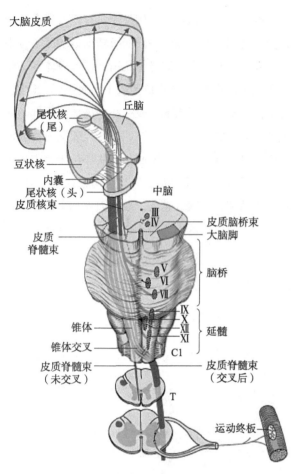

图 4-28   皮质脑干束和皮质脊髓束

理是正常生理状态下，脑干锥体外系下行通路对下运动神经元具有易化作用，锥体束急性严重病变常同时累及此通路，使下运动神经元突然失去易化作用，兴奋性降低，呈现迟缓性瘫痪，待下运动神经元兴奋性恢复后才表现为固有的痉挛性瘫痪。

视频 4-14
上肢腱反射亢进

视频 4-15
下肢腱反射亢进

视频 4-16
病理征

（二）临床症状

1. 上运动神经元瘫痪及其特点   上运动神经元胞体及其纤维损害引起的瘫痪，称上运动神经元瘫痪，亦称中枢性瘫痪、痉挛性瘫痪（spastic paralysis）、硬瘫。其特点是：瘫痪肌肉肌张力高，无肌肉萎缩（可有轻度失用性萎缩），腱反射亢进，浅反射消失，出现病理反射，肌电图无失神经电位，病理检查无肌纤维变性。

上运动神经元严重急性损害（如急性脑血管病和急性脊髓炎）还有一个重要特点，即断联休克现象，瘫痪先为迟缓性，肌张力不高，腱反射减弱或消失，不能引出病理反射，休克期之后渐转为痉挛性瘫痪，肌张力增高，腱反射亢进并出现病理反射。休克期长短依损害程度、全身状况和有无并发症而异，一般数天至数周不等。休克现象的产生原

2. 上运动神经元瘫痪定位诊断（图 4-29）

（1）大脑皮质运动区：多为单瘫（monoplegia），即一个肢体或面部瘫痪。病变靠近中央前回上部以下肢瘫痪为主，病变靠近中央前回下部以上肢瘫痪

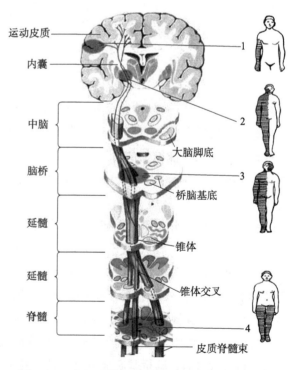

图 4-29   上运动神经元常见损害部位及瘫痪特点
1. 运动皮质—单瘫   2. 内囊—偏瘫
3. 脑干—交叉性瘫痪   4. 胸髓—截瘫

或面部瘫痪为主，左侧病变累及额下回后部可伴运动性失语。若为刺激性病变，则表现为对侧身体局部发作性肌肉抽搐，即部分性运动性癫痫发作，常见发作表现是口角、手指、脚趾抽搐，因这些部位在运动皮质的代表区较大。有时抽搐可按各部代表区的排列次序扩散，此时称杰克逊（Jackson）癫痫。

（2）内囊：此处锥体束纤维最为集中（图4-30），若发生病变多引起对侧完全性偏瘫（hemiplegia），即中枢性面瘫、舌下神经瘫及上、下肢瘫。内囊损害所致偏瘫常伴对侧偏身感觉障碍（丘脑辐射受损），若同时累及视辐射，还可伴对侧同向偏盲，称"三偏"征。内囊与皮质之间的上、下行纤维（放射冠）受损时，临床表现介于两者之间，多为上、下肢程度不一的偏瘫。

（3）脑干：通过脑干的锥体束损害往往伴随同侧脑干运动核损害，临床表现为交叉性瘫痪（crossed hemiplegia），即病变同侧脑神经周围性瘫痪，对侧偏瘫。依损害平面不同，脑干损害可表现为多种综合征，如中脑损害可引起同侧动眼神经麻痹、对侧完全性偏瘫（Weber综合征）；脑桥损害

产生同侧周围性面神经和展神经麻痹及对侧偏瘫（Millard-Gubler综合征）；延髓内侧损害可产生交叉性舌下神经偏瘫（Jackson综合征）。脑干病变若范围较广，可累及双侧锥体束，除有相应平面的脑神经损害表现外，常有四肢瘫及球麻痹。

（4）脊髓：因脊髓断面面积小，通过脊髓的皮质脊髓束损害通常是双侧的，常伴传导束性感觉障碍（病变平面以下痛温觉减退或消失），有时伴括约肌功能障碍。依损害平面和损害范围不同，脊髓病变所致瘫痪有不同特点，有关内容参见"脊髓疾病"。

三、锥体外系

（一）解剖、生理

锥体外系由多个皮质下核团及其神经通路组成，一般包括纹状体（尾状核、壳核、苍白球）、底丘脑核及黑质。有学者认为红核、脑干网状结构以及锥体束以外的脑干下行传导束（红核脊髓束、前庭脊髓束、网状脊髓束、顶盖脊髓束等）也应归于锥体外系。皮质与皮质下运动调节系统有复杂的纤维联系，很大一部分与锥体外系有关。

1. 基底节及其纤维联系　基底节组成如图4-31所示。

基底节纤维联系极其复杂。概括而言，基底节纤维联系可分为传入纤维、传出纤维和内部联系纤维三部分，纹状体是基底节纤维联系的核心（图4-32）。

（1）传入纤维：基底节传入纤维主要接受部位是纹状体。主要传入通路包括：①大脑皮质—纹状体；②丘脑中央中核—纹状体；③脑干核团（中缝核、蓝斑）—纹状体。大脑皮质的传入纤维源自几乎所有皮质区域，是基底节传入纤维最重要的来源，不同脑区的投射纤维在纹状体呈定位分布，功能上可能也有所不同。其中与运动调节有关的皮质传入纤维发自前运动区（premotor area）、辅助运动区（supplementary motor area）及感觉运动皮质（motor-sensory cortices），主要投射至壳核。

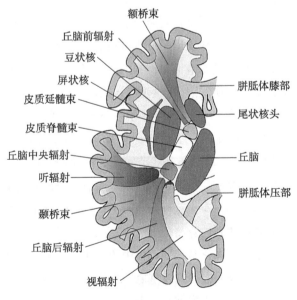

额桥束　丘脑前辐射　豆状核　屏状核　皮质延髓束　皮质脊髓束　丘脑中央辐射　听辐射　颞桥束　丘脑后辐射　视辐射　胼胝体膝部　尾状核头　丘脑　胼胝体压部

图4-30　内囊及通过内囊的重要神经通路（大脑水平切面）

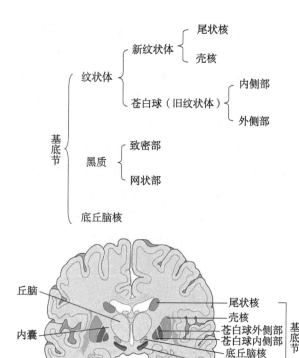

图 4-31　基底节核团组成

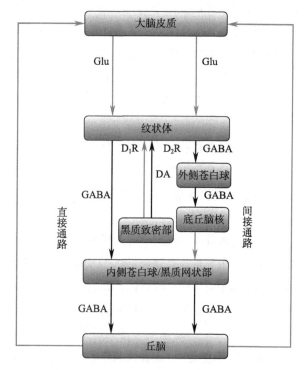

图 4-32　皮质—基底节—丘脑—皮质环路

各通路的主要递质分布及其作用如图所示。黑色线条表示抑制性作用，灰色线条表示兴奋性作用。Glu：谷氨酸；GABA：γ-氨基丁酸；DA：多巴胺；D_1R：多巴胺D_1受体；D_2R：多巴胺D_2受体

（2）内部联系：纤维基底节内部联系纤维中较重要的是纹状体—内侧苍白球／黑质网状部通路和黑质致密部—纹状体通路。新纹状体—内侧苍白球／黑质网状部通路有两条：

直接通路：新纹状体—内侧苍白球／黑质网状部。

间接通路：新纹状体—外侧苍白球—底丘脑核—内侧苍白球／黑质网状部。

依据两条通路内部各核团之间纤维性质，刺激直接通路减少基底节的输出，刺激间接通路增加基底节的输出。黑质致密部—新纹状体通路为多巴胺能纤维，对基底节输出具有重要调节作用。此通路病变与帕金森病发病有关。

（3）传出纤维：内侧苍白球和黑质网状部在细胞构筑及功能上极为相似，可如同尾状核与壳核一样视为同一功能单位，基底节传出纤维主要由此发出。主要通路包括：①内侧苍白球／黑质网状部—丘脑；②内侧苍白球／黑质网状部—上丘；③内侧苍白球／黑质网状部—脚桥核（pedunculopontine nucleus）。其中内侧苍白球／黑质网状部—丘脑投射纤维最重要，基底节绝大部分传出纤维均加入此通路。来自基底节传出核团的纤维与来自小脑的上行纤维合并成丘脑束进入丘脑，主要投射至腹外侧核，也有少数纤维投射至腹前核和板内核。丘脑腹外侧核及腹前核发出的纤维再投射至同侧大脑皮质前运动区。基底节输出纤维的递质是γ-氨基丁酸，对丘脑—皮质反馈活动起抑制作用。

基底节通过上述纤维联系与大脑皮质、丘脑一起构成皮质—基底节—丘脑—皮质环路（图4-32）。这一环路是基底节实现其运动调节功能的主要结构基础。目前，未发现基底节至脊髓的直接下行通路，只有少量纤维至脑干，然后经脑干结构多突触传递到达脊髓。

基底节在正常运动调控中的具体作用依然不甚明了。根据实验研究及基底节疾病所表现的运动缺陷，一般认为人类基底节没有独立于皮质的运动功能，其主要作用是接受运动皮质输入，加以处理后

再通过抑制性输出的变化，对运动皮质的某些功能环节（如运动发动、运动执行、肌张力等）起调节作用。

2. 基底节功能解剖模型　基底节的运动调节机制至今仍未阐明，根据实验研究和临床观察资料，有学者提出了其运动调节的功能解剖模型（图4-33）。

基底节对运动的调控主要是通过皮质—基底节—丘脑—皮质环路实现的。来自皮质感觉运动区的谷氨酸能投射作用于新纹状体。刺激直接通路可减少内侧苍白球/黑质网状部的基底节的抑制性输出，刺激间接通路则会增加基底节的输出。基底节输出主要投射至丘脑腹外侧核和腹前核，对丘脑—皮质的易化反馈活动起抑制作用。因此，来自皮质的传入纤维通过刺激直接通路易化皮质的运动功能，刺激间接通路抑制皮质的运动功能，这两条通路的活动平衡对正常运动的实现至关重要。

黑质－纹状体多巴胺通路对基底节的输出具有重要调节作用。目前认为，多巴胺刺激直接通路的活动但抑制间接通路的活动，其结果都是减少基底节的抑制性输出，易化皮质的运动功能。

此模型能较好地解释某些基底节疾病运动症状

的发生机制。例如，帕金森病患者由于黑质—纹状体多巴胺通路变性导致直接通路的活动减弱，间接通路活动增强，基底节输出过多，丘脑—皮质反馈活动受到过度抑制，其对皮质运动功能的易化作用受到削弱，因此会产生动作减少、运动徐缓等症状（图4-33）。类似地，亨廷顿病由于纹状体神经元变性，基底节输出减少，丘脑—皮质反馈对皮质运动功能的易化作用过强，因而会产生多动症状。损毁内侧苍白球或底丘脑核可减少基底节输出，因而对帕金森病某些症状具有治疗作用。

3. 脑干锥体外系下行通路　由脑干一些结构，如红核、前庭核、脑干网状结构、顶盖等发出的下行传导束对某些运动功能也起着重要调节作用，分述如下。

（1）红核脊髓束：红核接受对侧小脑齿状核和双侧大脑运动皮质投射纤维，发出红核脊髓束交叉到对侧，在对侧脊髓侧索下行，终于脊髓中间神经元。红核脊髓束与皮质脊髓束协同调节手及手指的运动，对屈肌张力具有易化作用。

（2）前庭脊髓束：前庭核接受前庭神经和小脑纤维投射，前庭脊髓束主要起自前庭外侧核，在脊髓同侧及对侧下行，终于双侧脊髓中间神经元，部

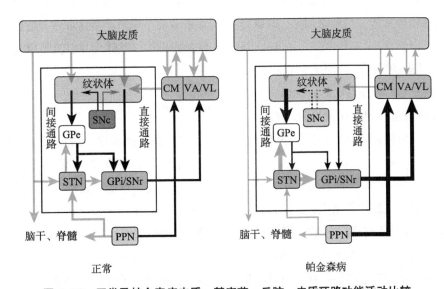

图4-33　正常及帕金森病皮质—基底节—丘脑—皮质环路功能活动比较

黑色线条表示抑制性作用，灰色线条表示兴奋性作用，线条粗细表示作用强弱。CM：丘脑中央中核；GPe：外侧苍白球；GPi/SNr：内侧苍白球/黑质网状部；PPN：脚桥核；SNc：黑质致密部；STN：底丘脑核；VA/VL：丘脑腹前核/腹外侧核

分纤维可能直接终止于伸肌运动神经元。此束对伸肌张力具有易化作用，与身体姿势的维持关系密切。

（3）网状脊髓束：脑干网状结构接受感觉运动皮质纤维投射，发出网状脊髓束在脊髓侧索下行，终于脊髓中间神经元和γ运动神经元。此束主要参与躯干及肢体近端肌肉的运动控制。单纯的一侧锥体束损害时，躯干及肢体近端肌肉无明显瘫痪，除与未交叉的皮质脊髓束纤维有关外，还可能与此束有关。

（4）顶盖脊髓束：起自中脑上丘，在中脑交叉至对侧，下行至延髓水平加入到内侧纵束，终于脊髓颈段中间神经元。此束与视觉刺激引起的头颈和眼球反射活动有关。

（二）临床症状

锥体外系病变一般不会引起瘫痪，但对姿势、肌张力、随意运动质量会产生严重影响。锥体外系病变症状可分为三类：运动减少、运动过多（不自主运动）、肌张力改变。运动减少系黑质－纹状体多巴胺通路病变所致，见于各种原因引起的帕金森综合征（强直－少动综合征）。不自主运动主要见于纹状体及底丘脑核病变，临床有多种表现形式，如舞蹈征、肌张力障碍、投掷症、手足徐动症、抽动症等，大多具有精神紧张、疲劳时加重，睡眠时消失的特点。

1. 运动减少及运动迟缓　运动减少（akinesia）指随意运动缺乏或明显减少，运动迟缓（bradykinesia）指随意运动速度缓慢笨拙。实际上，由于这两种运动症状常同时存在，临床上不作严格区别。

2. 肌强直（rigidity）　指肌张力均匀一致的增高，被动运动关节时可发现阻力增大，其特点是整个被动运动过程中阻力始终保持一致，屈伸运动的阻力也一致，而且阻力大小基本不受被动运动的速度和力量的影响，如同弯曲铅管一样，所以被称作"铅管样强直"（lead-pipe rigidity）。有时被动运动肢体关节时可感觉到转动齿轮样的节律性停顿，

这一现象曾被称作"齿轮样强直"（cogwheel-like rigidity）。肌强直亦见于各种原因引起的帕金森综合征。

3. 静止性震颤　震颤（tremor）指相互拮抗的肌群交替收缩或同步收缩产生的一种节律性不随意运动，表现为肢体或头面部不自主节律性抖动。锥体外系疾病的典型震颤形式是静止性震颤（static tremor），有时可伴轻度姿势性或动作性震颤。静止性震颤的特点是肢体静止时震颤明显，肢体活动时震颤减弱或消失。典型的表现是手指每秒 3～5 次的节律性抖动，状如"搓丸"或"数钱"，称"搓丸样震颤"。

运动减少/运动迟缓、肌强直、静止性震颤、姿势步态异常构成运动减少－肌张力增高综合征（又称帕金森综合征），典型者见于原发性帕金森病，亦可见于其他原因引起的帕金森综合征。

📹 视频 4-17
帕金森病

4. 舞蹈症（chorea）　是一种迅速有力、幅度较大、无规律的不自主运动。患者手舞足蹈如同跳舞，通常上肢较下肢明显。头面部亦可累及，表现为皱眉、挤眼、咧嘴、伸舌等怪异表情动作，讲话音量节奏不规则。本症常见于遗传性舞蹈病、风湿性舞蹈病等纹状体病变以及服用抗精神病药物者。

📹 视频 4-18
舞蹈症

5. 手足徐动症（athetosis）　又称指划症。这一症状的特点是手指、脚趾、舌或身体其他部位呈相对缓慢的、弯曲不定的不自主运动，常是一个动作接一个动作，导致受累的部位不能维持在某一姿势或位置。

6. 投掷症（ballismus）或舞动动作　指肢体近端剧烈粗大、无规律、投掷样不自主运动。典型的偏侧投掷动作被认为源于对侧底丘脑核病变。

7. 扭转痉挛（torsion spasm）　又称全身性肌张

力障碍、变形性肌张力障碍，系围绕身体长轴缓慢不自主扭转运动及姿势异常。肢体及面部、舌运动模式同手足徐动症相似。肌张力障碍的异常运动和姿势常以相似的模式重复出现。

● 视频 4-19
扭转痉挛

8. 抽动症（tics）　一般被定义为间歇性、无节律、似无目的、短促、重复刻板的运动或发声。具体表现因人而异，可表现为急速的挤眉、瞬目、歪嘴、耸肩、转颈等，也可有躯干的急速抖动和扭转。喉部的抽动可发出一些不随意的怪声或下流语言。部分患者伴抽动部位的不适感。典型的抽动常见于抽动-秽语综合征。

● 视频 4-20
抽动症

四、小脑

（一）解剖、生理

小脑位于后颅凹，在脑桥和延髓的背侧，其间为第四脑室，上端借小脑幕与大脑枕叶相邻，下端与小脑延髓池相邻（图 4-34）。

小脑大体结构由位于中线的蚓部和其两侧的小脑半球组成，通过上、中、下三对小脑脚分别与中脑、脑桥和延髓相连。以原裂为界，小脑大体结构还可分为前叶和后叶两部分，每叶可进一步分为若干小叶（图 4-34）。

小脑内部结构由小脑皮质、白质和小脑深部核团组成。小脑皮质有非常规则的 3 层结构，由外向内分别为分子层、Purkinje 细胞层、颗粒细胞层，各层神经元之间构成较复杂的局部神经元回路。4 对小脑核埋藏在白质中，由内向外排列次序为：顶核、球状核、栓状核、齿状核（图 4-34）。

小脑通过 3 对小脑脚与大脑皮质、脑干和脊髓

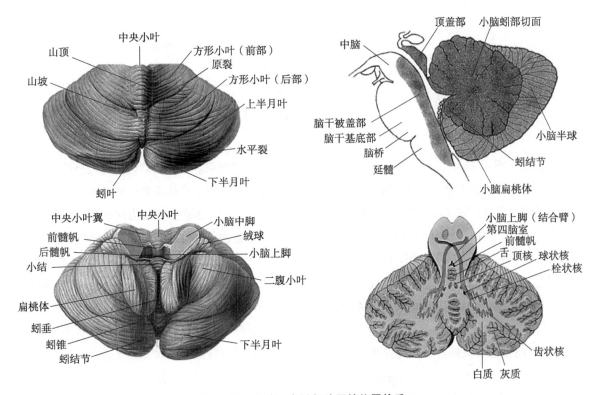

图 4-34　小脑形态及与脑干的位置关系

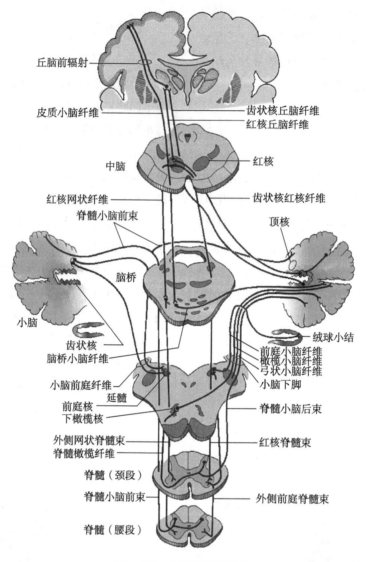

丘脑前辐射

皮质小脑纤维

中脑

红核网状纤维
脊髓小脑前束

小脑

齿状核
脑桥小脑纤维

小脑前庭纤维

前庭核
下橄榄核

外侧网状脊髓束
脊髓橄榄纤维

脊髓（颈段）

脊髓小脑前束

脊髓（腰段）

齿状核丘脑纤维
红核丘脑纤维

红核

齿状核红核纤维

顶核

脑桥

绒球小结
前庭小脑纤维
橄榄小脑纤维
弓状小脑纤维
小脑下脚

延髓

脊髓小脑后束

红核脊髓束

外侧前庭脊髓束

图 4-35　小脑的纤维联系

发生纤维联系（图 4-35）。小脑下脚（绳状体）主要由来自脊髓和低位脑干进入小脑的纤维组成，含脊髓小脑后束和发自下橄榄核、脑干网状结构、弓状核、前庭核及前庭神经的传入纤维，自小脑至前庭核的传出纤维也经小脑下脚。小脑中脚（桥臂）由大量对侧大脑皮质发出的下行投射纤维（经脑桥核接替）组成。小脑上脚（结合臂）主要含传出纤维，传出核团为齿状核，投射目标包括对侧丘脑（主要是腹外侧核）和对侧红核。至丘脑的传出纤维经丘脑接替组成齿状核 – 丘脑 – 大脑皮质通路投射至对侧大脑皮质，至红核的纤维经红核接替发出

的红核脊髓束。小脑上脚尚有进入小脑的脊髓小脑前束纤维。由于锥体束和红核脊髓束均交叉支配对侧脊髓，故小脑病变表现为同侧肢体功能障碍。

小脑内部纤维联系较为复杂。由下橄榄核发出的传入纤维，入小脑后形成攀缘纤维，与小脑皮质 Purkinje 细胞发生突触联系。由脑桥核、脊髓、前庭核和脑干网状结构发出的传入纤维，入小脑后形成苔状纤维，与颗粒细胞发生突触联系。攀缘纤维和苔状纤维行走途中均有侧支至小脑深部核团。小脑皮质局部神经元回路对传入信息进行处理后，其结果通过 Purkinje 细胞传至小脑深部核团（主要是

齿状核），再由此发出小脑传出纤维。

从进化角度，小脑可分为古小脑、旧小脑和新小脑三部分，各部承担不同运动调节功能。古小脑出现最早，又称前庭小脑，由位于半球的绒球和小脑蚓部的小结及其之间的联系纤维组成，与前庭系统有密切的纤维联系，主管平衡功能。旧小脑又称脊髓小脑，出现较古小脑晚，由小脑半球前部（前叶）和小脑后叶的一部分（蚓垂、蚓锥）组成，此部接受脊髓小脑束纤维投射，与肌张力调节和推进性定型运动如行走、游泳有关。新小脑又称大脑小脑，出现最晚，占据大部分小脑后叶（除蚓垂、蚓锥），与大脑皮质联系密切，主司精细随意运动的协调。新近的研究提示，小脑还与运动记忆机制有关。小脑对身体各部运动调节有分区现象，大致上蚓部控制躯干，小脑半球控制同侧肢体。

（二）临床症状

小脑病变的临床症状包括共济失调、姿势步态不稳、肌张力降低、眼震及构音障碍。单侧损害引起同侧运动功能障碍。

1. 小脑损害的临床表现

（1）共济失调（ataxia）：是小脑损害最突出的症状。该症状是小脑协调运动功能受损，执行随意运动的相关肌群在速度、幅度、力量、方向等运动要素上不能精确配合所致。一般上肢比下肢重，远端比近端重，精细动作比粗大动作明显。临床上有多种表现形式。

1）辨距不良（dysmetria）：指动作幅度把握不准，让患者对指或指向某一物体常偏离目标。意向性震颤（intention tremor）是辨距不良的一种特殊表现形式，其特点是做指向运动时（如指鼻试验）出现肢体震颤，且越接近目标震颤越明显。指鼻试验和跟膝胫试验常被用来检查上肢和下肢共济运动障碍。

视频 4-21
指鼻试验阳性

视频 4-22
跟膝胫试验阳性

2）快复轮替不能（adiadochokinesis）：指不能顺利执行快速交替的连续运动动作，如手快速旋前旋后、用手掌手背交替拍击大腿、拇指与食指连续对指等动作。

3）反跳现象（rebound phenomenon）：指对抗某种运动或姿势的阻力突然撤除，肢体运动不能及时终止导致幅度过大。例如：以阻力对抗上肢屈肘，突然撤除阻力，上肢活动不能终止以致弹击自己胸部或面部；双臂平伸，从旁突然向下打压肢体，肢体反弹上抬时常超过原来的位置。

（2）姿势不稳及共济失调步态：两腿并拢站立时摇晃不定，易跌倒。走路时两腿分开较宽，蹒跚不稳，左右摇晃，如同醉汉走路，称蹒跚步态或共济失调步态（ataxic gait）。主要见于蚓部损害。下肢共济失调亦可出现步态不稳，身体易向患侧倾斜。

视频 4-23
共济失调步态及构音障碍

（3）肌张力降低（hypotonia）：急性小脑损害肌张力常降低，行走时摆臂幅度大，可观察到钟摆样膝反射，有时伴肌无力。慢性病变肌张力变化不明显。

（4）眼震：小脑蚓部和半球损害时，向患侧注视均可见粗大眼震。

（5）构音障碍（dysarthria）：为发音肌群共济失调表现。语言节奏、重音失去正常规律，发声轻重缓急变化无常，呈断续、顿挫语言，称暴发样语言或吟诗样语言。意向性震颤、暴发样语言和眼震被称作小脑损害夏科（Charcot）三联征。

小脑脑血管病、肿瘤可压迫四脑室，引起梗阻性脑积水和高颅压症状，严重时小脑扁桃体被挤入枕骨大孔引起小脑扁桃体疝（枕骨大孔疝）。

2. 小脑损害的定位诊断

（1）中线部分（蚓部）损害：主要表现为躯干平衡功能障碍（躯干共济失调），患者站立不稳，行走时呈共济失调步态，可有眼震，上肢共济失调、构音障碍一般不明显。多见于蚓部肿瘤。小脑上蚓部损害可单纯表现为共济失调步态，见于慢性酒精中毒。

（2）小脑半球损害：主要表现为同侧肢体共济失调，亦有步态不稳，且向患侧倾斜，可伴眼震、构音障碍。常见于脑血管病、肿瘤、脱髓鞘疾病。

（3）弥漫性小脑损害：兼有中线和半球损害表现。常见于炎症、变性疾病、代谢性因素、药物不良反应（抗癫痫药、镇静剂）等。

第三节　感觉系统解剖、生理及病损的临床表现

思维导图

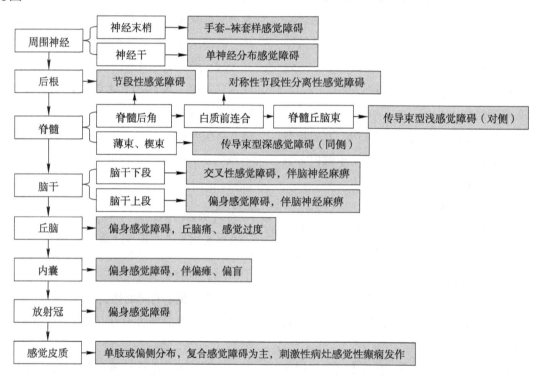

感觉是各种刺激作用于感受器并经感觉神经传递后在中枢神经系统的反映，可分为 4 种基本类型。①浅感觉：皮肤、黏膜的痛觉、温度觉和触觉；②深感觉（本体觉）：肌肉、肌腱及关节的位置觉、运动觉和振动觉；③内脏感觉：饥饿觉、恶心觉和内脏痛觉；④特殊感觉：嗅觉、视觉、听觉、味觉和平衡觉。

大脑皮质对浅感觉和深感觉进行综合处理后还可派生出复合感觉，又称皮质感觉，包括两点辨别觉、定位觉、图形觉、实体觉和重量觉。浅感觉、深感觉和复合感觉合称躯体感觉（somatic sensation）。内脏感觉和特殊感觉分别由自主神经传入纤维和脑神经传导。本节主要介绍躯体感觉。

一、解剖、生理

（一）感觉传导通路

内外环境的变化作用于皮肤痛、温、触觉感受器和肌梭、Golgi 腱器官等本体感受器，感受器将理化刺激信息转变成神经冲动，经感觉神经上传到中枢。深、浅感觉均由三级感觉神经元接替传递才

能抵达感觉中枢，传导途中第二级感觉神经元发出的感觉纤维均交叉到对侧，故一侧感觉皮质接受对侧躯体感觉纤维的投射（图 4-36）。

1. 痛、温觉和轻触觉　第一级感觉神经元位于后根神经节，轴突周围支至皮肤、黏膜，中枢支经后根进入脊髓，在后角周围上升 1～2 个节段后终于后角，此处的第二级感觉神经元发出的纤维交叉到对侧形成脊髓丘脑束（腹外侧系统）。脊髓丘脑束实际上分为两束，在脊髓侧索上行者为脊髓丘脑侧束，传递痛、温觉和精细触觉；在脊髓前索上行者为脊髓丘脑前束，传递轻触觉（粗触觉）。脊髓丘脑束上行至丘脑，终于丘脑腹后外侧核，此处的第三级感觉神经元发出的上行丘脑辐射纤维经内囊后肢终于大脑顶叶中央后回。

2. 本体觉和精细触觉　第一级感觉神经元位于后根神经节，轴突周围支分布于肌肉、肌腱、关节和皮肤，中枢支经后根进入脊髓后索分两束上行，来自下半身（T4 以下）的纤维组成薄束，来自上半身（T4 以上）的纤维组成楔束。薄束和楔束分别终于延髓薄束核和楔束核，此处的第二级感觉神经元发出的纤维交叉到对侧形成内侧丘系，上行终于丘脑腹后外侧核，此处的第三级感觉神经元发出上行纤维经内囊后肢终于大脑顶叶中央后回。

头面部的深、浅感觉经三叉神经传递，分别终于脑干三叉神经感觉主核和三叉神经脊束核，此二核团内的第二级感觉神经元发出的纤维交叉后分别加入内侧丘系和脊髓丘脑束（详见本章第一节）。

脑干中传递浅感觉的脊髓丘脑束与传递深感觉的内侧丘系在延髓相距较远，但在脑桥和中脑上行途中逐渐靠近（图 4-37）。

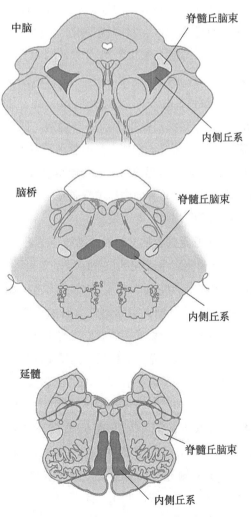

图 4-37　脑干躯体感觉通路的位置

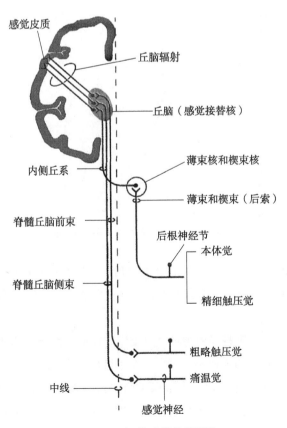

图 4-36　躯体感觉传导通路

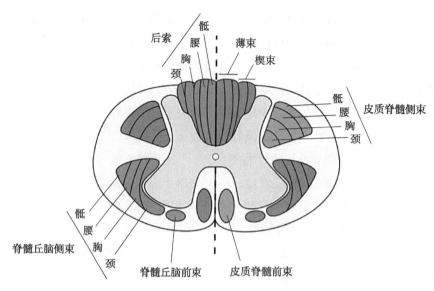

图 4-38　脊髓中各感觉运动纤维的定位排列（颈段）

传递身体不同节段的深、浅感觉纤维在脊髓有一定的排列次序。在脊髓颈段，传递痛、温觉和轻触觉的脊髓丘脑束纤维由背外侧向腹内侧依次为骶、腰、胸、颈，传递本体觉和精细触觉薄束、楔束纤维由外向内依次为颈、胸、腰、骶（图 4-38）。这种定位排列次序对髓内、髓外病变的鉴别有一定意义。例如，髓内肿瘤常由内向外压迫脊髓丘脑束，引起的痛、温觉障碍常由上向下发展，髓外肿瘤常由外向内压迫脊髓丘脑束，引起的痛、温觉障碍常由下向上发展。

（二）感觉的根性支配和周围神经支配

每支脊髓后根支配的皮肤区域呈节段性分布，此区域称皮节（dermatome）。相邻皮节有一定范围的重叠，故后根损害实际感觉障碍的范围较皮节小一些，感觉传导束损害的感觉障碍平面较相应的脊髓节段低一些。单支后根损害的感觉障碍范围较小，除敏感部位（如手指），一般不易被发现。

根性（节段性）皮肤感觉支配见图 4-39 至图 4-41。大致上，C2～C4 支配头颈部，C5～T2 支配上肢（C5～C7：上肢桡侧，C8～T1：前臂尺侧，T2：上臂尺侧），T2～T12 支配躯干（乳头：T4，肋弓下缘：T7，脐：T10，腹股沟：T12～L1），L1～S3 支配下肢（L1～L3：股前，L4～L5：小腿

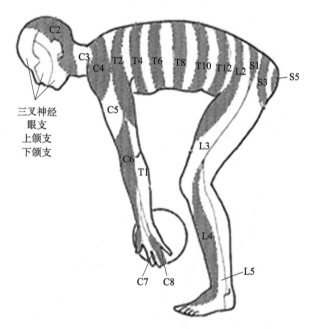

图 4-39　体表感觉的节段性支配

前面，S1～S2：足底及下肢后面），S4～S5 支配肛周（鞍区）。胸段神经根感觉支配节段性特征尤为明显。

周围神经由神经丛分支组合而成，而神经丛又由相邻的脊神经支多次分支、组合混编而成，故一支周围神经含多个节段的脊神经纤维，其支配的体表感觉区分布与根性节段性分布不同（图 4-40、图 4-41）。

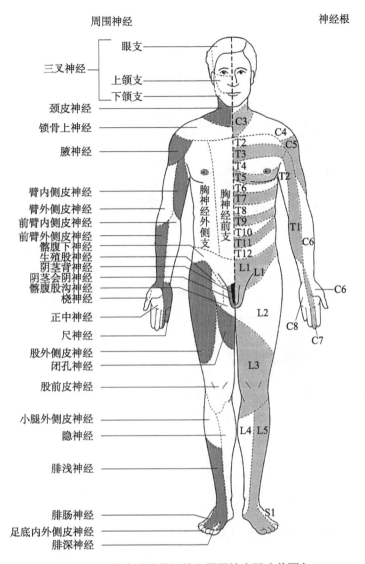

图4-40 体表感觉的根性和周围性支配（前面）

熟悉这些支配规律，对感觉损害的定位诊断很有帮助。

（三）感觉皮质

躯体感觉的最高级中枢在大脑皮质，主要感觉代表区在顶叶中央后回和旁中央小叶（相当于Brodmann 3、1、2区）。与主要运动区对运动的支配一样，主要感觉代表区对躯体感觉的支配也具有交叉支配、定位分布的特点，各区大小与感觉的精细程度有关（图4-27）。除主要感觉代表区，躯体感觉也投射到中央后回邻近的区域，这些皮质区域被称作第二感觉区，身体各部代表区在此区的定位

不如主要感觉代表区那样明显。

二、感觉障碍的临床表现和定位诊断

感觉障碍依病变性质不同，可分为刺激性症状和抑制性症状两大类。感觉传导通路不同部位损害产生的感觉障碍类型和分布不同，据此可对感觉障碍的病变部位作出定位诊断（图4-42）。不同部位损害感觉障碍定位诊断分述如下。

（一）神经干

单支周围神经干损伤会引起该神经所支配区域感觉障碍，见于各种单神经病，如尺神经麻痹、正

神经根　　　　　　　　周围神经

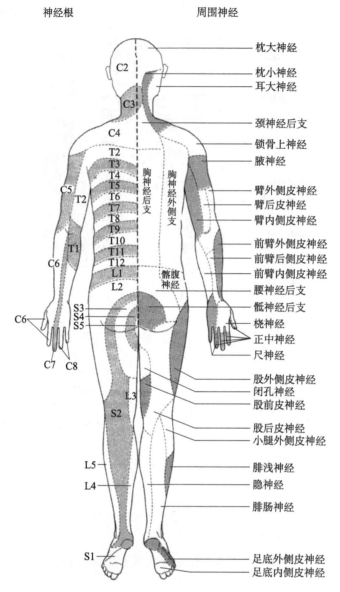

图 4-41　体表感觉的根性和周围性支配（后面）

中神经麻痹、桡神经麻痹、坐骨神经麻痹、股外侧皮神经炎等。依损伤性质不同，不同感觉纤维受损的程度可不一致，例如，压迫性损伤易于损害较粗的触觉纤维，引起触觉减退。不同神经感觉障碍特点有所不同，多数表现为感觉减退或消失，但正中神经、坐骨神经损害除可导致感觉减退或消失外，常有疼痛。

（二）神经末梢

神经末梢损害导致末梢型感觉障碍，常为对称性，远端重于近端，呈所谓手套-袜套样感觉障碍，见于多发性周围神经病。一般下肢感觉障碍较上肢出现早，常伴肌无力、反射改变和自主神经功能障碍。

（三）神经根

后根损害引起节段性感觉障碍。由于相邻神经根支配区域有一定重叠，一般单支后根损害不引起明显的感觉障碍，只有两支以上相邻后根同时损害才会出现明确的感觉障碍。神经根压迫性损害常有相应节段明显的疼痛或其他感觉刺激症状，称根痛或神经根刺激症状。依损伤水平不同，可伴相应的

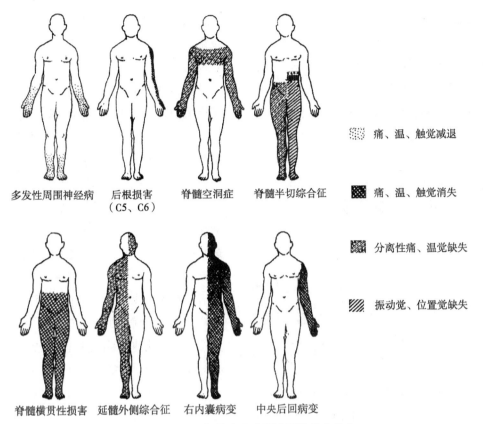

痛、温、触觉减退

痛、温、触觉消失

分离性痛、温觉缺失

振动觉、位置觉缺失

多发性周围神经病　　后根损害　　脊髓空洞症　　脊髓半切综合征
　　　　　　　　　　（C5～C6）

脊髓横贯性损害　　延髓外侧综合征　　右内囊病变　　中央后回病变

图 4-42　不同部位病变感觉障碍的分布特点

腱反射消失（如 S1～S2 损害时跟腱反射消失）。前根同时受累时，可伴肌无力及肌萎缩。

（四）脊髓

脊髓损害引起的感觉障碍可分两种类型。一种类型为传导束性感觉障碍，由感觉传导束损害所致，表现为病变平面以下相应的感觉减退或消失。例如，脊髓丘脑侧束损害引起病变平面以下对侧痛、温觉丧失，后索损害引起病变平面以下同侧深感觉障碍。第二种类型为节段性感觉障碍，由后角或中央部损害所致，表现为病变节段痛、温觉丧失，触觉、深感觉保留，称节段性分离性感觉障碍。例如，脊髓空洞症常引起马褂样分布的痛、温觉丧失，但触觉、深感觉保留。

（五）脑干

延髓外侧及脑桥下部外侧病变常引起交叉性感觉障碍，即病变同侧面部和对侧身体痛、温觉缺失，这是因为脊髓丘脑束、三叉神经脊束核及三叉神经脊束受累，此处脊髓丘脑束由对侧交叉而来，支配对侧身体，而三叉神经脊束核及三叉神经脊束支配同侧面部。见于小脑后下动脉闭塞引起的 Wallenberg 综合征。延髓内侧损害累及内侧丘系，导致对侧偏身深感觉障碍，而浅感觉保留，即深浅感觉分离性感觉障碍。在上脑干，脊髓丘脑束与内侧丘系相伴而行，上脑干病变两者常同时受累，表现为对侧半身的深、浅感觉障碍。脑干病变引起的感觉障碍常伴脑神经麻痹及锥体束损害。

（六）丘脑

丘脑病变引起对侧偏身各种感觉减退或缺失，常伴自发性疼痛及感觉过度，称丘脑综合征（Dejerine-Roussy 综合征）。

（七）内囊

内囊病变引起对侧偏身各种感觉减退或缺失，常伴偏瘫及偏盲。

（八）感觉皮质

感觉皮质损害引起对侧复合感觉障碍，表现为两点辨别觉、图形辨别觉、定位觉、实体觉、重量觉障碍，痛、温觉障碍较轻。通常肢体远端重于近端及躯干。局限性损害可引起对侧单肢感觉障碍。刺激性病变可引起感觉性癫痫发作。

第四节　反射的解剖、生理及病损的临床表现

思维导图

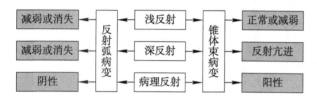

反射（reflex）指机体对内外环境的变化所作出的规律性应答反应，是最基本的神经调节活动方式。在神经病学上，反射常分为浅反射、深反射、内脏反射和病理反射四种类型。有时根据反射中枢的水平对反射进行分类，如脊髓反射、延髓反射、脑桥反射、中脑反射、大脑反射等。一些较重要的反射归纳于表4-6。本节着重介绍深、浅反射和病理反射。

反射的解剖基础是反射弧，它由五部分组成：感受器、传入神经、反射中枢、传出神经及效应器。以上五部分中任何一部分受到损害都可导致反射弧完整性破坏，使反射减弱或消失。对于完整的机体，低位中枢介导的反射活动受到高位中枢的调节，若高位中枢及其下行纤维损害，也可引起反射活动异常。例如，皮质脊髓束损害常导致腱反射亢进并可出现病理征，若为急性严重损害可引起断联休克。正常人反射活动强弱常有个体差异，而且反射活动常受到代谢、内分泌、药物等非神经因素的影响，单纯的对称的反射改变并不都有病理意义。另外，婴幼儿神经系统发育尚未成熟，其反射活动亦与成人不同，例如1岁以下儿童可引出伸性跖反射，并无病理意义。在临床工作中，要特别注意左右对比、上下对比，同时结合伴随的神经症状、体征并考虑年龄因素，才能对反射检查结果的意义作出正确判断。

表 4-6　部分重要反射

反射	传入神经	反射中枢	传出神经
浅反射			
角膜反射	三叉神经	脑桥	面神经
鼻反射（喷嚏反射）	三叉神经	脑干及脊髓	三叉神经、面神经、舌咽神经、迷走神经、支配呼吸肌的脊神经
咽反射	舌咽神经	延髓	迷走神经
上腹壁反射	脊神经（T7~T10）	脊髓（T7~T10）	脊神经（T7~T10）
下腹壁反射	脊神经（T10~T12）	脊髓（T10~T12）	脊神经（T10~T12）
提睾反射	股神经	脊髓（L1）	生殖股神经
跖反射	胫神经	脊髓（S1~S2）	胫神经
肛门反射	阴部神经	脊髓（S4~S5）	阴部神经
深反射（腱反射）			
下颌反射	三叉神经	脑桥	三叉神经
肱二头肌反射	肌皮神经	脊髓（C5~C6）	肌皮神经

续表

反射	传入神经	反射中枢	传出神经
肱三头肌反射	桡神经	脊髓（C7～C8）	桡神经
桡反射	桡神经	脊髓（C5～C6）	桡神经
膝反射	股神经	脊髓（L3～L4）	股神经
踝反射	胫神经	脊髓（S1～S2）	胫神经
内脏反射			
瞳孔对光反射	视神经	中脑	动眼神经
眼调节反射	视神经	枕叶皮质	动眼神经
睫脊反射	皮肤感觉神经	脊髓（T1～T2）	颈交感神经
眼心反射	三叉神经	延髓	迷走神经
颈动脉窦反射	舌咽神经	延髓	迷走神经
勃起反射	阴部神经	脊髓（S2～S4）	盆神经
排尿和排便反射	阴部神经	脊髓（S2～S4）	阴部神经及自主神经
病理反射			
伸性跖反射（Babinski 征）	胫神经	脊髓（L3～L5、S1）	腓神经

一、浅反射

浅反射指刺激皮肤、黏膜及角膜等部位的浅表感受器引起的肌肉收缩活动，如角膜反射、鼻反射、咽反射、腹壁反射、肛门反射、提睾反射及跖反射。浅反射的基本反射中枢虽多在脊髓、脑干，但受到高位中枢下行通路的调节，有些浅反射活动（如腹壁反射、提睾反射）其冲动要上传至大脑皮质并经锥体束对脊髓基本反射中枢进行调节。因此，当基本反射弧破坏，或高位中枢及其下行通路受到损害，均可引起这些反射减弱或消失。浅反射在昏迷、麻醉、深睡时可消失，1岁以内婴儿有时不能引出。

二、深反射

深反射指刺激深部感受器引起的肌肉收缩活动。临床上深反射主要指腱反射（tendon reflex），即肌肉受到急速牵拉引起的反射性肌肉快速、短促收缩，如下颌反射、肱二头肌反射、肱三头肌反射、桡反射、膝反射及踝反射。腱反射的感受器为肌梭，传入神经为支配肌梭的本体感觉纤维（Ⅰa、Ⅱ类），反射中枢一般只涉及感觉神经元与下运动神经元之间的单突触联系，传出神经为运动神经，效应肌肉收缩反应以受到牵拉的肌肉最明显，但不限于该肌（图4-43）。整体条件下，大脑皮质运动区及脑干等高位中枢对腱反射一般起抑制作用。若腱反射的反射弧或高位中枢下行通路受到破坏，将导致腱反射异常。

（一）腱反射减弱或消失

反射弧任何部位的中断都将导致腱反射减弱或消失，如肌肉、神经肌接头、周围神经、脊神经根、后根节、脊髓病变。腱反射减弱或消失是下运动神经元或肌肉病变的一个重要体征。深昏迷、深麻醉、深睡、应用大量镇静药物均可使腱反射减弱或消失，锥体束急性损害发生断联休克时也会出现腱反射减弱或消失。

（二）腱反射增强

锥体束损害可引起腱反射增强（活跃或亢进），

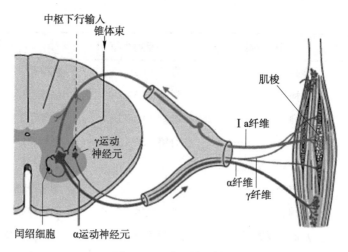

图 4-43　腱反射反射弧

是上运动神经元损害的重要体征。叩击肌腱引出的肌收缩较正常增强称反射活跃；若伴反射区扩大、重复肌收缩反应、阵挛则称反射亢进。反射区扩大指刺激肌腱以外的区域也能引出腱反射，如叩击胫骨前面或膝关节上方引出膝反射。重复肌收缩反应指叩击肌腱一次引起两次以上肌收缩反应。腱反射增强也可见于神经症、甲亢、手足搐搦症、破伤风等神经肌肉兴奋性升高的患者，一般仅为反射活跃。

腱反射增强的患者有时伴有阵挛（clonus）、霍夫曼（Hoffmann）征、罗索利莫（Rossolimo）征，目前认为是腱反射增强的特殊表现形式。

e 视频 4-14
上肢腱反射亢进

e 视频 4-15
下肢腱反射亢进

e 视频 4-16
病理征

e 视频 4-24
髌阵挛

e 视频 4-25
踝阵挛

e 视频 4-26
Hoffmann 征

三、病理反射

病理反射指正常条件下不出现，中枢神经损害时才出现的异常反射。临床上的病理反射主要指巴宾斯基（Babinski）征。该反射是一种原始性保护反射，1 岁以内婴儿可以出现，以后随着中枢神经系统发育成熟，该反射被锥体束抑制。若锥体束损害，该征呈阳性，因此 Babinski 征是锥体束损害的重要体征。

Babinski 征的检查方法同跖反射，跖反射表现为大脚趾跖屈，该征表现为大脚趾背屈，故又称伸性跖反射。有时伴其余脚趾呈扇形散开，但这不是 Babinski 征的必要条件。临床上还有不少其他方法可引出与 Babinski 征相同的反应，称 Babinski 征等位征，如查多克（Chaddock）征、欧本汉（Oppenheim）征、戈登（Gordon）征等，其阳性率不如 Babinski 征高，一般认为其病理意义也不如 Babinski 征可靠，但在 Babinski 征阴性而这些反射阳性时，对锥体束损害仍有提示意义。昏迷、深睡、使用大量镇静剂也可引出上述病理反射。1岁以内婴儿可出现伸性跖反射，但无病理意义。

脊髓自动反射是Babinski征的增强反应，亦称回缩反射、三短反射，见于完全横贯性脊髓损害。该反射表现为刺激下肢任何部位均可引出双侧Babinski征及双下肢回缩（踝背屈、屈膝、屈髋）。当反应强烈时，还伴有大小便排空、阳举、射精、下肢皮肤发红出汗、竖毛等反应，称总体反射。

第五节 中枢各部解剖、生理及病损的临床表现

思维导图

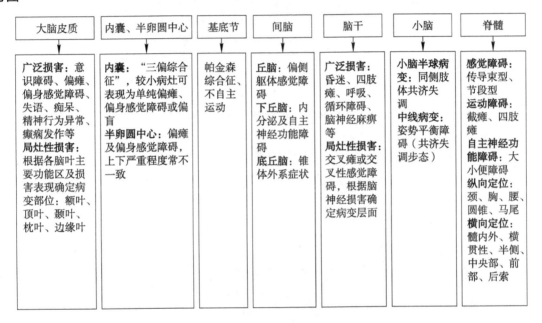

大脑皮质	内囊、半卵圆中心	基底节	间脑	脑干	小脑	脊髓
广泛损害：意识障碍、偏瘫、偏身感觉障碍、失语、痴呆、精神行为异常、癫痫发作等 **局灶性损害**：根据各脑叶主要功能区及损害表现确定病变部位：额叶、顶叶、颞叶、枕叶、边缘叶	**内囊**："三偏综合征"，较小病灶可表现为单纯偏瘫、偏身感觉障碍或偏盲 **半卵圆中心**：偏瘫及偏身感觉障碍，上下严重程度常不一致	帕金森综合征、不自主运动	**丘脑**：偏侧躯体感觉障碍 **下丘脑**：内分泌及自主神经功能障碍 **底丘脑**：锥体外系症状	**广泛损害**：昏迷、四肢瘫、呼吸、循环障碍、脑神经麻痹等 **局灶性损害**：交叉瘫或交叉性感觉障碍，根据脑神经损害确定病变层面	**小脑半球病变**：同侧肢体共济失调 **中线病变**：姿势平衡障碍（共济失调步态）	**感觉障碍**：传导束型、节段型 **运动障碍**：截瘫、四肢瘫 **自主神经功能障碍**：大小便障碍 **纵向定位**：颈、胸、腰、圆锥、马尾 **横向定位**：髓内外、横贯性、半侧、中央部、前部、后索

一、大脑

大脑半球（cerebral hemisphere）左右各一，其间通过胼胝体相连。大脑半球在组织结构上由皮质（灰质）、白质、埋藏于白质之中的基底节及侧脑室组成。每侧半球借表面的沟裂划分为6个脑叶，即额叶、顶叶、枕叶、颞叶、岛叶及边缘叶（图4-44、图4-45）。

皮质位于半球表层，人类大脑皮质高度发达，表面有很多沟回（发育中皮质发生折叠所致）。不同部位的皮质细胞构筑有一定差异，根据细胞构筑特点可将大脑皮质进行分区，应用最广泛的是Brodmann分区。大脑皮质功能复杂，每一半球上分别有多个相对独立的功能区，如躯体感觉区、视觉区、听觉区、语言区等神经中枢。其余的大片脑区为联合区，一侧大脑半球主要有两个联合区，其一是前联合区（frontal association area），为额叶运动区以外的大片区域，与认知、情感、行为等高级功能关系密切；其二是后联合区（posterior association area），分散在各主要感觉区附近，承担感觉信息深加工和整合功能。

大脑白质位于皮质深部，由神经纤维及胶质细胞组成。大脑半球白质纤维可分为三类。①连合纤维（commissural fiber）或横向纤维（transverse fiber）：为连结两侧大脑半球的纤维，负责两侧大脑半球功能协调，包括胼胝体、前连合、海马连

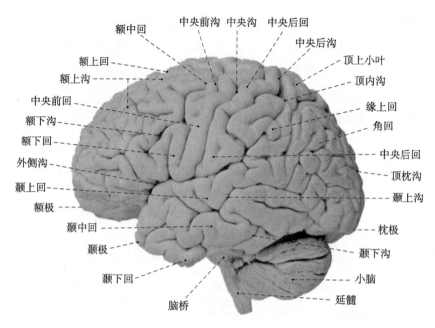

图 4-44   大脑半球外侧面（左侧）

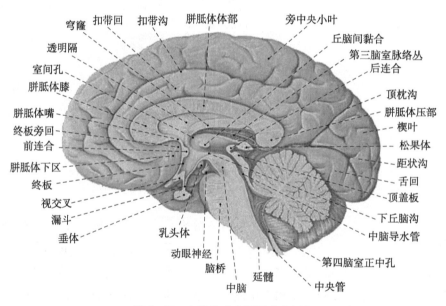

图 4-45   大脑半球内侧面（右侧）

合三部。胼胝体是主要联合纤维通路，负责联系两侧大脑半球新皮质对应脑区；前连合连接两侧嗅球和颞叶结构；海马连合或称穹窿联合连接双侧海马。②联络纤维（association fiber）：连接本侧半球不同部位，使得大脑皮质不同脑区作为一个整体协同发挥功能。这类纤维可进一步分为两类。一类是负责联系邻近脑回短联合纤维或"U型"纤维；另一类是负责不同脑叶之间联系的长纤维，主要包括联系额叶前下部和颞叶前部的钩束（uncinate fasciculus），连接额、顶、枕、颞 4 个叶的上纵束（superior longitudinal fasciculus），连接枕叶和颞叶的下纵束（inferior longitudinal fasciculus），连接前穿质和海马旁回的扣带（cingulum）。③投射纤维：是指大脑皮质与基底神经节、间脑、脑干、脊髓等结构之间的联系纤维，可分为传入或向皮质（corticopetal）投射纤维（如丘脑辐射、视辐射、听辐射）和传出或离皮质（corticofugal）投射纤维（如锥体束、皮质脑桥小脑束）。

大脑半球功能极其复杂，除前述运动、感觉功能外，还与认知、情感、语言、行为等高级功能有关。两侧大脑半球功能并不完全对称，一侧半球在某些高级功能上有一定侧重。多数人语言功能主要由左侧半球承担，空间及形象识别主要由右侧半球承担。还有假说认为对音乐的理解主要由左侧半球实现，而计算、推理主要由右侧半球完成。通常把语言功能占优势的半球称为优势半球（dominant hemisphere）。鉴于大多数人为右利手，语言中枢在左侧半球，且约70%的左利手者语言中枢也在左侧半球，故习惯上将左侧半球称作优势半球。各脑叶主要功能区及损害表现简介如下。

（一）额叶

额叶（frontal lobe）位于中央沟以前，大脑半球的最前端。额叶外表面有纵行的中央前回和三个横行的回（额上回、额中回和额下回）。额下回的后部分为眶部、三角部和岛盖部。额叶底面有直回和眶回，其最内方的深沟为嗅束沟，容纳嗅束和嗅球。在额叶的内侧面，中央前、后回延续的部分，称为旁中央小叶。额叶重要功能区及其损害表现

如图4-46所示。

1. 中央前回、旁中央小叶前部及前运动区（4、6区）　为随意运动中枢。所有随意肌的运动均受此中枢的支配。运动中枢支配的身体各部代表区，在中央前回呈左右交叉、上下倒置的分布。若受到破坏将导致对侧痉挛性瘫痪，一般为单瘫，中央前回上部损害引起下肢瘫痪，下部损害引起面部、舌及上肢瘫痪。若为严重广泛损害，则会导致对侧偏瘫。此部刺激性病变可引起运动性癫痫。

2. 额中回后部有眼球侧视中枢（8区）　若发生病变可导致头部及眼球向一侧偏斜（破坏性病灶向同侧，刺激性病灶向对侧）。

3. 左侧额下回后方（44、45区）　有运动语言中枢（Broca区）。此区损害可发生运动性失语（Broca失语），表现为不能讲话或讲话费力，伴错语。左侧额中回后部有书写中枢，若受到损害可引起失写症（agraphia）。

4. 额叶前部（运动区之前部分）　与情感、认知及适应性行为活动有关。若受到损害可出现多种精神症状、痴呆和行为活动异常，双侧损害较单侧明显。前额叶与小脑有纤维联系，损害后可有一过性共济失调。

5. 旁中央小叶前部　有排尿、排便中枢，损害后引起大、小便功能障碍。

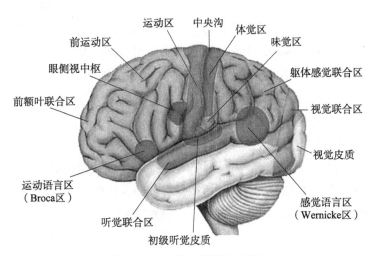

图4-46　大脑皮质重要功能区

6. 额叶底面　有嗅神经和视神经经过，此部占位性病变可造成嗅觉、视觉障碍。额叶底面综合征又称 Foster-Kennedy 综合征，表现为病变侧视神经萎缩和嗅觉减退或消失（肿瘤直接压迫所致），病变对侧视乳头水肿（继发高颅压所致）。

（二）顶叶

顶叶（parietal lobe）位于大脑半球中部，中央沟之后，顶枕裂与枕前切迹连线之前。顶叶前部有中央后回，后部借横行的顶间沟分为顶上小叶和顶下小叶，后者又分为角回和缘上回。缘上回位置靠前，围绕外侧裂后端；角回位置靠后，围绕颞上沟后端。顶叶内侧面还有旁中央小叶后部和楔前回。顶叶的重要功能区及其损害表现如图 4-46 所示。

1. 中央后回及旁中央小叶后部（3、1、2 区）为躯体感觉中枢。若发生破坏性病变将导致对侧身体复合感觉障碍（如实体觉、图形觉、两点辨别觉和皮肤定位觉丧失），一般感觉（如痛、温、触觉）保留。若发生刺激性病变将导致对侧身体感觉异常（感觉性癫痫），如针刺、电击、麻木感等。

2. 顶叶后部　为感觉联合皮质及复合联合皮质。左侧顶、枕、颞交界区（角回、缘上回）损害可引起古茨曼（Gerstmann）综合征，表现为左右侧失定向、手指失认、计算不能和书写不能。此部损害还可引起阅读不能（失读）、命名性失语、失用和触觉失认。右侧此区损害可引起体象障碍（disturbance of body image），即对身体各部分的存在、空间位置及其相互关系发生认识障碍，如自体认识不能（autotopognosis）、病觉缺失（anosognosia）。右侧顶叶后部损害还可导致视空间障碍，如偏侧视觉忽略（阅读、画钟面常忽略对侧）、空间位置定向障碍（看不懂简单的地图、不认识回家的路线）及结构性失用（不会绘图、穿衣、搭积木）。

3. 顶叶深部　有视辐射上部经过，若受到损害可引起对侧同向下限盲。

（三）颞叶

颞叶（temporal lobe）位于大脑半球下部，外侧裂下方，外表面有 3 个横行脑回，即颞上回、颞中回及颞下回，在外侧裂深部有颞横回。在颞叶的底面和内侧面，在颞下沟和侧副沟间为梭状回，其内侧面侧副沟与海马沟之间为海马旁回，前端为钩回。颞叶重要功能区及损害表现如图 4-46 所示。

1. 颞横回（Heschl 区，41、42 区）为听觉中枢，单侧损害不引起耳聋，双侧损害可致耳聋。刺激性病变可引起幻听。

2. 颞上回　为听觉联合皮质，与听觉高级识别及语言理解有关，损害后可引起听觉失认，即虽然能听到声音，但不能根据声音特点识别是哪一物体的声音（如不能根据引擎和喇叭声判断出汽车），也不能根据嗓音辨别是那个人。左侧颞上回后部有感觉性语言中枢（Wernicke 区），损害后导致感觉性失语（Wernicke 失语），表现为听不懂他人讲话，自己虽可讲话，但用词语法错乱，别人也听不懂。颞上回和颞下回属复合联合皮质，后部损害可引起命名性失语。

3. 钩回　是嗅觉及味觉中枢，受到损害可引起幻嗅或幻味，伴吸吮、咀嚼、吞咽动作，即钩回发作。若痫性放电向后扩散，可引起精神运动性癫痫发作。

4. 颞叶内侧　与记忆功能关系密切。双侧颞叶内侧损害常有突出的记忆力减退。

5. 颞叶深部　有视辐射下部经过，若受到损害可引起对侧同向上限盲。

幕上占位性病变可将颞叶钩回挤入小脑幕裂孔内，引起颞叶钩回疝。

（四）枕叶

枕叶（occipital lobe）位于大脑半球后部，内侧面由距状裂分为两叶，上为楔回，下为舌回。枕叶的重要功能区及损害表现如图 4-46 所示。

1. 距状裂两侧皮质（17 区）为视觉中枢。此处的破坏性病变导致对侧视野同向偏盲或象限盲，黄斑部视力保留。双侧损害引起皮质盲（cortical blindness），表现为双目失明，但瞳孔大小及对光反射正常，眼底亦正常。此处刺激性病灶可引起视幻觉。

2. 其余枕叶皮质为联合皮质（18、19区）与视觉信息高级综合处理有关，左侧或双侧损害可引起视觉失认，患者能看到周围的物体但不能识别，对图形、面容、颜色也可失去辨别能力。右侧此区损害可引起视空间障碍。

（五）岛叶

岛叶位于外侧裂的深部，被外侧裂附近的额、顶、颞叶（岛盖）覆盖。岛叶呈三角形岛状，其表面的斜行中央沟分为长回和短回。岛叶功能与情绪加工、内脏躯体感觉信息处理和自主神经功能调节有关。

（六）边缘叶及边缘系统

边缘叶（limbic lobe）位于大脑半球内侧面，包括扣带回、隔区、海马旁回、海马及齿状回等环绕胼胝体的皮质区域。边缘叶与皮质下一些核团，如杏仁核、隔核、丘脑前核、乳头体等，通过广泛的纤维联系，共同构成边缘系统（图4-47）。

边缘系统与自主神经功能、情绪、记忆等关系密切，损害后的表现有颞叶癫痫、记忆障碍、情绪异常、摄食及睡眠异常等。记忆障碍通常是双侧病变所致，多见于代谢性、炎性（单纯疱疹病毒性脑炎）及变性疾病。

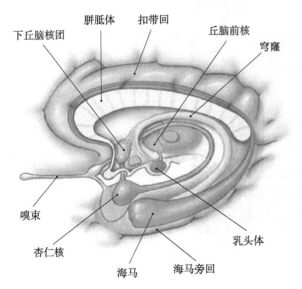

图4-47 边缘叶和边缘系统

（七）基底节及基底前脑核

基底节（basal ganglia）位于大脑半球深部的白质中，主要与运动调节有关。基底节损害后主要表现为运动过少、不自主运动（舞蹈征、投掷征、手足徐动征、震颤、扭转痉挛等）和肌张力异常（增高或降低），无瘫痪及感觉异常（有关内容详见本章第二节）。典型的基底节病变多为变性疾病，根据临床特征，大致可分为两类综合征：运动减少 - 肌张力增高综合征和运动过多 - 肌张力降低综合征，前者系黑质 - 新纹状体多巴胺通路病变所致，代表性疾病为帕金森病；后者多系纹状体、底丘脑核病变所致，代表性疾病是亨廷顿舞蹈病。有些以不自主运动为主要表现的疾病确切病变部位不清，如原发性扭转痉挛、抽动症等，推测可能与基底节病变有关。基底节及其邻近区域（内囊、丘脑）也是脑血管疾病的好发部位，临床上突出的表现是瘫痪及感觉障碍，锥体外系症状较少见。

在纹状体前端下方，有数个细胞团，被称做基底前脑核或Meynert核。此处富含胆碱能神经元，发出大量纤维至大脑皮质，与认知功能关系密切，损害后可引起智能减退。

（八）内囊及皮质下白质

内囊（internal capsule）指豆状核、尾状核及丘脑之间的白质结构（图4-48、图4-49），大脑皮质与皮质下结构诸多联系通路均由此经过。在大脑的水平切面上，内囊可分为三部：前肢、后肢和膝部。前肢位于尾状核头部和豆状核之间，后肢在豆状核和丘脑之间，前肢与后肢之间的部分为膝部。前肢有额桥束、皮质至丘脑前核及内侧核往返纤维通过。膝部有皮质脑干束通过。后肢前2/3为皮质脊髓束（支配上肢的纤维靠前，支配下肢的纤维靠后），后1/3为丘脑发出的一般感觉纤维。顶桥束和颞桥束也在后肢通过。后肢最后为传递视听觉的视辐射和听辐射纤维。内囊病变主要引起对侧偏瘫及偏身感觉障碍，有时伴对侧视野同向偏盲，称"三偏综合征"。较小的病灶可引起单纯的运动或感觉障碍。

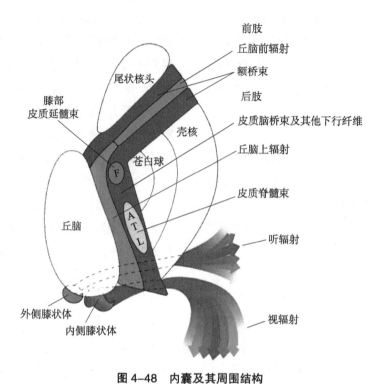

图 4-48　内囊及其周围结构

F、A、T、L分别示支配面部、上肢、躯干、下肢的运动纤维

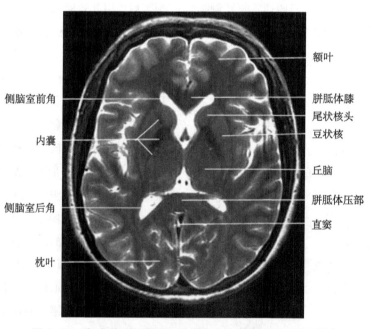

图 4-49　大脑水平切面磁共振成像（示内囊及其周围结构）

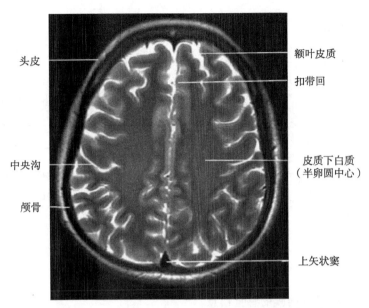

图 4-50　大脑水平切面磁共振成像（示半卵圆中心）

在基底节及内囊与大脑皮质之间有大块白质，在横断面上呈半卵圆形，被称做半卵圆中心（图4-50）。此部的纤维有大量自内囊上行、呈扇形的投射纤维，称辐射冠。半卵圆中心病变表现与内囊相似，但此处纤维较为分散，因此可引起单纯的运动或感觉障碍，症状可以是完全性偏侧的（上、下肢症状可能轻重不一），也可以只累及对侧上肢或下肢。

胼胝体是两侧大脑半球信息沟通的主要桥梁，病变时多发生记忆障碍及癫痫发作，也可出现肢体失用及精神症状。

二、间脑

间脑（diencephalon）位于中脑和大脑半球之间，第三脑室两侧，除下部外大部分被大脑半球覆盖。如图4-51所示，第三脑室侧壁的一条浅沟—下丘脑沟将间脑分为上下两部，上部为丘脑（thalamus）和上丘脑（epithalamus），下部为下丘脑（hypothalamus）和底丘脑（subthalamus）。

（一）丘脑

丘脑（thalamus），又称背侧丘脑，是间脑中最大的灰质团块，呈卵圆形，前端为较狭窄的丘

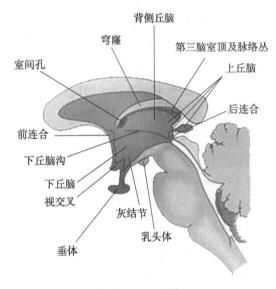

图 4-51　间脑

脑前结节，后端为较宽大的丘脑枕，内、外侧膝状体在丘脑枕的后下方。丘脑灰质被内部"Y"形白质——内髓板分为前部、内侧部和外侧部。各部又有若干神经核团，大致可分为5群：前核、中线核群、内侧核群、外侧核群、后核群（图4-52）。从功能角度，这些核团可分为5组，其纤维联系各不相同。①感觉核群：包括腹后内侧核、腹后外侧核、内侧膝状体和外侧膝状体，其功能是分别传

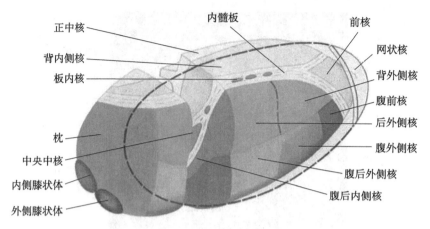

图 4-52　丘脑主要核团示意图

递来自头面部、躯干、耳蜗及视网膜的感觉信息。②运动核群：包括腹前核和腹外侧核，其功能是介导大脑皮质与基底节及小脑间的环路联系，与运动调节有关。③边缘核群：包括前核和背内侧核，前者介导乳头体与扣带回之间的纤维联系，后者介导颞叶嗅皮质及杏仁核与前额叶皮质及下丘脑之间的纤维联系，与内脏活动、情感、记忆等功能有关。④复合功能核群：包括枕、后外侧核及背外侧核，与顶叶联合皮质有纤维联系，与感觉、运动信息初步整合加工有关。⑤非特异核群：包括板内核、网状核及中央中核等，接受脑干网状结构上行纤维投射，然后弥散地投射到广泛的皮质区域，与觉醒状态的维持有关。

　　丘脑病变引起丘脑综合征，表现为对侧偏身感觉减退，一般面部较肢体、躯干轻，可伴自发性疼痛及感觉过敏、感觉过度。有时伴舞蹈动作、动作性震颤、共济失调，此乃丘脑运动核及其纤维受累所致。边缘核群受累可引起情绪反应过度。双侧丘脑内侧部非特异投射核群受损会引起意识及记忆障碍。若病灶水肿压迫邻近内囊可引起轻偏瘫。

（二）下丘脑

　　下丘脑（hypothalamus）位于下丘脑沟下方，构成第三脑室侧壁和底部。下丘脑腹侧表面由前往后依次有视交叉、灰结节、乳头体，灰结节向下延伸出漏斗，与垂体后叶相连（图 4-53）。下丘脑由

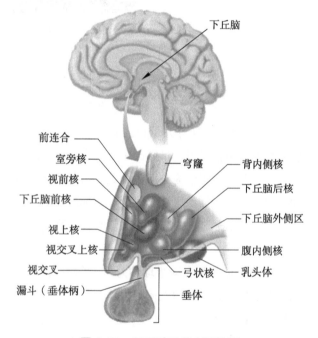

图 4-53　下丘脑及其主要核团

前向后可分为三部，即前部、中央部（包括结节、漏斗）、后部（乳头体区）。各区有多个神经核团。下丘脑前方，视交叉与前连合之间的区域为视前区，结构上虽属端脑，但功能上与下丘脑关系极为密切。下丘脑与边缘系统、丘脑、垂体、脑干有丰富的联系，它是重要的皮质下自主神经中枢，也是机体的内分泌调节中枢，而且本身也具有内分泌功能。下丘脑通过视上核、室旁核内分泌神经元发出神经纤维与垂体后叶进行联系，对垂体前叶的调节

则通过垂体门脉实现。下丘脑对内脏活动、摄食、水平衡、内分泌、体温、昼夜节律、睡眠觉醒及情绪行为等多种生理功能均有重要调节作用。

下丘脑病变多为下丘脑本身或邻近结构的肿瘤压迫，有时脑血管病、炎症、外伤亦可累及下丘脑。临床主要表现为内分泌和自主神经功能障碍，如尿崩症、体温调节障碍（中枢性高热或体温过低）、睡眠障碍（嗜睡或失眠）、暴饮暴食及肥胖症、厌食及消瘦、月经失调、异常泌乳、性功能减退或亢进、生殖器萎缩、性早熟等。急性损害可引起昏迷及上消化道溃疡、出血。刺激性病灶还可引起发作性自主神经功能紊乱（间脑癫痫），如血压波动、脉快、多汗、瞳孔散大、面部潮红、呼吸缓慢或急促等。

（三）上丘脑

上丘脑（epithalamus）包括髓纹、缰核和松果体。此部病变多为松果体肿瘤，常压迫邻近四叠体及中脑导水管，引起瞳孔对光反射消失及眼球垂直凝视麻痹（上丘受累）、神经性耳聋（下丘受累）、小脑共济失调（小脑上脚受累），常伴高颅压症状。

（四）底丘脑

底丘脑（subthalamus）为丘脑与中脑之间的移行区，包括底丘脑核和 Forel 区，与苍白球及黑质有纤维联系，属锥体外系结构，一侧病变引起偏身投掷症（有关内容详见本章第二节）。

三、脑干

脑干包括中脑、脑桥和延髓，上借中脑与间脑相连，下借延髓与脊髓相连。脑桥和延髓的背面共同构成菱形窝，为第四脑室底。脑干内部结构由灰质和白质组成。功能相同的灰质神经元多聚集呈团形成脑神经核，在脑干中轴还有不少散在或小团状聚集的神经元分布于交错呈网状的白质纤维中构成脑干网状结构。白质主要为各种上、下行传导束。

脑干的生理功能极其复杂，除发出 10 对脑神经支配头面部外，本身有许多重要的生理中枢，对呼吸、循环、消化等基本生理活动起重要调节作用。此外，上段脑干网状结构还参与睡眠、觉醒及边缘系统活动的调节。因此，脑干病变的临床表现显得特别复杂、丰富。脑干损害症状的基本特征是交叉性麻痹，即病变同侧脑神经麻痹，对侧中枢性偏瘫／偏身感觉障碍。根据这一症状特点结合受累脑神经所在的脑干节段，可对脑干损害作出定位诊断。依病变范围和部位不同，脑干病变可伴小脑、自主神经、锥体外系症状及意识障碍。

（一）中脑

根据病变部位及临床特点不同，中脑损害可有多种临床表现（图 4-54）。一侧大脑脚受压引起同侧动眼神经麻痹、对侧偏瘫，称动眼神经交叉性麻痹（Weber 综合征）。一侧红核及邻近动眼神经病灶引起同侧动眼神经麻痹、对侧偏身帕金森综合征或不自主运动（Benedikt 综合征）。一侧小脑上脚及邻近动眼神经损害引起同侧动眼神经麻痹、对侧偏身共济失调（Claude 综合征）。上丘受损引起中脑顶盖综合征（Parinaud 综合征），表现为两眼垂直凝视麻痹。中脑网状结构上行激动系统受损引起意识障碍。中脑红核水平网状结构下行通路阻断可导致去大脑强直（decerebrate rigidity），表现为角弓反张、四肢伸性强直。

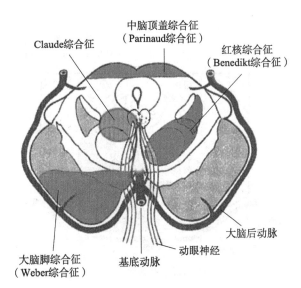

图 4-54 中脑不同部位受损常见的综合征

（二）脑桥

脑桥病变依病灶部位不同也有多种临床表现（图4-55）。脑桥基底内侧损害可引起脑桥旁正中综合征（Foville综合征），表现为同侧面神经麻痹和对侧肢体及舌肌瘫痪，可伴轻度对侧偏身感觉障碍。脑桥基底外侧病变引起脑桥腹外侧部综合征（Millard-Gubler综合征），表现为展神经及面神经麻痹、两眼向患侧凝视障碍、对侧肢体及舌肌瘫痪。脑桥背外侧损害引起脑桥被盖部综合征（Raymond-Cestan综合征），表现为同侧共济失调、对侧半身感觉障碍，可伴同侧面部感觉障碍或展神经麻痹及凝视麻痹。脑桥严重损害，常引起昏迷、四肢瘫、高热和针尖样瞳孔。双侧脑桥基底部病变，可导致该平面以下的各种随意运动不能，四肢瘫，不能讲话，不能吞咽，但意识清楚，能以眼球活动示意，感觉正常，称闭锁综合征（locked-in syndrome），又称去传出状态。脑桥附近的占位性病变亦可累及脑桥及其神经根。脑桥小脑角占位性病变可引起位听神经、面神经及三叉神经麻痹和脑桥、小脑实质损害，称脑桥小脑角综合征，常见于听神经瘤。小脑蚓部及第四脑室肿瘤亦常压迫脑桥并引起梗阻性脑积水。

（三）延髓

延髓病变常引起球麻痹，表现为构音障碍、吞咽困难、饮水呛咳、咽反射消失，可伴周围性舌下神经麻痹。基底内侧损害引起延髓内侧综合征，即同侧舌下神经麻痹，对侧肢体偏瘫（图4-56）。背外侧损害引起延髓背外侧综合征（Wallenberg综合征），常见于小脑后下动脉闭塞，表现为病变同侧咽、喉肌麻痹（疑核受损），同侧面部、对侧偏身的痛、温觉减退（脊髓丘脑束、三叉神经脊束核及其纤维受损），眩晕及眼震（前庭核受损），同侧共济失调（小脑下脚受损），同侧Horner综合征（交感神经下行通路受损）。延髓广泛损害或枕大孔疝常累及生命中枢，造成中枢性呼吸、循环衰竭。

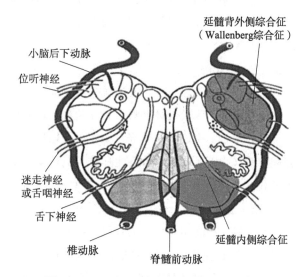

图4-56　延髓不同部位受损常见的综合征

四、小脑

小脑位于后颅凹，在脑桥和延髓的背侧，通过三对小脑脚与大脑皮质、脑干和脊髓发生纤维联系。小脑主要功能是协调随意运动、维持姿势步态平衡、调节肌张力。小脑病变的临床症状包括共济失调、姿势步态不稳、肌张力降低、眼震及构音障碍（详见本章第二节）。一般小脑半球损害引起同侧肢体运动功能障碍，蚓部损害引起躯干共济失调。急性病变较慢性病变明显。后颅凹占位性病变可使小脑扁桃体向下突入枕骨大孔并压迫延髓，引起小脑扁桃体疝（枕骨大孔疝），造

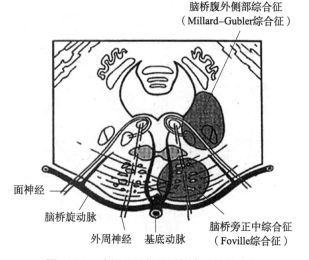

图4-55　脑桥不同部位受损常见的综合征

成呼吸、心搏骤停。

五、脊髓

脊髓位于椎管内，上端在枕骨大孔水平与延髓相连，下端逐渐变细形成脊髓圆锥，成人平第1腰椎下缘，在此水平以下的椎管内有几乎垂直下行的腰骶神经根——马尾。脊髓可分为31个节段，其中颈髓8节（C1~C8），胸髓12节（T1~T12），腰髓5节（L1~L5），骶髓5节（S1~S5），尾髓1节（图4-57）。脊髓有两处膨大：颈膨大由C5~T2组成，发出神经支配上肢；腰膨大由L1~S2组成，发出神经支配下肢。每段有2对神经根（前根和后根）与其相连，前、后根在椎间孔附近合并形成脊神经（图4-58）。

脊髓内部由灰质和白质组成（图4-59）。灰质位于中央，横断面呈"H"形，每侧灰质向前、后方突出的部分分别称脊髓前角和后角，两者之间的部分为侧角（中间外侧灰质），两侧的灰质通过中央管前、后的灰质连合相连。前角有下运动神经元聚集，后角有浅感觉的第二级感觉神经元聚集，T1~L2节段侧角含交感神经节前神经元，S3~S5节段侧角含副交感节前神经元。白质位于灰质周围，由各种上、下行传导束组成，借脊髓表面的沟裂分为3个索：前索在前正中裂与前外侧沟之间，侧索在前、后外侧沟之间，后索在后正中沟与后外侧沟之间。薄束和楔束位于后索，脊髓丘脑侧束在侧索，脊髓丘脑前束在前索，皮质脊髓束纤维大部分在侧索，小部分在前索。

脊髓发出31对脊神经支配四肢、躯干及脏器。

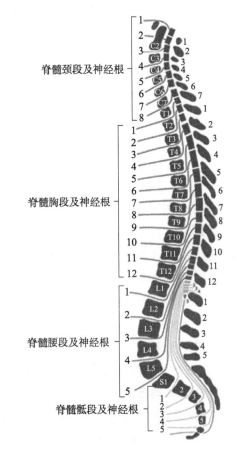

脊髓颈段及神经根

脊髓胸段及神经根

脊髓腰段及神经根

脊髓骶段及神经根

图4-57　脊柱、脊髓及脊神经（纵切面）

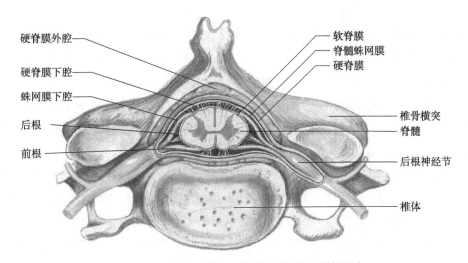

硬脊膜外腔

硬脊膜下腔

蛛网膜下腔

后根

前根

软脊膜

脊髓蛛网膜

硬脊膜

椎骨横突

脊髓

后根神经节

椎体

图4-58　脊椎、脊膜、脊髓及脊神经（横切面）

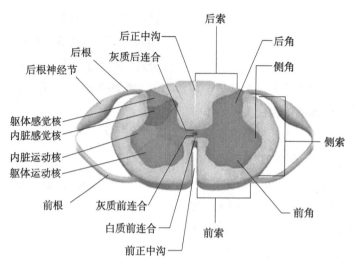

图 4-59　脊髓内部结构

虽然一些初级反射通过脊髓即可实现，如脊髓牵张反射、屈肌反射、排尿反射、排便反射等，但正常条件下的脊髓各种生理活动总是在高位中枢的控制下进行的。脊髓病变的主要症状包括运动、感觉及自主神经功能障碍几方面。常见脊髓损害临床表现分述如下。

（一）横贯性损害

横贯性损害主要表现为病变平面以下痉挛性瘫、传导束型感觉障碍及尿、便障碍。若为急性病变，瘫痪先为迟缓性，脊休克期后转为痉挛性瘫。多见于急性脊髓炎和脊髓压迫症晚期。

1. 高颈髓（C1～C4）　早期可有颈枕部疼痛，然后出现四肢痉挛性瘫，病变平面以下深、浅感觉缺失，尿、便障碍，四肢、躯干无汗及高热。可伴有呼吸困难、咳嗽无力（膈神经、肋间神经麻痹），面部外侧痛、温觉障碍（三叉神经脊束核下部受累），转颈、耸肩无力（副神经核受累）。向上波及延髓可出现球麻痹。

2. 颈膨大（C5～T2）　双上肢迟缓性瘫，双下肢痉挛性瘫，病变平面以下深、浅感觉缺失，伴向肩部及上肢放射的疼痛，尿、便障碍。可伴 Horner 综合征（C8～T1 侧角受累）。肱二头肌反射消失提示 C5～C6 受损，肱三头肌反射消失提示 C7～C8 受损。

3. 胸髓（T3～T12）　双下肢痉挛性瘫，病变平面以下深、浅感觉缺失，尿便障碍。上、中、下腹壁反射消失提示病变分别累及 T7～T8、T9～T10、T11～T12 节段。T10 节段损害可出现 Beevor 征，即由仰卧位坐起时可见脐上提，此乃腹直肌上部收缩正常、下部瘫痪所致。

4. 腰膨大（L1～S2）　双下肢迟缓性瘫，病变平面以下深、浅感觉缺失，尿、便障碍。病变在腰膨大上段时，根痛向腹股沟及股前放散，膝反射消失（L2～L4 受累）。病变在腰膨大下段时，根痛向股后及小腿后部放散，踝反射消失（S1～S2 受累）。

5. 圆锥（S3～S5 和尾节）　单纯圆锥病变引起肛周及会阴部呈鞍形分布的感觉缺失或疼痛，尿、便障碍，阳痿，肛门反射消失，无下肢瘫痪及感觉障碍。

6. 马尾　由 L2 至尾节的神经根组成，损害后出现剧烈的下肢及鞍区疼痛或根性分布的感觉减退，可有下肢迟缓性瘫痪，症状常不对称，尿便障碍轻且晚。圆锥周围包绕着马尾，若同时受损，则兼有两者的症状，称圆锥马尾综合征。

（二）半侧损害

病变平面以下同侧深感觉障碍、中枢性瘫痪，对侧痛、温觉丧失，称脊髓半切综合征，又称

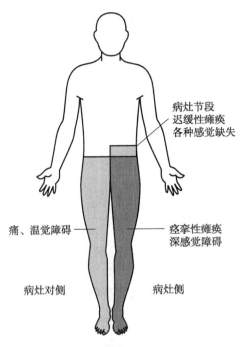

病灶节段
迟缓性瘫痪
各种感觉缺失

痛、温觉障碍 —— —— 痉挛性瘫痪
深感觉障碍

病灶对侧 病灶侧

图 4-60 脊髓半切综合征

觉交叉纤维受损，引起病变节段痛、温觉丧失，触觉、深感觉保留，称节段性分离性感觉障碍。通常为双侧，不一定对称。较大的病灶可累及邻近的灰质和传导束，故可伴有同节段迟缓性瘫痪（脊髓前角受累）、病变平面以下痉挛性瘫（皮质脊髓束受累）及深感觉障碍（后索受累）。见于脊髓空洞症、髓内肿瘤。

（四）前部损害

脊髓前 2/3 血供由脊髓前动脉提供，若脊髓前动脉闭塞，则引起病变平面以下痉挛性瘫痪，痛、温觉障碍，可伴尿、便障碍，但深感觉正常，称脊髓前动脉综合征。运动神经元病及脊髓灰质炎可选择性损害与运动有关的脊髓结构，感觉不受影响。若仅累及前角细胞，可引起节段性迟缓性瘫，见于进行性脊肌萎缩症和脊髓灰质炎；若同时累及锥体束，则兼有迟缓性和痉挛性瘫表现，见于肌萎缩侧索硬化症。

Brown-Sequard 综合征（图 4-60）。见于外伤、脊髓压迫症早期。

（五）后索损害

病变平面以下深感觉障碍，Romberg 征阳性，其他感觉正常。见于脊髓痨、亚急性联合变性、Friedreich 共济失调等。

（三）中央部损害

较小的病灶使后角及通过灰质前联合的痛、温

第六节 脑脊膜、脑室病变及脑脊液循环障碍的临床表现

思维导图

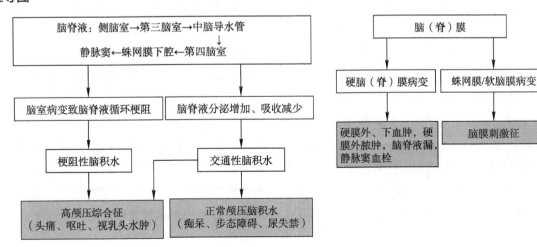

一、脑脊膜

（一）解剖、生理

脑的外面有三层被膜（图 4-61），外层为厚而坚韧的硬脑膜；中层为薄而透明的蛛网膜；内层是软脑膜，紧贴脑的表面。脊髓的外面也有相应的三层被膜，分别称作硬脊膜、脊髓蛛网膜和软脊膜，与脑的三层被膜在枕骨大孔处相延续。三层脑脊膜及骨膜之间有三个腔隙，即硬脑（脊）膜与骨膜间的硬膜外腔、硬脑（脊）膜与蛛网膜间的硬膜下腔、蛛网膜与软脑（脊）膜间的蛛网膜下腔。

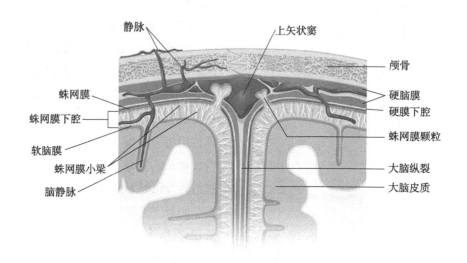

图 4-61　脑膜示意图

1. 硬脑（脊）膜　硬脑膜和硬脊膜分别附着于颅骨和椎骨内面，在颅底硬脑膜与骨膜牢固粘贴，不易分开，颅底骨折常撕裂硬脑膜和蛛网膜造成脑脊液漏。硬脑膜在颅内几处形成皱折深入脑沟裂或空隙中，包括大脑镰、小脑幕、小脑镰和鞍隔。大脑镰是大脑半球之间的纵隔，在颅顶正中线向下深入到两半球间的纵裂中，游离缘大致与胼胝体平行，两边为扣带回；若一侧半球压力增大，可使同侧扣带回通过游离缘挤向对侧，形成扣带回疝。小脑幕在大脑枕叶与小脑之间，将颅腔分为幕上和幕下两部分，其游离缘构成小脑幕切迹，与枕骨斜坡围成一孔，内有中脑通过。颅内压升高时，从上方可以把颞叶沟回挤到小脑幕切迹的下方，称小脑幕疝或颞叶沟回疝。小脑镰是小脑半球间纵隔。鞍隔覆盖于蝶鞍的上面，中间有一孔，有漏斗通过。

硬脑膜在一定部位分成两层，形成脑静脉窦。在大脑镰基底部和游离缘分别有上、下矢状窦。在小脑幕基底部有横窦，向下接乙状窦。在蝶鞍两旁有海绵窦。这些静脉窦与头皮及面部静脉相通，头面部感染可借此蔓延到静脉窦，引起静脉窦炎或炎性血栓。

2. 蛛网膜　外面贴于硬脑膜或硬脊膜内面，内面与软脑膜或软脊膜之间有蛛网膜下腔，其内充满脑脊液。蛛网膜下腔在脑沟裂或颅腔空隙处扩展加深，称脑池。脑池通常以其邻近的结构命名。小脑延髓背面的延髓池是最大的脑池，下通脊髓蛛网膜下腔。脑桥周围有桥池，大脑脚之间有脚间池，环绕中脑的为环池，视交叉之前有视交叉池，蝶鞍之上有鞍上池，大脑半球外侧裂处有外侧裂池（图 4-62）。脊髓蛛网膜下腔在圆锥以下的部分较为宽阔且无脊髓结构，便于进行腰椎穿刺检查。

3. 软脑（脊）膜　紧贴于脑与脊髓表面，深

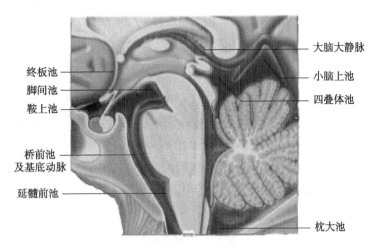

图 4-62　脑池

入沟裂内，随脑表面形态起伏。软脑（脊）膜上有丰富的小血管。

（二）脑脊膜病变的临床表现

软脑膜和蛛网膜病变刺激神经根引起脑膜刺激征（颈项强直、Kernig 征及 Brudzinski 征），是脑脊膜病变最具特异性表现，见于脑膜炎、蛛网膜下腔出血及脑膜转移癌。硬脑膜损害见于外伤，常伴颅骨骨折及硬膜外或硬膜下血肿，除高颅压症状外，可有癫痫、偏瘫等局灶性神经损害表现。硬脊膜损害见于硬膜外脓肿及转移癌，常引起脊髓压迫症。静脉窦病变以血栓较多见。海绵窦内及邻近有眼运动神经、三叉神经眼支及颈内动脉通过（图 4-63），故海绵窦血栓或炎症、颈内动脉海绵窦瘘、颈内动脉海绵窦段动脉瘤等病变可累及上述神经引起头痛、眼肌麻痹及前额感觉障碍，海绵窦炎性血栓及动静脉瘘可有眼球突出、结膜充血水肿。

二、脑室及脑脊液循环

（一）解剖、生理

脑室系统是脑实质内的一组腔隙，包括侧脑室、第三脑室、中脑导水管和第四脑室（图 4-64）。侧脑室位于大脑半球深部，左右各一，由前角、后角、下角、三角区及体部组成；前角、后角及下角分别深入到额叶、枕叶和颞叶，故又分别称作额角、枕角和颞角；三角区为后角、下角与体部交界

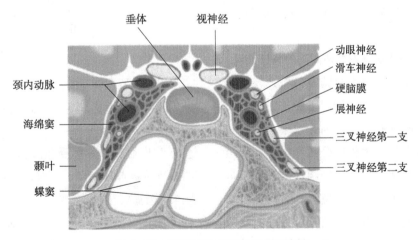

图 4-63　海绵窦及其邻近结构示意图

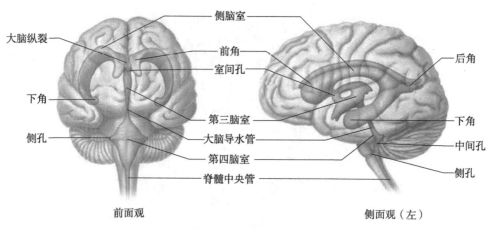

图 4-64　脑室系统

区。第三脑室位于两侧的丘脑及下丘脑之间，是一狭窄缝隙，在其前上方经两侧的室间孔与侧脑室相通，在后下方通过中脑导水管与第四脑室相通。第四脑室位于脑桥和延髓背面的菱形窝与小脑腹面之间。在菱形窝的两个侧角各有一侧孔（Luschka 孔），在菱形窝下角有正中孔（Magendie 孔），与蛛网膜下腔相通。脑室系统中有脉络丛，该组织由源自软脑膜的血管丛及室管膜上皮细胞组成，主要分布于侧脑室体部、三角区及下角、第三及第四脑室，以侧脑室三角部最丰富。

脑脊液由脉络丛分泌生成，各脑室中的脑脊液通过室间孔及中脑导水管相流通，最后通过第四脑室的正中孔与侧孔流入蛛网膜下腔（图 4-65）。蛛网膜下腔中的脑脊液通过蛛网膜颗粒而被吸收到静脉窦。脑脊液总量总是在不断生成与吸收间保持动态平衡。

（二）脑室病变及脑脊液循环障碍的临床表现

脑室脉络丛血管破裂引起脑室出血，血液流入蛛网膜下腔可致继发性蛛网膜下腔出血，其表现同原发性蛛网膜下腔出血。脑脊液循环障碍可引起脑积水，根据其发生机制分两种类型：①由脑脊液循环通道阻塞引起者称梗阻性脑积水，见于脑室肿瘤、脑室出血、脑室炎症、脑室囊虫和脑实质占位性病变；②由脑脊液分泌过多或吸收障碍引起者称交通性脑积水，见于脑膜炎、蛛网

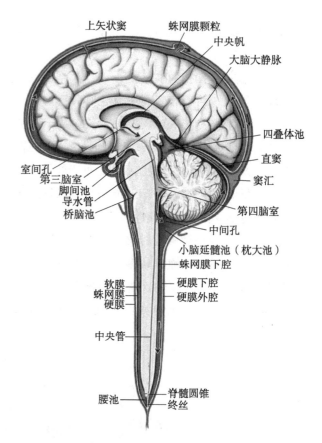

图 4-65　脑脊液循环

膜下腔出血、静脉窦受压或血栓形成。脑积水主要表现为高颅压症状，影像学检查可见脑室扩大，脑实质变薄，脑沟变浅。交通性脑积水中有一部分颅压正常，称正常颅压脑积水，其临床主要表现为步态不稳、尿失禁和痴呆三联征。第四脑室

带蒂的肿瘤或漂浮生长的脑囊虫可因体位变化使脑脊液循环突然受阻，引起发作性剧烈头痛、眩晕、恶心、呕吐、强迫头位、意识障碍等症状，称 Bruns 综合征。严重时可压迫脑干引起去大脑强直发作甚至突发枕骨大孔疝致死。

（陈先文）

数字课程学习

⤓ 教学PPT　　　　✍ 自测题

第五章

神经系统疾病的病史采集和体格检查

关键词

病史采集　　主诉　　脑神经　　运动系统　　感觉系统

反射　　脑膜刺激征　　自主神经

思维导图

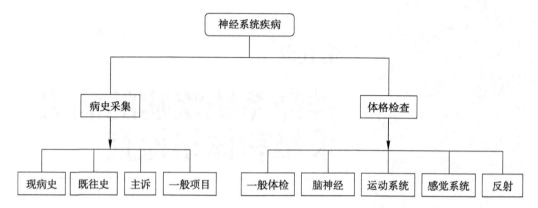

第一节 病史采集

一、病史采集的重要性

问诊是病史采集的主要手段，是医师通过对患者或相关人员的系统询问获取病史资料，经过综合分析而作出临床判断的一种诊法。病史的完整性和准确性对疾病的诊断和处理有很大的影响，因此问诊是每个临床医生必须掌握的基本技能。解决患者诊断问题的大多数线索和依据来源于病史采集所获取的资料。

通过问诊所获取的资料对诊断具有极其重要的意义，也为随后对患者进行的体格检查和各种诊断性检查的安排提供了最重要的基本资料。一个具有深厚医学知识和丰富临床经验的医生，常常通过问诊就可对某些患者提出准确的诊断。

采集病史是医生诊治患者的第一步，其重要性还在于它是医患沟通、建立良好医患关系的最重要时机，正确的方法和良好的问诊技巧使患者感到医生的亲切和可信，这对诊治疾病也十分重要。

二、病史采集的内容

1. 一般项目　包括姓名、性别、年龄、籍贯、出生地、民族、婚姻、通信地址、电话号码、工作单位、职业、入院日期、记录日期、病史陈述者及可靠程度等。若病史陈述者不是本人，则应注明与患者的关系。记录年龄时应填写具体年龄。

2. 主诉　为患者感受最主要的痛苦或最明显的症状或（和）体征，也是本次就诊最主要的原因。确切的主诉可初步反映病情轻重与缓急，并提供对某系统疾患的诊断线索。主诉应用一两句话加以概括，并同时注明自发生到就诊的时间。

3. 现病史　是病史中的主体部分，记述患者患病后的全过程，即发生、发展、演变和诊治经过。

（1）起病情况与患病的时间：详细询问起病的情况对诊断疾病具有重要的鉴别作用。患病时间是指从起病到就诊或入院的时间。如先后出现几个症状则需追溯到首发症状的时间，并按时间顺序询问整个病史后分别记录。时间长短可按数年、数月、数日计算，发病急骤者可按小时、分钟为计时单位。

（2）主要症状的特点：包括主要症状出现的部位、性质、持续时间和程度，缓解或加剧的因素。

（3）病因与诱因：患者对直接或近期的病因容易提出，当病因比较复杂或病程较长时，患者往往记不清、说不明，也可能提出一些似是而非或自以为是的因素，这时医生应进行科学的归纳和分析。

（4）病情的发展与演变：包括患病过程中主要症状的变化或新症状的出现。

（5）伴随病状：在主要症状的基础上又同时出现一系列的其他症状。这些伴随症状常常是鉴别诊断的依据，或提示出现了并发症。反之，按一般规律在某一疾病应该出现的伴随症状而实际上没有出现时，也应将其记述于现病史中以备进一步观察，或作为诊断和鉴别诊断的重要参考资料，这种阴性表现有时称为阴性症状。

（6）诊治经过：患者于本次就诊前已经接受过其他医疗单位诊治时，则应询问已经接受过什么诊断措施及其结果；若已进行治疗则应问明使用过的药物名称、剂量、时间和疗效，为本次诊治疾病提供参考。但不可以用既往的诊断代替自己的诊断。

（7）病程中的一般情况：在现病史的最后应记述患者患病后的精神、体力状态，食欲及食量的改变，睡眠与大、小便的情况等。

4. 既往史、个人史、婚姻史、月经史与生育史、家族史　同内科病史采集。

三、病史采集的方法与技巧

病史采集在不同的临床情景，也要根据情况采用相应的方法和某些技巧，避免医学术语。

（1）问诊开始，医生应主动创造一种宽松和谐的环境以解除患者的不安心情。注意保护患者的隐私。

（2）尽可能让患者充分地陈述和强调其认为重要的情况和感受，只有在患者的陈述离病情太远时，才需要根据陈述的主要线索灵活地把话题转回，切不可生硬地打断患者的叙述，甚至用医生自己主观的推测去取代患者的亲身感受。

（3）追溯首发症状开始的确切时间，直至目前的演变过程。如有几个症状同时出现，必须确定其先后顺序，并在问诊的两个项目之间使用过渡语言。

（4）根据具体情况采用不同类型的提问。一般性提问（或称开放式提问），常用于问诊开始，可获得某一方面的大量资料，让患者像讲故事一样叙述他的病情，提问时要注意系统性和目的性，并在病史的每一部分结束时进行归纳小结。

（5）仪表、礼节和友善的举止，有助于发展与患者的和谐关系，使患者感到温暖亲切，获得患者的信任，甚至能使患者讲出原想隐瞒的敏感事情。

第二节　体格检查

一、一般体检

1. 一般情况　意识、面容、步态、不自主运动、营养情况等。

2. 精神状态　见精神疾病部分。

3. 头部和颈部　有无头颅畸形、局部压痛肿块等，前囟、颅缝头皮静脉。

4. 脊柱和四肢　畸形压痛活动受限等。

二、意识障碍检查

同第三章第一节"意识障碍"。

三、高级皮质功能检查

首先检查意识状态，在意识状态正常的情况下检查语言、记忆、认知、时空间功能，了解情感和人格改变。

（一）语言

同第三章第二节"认知障碍"中的"失语"。

（二）记忆

1. 即刻记忆　先让患者看3样东西，如笔、手表、钥匙，10 min后再让患者回忆刚才所看过的东西。

2. 近记忆　让患者回忆昨天所做的事情，如吃饭内容等。

3. 远记忆　让患者回忆从前的事情，如生日、工作时间等。

（三）时空间功能

时空间功能是对自身和外界物体或物体间关系的判断能力，如穿衣、行路、画图或积木及区别左右。

（四）认知观察计算、概括和判断能力

1. 计算力　如"100−7 = 93−7 = 86−7……"一直减下去。

2. 理解判断力　如"1斤棉花1斤铁，哪一个重？"或"过河拆桥"的寓意等。

（五）失用症

失用症即为运用障碍，是指脑损伤后大脑高级部位功能失调，表现为不存在瘫痪和深感觉障碍的情况下肢体的运用障碍，是后天习得的、随意的、有目的性的、熟练能力的运用行为障碍。患者神志清楚，对所要求完成的动作能充分地理解，却不能执行，不能完成他原先早已掌握了的、病前能完成的、有目的性的技巧动作。

1. 面部运用障碍　先要求患者依据言语指令做出各种动作，再依据视觉指令模仿各种动作，如撅嘴、吹口哨、微笑、闭眼、皱眉、张口、闭口、摇头等。面部运用障碍是双侧性的，大多侵犯面神经所支配的肌肉。运用障碍对各种动作的影响是不一致的，其中一些运动受累，另一些则无恙，如患者可以吹口哨却不能咳嗽。有时患者不能随意去做一个动作，却在无意之中自动性完成。患者还表现为动作倒错，如让其闭眼却伸出舌头。

2. 手的运用障碍　让患者进行以下动作：手指的内收及外展、手指分开及合拢、手的旋前及外转、拇指对掌、拍衣服、瘙痒、指关节敲门、弹

指、行礼和挥手,手的运用障碍特点类似面部。

3. 躯干和下肢的运用障碍 检查者可让患者做出以下动作:变换卧位、自卧位坐起、躯干弯向前方或侧方、散步、奔跑、独脚跳、用脚跟叩击地板、交叉两腿、身体左转或右转、脚在空中划圆圈或写一个字。运用障碍可仅限于一侧,两腿应分别进行检查。

4. 物品处理的运用障碍 表现为不能正确地使用某一物品来完成某种作业和动作。观察在非检查情况下患者如何使用物品,动作是否正确。检查时可进行一手测验和两手测验:一手测验可让患者投球、刷牙、梳头等;两手测验常用的项目是让患者划擦火柴,点着香烟或蜡烛和打结。如果没有物品,可在缺乏实物的情况下进行想象的动作。

5. 绘画障碍 让患者绘一房屋、树木、剪刀和人物等,或者绘一几何图形。检查时,要注意患者是如何进行绘画的。患者绘画时非常笨拙,下笔是粗的和不平整的,线条堆在一起或相互交错,画出来的是难以识别的混乱图像。有的绘画非常简单,漏掉或移位是经常的,如将眼画得离开面部,或者由面部伸出手臂,或者画一房屋时将烟筒放于窗户上。绘画时患者对整个布局缺乏规划和预描。

6. 结构障碍 主要表现为对多角度空间结构的综合不能。检查时让患者用火柴杆摆一简单的几何图形,或让他画一房屋,必要时要让其摆积木。当患者存在严重的结构障碍时,他完全失去执行任务的能力,或者拿着火柴杆、积木无目的移来移去,或者乱摆。抄绘和复制(按摆好的式样摆积木)时也出现同样的混乱。轻症患者动作很慢,一个简单动作都不肯定而且错误百出。绘画时线条不齐,出现长短、粗细、倾斜度和断续性现象,或其他不成比例、不成规则的变化。

7. 观念性失用症 患者的动作似乎缺乏基本的计划,可能被错误地诊断为意识模糊。与感觉性失语共存时,常误导诊断的注意力远离失用症,它同神经支配性运用障碍一样,只是在极少的情况下才足以达到分别进行临床确认的程度。

8. 观念运动性失用症 症候群最常见于非优势半球支配的肢体。同时有右侧轻偏瘫和言语困难,往往是运动型的,常常吸引了临床医生的全部注意力,因此没有发现到非优势半球支配肢体的观念运动性失用症。

伴有言语困难时可能无法确定是否有观念运动性失用症,但当前者较轻时,通常发现患者不能做出指令性动作,但他们能模仿检查者示范的行为以及在另外的一些场合中能够自发地执行。在进行肢体远端(例如手指、手部)或口咽部运动时,其运用障碍最为突出,体轴和躯干运动常不受累。

引起失用症的病变很少是局限性,即使不是弥散性也常常是多发性,特别是双侧性,在观念性失用症或完全性失用症,症状尤其如此。

(六)失认症

失认症是感觉到的物象与以往记忆的材料失去联络而变得不认识,即认识不能。它是指由于大脑局部损害所致的一种后天性认知障碍。

1. 视觉失认症 是指患者不再能够通过视觉来辨认,或辨认不清楚他不久以前无任何困难就能辨认的事物,尽管患者的视力、推理能力都毫无改变。患者对熟悉的场所、周围的事物、各种容貌甚至他的亲人,有时对颜色的鉴别都变得困难甚至不可能。

(1)视觉空间失认症:其特点是与视觉空间感知障碍有关的一种地域性解体。患者不能辨别方向,不懂得观察四周,不懂得用有效的注意来进行探测。患者能掌握的若干视觉迹象都是孤立的,因此不能从这些视觉迹象来重建一个地域性结构。患者常常表现为在病区走廊里迷路,进入别人的房间,甚至在他住的房间里也不能辨别方向。

(2)面孔失认症:患者常表现为看到人时不能立即认出是什么人。症状严重的患者连自己的亲人和密友也认不出,不能区别对象是男性还是女性,在镜子里不能从几个人的面孔里辨认出自己的面孔。

(3)颜色失认症:患者不能认出他过去能很完善地识别的颜色。这一障碍很少被患者主动提出,而是通过一些特殊检查才能发现此种障碍。

（4）内部影像加工障碍：视物变形症患者对涉及物件的大小、方向、形状、位置及物件之间的相互关系等问题发生知觉异常，知觉异常可涉及看到的全部物品或仅为物品中的某一些方面。视幻觉包括几何性或原始性幻觉、形象性幻觉、双重人格幻觉（又名幻觉性自见症，患者看见另一个自己）。

2. 听觉认知障碍　音乐是一种很复杂的神经心理活动，颞叶在音乐的认知及加工中具有主要作用。对旋律（曲调）及韵律的认知及演唱来说，右颞叶是必不可少的。

（1）失音乐症：文献报道有各种形式的失音乐症，主要是一些优势侧半球病变后出现失语症的音乐家患者。

（2）声音辨认障碍：声音的辨别是一个复杂的过程，由于声音模式性质的不同，因而两侧大脑半球并非同等地参与了声音的辨别过程。

3. 触觉失认症　患者的初级感觉、触觉、温度觉、痛觉及本体感觉正常，但不能通过用手触摸的方式去认识感觉到熟悉的物体。在闭眼的情况下，患者对手里所握持的物体不能辨别其形状、大小、重量、温度、质感等，甚至在皮肤上写字也不能认知。有的患者仅感到手中有物但不能定性，有的可形容物品的个别属性，但不能辨别究竟何物。触觉失认一般仅发生于与优势半球同侧的那只手，较少情况下两手同时受累。触觉失认患者如果没有命名障碍，看到物品时或听到物品固有的声音时，可辨认出该物品并呼出其名称。

4. 体象障碍　是脑损害后患者对自身空间表象的认知障碍，是一种综合的、复杂的失认症，通常由顶叶功能受损所致，多发生在非优势侧——右顶叶病变时更为突出。

四、脑神经检查

脑神经（cranial nerve）共 12 对，检查时应按序进行，以免遗漏，同时注意双侧对比。

（一）嗅神经

嗅神经（olfactory nerve）系第 1 对脑神经。检查前先确定患者是否鼻孔通畅、有无鼻黏膜病变。然后嘱患者闭目，依次检查双侧嗅觉。先压住一侧鼻孔，用患者熟悉的、无刺激性气味的物品（如杏仁、松节油、肉桂油、牙膏、香烟或香皂等）置于另一鼻孔下，让患者辨别嗅到的各种气味。然后，换另一侧鼻孔进行测试，注意双侧比较。根据检查结果可判断患者的一侧或双侧嗅觉状态。

（二）视神经

视神经（optic nerve）系第 2 对脑神经。检查包括视力、视野检查和眼底检查。

1. 眼的功能检查

（1）视力（visual acuity）：视力分为远视力和近视力，后者通常指阅读视力。其检测是采用通用国际标准视力表进行。

1）远距离视力表：患者距视力表 5 m 远，两眼分别检查。一般先检查右眼，用干净的卡片或遮眼板盖于左眼前，但勿使眼球受压。嘱受检者从上至下指出"E"形视标开口的方向，记录所能看清的最小一行视力读数，即为该眼的远视力。能看清"1.0"行视标者为正常视力。

2）近距离视力表：在距视力表 33 cm 处，能看清"1.0"行视标者为正常视力。尚可让患者改变检查距离，即将视力表拿近或远离至清晰辨认，以便测得其最佳视力和估计其屈光性质与度数。

（2）视野（visual fields）：检查方法为：患者与检查者相对而坐，距离约 1 m，两眼分别检查。如检查右眼，则嘱其用手遮住左眼，右眼注视检查者的左眼，此时检查者亦应将自己的右眼遮盖；然后，检查者将其手指置于自己与患者中间等距离处，分别自上、下、左、右等不同的方位从外周逐渐向眼的中央部移动，嘱患者在发现手指时立即示意。如患者能在各方向与检查者同时看到手指，则大致属正常视野。若对比检查法结果异常或疑有视野缺失，可利用视野计作精确的视野测定。

2. 外眼检查

（1）眼睑（eyelids）

1）上睑下垂（ptosis）：双侧睑下垂见于先天

性上睑下垂、重症肌无力；单侧上睑下垂见于蛛网膜下腔出血、白喉、脑脓肿、脑炎、外伤等引起的动眼神经麻痹。

2）眼睑闭合障碍：双侧眼睑闭合障碍可见于甲状腺功能亢进症；单侧闭合障碍见于面神经麻痹。

（2）眼球（eyeball）：检查时注意眼球的外形与运动。

1）眼球突出（exophthalmos）：双侧眼球突出见于甲状腺功能亢进症。患者除突眼外还有以下眼征：①Stellwag 征：瞬目（即眨眼）减少；②Graefe 征：眼球下转时上睑不能相应下垂；③Mobius 征：表现为集合运动减弱，即目标由远处逐渐移近眼球时，两侧眼球不能适度内聚；④Joffroy 征：上视时无额纹出现。

单侧眼球突出，多由于局部炎症或眶内占位性病变所致，偶见于颅内病变。

2）眼球下陷（enophthalmos）：双侧下陷见于严重脱水，老年人由于眶内脂肪萎缩亦有双眼眼球后退；单侧下陷，见于 Horner 综合征和眶尖骨折。

3）眼球运动：实际上是检查六条眼外肌的运动功能。医师置目标物（棉签或手指尖）于受检者眼前 30～40 cm 处，嘱患者固定头位，眼球随目标方向移动，一般按左→左上→左下，右→右上→右下 6 个方向的顺序进行，每一方向代表双眼的一对配偶肌的功能，若有某一方向运动受限提示该对配偶肌功能障碍，并伴有复视（diplopia）。

双侧眼球发生一系列有规律的快速往返运动，称为眼球震颤（nystagmus）。运动的速度起始时缓慢，称为慢相；复原时迅速，称为快相，运动方向以水平方向为常见，垂直和旋转方向较少见。检查方法是，嘱患者眼球随医师手指所示方向（水平和垂直）运动数次，观察是否出现震颤。

3. 瞳孔（pupil） 是虹膜中央的孔洞，正常直径为 3～4 mm。瞳孔缩小（瞳孔括约肌收缩），是由动眼神经的副交感神经纤维支配；瞳孔扩大（瞳孔扩大肌收缩），是由交感神经支配。对瞳孔的检查应注意瞳孔的形状、大小、位置、双侧是否等圆、等大，对光及集合反射等。

（1）瞳孔的形状与大小：正常为圆形，双侧等大。青光眼或眼内肿瘤时可呈椭圆形；虹膜粘连时形状可不规则。瞳孔缩小，见于虹膜炎症、中毒（有机磷类农药）、药物反应（毛果芸香碱、吗啡、氯丙嗪）等。

（2）双侧瞳孔大小不等：常提示有颅内病变，如脑外伤、脑肿瘤、中枢神经梅毒、脑疝等。双侧瞳孔不等，且变化不定，可能是中枢神经和虹膜的神经支配障碍；如双侧瞳孔不等且伴有对光反射减弱或消失以及神志不清，往往是中脑功能损害的表现。

（3）对光反射：是检查瞳孔功能活动的测验。直接对光反射，通常用手电筒直接照射瞳孔并观察其动态反应。正常人眼当受到光线刺激后瞳孔立即缩小，移开光源后瞳孔迅速复原。间接对光反射是指光线照射一眼时，另一眼瞳孔立即缩小，移开光线，瞳孔扩大。检查间接对光反射时，应以一手挡住光线以免对检查眼受照射而形成直接对光反射。瞳孔对光反射迟钝或消失，见于昏迷患者。

（4）辐辏反射：嘱患者注视 1 m 以外的目标（通常是检查者的示指尖），然后将目标逐渐移近眼球（距眼球 5～10 cm），正常人此时可见双眼内聚，瞳孔缩小，称为辐辏反射（convergence reflex）。由于视物由远至近，也同时伴有晶状体的调节（accommodation），因此，以上双眼内聚、瞳孔缩小和晶状体的调节三者又统称为近反射（near reflex）。动眼神经功能损害时，睫状肌和双眼内直肌麻痹，集合反射和调节反射均消失。

4. 眼底检查 一般要求在不扩瞳情况下检查，医师和患者都不戴眼镜。

检查眼底观察的主要项目：视神经乳头、视网膜血管、黄斑区、视网膜各象限，应注意视乳头的颜色、边缘、大小、形状、视网膜有无出血和渗出物、动脉有无硬化等。

视乳头突出的高度可以屈光度（D）记录，即视乳头突出的最高点的屈光度和周边视网膜的屈光度的差距，例如用眼底镜片黑字 2（+2）看清视乳头。而用镜片红字 1（−1）看清周边视网膜，则可得出差距为 3 个屈光度（3D）即视乳头水肿为 3D，相当于实际高度 1 mm。

（三）动眼、滑车和展神经

动眼神经（oculomotor nerve）、滑车神经（trochlear nerve）、展神经（abducens nerve）分别为第 3、4、6 对脑神经，共同支配眼球运动，合称眼球运动神经，可同时检查。检查时需注意眼裂外观、眼球运动、瞳孔及对光反射、调节反射等，方法详见本篇第四章第三节。

检查中，如发现眼球运动向内、向上及向下活动受限，以及上睑下垂、调节反射消失均提示有动眼神经麻痹。如眼球向下及向外运动减弱，提示滑车神经有损害。眼球向外转动障碍则为展神经受损。瞳孔反射异常可由动眼神经或视神经受损所致。另外，眼球运动神经的麻痹可出现相应眼外肌的功能障碍导致麻痹性斜视，单侧眼球运动神经的麻痹可导致复视。

（四）三叉神经

三叉神经（trigeminal nerve）系第 5 对脑神经，是混合性神经。感觉神经纤维分布于面部皮肤、眼、鼻、口腔黏膜；运动神经纤维支配咀嚼肌、颞肌和翼状内外肌。

1. 面部感觉　嘱患者闭眼，以针刺检查痛觉、棉絮检查触觉和盛有冷或热水的试管检查温度觉。两侧及内外对比，观察患者的感觉反应，同时确定感觉障碍区域。注意区分周围性与核性感觉障碍，前者为患侧患支（眼支、上颌支、下颌支）分布区各种感觉缺失，后者呈葱皮样感觉障碍。

2. 角膜反射（corneal reflex）　嘱患者睁眼向内侧注视，以捻成细束的棉絮从患者视野外接近并轻触外侧角膜，避免触及睫毛，正常反应为被刺激侧迅速闭眼和对侧也出现眼睑闭合反应，前者称为直接角膜反射，而后者称为间接角膜反射。直接与间接角膜反射均消失见于三叉神经病变（传入障碍）；直接反射消失，间接反射存在，见于患侧面神经瘫痪（传出障碍）。

3. 运动功能　检查者双手触按患者颞肌、咀嚼肌，嘱患者做咀嚼动作，对比双侧肌力强弱；再嘱患者做张口运动或露齿，以上下门齿中缝为标准，观察张口时下颌有无偏斜。当一侧三叉神经运动纤维受损时，病侧咀嚼肌肌力减弱或出现萎缩，张口时由于翼状肌瘫痪，下颌偏向病侧。

（五）面神经

面神经（facial nerve）系第 7 对脑神经，主要支配面部表情肌和具有舌前 2/3 味觉功能。

1. 运动功能　检查面部表情肌时，首先观察双侧额纹、眼裂、鼻唇沟和口角是否对称。然后，嘱患者作皱额、闭眼、露齿、微笑、鼓腮或吹哨动作。面神经受损可分为周围性和中枢性损害两种，一侧面神经周围性（核或核下性）损害时，病侧额纹减少、眼裂增大、鼻唇沟变浅，不能皱额、闭眼，微笑或露齿时口角歪向健侧，鼓腮及吹口哨时病变侧漏气。中枢性（核上的皮质脑干束或皮质运动区）损害时，皱额、闭眼无明显影响，只出现病灶对侧下半部面部表情肌的瘫痪。

2. 味觉检查　嘱患者伸舌，将少量不同味感的物质（食糖、食盐、醋或奎宁溶液）以棉签涂于一侧舌面测试味觉，患者不能讲话、缩舌和吞咽，用手指指出事先写在纸上的甜、咸、酸或苦四个字之一。先试可疑侧，再试另侧。每种味觉试验完成后，用水漱口，再测试下一种味觉。面神经损害者则舌前 2/3 味觉丧失。

（六）位听神经

位听神经（vestibulocochlear nerve）系第 8 对脑神经，包括前庭及耳蜗两种感觉神经。

1. 听力检查　为测定耳蜗神经的功能。检测方法为：在静室内嘱被检查者闭目坐于椅子上，并用手指堵塞一侧耳道，医师持手表或以拇指与示指互相摩擦，自 1 m 以外逐渐移近被检查者耳部，直到被检查者听到声音为止，测量距离，同样方法检查另一耳。

2. 前庭功能检查　询问患者有无眩晕、平衡失调，检查有无自发性眼球震颤。通过外耳道灌注冷、热水试验或旋转试验，观察有无前庭功能障碍所致的眼球震颤反应减弱或消失。

（七）舌咽、迷走神经

舌咽神经（glossopharyngeal nerve）、迷走神经（vagus nerve）系第9、第10对脑神经，两者在解剖与功能上关系密切，常同时受损。

1. 运动功能　检查时注意患者有无发音嘶哑、带鼻音或完全失音，是否呛咳、有无吞咽困难。观察患者张口发"啊"音时悬雍垂是否居中，两侧软腭上抬是否一致。当一侧神经受损时，该侧软腭上抬减弱，悬雍垂偏向健侧；双侧神经麻痹时，悬雍垂虽居中，但双侧软腭上抬受限，甚至完全不能上抬。

2. 咽反射　用压舌板轻触左侧或右侧咽后壁，正常者出现咽部肌肉收缩和舌后缩。

3. 感觉　可用棉签轻触两侧软腭和咽后壁，观察感觉。另外，舌后1/3的味觉减退为舌咽神经损害，检查方法同面神经。

（八）副神经

副神经（accessory nerve）系第11对脑神经，支配胸锁乳突肌及斜方肌。检查时注意肌肉有无萎缩，嘱患者作耸肩及转头运动时，检查者给予一定的阻力，比较两侧肌力。副神经受损时，向对侧转头及同侧耸肩无力或不能，同侧胸锁乳突肌及斜方肌萎缩。

（九）舌下神经

舌下神经（hypoglossal nerve）系第12对脑神经。检查时嘱患者伸舌，注意观察有无伸舌偏斜、舌肌萎缩及肌束颤动。单侧舌下神经麻痹时伸舌舌尖偏向病侧，双侧麻痹者则不能伸舌。

五、运动系统检查

（一）肌力

肌力是指肌肉运动时的最大收缩力。检查时令患者作肢体伸屈动作，检查者从相反方向给予阻力，测试患者对阻力的克服力量，并注意两侧比较。

肌力的记录采用0～5级的六级分级法。

0级：完全瘫痪，测不到肌肉收缩。

1级：仅测到肌肉收缩，但不能产生动作。

2级：肢体在床面上能水平移动，但不能抵抗自身重力，即不能抬离床面。

3级：肢体能抬离床面，但不能抗阻力。

4级：能作抗阻力动作，但不完全。

5级：正常肌力。

（二）肌张力

肌张力是指静息状态下的肌肉紧张度和被动运动时遇到的阻力，检查时嘱患者肌肉放松，检查者根据触摸肌肉的硬度以及伸屈其肢体时感知肌肉对被动伸屈的阻力作判断。

1. 肌张力增高　触摸肌肉有坚实感，伸屈肢体时阻力增加。可表现为：①痉挛状态：在被动伸屈其肢体时，起始阻力大，终末突然阻力减弱，也称折刀现象；②铅管样强直：即伸肌和屈肌的肌张力均增高，做被动运动时各个方向的阻力增加是均匀一致的。

2. 肌张力降低　肌肉松软，伸屈其肢体时阻力低，关节运动范围扩大。

（三）不自主运动

不自主运动是指患者意识清楚的情况下，随意肌不自主收缩所产生的一些无目的的异常动作，多为锥体外系损害的表现。

1. 震颤　为两组拮抗肌交替收缩引起的不自主动作，可有以下几种类型：①静止性震颤：静止时表现明显，而在运动时减轻，睡眠时消失，常伴肌张力增高；②意向性震颤：又称动作性震颤。震颤在休息时消失，动作时发生，愈近目的物愈明显。

2. 舞蹈样运动　为面部肌肉及肢体的快速、不规则、无目的、不对称的不自主运动，表现为做鬼脸、转颈、耸肩、手指间断性伸曲、摆手和伸臂等舞蹈样动作，睡眠时可减轻或消失。

3. 手足徐动（athetosis）为手指或足趾的一种缓慢持续的伸展扭曲动作。

（四）共济运动

1. 指鼻试验　嘱患者先以示指接触距其前方 0.5 m 检查者的示指，再以示指触自己的鼻尖，由慢到快，先睁眼、后闭眼，重复进行。小脑半球病变时同侧指鼻不准；如睁眼时指鼻准确，闭眼时出现障碍则为感觉性共济失调。

2. 跟—膝—胫试验　嘱患者仰卧，上抬一侧下肢，将足跟置于另一下肢膝盖下端，再沿胫骨前缘向下移动，先睁眼、后闭眼重复进行。小脑损害时，动作不稳；感觉性共济失调者则闭眼时足跟难以寻到膝盖。

3. 其他　①快速轮替动作：嘱患者伸直手掌并以前臂做快速旋前旋后动作，或一手用手掌、手背连续交替拍打对侧手掌，共济失调者动作缓慢、不协调；②闭目难立征：嘱患者足跟并拢站立，闭目，双手向前平伸，若出现身体摇晃或倾斜则为阳性，提示小脑病变。如睁眼时能站稳而闭眼时站立不稳，则为感觉性共济失调。

六、感觉系统检查

检查时，患者必须意识清晰，检查前让患者了解检查的目的与方法，以取得充分合作。检查时要注意左右侧和远近端部位的差别。检查时必须注意嘱患者闭目，以避免主观或暗示作用。

（一）浅感觉检查

1. 痛觉　用别针的针尖均匀地轻刺患者皮肤，询问患者是否疼痛。为避免患者将触觉与痛觉混淆，应交替使用别针的针尖和针帽进行检查比较。注意两侧对称比较，同时记录痛感障碍类型（正常、过敏、减退或消失）与范围。痛觉障碍见于脊髓丘脑侧束损害。

2. 触觉　用棉签轻触患者的皮肤或黏膜，询问有无感觉。触觉障碍见于脊髓丘脑前束和后索病损。

3. 温度觉　用盛有热水（40～50℃）或冷水（5～10℃）的玻璃试管交替接触患者皮肤，嘱患者辨别冷、热感。温度觉障碍见于脊髓丘脑侧束损害。

（二）深感觉检查

1. 运动觉　检查者轻轻夹住患者的手指或足趾两侧，上或下移动，令患者根据感觉说出"向上"或"向下"。

2. 位置觉　检查者将患者的肢体摆成某一姿势，请患者描述该姿势或用对侧肢体模仿。

3. 震动觉　用震动着的音叉（128 Hz）柄置于骨突起处（如内、外踝，手指、桡尺骨茎突、胫骨、膝盖等），询问有无震动感觉，判断两侧有无差别。

（三）复合感觉检查

复合感觉是大脑综合分析的结果，也称皮质感觉。

1. 皮肤定位觉　检查者以手指或棉签轻触患者皮肤某处，让患者指出被触部位。该功能障碍见于脑皮质病变。

2. 两点辨别觉　以钝脚分规轻轻刺激皮肤上的两点（小心不要造成疼痛），检测患者辨别两点的能力，再逐渐缩小双脚间距，直到患者感觉为一点时，测其实际间距，两侧比较。检查时应注意个体差异，必须两侧对照。当触觉正常而两点辨别觉障碍时则为额叶病变。

3. 实体觉　嘱患者用单手触摸熟悉的物体，如钢笔、钥匙、硬币等，并说出物体的名称。先测功能差的一侧，再测另一手。功能障碍见于皮质病变。

4. 体表图形觉　在患者的皮肤上画图形（方、圆、三角形等）或写简单的字（一、二、十等），观察其能否识别，须双侧对照。如有障碍，常为丘脑水平以上病变。

七、反射检查

反射弧中任一环节有病变都可影响反射，使其减弱或消失；反射又受高级神经中枢控制，如锥体束以上病变，可使反射活动失去抑制而出现反射亢进。

（一）浅反射

浅反射系刺激皮肤、黏膜或角膜等引起的反应。

1. 角膜反射　嘱患者睁眼向内侧注视，以捻成细束的棉絮从患者视野外接近并轻触外侧角膜，避免触及睫毛，正常反应为被刺激侧迅速闭眼和对侧也出现眼睑闭合反应，前者称为直接角膜反射，而后者称为间接角膜反射。直接与间接角膜反射均消失见于三叉神经病变（传入障碍）；直接反射消失，间接反射存在，见于患侧面神经瘫痪（传出障碍）。

2. 腹壁反射　检查时，患者仰卧，下肢稍屈曲，使腹壁松弛，然后用钝头竹签分别沿肋缘下（T7～T8节段）、脐平（T9～T10节段）及腹股沟上（T11～T12节段）的方向，由外向内轻划两侧腹壁皮肤，分别称为上、中、下腹壁反射。正常反应是上、中或下部局部腹肌收缩。

3. 提睾反射　竹签由下而上轻划股内侧上方皮肤，可引起同侧提睾肌收缩，睾丸上提。双侧反射消失为L1～L2节段病损。一侧反射减弱或消失见于锥体束损害。

4. 跖反射　患者仰卧，下肢伸直，检查者手持患者踝部，用钝头竹签划足底外侧，由足跟向前至近小趾跖关节处转向足拇趾侧，正常反应为足跖屈曲（即Babinski征阴性）。反射消失为S1～S2节段病损。

5. 肛门反射　用大头针轻划肛门周围皮肤，可引起肛门外括约肌收缩。反射障碍为S4～S5节段或肛尾神经病损。

（二）深反射

检查时患者要合作，肢体肌肉应放松。检查者叩击力量要均等，两侧要对比。

反射强度通常分为以下几级。

0级：反射消失。

1+级：肌肉收缩存在，但无相应关节活动，为反射减弱。

2+级：肌肉收缩并导致关节活动，为正常反射。

3+级：反射增强，可为正常或病理状况。

4+级：反射亢进并伴有阵挛，为病理状况。

1. 肱二头肌反射　患者前臂屈曲，检查者以左拇指置于患者肘部肱二头肌腱上，然后右手持叩诊锤叩击左拇指，可使肱二头肌收缩，前臂快速屈曲。反射中枢为C5～C6节段。

2. 肱三头肌反射　患者外展前臂，半屈肘关节，检查者用左手托住其前臂，右手用叩诊锤直接叩击鹰嘴上方的肱三头肌腱，可使肱三头肌收缩，引起前臂伸展。反射中枢为C6～C7节段。

3. 桡骨膜反射　被检者前臂置于半屈半旋前位，检查者以左手托住其前臂，并使腕关节自然下垂，随即以叩诊锤叩桡骨茎突，可引起肱桡肌收缩，发生屈肘和前臂旋前动作。反射中枢在C5～C6节段。

4. 膝反射　坐位检查时，患者小腿完全松弛下垂与大腿成直角；卧位检查时患者仰卧，检查者以左手托起其膝关节使之屈曲约120°，用右手持叩诊锤叩击膝盖髌骨下方股四头肌腱，可引起小腿伸展。反射中枢在L2～L4节段。

5. 跟腱反射又称踝反射。患者仰卧，髋及膝关节屈曲，下肢取外旋外展位。检查者左手将患者足部背屈成直角，以叩诊锤叩击跟腱，反应为腓肠肌收缩，足向跖面屈曲。反射中枢为S1～S2节段。

6. 阵挛　在锥体束以上病变，深反射亢进时，用力使相关肌肉处于持续性紧张状态，该组肌肉发生节律性收缩，称为阵挛，常见的有以下两种。

（1）踝阵挛：患者仰卧，髋与膝关节稍屈；检查者一手持患者的小腿，一手持患者的足掌前端，突然用力使踝关节背屈并维持之。阳性表现为腓肠肌与比目鱼肌发生连续性节律性收缩，而致足部呈现交替性屈伸动作，系腱反射极度亢进。

（2）髌阵挛：患者仰卧，下肢伸直；检查者以拇指与示指控住其髌骨上缘，用力向远端快速连续推动数次后维持推力。阳性反应为股四头肌发生节律性收缩使髌骨上下移动，意义同上。

（三）病理反射

1. Babinski 征　取位与检查跖反射一样，用竹签沿患者足底外侧缘，由后向前至小趾近跟部并转向内侧，阳性反应为拇趾背伸，余趾呈扇形展开。

2. Oppenheim 征　检查者用拇指及示指沿患者胫骨前缘用力由上向下滑压，阳性表现同 Babinski 征。

3. Gordon 征　检查时用手以一定力量捏压腓肠肌，阳性表现同 Babinski 征。

以上 3 种体征临床意义相同，其中 Babinski 征是最典型的病理反射。

4. Hoffmann 征　通常认为是病理反射，但也有认为是深反射亢进的表现，反射中枢为 C7 ~ T1 节段。检查者左手持患者腕部，然后以右手中指与示指夹住患者中指并稍向上提，使腕部处于轻度过伸位。以拇指迅速弹刮患者的中指指甲，引起其余四指掌屈反应则为阳性。

八、脑膜刺激征检查

1. 颈强直　患者仰卧；检查者以一手托住患者的枕部，另一只手置于胸前作屈颈动作。如这一被动屈颈检查时感觉到抵抗力增强，即为颈部阻力增高或颈强直。在除外颈椎或颈部肌肉局部病变后，即可认为有脑膜刺激征。

2. Kernig 征　患者仰卧，一侧下肢髋、膝关节屈曲成直角；检查者将患者小腿抬高伸膝。正常人膝关节可伸达 135° 以上。如伸膝受阻且伴疼痛与屈肌痉挛，则为阳性。

3. Brudzinski 征　患者仰卧，下肢伸直；检查者一手托起患者枕部，另一手按于其胸前。当患者头部前屈时，双髋与膝关节同时屈曲则为阳性。

九、自主神经检查

临床常用检查方法有以下几种。

1. 眼心反射　患者仰卧，双眼自然闭合，计数脉率。检查者用左手中指、示指分别置于患者眼球两侧，逐渐加压，以患者不痛为限。加压 20 ~ 30 s 后计数脉率，正常可减少 10 ~ 12 次 /min，超过 12 次 /min 提示副交感（迷走）神经功能增强，迷走神经麻痹则无反应。如压迫后脉率非但不减慢反而加速，则提示交感神经功能亢进。

2. 卧立位试验　平卧位计数脉率，然后起立站直，再计数脉率。如由卧位到立位脉率增加 > 10 ~ 12 次 /min 为交感神经兴奋性增强。由立位到卧位，脉率减慢 > 10 ~ 12 次 /min 则为迷走神经兴奋性增强。

3. 皮肤划痕试验　用钝头竹签在皮肤上适度加压画一条线，数秒钟后，皮肤先出现白色划痕（血管收缩）高出皮面，以后变红，属正常反应。如白色划痕持续较久，超过 5 min，提示交感神经兴奋性增高。如红色划痕迅速出现、持续时间较长、明显增宽甚至隆起，提示副交感神经兴奋性增高或交感神经麻痹。

4. 发汗试验　常用碘淀粉法，即以碘 1.5 g，蓖麻油 10.0 mL，与 95 % 乙醇 100 mL 混合成淡碘酊涂布于皮肤，干后再敷以淀粉。皮下注射毛果芸香碱 10 mg，作用于交感神经节后纤维而引起出汗，出汗处淀粉变蓝色，无汗处皮肤颜色不变，可协助判断交感神经功能障碍的范围。

（刘　军）

数字课程学习

📥 教学PPT　　📝 自测题

第六章

神经系统疾病的辅助检查

关键词

腰椎穿刺　　　脑脊液检查　　　X 线平片　　　DSA　　　CT　　　MRI

神经电生理检查　　　颈动脉超声检查　　　TCD

基因诊断　　　放射性同位素检查

脑、神经和肌肉活组织检查

思维导图

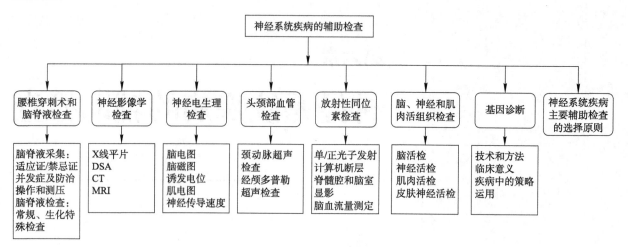

第一节　腰椎穿刺术和脑脊液检查

脑脊液（cerebrospinal fluid，CSF）为无色透明的液体，充满在各脑室、蛛网膜下腔和脊髓中央管内，对脑和脊髓具有保护、支持和营养作用。脑脊液系统是由脑实质间隙（脑室）和脑脊液腔（蛛网膜下腔）两个相互沟通的腔隙构成。CSF是由血液循环，经脑脉络丛和脑内毛细血管内皮细胞滤过而生成。95%的CSF是在侧脑室形成，正常人每天的CSF形成量约为500 mL。

CSF的循环途径是：经室间孔（Monro孔）进入第三脑室、中脑导水管、第四脑室，最后经第四脑室正中孔（Magendie孔）和2个侧孔（Luschka孔）流入脑和脊髓表面的蛛网膜下腔和脑池。大部分CSF经脑穹窿面的蛛网膜颗粒吸收至上矢状窦（superior sagittal sinus），小部分经脊神经根间隙吸收（图6-1）。CSF的吸收主要通过突入上矢状窦的蛛网膜颗粒和脊髓静脉的蛛网膜绒毛，其次是通过室管膜、软脑膜，以及沿脑神经和脊神经鞘进入淋巴管与血管周围间隙被吸收。

正常CSF无色透明，成人CSF总量为80~200 mL，平均为140 mL。婴儿CSF总量为40~60 mL，幼儿为60~80 mL。CSF含水约99%，有形成分仅占1%，比重为1.006~1.008。由侧脑室脉络丛产生的CSF大部分是血浆的超滤液，但也有脉络丛主动分泌的成分。因此，CSF成分与血浆相比并不完全相同，如蛋白质、脂质及钙等的含量较血浆低，但氯化物、叶酸及镁的含量则较高。

正常情况下血液中的各种化学成分只能选择性地进入CSF中，这种功能称为血-脑脊液屏障（blood-cerebrospinal fluid barrier，BCB）。BCB具有

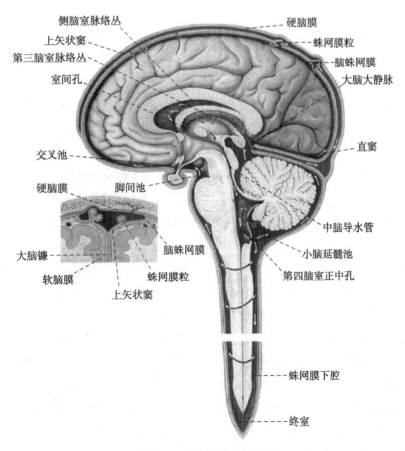

图6-1　脑脊液循环模式图

如下特点。①形态学：BCB 由脉络膜上皮细胞构成紧密连接，约半数的脑内血管为管状结构，缺乏结缔组织间隙。②生理学：BCB 的存在可以使脑组织与 CSF 的渗透压保持平衡，从而维持颅压及 CSF 体积的稳定。③生化学：水溶性物质，如血浆蛋白不受 BCB 的影响，但脂溶性物质如某些麻醉剂、精神类药物及镇痛药物可受 BCB 的影响，是中枢神经系统重要的保护机制之一。

在病理情况下，BCB 的破坏及其通透性增高可使 CSF 成分发生改变，CSF 的生理、生化等特性改变，对中枢神经系统感染、蛛网膜下腔出血、脑膜癌病和脱髓鞘等疾病的诊断、鉴别诊断、疗效和预后判断具有重要的价值。诊断中枢神经系统疾病时，常常需要通过腰椎穿刺获取 CSF 以协助诊断；治疗性穿刺（therapeutic puncture）主要是注入药物或行内外引流术等。

一、脑脊液采集

临床上常用腰椎穿刺采集 CSF，必要时可采用小脑延髓池穿刺和颈椎侧方穿刺，在特殊情况下偶用脑室穿刺和前囟穿刺等。腰椎穿刺（lumbar puncture）是神经内科应用非常普遍的辅助检查，对于疾病的诊断有重要价值，应正确掌握其适应证、禁忌证和并发症。

（一）适应证

1. 诊断性穿刺

（1）CSF 动力学检查：如压颈及压腹试验，确定椎管梗阻和颅压异常。

（2）CSF 常规、生化、细胞学、病原学、免疫学等检查：①鉴别中枢神经系统感染，如化脓性、结核性和病毒性脑膜炎，并随访评价疗效；②在不能进行脑 CT 检查时，腰椎穿刺可鉴别脑梗死与脑出血，确诊 CT 表现阴性的蛛网膜下腔出血（subarachnoid hemorrhage，SAH）；③为某些疾病提供诊断依据，如 Guillain-Barré 综合征的脑脊液蛋白 - 细胞分离，多发性硬化检出寡克隆带及 IgG 指数增高，脑膜癌病患者的 CSF 细胞学检查发现癌细胞等；④为某些诊断不明的神经系统疾病如痴呆、器质性精神症状、克雅病（CJD）等提供诊断依据。

（3）椎管造影：腰椎穿刺时注入碘水造影剂进行椎管造影，可明确梗阻部位及病变性质，或鞘内注射放射性核素进行脑室、脊髓腔扫描。

2. 治疗性穿刺

（1）鞘内注射药物治疗，如在隐球菌脑膜炎、脑膜癌病等。

（2）穿刺放液：结核性脑膜炎定期腰椎穿刺放出脑脊液可减少炎性刺激、蛛网膜粘连和减少交通性脑积水的发生。

（二）禁忌证

1. 颅内压明显升高，或已有脑疝迹象，特别是怀疑后颅凹存在占位性病变。

2. 穿刺部位有感染灶、脊柱结核或开放性损伤。

3. 明显出血倾向或病情危重不宜搬动，血小板减少及出血性素质者或凝血机制有缺陷者，穿刺易引起蛛网膜下腔、硬膜下及硬膜外出血，血小板 $< 50 \times 10^9$/L 时仅限于急诊指征时可行腰椎穿刺，正在应用肝素或华法林的患者不宜腰椎穿刺。

4. 脊髓压迫症的脊髓功能处于即将丧失的临界状态。

（三）并发症及其防治

1. 低颅压综合征　指侧卧位脑脊液压力在 80 mmH₂O 以下，较为常见。多因穿刺针过粗、穿刺技术不熟练或术后起床过早，使 CSF 自脊膜穿刺孔不断外流致患者于坐起后头痛明显加剧，平卧或头低位时头痛等即可减轻或缓解。故应使用细针穿刺，放液量不宜过多，一般为 2～4 mL，不超过 10 mL。术后至少去枕平卧 4～6 h。一旦出现低颅压症状，宜多饮水和卧床休息，严重者可每日滴注生理盐水 1 000～1 500 mL。

2. 脑疝形成　在颅内压增高时，当腰椎穿刺放 CSF 过多、过快时，可在穿刺当时或术后数小时内发生脑疝，造成意识障碍、呼吸骤停甚至死亡。因此，须严格掌握腰椎穿刺指征，怀疑后颅凹占位病变者应先做影像学检查明确，有颅内高压征兆者可先使用脱水剂后再做腰椎穿刺。如腰椎穿刺证实压力升高，应不放或少放 CSF，并即刻给予脱水、利尿剂治疗以降低颅内压。

3. 神经根痛　如针尖刺伤马尾神经，会引起暂时性神经根痛，一般不需要特殊处理。

4. 误穿刺入动脉、静脉或小血管　导致副损伤时，应注意鉴别副损伤所致的血性 CSF。①常用三管试验，用 3 支试管连续接取 CSF，如三管为均匀一致血性可能为 SAH，如前后各管颜色依次变淡则可能为副损伤。②将 CSF 滴在干净纱布上，如 SAH 的血性 CSF 可均匀一致地弥散开，如纱布上出现血凝块可能为副损伤。③血性 CSF 离心后，如为无色上清液多为新鲜出血或副损伤，如为黄色上清液提示陈旧性出血。④CSF 离心后镜下检查，如红细胞膜发生皱缩为 SAH，如红细胞膜无特殊改变则为副损伤。

5. 少见并发症　如无菌性脑膜炎、蛛网膜下血肿、腰背痛及根性痛，以及椎间盘感染、硬脊膜外脓肿及细菌性脑膜炎等，偶可发生造影剂注入硬脊膜外腔、鞘内进入异物及药物引起急性化学性脑膜炎等。

（四）操作和测压

1. 腰椎穿刺准备

（1）穿刺前应向患者及家属说明腰椎穿刺的目的和可能发生的不良反应，减少不必要的顾虑和取得患者充分配合，签署知情同意书。

（2）腰椎穿刺由术者和一名助手合作完成，助手协助患者摆好体位和采集 CSF 标本，准备无菌腰椎穿刺包物品。

（3）正确的体位是腰椎穿刺成功的关键，应在平坦的床或检查台上进行。患者取左侧屈曲卧位，躯干与床面垂直。

2. 腰椎穿刺操作　通常取弯腰侧卧位（多左侧卧位），患者屈颈抱膝，脊背尽量靠近床面。局部常规消毒及麻醉后，戴橡皮手套，自 L3 ~ L4

（L2 ~ S1 间隙均可）椎间隙穿刺。穿刺针沿棘突方向缓慢刺入，进针过程中针尖遇到骨质时，应将针退至皮下待纠正角度后再进行穿刺。进针 4 ~ 6 cm 时，即可穿破硬脊膜而达蛛网膜下腔，抽出针芯流出 CSF，测压和留取 CSF 后，再放入针芯拔出穿刺针。穿刺点稍加压止血，敷以消毒纱布并用胶布固定。术后患者平卧 4 ~ 6 h。若初压 > 300 mmH₂O 时则不宜放液，仅取测压管内的 CSF 送细胞计数及蛋白定量即可（图 6-2）。

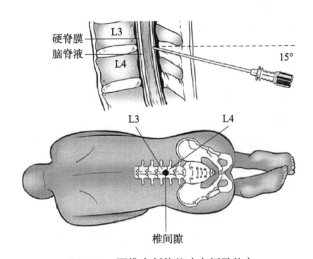

图 6-2　腰椎穿刺体位（左侧卧位）

3. 测压　一般采用测压管检查，腰椎穿刺成功后接上压力管，嘱患者充分放松，CSF 在压力管中上升到一定的高度而不再继续上升，此时的压力即为初压。放出一定量的 CSF 后再测的压力为终压。侧卧位的正常压力一般成人为 80 ~ 180 mmH₂O，> 200 mmH₂O 提示颅内压增高，< 60 mmH₂O 提示颅内压降低。

颅压增高见于颅内占位性病变、脑水肿、颅内感染、脑梗死或脑出血急性期、脑创伤、大脑静脉闭塞、癫痫持续状态、SAH、静脉窦血栓形成、心力衰竭、肺功能不全，以及良性颅内压增高如脑假瘤、尿毒症及中毒性疾病等。颅压降低主要见于短期反复腰椎穿刺、脱水状态、休克、脊髓蛛网膜下腔梗阻和 CSF 漏、外伤性及自发性低颅压等。

脊髓病变疑有椎管阻塞可选用压力动力学检

查，包括压颈试验和压腹试验。行压腹试验时检查者以拳头或手掌用力压迫患者腹部，CSF 压力迅速上升，解除压迫后 CSF 压力迅速下降。如穿刺针不通畅或不在蛛网膜下腔，压腹试验 CSF 压力不升。压颈试验又称奎肯试验（Queckenstedt test），指腰椎穿刺时用手或血压计袖带压迫双侧颈静脉使颅内静脉充血，观察颅内压升降情况。在正常情况下，压颈后 CSF 压力迅速上升 100~200 mmH₂O 或以上，解除压颈后压力迅速下降至初压水平。如在穿刺部位以上有椎管梗阻，压颈时压力不上升（完全梗阻），或上升、下降缓慢（部分梗阻），称为压颈试验阳性。如有颅内压升高或怀疑后颅窝肿瘤者，禁行压颈试验，以免发生脑疝。单侧压颈试验 CSF 压力不上升提示同侧静脉窦（乙状窦、横窦）受阻。

注意事项：①疑有颅内压增高的患者，腰椎穿刺前应静脉滴注 20% 甘露醇 250 mL，选用较细的 7 号穿刺针穿刺，测颅内压时应使脑脊液在测压管中缓慢上升，可用针芯适当控制缓慢放出 CSF。②若颅内压超过 400 mmH₂O，不应该继续测压，并禁止做压颈试验。③常规选用 9 号穿刺针，如为儿童患者、疑有颅压增高、既往有腰椎穿刺后头痛者应选择 7 号针。应尽量避免放 CSF 过多，穿刺针太粗，连续多次穿刺，以及穿刺后立即活动。

二、脑脊液检查

（一）常规检查

1. 外观　正常 CSF 清亮无色，轻度色泽改变可通过白色（日光而非荧光）背景下从试管上方向下比较 CSF 试管与盛水试管的差别。当白细胞计数增多达到 200×10⁶/L 时，CSF 呈云雾状或浑浊。结核性脑膜炎时 CSF 可呈毛玻璃样，静置 6~8 h 后有薄膜形成，放置一夜后可分解沉淀。化脓性脑膜炎时 CSF 可呈绿色，严重者如流行性脑膜炎，CSF 常为米汤样，甚至脓样浑浊。黏滞度增高见于椎间盘破裂，髓核内容物流入 CSF，或大量的囊球菌及酵母的多糖类荚膜存在于 CSF 中。结肠黏液性腺癌广泛浸润脑膜时分泌出的黏液素可使 CSF 呈甘油样黏滞状态。CSF 蛋白含量过高时，外观呈黄色，离体后不久自动凝固，称为弗洛因综合征（Froin syndrome），见于椎管梗阻等。

2. 细胞数　正常 CSF 中白细胞数 <5×10⁶/L，多为单核细胞。白细胞增加多见于脑脊髓膜和脑实质的炎性病变；白细胞计数明显增加且以多核细胞为主见于急性化脓性脑膜炎；白细胞计数轻度或中度增加，且以单核细胞为主，见于梅毒或脑炎；大量淋巴细胞或单核细胞增加为主多为亚急性或慢性感染；脑寄生虫感染时可见较多的嗜酸性粒细胞。

3. 潘迪试验（Pandy test）　CSF 蛋白定性试验方法。利用 CSF 中球蛋白能与饱和苯酚结合形成不溶性蛋白盐的原理，球蛋白含量越高反应越明显，通常作为蛋白定性的参考，可出现假阳性反应。

（二）生化检查

1. 蛋白质　正常人 CSF 蛋白质含量为 0.15~0.45 g/L，脑池液为 0.10~0.25 g/L，脑室液为 0.05~0.15 g/L。CSF 蛋白明显增高常见于化脓性脑膜炎、结核性脑膜炎、吉兰-巴雷综合征、中枢神经系统恶性肿瘤、脑出血、SAH 及椎管梗阻等，尤以椎管阻塞时增高显著。CSF 蛋白降低（<0.15 g/L）见于腰椎穿刺或硬膜损伤引起 CSF 丢失、身体极度虚弱和营养不良者。

2. 糖　正常成人 CSF 糖含量为血糖的 1/2~2/3，正常值 2.5~4.4 mmol/L（45~60 mg/dL），<2.25 mmol/L 为异常。糖含量明显降低见于化脓性脑膜炎，轻至中度降低见于结核性或真菌性脑膜炎（特别是隐球菌性脑膜炎）及脑膜癌病。糖含量增高见于糖尿病。

3. 氯化物　正常 CSF 含氯化物 120~130 mmol/L，较血氯水平高 15~20 mmol/L，为血氯水平的 1.2~1.3 倍。氯化物含量降低常见于结核性、细菌性、真菌性脑膜炎及全身性疾病引起的电解质紊乱患者，尤以结核性脑膜炎最为明显。高氯血症者 CSF 氯化物含量可增高。

（三）特殊检查

1. 细胞学检查　　通常采用玻片离心法收集 CSF 细胞，经瑞－姬氏常规染色后可在光学油镜下进行逐个细胞的辨认和分类，还可根据需要进行有关的特殊染色，为多种中枢神经系统疾病的病理、病因诊断提供客观依据。CSF 化脓性感染可见中性粒细胞增多；病毒性感染可见淋巴细胞增多；结核性脑膜炎呈混合性细胞反应；中枢神经系统寄生虫感染以嗜酸性粒细胞增高为主。CSF 中发现肿瘤细胞对于中枢神经系统肿瘤和转移瘤有确诊价值。因此，细胞学检查对于脑膜癌病、中枢神经系统白血病等的诊断有非常重要的意义。SAH 时，如在吞噬细胞的胞质内同时见到被吞噬的新鲜红细胞、褪色的红细胞、含铁血黄素和胆红素，则为出血未止或复发出血的征象。如系腰椎穿刺损伤者则不会出现此类激活的单核细胞和吞噬细胞。

2. 免疫球蛋白（immunoglobulin，Ig）　正常 CSF-Ig 含量极低，IgG 平均含量为 10～40 mg/L，IgA 平均为 1～6 mg/L，IgM 含量极微。CSF-Ig 含量增高见于中枢神经系统炎性反应（细菌、病毒、螺旋体及真菌等感染）、多发性硬化、中枢神经系统血管炎等。结核性脑膜炎和化脓性脑膜炎时 IgG 和 IgA 含量均上升，前者更明显，结核性脑膜炎时 IgM 含量也升高。CSF-IgG 指数及中枢神经系统 24 h IgG 合成率的测定，可作为中枢神经系统内自身合成的免疫球蛋白标志。

IgG 指数 =（CSF-IgG/S-IgG）/（CSF-Alb/S-Alb），（S = 血清；Alb = 白蛋白）。通常 IgG 指数正常值≤0.58，＞0.7 为异常。CSF 蛋白质增高或正常，IgG 指数＞0.7 提示异常 CSF 蛋白源于中枢神经系统合成，约 70% 的多发性硬化患者的 IgG 指数可增高；如 CSF 蛋白异常增高，IgG 指数≤0.7，提示异常蛋白来源于血液。

3. 寡克隆区带（oligoclonal bands，OB）　CSF OB 测定也是检测鞘内 Ig 合成的重要方法。一般临床上检测的是 IgG OB，是诊断多发性硬化的重要辅助指标。常用的检测方法是等电聚焦电泳和免疫印记的方法。但 OB 阳性并非多发性硬化的特异性改变，OB 阳性也可见于其他神经系统感染疾病。

4. 酶学检查　①乳酸脱氢酶及同工酶：增高见于细菌性脑膜炎和癌性脑膜炎。②转氨酶：增高多因脑缺氧、BCB 通透性增高。谷丙转氨酶增高见于脑膜炎、脑创伤、痴呆、变性病、CNS 肿瘤和癫痫等；谷草转氨酶增高见于 CNS 转移癌、癌性神经肌肉病、脑变性疾病、脑血管疾病、中毒性脑病、癫痫及 CNS 炎症等。③溶酶体酶增高见于细菌性脑炎及 CNS 肿瘤等。

5. 病原学检查　腰椎穿刺 CSF 检查是诊断中枢神经系统感染最为重要的检查手段，病原学检查可以确定中枢神经系统感染的类型。

（1）病毒学检测：通常使用酶联免疫吸附试验（enzyme linked immunosorbent assay，ELISA）方法检查病毒抗体，如单纯疱疹病毒（herpes simplex virus，HSV）、巨细胞病毒（cytomegalovirus，CMV）、风疹病毒 R（rubella virus，RV）和 EB 病毒（Epstein-Barr virus，EBV）等。下面以 HSV 为例来说明病毒抗体检查的临床意义。CSF 中 HSV IgM 型抗体阳性，或血与 CSF 中 HSV IgG 抗体滴度比值＜40，或者双份 CSF 中 HSV IgG 抗体滴度比值＞4 倍，符合上述三种情况之一均提示中枢神经系统近期感染 HSV。

（2）新型隐球菌检测：临床常用 CSF 墨汁染色的方法，阳性提示新型隐球菌感染，墨汁染色虽然特异度高，但敏感度不够高，常需多次检查才有阳性结果；新型隐球菌感染的免疫学检查包括特异性抗体和特异性抗原的测定，特异性抗体检测一般采用间接 ELISA 法，可采用乳胶凝集试验检测隐球菌荚膜多糖抗原，该方法简便、快速、敏感度高。

（3）结核杆菌检测：CSF 涂片和结核杆菌培养是中枢神经系统结核感染的常规检查方法。涂片抗酸染色简便，但敏感度较差。CSF 结核杆菌培养是诊断结核感染的"金标准"，但阳性率低，检查周期长（4～8 周）。针对 CSF 结核杆菌的分子生物学检查如聚合酶链反应（polymerase chain reaction, PCR）技术可提高结核菌阳性的检出率。

（4）寄生虫抗体检测：寄生虫常被视为一种巨大而复杂的糖蛋白复合抗原，可刺激参与免疫功能较强的嗜酸性粒细胞增生，故 CSF 以嗜酸性粒细胞增多为主；CSF 囊虫特异性抗体检测、血吸虫特异抗体检测对于脑囊虫病、血吸虫病有重要诊断价值。

（5）其他细菌学检查：CSF 细菌培养结合药敏试验不仅能准确地诊断细菌感染类型，而且可以指导抗生素的选用。

第二节　神经影像学检查

一、头颅和脊柱 X 线平片

头颅和脊柱 X 线平片是利用 X 检查颅内和脊柱病变的基本方法，可为某些颅脑、脊柱和脊髓疾病的诊断提供重要信息，为进一步检查提供依据，但因其敏感性较差，阴性结果不能排除颅内病变，主要适用于检查先天性疾病，如头颅形态及大小畸形，以及颅骨创伤、炎症、肿瘤或肿瘤样病变等。

（一）头颅 X 线检查

头颅平片包括正位和侧位（图 6-3），还可有颅底、内听道、视神经孔、舌下神经孔及蝶鞍像等特殊部位摄片。头颅平片主要观察颅骨的厚度、密度及各部位结构，颅缝的状态，颅底的裂和孔，蝶鞍及颅内钙化灶等。

（二）脊柱 X 线检查

脊柱 X 线是检查脊柱病变的基本方法，常规检查包括前后位、侧位和斜位（图 6-4）。脊柱 X 线检查主要观察脊柱的生理弯曲，椎体有无发育异常、骨质破坏、骨折、脱位、变形或骨质增生、椎弓根的形态及椎弓根间距有无变化，椎间孔有无扩大、椎间隙有无狭窄、椎板及棘突有无破裂或脊柱裂、脊椎横突有无破坏、椎旁有无软组织阴影等。

二、数字减影血管造影

数字减影血管造影（digital substraction angiography，DSA）技术利用数字化成像方式取代胶片减影的方法，应用电子计算机程序将组织图像转变成数字信号输入并存储，然后经动脉或静脉注入造影剂，将所获得的第二次图像也输入计算机，然后进行减影处理，使充盈造影剂的血管图像保留下来，而骨骼、脑组织等影像均被减影除去，保留下的血管图像经过再处理后转送到监视器上，得到清晰的血管影像。

（一）全脑血管造影术

全脑血管造影是经肱动脉或股动脉插管，在颈总动脉和椎动脉注入含碘造影剂（泛影葡胺等），

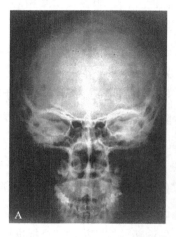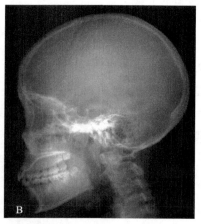

图 6-3　头颅 X 线片
A. 正位片　B. 侧位片

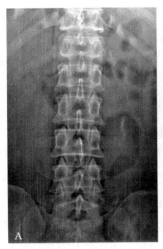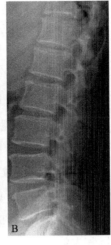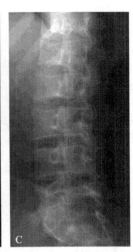

图 6-4　脊柱 X 线片
A. 正位片　B. 侧位片　C. 斜位片

然后在动脉期、毛细血管期和静脉期分别摄片，造影剂可显示颅内动脉、毛细血管和静脉的形态、分布和位置。

1. 适应证　颅内外血管性病变，例如动脉狭窄、动脉瘤、动静脉畸形、颅内静脉系统血栓形成等；自发性脑内血肿或 SAH 病因检查；观察颅内占位性病变的血供与邻近血管的关系及某些肿瘤的定性。

2. 禁忌证　碘过敏者（需经过脱敏治疗后进行，或使用不含碘的造影剂）；有严重出血倾向或出血性疾病者；严重心、肝或肾功能不全者；脑疝晚期、脑干功能衰竭者。

3. 并发症　穿刺部位的血肿、感染、血管损伤及动脉血栓形成等，还可因脑血管痉挛、血 - 脑屏障功能障碍、脑水肿或脑血栓形成而引起癫痫、失语及瘫痪等。

（二）脊髓造影和脊髓血管造影术

1. 脊髓造影（visualization of spinal cord）　也称椎管造影，将造影剂碘苯酯或甲泛葡胺经腰椎穿刺注入蛛网膜下腔后，改变体位在 X 线下观察其流动有无受阻，以及受阻的部位和形态，然后在病变部位摄片。脊髓造影的适应证为脊髓压迫症，如脊髓肿瘤、椎间盘脱出、椎管狭窄、慢性粘连性蛛网膜炎等，但椎管造影有较多的副作用，如疼痛和

原有的症状加重等。目前椎管造影已经基本被 MRI 技术取代。

2. 脊髓血管造影（angiography of spinal cord）将含碘的水溶性造影剂注入脊髓的动脉系统，显示血管分布的情况，称为脊髓血管造影，有助于诊断脊髓血管畸形和脊髓动静脉瘘等。

（三）正常脑血管 DSA 表现

1. 颈内动脉（图 6-5）　分为 C1～C5 共 5 段，包括 C5：颈动脉管段；C4：海绵窦段；C3：虹吸曲；C2：水平段；C1：上身段。颈动脉管（C5）的分支有颈鼓动脉、翼突管动脉；颈内动脉海绵窦（C4）段分支为脑膜垂体干、海绵窦下动脉和 McConnell 包膜动脉；C3 段分支为眼动脉再分为眶上动脉、鼻脊动脉与视网膜中央动脉；C1 段分支

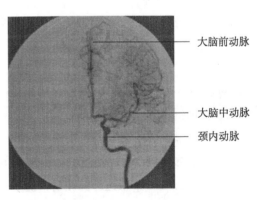

图 6-5　正常颈内动脉 DSA

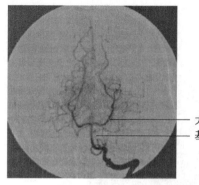

大脑后动脉
基底动脉

图 6-6　正常椎基底动脉 DSA

为后交通动脉、脉络膜前动脉、大脑前动脉和大脑中动脉。

2. 椎基底动脉系统（图 6-6）　椎动脉颅外段分支为脊髓段和肌支；椎动脉颅内段分支为脑膜支、脊髓后动脉、脊髓前动脉、小脑后下动脉、延髓动脉；基底动脉分支为小脑下前动脉、脑桥动脉穿支与小脑上动脉；大脑后动脉分支为后交通动脉、颞底前中后动脉、距状裂动脉、顶枕动脉和后穿丘动脉。

三、电子计算机断层扫描

电子计算机断层扫描（computed tomography, CT）是以电子计算机数字成像技术与 X 线断层扫描技术相结合的新型医学影像技术。其扫描检查方便、迅速、安全，密度分辨率明显优于传统 X 线图像，可大大提高病变诊断的准确性，对中枢神经系统疾病有重要的诊断价值。

（一）CT 扫描技术

CT 的检查方法包括普通扫描（平扫）、增强扫描与特殊扫描。

1. CT 普通扫描　或称平扫（plain scan），指不应用对比剂的扫描。颅脑 CT 检查多用横轴位层面，外眦与外耳道的连线为扫描基线。

2. 增强扫描　应用血管内对比剂的扫描。经静脉注入含碘有机化合物即造影剂，一般用 60%泛影葡胺 1.5 ~ 2.0 mL/kg 快速静脉注射，使血中含碘量维持一定水平，器官和病灶影像增强而显示更清楚。增强扫描的指征：①平扫发现异常改变，为进一步提高诊断准确性；②病灶靠近颅底或后颅窝，平扫显示效果较差；③为确定易出现脑转移瘤（如肺癌）的确切分期；④拟诊颅内局灶性感染；⑤拟诊脑膜疾病，如结核性脑膜炎或脑膜转移瘤等。

3. CT 特殊扫描　包括动态 CT 扫描、CT 血管成像、CT 灌注成像等。

（1）头颅的动态 CT 扫描：患者经静脉注射对比剂后，连续扫描病灶区，观察局部对比剂灌注与排空过程，由于病灶及周围组织的密度随时间推移而发生动态改变，可得到时间 – 密度曲线。不同疾病的时间 – 密度曲线类型不同，该方法可用于垂体微腺瘤的诊断，颅脑良、恶性肿瘤的鉴别等。

（2）CT 血管成像（computerized tomography angiography, CTA）：静脉注射含碘造影剂后进行 CT 扫描，可以同时显示血管及骨性结构，并清晰显示三维颅内血管系统，能多角度观察病变。由于该检查无创，且更经济、快速、便捷，在急症中的优势尤其明显，对闭塞性血管病变可提供重要的诊断依据，因此可部分取代 DSA 检查（图 6-7）。

（3）CT 灌注成像（CT perfusion imaging, CTP）：是在静脉注射造影剂后对选定兴趣层面行同层动态扫描，以获得脑组织造影剂浓度的变化，从而反映

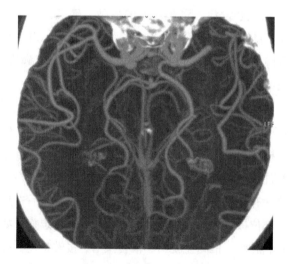

图 6-7　颅脑 CTA 成像

了组织灌注量的变化。利用数学模型可计算出局部脑血流量（regional cerebral blood flow，rCBF）、局部脑血容量（regional cerebral blood volume，rCBV）、平均通过时间（mean transit time，MTT）以及达峰时间（time to peak，TTP），利用这些参数组成新的数字矩阵，最后通过数/模转换，获得直观、清楚的各参数彩色图像，即为脑CTP图像，对于急性缺血性血管病的早期诊断和指导溶栓治疗有重要价值。

⊖ 图 6-1
缺血性卒中 CTP 成像

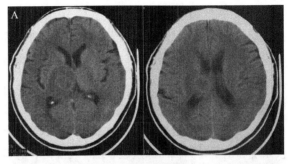
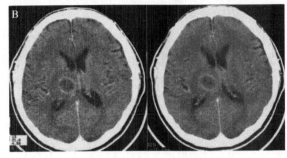

图 6-8　右侧丘脑脓肿
A. CT平扫　B. CT增强

（二）常见中枢神经系统病变的 CT 表现

1. 脑血管疾病

（1）CT 扫描可诊断早期脑出血，脑出血的血肿多数位于基底节。脑内血肿的 CT 表现和病程有关。新鲜血肿为边缘清楚、密度均匀的高密度病灶，血肿周围可有低密度水肿带。

（2）脑梗死为低密度病灶，低密度病灶的分布与血管供应区分布一致。继发出血时可见高、低密度混杂。

2. 颅内感染　常需作增强扫描。脑炎在 CT 影像上表现为界限不清的低密度影或不均匀混合密度影；脑脓肿呈环状薄壁强化（图 6-8）；结核球及其他感染性肉芽肿表现为小的结节状强化灶；结核性脑膜炎可因颅底脑池增厚而呈片状强化。

3. 颅内肿瘤　CT 对颅内肿瘤的主要诊断依据：①肿瘤的特异发病部位，如垂体瘤位于鞍内，听神经瘤位于桥小脑角，脑膜瘤位于硬脑膜附近等；②病变的特征，包括囊变、坏死、钙化等，病灶数目和灶周水肿的大小也是判断病灶性质的依据；③最重要的诊断依据是增强后的病变形态。但某些特殊类型颅内肿瘤的诊断通常需要结合其他检查手段。

4. 颅脑损伤　CT 可发现颅内血肿和脑挫伤，骨窗可发现颅骨骨折。

5. 脑变性疾病　早期 CT 扫描显示不明显，晚期可表现为不同部位的萎缩：大脑、小脑、脑干、局限性皮质或基底核萎缩。

6. 脊髓、脊柱疾病　常规 CT 扫描即能显示脊柱、椎管和椎间盘病变，对于诊断椎间盘突出、椎管狭窄比较可靠。CT 平扫和增强还可用于脊髓肿瘤的诊断，但准确性不及 MRI 检查。

7. 脑淀粉样血管病　CT 影像显示呈点、片或大块状的多灶性脑叶出血，可同时伴有缺血性病灶。脑活检可见动脉壁内淀粉样物质广泛沉积。

四、磁共振成像

磁共振成像（magnetic resonance imaging，MRI）是 20 世纪 80 年代初发展起来的的一种全新的影像技术，MRI 具有无辐射伤害，软组织对比度高，能进行任意方位直接体层成像，无骨性伪影干扰，成像参数多、信息量大及空间分辨率高等优点。缺点是扫描时间较长，扫描过程中噪音较强，显示骨皮质结构不佳等。由于使用高强磁场，安装心脏起搏器、体内有金属异物或植入物、患有幽闭恐惧症及危重患者不能进行检查。

（一）各种MRI技术介绍

除传统的MRI外，磁共振血管成像、磁共振灌注和弥散成像、波谱成像以及功能磁共振成像等技术已经应用于神经内科临床和科研。以下将各种成像技术进行简要介绍。

1. MRI　主要包括三个系统，即磁体系统、谱仪系统和电子计算机图像重建系统。检查时，患者置于磁场中，其磁矩取向按磁力线方向排列接受一系列的射频脉冲后，低能级的原子核吸收射频能量并跃迁至高能级，打乱组织内的质子运动，脉冲停止后质子的能级和相位恢复到激发前状态，该过程称为弛豫（relaxation）。所用的时间为弛豫时间，分为纵向弛豫时间（简称 T_1）和横向弛豫时间（简称 T_2）。MRI的黑白信号对比度来源于患者体内不同组织产生MR信号的差异。空气和骨皮质无论在 T_1 和 T_2 上均为黑色。T_1 加权像（T_1 weight imaging，T_1WI）可清晰显示解剖细节，T_2 加权像（T_2 weight imaging，T_2WI）更有利于显示病变。在 T_1WI上，梗死、炎症、肿瘤和液体呈低信号；在 T_2WI上，上述病变则为高信号。

2. 液体衰减翻转恢复序列（fluid attenuated inversion recovery，FLAIR）　又称水抑制或黑水脉冲序列，是一种CSF信号被抑制的 T_2 加权序列，由于抑制了脑室及脑裂内的CSF信号，FLAIR成像可以更加清晰地显示侧脑室旁及脑沟裂旁的病灶，对于脑梗死、脑白质病变、多发性硬化等疾病敏感性较高，已经成为临床常用的成像技术。

3. 增强扫描　是指静脉注入顺磁性造影剂钆 - 二乙三胺五醋酸（gadolinium-diethylenetriamine pentaacetate，Gd-DTPA）后再进行MR扫描，增强效果约持续45 min，通过改变氢质子的磁性作用可改变弛豫时间，获得高MR信号，产生有效的对比效应，增加对肿瘤及炎症病变的敏感性。

4. 磁共振血管成像（magnetic resonance angiography，MRA）　血管由于血流速度快，从发出脉冲到接收信号时，被激发的血液已从原部位流走，信号已经不存在，因此，在 T_1WI 和 T_2WI 上均呈黑色，此现象称流空效应。MRA是根据MR成像平面血液产生"流空效应"的一种MRI技术。不应用造影剂，通过抑制背景结构信号将血管结构分离出来，可显示成像范围内的所有血管（图6-9）。MRA的优点是不需要造影剂、方便省时、无创及无放射损伤；缺点是信号变化复杂，易产生伪影。临床主要用于颅内血管狭窄或闭塞、颅内动脉瘤、脑血管畸形等的诊断。

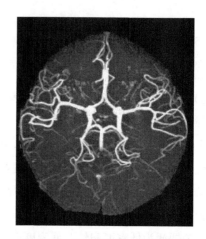

图6-9　MRA显示正常脑血管

5. MR弥散成像（diffusion-weighted，DWI）是在常规自旋回波序列180°脉冲前后施加梯度场，质子沿磁场梯度随机移动，以不同频率自旋，在回波时因质子的相位分散不能完全重聚而导致信号下降。临床常用表观扩散系数（apparent diffusion coefficient，ADC）来定量测量DWI的高低。DWI主要用于急性和超急性期脑梗死的诊断，由于脑缺血早期即引起细胞毒性水肿，细胞内水含量增加，引起细胞肿胀，细胞外间隙变小，梗死区水分子扩散运动减慢，ADC值降低，在DWI上表现高信号。

6. MR灌注成像（perfusion-weighted，PWI）是利用快速扫描技术及对Gd-DTPA的首次通过脑组织进行检测，通过MR信号随时间的改变评价组织微循环的灌注情况。从原始数据还可以重建出相对脑血容量（rCBV）、相对脑血流量（rCBF）、平均通过时间（MTT）等反映血流动力学状态的图像，弥补常规MRI和MRA不能显示血流动力学和脑血管功能状态的不足。常用于超急性和急性期脑梗死的诊断。

DWI 和 PWI 对脑缺血半暗区（ischemia penumbra）的临床界定具有重要意义。PWI 低灌注区可反映脑组织缺血区，而 DWI 异常区域可反映脑组织坏死区，DWI 与 PWI 比较的不匹配（mismatch）区域提示为脑缺血半暗区，是治疗时间窗或半暗带存活时间的客观影像学依据，可为临床溶栓治疗以及脑保护治疗提供依据。

📧 图 6-2
蓝色区域存在 PWI 和 DWI 不匹配

7. 磁共振波谱成像（magnetic resonance spectroscopy，MRS） 是一种利用 MR 现象和化学位移作用进行特定原子核及其化合物的定量分析。MRS 是目前唯一能够无损伤地探测活体组织化学特异性的方法，能在活体检测组织成分和代谢。临床应用最多的是质子波谱即 ^{1}H-MRS，检测的主要代谢产物有氮 - 乙酰天门冬氨酸（N-acetyl-aspartate，NAA）、肌酸（creatine，Cr）、胆碱（choline，Cho）、肌醇（myoinositol，MI）和乳酸（lactic acid，Lac）等。NAA 被认为是神经元的标志物；Cr 是能量代谢物质；Cho 主要参与细胞膜磷脂和乙酰胆碱的合成；MI 有调节渗透压、营养细胞、抗氧化与生成表面活性物质等作用；Lac 是无氧糖酵解产物。MRS 在临床上用于代谢性疾病如线粒体脑病、脑肿瘤、癫痫等疾病的诊断和鉴别诊断。

8. 功能磁共振成像（functional magnetic resonance imaging，fMRI） 通常特指应用血氧水平依赖（blood oxygen level dependent，BOLD）技术进行的脑功能成像。主要用于运动、听觉、视觉、语言、记忆、儿童脑发育及成人退行性变，以及认知功能评价等研究。

9. 弥散张量成像（diffusion tensor imaging，DTI） 是活体显示神经纤维束轨迹的唯一方法，可以显示大脑白质纤维束的结构，如内囊、胼胝体、外囊等结构，对于脑梗死、多发性硬化、脑白质病变、脑肿瘤等的诊断和预后评估有重要价值。

📧 图 6-3
正常脑白质纤维素走行图

10. 磁敏感加权成像（susceptibility weighted imaging，SWI） 是一项可以反映组织磁化属性的新的对比度增强技术，常采用高分辨率的 3D 梯度回波序列。临床应用包括：①循环缓慢的血管畸形及血管瘤；②微小出血；③肿瘤内血管和出血；④良、恶性出血的鉴别；⑤铁沉积；⑥脑外伤；⑦早期显示脑梗死并发出血。

11. 磁共振三维动脉自旋标记（3D-arterial spin labeling，3D-ASL） 是一种完全无创、无需对比增强的 MR 灌注技术。它利用磁化标记的动脉质子迁移到脑组织，进行三维快速成像，随后减去灌注信号得出 3D-ASL 的信号。3D-ASL 的信号主要取决于脑血流量（cerebral blood flow，CBF），脑和组织的 T_1 及标记的动脉血从标记层至成像层的时间等多种因素，目前常用于缺血性脑血管病的早期诊断。常规 MRI 序列对于 TIA 通常无阳性发现。有研究表明，DWI 为阴性时 3D-ASL 序列可在早期发现血流灌注减低状态，提高对 TIA 的早期检出率。

12. 磁共振动态对比增强（dynamic contrast enhanced MRI，DCE-MRI） 是利用连续、重复、快速的成像方法，通过获取注入对比剂前后的图像，经过一系列的计算分析，得到半定量或定量参数。DWI 是一种以病变、组织中的微血管系统为生理基础，来评估病变、组织生理性质的功能成像新技术。相比常规的 MRI 检查方法，此种检查方式不仅可以获得病变的形态学特征的信息，还可以反映出病变组织的生理性变化情况。DCE-MRI 可以定量评估血 - 脑屏障功能的完整性，如脑损伤后血 - 脑屏障的破坏、多发性硬化、脑肿瘤、急性缺血性卒中及卒中后康复等。

13. 高分辨磁共振（high resolution magnetic resonance imaging，HRMRI） 是近年已经应用于临

床的新型血管成像技术，不仅可以进行管腔成像，而且能够直观显示管壁结构。HRMRI可以用来准确评估动脉狭窄程度、诊断血管夹层、观察血管壁斑块内出血，是鉴别动脉粥样硬化斑块类型、评估斑块风险的最有效分检查方法。

（二）MRI在神经系统疾病诊断中的临床应用

与CT比较，MRI有如下优势：可提供冠状位、矢状位和横位三维图像，图像清晰度高，对人体无放射性损害，不出现颅骨伪影，可清楚显示脑干及后颅窝病变等。MRI主要用于脑梗死、脑炎、脑肿瘤、颅脑先天发育畸形和颅脑外伤等的诊断。除此之外，MRI对脑灰质与脑白质可产生明显的对比度，常用于脱髓鞘疾病、脑白质病变及脑变性疾病的诊断；对脊髓病变如脊髓肿瘤、脊髓空洞症、椎间盘脱出、脊椎转移瘤和脓肿等诊断更有明显的优势。然而，MRI检查急性颅脑损伤、颅骨骨折、急性出血病变和钙化灶等不如CT。

1. 脑梗死不同时期信号有所变化 ①超急性期：发病12 h内，血管正常流空消失，T_1WI和T_2WI信号变化不明显，但出现脑沟消失，脑回肿胀，灰白质分界消失，DWI可出现高信号；②急性期：发病后12～24 h，梗死灶呈等T_1或稍长T_1、长T_2信号，DWI可高信号（图6-10）；③起病后1～3 d：长T_1、长T_2信号，DWI高信号，出现水肿和占位效应，可并发梗死后出血；④病程4～7 d：水肿及占位效应明显，显著长T_1、长T_2信号，DWI信号开始降低；⑤病程1～2周：水肿及占位效应逐渐消退，病灶呈长T_1信号，T_2信号继续延长，DWI信号继续降低，T_2WI信号强于DWI信号；⑥2周以上：由于囊变与软化，T_1与T_2更长，边界清晰，呈扇形，出现局限性脑萎缩征象，如脑室扩大、脑沟加宽。

2. 脑出血 不同时期脑出血的MRI信号不同，取决于含氧血红蛋白、脱氧血红蛋白、正铁血红蛋白和含铁血黄素的变化。大致说来，出血后7 d内T_1WI显示等信号、T_2WI显示稍低信号；出血后

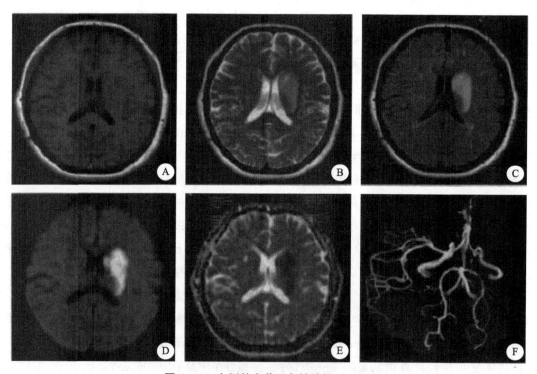

图6-10 左侧基底节区急性脑梗死MRI
A. T_1WI示左侧基底节区稍低信号 B、C. T_2WI和FLAIR示病灶高信号 D. DWI示病灶高信号
E. ADC示病灶低信号 F. MRA示左侧大脑中动脉未显影

1～4周，T_1WI 和 T_2WI 均显示高信号；出血1个月后，T_1WI 显示低信号，T_2WI 显示中心高信号、周边低信号。出血后7d内，MRI诊断准确率不及CT。

3. 脑肿瘤　MRI在发现低分化的、比较小的肿瘤以及转移瘤方面优于CT。其信号强度特征与肿瘤的含水量有关，但瘤内和瘤周的出血、水肿、坏死、囊变、钙化等改变，均可影响肿瘤的信号强度和特征（图6-11）。增强扫描有助于肿瘤的诊断，特别是对软脑膜、硬脑膜和脊膜转移瘤的诊断有很大帮助。

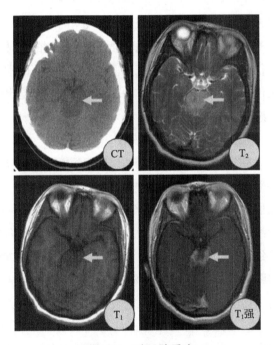

图 6-11　脑干胶质瘤

4. 颅内动脉瘤和血管畸形　MRI可发现多种脑血管异常，利用流空效应可发现动静脉畸形，不仅可显示血管畸形的部位和大小，有时还能显示其供应动脉及引流静脉；MRI还可发现中等大小以上的动脉瘤，但直径<1cm者易漏诊。

MRA在诊断闭塞性脑血管疾病方面优势较大，可以发现颅内和颅外较大血管分支的病变，但观察小动脉分支不可靠。MRA在发现颅内动脉瘤方面也有很好的应用，但难以观察到直径<0.5cm的

小动脉瘤。MRA还可发现软脑膜内的动静脉畸形，但分辨率不如传统的血管造影。

5. 脑白质病变和脱髓鞘病　MRI在观察白质结构方面非常敏感，如脑白质营养不良和多发性硬化。多发性硬化的典型MRI表现为脑室周围的白质内存在与室管膜垂直的椭圆形病灶，在 T_2WI 上为高信号，T_1WI 为稍低或低信号（图6-12）。

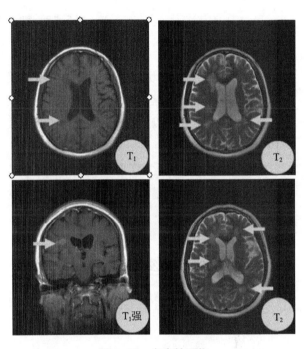

图 6-12　多发性硬化

脑MRI示大小不一类圆形，T_1WI 低信号，T_2WI 高信号，多位于侧脑室体部、前角、后角周围、半卵圆中心、胼胝体，或为融合斑，可有强化

6. 颅内感染　在诊断单纯疱疹脑炎时头颅MRI扫描非常敏感，典型表现为颞叶、海马及边缘系统的长 T_2 信号。脑膜炎急性期MRI可显示脑组织广泛水肿，脑沟裂及脑室变小，有时可见脑膜强化；慢性结核性脑膜炎常有颅底脑膜的明显强化。

7. 神经系统变性疾病　MRI在诊断痴呆时比CT有优越性，可用海马容积测量法观察海马萎缩的程度，其程度与阿尔茨海默病的严重程度相关；橄榄脑桥小脑萎缩（olivoponto-cerebellar atrophy，OPCA）可见脑桥和小脑的萎缩（图6-13）。

8. 椎管和脊髓病变　MRI是目前检查椎管和

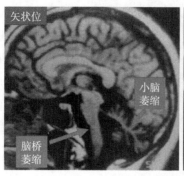
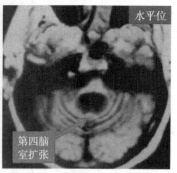

图 6-13　橄榄脑桥小脑萎缩 (OPCA)
MRI可见脑桥、小脑萎缩，第四脑室扩张

脊髓的最佳手段。在矢状面 MRI 图像上，可直接地观察椎骨骨质、椎间盘、韧带和脊髓。对椎管狭窄、椎管内肿瘤、炎症以及脊髓空洞症等疾病有重要的诊断价值。

9. 神经系统发育异常疾病　MRI 可清楚地显示小脑扁桃体下疝、脊髓空洞症、脑积水等先天性疾病。

第三节　神经电生理检查

一、脑电图

脑电图（electroencephalography，EEG）是检查大脑功能状态的电生理技术，EEG 可测定脑的自发电活动，是癫痫诊断和分类最客观的手段。

（一）电极的种类

1. 头皮电极　①圆盘状电极或杯状电极，通常用导电膏做接触剂，用胶纸或黏着剂固定在头皮上；②空心圆柱银质支架式电极，安放时用特制的橡皮帽固定。

2. 耳垂电极　一般为弹簧式或盘状电极，用胶纸固定。

3. 特殊电极

（1）蝶骨电极：将不锈钢灸针作为电极，在耳屏切迹前 1.5～3.0 cm，颧弓中点下方 2 cm 垂直刺入 4～5 cm 进行记录。该方法与常规方法比较可明显提高颞叶癫痫脑电图诊断的阳性率。

（2）鼻咽电极：主要用于检测额叶底部和颞叶前内侧的病变。但因易受呼吸吞咽动作影响，而且患者有明显的不适感而限制了该技术的应用。

（3）深部电极：将电极插入颞叶内侧的海马及杏仁核等较深部位进行记录。主要用于癫痫的术前定位，属非常规的检测方法，其主要并发症是出血和感染。

（二）脑电图电极的安放

目前国际脑电图学会建议使用的电极安放方法是采用国际 10-20 系统电极放置法（图 6-14），首先以软尺测量出从鼻根至枕骨粗隆的距离（称矢状线）及两侧耳屏前颧弓根凹陷处的距离（称冠状线），然后从前至后，从左至右以 10% 及 20% 的距离安放电极，分别称为 Fp_1、F_3、C_3、P_3、O_1、F_7、T_3、T_5、Fp_2、F_4、C_4、P_4、O_2、F_8、T_4、T_6、F_z、C_z、P_z 及 A_1、A_2（A_1、A_2 为两侧耳极点）。按此方法，共安放 21 个电极，单数代表左侧，双数代表右侧，F_z、C_z、P_z 为中线部位的电极。

（三）脑电图的描记和诱发试验

在患者安静、闭目、觉醒或睡眠状态下进行记录，房间温度不宜过高或过低。常采用诱发试验提高脑电图的阳性率。常用的诱发方法及临床意义如下：

1. 睁闭眼诱发试验　主要用于了解 α 波对光反应的情况，是常规的诱导方法。操作：在描记中嘱受检者睁眼，持续 5 s 后再令其安静闭目，间隔 5～10 s 后可再重复，一般连续作 2～3 次。睁眼后

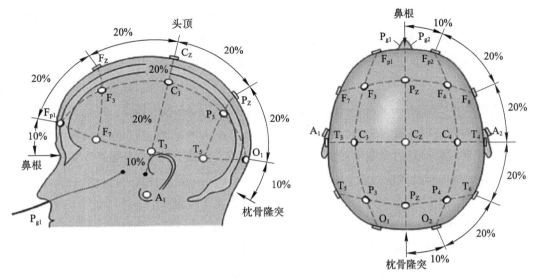

图 6-14 国际 10-20 系统电极位置

α 节律抑制，闭目后恢复正常或增强为正常反应。睁闭眼试验有时可诱发出痫性活动。

2. 过度换气 令患者以 20 次 /min 的速度深呼吸，持续 3 min，同时观察并记录 EEG 的变化，这是最常用的癫痫诱发方法，对儿童失神发作更有效。一旦 EEG 上出现痫性放电最好停止过度换气，以免临床上出现癫痫发作。儿童过度换气时出现对称性慢波可为正常反应，成人则应视为异常。过度换气时如出现痫样放电、节律异常、不对称性反应均视为异常。

3. 闪光刺激方法 是将闪光刺激器置于受检者眼前 20 ~ 30 cm 处，刺激光源给予不同频率的间断闪光刺激，每种频率刺激 10 ~ 20 s，间歇 10 ~ 15 s 后更换刺激频率，观察脑波有无变化。闪光刺激方法是 EEG 的常规检查项目之一，特别是对光敏性癫痫具有重要价值。

4. 睡眠诱发试验 通过自然或药物诱发睡眠诱发脑电图异常。主要用于清醒脑电图正常的癫痫患者，不合作儿童及精神异常患者。半数以上的癫痫发作与睡眠有关，部分患者在睡眠中发作，因此可提高 EEG 检查的阳性率，尤其对夜间发作和精神运动性发作更适用。睡眠 EEG 记录时间一般在 20 min 以上，最好为整夜睡眠记录。

5. 其他 包括药物诱发等，常用的致痫药物有戊四氮和贝美格等静脉注射，目前临床上已经很少应用。

（四）正常 EEG

1. 正常成人 EEG 在清醒、安静和闭眼放松状态下，脑电的基本节律为 8 ~ 13 Hz 的 α 节律，波幅为 20 ~ 100 μV，主要分布在枕部和顶部；β 活动的频率为 14 ~ 25 Hz，波幅为 5 ~ 20 μV，主要分布在额叶和颞叶；部分正常人在大脑半球前部可见少量 4 ~ 7 Hz 的 θ 波；频率在 4 Hz 以下称为 δ 波，清醒状态下的正常人几乎没有该节律波，但入睡可出现，而且由浅入深逐渐增多。频率为 8 Hz 以下的脑电波称为慢波。

2. 儿童 EEG 与成人不同的是以慢波为主，随着年龄的增加慢波逐渐减少，而 α 波逐渐增多，14 ~ 18 岁接近于成人脑电波。

3. 睡眠 EEG 根据眼球运动可分为以下两类。

（1）非快速眼动相（non-rapid eye movement，NREM）：①第 1 期（困倦期）：由清醒状态向睡眠期过渡阶段，α 节律逐渐消失，被低波幅的慢波取代，在顶部出现短暂的高波幅双侧对称的负相波称为 "V" 波。②第 2 期（浅睡期）：在低波幅脑电波的基础上出现睡眠纺锤波（12 ~ 14 Hz）。③第

3、4期（深睡期）：第3期在睡眠纺锤波的基础上出现高波幅慢波（δ波），但其比例在50％以下；第4期睡眠纺锤波逐渐减少至消失，δ波的比例达50％以上。

（2）快速眼动相（rapid eye movement，REM）：从NREM第4期的高波幅δ波为主的脑电图，变为以低波幅θ波和间歇出现的低波幅α波为主的混合频率脑电图，其α波比清醒时慢1~2 Hz，混有少量快波。

（五）常见的异常EEG

1. 弥漫性慢波   背景活动为弥漫性慢波，是常见的异常表现，无特异性。见于各种原因所致的弥漫性脑损害、缺氧性脑病、脑膜炎、中枢神经系统变性病、脱髓鞘性脑病等。

2. 局灶性慢波   是局部脑实质功能障碍所致。见于局灶性癫痫、单纯疱疹脑炎、脑脓肿、局灶性硬膜下或硬膜外血肿等。

3. 三相波   通常为中至高波幅、频率为1.3~2.6 Hz的负-正-负或正-负-正波。主要见于Creutzfeldt-Jakob病（CJD）、肝性脑病和其他原因所致的中毒代谢性脑病。

4. 癫痫样放电

（1）棘波：突发一过性顶端为尖的波形，持续20~70 ms，主要成分为负相，波幅多变，典型棘波上升支陡峭，下降支可有坡度。见于癫痫。

（2）尖波：波形与棘波相似，仅时限宽于棘波，为70~200 ms，常为负相，波幅100~200 μV。常见于癫痫。

（3）3 Hz棘慢波综合：一个棘波继之以一个慢波，易为过度换气诱发，常见于典型失神发作。

（4）多棘波：两个以上高幅双相棘波呈节律性出现，常见于肌阵挛及强直阵挛发作。

（5）尖慢复合波：由一个尖波及其后的慢波组成，见于癫痫发作。

（6）多棘慢复合波：一个以上棘波随之一个慢波，频率2~3 Hz，常为散在单个出现，两侧同步对称，常见于肌阵挛癫痫。

（7）高幅失律：为高波幅的尖波、棘波发放，然后有一电活动静止期。见于婴儿痉挛、苯丙酮酸尿症等患者。

50％以上患者在癫痫发作的间期记录到癫痫样放电，放电的不同类型则通常提示不同的癫痫综合征，如多棘波和多棘慢复合波通常伴有肌阵挛，见于全身性癫痫和光敏感性癫痫等。双侧同步对称，每秒3次、重复出现的高波幅棘慢复合波提示失神发作（图6-15）。

（六）EEG的临床应用

EEG检查主要用于癫痫的诊断、分类和病灶的定位；对区别脑部器质性或功能性病变和弥漫性或局限性损害以及脑炎、中毒性和代谢性等各种原

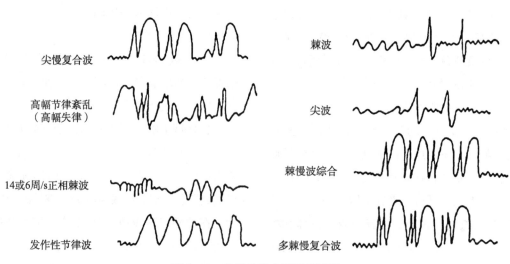

尖慢复合波

高幅节律紊乱
（高幅失律）

14或6周/s正相棘波

发作性节律波

棘波

尖波

棘慢波综合

多棘慢复合波

图6-15   常见的脑电图异常波形

因引起脑病均有辅助诊断价值。可用于多导睡眠图诊断睡眠呼吸障碍，包括睡眠呼吸暂停综合征、发作性睡病等。

二、脑磁图

脑磁图（magnetoencephalography，MEG）是一种无创性探测大脑电磁生理信号的脑功能检测技术。它能探测到来源于大脑的极微弱磁场，与fMRI和EEG相比具有较高的时间分辨率（1 ms以下）和空间分辨率（2～3 mm）。利用MEG所获得的脑电生理资料与MRI所获得的脑解剖结构资料叠加形成磁源性影像（magnetic source imaging，MSI）能同时显示大脑解剖和功能变化，被广泛应用于神经科学的基础研究和神经内、外科疾病的诊断与治疗上。

MEG的工作原理是使用SQUID多通道传感探测系统，探测神经元兴奋性突触后电位产生的电流形成的生物电磁场。目前，临床可应用于癫痫灶定位于评估、脑功能区确定及外科手术前评估、大脑高级功能研究、轻重型颅脑外伤脑功能状况的临床评估、帕金森病及偏头痛先兆的机制研究等。

三、诱发电位

诱发电位（evoked potentials，Eps）是神经系统在感受外来或内在刺激时产生的生物电活动，其检测技术可以了解脑的功能状态。目前不仅能对躯体感觉、视觉和听觉等感觉通路的刺激进行检测，还可以对运动通路及认知功能进行测定，后者称为事件相关电位（event related potentials，ERP），其中最常用的是P300电位。

（一）躯体感觉诱发电位

躯体感觉诱发电位（somatosensory evoked potential，SEP）是刺激肢体末端感觉神经，在躯体感觉上行通路不同部位记录的电位。特点是波形稳定、无适应性和不受睡眠和麻醉药影响。SEP起源于周围神经中直径较大的快速传导的有髓传入纤维。SEP能评估周围神经及其近端（例如神经根）、脊髓后索、脑干、丘脑及皮质感觉区的功能状态。

1. 检测方法　将表面电极置于周围神经干，在感觉传入通路中不同水平及头皮相应的投射部位记录其诱发电反应。常用的刺激部位为上肢的正中神经和尺神经，下肢的胫后神经和腓总神经等。

2. 波形命名　SEP各波的命名原则是极性（波峰向下为P，向上为N）+正常平均潜伏期，例如潜伏期为21 ms，波峰向上的波称为N21。

3. SEP异常的判断标准和影响因素

（1）SEP异常的判断标准：①潜伏期 > 平均值 +3 个标准差（standard deviation，SD）；②波幅明显降低伴波形分化不良或波形消失；③双侧各相应波幅差值 > 50%。

（2）影响因素：主要是患者的年龄、性别、温度和身高。检测中应注意肢体皮肤温度应保持在34℃左右。

4. SEP各波的起源

（1）正中神经刺激：N9为感觉神经动作电位；N11可能来源于颈髓入口处或后索，N13可能为颈髓后角突触后电位，N14/P14可能来自于高颈髓或延髓，N20可能起源于一级体感皮质（S1区），P25认为是一级体感皮质（S1区）的另一个反应波，N35可能与细纤维经丘脑腹后外侧核投射到一级体感皮质（S1区）有关。

（2）胫后神经刺激：腘窝、腰（L3）和T12或T11记录的点位反映周围神经远端和近端的动作电位。P40可能来自同侧头皮中央后回，N45可能来自顶叶S1后方，P60可能与顶叶偏后凸面有关，N75分布较广，起源尚不清楚。

5. SEP的临床应用　检测周围神经、神经根、脊髓、脑干、丘脑及大脑的功能状态，主要用于吉兰 - 巴雷综合征（GBS）、颈椎病、后侧索硬化综合征、多发性硬化（MS）、亚急性联合变性等，还可用于脑死亡的判断和脊髓手术的监护等。

（二）视觉诱发电位

视觉诱发电位（visual evoked potential，VEP）是指头皮记录的枕叶皮质对视觉刺激产生的电活动。

1. 检测方法 有模式翻转刺激技术诱发 VEP（pattern reversal visual evoked potential，PRVEP）和闪光刺激 VEP。PRVEP 的优点是波形简单易于分析、阳性率高和重复性好；而闪光刺激 VEP 受视敏度影响小，适用于 PRVEP 检测不能合作者。

2. 波形命名和起源 PRVEP 由 NPN 组成的三相复合波，分别按各自的平均潜伏期命名为 N75、P100 和 N145。正常情况下 P100 潜伏期最稳定而且波幅高，是最为可靠的成分，是分析 VEP 时最常用的波形（图 6-16）。VEP 各波的起源目前尚不清楚。

3. VEP 异常的判断标准和影响因素 VEP 异常的判断标准：①潜伏期 > 平均值 +3SD；②波幅 < 3 μV 以及波形分化不良或消失；③两眼间 P100 差值大于 8 ms。VEP 主要受视力、性别和年龄的影响。

4. VEP 的临床应用 检测视通路病变，特别对多发性硬化（MS）患者可提供早期视神经损害的客观依据。

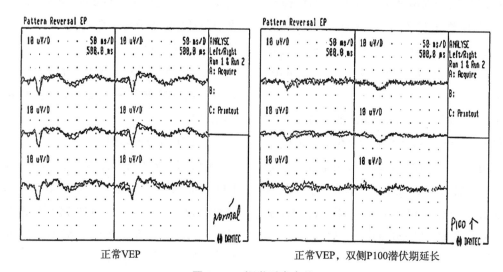

| 正常VEP | 正常VEP，双侧P100潜伏期延长 |

图 6-16 视觉诱发电位

（三）脑干听觉诱发电位

脑干听觉诱发电位（brainstem auditory evoked potential，BAEP）指经耳机传出的声音刺激听神经传导通路在头顶记录电位。在检查时一般不需要患者的合作，婴幼儿和昏迷患者均可进行测定。

1. 检查方法 多采用短声（click）刺激，刺激强度 50～80 dB 或主观听阈 +75 dB；刺激频率 10～15 Hz，持续时间 10～20 ms，叠加 1 000～2 000 次。检测时单耳刺激，对侧白噪音掩盖。记录电极通常置于 Cz，参考电极置于耳垂或乳突，接地电极置于 FPz。

2. 波形命名和起源 正常 BAEP 通常由 5 个波组成，依次以罗马数字命名为 I～V。I 波起源于听神经，II 波起源于耳蜗核，III 波起源于上橄榄核，IV 波起源于外侧丘系及其核团（脑桥中、上部分），V 波起源于下丘的中央核团区（图 6-17）。

3. BAEP 异常判断标准 ①各波潜伏期延长 > 平均值 + 3 SD，和（或）波间期延长 > 平均值 +

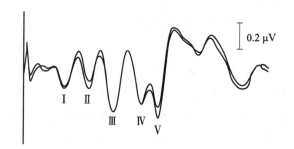

图 6-17 正常人的脑干听觉诱发电位（BAEP）

3 SD；②波形消失或波幅 I / V 值 > 200%。③Ⅲ-V / I-Ⅲ比值 > 1.0。

4. BAEP 的临床应用　主要用于客观评价听力、脑桥小脑角肿瘤、多发性硬化（MS）、脑死亡的诊断、手术监护等。

（四）运动诱发电位

运动诱发电位（motor evoked potential，MEP）包括电刺激以及磁刺激。磁刺激近年来被广泛应用于临床，经颅磁刺激运动诱发电位（transcranial magnetic stimulation motor evoked potential，TMS-MEP）指经颅磁刺激大脑皮质运动细胞、脊神经根及周围神经运动通路，在相应的肌肉上记录的复合肌肉动作电位。MEP 的主要检测指标为各段潜伏期和中枢运动传导时间（central motor conduction time，CMCT）。

1. 检测方法　上肢 MEP 检测是将磁刺激器置于上肢对应的大脑皮质运动区、C7 棘突和 Erb 点，在拇短展肌等肌肉上记录诱发电位；下肢 MEP 测定是将磁刺激器置于下肢对应的大脑皮质运动区、L4 棘突及腘窝，在胫前肌和伸趾短肌上记录诱发电位。

2. 异常的判断标准及影响因素　异常的判断标准为：各波潜伏期或 CMCT 延长 > 平均值 + 2.58 SD、上肢易化状态下波形消失。各波潜伏期与身高有明显的相关性；CMCT 与身高无相关性。

3. MEP 的临床应用　主要用于运动通路病变的诊断，如多发性硬化（MS）、肌萎缩侧索硬化、脊髓型颈椎病、脑血管病等。

（五）事件相关电位

事件相关电位（event-related potential，ERP）指大脑对某种信息进行认知加工（注意、记忆和思维等）时，通过叠加和平均技术在头颅表面记录的电位。ERP 主要反映认知过程中大脑的电生理变化。ERP 中应用最广泛的是 P300 电位。

1. 检测方法　将能区分开的 2 种或 2 种以上的感觉刺激随机编排成刺激序列，小概率、不规律出现的刺激称为靶刺激，另一种为非靶刺激。受试者选择性注意靶刺激，在靶刺激呈现后 250~500 ms 内从头皮上记录的正性电位称为 P300。

2. P300 的注意事项　受试者必须保持清醒状态，瞌睡和注意力不集中均影响 P300 的结果。

3. P300 电位的影响因素　P300 潜伏期与年龄呈正相关，波幅与年龄的关系尚不肯定，但 70 岁以后波幅逐渐降低。

4. P300 电位的临床应用　用于各种大脑疾病（包括痴呆、帕金森病、抑郁症、酒精中毒等）引起的认知功能障碍的评价。

四、肌电图和神经传导速度

肌电图（electromyography，EMG）是检测和研究肌肉在安静、随意收缩和周围神经刺激时的各种电生理特性的技术。其适应证是脊髓前角细胞及以下病变，主要用于周围神经、神经肌肉接头和肌肉病变的诊断。EMG 包括常规 EMG、运动单位计数、单纤维肌电图等，广义的神经传导速度包括运动神经传导速度、感觉神经传导速度、F 波、H 反射及重复神经电刺激等，通常意义的神经传导速度主要指运动神经传导速度和感觉神经传导速度。

（一）肌电图

常规 EMG 指用同心圆针电极记录的肌肉安静状态下和不同程度随意收缩状态下各种电活动的一种技术。

1. 正常 EMG

（1）静息状态：观察插入电位，针电极插入肌肉时引起的短暂电位发放即插入电位，停止移动针电极时插入电活动也迅速消失，于 300 ms 左右恢复静息状态。

（2）轻收缩状态：观察运动单位动作电位（motor unit action potentials，MUAPs），它是单个前角细胞支配的所有肌纤维同步放电的总和。就 MUAPs 的时限、波幅、波形及多相波百分比而言，不同肌肉各有其不同的正常值范围。

（3）大力收缩状态：观察募集现象，即观察肌肉在大力收缩时运动电位的多少及其发放频率的快

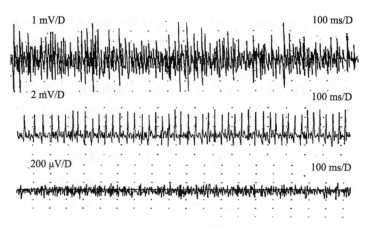

图 6-18　肌肉大力收缩状态时的募集电位
上：正常人肌肉大力收缩时EMG募集电位为干扰相　中：ALS患者大力收缩募集电位为单纯相
下：多发性肌炎患者大力收缩募集电位为病理干扰相

慢。正常情况下，大力收缩时肌电图上呈密集的相互重叠的难以分辨基线的许多运动单位电位，即为干扰相（图6-18）。

2. 异常 EMG

（1）插入电位的改变：插入电位减少或消失见于严重的肌肉萎缩、肌肉纤维化和脂肪组织浸润以及肌纤维兴奋性降低等；插入电位的延长或增多提示肌肉易激惹或肌膜不稳定，见于失神经支配的肌肉或炎性肌病。

（2）异常自发电位：①纤颤电位（fibrillation potential），由失神经支配的肌纤维对乙酰胆碱的敏感性增高或肌肉细胞膜电位的稳定性下降所致的单个肌纤维的自发放电。多呈双相，起始为正相，后为负相，时限 1～2 ms，波幅 20～200 μV，频率 2～30 Hz，声音为尖而高调的嗒嗒声。见于神经源性损害和肌源性损害。②正锐波（positive shape potential），其产生机制及临床意义同纤颤电位，为一正相尖形主峰向下的双相波，形似"V"形，时限 10～100 ms，波幅差异很大，一般为 50～200 μV，频率 4～10 Hz，声音呈遥远的雷鸣样音。③束颤电位（fasciculation），指在安静时出现单个或部分运动单位电位支配肌纤维的自发放电，波形与正常的运动单位电位类似。见于神经源性损害。④其他，例如复合重复放电（complex repetitive discharges，CRD）和肌颤搐（myokymia）电位。

（3）肌强直放电（myotonic discharge）：与安静时肌膜氯离子通透性减小有关。多见于肌肉自主收缩或受机械刺激后。波幅通常为 10 μV～1 mV，频率为 25～100 Hz，放电过程中波幅和频率逐渐衰减，扩音器可传出"飞机俯冲或摩托车减速"样声音。见于各种原因所致的肌强直。

（4）异常 MUAPs：①神经源性损害：表现为 MUAPs 时限增宽、波幅增高及多相波百分比增高，见于脊髓前角细胞病变、神经根病变、神经丛和周围神经病等；②肌源性损害：表现为 MUAPs 时限缩短，波幅降低及多相波百分比增高，见于进行性肌营养不良、炎性肌病和其他原因所致的肌病。

（5）异常募集相：①单纯相：指肌肉大力收缩时，参加发放的运动单位数量明显减少，在肌电图上表现为单个独立的电位，见于神经源性损害。②病理干扰相：肌纤维变性或坏死使运动单位变小，在肌肉大力收缩时参与募集的运动单位数量明显增加，表现为低波幅干扰相，被称为病理干扰相，见于各种原因导致的肌源性损害；③混合相：参加发放的运动单位数量部分减少，大力收缩时相互重叠的运动单位电位的密集程度较干扰相稍有降低，基线部分可分辨，即为混合相，可见于神经源性损害。

3. EMG 的临床应用　主要用于神经源性损害和肌源性损害的诊断及鉴别诊断。EMG 结合神经传导速度的结果，有助于对脊髓前角细胞、神经根和神经丛病变的定位。四肢、胸锁乳突肌和脊旁肌 EMG 对运动神经元病的诊断有重要价值。

（二）神经传导速度

神经传导速度（nerve conduction velocity，NCV）是用于评定周围神经传导功能的一项诊断技术，通常包括运动神经传导速度（motor nerve conduction velocity，MCV）和感觉神经传导速度（sensory nerve conduction velocity，SCV）的测定。

1. 测定方法

（1）MCV 测定：①电极放置：刺激电极置于神经干，记录电极置于肌腹，参考电极置于肌腱；地线置于刺激电极和记录电极之间。② MCV 的计算：超强刺激神经干远端和近端，在该神经支配的肌肉上可记录到 2 次复合肌肉动作电位（compound muscle action potential，CMAPs），测定其不同的潜伏期，用远端和近端之间的距离除以两点间潜伏期差，即为神经的传导速度（图 6-19）。计算公式为：神经传导速度（m/s）= 两点间距离

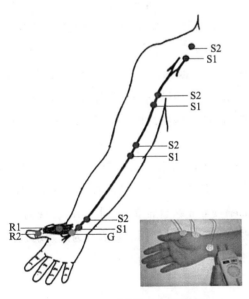

图 6-19　正中神经 MCV 测定
R1. 记录作用电极　R2. 记录参考电极
S1. 阴极　S2. 阳极　G. 地线

（cm）×10/ 两点间潜伏期差（ms）。波幅的测定通常取峰 – 峰值。

（2）SCV 测定：①电极放置：刺激手指或脚趾末端，顺向性的在近端神经干收集（顺向法），或刺激神经干而逆向的在手指或脚趾末端收集（逆向法）；地线固定于刺激电极和记录电极之间。② SCV 计算：记录潜伏期和感觉神经动作电位（sensory nerve action potential，SNAPs）；用刺激电极与记录电极之间的距离除以潜伏期为 SCV。

2. 异常 NCV 及临床意义　MCV 和 SCV 异常表现为传导速度减慢和波幅降低，前者主要反映髓鞘损害，后者为轴索损害。

3. NCV 的临床应用　NCV 的测定用于各种原因的周围神经病的诊断和鉴别诊断，能够发现周围神经病的临床下病灶，能区分是轴索损害还是髓鞘脱失。NCV 结合 EMG，可以鉴别前角细胞、神经根、周围神经及肌源性损害等。

（三）F 波与 H 反射

1. F 波（F-wave）　是以超强电刺激神经干在 M 波（CMAPs）后的一个较晚出现的小的肌肉动作电位。①电极放置：同 MCV 测定，不同的是阴极放在近端。②潜伏期测定：通常连续测定 10～20 个 F 波，然后计算其平均值，F 波的出现率为 80%～100%（图 6-20）。F 波出现率的减少或潜伏期延长均提示神经传导异常（图 6-21）。③临床意义及应用：F 波有助于周围神经病的早期诊断、病变部位的确定。由于 F 波可以反映运动神经近端的功能，对神经根病变的诊断有重要的价值，可弥补 MCV 的不足，临床用于吉兰 – 巴雷综合征（GBS）、遗传性运动感觉神经病、神经根型颈椎病等的诊断。

2. H 反射（H-reflex）　是利用较小电量刺激神经，冲动经感觉神经纤维向上传导至脊髓，再经单一突触连接传入下运动神经元而引发肌肉电活动。①电极放置：刺激电极置于腘窝胫神经处，记录电极置于腓肠肌肌腹，最佳刺激强度依个人不同反应而定。②意义：H 反射相对稳定地出现于正常

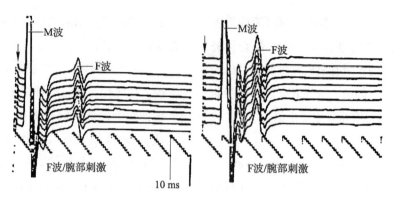

图 6-20　正常人正中神经刺激 F 波

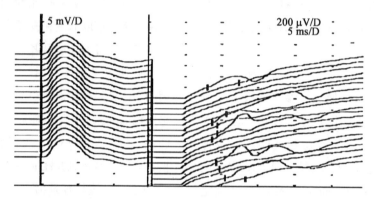

图 6-21　GBS 患者正中神经刺激 F 波出现率为 35%

成人 S1 根所支配的肌肉，其他部位则较少见。若 H 反射消失则表该神经根或其相关的反射弧病损。临床用于 GBS、腰椎病、腰骶神经根病变的诊断。

（四）重复神经电刺激

重复神经电刺激（repetitive nerve stimulation, RNS）指超强重复刺激神经干后在相应肌肉记录复合肌肉动作电位，是检测神经肌肉接头功能的重要手段。RNS 可根据刺激的频率分为低频（≤5 Hz）RNS 和高频（10～30 Hz）RNS。

1. 测定方法　①电极放置：刺激电极置于神经干，记录电极置于该神经所支配的肌肉，地线置于两者之间。②神经和肌肉的选择：临床通常选择面神经支配的眼轮匝肌、腋神经支配的三角肌、尺神经支配的小指展肌。高频刺激通常选用尺神经。

2. 正常值的计算和异常的判断　确定波幅递减是计算第 4 或第 5 波相比第 1 波波幅下降的百分比；波幅递增是计算最高波幅比第 1 波波幅上升的百分比。正常人低频刺激波幅递减在 10%～15% 以内，高频刺激波幅递减 <30%，而波幅递增 <50%。低频波幅递减 >15%（部分定为 10%）和高频刺激波幅递减 >30% 为异常，称为波幅递减；高频刺激波幅递增 >100% 为异常，称为波幅递增（图 6-22）。

3. RNS 的临床意义检测　神经肌肉接头的功能状态，主要用于重症肌无力（MG）的诊断及与 Lambert-Eaton 综合征的鉴别。MG 表现为低频或高频刺激波幅递减，而后者表现为低频刺激波幅递减，而高频刺激波幅递增。

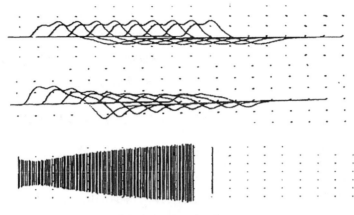

图 6-22 重复神经电刺激
上：正常人低频RNS 中：重症肌无力患者的低频RNS波幅递减
下：Lambert-Eaton综合征患者的高频RNS波幅递增

第四节 头颈部血管检查

一、颈动脉超声检查

颈部血管超声是广泛应用于临床的一项无创性检测手段，可客观检测和评价颈部血管的结构、功能状态或血流动力学的改变。对头颈部血管病变，特别是缺血性脑血管疾病的诊断具有重要的意义。

1. 颈部超声检测技术 包括二维显像、彩色多普勒血流影像及多普勒血流动力学分析等技术。颈部血管的超声检测一般采用高频线阵 5.0～10.0 MHz 探头。颈部血管的检测通常包括：双侧颈总动脉（CCA）、颈内动脉（ICA）颅外段、颈外动脉（ECA）、椎动脉（VA）颅外段、锁骨下动脉、无名动脉和颈内静脉（ICV）等。

2. 血管鉴别 颈内动脉与颈外动脉鉴别要点如表6-1所示。

（一）颈动脉彩色多普勒超声观察指标

1. 二维图像的检测指标

（1）血管的位置：观察血管的起源、走行及与周围血管的关系，有无变异、移位、受压及动静脉畸形等。

表 6-1 颈内动脉与颈外动脉鉴别要点

动脉	颈内动脉	颈外动脉
大小	较大	较小
分支	无	有
走向	后外	前内
多普勒特征	低阻抗性血流	高阻抗性血流
颞浅动脉震颤	无锯齿样波形	有锯齿样波形

（2）血管壁结构：观察内膜、中膜和外膜三层结构，内膜是否光滑、增厚或动脉硬化斑块的位置、大小、形状及超声性质，有无夹层动脉瘤等。

（3）血管内径的测量：通过管径的检测及血流动力学的改变以判断血管结构及功能状态的改变，评价血管狭窄的程度。

2. 彩色多普勒血流显像检测指标

（1）血流方向：正常血流方向的判断决定于红细胞与探头发射声波之间的相对运动。当红细胞朝向探头运动时，为正向，以红色表示；反之，背离探头的血流以蓝色显示。

（2）彩色血流的显像与血管病变的观察：由于血流在血管腔内的流动为层流状态，因此正常颈动脉血流的彩色显像为中间明亮周边相对减弱。血流的明亮状态与充盈状态，可以反映血管壁结构的变化。当发现血流"充盈缺损"特征时，往往提示血管狭窄性病变的存在。

图 6-4
血管狭窄性病变

（二）临床应用

1. 显示颈动脉斑块　根据超声波回声特征，可将颈动脉斑块分为强回声、等回声与低回声三类。结合斑块的表面形态及结构特征，可将之分为溃疡型、扁平型与不规则型斑块。溃疡型斑块表面不光滑，类似"火山口"样，伴血流的充盈缺损。此外，根据斑块内部的回声特点，可分为均质性与非均质性两种。均质斑块虽然可引起颈动脉管腔狭窄和血流动力学改变，但通常不引起脑缺血发作。当斑块表面有溃疡形成呈不规则或非均质斑块时，易引发脑卒中或短暂性脑缺血发作（transient ischemic attack，TIA），非均质斑块通常与斑块内出血密切相关。目前多数学者认为，低回声斑块和非均质斑块与溃疡型斑块一样，是引发缺血性脑血管病的危险因素，而强回声和均质斑块的风险较低。

2. 锁骨下动脉盗血综合征　由于锁骨下动脉或无名动脉起始部狭窄或闭塞，导致病变远端肢体血液供应障碍及椎基底动脉系统缺血的相应表现，超声显示病变血管狭窄，患侧椎动脉血流方向部分或完全逆转。

3. 先天性颈内动脉肌纤维发育不良　超声显示动脉管腔粗细不均，内膜和中膜结构显示不清，管腔内血流充盈不均呈"串珠样"改变。

4. 颈内动脉瘤　根据动脉瘤的病理基础和结构特征可分为真性动脉瘤、假性动脉瘤和夹层动脉瘤。夹层动脉瘤是由于动脉内膜与中层之间分离，使病变血管出现双腔结构—真腔与假腔，假腔内血流的灌注与血栓的形成造成真腔管径减小，血管狭窄。

5. 大动脉炎　表现为血管壁内膜、中膜及外膜结构分界不清，动脉内膜和中膜的结构融合，外膜表面粗糙，管壁均匀性增厚，管腔向心性狭窄等。

6. 颈动脉手术的疗效评价　颈动脉内膜剥脱和颈动脉支架置入术后可出现急性血栓形成、动脉内膜增生、血管再狭窄等，颈动脉超声可用于术后疗效评估与随访。

二、经颅多普勒超声检查

1982 年挪威学者 Aslid 将低发射频率（2.0 MHz）与脉冲多普勒相结合，使超声波穿透颅骨薄弱部位，利用超声波的多普勒效应来检测颅内动脉血流动力学变化，该技术被称为经颅多普勒（transcranial doppler，TCD）超声。TCD 可检测颅内大动脉的血流速度，成为评价颅内血管血流动力学的重要手段。1990 年，经颅彩色多普勒（transcranial color doppler imaging，TCCD）超声技术问世，其可以显示动脉图像，使颅内血管超声的诊断能力得到进一步提高。

（一）检测方法和检测指标

TCD 仪器配备 2 MHz 和 4 MHz 两种探头。颅内动脉探测采用 2 MHz 探头，颅外颈部动脉探测采用 4 MHz 探头。

1. 颅内动脉检测方法

（1）颞窗：被检查者取仰卧或侧卧，将探头置于颧弓之上、耳屏与眶外缘之间，经颞窗可探测到大脑中动脉（middle cerebral artery，MCA）、大脑前动脉（anterior cerebral artery，ACA）的交通前段、大脑后动脉（posterior cerebral artery，PCA）的交通前段与交通后段，以及颈内动脉终末段（terminal internal carotid artery，TICA）。经颞窗的上述动脉检出率与被检查者的年龄、性别等因素有关，老年女性、肥胖者较难检测。

（2）枕窗：又称为枕大孔窗，可探查椎动脉（vertebral artery，VA）颅内段、小脑后下动脉（posterior interior cerebellar artery，PICA）、基底动脉（basilar artery，BA）。被检查者取坐位或侧卧位，头前倾，颈屈曲，将探头置于颈项中线，声束对准枕大孔区，正常椎动脉、基底动脉的血流方向背离探头。

（3）眼窗：被检查者取仰卧位，两眼闭合，将探头轻置于眼睑之上，可探测同侧眼动脉（ophthalmic artery，OA）和颈内动脉虹吸段（carotid siphon，CS）。

血管识别颅内动脉 TCD 主要识别参数：①探查深度；②血流方向；③血流速度：包括收缩期流速、舒张期流速及平均流速；④探查声窗；⑤声束方向；⑥血流信号的连续性：即血管的可追踪性。

2. 颅外段颈动脉检查方法 用 4 MHz 探头，在锁骨上窝颈总动脉搏动处检测颈总动脉，在下颌角水平检测颈内动脉起始段和颈外动脉，可以通过颞浅动脉震颤压迫试验对颈内、外动脉进行鉴别。

3. TCD 检测参数和临床意义 TCD 对颅内动脉检测的准确性通过以下参数进行判断。

（1）频谱形态：正常 TCD 探测到的血流频谱的波动与心动周期一致，呈三峰形态，在心动周期开始时，脑血流达到最高峰即收缩期最高峰（S1峰），随后血液经左心室进入主动脉后形成血管的弹性搏动波峰（S2峰）。当心脏舒张开始，血管的血流下降，出现舒张早期波峰（D峰）。正常健康成人的脑血流频谱为 S1 > S2 > D，三峰清晰，频谱内部分布均匀，外层包络线光滑，基线上方"频窗"清晰。

（2）血流方向：根据红细胞运动方向与探头之间的关系确定，血流朝向探头为正向，血流频谱位于基线上方；反之，血流背离探头为负向，血流频谱位于基线下方；当探测到血管分支或血管走向弯曲时，血流频谱为双向。血流方向是判断颅内血管血流动力学是否正常的重要技术参数。当血流方向改变时，提示有血管狭窄或闭塞，侧支循环或颅内盗血现象的存在。

（3）血流速度：指红细胞在血管中流动的速度，单位为 cm/s。血流速度包括收缩期血流速度（systolic velocity，Vs）、舒张期血流速度（diastolic velocity，Vd）和平均血流速度（mean velocity，Vm）。血流速度是 TCD 最重要的技术参数，血流速度降低多见于血管狭窄的前后段、脑内盗血、脑

动脉硬化症等。血流速度增高则见于狭窄段血管、血管痉挛、动静脉畸形、感染、甲亢、贫血等。

（4）搏动指数（pulsatility index，PI）和阻力指数：是评价颅内动脉血管顺应性（血管弹性和血管阻力）和脑血流灌注状态高低的重要技术指标。病理性 PI 值增高主要见于脑动脉硬化、颅内压增高等，而 PI 值降低则多见于动静脉畸形、颈内动脉海绵窦瘘、重度血管狭窄或狭窄后段血流改变、大动脉炎等。

（5）声频信号：正常血液在血管内以层流形式流动，其声频信号呈平滑柔和的声音，当血管狭窄时、动静脉畸形或动静脉瘘时，将导致血流紊乱，产生粗糙的血管杂音。

（二）TCD 的临床应用

1. 颅内动脉狭窄或闭塞

（1）颅内动脉狭窄的 TCD 变化：①节段性血流速度异常，狭窄段血流速度升高，收缩期血流速度大脑中动脉 > 140 cm/s，大脑前动脉 > 120 cm/s，大脑后动脉和椎基底动脉 > 100 cm/s，提示被检血管狭窄；狭窄近端血流速度正常或相对降低，狭窄远端血流速度明显降低。②血流频谱异常，S1 峰和 S2 峰融合，出现湍流或涡流频谱，基底部"频窗"消失。③血流声频粗糙，严重时出现"乐性血管杂音"。④两侧血流速不对称，当双侧同名动脉血流速度比较相差超过 30% 时应考虑血管狭窄性病变。

图 6-5
TCD 提示动脉狭窄或闭塞

（2）颅内动脉闭塞的 TCD 变化：①在相应探查深度动脉血流信号消失。②与闭塞动脉相连血管内可见血流信号。③显示交通支血流改变，提示侧支循环建立。

以大脑中动脉（MCA）慢性闭塞为例，患侧 MCA 血流信号消失，相邻动脉大脑前、后动脉血流速度代偿性升高，脑膜支侧支循环建立，沿 MCA 主干向远端探测，MCA 血流速度明显减低无

连续性血流信号，但可获得双向多支低流速低搏动性血流信号频谱。

2. 颅外段颈内动脉狭窄或闭塞

（1）颅外段颈内动脉狭窄的 TCD 变化：①患侧动脉的血流速度异常升高，高于健侧 1.5 倍以上。受颈内动脉狭窄的影响，患侧颅内段大脑前、中动脉血管血流速度降低。当前、后交通动脉开放时，健侧大脑前动脉、患侧大脑后动脉血流速度相对升高；②患侧动脉可以探测到湍流或涡流频谱；③患侧血流声频粗糙；④由于前交通动脉开放，患侧大脑前动脉血流方向由负向转变为正向。

（2）颅外段颈内动脉闭塞的 TCD 变化：颅外段颈内动脉血流信号消失。颅内动脉的血流动力学变化同颅外段颈内动脉狭窄时 TCD 变化基本一致。

3. 脑血管痉挛　蛛网膜下腔出血、颅内感染、颅脑手术和颅内动脉血管内成形术等均可以导致脑血管痉挛。血管痉挛时 TCD 的变化：①多支血管血流速度增高，无节段性血流速度异常；②血流频谱异常，血流频谱峰形尖锐，可出现湍流频谱。

4. 动静脉畸形和动静脉瘘　供血动脉的 TCD 判断由于动－静脉直接短路，供血动脉管腔内压力降低，血流阻力降低，TCD 的变化为：①供血动脉血流速度增快；②低阻力型频谱，似静脉样伴频谱充填；③供血动脉搏动指数明显降低，呈低搏动性改变；④血流声频紊乱，高低强度声频混杂，似"机器房"样改变；⑤颅内盗血征：由于畸形血管阻力降低，非供血动脉血流速度减低或血流方向逆转。

5. 脑动脉血流中微栓子的监测　TCD 可以探测到在脑血流中经过的固体颗粒（血栓、血小板聚集和粥样斑块），通常大脑中动脉是检测微栓子的监测血管。进行微栓子检测的目的是了解缺血性卒中的栓塞机制，临床适应证包括：①潜在心源性栓塞疾病，如房颤、瓣膜性心脏病、房间隔缺损和卵圆孔未闭等；②潜在动脉－动脉栓塞源性疾病，如颈动脉狭窄、颈内动脉夹层动脉瘤、颈内动脉内膜剥脱术、颅内大动脉狭窄等；③血管检查或介入治疗患者。

6. 颅内压增高　持续颅内压升高，导致脑血流动力学变化，TCD 表现为：①随着颅内压的升高，血流速度逐渐降低，初期 Vd 下降明显，Vm 相对减低；晚期 Vs 也下降，Vd 接近基线水平。②随颅内压增高，血管的搏动指数进行性增加，PI 值越高，颅内压增高越显著。③血流频谱异常，收缩峰高尖，S1 与 S2 融合，呈现高阻力型改变。

7. 血流动力学检测　适应证：①急性脑卒中颅内血管再通监测；②颈动脉内膜剥脱术的术中、术后颅内血流动力学监测；③颈动脉支架术的术中、术后颅内血流动力学监测；④脑循环微栓子监测；⑤诊断卵圆孔未闭（发泡试验）。

8. 脑死亡　此时脑血液循环停止，TCD 有肯定的临床监测价值，我国《脑死亡判定标准（草案）》中将 TCD 列为脑死亡的 3 项确认试验之一，制定了《脑死亡 TCD 诊断标准（草案）》。脑死亡时 TCD 的变化为：①血流信号消失，基线上下均无血流信号；②振荡波：在一个心动周期内出现收缩期正向（F）和舒张期反向（R）血流信号，脑死亡血流方向指数（direction of flow index，DFI）计算公式：DFI = 1-R/F，DFI < 0.8 可以判定脑死亡血流改变；③钉子波：收缩早期单向性正向血流信号，持续时间 < 200 ms，流速 < 50 cm/s。

总之，TCD 和经颅彩色多普勒超声（TCCD）具有操作简便易行、无创伤与射线辐射危害、实时显示结果和便于重复检查等优点，伴随其技术的不断进步，已成为临床上脑血管疾病检查的重要手段。

第五节　放射性同位素检查

某些神经疾病可能仅表现脑功能的变化，而脑结构和形态变化不明显或无变化，因此临床上需要应用显示脑功能的显像方法。核医学显像即放射性核素显像，是一类脑功能和脑代谢显像方法，包括单光子发射计算机断层（single photon emission computed tomography，SPECT）和正电子发射计算机断层（position emission tomography，PET）。SPECT大多使用能通过血-脑屏障的放射性药物，显示局部脑血流的分布；PET主要使用正电子放射性核素及其标志化合物，显示局部脑葡萄糖代谢、脑受体分布与数量和脑血流分布。

一、单光子发射计算机断层

SPECT提供的三维显像方法为脑血流量变化的显示和测定提供了比较准确、安全和价廉的方法，可辅助某些神经科疾病的诊断。

1. 基本原理　静脉注射可通过血-脑屏障的放射性显像剂，应用设备采集信息和重建图像。由于脑组织摄取和清除显像剂的量与血流量成正比，从而可获得脑各部位局部血流量的断层图像。SPECT的主要不足之处是组织解剖结构显示欠清晰。

目前常用 ^{99m}Tc-双半胱乙酯（^{99m}Tc-ECD）作为放射性示踪剂。显像方法为静脉注射 ^{99m}Tc-ECD后15~60 min进行数据采集，用计算机重建横断面、冠状面及矢状面断层影像，对图像进行客观的定量分析、测定，并计算出脑血流量（CBF）和局部脑血流量（rCBF）。

2. 临床应用　与CT和MRI等结构性影像相比，SPECT显像可获得前两者无法获得的脑功能资料，对于某些疾病诊断有一定的优越性。

（1）短暂性脑缺血发作（TIA）：患者在没有脑组织结构的改变时CT和MRI往往正常，而SPECT却可发现相应区域rCBF降低。

（2）癫痫：发作期病灶区的rCBF增高，而在发作间歇期rCBF降低。据此原理，可配合脑电图提高手术前病灶定位的准确性。

（3）痴呆：阿尔茨海默病的典型表现是对称性颞顶叶rCBF降低；血管性痴呆可见散在、多个rCBF减低区；额、颞叶痴呆则呈双侧额叶低灌注。

（4）锥体外系疾病：帕金森病可见纹状体的rCBF降低，亨廷顿病（Huntington's disease）可见

到额、顶和颞叶的rCBF降低。

二、正电子发射计算机断层

正电子发射计算机断层显像（PET）是显示脑代谢和功能的图像，如局部脑葡萄糖代谢、氨基酸代谢、氧代谢和脑血流，还可显示神经受体的位置、密度及分布。

1. 基本原理　将发射正电子的放射性核素如 ^{18}F 标记的氟代脱氧葡萄糖（^{18}F-FDG）引入体内，通过血液循环到达脑部而被摄取。利用PET系统探测这些正电子核素发出的信号，用计算机进行断层图像重建。常用脑显像包括脑葡萄糖代谢显像，神经递质、受体和转运蛋白显像，脑血流灌注显像。

2. 临床应用　PET弥补了单纯解剖形态成像的不足，能反映局部脑功能的变化，在疾病还未引起脑的结构改变时就能发现脑局部代谢的异常，临床上有很重要的用途。

（1）癫痫：难治性癫痫需外科治疗时，PET能帮助确定低代谢活动的癫痫病灶。癫痫患者发作间歇期可发现代谢减低区，因此有助于外科手术切除癫痫病灶的定位。

（2）痴呆　PET可用于痴呆的鉴别诊断，阿尔茨海默病可表现为单侧或双侧颞、顶叶代谢减低；血管性痴呆表现为多发性、非对称性代谢减低，额、颞叶痴呆则以额叶代谢减低为主。PET成像现在允许体内可视化阿尔茨海默病的神经病理学特征：淀粉样蛋白-β（Aβ）和tau神经原纤维缠结。tau-PET方法具有很高的敏感度和特异度，它检测到了90%~95%的阿尔茨海默病患者，tau-PET方法比MRI具有更佳的诊断准确性，并且比Aβ-PET具有更少的假阳性结果。

（3）帕金森病：联合应用多巴胺转运蛋白（dopamine transporter，DAT）和多巴胺 D_2 受体（dopamine D_2 receptor，D_2R）显像能完整地评估帕金森病的黑质-纹状体通路变性程度，对帕金森病的早期诊断、鉴别诊断和病情严重程度评估均有一

定价值。

（4）肿瘤：主要用于脑肿瘤放射治疗后辐射坏死与肿瘤复发或残存的鉴别诊断，前者表现为代谢减低，后者则为代谢增高。在检查脑部原发性肿瘤方面也很有价值，能敏感地发现早期病灶，帮助判断肿瘤的恶性程度。

PET 的主要不足是仪器设备和检查费用昂贵，仅在少数大型医院应用。

三、脊髓腔和脑室显影

将显像剂注入脊髓腔和脑池，显像剂沿 CSF 依次进入各脑池，利用 γ 相机采集显像剂参与 CSF 循环全过程的系列影像，以了解 CSF 循环有无被阻或病理改变，如脊髓压迫症致椎管阻塞或不畅通、交通性脑积水、CSF 漏、脑穿通畸形和蛛网膜囊肿等。

四、脑血流量测定

脑血流灌注显像（cerebral blood perfusion imaging）能显示全脑血流灌注及其功能状态，通过半定量和定量分析可以评价局部脑血流（regional cerebral blood flow，rCBF）。临床主要用于缺血性脑血管病早期诊断、预后判断和疗效评价，拟行手术治疗的难治性癫痫致痫灶的定位诊断，老年性痴呆如阿尔茨海默病的诊断及鉴别诊断，以及评价精神病患者的脑功能与判断预后。

第六节　脑、神经和肌肉活组织检查

脑、神经和肌肉活组织检查的主要目的是为了明确病因，而且能得出特异性的诊断，也可以通过病理检查结果进一步解释临床和神经电生理的改变。随着病理诊断技术的不断发展，如组织化学、免疫组织化学及 DNA 等技术的应用，病理诊断的阳性率不断提高。但活组织检查也具有一定的局限性，如受取材的部位、大小和病变分布的限制，即

使病理结果是阴性的也不能排除诊断。

一、脑活组织检查

脑活组织检查（biopsy of brain tissue）是通过取材局部脑组织进行病理检查的一种方法，可为某些脑部疾病的诊断提供重要的依据。

取材方法分为手术及立体定向穿刺。

1. 立体定向穿刺活检　具有创伤性小、定位准确的优点，特别适用于脑深部或功能区的局灶性病变，一般根据头颅 CT 或 MRI 改变，从病变明显的部分取材，但由于取材小，有时不能代表整体改变，不同深度多点取材可能弥补其局限性。

2. 手术活检　适用于表浅部分如颞叶、额叶或枕叶的局灶性病变，切除后功能影响不大。如患者有明显的颅压增高，在做颞极下减压的同时可手术探查并活检；立体定向穿刺未能明确诊断者也可开颅切取更大的组织块。

取得病理标本以后，须根据组织的特性和临床诊断，以及提出的问题等，选择恰当的病理技术。一般包括厚涂片、冷冻、福尔马林固定及电镜检查等。常用的染色有 HE、Nissl、髓鞘染色等，还可根据临床疑诊和组织形态改变特征选择 PAS、刚果红染色等其他组织学染色；免疫组织化学染色或免疫荧光方法标记多种蛋白成分；抗酸染色、六胺银染色的特殊染色查找病菌。

脑活检主要用于：①脑感染性疾病抗感染治疗效果不好需要进一步查明病因；②临床疑诊为某些遗传代谢性疾病，如脑白质营养不良、神经节苷脂沉积病、肌阵挛性癫痫、线粒体脑病和溶酶体病等；③神经影像学提示的脑内占位性病变诊断，鉴别肿瘤、炎症和胶质增生等；④不明原因进行性痴呆，如路易体痴呆、Creutzfeld-Jakob 病等的诊断与鉴别诊断。

脑活检是一种创伤性检查，有可能造成脑功能缺失，有时即使进行活检也难以确定诊断，须权衡利弊，严格掌握适应证。

二、神经活组织检查

腓肠神经组织检查是最常用的神经活组织检查（nerve biopsy），有助于确定周围神经病变的性质和病变程度的判断，是周围神经疾病病因诊断的重要依据。

1. 取材方法　在外踝后上方局部麻醉，切口并分辨神经与血管，切取腓肠神经3 cm，注意尽量避免牵拉，用锋利的剪刀快速切断。腓肠神经活检是创伤性检查，最常见的并发症是腓肠神经支配区足背外侧皮肤麻木、触觉减退，少数患者会因手术局部形成神经纤维瘤产生自发性疼痛或触痛，有局部感染、愈合不良等风险。取材后，标本可经过石蜡和树脂包埋，切片后根据诊断的要求进行常规组织学染色（HE染色，masson三色染色）、刚果红染色、锇酸染色以及各种免疫组织化学染色等，电镜样品还需铅、铀染色。

2. 观察指标　在神经活检的切片上，光镜下可观察到有髓纤维的密度、不同直径有髓纤维的比例及分布、髓鞘有无脱失、轴索有无变性、有无"洋葱球"和再生簇形成，从而了解周围神经损害的程度和性质，判断病变性质是脱髓鞘性还是轴索性或神经元性神经病，病程处于急性或慢性过程；除了神经纤维的变化，还可以观察到神经间质是否存在炎性反应和新生血管，有无异常物质的沉积等。电镜观察可了解胞质内细胞器的超微结构，如线粒体、溶酶体、糖原，脂滴的数量、分布及功能状态，所以电镜是观察轴索内部、施万细胞，尤其是无髓纤维必需的诊断方式，对病因诊断十分重要。

神经活检的适应证是各种原因所致的周围神经病，儿童的适应证还可包括疑诊异染性脑白质营养不良、肾上腺脑白质营养不良和Krabbe病等。如病理所见以轴索改变突出，往往与中毒、营养代谢等有关；再生丛提示损伤修复过程，如果见不到再生现象提示神经修复差，可能有后根神经节的神经元受累；某些特殊结构可以帮助确诊一些周围神经病，如大量典型洋葱皮样结构多见于遗传性运动感觉性神经病；腊肠体样结构有助于诊断腊肠体样周围神经病或压迫易感性神经病；超微结构观察还可以见到线粒体改变、糖原颗粒及脂滴增多、施万细胞内异染颗粒或物质堆积等，提示某些先天代谢性疾病的可能。

周围神经病的原因十分复杂，腓肠神经活检也有局限性，因为腓肠神经为纯感觉神经，对于纯运动神经病变或以运动神经损害为主的神经病变，腓肠神经活检不能或不能全面反映神经病理的变化及程度，需要做尺神经活检。一些中毒、代谢及遗传性周围神经病缺乏特异性病理改变，因此周围神经病的诊断仍需结合临床和其他实验室检查结果进行综合考虑。

三、肌肉活组织检查

肌肉活组织检查（muscle biopsy）是临床常用的病理检查手段，主要的临床适应证包括：①肌肉疾病的诊断与鉴别诊断，如炎症性疾病，包括多发性肌炎、皮肌炎等，肌营养不良，先天性肌病。代谢性肌病，如脂质沉积病、糖原累积病、线粒体疾病、Lafora病、蜡样脂褐素沉积症等；②鉴别神经源性或肌源性肌损害，如脊肌萎缩症的鉴别；③确定系统性疾病（如内分泌性肌病等）伴有肌无力者是否肌肉组织受累、肌肉间质有无血管炎症或异常物质沉积等。

关于肌肉活检的取材，慢性进行性病变时应选择轻至中度受累的肌肉，急性病变应选择受累较甚至伴疼痛的肌肉。切忌选择肌力低下非常明显，已有严重萎缩的肌肉，因为肌纤维残存较少或已经被脂肪或结缔组织所代替，难以获得充分的病理信息；同时应避免在肌电图检测部位附近取材，因针刺部位可能伴有炎细胞浸润而易误诊为肌炎。原则上选择肌肉丰富、操作简便、损伤较轻的肱二头肌作为取材部位，其次是股四头肌、三角肌和腓肠肌等。

肌肉活检标本可根据需要进行处理和染色，在光镜或电镜下观察。由于冷冻切片可以很好地进行组织化学染色，已经替代了过去的甲醛固定、石蜡包埋切片。染色方法有很多种，选择何种染色主要取决于所患疾病，主要有组织学染色、组织化学染色、免疫组化染色和生物化学染色等。常规进行苏木精-伊红（HE）染色、改良 Gomori 染色和 NADH-TR 染色，以上 3 种染色可以提供绝大多数肌肉病理信息，绝大部分肌肉疾病都可以借此确诊。除此之外，一般还进行染糖原的 PAS 染色，染脂肪的油红 O 染色，染神经肌肉接头和小角化纤维的非特异性酯酶染色，鉴别肌纤维类型的 ATP 酶染色等。根据病情需要还可进一步行免疫组织化学染色，如用于肌营养不良的抗肌萎缩蛋白及相关蛋白染色，用于炎症肌病的淋巴细胞亚群和免疫球蛋白染色等。

图 6-6
肌肉活检 HE 染色

肌肉病理检查因受取材和方法学等方面的限制，虽然可以为临床诊断提供很大的帮助，但仍有一定的局限性，只有结合家族史、临床表现和其他检查的结果才能对疾病作出最后诊断。

四、皮肤神经活组织检查

皮肤神经活组织检查（活检）是在局部麻醉下，用皮肤活组织检查（皮肤活检）针在预定部位采取 2~4 mm 的皮肤标本，经过处理后获得 30~100 μm 厚的切片，采用间接免疫荧光或免疫组织化学方法，标记出组织切片中 PGP9.5 免疫阳性的神经纤维，也可以用 P 物质等进行标记，以显示不同功能的神经纤维，然后在光学显微镜下观察，计算出单位表皮长度或单位表皮面积中神经纤维的数量，获得表皮质神经纤维密度。皮肤神经在病理状态下呈现为神经轴索局灶性肿胀、节段性改变、串珠样改变、神经纤维弯曲、细小分支增多、神经纤维中断等现象，可以作为变性早期改变或神经再生的证据。

皮肤神经活检取材方便、创伤小，能够多点取材，可以观察到小有髓纤维和无髓纤维，主要用于小纤维周围神经病变的评估和辅助诊断，在证实小纤维神经病方面甚至较腓肠神经敏感。但由于皮肤活检不能显示大的有髓纤维，PGP9.5 所标记的是神经轴索，因此皮肤活检无法显示髓鞘的病变以及神经束膜和间质的改变，难以提供病因诊断方面的证据，这也是皮肤活检无法替代腓肠神经活检，未能常规用于临床诊断的主要原因。

第七节　基因诊断技术

基因诊断（genetic diagnosis）是利用分子生物学技术，从 DNA 或 RNA 水平检测基因的存在，分析基因的结构变异和表达状态，从而对疾病进行诊断。它是继细胞学、生物化学及免疫学三大实验诊断技术之后的第四代诊断技术，具有直接进行病因诊断、能提示疾病的发病机制、对疾病进行早期诊断、灵敏度及特异度高、适应性强、诊断范围广等优点。常有的基因诊断的方法包括核酸分子杂交技术、聚合酶链反应（PCR）、基因测序和基因芯片。

一、基因诊断常用的技术和方法

1. **核酸分子杂交技术**　是将分子杂交与组织化学相结合的一项技术，其利用标记的已知核酸探针，与待测样品 DNA 或 RNA 片段进行核酸分子杂交，对特定的 DNA 或 RNA 序列进行定量或定性检测，是最早应用基因诊断的基本技术之一。

2. **聚合酶链反应**（polymerase chain reaction, PCR）　利用体内 DNA 复制的原理，在模板 DNA、引物和 4 种脱氧核糖核苷三磷酸存在的条件下，依赖 DNA 聚合酶进行酶促反应，从而获得大量靶 DNA，由于其特异性和高效性，已经广泛应用于遗传性疾病的基因诊断。

3. **单链构象多态性分析技术**　是一种利用单链 DNA 构象差别检测点突变的方法。单链 DNA

由于碱基间相互作用在中性条件下形成立体构象。相同长度的单链 DNA 由于碱基组成和排列不同，形成不同构象，即单链构象多态性（single strand conformation polymorphism，SSCP）。用 SSCP 法检测基因突变时，通常在疑有突变的 DNA 片段附近设计一对引物进行 PCR 扩增，然后将扩增产物用甲酰胺等变性，并在聚丙烯酰胺凝胶中电泳，突变所引起的 DNA 构象差异将表现为电泳带位置的差异，可据之作出诊断。

4. 变性高效液相色谱分析（denaturing high performance liquid chromatography，DHPLC） 工作原理是通过使用特殊的耐高温液相色谱分离柱，同时采用温度调控的方式对核苷酸片段分子进行分离和分析。

5. 其他基因诊断技术　包括多重连接依赖性探针扩增（multiplex ligation-dependent probe amplification，MLPA）技术、DNA 序列测定技术、全外显子测序及全基因组测序技术、DNA 芯片技术、全基因组关联分析技术等。

二、基因诊断的临床意义

基因诊断可以弥补神经系统遗传性疾病临床（表型）诊断的不足，利于早期诊断，并为遗传病的分类提供新的方法和依据，为遗传病的治疗寻求新的出路。

根据受累遗传物质的不同分类，主要包括单基因遗传病、多基因遗传病、线粒体遗传病和染色体病，目前基因诊断主要用于单基因遗传病。基因诊断在神经系统遗传性疾病中的应用主要包括：①单基因遗传病的诊断、鉴别诊断及病因的确定，如 Duchenne 型进行性肌营养不良、亨廷顿病（Huntington 病）、遗传性脊髓小脑共济失调（SCA）、脊髓性肌萎缩、Charcot-Marie-Tooth 病、家族性淀粉样变性、Wilson 病、遗传性肌张力障碍、Leigh 病、强直性肌营养不良等；②为表型多样性疾病的基因分型提供依据：如脊髓小脑共济失调主要为基因分型；③对单基因和多基因遗传性疾病易感人群的早期诊断和干预，如 Wilson 病基因和阿尔茨海默病的载脂蛋白 E 基因的检测，确定易感人群进行早期干预，阻止或延缓出现临床症状；④神经系统遗传性疾病的产前诊断和咨询。

三、基因诊断在不同疾病中的运用策略

神经遗传病中部分致病基因及分子机制已经基本明确的疾病，可直接检测致病基因即可获得基因诊断。

1. 点突变所致的疾病　如肝豆状核变性、多巴反应性肌张力障碍（DRD）、家族性肌萎缩侧索硬化（FALS）等均由相关致病基因点突变引起，可用 PCR-RFLP、PCR-ASO 杂交法等检测已知突变，也可先采用 PCR-SSCP 筛选某一基因或基因片段是否存在突变。最直接的方法是对含突变的片段进行 DNA 序列测定。

2. 基因片段缺失或插入所致的疾病　如 DMD/BMD，可用 Southern 印迹杂交和 PCR-ASO 探针法检测，也可直接采用 PCR 法检测片段有无或片段大小来区别。但面肩肱型肌营养不良症（FSHD）必须采用脉冲电泳技术结合 Southern 印迹杂交技术检测。

3. 核苷酸重复序列扩增所致的疾病　如强直性肌营养不良、脆性 X 综合征、脊髓小脑性共济失调、亨廷顿病等，可用 Southern 印迹杂交、PCR 或测序等方法。

随着越来越多神经遗传疾病的基因被克隆，不仅为其分子发病机制的探讨奠定了基础，也使得遗传病的诊断由临床水平过渡到基因水平（包括产前基因诊断、症状前基因诊断、临床基因诊断等不同层次），从而大大地提高了诊断速度和准确性。同时也要注意，基因诊断的基础仍然是临床诊断，对许多遗传疾病在明确其基因突变类型及其分布规律之前尚不能进行基因诊断。只有在临床诊断正确的基础上建立的基因诊断方法才是可靠的。

第八节 神经系统疾病主要辅助检查的选择原则

目前神经系统辅助检查种类很多，大体上可归纳为以下几类。①CSF检查：腰椎穿刺CSF压力，CSF常规、生化及其他检查；②结构影像学检查：X线平片、CT、常规MRI等；③功能影像学检查：SPECT、PET、fMRI等；④血管方面的检查：颈部血管超声检查、TCD、CTA、MRA和DSA；⑤电生理检查：脑电图和脑磁图反映脑部电活动，肌电图和神经传导速度则检查周围神经和肌肉，而诱发电位既可检查中枢也可检查周围神经系统；⑥基因诊断：主要适用于遗传性疾病的诊断；⑦病理检查：主要用于其他检查难以明确诊断时。

选择合理恰当的辅助检查有利于神经系统疾病的定位和定性诊断。然而，必须清楚地认识到，任何辅助检查均有其局限性，决不能以辅助检查替代详尽的病史询问和全面、仔细的体格检查，更不能以辅助检查代替临床思维。临床医师必须熟悉或了解各项辅助检查方法的适应证和优缺点（表6-2），才能正确选择检查项目，明确检查结果的可靠性及其意义，对检查结果做出合理的解释。

表6-2 神经系统主要辅助检查的适应证和优缺点

检查方法	适应证	优点	缺点
脑脊液检查	中枢神经系统感染、蛛网膜下腔出血、脑膜癌病、吉兰-巴雷综合征等，以及颅内压的判断	简便，费用低，对于中枢神经系统炎症的定性很有价值，其他检查难以取代	有创检查
头颅X线平片	颅骨病变，如头颅畸形、骨折、颅颈畸形等	简便、价廉	组织影像重叠，分辨率低
CT扫描	颅内疾病，如脑出血、脑梗死、脑内钙化病灶、脑肿瘤等；螺旋CT可以血管成像	快速、安全，显示组织结构比较清晰；对于钙化和出血显影清楚	存在骨伪影，对幕下结构分辨差
磁共振成像（MRI）	颅内、脊髓疾病，如脑梗死、脑肿瘤、脑白质病变、椎管内占位病变等；可以血管成像	无放射线辐射，显示组织结构清晰，对幕下和椎管内病灶分辨率高	较耗时，费用较高；体内有金属置入物时患者不能检查；对钙化灶和急性期脑出血的诊断不如CT
单光子发射计算机体层扫描成像（SPECT）	癫痫、痴呆等血流变化	能显示结构性影像尚不能显影的病灶	组织结构显示不满意，接触放射性物质
正电子发射计算机体层扫描成像（PET）	帕金森病、癫痫、痴呆等疾病的血流、代谢和受体变化	可反映脑功能情况	费用高，组织结构显示不满意，接触放射性物质
数字减影血管造影（DSA）	颅内外血管狭窄、动静脉畸形、动脉瘤、动脉夹层、脑静脉系统血栓等血管性疾病	显示血管结构清楚，是很多脑血管性疾病诊断的"金标准"	有创、费用高，需用造影剂
经颅多普勒超声（TCD）	脑血管疾病、颅内高压、重症监护等	简便、无创、费用低	检测结果受操作者和操作过程影响较大
脑电图（EEG）	对癫痫、脑炎、代谢性脑病等有诊断价值	简便、无创、费用低，可作动态监测	诊断特异性较差

续表

检查方法	适应证	优点	缺点
脑磁图（MEG）	癫痫病灶的确定、认知活动的研究等	对脑内生理和病理活动的空间定位较好	临床资料尚须积累，费用昂贵
肌电图和神经传导速度	鉴别肌源性疾病或神经源性疾病，鉴别前角病变或周围神经病变	是周围神经和肌肉病必不可缺的检查，能帮助定位和发现亚临床病变	对定性诊断帮助较小，往往需要结合临床和其他辅助检查才能做出诊断
诱发电位（EP）	帮助诊断神经传导通路病变，特别是对定位有帮助	简便、无创、费用低	对定性诊断无价值
基因诊断	遗传性疾病的诊断	使得遗传病的诊断由临床水平过渡到基因水平，大大地提高了诊断速度和准确性	许多遗传疾病基因突变类型不明或多变，基因诊断不能脱离临床诊断
活组织检查	某些脑、周围神经和肌肉病变	对定性诊断帮助大	有创性，有些疾病即使依靠病理检查尚不能确定诊断

（王丽华）

数字课程学习

⬇ 教学PPT　　　📝 自测题

第七章

神经心理学检查

关键词

神经心理测验　　认知障碍

思维导图

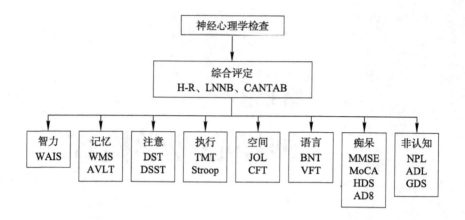

第一节　临床神经心理学检查的发展

神经心理学是把脑当做心理活动的物质基础来研究脑和心理或脑和行为之间相互关系的科学，既是医学心理学的分支，也是神经科学的分支。在实验室进行这种关系研究的，称为实验神经心理学。在临床进行研究的，称为临床神经心理学。其基本手段是神经心理测验，国际上常用的测验工具有100多种，本章只对神经心理学作概略的介绍，附最常用的几项测验。

临床神经心理学研究对象是人，大致经历了3个发展阶段。

第一阶段是1940年代第二次世界大战导致大量的脑外伤患者，为脑损伤的患者提供定侧、定位诊断的症状学依据，为疗效和预后提供判定标准，为康复治疗程序和方法提供神经心理学依据，为康复训练提供使用作业，开发了大量成套测验，比较著名的如韦氏成人智力量表（WAIS）、韦氏记忆量表（WMS）、Halstead-Reitan成套神经心理测验（H-R）、Luria-Nebraska神经心理成套测验（LNNB）。这些成套测验针对脑损伤或脑器质性病变产生的各种心理行为障碍，如智力减退、记忆障碍、失语、失用、失认等，能有效地、比较准确地辨别出心理功能的改变，甚至早于当时其他辅助检查，对于早期发现一些器质性病变很有帮助。这些临床神经心理检查的局限性是测验诞生在经验主义时代，由于当时并无神经影像学等验证手段，所以损害的标准主要根据生物统计学结果，较少考虑认知加工过程，用于大脑皮质结构定位或网络环路的价值有限。

第二阶段是1970年代开始的老龄化浪潮，涌现了一系列筛查与评估老年人认知功能减退的量表，如认知损害筛查的是简明精神状态量表（MMSE）、长谷川痴呆量表（HDS）、AD8、智能筛查测验（CASI）、蒙特利尔认知评估量表（MoCA）、蒙特利尔认知评估基础量表（MoCA-B）。用于

轻、中度阿尔茨海默病（AD）治疗效果评估的有Alzheimer病评定量表-认知部分（ADAS-Cog）；用于中、重度AD临床治疗效果评估的有严重损害量表（SIB）。精神行为症状评估采用神经精神问卷（NPI）。日常生活能力评估采用日常生活能力量表（ADL）、社会活动功能量表（FAQ）、痴呆残疾评估表（DAD）、AD功能评定和变化量表（ADFACS）、痴呆日常生活能力衰退检查（IDDD）。总体功能评估采用临床总体印象-变化量表（CGIC）、临床访谈对病情变化的印象补充量表（CIBIC-Plus）。痴呆严重度分级采用临床痴呆评定（CDR）、总体衰退量表（GDS）、功能评定分期（FAST）。

由于痴呆是病情比较严重的阶段，近几十年的研究与干预更多集中在痴呆的前期——轻度认知损害（MCI）。针对MCI，还需要评估不同的认知域，有助于绘制认知损害廓图，帮助进行病因诊断，一般包括记忆、语言、注意、执行、视空间、运用、社会认知7个认知领域。记忆功能评估可采用听觉词语学习测验、逻辑记忆测验、非语言记忆测验；语言功能评估可采用言语流畅性测验、Boston命名测验、汉语失语检查法；注意功能评估可采用数字广度测验、数字-符号转化测验、听觉连续加法测验；执行功能评估可采用连线测验、Stroop色词测验与威斯康星卡片分类测验；视空间功能评估可采用复杂图片临摹测验、画钟测验、线方向判断测验、视觉物体与空间感知测验；社会认知评估可采用爱荷华博弈任务与眼神阅读测验等。根据临床需要与人力资源，自行选择组合为成套测验。

第三阶段是2000年代开始的脑科学浪潮，神经影像学大发展，定位、定侧作为认知评估的目的已经退居次要地位。其评估对象不仅仅是患者，也可以是正常人，这些正常人评估，有助于更好地认识脑功能，有助于职业选拔，也有助于发现临床前的认知损害，即预测病情发展与转归，如词表自由回忆，是可信的、有效的、无创的、便宜

的 AD 预测指标与鉴别诊断的指标。各种功能影像学研究,如 N-Back 等各种在线激活模式,需要一定的认知心理学理论知识。由于临床前损害非常轻微,被试者往往可以自助完成测验,可以采用各种自动化、智能化认知评估,常见的如剑桥电脑化神经心理测试自动评估工具(computerized cambridge neuropsychological test automated battery,CANTAB)、计算机化认知测试评估工具(a computerized cognitive test battery,cogstate)及自动化神经心理评估量表(automated neuropsychological assessment metrics,ANAM,Oklahoma 大学认证)。这些成套测验的局限性是被试者的努力程度不同导致结果变异性较大,低教育与文盲被试不能使用。

第二节　神经心理测验用于大脑皮质定位的选择

以下所述测验,均是常用的、对定位有一定价值的测验。实际应用中,在了解所要用的测验的准确性能之后,可根据具体情况选择必要的测验组合,不能局限在列举的那些测验中。

1. 额叶　具有以下功能。①执行功能:前额病变时最突出的障碍是不能启动和执行新的、有目的方向的行为,包括计划性、持续行为、自我意识和自我知识的分离、时间整合等。②记忆功能:工作记忆的障碍,前额皮质的完整对空间工作记忆的操作极为重要。时间顺序和新近辨别:额叶患者对要求判断事件发生的时间顺序上可有严重损害。③语言功能:左额患者词语流畅性作业做得不好。评定工具包括:颜色 – 形状分类测验、Wisconsin 卡片分类测验(WCST)、Porteus 迷宫测验、伦敦塔测验、连线测验 A 与 B、Stroop 色词测验、受控词语联想测验、次序排列测验和符号数字模式测验等。

2. 颞叶　颞叶皮质以语义记忆障碍为主,颞叶内侧(海马系统)以情景记忆障碍为主。情景记忆评定工具包括:听觉词语学习测验或 California

词语学习测验(CVLT)、Rey-Osterrich 复杂图片测验(CFT,记忆部分)、韦氏记忆测验(WMS)系列版本、Benton 视觉保持测验、面容再认测验、Corsi 积木叩击测验、节律测验、Fuld 物品记忆测验等。针对听觉和视觉通道可分选择言语和非言语测验。语义记忆评估常用 Boston 命名测验、言语流畅性测验、金字塔与棕榈树测验等。

3. 顶叶　检查知觉障碍、言语障碍、空间定向障碍、失用、计算不能、体象障碍等。评定工具包括:画钟测验、Rey-Osterrich 复杂图片测验(CFT,模仿部分)、Benton 视觉保持测验、面容再认测验、木块排列、图形拼凑、触摸操作测验、逻辑 – 语法测验、数学测验。

4. 枕叶　用于颜色命名、名人面容再认测验、绘制地图测验、Gottschaldt 包埋图测验、局部 – 整体判断测验。

第三节　临床神经心理测验使用注意事项

由于目前国内使用的大部分测验是从西方国家引进的,文化背景的差异会导致测验敏感性的变化。比如,在中国教育程度较高的人群中,其结构模仿、数字顺背、使用硬币运算等方面可能优于年龄和教育程度匹配的西方中老年人,因为复杂的汉字书写的长期训练使几何结构模仿变得更容易,同样长度的数字汉语中的音节比拉丁语中的少。众所周知,诗歌语言由左半球司职,非语言的绘画和音乐欣赏由右半球司职,而对中国传统文化艺术的一个常用评语是"诗中有画、画中有诗",这似乎说明汉语的语言和非语言界限远没有拼音文字那样清晰,汉字材料的认知、书写、阅读和记忆尽管也存在侧性优势,但相对于拉丁文字,大脑左右半球的分工并非那么绝对。

当测试结果与被试大脑的病灶联系起来考虑时,应该注意被试的病前功能状况和双分离原则。病前智力水平的评估包括晤谈印象、家庭成员和朋友的描述、词语阅读测验得分、既往职业能力和教育水平等。双分离原则指缺损症状 A 出现于某一大脑病变部位，而不出现在其他部位病变的时候；症状 B 出现在其他病变部位，而该部位没有病变。这是症状与责任部位有关的基本要求。

除了测验本身的品质和翻译的误差外，在所有的认知功能测验中，被试者的年龄、性别、文化背景、教育程度、城乡地域、时代背景、社会经济状况、测试时的心理状态（如睡眠障碍、应激、焦虑或抑郁导致注意力不集中）和施测者的技术水平都会影响测验结果。由于神经心理测验在不同地区和不同文化背景中使用时正常值差异颇大，使用者不能仅仅根据他人提供的正常值或划界分，机械地应用这些测验作出诊断性结论，而应该做好基础工作，即本地人群的常模与正常值。

神经心理测验在临床中根据不同的需要选取：一种是根据患者所表现出来的行为缺陷，因人而异地选择各种相应的分测验，较为直接地验证脑损伤的部位。这种方法是在对患者的行为、心理等障碍进行了充分的分析后有的放矢地进行测验，能较好地反映出患者的脑损伤部位，同时去掉了无关测验，节省了时间。但这样做法可能有所遗漏；此外，选择哪些分测验受实施者的知识范围和经验限制。另一种是不管患者的行为缺陷表现如何，一律应用相同的成套测验。这样做能够对脑损伤患者的行为、心理能力进行全面了解，能够发现那些表现很轻微，甚至外表觉察不出来的行为缺陷，有利于对患者进行全面的分析。这种方式最大的缺点是费时多，很多脑器质性病变的患者很难一次完成，在测量的过程中患者容易出现疲劳，影响测验效果。

大部分基层医院并没有专门的安静的神经心理室与专业培训的评定员，临床医生只能自己在门诊问诊或床边查房时完成认知评估，如何快速有效地筛查是全科医生普遍关心的问题。临床医生的初步筛查，是病史记录或病程记录的组成部分，经验丰富的医生通常在与患者进行轻松交谈时完成评估。

因为是简易筛查，不能期待评分结果是精准诊断或当做诊断的"金标准"（表 7-1）。

表 7-1　简易认知检查要点

认知领域	检测方法
1. 定向	a. 时间（日期、月份、季节、年份） b. 地点
2. 注意力	a. 100 连续加或减 7 b. 倒说四季名称
3. 语言	a. 参与对话并评估流利度，发音，语音和语义错误 b. 某些低频项目的命名 c. 理解力（单个单词和句子） d. 阅读 e. 写一个句子
4. 记忆	a. 顺向：姓名和地址学习 2 次、5 min 后回忆 b. 逆向：询问最近的体育赛事、时事新闻或个人活动
5. 执行功能	a. 音韵流畅性，如列举包括"发"字词语或成语 b. 范畴流畅性，如列举动物或水果的名称
6. 实践	a. 模仿有意义和无意义的手势 b. 次序任务，如 Luria 三步指令（握紧拳头、劈下达到掌缘接触桌面、摊开手掌）或交替的手部动作测试（如一只手张开、另一只手握紧拳头）
7. 视觉空间	a. 模仿画钟和重叠的五边形

认知障碍的症状取决于相关的大脑病变部位而非病理。床边认知评估必须坚持以症状为导向的方法，这有助于病灶的定位和随后的临床诊断，有助于明确需要哪些影像学或其他检查来协助诊断。

床边认知筛查是诊断的第一道门槛，病史采集（家族史）、医患沟通，是任何正式评估前必不可少的环节。在医患沟通中，医生要了解患者病前的教育、就业、人际关系，兴趣或爱好、伴发疾病、起病和病程。无论是记忆、语言、视觉功能、行为、还是精神疾病，通常第一个被注意到的症状具有诊断意义。可靠知情者提供病史也非常重要，患者记忆障碍和视听感知力受损会导致主诉不准确。伴随疾病和药物使用经常是构成认知问题的基础或使其复杂化，还需要注意警觉性和评估的配合度，因为这些因素可能影响评估的结果。

第四节　常用神经心理测验介绍

一、韦氏智力测验

韦氏智力测验（Wechsler intelligence scales，WIS）包括韦氏成人智力测验（WAIS）、韦氏儿童智力测验（WISC）和韦氏学龄前及学龄初期儿童智力测验（WPPSI），是最常用的神经心理测验之一，经常被作为智力测验的"金标准"。以下侧重介绍WAIS，项目组成见🄔表7-1。前6个分测验被称为"语言因子"，后5个分测验被称为"操作因子"。

🄔 表7-1
WAIS 的项目组成和作用

1. 分析指标　将每个分测验的原始分换算成量表分，通过查阅相应的表得到语言智商（VIQ）、操作智商（PIQ）和总智商（IQ）。每个年龄组平均成绩为100，标准差为15。其等级分类如下：130以上非常优秀、120～129优秀、110～119中上、90～109中、80～89中下、70～79临界水平、69以下智力落后、50～69轻度智力低下、35～49中度智力低下、20～34重度智力低下、少于20极重度智力低下。VIQ和PIQ之间的差异、分测验之间的差异也为诊断提供有益的补充信息。

2. 评价　WAIS的因子分析可以区分出2个因子，语言理解因子测量语言知识和领悟力、正规教育获得的知识以及语言技巧的运用，与 Boston 命名测验、听觉词语学习测验和 Wisconsin 卡片分类测验有中等的相关性。知觉组织因子即操作分测验反映了限定时间内理解和组织视知觉材料的能力，与 Rey-Osterrich 复杂图形测验的图形模仿和回忆

及 Wisconsin 卡片分类测验有相关性。有的研究将算术和数字广度组成分心因子，与注意力和记忆力有关。一般地说，左半球损伤的患者，其VIQ低于PIQ，而右半球或两侧半球损伤的患者，其PIQ低于VIQ。当然，被试教育程度和总IQ水平不同，VIQ与PIQ的差值也不同，分析头部外伤患者的半球定位要结合临床。

对于AD患者在WAIS的表现有一个公式：$A > B > C \leqslant D，A > D$。A代表知识和词汇分测验，B代表相似性和数字广度分测验，C代表数字符号积木图案分测验，D代表填图分测验。这个剖面图不是绝对的。

WAIS的优点包括：它是目前内容最全的智力测验；内部结构合理；以因子分析获得结构效度；用离差智商代替比率智商；适用范围广。缺点包括：测验内容偏重知识性，较少创造性；不适合特别聪明或特别低下的被试；测试的情境和被试的情绪对结果有影响；费时长效率低（施测者和受测者只能一对一进行）；不能用于大脑病灶精确定位，即较难定性或定量地发现特异分测验与大脑责任部位之间的对应关系。

WAIS-Ⅳ的标准化版本于2008年推出，除了修订原来的11个分测验，还增加了3个分测验：矩阵推理、符号搜索和字母－数字排序。产生4个因素指标分数：言语理解、工作记忆、知觉组织和加工速度。我国内地已经引进该版本。

二、Halstead-Reitan 成套神经心理测验

Halstead-Reitan 成套神经心理测验（H-R）有成人版、少儿版、幼儿版，本章仅介绍成人版，由六个测验与四个检查组成。

1. 六个测试
（1）范畴测验：将156张幻灯片分成7组，用投射装置（或卡片式）显示。受试者在1～4个数字的按键上作出选择性的按压后，有铃声或蜂鸣声给以阳性或阴性强化。测量概念形成、抽象和综合能力。

（2）触觉操作测验（TPT）：采用修订后的 Seguin-Goddard 形板，受试者蒙眼后分别用利手、非利手和双手将小形板放入相应形状的槽板中；然后要求回忆小形板形状和在板上的位置，计算时间、记形和记位。本法用于测量触觉分辨、运动觉、上肢协调能力、手的动作以及空间记忆能力。

（3）音乐节律测验：用 Seashore 氏音乐技能测验中的节律测验，磁带播放，要求受试者辨审。本法用于测量警觉性，持久注意，分辨非言语的听知觉和不同节律顺序的能力。

（4）词语声音知觉测验（SSPT）：用磁带播放一个词音后，从类似的 4 个词音中选出与之相符合的词音。本法用于测量持久注意、听与视觉综合、听分辨的能力。

（5）手指敲击测验：左右食指敲击，测量双手的精细动作和速度。

（6）连线测验（trail making test）：A 式，1～25 诸数字散乱分布，要求按顺序相连，记速度和错误；B 式，1～13、A～L 诸数字和字母散乱分布，需要按 1-A-2-B……数字与字母顺序交替相连。本法用于测量运动速度、视扫描、视觉运动综合、精神灵活性、字与数系统的综合和从一系列向另一序列转换的能力。

2. 四种检查

（1）握力检查：利手和非利手分别进行，测量握力，区别两手的偏利。

（2）感知觉检查：包括单侧刺激和双侧同时刺激。有触、听、视觉的，有手指辨认、指尖触认数字等，测量一侧化的障碍。

（3）失语甄别测验：包括命名、阅读、听辨、书写、计算、临摹、指点身体部位等，检查各种失语。

（4）侧性优势检查：检查利侧，包括手、眼、足、肩、测定大脑半球的优势侧。

1）H-R 检测右半球机能的测验：失语甄别测验发现结构失用；触觉操作测验的记位、记形、速度左侧差于右侧；握力检查左侧小于右侧；手指敲击速度左侧慢于右侧；感知觉检查发现左侧存在更明显的障碍。

2）H-R 左侧半球机能的测验：失语甄别中发现失语及计算不能；触觉操作测验记形、速度右侧差于左侧；握力检查右侧小于左侧；手指敲击速度右侧慢于左侧；感知觉检查发现右侧存在更明显的障碍。

三、Luria-Nebraska 神经心理成套测验

Luria-Nebraska 神经心理成套测验（LNNB）包含 11 个分测验，共 269 个项目。此外，在 11 个分测验的 269 个项目中派生出 3 个附加量表，即疾病特有的病征量表，左半球和右半球定测量表。

每一项目的原始分计为 0～2 三种。"0" 表示正常，"1" 表示边缘状态，"2" 表示异常。各分测验的原始积产换算成 T 分，画出全测验的剖析图，根据临界水平和剖析图判别有无脑病损并定侧。

1. 运动测验　51 个项目，要求被试有按示范或指定完成手、口和舌一系列运动，以测定视觉 – 空间组织能力，完成复杂行为的能力和图画能力。

2. 节律测验　12 个项目，测定近似声音、节律和音调的听辨能力。

3. 触觉测验　22 个分测验，测定皮肤触觉、肌肉和关节感觉及实体觉。

4. 视觉测验　14 个项目，测定空间定向，估计视 – 空间能力。

5. 感知言语测验　33 个项目、测定区别音素能力、理解言语的能力。

6. 表达性言语测验　42 个项目，测定发音，说出语句和对物体命名等能力。

7. 书写测验　13 个项目，测定在口授要求下书写出词和短句的能力。

8. 阅读测验　13 个项目，测定将词分成字母，从字母组成词、诵读字母、词和短文的能力。

9. 算术测验　22 个项目，包括辨认阿拉伯数

字和罗马数字，比较数目的大小、计数、计算等。

10. 记忆测验　13 个项目，包括无关词的学习，干扰下的视觉记忆和逻辑记忆等。

11. 智力测验　34 个项目，包括图片和短文的主题理解、词汇解释、概念形成、物体分类、类比和标本推理等。

根据 T 分进行研究，在脑病损组与对照组相鉴别时，各分测验均有鉴别作用；而脑病组与精神病组患者相鉴别时，14 个分测验中有 4 个无鉴别作用。如以划界分来诊断，在脑病组中各分测验的符合率为 58%～86%，正常人划为正常的占 74%～96%，精神分裂症患者划为无脑病损的占 34%～92%。

四、听觉词语学习测验

Rey 听觉词语学习测验（Rey auditory verbal learning test，RAVLT，1958 年）、Buschke 选择提醒测验（SRT，1973 年）和 California 词语学习测验（CVLT，1987 年）、Hopkins 词语学习测验（HVLT-R，2001 年）都是以一组词语为材料的学习和记忆能力检测。以 California 词语学习测验为例，其操作程序是：检查者按每秒读 1 个词语的速度读出 16 个词语，请受试听完后立即回忆，在事先提醒需要回忆的情况下连续学习并回忆 5 次。而后给予另外 16 个干扰词语，也要求立即回忆，然后进行非语词测验以间隔约 30 min 后针对第一组词语进行延迟自由回忆和以类别为线索的回忆。最后检查者读出 32 个词语请受试回答是否记忆过（称为"再认"）。每次回答记下词语次序和错误词语。可以在受试每次回忆时给予鼓励。

目前国内的听觉词语学习测验（AVLT）版本有许多种，主要是词语材料不同，操作过程和得分分析方法相似。

📧 表 7-2

听觉词语学习测验（AVLT）

AVLT 主要包括每次回忆正确数（包括即刻回忆、短延迟回忆、长延迟回忆、线索回忆和再认）和错误数；学习能力；记忆保持率；辨正能力；概念记忆（类别记忆）。首因和近因效应：首因效应指每次回忆中前 4 个词回忆的数目，近因效应指每次回忆中后 4 个词回忆的数目。有些研究还包括反应偏好，即在再认测验中，是倾向于把错误的说成对的，还是倾向于把对的说成错的。

大量研究证实，CVLT 识别记忆损害的敏感度不仅优于 RAVLT 和 SRT，也优于韦氏记忆测验修订版（WMS-R）。通过 CVLT 检测头部外伤、癫痫、AD、帕金森病、亨廷顿病、缺血性血管性痴呆、科萨科夫综合征、艾滋病、抑郁症和精神分裂症等不同疾病，可以发现特征性的记忆和学习损害的剖面图，从而有效区别不同疾病所致认知功能减退。如有无左侧海马硬化的被试者在首因和近因效应方面有显著差异；亨廷顿病患者的记忆保持率较高，但词语重复较多；根据使用的编码策略的差异可以将头部外伤患者的记忆缺损区分为 4 种类型等。

目前，CVLT 最重要的应用是识别轻度认知功能损害（MCI）。MCI 的识别对于 AD 的早期诊断、早期治疗有重要意义。延迟回忆被认为是 AD 认知功能损害最早、最敏感的指标。CVLT 的词语延迟回忆在认知下降（MCI 转化为 AD）和认知稳定（MCI 未转化为 AD）两组间最具鉴别力已经被多个纵向调查所证实。

CVLT 与 AVLT 的缺点是不适用于教育程度低人群或文盲老人。

五、汉语失语检查法

详细全面的失语评估包括各种版本的失语症检查法，如中国科学院心理研究所胡超群等编制的"临床汉语言语测评方法"、北京医院王新德等编制的"汉语失语检查法（草案）"、北京大学第一医院高素荣编制的"汉语失语检查法（ABC）"、中国康复研究中心李胜利等编制的"汉语失语症标准检查法"与暨南大学附属第一医院陈卓铭等编制的基于计算机辅助的汉语失语检查法。

每种汉语失语检查法包括口语表达、听理解、阅读、书写4个部分，口语表达包括信息量、流利性、系列语言、复述与命名。听理解包括听觉判断、听辨认、口头指令。阅读包括视觉阅读、听字辨认、字画匹配、读指令执行与填空。书写包括抄写、听写、系列书写、看图书写与自发书写。

六、简明精神状态量表

简明精神状态量表（mini-mental state examination，MMSE）是 Folstein 等编制的用于评估认知功能的简易工具。由于 MMSE 容易操作、耗时少、信效度良好，自1975年问世以来在国内外得到推广普及。

分析指标与正常值 MMSE 分析指标为总分。英文版的最佳划界分从21~28分都有，比较常用的是25/26分，也就是<26分（总分30分）。中文版 MMSE 通常依据不同教育程度制定划界分。张明园（1990年）调查年龄在55~80岁城市社区人群，制定的划界分是：文盲组≤17分、小学组≤20分、中学或以上组≤24分，低于划界分为认知功能受损。随访正常衰老的 MMSE 减少约0.25分/年，病理衰老为3~4分/年。

MMSE 总分与影像学脑萎缩程度、SPECT 反映的脑灌注缺损及事件相关电位的潜伏期延长有显著相关性。但是，深入研究认知损害不能单纯采用 MMSE，须采用多个更特异的测验工具组合使用。临床医生不能仅依据低于 MMSE 总分的划界分作出痴呆诊断，必须结合患者的病史、日常活动能力变化、非认知行为症状及脑影像学、电生理学、血液和脑脊液生化学检查结果，根据相应诊断标准作出，最后确诊还有赖于随访、生物标志物检查和病理检查。

MMSE 项目内容易受到被试者教育程度的影响，对文化程度较高的老人有"天花板效应"，即可能出现假阴性，容易忽视轻度认知损害，而对低教育和受方言影响者则有可能出现假阳性；强调语言功能，非言语项目偏少；对右半球功能失调和额叶功能障碍不够敏感；用于不同病因所致痴呆的鉴别诊断的价值有限。

🔊 表 7-3
MMSE 中文版（张明园修订版）

七、蒙特利尔认知评估量表 - 基础版

蒙特利尔认知评估量表（MoCA）是一种用来对轻度认知损害（MCI）进行快速筛查的评定工具。量表已在高教育程度老年人（平均教育年限13年）中验证其发现 MCI 患者及鉴别患者与健康老年人的能力。但量表中许多项目受教育程度影响较大。故 MoCA 编制者 Nasreddine 等设计了可以同时用于筛查文盲和低教育程度人群 MCI 的新版量表，即蒙特利尔认知评估基础量表（MoCA-B）。MoCA-B 与原版 MoCA 评估相同的认知领域：执行功能、语言、定向、计算、抽象思维、记忆、视知觉（而不是视结构技能）、注意和集中。MoCA-B 测试时间约15 min，总分30分。其中文版识别 MCI 的分界值是，小学教育≤19分、中学教育≤22分、大学教育≤24分。

开始时间：在开始给受试者介绍第一部分测试（执行功能）时开始计算时间（时 - 分 - 秒），记录于量表右上角。

1. 执行功能（交替连线测验）

（1）指导语：检查者向受试者说明："请您按照从数字到点并逐渐升高的顺序画一条连线。从这里开始［指向数字（'1'）］，从数字'1'连向1个点［指向含有一个点的正方形］，再连向数字'2'［指向数字（'2'）］，之后连向2个点［指向含有2个点的正方形］，并一直连下去，到这里结束［指向含有6个点的正方形］。"

（2）评分：当受试者完全按照顺序进行连线时给1分。当受试者未按顺序连线或出现任何错误时，给0分。

2. 即刻回忆

（1）指导语：检查者向受试者说明"这是一个记忆力测验。下面我会给您读5个词，您要注意听，一定要记住。当我读完后，把您记住的词告诉我。回答时想到哪个就说哪个，不必按照我读的顺序。"检查者以每秒钟1个词的速度读出5个词（桃花、萝卜、沙发、蓝色、筷子）。把受试者回答正确的词在第一试的空栏中标出。当受试者回答出所有的词，或者再也回忆不起来时，把这5个词再读一遍，并向受试者说明："我把这些词再读一遍，努力记住它们并把您记住的词告诉我，包括您在第一次已经说过的词。"把受试者回答正确的词在第二试的空栏中标出。

第二试结束后，告诉受试者一会儿还要让他回忆这些词："请您记住这些词，我之后还会要您回忆这些词的"。

（2）评分：这两次回忆不计分。

3. 词语流畅性

（1）指导语：向受试者说明"请您尽可能快、尽可能多地说出您所知道的水果的名称。时间是1分钟，准备好了吗？开始。（1 min后停止）结束。"

检查者需记录下所有受试者所说的词语，重复词语不计入得分。

（2）评分：①如果受试者1 min内说出的水果名称≥13个，计2分；②如果受试者1 min内说出8～12个水果名称，计1分；③如果受试者1 min内说出的水果名称≤7个，计0分。

4. 定向

（1）指导语：向受试者说明："不要看手表或钟，请告诉我现在是几点钟了。"然后再问下一个问题："告诉我现在是哪年？哪月？今天是星期几？"最后再问："现在告诉我这是什么地方，它在哪个城市？"

（2）评分：每正确回答一项给1分。时间上多2 h或少2 h都正确。受试者必须回答精确的星期几和地点（医院、诊所、办公室的名称），当地年月也正确。

5. 计算

（1）指导语：向受试者说明"想象您有很多1元、5元和10元的钱。现在您购买了一个13元的东西，需要付给我13元，请给我3种付款方式。我不会找您零钱，需要您付给我13元整。"当受试者提供了一个需要找零钱的付款方式，检查者可以鼓励受试者"还有其他方法吗？"检查者记录下受试者的回答所指编号：①一张10元＋3张1元；②两张5元＋3张1元；③1张5元＋8张1元；④13张1元。

（2）评分：①如果受试者提供了3种正确付款方式，计3分；②如果受试者提供2种正确付款方式，计2分；③如果受试者提供1种正确付款方式，计1分；④如果受试者未提供正确付款方式，计0分。

6. 抽象

（1）指导语：让受试者回答每一对词语属于哪一类别。指导语从例词开始。"请您说说橘子和香蕉属于什么类别？"。如果受试者回答的是一种具体特征，那么只能再提示一次："请再换一种说法，它们还属于什么类别？"如果受试者仍未给出准确回答（水果），则说："您说的没错，也可以说他们都是水果。"但不要给出其他任何解释或说明。在练习结束后，说："现在您再说说火车和轮船属于什么类别？"如果受试者仍未给出准确回答，那么只能再提示一次："请再换一种说法，它们还属于什么类别？"当受试者回答完毕后，再进行后面两组词："您再说说锣鼓和笛子属于什么类别？"和"您再说说北方和南方属于什么类别？"不要给出其他任何说明或启发。

（2）评分：只对后三组词的回答进行评分。回答正确，每组词分别给1分。

只有下列回答被视为正确。①火车和轮船：交通工具、旅行用的、运输工具、客运工具。②锣鼓和笛子：乐器、娱乐工具；③北方和南方：方向、地方、地点、地理位置。

下列回答不能给分。①火车和轮船：它们都是钢铁做的；它们都有发动机；它们都耗汽油。②锣鼓和笛子：它们都是木头或其他材料做的；它们都可以发声音。③北方和南方：地理。

7. 延迟回忆

（1）指导语：向受试者说明"刚才我给您读了几个词让您记住，请您再尽量回忆出这些词。如果您不记得所有词语和它们的顺序，也不需要紧张。"对未经提示而回忆正确的词，在下面的空栏中打钩（√）作标记。

（2）评分：在未经提示下自由回忆正确的词，每词给1分。

8. 线索回忆

（1）指导语：在延迟自由回忆之后，对于未能回忆起来的词，通过语义分类线索鼓励受试者尽可能地回忆。经分类提示或多选提示回忆正确者，在相应的空栏中打钩（√）作标记。对所有未能回忆起来的词进行线索回忆。先进行分类提示，如果仍不能回忆起来，再进行多选提示。例如："下列词语中哪一个是刚才记过的：桃花、菊花、梅花？"

各词的分类提示和/或多选提示如下：

分类提示	多选提示
梅花：一种花	桃花、梅花、菊花
萝卜：一种蔬菜	南瓜、洋葱、萝卜
沙发：一种家具	桌子、沙发、椅子
蓝色：一种颜色	蓝色、绿色、红色
筷子：一种厨房用具	刀子、勺子、筷子

（2）评分：线索回忆不计分。线索回忆只用于临床目的，为检查者分析记忆障碍类型提供进一步的信息。对于提取障碍导致的记忆缺陷，线索可提高回忆成绩；如果是编码障碍，则线索无助于提高回忆成绩。

9. 视知觉

（1）指导语：检查者指向附录中视知觉图片，并告诉受试者"现在请您看这张图。图片里有很多重叠在一起的物品。请尽可能地把它们找出来。如果您不知道它们的名字，可以指出它们的轮廓或告诉我它们的功能。不能旋转图片。你可以慢慢做，但时间不超过2分钟。准备好了吗？开始。"

指导语结束60 s后停止测试。受试者不能旋转图片，不能告知受试者总共有10项物品。在视知觉部分计分表上用数字记录每个正确回答的顺序。

（2）评分：图片中有10个物品：剪刀、杯子、T恤（衬衣、内衣）、手表、香蕉、叶子（树叶）、台灯、钥匙（锁匙）、蜡烛和调羹（勺子）。①如果受试者找出9~10个物品，计3分；②如果受试者找出6~8个物品，计2分；③如果受试者找出4~5个物品，计1分；④如果受试者找出的物品≤3个，计0分。

10. 命名

（1）指导语：自左向右、从上到下指着附录中图片问受试者："请您告诉我这个动物的名字。"

（2）评分：每答对一个给1分。正确回答是：①斑马［马和驴不得分］；②孔雀［鸟不得分］；③老虎［猎豹、美洲豹和黑虎不得分］；④蝴蝶［昆虫不得分］。

11. 注意

（1）方法一

1）指导语：指向附录中白色背景的数字，并向受试者说明"请看向这些白色背景的数字。现在要您大声读出圆形中的数字，正方形和三角形中的数字不要读。从这里开始［指向数列开头'1'］，到这里结束［指向数列结尾'5'］。开始。"

2）评分：①如果完全正确或只有1次错误，计1分；②如果有2个或2个以上错误，计0分。

错误是指读非圆形中的数字、跳过圆形中的数字而没有读、朗读数字顺序错误或读之前的数字。记录下错误个数。

（2）方法二

1）指导语：指向附录中黑色背景的数字，并向受试者说明"请看向这些黑色背景的数字。现在要您大声读出圆形和正方形中的数字，三角形中的数字不要读。从这里开始［指向第一行数列开头

'3'〕，到这里结束〔指向第二行数列结尾'5'〕。开始。"

2）评分：①如果有2个或2个以下错误，计2分；②如果有3个错误，计1分；③如果有4个或4个以上错误，计0分。

错误是指读非圆形或正方形中的数字、跳过圆形或正方形中的数字而没有读、朗读数字顺序错误或读之前的数字。记录下错误个数。

结束时间：在受试者完成最后一项测试（注意）时停止计算时间（时－分－秒），计算测试时间（分钟、秒），记录于量表右下角。

📧 表7-4
MoCA-B中文版（郭起浩修订版）

八、常见非认知量表

1. 流调用抑郁自评量表（center for epidemio-logical survey depression scale，CES-D）有20个项目，4级评分，总分60分，由美国国立精神卫生研究院制定，可以问卷的形式进行问讯评估或自我测查。CES-D已被使用了20多年，通过定式精神问诊和明确的诊断标准证实了CES-D对NINDS卒中数据库患者的有效性，评分>16分则高度提示临床抑郁（敏感度为86%，特异度为90%，预测阳性率达80%）。已证明其在老年卒中患者（观察者评估和自我评估）中与其他抑郁测量结果高度一致，也在多项研究中被用以评估卒中后抑郁症状。它还被用于心血管健康研究。

在国内，CES-D总分的划界分是：≤15分为无抑郁症状；16~19分为可能有抑郁症状；≥20分为肯定有抑郁症状。

2. 日常生活能力量表（activity of daily living scale，ADL）由Lawton和Brody制定于1969年。由躯体生活自理量表（physical self-maintenance scale，PSMS）和工具性日常生活活动量表（instrumental activities of daily living scale，IADL）组成，主要用于评定被试的日常生活能力。ADL共有14项，包括两部分内容：一是躯体生活自理量表，共6项：上厕所、进食、穿衣、梳洗、行走和洗澡；二是工具性日常生活能力量表，共8项：打电话、购物、备餐、做家务、洗衣、使用交通工具、服药和自理经济8项。每项4级评分：①自己完全可以做；②有些困难；③需要帮助；④根本无法做。评定时按表格逐项询问，如被试者因故不能回答或不能正确回答（如痴呆或失语），则可根据家属、护理人员等知情人的观察评定。如果无从了解，或从未做过的项目，例如没有电话也从来不打电话，记（9），以后按研究规定处理。评定结果可按总分、分量表分和单项分进行分析。总分<16分，为完全正常；≥16分有不同程度的功能下降，最高64分。单项分1分为正常，2~4分为功能下降。凡有2项或2项以上≥3分，或总分≥22分，为功能有明显障碍。

3. 认知功能减退知情者问卷（informant questionnaire for cognitive decline in the elderly，IQCODE）是由与患者关系密切的知情者完成的工具。完整版本26项，简化版本16项，2个版本有高度的相关性与相似的效度。IQCOD反映的记忆功能包括情景记忆、语义记忆、远期记忆与学习能力4个方面。与MMSE相比，IQCODE不受患者病前智力、教育水平、职业能力的影响，但是受年龄影响。情感状态、人格特征、知情者与患者的关系也会影响IQCODE的评定。IQCODE的优点：①教育程度影响少，不是评定实际水平，而是评定变化状况；②根据日常生活表现发现认知功能早期改变是敏感的，可以用于aMCI的识别；③简单、费用低。IQCODE的缺点：①有时找不到知情者，因为知情者必须密切了解就诊者目前和10年前的情况；②知情者的立场不够客观，甚至存在利益冲突，从而影响评分。

IQCODE指导语：与10年前比较，你的朋友或亲戚目前的表现。注意是自身比较，如果他/她10年前的记忆比较差，现在仍然一样差，那么是"无变化"。"明显好"指目前情况明显优于10年前；"明显差"指目前情况明显差于 10 年前。

4. 神经精神量表（neuropsychiatric inventory questionnaire，NPI）是 Cumming 等于 1994 年针对

痴呆患者所呈现的精神病理改变而设计的。

（郭起浩）

数字课程学习

⬆ 教学PPT　　　📝 自测题

第八章

神经系统疾病的
诊断原则

关键词

定位诊断　　定性诊断　　临床思维

正确的诊断是正确治疗的前提。疾病的诊断是临床医生对患者病情进行调查研究的过程，需要临床医生通过周详的病史采集、细致的体格检查以及相关的辅助检查后，根据收集来的资料，运用理论知识、实践经验和科学的思维方法对病情进行全面的综合分析，才能对疾病作出正确的诊断。由于神经疾病的复杂性，同一疾病在不同患者身上的表现不尽一致，而不同疾病的临床表现又有时类似，因此疾病的诊断需要遵循疾病诊断的基本原则，在诊断过程中重视证据、重视调查研究及验证，去粗取精、去伪存真，抓住主要矛盾，抽丝剥茧，形成完整的证据链才能做出正确的诊断。正确的诊断并非一蹴而就，有些疾病在初期不典型，还有共患疾病以及其他因素的干扰，导致初诊可能是错误的，因此这需要对病情进行细致观察，根据病情的演变及时修正错误的诊断，有些复杂病例往往需要经过多次自我否定才能做出正确的诊断。

第一节 诊疗程序

同其他学科疾病一样，神经系统疾病的诊断流程也是先采集病史，然后进行神经系统体检和一般内科体检，再根据病史和体检结果建立初步诊断假设或诊断方向，然后选择适当的辅助检查获得相关疾病的客观证据，再进行综合分析确定诊断。由于神经系统结构和功能的复杂性，其疾病临床表现也非常复杂，不同部位的病变可能有类似症状，某一症状体征又可由不同部位神经病变导致。比如中枢神经系统（脑、脊髓）、周围神经系统、神经肌肉接头及肌肉病变均可导致肢体无力，在诊断时需要判断究竟是哪一部位引起这一症状。因此，神经系统疾病的诊断过程有特殊之处，即需要先确定病变部位，这是由神经系统疾病的复杂性决定的。神经系统疾病诊断过程一般分为定位诊断和定性诊断两个步骤，即先确定病变部位在何处（定位诊断），再判断病变性质（定性诊断）。

有些非神经系统疾病可导致类似神经系统疾病的症状，有些神经系统疾病同时伴有一些内科疾病的症状，例如：视物模糊可能是视觉神经通路或视觉皮质损害导致，也可能是眼科疾病导致；头痛、头晕虽常见于神经系统疾病，但也可见于高血压、发热、颈椎病、中耳炎等非神经系统疾病；恶心、呕吐常由消化系统疾病导致，但也可见于高颅压、脑干病变等神经系统疾病；步态障碍可能是神经系统疾病导致，但也可能是骨关节疾病所致。因此，在神经疾病诊断时，有时还需要先判断患者的临床表现是神经系统疾病还是其他系统疾病所致，这一步骤被称作定向诊断。

一、定位诊断

定位诊断是根据疾病所表现的神经系统症状、体征，再结合神经解剖、神经生理和神经病理等方面的知识确定疾病损害的部位。许多神经系统病变与特定的解剖部位相关联，定位诊断可为定性诊断提供重要的诊断信息。神经系统的病变部位根据其病损范围可分为局灶性、多灶性、弥漫性和系统性病变。局灶性病变指只累及神经系统的单一局限部位，如面神经麻痹、尺神经麻痹、脊髓肿瘤等。多灶性病变指病变分布在2个或2个以上的部位，如多发性硬化、视神经脊髓炎等。弥漫性病变往往广泛侵犯中枢和（或）周围神经系统、肌肉，如中毒性脑病、病毒性脑炎等。系统性病变指病变选择性地损害某一特定功能解剖系统或传导束，如肌萎缩性侧索硬化症、亚急性脊髓联合变性等。

在分析病变的分布和范围之后，还需进一步明确其具体部位，即需要明确病变部位是在中枢神经系统、周围神经系统，还是在肌肉或神经肌肉接头。如果病变在中枢神经系统，需要进一步明确病变是在大脑还是在间脑、脑干、小脑、脊髓等其他中枢结构。类似的，周围神经病变也需要区分病变是在神经根、神经丛、某一支或多支周围神经还是多发性周围神经病变。一般来说，神经系统症状虽然对定位诊断有一定价值，但神经体征对定位诊断价值更大，因此要特别重视神经系统有定位价值的体征。现将大脑、脑干、小脑、脊髓以及周围神经病变的定位诊断要点分述于下。

（一）大脑病变

临床主要表现有意识障碍、认知功能障碍、精神行为障碍、偏瘫、偏身感觉障碍、偏盲、癫痫发作等，其中记忆功能障碍、失语、失用、精神行为异常、癫痫发作等症状体征具有定位诊断价值。各脑叶病变亦有各自不同的特点，如额叶损害主要表现为随意运动障碍、局限性癫痫、运动性失语、认知功能障碍等症状；顶叶损害主要表现为皮质型感觉障碍、失读、失用等；颞叶损害主要表现为精神症状、感觉性失语、精神运动性癫痫等；枕叶损害主要表现为视野缺损、皮质盲等。此外，大脑半球深部基底节的损害，可以出现肌张力改变、运动迟缓及不自主运动等锥体外系症状，肌力及感觉正常。

（二）脑干病变

脑干病变的特征是交叉性瘫痪和交叉性感觉障碍。一侧脑干病变多表现有病变同侧周围性脑神经麻痹和对侧肢体中枢性偏瘫，即交叉性瘫痪，或病变同侧面部及对侧偏身痛温觉减退的交叉性感觉障碍，其病变的具体部位根据受损脑神经平面而作出判断。脑干两侧或弥漫性损害时常引起双侧多数脑神经和双侧长束受损症状。上脑干病变累及网状上行激动系统还可导致意识障碍。

（三）小脑病变

小脑病变的特征是共济失调。小脑蚓部损害主要引起共济失调步态，小脑半球损害则引起同侧肢体的共济失调。有时可出现小脑性构音障碍和辨距不良。

（四）脊髓病变

脊髓横贯性损害常有受损部位以下的运动、感觉及括约肌三大功能障碍，呈完全的或不完全的截瘫或四肢瘫、传导束型感觉障碍和尿便功能障碍。可根据感觉障碍的最高平面、运动障碍、深浅反射的改变和自主神经功能的障碍，大致确定脊髓损害的范围。脊髓的单侧损害可出现脊髓半切损害

综合征，表现为病变平面以下对侧痛、温觉减退或丧失，同侧上运动神经元性瘫痪和深感觉减退或丧失。脊髓的部分性损害可仅有锥体束和前角损害症状如肌萎缩侧索硬化症，亦可仅有锥体束及后索损害症状如亚急性脊髓联合变性，或可因后角、前联合受损仅出现节段性痛觉和温度觉障碍，但轻触觉保留，呈分离性感觉障碍，如脊髓空洞症。

（五）周围神经病变

由于脊神经是混合神经，受损时在其支配区有运动、感觉和自主神经的症状。运动障碍为下运动神经元性瘫痪，感觉障碍的范围与受损的周围神经支配区一致。前根、后根的损害分别出现根性分布的运动、感觉障碍；特定周围神经（如尺神经、桡神经、正中神经、坐骨神经等）损害导致该神经支配区感觉运动障碍，多发性神经病出现四肢远端对称性的迟缓性瘫痪及末梢型感觉障碍。

（六）肌肉及神经–肌肉接头病变

肌肉病变可累及脑神经及脊神经支配的骨骼肌，主要表现肌无力和肌萎缩，此外还可出现肌痛与触痛、肌肉假性肥大及肌强直等，通常近端重于远端，腱反射减弱或消失，但早期腱反射可正常，无感觉障碍。病变损害神经–肌肉接头时，主要表现为肌无力和病态性疲劳。

二、定性诊断

定性诊断是确定疾病病因（性质）的诊断，它建立在定位诊断的基础上，根据年龄、性别、病史特点、体检所见以及辅助检查等资料进行综合分析做出判断。定性诊断特别要重视起病急缓和病程特点这两方面资料。一般而言，当急性发病，迅速达到疾病的高峰，应考虑血管病变、炎症、外伤及急性中毒等；当发病缓慢隐匿且进行性加重，病程中无明显缓解现象，则多为遗传、变性疾病、营养缺乏及肿瘤等疾病；发病形式为发作性，则多为癫痫、偏头痛、三叉神经痛或周期性瘫痪等；疾病若多次缓解复发则考虑多发性硬化、视神经脊髓炎、线粒体脑肌病等疾病。现将神经系统几类主要疾病

定性诊断要点分述如下。

（一）血管性疾病

血管性疾病起病急骤，症状在短时间内（数秒、数分钟、数小时或数天）达到高峰。多见于中老年人，既往常有高血压、动脉粥样硬化、心脏病、糖尿病或高脂血症等病史。神经系统症状表现为头痛、头晕、呕吐、肢体瘫痪、意识障碍、失语等。计算机断层扫描（CT）、磁共振（MRI）、数字减影血管造影（DSA）等影像学检查可获得比较确切的中枢神经系统损害的证据，如脑梗死、脑出血、蛛网膜下腔出血（SAH）等各类脑血管病。

（二）感染性疾病

感染性疾病起病呈急性或亚急性，病情多于数日、少数于数周内达到高峰，伴有畏寒发热、外周血白细胞增加或红细胞沉降率增快等全身感染中毒的症状。神经系统症状和体征依据病变部位而异，脑膜炎常有头痛和脑膜刺激征，脑实质炎症常有精神行为异常、意识障碍、癫痫发作、偏瘫、失语等。化脓性细菌、结核、真菌中枢感染多主要累及脑膜，但有时也可累及脑实质（如脑脓肿、脑结核瘤）。病毒性中枢感染除可累及脑膜外，常累及脑实质。针对性地进行血及脑脊液的微生物学、免疫学、寄生虫学等辅助检查对明确感染的性质非常关键。

（三）变性疾病

变性疾病起病及病程经过缓慢，呈进行性加重。各年龄段均可发病，但不同变性疾病的好发年龄不同，如帕金森病、帕金森叠加综合征及阿尔茨海默病常于 60 岁以后起病，运动神经元病于青壮年发生。临床表现各异，如阿尔茨海默病主要为认知功能障碍，帕金森病主要为运动迟缓、肌张力增高、震颤等锥体外系症状，运动神经元病主要为肢体无力、肌肉萎缩及延髓麻痹等运动神经损害症状。

（四）外伤

患者有外伤史，呈急性起病，表现为头痛、意识障碍及偏瘫、失语等神经功能缺损症状。颅底骨折可伴脑脊液鼻漏。外伤史是诊断的关键。注意慢性硬膜下血肿常在外伤后一段时间出现症状，有时外伤较轻（如较轻的头部碰撞），易被患者忽略，需仔细询问病史。有些颅脑外伤可继发于其他神经疾病，如癫痫或脑卒中发作致跌倒继发颅脑外伤，此时需仔细甄别。X 线、CT 及 MRI 检查有助于诊断。

（五）肿瘤

肿瘤包括中枢原发性肿瘤（如脑膜瘤、胶质瘤、垂体瘤、听神经瘤等）和转移瘤。起病缓慢，病情呈进行性加重，但某些恶性肿瘤或转移瘤发展迅速，病程较短。颅内肿瘤除常有的癫痫发作、肢体瘫痪和麻木等局灶定位症状外，尚有头痛、呕吐、视乳头水肿等颅内压增高的征象。颅脑原发性肿瘤多数为局灶性，但也可呈多灶性，如中枢淋巴瘤、胶质瘤。转移瘤常为多灶性，但也可呈单发病灶。有些脑肿瘤生长缓慢，早期除颅内压增高症状外，可无局灶性神经系统受累症状。CT、MRI 等影像检查对肿瘤诊断价值很大。对于脑内转移瘤，寻找外周肿瘤原发灶对诊断非常重要。肿瘤脑膜转移患者常表现为高颅压及脑膜刺激征，脑脊液细胞学检查寻找肿瘤细胞对诊断至关重要。

（六）免疫性疾病

自身免疫系统异常可导致中枢神经系统疾病，多见于自身免疫性脑炎，常见于年轻患者，表现为进展较快的认知或精神障碍，部分患者可出现癫痫样发作或不自主运动。临床可有多种类型，抗体检测是诊断本病的具体分型的重要手段。脱髓鞘性疾病也属于免疫性疾病，多见于年轻患者，常呈急性或亚急性起病，依病变部位不同表现为各种神经功能缺损症状或体征，多发性硬化、视神经脊髓炎等常有缓解和复发的倾向，其特点是时间和空间多发。急性播散性脑脊髓炎多为急性起病，单相病程。MRI、脑脊液和诱发电位等检查有助于诊断。

（七）代谢和营养障碍性疾病

代谢障碍性疾病发病可缓慢起病，也可急性或亚急性起病，多伴有相关系统性疾病（如严重肝肾功能不全、电解质代谢紊乱）和可导致营养缺乏的基础疾病（如胃肠手术、营养不良、慢性酒精中毒）。代谢性脑病多表现为意识障碍、精神行为异常等非特异神经功能障碍，局灶性体征较少。有些营养代谢障碍性疾病临床表现有相对固定的模式，如维生素 B_1 缺乏常导致多发性神经病和韦尼克脑病，维生素 B_{12} 缺乏导致亚急性脊髓联合变性，糖尿病引起多发性周围神经病，低钠血症补钠过快可导致脑桥髓鞘中央溶解症。相关基础疾病病史对这类疾病诊断非常重要，血生化、电解质检查及相关营养物质血浓度检测对诊断也很有价值。

（八）其他

其他病因还包括中毒和遗传性疾病等。神经系统中毒性疾病的病因包括化学品、毒气、生物毒素、重金属、药物等，呈急性或慢性发病，依累及部位不同而临床表现多样，如有机溶剂及一氧化碳中毒性脑病常表现为意识障碍、认知功能下降，抗癫痫药物卡马西平中毒常表现为小脑性共济失调，化学品中毒还可表现为多发性周围神经病。诊断中毒时需要结合毒物接触史及必要的化验检查方能确定。神经系统遗传病多于儿童及青年期发病，家族中可有同样疾病，其症状和体征繁多，部分具有特征性，如先天性肌强直出现的肌强直、肝豆状核变性的角膜色素环等，为这些疾病的诊断提供了重要依据。

第二节　临床思维方法

疾病诊断水平的高低不仅与理论基础知识、临床技能和临床实践经验有关，科学的临床思维方法对诊断水平也有重要影响。虽然现代技术的发展使大量新型诊断设备和技术在临床得到广泛应用，临床医学诊断技术日趋形象化、客观化、数字化，使临床诊治疾病的水平大大提高。但是，现代技术并不能取代传统的临床方法和科学的临床思维。

临床思维的培养应以循证医学理念为指导，要求临床医师应用已掌握的医学理论知识和临床经验，结合患者的临床资料进行综合分析、逻辑推理。从错综复杂的线索中，找出主要矛盾，并加以解决，这是一个观察事物并思考问题的过程。正确的临床思维是医师长期从事临床实践的经验总结，也是临床医师的基本功。神经疾病诊断的临床思维可参考以下几个步骤：①养成全面细致的习惯，通过详细的问诊、查体及实验室检查，收集可靠翔实的临床资料，剔除一些无关紧要的体征和不可靠的临床资料，以避免其分散临床判断的注意力；②将上述资料综合分析，利用神经解剖学、生理学的基本知识，确定疾病相关的功能与解剖结构的异常，进行定位诊断；③根据病变的部位、病史与体征分析判断疾病的病因，作出初步定性诊断并思考需要鉴别诊断的疾病，选择相关的辅助检查进一步支持诊断；④明确疾病性质后，制订一个合理的治疗方案，根据病情演变和治疗效果进一步确定诊断或修正初诊。

上述培养神经科医师临床思维的过程绝不是一成不变的教条，要始终把握"具体问题具体分析"的原则，善于抓住疾病的主要矛盾，透过现象抓住其本质特征。

遵循上述诊断流程和临床思维方法，大多数神经疾病是可以及时做出诊断的。然而，由于神经疾病的复杂性及医学发展水平的限制，仍然有一些患者难以迅速明确诊断，有些看似简单的疾病也可能发生误诊。以下临床诊断经验可供参考：①集中分析主要的可靠且肯定的症状和体征。通常检查到的体征要比询问到的主观症状来得更可靠，而运动系统或反射等体征要比感觉系统的体征更肯定。②避免先入为主，注意力局限于病史或体检中的某些体征，过早地下诊断结论。要养成系统分析的思维习惯，避免经验主义错误，即使是常见病，也要注意鉴别诊断。③诊断应当随着病情演变和新的辅助检查证据而加以调整，当临床表现不符合所考虑的疾病特点时，就应该及时修正诊断。④当面临几种可能的诊断而一时无法确定时，一般先考虑常见病再考虑罕见病，先考虑可治性疾病再考虑难治性疾病，先考虑需要紧急治疗的疾病再考虑可以延期治疗的疾病。⑤一元论原则。尽量用一种疾病解释所有临床症状体征，只有一种疾病不能解释患者所有的临床表现时才考虑多种疾病诊断。⑥避免过度依赖辅助检查。有些阳性辅助检查结果不一定与当前疾病相关，辅助检查结果应当与临床表现吻合才能作为诊断依据。⑦疑难病例尽可能进行组织活检，获取细胞病理学资料。⑧诊断性治疗有时对确定诊断有重要价值。某些一时难以确诊的慢性疾病可动态随访观察。

医学是一门实践性很强的科学，青年医师需要在医疗实践中不断学习、善于总结、勤于思考，才能掌握好各种临床技能，养成科学的临床思维习惯，提高诊疗水平。青年医师还要注意向专家学习他们丰富的临床经验、检查技巧、严谨与灵活的思维以及分析解决问题的方法。随着医学基础学科和临床医学研究的不断进展，对疾病的病理机制的认识也在发展，某些疾病的概念和诊断标准也在不断更新，新的诊疗技术不断在临床推广应用，青年医师还需要结合临床实践学习新文献，不断更新自己的知识体系和掌握新技术，努力成为一名合格的神经病学专门人才。

（陈生弟）

数字课程学习

⬇️ 教学PPT　　　📝 自测题

第九章

头 痛

关键词

原发性头痛　　偏头痛　　丛集性头痛　　紧张性头痛

诊疗路径

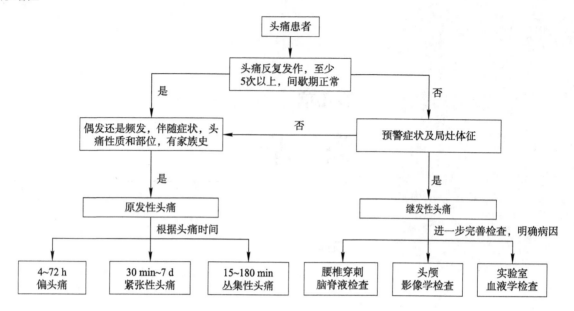

第一节　概　述

头痛（headache）是由于头部或颈部的痛敏结构被牵拉、移位、炎症或损伤导致的局限在头部的疼痛疾患，是常见病和多发病，占急诊患者人数的 1%~2%，约占综合医院门诊的 4%。

根据 2018 年国际头痛协会发表的头痛分类第三版，头痛分为三大类：原发性头痛、继发性头痛和其他类型头面痛。原发性头痛又分为偏头痛、紧张型头痛、三叉自主神经发作性头痛与其他原发性头痛，继发性头痛系具有明确的病因的头痛症候群，如不及时诊断与治疗，可能会危及患者生命或发生致残、致盲等严重后果。由面部组织病变所致头痛称为头面痛，由颈部病变所致头痛称为颈源性头痛。

多数头痛系因颅内外组织结构中的痛觉感受器受到某种物理的、化学的刺激，产生异常神经冲动，经感觉神经通过相应的神经通路传递到大脑皮质，进行分析整合，产生痛觉。头痛的外周感觉神经主要涉及三叉神经、面神经的感觉部分、舌咽神经、迷走神经和 C1~C3 神经。颅前和中窝结构感受的疼痛通过三叉神经投射于头部的前 2/3 区域，颅后窝感受的疼痛通过上部颈神经投射于头的后部与颈部。由于头痛的信号传递除通过典型通路外，还可以激活非典型通路和其他脑组织，如脑干的上行网状激活系统、脑干的特殊感觉系统及下行疼痛调控系统，包括局部的疼痛反射系统。少数头痛系因参与疼痛感知的各大脑皮质和相互联系的紊乱而发生。因此，头痛才会伴有各种相关的并发症和共病。

（一）临床表现与诊断原则

头痛的临床表现形式与受累的组织有关，也和自主神经是否参与有关。原发性头痛的患病率远高于继发性头痛。

根据疼痛病因和受累的组织，分为炎症性疼痛、神经病理性疼痛与精神性疼痛。根据发作频率和头痛天数，分为偶发性（每月头痛发作 ≤1 次）、频发性（每月头痛发作 >2 次）、慢性（每月头痛发作 15 d 以上，连续 3 个月）和慢性每日性头痛。

诊断应在了解头痛病理生理机制的基础上进行，包括病史采集、体格检查、辅助检查 3 个步骤。

病史的采集需注意：①起病与病程是急性、亚急性还是慢性发生，其过程为波动性、持续进展、周期发作或每日性。②疼痛的部位是单侧或双侧、前或后头部、局部或弥散。③持续时间数秒、数分钟、数小时、数天还是持续性。④性质与程度：胀痛、跳痛、触电样、束带样、霹雳样、压迫样等，常用 10 分自评法来评估疼痛程度，0 分为无痛，1~3 分为轻度疼痛，4~6 分为中度疼痛，7~9 分为重度疼痛，10 分为剧烈疼痛。⑤诱发、加重、减轻头痛的因素以及伴随症状。⑥要求患者使用头痛日记记录疼痛发作，方便分析病情、了解诱因、判断疗效。

全面的体格检查包括神经系统检查，须注意是否存在颅周的激痛点和头皮触痛。

鉴别诊断是重要的诊断环节。要有选择性地使用颅脑 CT、MRI，以及腰椎穿刺和脑脊液检查。当有如下症状或体征时要高度警惕继发性头痛：①发热；②局灶性神经系统损伤体征；③脑膜刺激征；④首次急性起病，持续较长时间的头痛；⑤其他躯体系统疾病等。除此之外，还要识别与头痛相关的失眠、抑郁、颅周肌筋膜炎等共病。

（二）治疗原则

1. 病因治疗　消除病因是控制继发性头痛的关键措施。如因颅内感染要选用有效抗生素或抗病毒药物等；如因青光眼，控制眼压常可消除头痛。

2. 急性止痛治疗　迅速有效地减轻头痛是缓解症状、恢复功能的主要目标。首选非甾体类抗炎止痛药物，还可选择使用普瑞巴林或者加巴喷丁，必要时可使用弱吗啡类止痛药物。偏头痛的特异性止痛药如曲普坦类、降钙素基因相关肽抗体等可以依据循证推荐进行使用。

3. 预防治疗　目的是减少头痛发作次数、减轻疼痛的程度、增加对止痛药物的敏感性。慢性头痛还可使用抗抑郁的药物或者局部多点注射小剂量肉毒毒素等。

4. 并发症与共病的治疗　头痛可以合并多种症状（如眩晕、呕吐等），严重头痛还常与失眠、抑郁、心脏卵圆孔未闭等共病，控制这些症状和治疗共病常可有效缓解头痛。

第二节　偏 头 痛

☞ 典型案例（附分析）9-1
患者头痛 5 年，加重半年

偏头痛（migraine）是一种以反复发作头痛为主的脑神经血管性疾病，系神经系统常见病多发病，我国人口中约 9.3% 的人罹患此病，也是 WHO 公布的重要致残性疾病之一。

（一）病因与发病机制

具体病因不清。约半数以上患者的双亲中有偏头痛史，属多基因遗传，极少数为染色体显性遗传。很多患者的自主神经系统呈不稳定状态，尤其在环境变化、外界刺激、躯体及精神疲劳、睡眠不足、月经周期变化等情况下诱发偏头痛。女性患者可在妊娠期间发作频度减少或消失。某些食物如奶酪、熏鱼、巧克力、柑橘及酒精类饮料等可诱发偏头痛发作。

偏头痛发病机制中主要有血管源性、神经源性及三叉神经血管系统激活等学说。

1. 血管源性学说　认为偏头痛先兆症状是颅内血管收缩使脑局部缺血所引起的一过性脑功能障碍，表现视觉改变、闪光样暗点、视野缺损。在偏头痛先兆期时局部脑血流（rCBF）可见明显降低。头痛出现后，rCBF 及颅外动脉血流均显著增加，同时脑脊液乳酸增加，碳酸氢盐含量降低。

2. 神经源性学说　认为偏头痛是原发性神经性功能紊乱、继发性血管运动功能的改变。偏头痛呈现的各种复杂症状是大脑皮质功能紊乱的结果，可能是原发于下丘脑 / 间脑水平的脑部兴奋阈值障碍，各种诱发因素只要导致脑部兴奋阈值下降就能引起头痛发作。大脑皮质出现的局部脑电活动异常，并以 3 mm/min 的速度缓慢自枕叶向顶叶和颞叶扩散，称为皮质扩散性抑制（cortical spreading depression，CSD）。扩散的速度和先兆症状特点相同。先兆症状中闪光视幻觉为刺激症状，与皮质兴奋有关；随后出现的视野内的暗点、偏盲、黑矇为抑制症状，与皮质抑制有关。CSD 对丘脑、三叉神经脊束核、蓝斑等中枢疼痛处理有广泛作用，还可引起与偏头痛有关的一氧化氮、降钙素基因相关肽等递质释放，并产生与痛觉过敏及炎症有关的基因表达如神经生长因子、神经胶质纤维酸性蛋白、环氧合酶 2 等，这可能是 CSD 样神经电活动引起头痛及其相关临床表现的重要原因。

3. 三叉神经血管系统激活学说　认为脑膜中动脉和颅内大动脉主要由三叉神经纤维分布，支配这些血管的交感和副交感纤维其投射也属于三叉神经血管系统。偏头痛时，受累的脑内大动脉和脑膜中动脉不断发生兴奋，激活三叉神经，使脑膜血管扩张，血流增加，血管周围水肿，血管内皮细胞、血小板、肥大细胞被激活，局部释放活性致痛物质，如降钙素基因相关肽、P 物质和神经激肽 A 等，这些物质可使受累动脉更加扩张，又可以激活疼痛感受器，产生疼痛的神经信号，形成恶性循环。

总之，偏头痛的发病机制尚无定论。有人设想应该先由一个神经源性触发点引起三叉神经血管反射，并释放某些物质进入血管壁，血管扩张后引起搏动性头痛和触痛。

（二）临床表现

偏头痛的发病女性多于男性，约为 3：1，多在青春期起病，部分患者有家族史，病初可每年发作 1 至数次，以后每月发作 1 至数次，少数患者可每周发作数次。根据临床表现主要分为 3 种类型：先兆型偏头痛、无先兆型偏头痛、特殊类型偏头痛。

1. 先兆型偏头痛（migraine with aura） 约占偏头痛的20%，临床发作可分为4个时期。

（1）前驱期：约60%患者在头痛发作前数小时至数天可表现为精神症状如抑郁、乏力、懒散、嗜睡、情绪激动、易激惹、欣快等，也可表现自主神经症状如面色苍白、厌食或明显饥饿感、口渴、尿频、尿少、腹痛、腹泻、心慌、气短等。不同患者的前驱症状亦不同。

（2）先兆期：多为局灶神经症状，偶为全面性神经功能障碍，约持续5 min～1 h，常见为视觉性先兆，如闪光、暗点、视物变形、视野缺损，其次为躯体感觉性先兆，如一侧肢体感觉异常或面部麻木等，运动性先兆少见，可出现肢体轻偏瘫及言语障碍。如果出现脑干症状或单眼黑矇，分别称为脑干先兆或视网膜先兆。先兆不伴头痛出现，称为偏头痛等位症，多见于儿童偏头痛，有时见于成年以后，先兆可为主要临床表现而头痛很轻或无头痛，也可与头痛发作交替出现。

（3）头痛期：疼痛多始于一侧眼眶部或额颞部，逐渐加剧，并扩展至半侧头部或整个头部。呈搏动或胀痛，常伴有恶心、呕吐、畏光、怕声、面色苍白、精神萎靡、厌食，可伴有轻度球结膜和鼻黏膜充血和分泌物增多，也可伴有尿频、排尿障碍、便秘或腹泻、高血压或低血压、心慌甚至出现心律失常等自主神经功能障碍。日常活动如上下楼梯可加重头痛，故患者多躲至较暗的安静处休息。头痛持续数小时，多达1～3天，超过3天以上者，称为偏头痛持续状态。

（4）缓解期：服止痛剂或睡眠后头痛明显缓解。头痛缓解后数小时至数日内，仍可表现疲倦乏力、昏昏欲睡、肌肉酸痛、情绪低落、烦躁、易怒、注意力不集中等后续症状。

2. 无先兆型偏头痛（migraine without aura） 是最常见的类型，约占80%。除无先兆症状外，其他表现同先兆型偏头痛。

3. 特殊类型偏头痛

（1）前庭性偏头痛：为偏头痛患者发作时伴有眩晕症状，可在偏头痛的不同时段发生，眩晕症状可轻可重，持续时间不等，多小于3 d。这类患者有时需要和梅尼埃病鉴别。

（2）偏瘫型偏头痛：多在儿童期发病，可分为两类，一类有家族史，呈常染色体显性遗传，半数病例与19号染色体连锁，亦与P/Q型钙通道突变有关；另一类为散发型，有或无先兆型偏头痛交替发作，表现为轻偏瘫或（和）偏侧麻木，偶伴失语，数十分钟后发生头痛，偏瘫可持续数十分钟至数日不等。

（3）脑干型偏头痛：多发生于少年或青年女性，发作与月经有明显的关系。先兆期表现脑干症状，如眩晕、眼震、耳鸣、构音障碍、共济障碍、双侧肢体麻木、无力或口周感觉异常等，也可出现意识模糊和跌倒发作。先兆症状持续20～30 min后出现搏动性头痛，多位于枕后部，向后颈部放射，常伴有恶心、呕吐。头痛持续数小时，发作后恢复正常。

（4）视网膜型偏头痛：表现为反复发作偏头痛伴有同侧的视网膜可逆性循环障碍，单侧眼的畏光、黑矇、暗点，甚至失明。反复发作可致中心视网膜动脉及其分支的血栓形成或视神经乳头萎缩。

（三）辅助检查

出现严重的先兆或先兆时间延长者，以及近期出现严重的头痛者应进行颅脑CT、MRI、MRA或DSA等影像学检查。

（四）诊断

根据年轻人好发，女性多见，长期多次发作，每次发作性质相类似的头痛史，同时还具有下述的特点：偏侧搏动性痛或胀痛，日常活动会加重的中至重度疼痛，伴恶心呕吐、畏光或畏声，每次疼痛持续数小时，多数不超过3天，发作间歇期正常，常有家族史，神经系统检查无异常发现。

如果有先兆，需要至少有1次完整的发作，症状持续5～60 min，随后头痛发作。

患者具备上述临床特点，易于诊断。同时需要结合发作频率，分层诊断偶发性、频发性和慢性偏头痛。

（五）鉴别诊断

有先兆或无先兆偏头痛诊断多无困难，但其他特殊类型的偏头痛诊断应十分慎重，首先要排除引起头痛的常见疾病。

1. 丛集性头痛　男性多见，头痛位于一侧眼眶部周围，重者波及全头部；头痛发作呈密集性，非常剧烈，发作迅速并可突然停止。发作时伴有头痛侧鼻黏膜、球结膜充血、流泪、鼻塞，少数出现上睑下垂，每日发作 1 至数次，可在睡眠中发作，每次发作数十分钟至 3 h，在数周内连续有规律地定时发作，缓解期可长达数月至数年之久。

2. 紧张性头痛　女性多见，头部轻度到中度疼痛，颅周束带样或头顶压迫样性质，一次头痛发作持续 30 min ~ 7 d，不伴运动加重头痛现象，亦无畏光畏声，可有恶心症状。

3. 短暂性脑缺血发作　需要与先兆症状鉴别，老年人多发，常有高血压、糖尿病、动脉粥样硬化等风险因素，多数症状持续数分钟到 30 min 缓解，可以在短期内反复发作，头颅 CT、MRI、MRA、DSA 等检查有助于诊断。

4. 颅内占位病变　早期头痛可为间歇性或晨起为重，后演变为持续性，有颅内压增高表现（如头痛、恶心、呕吐、视乳头水肿），并可出现局灶性症状与体征，头颅 CT 和 MRI 检查可助于鉴别。

（六）治疗

及时解除发作，减轻疼痛，必要时预防治疗减少头痛的复发，恢复功能是偏头痛治疗必须遵守的原则。

1. 发作期治疗　目的是快速止痛。将患者安置在稍暗的房间里，适度的睡眠，保持安静，避免焦虑和紧张。

对轻 - 中度头痛患者，服用解热镇痛剂或非甾体消炎药物即可显效。常用药物如阿司匹林、索米痛片、布洛芬、芬必得、萘普生、双氯芬酸钠等。恶心、呕吐可应用甲氧氯普胺。对重度头痛患者，常用麦角胺咖啡因片（每片含咖啡因 100 mg，酒石酸麦角胺 1 mg），在偏头痛发作开始时即服 1 ~ 2 片，必要时隔数小时或 12 h 再加服 1 片，可重复 2 次，直至头痛消失为止，每次发作用量不超过 5 片，一周总量不超过 10 片。如有剧烈呕吐不能口服药物时，可皮下或肌内注射酒石酸麦角胺 0.25 ~ 0.5 mg。麦角碱药物的不良反应较大，现多选用作用迅速、不良反应小的曲普坦类药物。如舒马曲普坦 25 ~ 50 mg 口服，24 h 内不宜超过 300 mg；或 6 mg 皮下注射，1 h 后可重复，24 h 内不宜超过 12 mg。亦可用佐米曲普坦 2.5 ~ 5 mg 口服，2 h 后可重复，每日不宜超过 10 mg。还可使用利扎曲普坦，口服给药，一次 5 ~ 10 mg（1 ~ 2 粒），每次用药的时间间隔至少为 2 h，一日最高剂量不得超过 30 mg（6 粒）。有冠心病和高血压等患者不能使用曲普坦类药物。

2. 预防性治疗　目的是减少发作次数，减轻头痛程度，增强急性期止痛药物效果。至少 3 个月为 1 个疗程。具体用法如下。①普萘洛尔：为 β- 肾上腺素能受体阻滞剂，10 ~ 40 mg，每日 2 ~ 4 次；②钙拮抗剂：氟桂利嗪 5 ~ 10 mg，睡前服用。③抗抑郁药：如阿米替林、氟西汀等。④抗惊厥药：如丙戊酸钠、托吡酯等。过去常用的苯噻啶、噻庚啶、苯乙肼、可乐定、萘普生、双氯芬酸钠等，可酌情选用。近期有降钙素基因相关肽受体抗体上市，初步证实有良好的治疗作用。

（七）预后

大约 2/3 的患者偏头痛发生在更年期后，头痛显著减轻或逐渐消失，少部分演变为慢性头痛，极少数为顽固性头痛。

第三节　丛集性头痛

丛集性头痛（cluster headache）是一种较少见的原发性头痛，表现为一侧眼眶部和（或）额颞部剧烈疼痛，伴副交感神经激惹症状，在丛集期内以反复的规律性发作为其特征。

（一）病因和发病机制

病因和发病机制尚不明，可能与下丘脑功能障碍以及脑干副交感神经核与蝶腭神经节激惹有关。有人发现丛集性头痛发作时海绵窦部位的颈内动脉扩张，睾酮水平变化，松果体黑色素分泌高峰在晚上减弱，并受视交叉上核调控。PET研究发现，丛集性头痛患者下丘脑有变化。因此认为丛集性头痛病灶位于下丘脑灰质，系调控生物钟的神经元功能紊乱所致。

（二）临床表现

丛集性头痛多在20~50岁发病，男女之比约为4:1，无家族遗传史。每天固定时间发作，也可在夜间熟睡中因突然发作而痛醒。疼痛开始无先兆，先表现为一侧眼球后牵拉或压迫感，在数分钟内发展为眼眶周围剧烈疼痛呈钻痛性或搏动性，常扩散到同侧额颞部或上颌部，也可扩散到颈枕部或颈部，短时间内达高峰，站立可减轻头痛，因此患者常表现特有的来回踱步，因头痛剧烈患者常表现用拳捶打头部或用头撞墙。痛侧常伴有鼻黏膜、球结膜充血、流泪、鼻塞、颜面潮红。可在头痛同侧出现颈交感神经麻痹综合征（Horner征），伴有畏光，不伴恶心、呕吐。发作持续数十分钟至3h，常每天有1次或数次发作，连续数日或数周后头痛停止，间隔数月或数年后又出现，易在每年春季和/或秋季发作。在丛集期，饮酒或使用血管扩张药，可诱发发作。

（三）辅助检查

头颅MRI检查多无异常，有时头痛侧蝶腭神经节附近组织的病变，也可以诱发类似丛集性头痛。

（四）诊断

主要根据病史、临床表现、体格检查及必要特殊检查排除其他器质性头痛，诊断多无困难，应与偏头痛进行鉴别。

丛集性头痛诊断必须符合：①至少发作5次；②重度偏侧眼眶、眶上或颞部疼痛，持续15~180 min；③头痛侧至少具有以下1项症状：结膜充血，流泪，鼻塞，流涕，前额及面部出汗少，瞳孔缩小，眼裂变窄，眼睑水肿；④丛集发作时，可以隔日1~8次/d。

（五）鉴别诊断

除需要与偏头痛鉴别外，还需要与阵发性偏侧头痛鉴别。

阵发性偏侧头痛非常少见头痛，青少年易发，病因不清，头颈部常有明确的激发点，轻微刺激可诱发严重的剧烈头痛，严格的单侧性头痛，伴同侧结膜充血，流泪，鼻塞、流鼻涕，前额和面部出汗、肌肉萎缩，上睑下垂，和/或眼睑水肿，和/或不安或冲动。疼痛可呈刀割或撕裂样性质，每次发作持续2~30 min，一天可发作几十次，吲哚美辛（消炎痛）治疗绝对有效。

（六）治疗

本病治疗包括急性止痛治疗、过渡性治疗和维持性治疗。

急性止痛治疗系采用面罩纯氧吸入（7~15 L/min），多数患者在15 min内头痛缓解，还可以皮下注射舒马曲普坦。

过渡性治疗是指急性止痛后使用的药物能够继续缓解头痛，直至维持性治疗药物发挥作用，包括短期静脉滴注皮质类固醇、2%利多卡因溶液滴鼻、枕大神经封闭等。

维持性治疗系持续使用如维拉帕米、碳酸锂、氟桂利嗪、丙戊酸钠、托吡酯等1~2种药物，头痛丛集期终止后才可以停药。

治疗期间要避免饮酒，保持充足睡眠，减少诱发。

（七）预后

多数患者经过规范治疗可以很快终止发作，也有少数患者迁延成慢性丛集性头痛。

第四节　紧张性头痛

紧张性头痛（tension-type headache）是原发性头痛中最常见的一种，患病率高于偏头痛，表现为双侧头部束带样或全头部紧缩性、压迫性头痛。

（一）病因和发病机制

尚未完全明确，可能与多种因素有关。特殊的头位、紧张、疲劳等应激所致的颅颈部肌肉或肌筋膜结构持久的收缩，骨骼肌缺血，细胞内、外钾离子转运障碍，以及中枢单胺能系统间断性功能障碍等所致。

对紧张性头痛患者进行痛阈研究，发现不管是偶发型、频发型还是慢性型，对疼痛敏感均显著高于正常人，说明患者可能具有周围性和中枢性疼痛敏感增强的现象。

（二）临床表现

紧张性头痛多在20～40岁发病，女性多于男性。病前多有应激或长期在紧张下工作或生活情况，头痛持续时间30 min～7 d，为双侧头部呈闷痛、无搏动性，头痛位于顶、颞、额及枕部或全头部，轻到中度头痛，不因体力活动而加重，患者觉头顶重压发紧或头部带样箍紧感，并在枕颈部发紧僵硬，转颈时尤显，一般不伴恶心、呕吐，无畏光或畏声等症状。多数患者伴有头昏、失眠、焦虑或抑郁等症状。神经系统检查多无阳性体征，半数患者在颅周肌肉如颞肌、颈枕部肌肉、头顶部、斜方肌有压痛。

根据头痛的发作频率和持续时间，分成偶发、频发和慢性三型，频发和慢性型患者常因头痛程度较重而去医院诊治。

临床上可见到紧张性头痛和偏头痛同时发生在同一患者，最初表现为偏头痛，发作频率逐渐增加后出现紧张性头痛，后演变为慢性紧张性头痛。

（三）辅助检查

紧张性头痛患者初诊时应该进行头颅CT或MRI的检查，主要是排除颅内占位性病变。

（四）诊断和鉴别诊断

主要根据患者的多次相同临床表现，双侧头部对称性闷痛、钝痛、压迫性痛等（无搏动性），轻至中等程度疼痛，持续30 min～7 d，一般体检及神经系统检查无异常发现，神经影像学检查无异常发现，诊断不难。在明确紧张性头痛诊断同时最好还要根据标准进行分型，尤其是颅周肌肉是否有疼痛亦要说明，以供选择治疗方法与药物。

紧张性头痛患者若头痛病程较短，应注意与颅内各类器质性疾病相鉴别。

（五）治疗

包括急性期止痛和预防性治疗。在急性期可使用非甾体抗炎药物，如布洛芬、芬必得、萘普生、双氯芬、普鲁奎松等；也可应用普通的镇静剂，如地西泮、劳拉西泮、硝西泮等；预防治疗中可以使用抗焦虑、抑郁剂，如阿米替林、文拉法辛、度洛西汀等。消除各种应激因素可以明显改善头痛。也可用物理疗法，包括松弛锻炼、生物反馈治疗、理疗、按摩、针灸等，使头痛症状得到改善。

（六）预后

约半数患者在3～4年里逐渐好转，有近1/3者会演变成慢性紧张性头痛。

第五节　药物依赖性头痛

药物依赖性头痛（drug-dependent headache）系指频繁头痛发作患者长期使用止痛药物后，原有头痛性质发生改变，如果停止使用会发生戒断性痛发作。近年将这类头痛归于药物过度使用性头痛（medication-overuse headache，MOH）。

（一）病因与发病机制

本病的病因不详。转化的风险主要为：偏头痛和紧张型头痛，过度使用任何一种急性头痛药物，社会经济地位低下与肥胖、精神疾病和其他共病。

药物依赖引起头痛的病理生理机制尚不清楚。近年来，动物研究表明中枢神经系统的可塑性改变可能是止痛药物使用后头痛发生的主要机制。长期服用曲坦类药物会引起三叉神经中神经递质的受体表达下调，伴随受体功能减弱，曲坦类提高硬脑膜传入神经中神经一氧化氮合酶的表达，提高对疼痛的敏感性。

中枢敏化可能在慢性头痛的病理生理学中起着

重要作用。戒断性头痛是另一个因素，当患者试图停止或减少药物治疗，先前存在的头痛会恶化。巴比妥类药物在用于治疗紧张性头痛中，易于形成药物依赖。镇痛药或精神药物的不良反应，如镇静或轻度欣快，也可能导致药物依赖。

（二）临床表现

发作性头痛转化成慢性头痛的发生率为 2% ~ 3%，其中 3% 的患者需每天服用止痛药，病程可以数月到数十年。

药物依赖性头痛患者多为女性，平均年龄 40 ~ 45 岁。多数人患有偏头痛，另有些人患有紧张型头痛，常有多年的原发性头痛病史和服药止痛药物史。非甾体止痛药或含有咖啡因的复方止痛药是最常使用的药物，其次是曲坦类药物。

（三）辅助检查

原则上此类患者不需辅助检查，必要时检查焦虑和抑郁的心理量表。

（四）诊断

原有头痛病史，现在每周使用止痛药物超过 3 天，连续 3 个月以上的头痛，头痛性质可以多变，既可以存在偏头痛样头痛，也可以存在紧张型头痛的表现。利用头痛日记可以明确诊断。

（五）鉴别诊断

慢性紧张性头痛：原有紧张型头痛，病程超过 3 个月，每月至少有 15 天表现为头部紧箍性、压迫性的头痛。

1. 慢性偏头痛 原有偏头痛发作，病程超过 3 个月，每月至少有 15 d 头痛，其中至少有 8 d 符合偏头痛样的头痛，以及对曲普坦或麦角胺类药物敏感的头痛。

2. 新发每日性头痛 有明确的头痛起病时间，每天头痛持续至少 3 个月，严重影响生活或工作，对各种止痛药物不敏感。

（六）治疗

正确的指导、适当的监督头痛患者药物使用是最有效的预防方法。限制任何一种急性治疗头痛药物每月服用不得超过 10 天可以有效避免药物依赖。

对于服用单一止痛药的患者，建议不给予含巴比妥或可待因的止痛药物。

立即停止止痛药是治疗药物依赖性头痛的首选方法。麦角、曲坦类和非阿片类药物应该立即停用，阿片类药物和巴比妥类药物应缓慢撤药，麦角和曲坦类药物脱瘾后头痛可用口服或非甾体抗炎药治疗，例如，萘普生，500 mg，每日 3 次，连续服用 5 ~ 7 天。

应在停药前 4 周开始服用预防药物。β 受体阻滞剂可以改善戒断症状，如躁动、心动过速或震颤，三环类抗抑郁药会有帮助，如阿米替林 10 mg 开始，增加到 25 ~ 75 mg/d，睡前服用。

放松疗法和其他物理治疗应该是戒断症状消失就可以开始。

（七）预后

治疗成功标准应是头痛消失或头痛天数减少 50% 以上，在第一个月的时间窗内治疗的成功率约 70%，但治疗后 6 年的复发率为 40% ~ 50% 之间。

第六节 继发性头痛

继发性头痛（secondary headache）是指具有明确病因的头痛症候群，如果忽视病因处理，极有可能会威胁患者生命和导致各种身体功能的残疾，多数患者病因治疗后，头痛症状随之明显改善。

（一）病因与发病机制

各种病因，只要激活头颅疼痛敏感结构，都会诱发头痛。例如，颅内感染、颅内外血管疾病（包括异常收缩）、颅内低压或高压、颅内占位、颅脑外伤、颅外肌筋膜炎、颅外神经痛、精神疾病等。

（二）临床表现

继发性头痛约占头痛患者的 20%，常常伴有其他系统症状，如发热、头痛剧烈、持续时间长、短暂意识改变、局限神经系统体征、异常的实验室检查结果等。男女均易发病，多突然起病。

（三）辅助检查

根据症状，选择实验室检查。伴有发热患者，需查血常规、炎症指标和免疫系列，如果怀疑颅内病变，还需要行腰椎穿刺，查脑脊液。如果怀疑颅内血管病变，需要筛查 TCD，必要时查 CTA、MRA、MRV 或行脑血管造影。

如果伴有皮质下梗死和白质脑病的常染色体显性遗传性脑动脉病（CADASIL）、线粒体脑肌病家族遗传史的患者，还需要做特殊的基因检测。

（四）诊断

如果是老年患者首次发病，头痛异常剧烈，或者本次头痛与以前头痛性质不一样，或者伴有体温升高，或者有明确的神经系统体征如出现脑膜刺激征、意识改变、行为异常等，或者伴有其他系统器官损伤症状，结合辅助检查结果，多数可以及时诊断。

（五）鉴别诊断

继发性头痛的病因鉴别诊断非常重要，还要注意与原发性头痛的鉴别。

（六）治疗

病因治疗：针对不同疾病，采取不同的治疗方法，可以参照相关的疾病章节。如果系颞动脉炎，需要长期使用皮质激素和细胞毒药物。如果颅内低压性头痛，需要找到脊膜漏口进行血片修补。如果系颅内血管局限性痉挛，需要给予尼莫地平静脉滴注或口服。如果系精神疾病导致的头痛，需要使用抗精神疾病药物。

1. 头痛治疗 消除病因，多数头痛明显好转。头痛严重时可以用非甾体抗炎药，必要时可以加用加巴喷丁或普瑞巴林，严重者可以临时加用曲马多。

2. 介入与外科治疗 头皮局部或相关神经节的封闭，有时可以改善头痛。

（七）预后

早诊断、早治疗是防止继发性头痛加重的原则，多数患者经过对因治疗，预后都比较良好；少数患者留有不同程度的残疾。

（万 琪）

数字课程学习

📥教学PPT　　📝自测题

第十章

脑血管病

关键词

脑血管病　　短暂性脑缺血发作　　脑梗死　　脑栓塞

脑出血　　蛛网膜下腔出血

脑血管病（cerebrovascular disease）是指脑血管病变所引起的脑功能障碍。广义上，脑血管病包括由于血栓形成和栓塞导致的血管腔闭塞、血管破裂、血管壁损伤或通透性发生改变、凝血机制异常、血液黏度异常或血液成分异常变化引起的疾病。脑卒中（stroke）是指急性起病，由于脑局部血液循环障碍所导致的神经功能缺损综合征，症状持续时间至少 24 h 或存在经影像学证实的永久性损伤。如脑缺血的症状持续数分钟至数小时，且无 CT 或 MRI 显示的新发梗死病变则称为短暂性脑缺血发作。

第一节　脑血管解剖和脑血液循环

一、脑的血液供应

脑的血液循环与周身其他器官一样，有动脉系统和静脉系统，但脑组织远较身体其他组织器官的需氧量多，代谢率也高。供应脑的血液主要来自颈内动脉系统和椎基底动脉系统，二者的供血范围可以小脑幕为界，脑的幕上部分由颈内动脉系统供血，占全脑血流量的 4/5，脑的幕下部分由椎基底动脉供血，占全脑血流量的 1/5。在正常情况下，颈内动脉和基底动脉到达 Willis 环的压力大致相等，故左右大脑半球及前后循环之间不会发生血液分流或逆流现象。脑动脉在脑实质中反复分支直

至毛细血管，然后逐渐汇集成脑静脉。脑的深、浅静脉均先回流至硬膜窦，再经颈内静脉回流至心脏（图 10-1）。

脑血液循环决定着脑脊液的生成、循环和吸收。传统认为脑脊液由脑室脉络丛分泌（主要为侧脑室），近年研究证实室管膜和脑本身也可产生脑脊液。正常成年人的脑脊液总量约为 200 mL，分布于脑室系统和蛛网膜下腔，24 h 的分泌量可达 500 mL 以上。近 4/5 的脑脊液由上矢状窦的蛛网膜颗粒吸收，1/5 由脊部蛛网膜绒毛吸收，室管膜、脑和脊髓的软膜及沿脑和脊神经进入的淋巴管及血管周围腔也参与部分脑脊液的吸收。由于脑脊液直接来源于血液，其基本成分与血浆相似。临床工作中，常以脑脊液的颜色、成分、生化、酶及 pH 等改变作为颅内疾病诊断和了解大脑功能的参考。

二、脑血管的解剖

（一）脑血液供应系统

脑的血液供应主要来自颈内动脉系统和椎基底动脉系统。

颈内动脉系统供应眼部和大脑半球前 3/5 部分（额、颞、顶叶和基底节），主要分支包括眼动脉（眼部血液），脉络膜前动脉（苍白球大部、内囊后肢、大脑脚、海马结构、视束、外侧膝状体），后交通动脉（沟通颈内动脉和椎基底动脉系统），大脑前动脉和大脑中动脉。大脑前动脉折入大脑纵

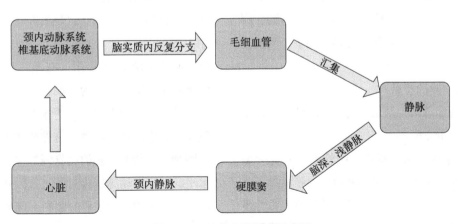

图 10-1　脑的血液供应示意图

裂，于半球内侧面延伸，主要分支包括：眶动脉、额极动脉、额叶内侧动脉、胼周和胼缘动脉等。其皮质支供应大脑半球内侧面 3/4 和额顶叶背侧面上 1/4 部皮质及皮质下白质，深穿支供应内囊前肢、尾状核、豆状核前部和丘脑前部。大脑中动脉（颈内动脉延续）水平向前外横越前穿质，进入外侧裂。主要分支包括豆纹动脉、眶额动脉、中央沟前动脉、中央沟后动脉、顶后动脉、角回动脉、颞后动脉。其皮质支供应半球背外侧面前 2/3（额叶、顶叶、颞叶、岛叶），深穿支供应内囊膝部和后肢前 2/3、壳核、苍白球、尾状核。

椎基底动脉系统又称后循环，主要供应大脑半球后 2/5 部分、丘脑、脑干和小脑；主要分支为椎动脉和基底动脉。椎动脉分支有脊髓前动脉、脊髓后动脉、延髓支、小脑后下动脉等。其中小脑后下动脉起自椎动脉或基底动脉下 1/3，变异大，分支包括蚓支、扁桃半球支、脉络丛支、延髓支等，供应延髓背外侧、小脑蚓部、小脑半球下部。基底动脉的分支有旁正中动脉（供应脑桥基底部中线两旁楔形区）、短旋动脉（供应脑桥基底部外侧区和小脑中、上脚）、长旋动脉（如小脑前下、小脑上动脉，供应脑干及小脑半球）和大脑后动脉。小脑上动脉在近脑桥上缘处由基底动脉发出，横越脑桥腹侧面，绕大脑脚侧面至小脑上面，并分为内外两终支，内侧支供应小脑上蚓部、前髓帆等处，外侧支供应小脑半球上面，分支供应脑桥、中脑和第三脑室脉络组织。大脑后动脉皮质支供应大脑半球后部（枕叶、颞叶底部），深穿支供应脑干、丘脑、海马、膝状体，脉络组织动脉供应第三脑室、侧脑室脉络组织。

（二）脑动脉的特点

脑动脉的形态结构及走行均有相应的特点，主要包括以下几个方面。

1. 脑动脉壁的结构特点　颅外动脉的管壁由三层结构组成：内膜、中膜和外膜。内膜由单层内皮细胞构成，其下为基膜，通过含有胶原、弹力蛋白和糖蛋白的非细胞基质与内弹力膜和中膜隔开。内弹力膜位于内膜和中膜之间，中膜由平滑肌、弹性纤维和细胞外基质构成。外弹力膜位于中膜和外膜之间，动脉管壁最外层为外膜，由疏松结缔组织和脂肪细胞构成，并含有滋养血管和神经，滋养血管和神经有时也可延伸至中膜内。与同等口径大小的颅外动脉相比，颅内动脉血管壁内弹力膜发育较完善且较厚，可以大大缓冲动脉血对管壁的冲击力，故在肉眼下几乎看不到颅内动脉的搏动。而颅内动脉中膜和外膜的弹力纤维分布却很少且纤细，并且缺少外弹力膜。

2. 脑侧支循环丰富　按照不同的血流代偿途径，脑侧支循环可以分为三级循环途径。一级侧支循环指通过 Willis 环的血流代偿（图 10-2）；二级侧支循环指通过眼动脉、软脑膜吻合支及其他相对较小的侧支与侧支吻合支之间实现的血流代偿；三级侧支循环属于新生血管即毛细血管，通常在缺血后一段时间才可形成。特别是一级侧支循环对脑血液供应的调节和代偿起着至关重要的作用。

脑血管解剖的一大特点便是丰富的颅内外侧支循环，但是侧支循环的个体差异较大，尤其是某些个体存在较大变异。在引起脑血管病发病的原因中，除动脉或静脉发生损害外，有的病因还累及侧支循环，甚至毛细血管。在出现动脉或静脉的血管腔阻塞时，脑损害的发生及其发生的程度均与侧支循环的状态密切相关。侧支循环不良者，缺血性脑损伤严重；反之则较轻，或甚至不发生损害。

3. 脑动脉走行特点　颈内动脉及椎动脉入颅时，走行均十分迂曲，这是颅内动脉搏动不明显的原因之一。

4. 颈动脉窦的作用　在颈总动脉末端和颈内动脉起始处略扩张，为颈动脉窦，是一个动脉压力感受器。由颈内动脉入脑的血液首先冲击并牵张此感受器，引起神经冲动，这种冲动由窦神经（加入舌咽神经）传至延髓的血管调节中枢，以调节血压水平，保证脑动脉压相对恒定。因此，颈动脉窦是脑血液供应的一个重要的监测 – 调节装置。

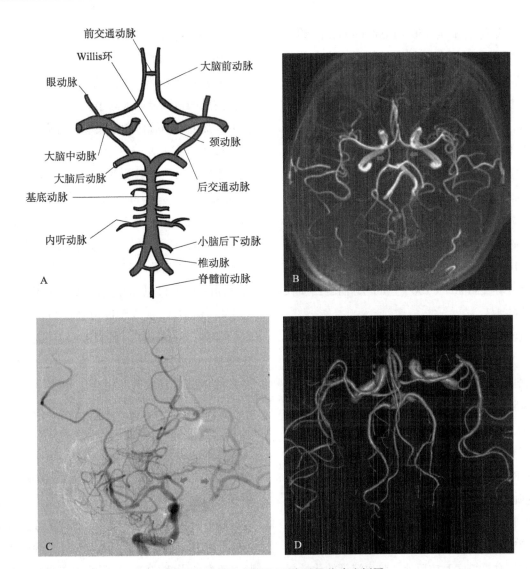

图 10-2 Willis 环解剖示意图及临床实例图

A. Willis环模式图；B. 头MRA，箭头示后交通动脉；C. 患者左侧颈内动脉闭塞，经右侧颈内动脉造影见右侧后交通动脉开放，同时左侧大脑后动脉通过左侧后交通动脉向左侧大脑中动脉代偿；D. 颅内血管CTA图像，未见后交通动脉显影

（三）脑静脉的特点

脑的静脉与身体其他部位的静脉不同，有以下几个特点。

1. 脑的静脉不与动脉伴行，其名称也多与动脉的名称不一致，数目及位置也不太恒定。

2. 脑深、浅静脉在脑表面及脑实质内，均存在着一定的吻合，这些吻合有利于将某一区域的血液引流至另一区域，同时可迅速平衡由于静脉闭塞所致局部静脉压的升高。

3. 脑静脉管壁缺少肌层和弹力组织，管壁较薄，管腔较大，因而缺乏弹性。

4. 颅内静脉无静脉瓣，故颅外及椎管内外静脉均可逆流，因而颜面、盆腔感染均可蔓延至颅内。

5. 脑静脉与颈静脉之间有静脉窦形成，它是颅内静脉系统所特有的结构，是脑静脉系统疾病复杂多变的原因之一。

三、脑血流量的调节

脑是人体最重要的器官，虽然脑重量仅占体重的 2%～3%，但脑的血液供应却非常丰富，正常成人全脑血流量为 750～1 000 mL/min，约占全身供血量的 20%，葡萄糖和氧耗量占全身供给量的 20%～25%，而脑组织中又几乎无能源物质的贮存，所以当脑血供完全中断导致脑缺血缺氧时，2 min 内脑电活动停止，5 min 后脑组织即可出现不可逆性损伤。因此，足够的脑血液供应对保持正常的脑部功能至关重要。脑血流量（cerebral blood flow，CBF）是指正常成人每分钟全脑的血流量，正常情况下为 750～1 000 mL。按平均脑质量为 1 500 g 计算，健康成人的平均脑血流量为 50～65 mL/（100 g·min）。脑血流量分布不均匀，大脑皮质可达 77～138 mL/（100 g·min），而脑白质仅约为皮质的 1/3。

脑血流量与脑灌注压成正比，而与脑血管阻力成反比，用公式表示为 Q=（MAP-ICP）/R。其中 Q 为脑血流量，MAP 为平均动脉压，ICP 为颅内压，R 为脑血管的阻力，MAP-ICP 为有效灌注压。脑血管阻力 R=8 η·L/πr⁴，其中 η 为血液黏滞度，L 为血管长度，r 为血管半径。综上，Q=（MAP-ICP）πr⁴/8 η·L。

与脑血流量自动调节相关的因素包括：脑灌注压、脑血管阻力、化学因素和神经因素等。脑血流量与血管口径 r 的四次方成正比，与血液黏度 η 及血流通过的血管长度 L 成反比。脑血流量的化学调节因素包括血液二氧化碳和氧分压及血液和脑脊液的 pH 等。脑血管上分布的自主神经也参与调节脑血流量。

四、脑血流量的影响因素

正常情况下，脑血流量与年龄、醒觉状态、脑的兴奋程度和颅内压等因素相关。

1. 年龄　是影响脑血流量和脑代谢的重要因素。随着年龄的增长，脑血流量的均值降低。研究表明，儿童期脑氧耗量和血流量均大于成年人，20～30 岁成人脑血流量约为每分钟 65 mL/（100 g·min），30～60 岁维持在 55 mL/（100 g·min），60 岁以后则有所下降。

2. 醒觉状态　人在快动眼睡眠期脑血流量有所增加，以主侧半球的顶叶和额叶增加明显。

3. 脑功能状态　脑血流量在全脑的分布并不平均：皮质的血流量远远高于白质；大脑半球的中央前回、岛叶、四叠体和基底节区血流较多，颞叶和顶叶较少；当人处于思考、计算、运动等状态时，主侧半球的血流量明显增加。脑功能状态与 CBF 和脑代谢有关。基于 PET 的研究发现，生理性神经活动（如视觉刺激）时 CBF 和葡萄糖代谢的增加显著高于局部氧耗的增加。这表明虽然静息状态下脑的能量主要来源于氧化代谢，但局部神经活动伴随代谢的短暂性增加的能量主要来源于糖酵解。

4. 颅内压　成人颅腔可被认为是一个容积固定的容器，由脑组织、脑脊液和血液三部分组成。根据 Monroe-Kellie 法则，任意一个构成的体积增加必然伴随着其余两者中至少一种构成的体积减小。在这三者中，脑组织的容积是相对固定的。颅内压增高对脑血流量的影响与颅内压升高的程度和速度有关。由于脑血流量存在着一定的自动调节功能，颅内压的轻度增高不一定会导致脑血流量的减少。但是当颅内压增高 >450 mmH₂O（4.41 kPa）时，脑血流量开始减少；当其升高接近全身动脉血压时，脑血流量则明显下降。此外，颅内压升高对脑血流量的影响与脑灌注压的改变明显相关。颅内压升高时，在脑灌注压不低于 40 mmHg（5.33 kPa）时，脑血流量的自动调节仍然有效。当颅内压升高至脑灌注压下降至 40 mmHg 以下时，脑血流量开始下降。如果颅内压继续升高，脑血流量则明显下降。

五、血－脑屏障

血－脑屏障（blood-brain barrier，BBB）是指毛细血管壁与神经胶质细胞形成的血浆与脑细胞之间的屏障和由脉络丛形成的血浆和脑脊液之间的屏障。血－脑屏障主要由脑微血管内皮系统的毛细血管内皮、内皮间紧密连接、基底膜、周细胞及星形胶质细胞足突包绕毛细血管外周构成胶质细胞足突构成，它限制绝大多数物质进入脑内。有研究发现，98% 小分子化合物和几乎全部大分子都不能透过 BBB 入脑。血 – 脑屏障不仅具有机械的阻挡作用，而且能通过选择性转运各种所需物质来维持脑组织内环境的稳定。

维持脑组织的内环境稳定是血 – 脑屏障最重要的生理意义。中枢神经系统的正常生理功能很大程度上依赖于其细胞外液中化学成分和物理因素的恒定，任何轻微的改变都会直接影响神经元的兴奋性与传导性，从而干扰中枢神经系统的生理功能。血 – 脑屏障有效地阻挡、限制和调节血液与脑脊液、脑细胞外液之间的物质交换，从而维持脑组织内环境的恒定。血 – 脑屏障的这种屏障作用，不仅表现在机械性的阻挡作用，还表现在主动转运、易化扩散和某些具有特定转运方向的酶的作用上。因为有血 – 脑屏障的存在，即使血液成分有较大的改变，脑组织细胞外液的成分也可以保持在一个相对稳定的水平。

影响血 – 脑屏障的因素多种多样，包括生理因素（年龄、妊娠、饥饿、疲劳等）、环境因素（季节、气温、气压等）、物理因素、缺血缺氧、体温、药物、各种电解质和酸碱平衡失调等多方面。在电镜下，正常的脑微血管内皮细胞间存在着较为光滑、连续、较高密度的紧密连接。在缺血缺氧的状态下，内皮细胞间的紧密连接开放，形成裂隙。缺血再灌注后，伊凡斯蓝可以漏入脑组织，说明缺血性脑卒中时存在血 – 脑屏障损伤。

六、脑的缺血性损伤

脑卒中是脑灌注障碍最严重的情况。并不是所有的脑灌注减低都会发生缺血，也不是所有的缺血都会导致脑卒中。脑灌注减少时，机体可通过脑血流自动调节和脑摄取氧增加来进行代偿。目前对脑血流自动调节机制了解尚少。目前已知的是，当局部脑灌注压（CPP）减少或增高时，毛细血管前的阻力血管可反应性扩张或收缩，从而维持局部 CBF 恒定。

正常脑血流自动调节的范围为 60 ~ 160 mmHg。当平均动脉压介于 60 ~ 160 mmHg 之间时，脑血管平滑肌可以随着血压的变化相应地收缩或舒张，从而维持脑血流量的稳定。当平均动脉压 < 60 mmHg 时，脑小动脉舒张达最大限度，血管阻力不能继续降低，引起脑血流量减少；相反，当平均动脉压 > 160 mmHg 时，脑小动脉收缩达最大限度，血管阻力不能继续增加，则引起脑血流量增多。高血压患者脑血流量自动调节范围的上、下限均上移，对低血压的耐受能力减弱，因此在急剧降压后会诱发脑缺血发作。

脑血流自动调节范围在许多情况下可以改变：慢性高血压患者脑血流自动调节范围可以上移；脑卒中后自动调节功能障碍，CBF 随血压下降的改变较随血压升高的改变更明显。此外，CBF 还受体内动脉氧含量、血 CO_2 分压、局部 pH、局部神经元的密度和功能活动状态等许多因素的影响，因此要解释病理情况下 CBF 的改变，必须考虑到这些因素间的关系。当阻力血管扩张超过最大限度，CBF 随 CPP 下降而减少时，脑将从减少的血流中增加氧的摄取，即通过氧摄取量（OEF）增加来维持需氧代谢。此时，OEF 可以从静息时的平均 30% ~ 40% 增加到超过 90% 来保证正常的脑氧代谢率。在脑灌注减少、脑血管扩张和循环氧摄取代偿性改变难以维持正常 CBF 和氧代谢率时，就会产生缺血性损伤。

（杨 弋）

第二节 脑血管病的病因和分类

一、流行病学

脑血管病具有较高的发病率及死亡率。全球疾病负担研究（GBD，2016 年）显示我国居民总体脑卒中终身发病风险为 39.9%，位居全球首位，意味着每 5 个人中大约会有 2 个人罹患脑卒中。脑卒中高危人群筛查和干预项目的数据显示，2018 年我国 40 岁及以上人群的脑卒中人口标化患病率为 2.32%，由此推算我国 40 岁及以上脑卒中现患人数达 1 318 万人。

根据《2018 中国卫生和计划生育统计年鉴》和《2019 中国卫生健康统计提要》，2018 年我国农村居民脑卒中死亡率为 160/10 万，城市居民脑卒中死亡率为 129/10 万。《2019 中国卫生健康统计提要》数据显示，2018 年我国居民因脑血管病致死比例超过 20%，意味着每 5 位死亡者中至少有 1 人死于脑卒中。根据第六次人口普查数据估算，2018 年我国约有 194 万人死于脑卒中。

GBD 最新数据显示，我国缺血性脑卒中发病率不断上升，由 2005 年的 112/10 万升高至 2017 年的 156/10 万，而出血性脑卒中发病率呈现缓慢下降的趋势，由 2005 年的 96/10 万下降至 2017 年的 62/10 万。

脑血管病的发病情况受很多因素的影响。男性的脑卒中发病率和死亡率显著高于女性；脑卒中在寒冷季节的发病率较高，尤其是出血性脑卒中；在地域方面，我国脑血管病的地理分布呈北高南低、东高西低的发病趋势。此外，种族、职业、社会经济状况等也与脑血管病的发病情况相关。

二、病因

尽管急性缺血性脑卒中的最初处理通常不依靠病因，但病因的确立在降低卒中复发风险中具有重要的作用。临床表现和体格检查常可帮助确定卒中病因，或者缩小病因的范围。正确的实验室和影像学检查有助于完成最终的病因学评价。然而，尽管进行了广泛的评价，仍有近 30% 的卒中病因无法解释。

临床检查应关注外周和颈部血管系统（颈动脉杂音的听诊、血压和双上肢血压的比较）、心脏（心律不齐、杂音）、四肢（外周栓子）和视网膜（高血压和胆固醇栓子的作用、Hollenhorst 斑块）。完整的神经系统检查有助于确定卒中的部位。应常规完成脑的神经影像学检查，特别是考虑溶栓时。所有患者有必要进行胸部 X 线、心电图、尿常规、全血细胞计数、红细胞沉降率、电解质、血尿素氮、肌酐、血糖、梅毒血清学试验、血脂、凝血酶原时间和 PTT 检测。心电图可显示心脏传导异常和心律不齐或最近发生心肌梗死的证据。

动脉粥样硬化斑块上血栓形成可使颅内动脉发生栓塞导致动脉 – 动脉栓塞性卒中；此外，病变的血管可发生急性血栓，导致其支配的脑区发生缺血。与心血管疾病不同，动脉 – 动脉性栓塞是引起脑缺血的主要机制，而不是血栓形成。血管病变的性质可能是相同的，包括主动脉弓、颈总动脉、颈内动脉、椎 – 基底动脉。颈动脉分叉处动脉粥样硬化是最常见的动脉 – 动脉栓子的来源。

心源性栓塞所致的卒中约占全部缺血性卒中的 20%。心脏疾病所引起的卒中主要是由于在心房、心室壁或左侧心脏瓣膜处血栓物质的形成并导致栓塞，这些血栓脱离后进入动脉循环发生栓塞。血栓可以破碎或快速溶解，仅导致短暂性脑缺血发作。另外，动脉闭塞可以持续较长时间并导致卒中。栓塞性卒中发病突然，神经功能缺损症状即刻达到高峰。较长时间缺血后再灌注，在缺血区可出现点状出血，但临床表现通常无明显的变化，需要与脑出血直接进入缺血性卒中区相鉴别，脑出血的占位效应可导致神经功能的恶化。

小血管卒中，或腔隙性脑梗死是指脑内小血管（直径为 30 ~ 300 μm）的动脉粥样硬化血栓形成或透明脂质样闭塞，约占所有卒中的 20%。大脑中动脉主干、组成 Willis 环的动脉以及基底动脉和椎动脉都发出管径 30 ~ 300 μm 的分支贯穿大脑或脑干深部灰质和白质。这些小的血管分支可因其起始部的动脉粥样硬化血栓形成或透明脂质样增厚改变的加重而被闭塞，由此而形成的小梗死被称为腔隙，梗死灶的最大径为 3 ~ 20 mm。高血压和年龄是主要的危险因素。

其他卒中的少见病因还包括高凝状态性疾病、颞动脉炎（巨细胞性动脉炎）、坏死性动脉炎（肉芽肿性动脉炎）、药物（安非他命、可卡因等）、moyamoya 病、可逆性后部白质脑病、慢性进行性皮质下脑病（Binswanger）病、伴有皮质下梗死和白质脑病的常染色体显性遗传性脑动脉病（CADASIL）等（表 10-1）。

表 10-1　卒中的病因

常见病因	少见病因	常见病因	少见病因
血栓形成	高凝性疾病	房间隔缺损	静脉窦血栓形成
腔隙性卒中（小血管）	蛋白 C 缺乏症	卵圆孔未闭	纤维肌性发育异常
大血管血栓形成	蛋白 S 缺乏症	房间隔动脉瘤	血管炎
脱水	抗凝血酶 III 缺乏	自发性超声造影	系统性脉管炎（PAN、Wegner、Takayasu、巨细胞性动脉炎）
栓子阻塞	抗磷脂综合征		原发性 CNS 血管炎
动脉 - 动脉	V 因子莱顿突变		脑膜炎（梅毒、结核、真菌、细菌和带状疱疹）
颈动脉分叉	凝血酶原 G20210 突变		
主动脉弓	全身的恶性肿瘤		心源性
动脉夹层	镰状细胞贫血		二尖瓣钙化
心脏栓子	β- 地中海贫血		心房黏液瘤
心房颤动	真性红细胞增多症		心内肿瘤
附壁血栓	系统性红斑狼疮		非细菌性栓塞性心内膜炎
心肌梗死	同型半胱氨酸血症		利 - 萨增殖性心内膜炎
扩张性心肌病	血栓性血小板减少性紫癜		蛛网膜下腔出血
瓣膜病变	弥散性血管内凝血		血管痉挛
二尖瓣狭窄	异常蛋白血症		药物：可卡因、安非他命
机械瓣膜	肾病综合征		烟雾病
细菌性心内膜炎	炎性肠病		子痫
反常栓子	口服避孕药		

三、脑血管病的分类

我国根据 1995 年的分类方法及近年来国内外对脑血管病分类的新认识，经过多次讨论、修订，重新改写成了《中国脑血管疾病分类 2015》，见表 10-2。

表 10-2　中国脑血管疾病分类 2015

脑血管疾病分类	脑血管疾病分类
一、缺血性脑血管病	1. 大动脉粥样硬化性脑梗死
（一）短暂性脑缺血发作	（1）颈内动脉闭塞综合征
1. 颈动脉系统	（2）大脑前动脉闭塞综合征
2. 椎基底动脉系统	（3）大脑中动脉闭塞综合征
（二）脑梗死（急性缺血性脑卒中）	（4）大脑后动脉闭塞综合征

脑血管疾病分类	脑血管疾病分类
（5）基底动脉闭塞综合征	（5）脑干出血
（6）小脑后下动脉闭塞综合征	（6）小脑出血
（7）其他	（7）脑室出血
2. 脑栓塞	（8）多发性脑出血
（1）心源性栓塞	（9）其他
（2）动脉源性栓塞	2. 脑血管畸形或动脉瘤脑出血
（3）其他（反常栓塞、脂肪栓塞、空气栓塞等）	3. 淀粉样脑血管病脑出血
3. 小动脉闭塞性脑梗死	4. 药物性脑出血（溶栓、抗栓治疗及应用可卡因等）
4. 脑分水岭梗死	5. 瘤卒中
5. 出血性脑梗死	6. 脑动脉炎脑出血
6. 其他原因（真性红细胞增多症、高凝状态、烟雾病、动脉夹层等）所致脑梗死	7. 其他原因脑出血（烟雾病、夹层动脉瘤、颅内静脉系统血栓形成、血液病等）
7. 原因未明脑梗死	8. 原因未明脑出血
（三）脑动脉盗血综合征	（三）其他颅内出血
1. 锁骨下动脉盗血综合征	1. 硬膜下出血
2. 颈动脉盗血综合征	2. 硬膜外出血
3. 椎基底动脉盗血综合征	三、头颈部动脉粥样硬化、狭窄或闭塞（未导致脑梗死）
（四）慢性脑缺血	（一）头颈部动脉粥样硬化
二、出血性脑血管病（不包括：外伤性颅内出血）	（二）颈总动脉狭窄或闭塞
（一）蛛网膜下腔出血	（三）颈内动脉狭窄或闭塞
1. 动脉瘤破裂	（四）大脑前动脉狭窄或闭塞
（1）先天性动脉瘤	（五）大脑中动脉狭窄或闭塞
（2）动脉硬化性动脉瘤	（六）大脑后动脉狭窄或闭塞
2. 脑血管畸形	（七）椎动脉狭窄或闭塞
3. 中脑周围非动脉瘤性蛛网膜下腔出血	（八）基底动脉狭窄或闭塞
4. 其他原因（烟雾病、夹层动脉瘤、颅内静脉系统血栓形成、血液病、抗栓治疗并发症等）	（九）多发性脑动脉狭窄或闭塞
5. 原因未明	（十）其他头颈部动脉狭窄或闭塞
（二）脑出血	四、高血压脑病
1. 高血压脑出血	五、颅内动脉瘤
（1）壳核出血	（一）先天性动脉瘤
（2）丘脑出血	（二）动脉粥样硬化性动脉瘤
（3）尾状核出血	（三）感染性动脉瘤
（4）脑叶出血	（四）假性动脉瘤
	（五）其他（夹层动脉瘤等）

续表

脑血管疾病分类	脑血管疾病分类
六、颅内血管畸形	（五）头颈部动脉夹层
（一）脑动静脉畸形	（六）可逆性脑血管收缩综合征
（二）海绵状血管瘤	（七）其他
（三）静脉性血管畸形	九、颅内静脉系统血栓形成
（四）颈内动脉海绵窦瘘	（一）脑静脉窦血栓形成
（五）毛细血管扩张症	1. 上矢状窦血栓形成
（六）脑－面血管瘤病	2. 横窦、乙状窦血栓形成
（七）颅内－颅外血管交通性动静脉畸形	3. 直窦血栓形成
（八）硬脑膜动静脉瘘	4. 海绵窦血栓形成
（九）其他	（二）脑静脉血栓形成
七、脑血管炎	1. 脑浅静脉血栓形成
（一）原发性中枢神经系统血管炎	2. 脑深静脉血栓形成
（二）继发性中枢神经系统血管炎	（三）其他
1. 感染性疾病导致的脑血管炎（梅毒、结核、钩端螺旋体病、获得性免疫缺陷综合征、莱姆病等）	十、无急性局灶性神经功能缺损症状的脑血管疾病
2. 免疫相关性脑血管炎	（一）无症状性脑梗死
（1）大动脉炎	（二）脑微出血
（2）巨细胞动脉炎（颞动脉炎）	十一、脑卒中后遗症
（3）结节性多动脉炎	（一）脑梗死后遗症
（4）系统性红斑狼疮性脑血管炎	（二）蛛网膜下腔出血后遗症
（5）其他（抗磷脂抗体综合征、干燥综合征、白塞综合征、Sneddon综合征等）	（三）脑出血后遗症
3. 其他（药物、肿瘤、放射性损伤等）	十二、血管性认知障碍
八、其他脑血管疾病	（一）非痴呆性血管性认知障碍
（一）脑底异常血管网症（烟雾病）	（二）血管性痴呆
（二）肌纤维发育不良	1. 多发梗死性痴呆
（三）脑淀粉样血管病	2. 关键部位的单个梗死痴呆（如丘脑梗死）
（四）伴有皮质下梗死及白质脑病的常染色体显性遗传性脑动脉病和伴有皮质下梗死及白质脑病的常染色体隐性遗传性脑动脉病	3. 脑小血管病性痴呆
	4. 低灌注性痴呆
	5. 出血性痴呆
	6. 其他
	十三、脑卒中后情感障碍

（杨 弋 傅 毅）

第三节 脑血管病的危险因素及其预防

脑血管疾病是我国成年人群致死、致残的首位病因，具有发病率高、死亡率高、致残率高和复发率高的特点，其与心脏病及恶性肿瘤构成了人类的三大死因。在有效治疗的同时，对脑血管病进行积极全面的预防也十分重要。

一、脑血管病的危险因素

脑卒中的危险因素分为不可干预性和可干预性两类。不可干预性危险因素包括年龄、种族、遗传因素等。可干预性危险因素是脑血管疾病预防所主要针对的目标，包括高血压、糖尿病、血脂异常、心脏病、吸烟、酗酒、体力活动缺乏、膳食营养、肥胖和体脂分布等，其中控制高血压是预防脑血管疾病发生最重要的环节。

（一）不可干预的危险因素

1. 年龄 年龄增长对心血管系统的累积影响以及卒中危险因素随着时间的推移而进行性发展大幅增加了缺血性卒中和脑出血的风险。55 岁以后每增加 10 岁，卒中发生率约增加 1 倍。

2. 遗传因素 有研究显示，65 岁前患卒中的群体，其子代患卒中的风险增加 3 倍。目前的研究证实，包括伴皮质下梗死和白质脑病的常染色体显性遗传脑动脉病、Fabry 病、伴脑白质营养不良的视网膜血管病变等在内的遗传性疾病均与卒中的发生风险增加相关。

（二）可干预的危险因素

1. 高血压 既是缺血性卒中也是出血性卒中最重要的危险因素。血压和脑卒中发生风险之间的关系是强烈、连续、分级别、一致和独立的，即血压越高，脑卒中发生的风险越高。即便是在正常血压范围内，血压越高，脑卒中风险也越大。在控制其他危险因素后，收缩压每升高 10 mmHg（1 mmHg = 0.133 kPa），脑卒中的相对发病风险增加 30%。另外，除血压均值增高可引起脑卒中风险

增加外，个体血压变异性也会导致其风险增加。

2. 糖尿病 是脑卒中一项重要的可控的代谢性危险因素，同时糖尿病使得高血压、血脂异常等致动脉粥样硬化的危险因素的患病率增高。糖尿病可使脑卒中的风险增高 1 倍以上，大约 20% 的糖尿病患者最终死于脑卒中。糖尿病患病的持续时间与非出血性卒中的风险增加相关，患病时间每增加 1 年，卒中发病风险增加 3%。另外，对于糖尿病前期（包括空腹血糖受损或糖耐量受损），均显著增加脑卒中的发病风险。

3. 血脂异常 与卒中发生之间存在明显的相关性。有研究表明，总胆固醇每升高 1 mmol/L，致死性和非致死性缺血性卒中的发病风险将增加 25%。来自 50 万中国社区人群 Kadoorie 研究显示，总胆固醇每升高 1 mmol/L，缺血性卒中的发病风险增加 17%，脑出血风险可减低 14%；HDL-C 每升高 0.3 mmol/L，缺血性卒中的风险减少 7%，和脑出血没有相关性；甘油三酯水平每增加 30%，缺血性卒中的风险增加 2%，脑出血风险降低 6%。

4. 心房颤动及其他心脏病 心房颤动与左心耳内血流凝滞导致血栓密切相关，即使无心血管病病史，心房颤动患者缺血性卒中的风险也会增加 4~5 倍。并且，阵发性心房颤动增加卒中的风险与持续性心房颤动大致相同。除心房颤动外，包括急性心肌梗死、心肌病、瓣膜性心脏病、卵圆孔未闭、房间隔瘤及心脏肿瘤等在内的心脏病均与卒中风险增高相关。

5. 吸烟 是缺血性卒中重要且独立的危险因素。吸烟可使缺血性卒中发生的风险增高近 1 倍，蛛网膜下腔出血的风险增高 2~4 倍。研究证实，被动吸烟同样是脑卒中的一个重要危险因素，其风险几乎是主动吸烟的 2 倍。

6. 饮酒 对于缺血性卒中而言，饮酒量与缺血性卒中的发生风险呈"J"型关系，少量饮酒可以降低缺血性卒中发生风险，而过量饮酒则增加缺血性卒中的发生风险。而对于出血性脑卒中，酒精摄入量与出血性卒中的发生风险则呈线性关系，饮

酒量越大所带来的出血性卒中疾病风险越高。此外，近期也有新的研究证据表明，即使是少量的酒精摄入也不能为心脑血管提供保护。

7. 体力活动缺乏　与包括全因性死亡、心血管发病和死亡以及卒中在内的多种不良健康事件风险增高相关。体力活动可以降低脑卒中的风险，且不受年龄和性别的影响。2013 年和 2018 年美国心脏病协会特别为增加身体活动推出了两版指南，并指出增加身体活动对于心脑血管疾病等 40 多种慢性病都有益，防治效果等同于甚至优于药物疗效。

8. 膳食和营养　导致血压升高的膳食因素包括摄入食盐过多、低钾摄入、大量饮酒和不合理的饮食结构。钠和钾对卒中风险的影响可能是通过对血压的直接影响以及独立于血压的效应介导的。另有一项队列研究的 Meta 分析显示，水果蔬菜摄入量与卒中风险之间存在强烈的负相关。

9. 肥胖和体脂分布　大量证据表明，卒中与肥胖之间存在等级正相关，且独立于年龄、生活方式或其他心血管危险因素之外。同时，目前已证实，与 BMI 相比，腹型肥胖是更强的脑卒中风险预测因素。

10. 其他　包括无症状性颈动脉狭窄、镰状细胞病、偏头痛、代谢综合征、药物滥用、睡眠呼吸暂停、高同型半胱氨酸血症、口服避孕药、绝经后激素治疗、高凝状态、炎症与感染等。

二、脑血管疾病的预防

脑血管疾病的预防主要是控制危险因素，包括一级预防和二级预防。

（一）一级预防

脑血管病发病前的预防为一级预防，即通过积极主动地筛查及控制高血压、糖尿病等各种危险因素，改变不健康的生活方式，从而达到使脑血管病不发生或者推迟发生的目的。

1. 防治高血压　高血压的防治措施包括：定期监测血压，限制食盐的摄入量，减少膳食的脂肪含量，减轻体重，进行适当的体育锻炼，戒烟，减

少饮酒，保持乐观心态和提高抗应激能力及长期坚持口服降压药物的治疗。正常血压高值者（收缩压 120 ~ 139 mmHg 或舒张压 80 ~ 89 mmHg）应促进健康生活方式并每年筛查高血压。早期或轻度高血压患者首先采用改变生活方式治疗，如 3 个月效果仍不佳者，应加用抗高血压药物治疗。中度以上高血压患者除应改进饮食习惯和不良生活方式外，应进行持续、合理的药物治疗。普通高血压患者应将血压降至 < 140/90 mmHg；伴糖尿病或蛋白尿肾病的高血压患者应进一步降低至 130/80 mmHg。65 ~ 79 岁老年人可根据具体情况降至 < 150/90 mmHg，如能耐受，还应进一步降低至 < 140/90 mmHg，≥80 岁的老人血压一般降至 < 150/90 mmHg。

2. 防治糖尿病　糖尿病前期患者应通过饮食控制和运动降低糖尿病的发生风险，并定期随访及给予社会心理支持，以确保患者的生活方式改变能够长期坚持下来，并定期检查血糖。糖尿病患者血糖控制应采取控制饮食、合理运动、血糖监测、糖尿病教育和应用降糖药物等在内的综合治疗措施。生活方式干预是 2 型糖尿病的基础治疗措施，应贯穿于糖尿病治疗的始终；单纯生活方式不能使血糖控制达标时，应开始药物治疗。对大多数非妊娠成年 2 型糖尿病患者，合理的糖化血红蛋白 HbA1c 控制目标为 < 7%；更严格的 HbA1c 控制目标（如 < 6.5%，甚或尽可能接近正常）适合于病程较短、预期寿命较长、无并发症、未合并心血管疾病的 2 型糖尿病患者，其前提是无低血糖或其他不良反应；相对宽松的 HbA1c 目标（如 < 8.0%）更适合于有严重低血糖史、预期寿命较短、有显著的微血管或大血管并发症。

3. 防治血脂异常　应强调治疗性的生活方式改变，并定期复查血脂。根据 ASCVD 风险设定 LDL-C 目标值：极高危者 LDL-C < 1.8 mmol/L（70 mg/dl）；高危者 LDL-C < 2.6 mmol/L（100 mg/dl）。LDL-C 基线值较高不能达标者，LDL-C 水平至少

降低 50%。极高危患者 LDL-C 基线水平如果能达标，LDL-C 水平仍应降低 30% 左右。推荐他汀类药物作为首选药物，将降低 LDL-C 水平作为防控 ASCVD 危险的首要干预靶点。

4. 防治心脏病　应根据心房颤动患者绝对危险因素分层、出血风险评估、患者意愿以及当地医院是否可以进行必要的抗凝治疗监测（INR），决定进行适合的个体化抗栓治疗。对于瓣膜性心房颤动患者，如 CHA2DS2-VASc 评分≥2 分且出血性并发症风险较低的人群，建议长期口服华法林抗凝治疗（INR 目标值范围在 2~3）；对于非瓣膜性心房颤动患者，CHA2DS2-VASc 评分≥2 分且出血性并发症风险较低的患者，建议口服华法林抗凝治疗（INR 目标值范围在 2~3），如有条件也可选择新型口服抗凝药，如达比加群、阿哌沙班、利伐沙班或依度沙班。对于冠心病、心力衰竭等，还要积极治疗原发病；对瓣膜性心脏病、先天性心脏病等，可酌情进行外科手术治疗。

5. 戒烟　应动员全社会参与，在社区人群中采用综合性控烟措施对吸烟者进行干预，包括心理辅导、尼古丁替代疗法、口服戒烟药物等。吸烟者应该戒烟，不吸烟者也应避免被动吸烟。同时应该加强宣传教育，提高公众对主动与被动吸烟危害的认识。

6. 限酒　应加强科学宣传教育，建议饮酒者应尽可能减少酒精摄入量或戒酒，男性每日饮酒的酒精量不应超过 25 g，女性减半。对于不饮酒者不提倡采用少量饮酒的方式预防缺血性卒中。

7. 适度的体育锻炼　鼓励选择适合自己的身体活动来降低脑血管病风险。建议老年人、脑卒中高危人群制订个体化运动处方进行锻炼。健康成人每周应至少有 3~4 次，每次至少持续 40 min 中等或中等以上强度的有氧运动（如快走、慢跑、骑自行车或其他有氧代谢运动等）。日常工作以静坐为主的人群，建议每坐 1 h 进行短时（2~3 min）身体活动。

8. 合理膳食　提倡饮食种类多样化，增加水果、蔬菜和低脂奶制品的摄入并减少饱和脂肪的摄入（＜总热量的 10%），每日钠盐摄入量≤6 g，钾摄入量≥4.7 g。

9. 控制体重　肥胖和超重者可通过健康的生活方式、良好的饮食习惯、增加身体活动等措施减轻体重。

10. 其他　对于存在无症状性颈动脉狭窄、镰状细胞病、偏头痛、代谢综合征、药物滥用、睡眠呼吸暂停、高同型半胱氨酸血症、口服避孕药、绝经后激素治疗、高凝状态、炎症与感染等脑血管病危险因素者，应采取相应措施，进行干预和处理。

☞ 拓展阅读 10-1
中国脑血管病一级预防指南 2019

（二）二级预防

对于发生过脑卒中或短暂性脑缺血发作（TIA）的患者而言，通过积极寻找脑卒中事件发生的原因，对所有可干预的危险因素进行治疗，继而达到降低脑血管病复发的目的。

1. 控制可干预的危险因素

（1）控制高血压：是脑卒中和 TIA 二级预防中最重要的措施。对于合并高血压的卒中或 TIA 患者，应该控制血压，一般患者血压应该控制在 140/90 mmHg 之下，但目标血压范围的设定也应该根据患者的年龄、基础血压、平时用药及可耐受性进行个体化调整。

（2）治疗糖尿病：糖尿病是脑卒中再发确切的危险因素。对于合并糖尿病的脑血管病患者，空腹血糖应控制在 7.0 mmol/L（126 mg/dl）以下，餐后血糖应控制在 10.0 mmol/L（180 mg/dl）以下，HbA1c 应控制在 7% 以下，并同时注意避免低血糖的发生。

（3）治疗血脂异常：胆固醇水平是导致缺血性脑卒中或 TIA 复发的重要因素。降低胆固醇水平可以减少缺血性脑卒中或 TIA 的发生、复发和死亡。对动脉粥样硬化性缺血性脑卒中或 TIA 患者，应使用他汀类药物将血清 LDL-C 水平降至 1.80 mmol/L

以下；若经他汀类药物治疗后不能达标，可将较基线 LDL-C 水平降低 50% 作为替代目标。

（4）治疗心脏病：对于考虑病因为心源性栓塞的缺血性脑卒中或 TIA 患者，除应积极治疗心脏原发病外，应根据情况应用抗凝药物以预防脑卒中再发。值得注意的是，对于梗死面积大、伴有出血性转化或有出血倾向等的患者，应在脑梗死发病 2 周以后开始进行抗凝治疗。

1）心房颤动：在心源性脑栓塞的患者中，心房颤动是最常见的一种病因。合并心房颤动（包括阵发性心房颤动）的缺血性脑卒中或 TIA 患者，其脑卒中发生风险可高达 7%～10%。对于伴有心房颤动的缺血性脑卒中或 TIA 患者，应使用抗凝药物以预防脑卒中再发；常用的口服抗凝药物为华法林（INR 控制在 2.0～3.0），新型口服抗凝药物（达比加群、利伐沙班、阿哌沙班以及依度沙班）等；对于存在抗凝治疗禁忌或拒绝接受抗凝治疗的患者，应使用抗血小板药物治疗。

2）急性心肌梗死：对于急性心肌梗死患者而言，由于其心脏射血分数减退及室壁运动异常，可导致心室附壁血栓的形成。既往研究表明，急性前壁心肌梗死的患者中约有 15% 的患者存在心室附壁血栓；急性前壁 ST 段抬高型心肌梗死患者若左室射血分数 <40%，则出现附壁血栓的概率为 27%；如果不进行抗凝治疗，心肌梗死伴附壁血栓患者 3 个月内发生栓塞的风险是 10%～20%。因此，急性心肌梗死伴左室附壁血栓的患者，如发生心源性栓塞型缺血性脑卒中或 TIA，建议应用华法林进行 3 个月的抗凝治疗（INR 控制在 2.0～3.0）；急性前壁 ST 段抬高型心肌梗死伴室壁运动异常的患者，如发生缺血性脑卒中或 TIA，即使无附壁血栓，也可考虑给予 3 个月的华法林抗凝治疗（INR 控制在 2.0～3.0）。

3）瓣膜性心脏病：引起栓塞的风险与瓣膜性心脏病的类型和严重程度有关。对于栓塞风险高的患者可考虑抗凝治疗，其他患者可考虑给予抗血小板药物治疗或不给予抗栓药物。对于风湿性瓣膜病的患者，如发生缺血性脑卒中或 TIA，建议长期应用华法林治疗（INR 控制在 2.0～3.0）；对非风湿性心脏瓣膜病、二尖瓣环钙化及二尖瓣脱垂的患者，如无心房颤动及其他抗凝治疗指征，当发生缺血性脑卒中或 TIA 后，建议给予抗血小板药物治疗。

（5）戒烟：吸烟是脑卒中发生及复发确切的危险因素。被动吸烟者也会增加脑卒中发生和脑卒中再发风险。脑卒中或 TIA 患者应该积极戒烟，并避免被动吸烟。

（6）限酒：对于患有脑血管病的大量饮酒者，应该戒酒或减少饮酒量，并且不建议非饮酒者采用少量饮酒的方法进行预防。

（7）适度运动：体力活动能够改善卒中的危险因素，诸如降低血压、改善胰岛素抵抗、调节脂代谢。有研究显示，有氧运动和力量训练能够改善脑卒中后的心血管状态。

（8）合理膳食：建议有缺血性脑卒中或 TIA 的患者采用地中海式饮食取代低脂饮食，地中海式饮食注重蔬菜、水果、全谷物，包含低脂乳制品、家禽、鱼类、豆类、橄榄油和坚果，并限制甜食和红肉摄入。

（9）控制体重：减重对心血管事件危险因素存在确切获益，通过降低体重可以改善高血压、糖尿病及血脂异常这些心脑血管疾病的危险因素，使患者受益。

2. 应用抗血小板聚集药物　对于大多数非心源性缺血性脑卒中及 TIA 的患者，建议使用抗血小板药物而非抗凝药物预防脑卒中的复发。抗血小板药物主要包括阿司匹林（50～325 mg，每日 1 次）和氯吡格雷（75 mg，每日 1 次），单药均可以作为首选抗血小板药物。对于发病在 24 h 内，具有脑卒中高复发风险（ABCD2 评分 ≥4 分）的急性非心源性 TIA 或轻型缺血性脑卒中（NIHSS ≤3 分）患者，应尽早给予阿司匹林联合氯吡格雷治疗 21 天，此后阿司匹林或氯吡格雷单用均可作为长期二级预防一线用药。发病 30 天内的缺血性脑卒中或 TIA，如果患者存在颅内大动脉粥样硬化性严重狭窄（70%～99%），可考虑给予阿司匹林加氯吡格雷的双重抗血小板治疗，双抗治疗时间不超过 3 个月。不推荐对一般的非心源性缺血性脑卒中或 TIA 患者长期进行阿司匹林加氯吡格雷的双重抗血小板治疗。

3. 手术和介入治疗　对于症状性颈内动脉颅外段中重度狭窄（50%～99%）的患者，可根据具体情况考虑颈动脉内膜切除术（carotid endarterectomy，CEA）或颈动脉支架成形术（carotid angioplasty and stenting，CAS）治疗。对于症状性椎动脉颅外段狭窄的患者，如在积极合理的内科治疗后仍出现相应症状，可根据情况考虑行血管内支架成形术。对于症状性颅内大动脉狭窄的患者，血管狭窄 <70% 时，不推荐行血管内介入治疗；血管为重度狭窄（70%～99%）时，在内科药物治疗无效的情况下，全面评估获益和风险的基础上，可酌情选择介入治疗。

☞拓展阅读 10-2
中国缺血性脑卒中和短暂性脑缺血发作二级预防指南 2014

（杨　弋）

第四节　缺血性脑卒中的发生机制、分型和治疗原理

一、脑动脉粥样硬化及血栓发生机制

各种原因导致的动脉血管壁增厚并失去弹性，进而导致管腔缩小的一类血管病变称为动脉硬化。动脉粥样硬化（atherosclerosis，AS）是动脉硬化的一种重要类型，其病变特征为大中型动脉内膜和中膜内层出现由脂质沉积、坏死而形成的粥样物，伴有平滑肌细胞（smooth muscle cell，SMC）和纤维组织的增生。在脑动脉粥样硬化血管狭窄的基础

上，动脉壁粥样斑块内新生的血管破裂形成血肿，血肿使斑块进一步隆起，甚至完全闭塞管腔，形成脑动脉粥样硬化性闭塞。

AS 形成的机制尚无定论，目前存在以下几种假说。

1. 脂质浸润假说（infiltrative hypothesis）　由德国病理学家 Rudolf Virchow 在 1862 年提出，该学说认为血流中的脂质（特别是胆固醇）渗入动脉壁，作为一个刺激物引起炎症反应，结缔组织和细胞增生，从而形成病灶。1908 年，Anistschkow 用蛋黄和胆固醇在家兔身上复制出类似人 AS 的病灶，验证了 Virchow 的观点。

2. 单克隆假说（monoclonal hypothesis）　20 世纪 60 年代后期，美国病理学家 Benditt 发现，用高胆固醇饲料喂养鸡，动脉壁出现了一种由大量 SMC 构成的病灶。据此，Benditt 在 1973 年提出了单克隆假说，认为一个 AS 斑块是来自一个突变的动脉 SMC 的无性细胞系，AS 斑块可以被视为良性平滑肌瘤，并提出斑块形成存在三个阶段。①开始阶段（initiation stage）：某些因素引起一个细胞发生突变，取得生长优势。②发展阶段（promotion stage）：某些因素促使这个突变的细胞继续增生成斑块组织。③并发症阶段（complication stage）：细胞变性、钙化、出血、坏死和血栓形成。Benditt 发现用人动脉粥样硬化斑块中的 DNA 转染 NIH3T3 小鼠细胞，可使其呈肿瘤样生长，再接种到裸鼠则可发展成为肿瘤，说明在 AS 发生过程中有 DNA 突变的存在。

3. 损伤-反应假说（response-to-injury hypothesis）　由美国病理学家 Ross 在 1973 年提出，并于 1981 年和 1986 年分别进行了两次修正。该学说认为机械、LDL 等因素损伤内皮，使内皮细胞分离或剥脱，该处血小板黏附并释放促平滑肌细胞生长因子（PDGF），促使中膜 SMC 迁移到内膜并进行增殖，增殖后的 SMC 与巨噬细胞形成泡沫细胞，SMC 合成胶原纤维等基质，形成斑块。

4. 炎症假说（inflammation hypothesis）　Ross

于 1999 年在他的"损伤 – 反应假说"的基础上明确提出"AS 是一种炎症性疾病",指出 AS 是具有慢性炎症反应特征的病理过程,其发展始终伴随炎症反应。目前认为,AS 是由血浆脂蛋白、动脉壁细胞以及血液成分通过多种细胞因子相互作用、相互影响的慢性炎症反应。与其他炎症一样,AS 的病理表现也具有炎症的基本形式:变质、渗出、增生。从 AS 早期病变到复合病变的整个过程都具有慢性炎症的病理学特征。

AS 的发生是一个长期、复杂的过程。AS 的病理变化过程可分为脂纹形成、纤维斑块和粥样斑块三个阶段。各种有害因素作用于血管内皮细胞,使之功能紊乱,脂蛋白和巨噬细胞侵入动脉壁,变成泡沫细胞,形成最初的脂纹。随着白细胞的激活和多种炎症因子的释放,吸引 SMC 迁移增殖,加之细胞外基质代谢异常,脂纹发展成纤维斑块。由于脂质核心增大、泡沫细胞的坏死,导致粥样斑块和继发病变形成。

粥样斑块的继发病变包括斑块内出血、斑块破裂和血栓形成。血栓形成多发生在斑块破裂的基础上。病灶处的内皮损伤,使动脉壁内的胶原纤维暴露,血小板在局部聚集,形成血栓;斑块破裂,释放磷脂、组织因子和血小板黏附分子等促血栓形成物质到血液中,其中组织因子在斑块血栓形成中起到关键作用。研究显示,包括内皮细胞、SMC、淋巴细胞以及富含脂质的泡沫细胞在内的多种细胞都可以产生组织因子。在斑块易于破裂的纤维帽部位,由于存在大量淋巴细胞,组织因子活性和表达都明显高于其他部位。

二、脑组织缺血缺氧级联反应

脑是一个代谢活跃的器官,尽管其体积很小,但是脑组织消耗了全身 1/4 的能量供应。脑细胞的存活依赖于氧气和葡萄糖,而且与其他器官不同,葡萄糖是脑组织唯一的能量来源。人脑每分钟需要约 500 mL 氧气和 75~100 mg 葡萄糖,而每天共需要 125 g 葡萄糖,以维持其功能。脑组织对氧气和葡萄糖的需求实际上是对大量含充足葡萄糖的氧合血液的需求。正常的脑血流量(CBF)通常为每分钟每 100 g 脑组织 50 mL [50 mL/(100 g·min)],而脑氧代谢率(CMRO2)通常为 3.5 mL/(100 g·min)。

当局部脑组织血流下降时,受累脑组织能否存活取决于缺血的程度和持续时间,以及侧支循环的代偿能力。动物实验提供了脑缺血阈值的估计值。当 CBF 降至大约 20 mL/(100 g·min)时,脑电活动即会受到影响。随着 CBF 继续下降,脑氧代谢率也会随之下降。当 CBF 降至 10 mL/(100 g·min)以下时,细胞膜与细胞正常功能会受到严重影响。而当 CBF 降至 5 mL/(100 g·min)以下时,神经元会在短时间内死亡。

当神经元缺血时,一些生化机制的变化会加速细胞的死亡。钾离子穿过细胞膜到达细胞外,钙离子进入细胞内,后者会极大降低细胞膜控制离子跨膜转运的能力,并会导致线粒体功能衰竭(正常情况下,细胞内外钙离子浓度相差 10 倍)。氧气的减少导致氧自由基的生成,这些氧自由基可使细胞器内或细胞膜中的脂肪酸发生过氧化。同时,氧气的减少会使葡萄糖发生无氧代谢,从而导致乳酸堆积而引起酸中毒,这将进一步损伤细胞的代谢功能。

神经递质的活性,主要是兴奋性神经递质(谷氨酸、门冬氨酸、红藻氨酸等)的活性,在缺血脑组织中明显提高。低氧血症、低血糖与缺血均会引起能量的耗竭、谷氨酸释放的增加和摄取的减少,而谷氨酸增多至毒性浓度会加大细胞死亡的风险。同时,谷氨酸进入细胞后,钠离子和钙离子会随之流入细胞内,然后大量氯离子和水分子流入细胞内,导致细胞的肿胀或水肿。谷氨酸是 NMDA 受体和非 NMDA(红藻氨酸、使君子酸)受体的激动剂,但其中只有 NMDA 受体与细胞膜上高通透性钙离子通道相连。

脑缺血组织局灶性代谢性改变将引起一种永不停息的恶性循环,导致神经元损伤程度不断加重甚至死亡。钠、钾、钙离子的浓度改变、氧自由基的释放、酸中毒、兴奋性神经递质的释放加重了细胞的损伤，进一步引起更多的生化改变，反过来再加重神经元的损伤，如此恶性循环。当达到某一个阈值时，即使缺血脑组织得到富含氧气和葡萄糖的血液的再灌注，其缺血性损伤已不可逆。某些情况下，即使缺血的严重程度不足以引起神经元坏死，但是缺血却可能启动细胞的程序化死亡，即细胞凋亡。

三、脑缺血半暗带

急性脑梗死时，脑组织介于缺血坏死核心部分和正常组织之间的部分称为缺血半暗带（ischemic penumbra）。这部分组织的神经细胞处于代谢障碍阶段，电活动停止，但是细胞仍然存活，一旦及时恢复血液供应，神经元的功能可以完全恢复。

急性脑梗死病灶由缺血中心区及其周围的缺血半暗带组成。缺血中心区的脑血流阈值为 10 mL/（100 g·min），区域内神经细胞膜离子泵和细胞能量代谢衰竭，脑组织发生不可逆性损害。缺血半暗带的脑血流处于电衰竭［约为 20 mL/（100 g·min）］与能量衰竭［约为 10 mL/（100 g·min）］之间，尚有大量存活的神经元，如能在短时间内迅速恢复缺血半暗带的血流，神经细胞可存活并恢复功能。缺血中心区和缺血半暗带是一个动态的病理生理过程，随着缺血程度的加重和时间的延长，中心坏死区逐渐扩大，缺血半暗带逐渐缩小。及时恢复缺血区的血液供应、挽救缺血半暗带，是缺血性脑卒中急性期治疗的关键。

四、侧支循环

侧支是指连接邻近树状动脉群的动脉血管结构，存在于大多数组织中，通过改变血流路径而达到对闭塞血管供血区提供逆向血流灌注的作用。脑侧支循环是指当大脑的供血动脉严重狭窄或闭塞时，血流通过其他血管（侧支或新形成的血管吻合）到达缺血区，从而使缺血组织得到不同程度的灌注代偿。它是决定急性缺血性脑卒中后最终梗死体积和缺血半暗带的主要因素。

按照不同的血流代偿途径，脑侧支循环可以分为三级循环途径。一级侧支循环指通过 Willis 环的血流代偿；二级侧支循环指通过眼动脉、软脑膜吻合支及其他相对较小的侧支与侧支吻合支之间实现的血流代偿；三级侧支循环属于新生血管即毛细血管，通常在缺血后一段时间才可形成。

脑血管狭窄/闭塞发生后，侧支循环代偿随之开始建立或开放，以尽可能满足脑的血液供应，但不同个体、不同状况下差异较大。一般情况下，一级侧支循环代偿起主要作用，如果依然不能满足灌注需求，二级侧支循环随即开放，如颅内外动脉之间开放的侧支通过软脑膜动脉的代偿途径等。而三级侧支循环代偿因为需要血管新生，所以需在缺血数天后才能完全建立血流代偿。除动脉侧支外，静脉侧支也在脑血流动力学的调节过程中发挥重要作用。在主要静脉回流路线受阻或脑静脉压力升高时，静脉侧支可帮助调节血液回流。静脉侧支循环的解剖学结构具有高度变异性，允许脑血流通过多种不同的途径引流。

影响脑侧支循环的因素如下。

1. 血管变异性　侧支循环的结构完整性是发挥其一级和二级侧支循环代偿能力的重要前提，尤其是 Willis 环，而普通人群中 Willis 环的完整率仅为 42%~52%。

2. 危险因素　高龄、持续血压增高、高脂血症和血糖增高会使血管调节能力和内皮功能下降，从而导致三级侧支循环代偿的建立能力下降。

3. 其他　侧支循环血管管径大小和压力梯度对侧支循环代偿有重要影响。一般认为，Willis 环管径<1 mm，其代偿能力不良，但依然有一定的代偿作用。狭窄程度越重，狭窄发生速度越慢，侧支循环越好。脑长期低灌注，可导致多种促血管生长因子浓度增加，进而促进新生血管生成和侧支循环建立。

侧支循环是评估缺血性脑卒中临床结局的重要

预测指标，是影响治疗决策的重要因素之一。侧支循环建立情况的评估对于缺血性脑卒中急性期血管内治疗的血管再通率有着良好的预测作用，同时还可以应用于缺血性脑血管病近期转归、远期预后及再发风险的预测及评估。TCD 可用于脑卒中患者侧支循环初步的评估与诊断。各级侧支循环评价的"金标准"为 DSA，在不适于或无条件进行此项检查情况下，CTA 可用于评估软脑膜侧支，MRA 可用于评估 Willis 环。

五、再灌注损伤

组织或器官在缺血的基础上，重新恢复血液灌注之后不仅功能没有恢复，反而使缺血所致的细胞功能代谢障碍及结构破坏进一步加重，甚至发生不可逆损伤，这种现象称为缺血 – 再灌注损伤（ischemia-reperfusion injury，IRI），简称再灌注损伤。

再灌注损伤的发生机制尚未完全阐明，目前认为与自由基损伤、细胞内钙超载以及白细胞介导的微血管功能障碍有关。缺血 – 再灌注过程中产生大量自由基，自由基引发的细胞损伤是各种损伤机制学说中重要的启动因素。细胞内钙超载既是再灌注损伤的机制，又是再灌注损伤的结果，也是导致细胞发生凋亡、胀亡、坏死等不可逆损伤的主要病理过程。缺血 – 再灌注时大量增多、激活的白细胞产生的自由基及各种细胞因子，不仅加剧了再灌注组织的损伤，白细胞的聚集、黏附及血管内皮细胞的结构和功能损伤也导致了微循环障碍。

脑是对缺血缺氧最敏感、耐受能力最差的器官，也是最容易发生缺血 – 再灌注损伤的器官之一。脑再灌注损伤的最主要表现是脑水肿和脑细胞坏死。脑的能量储备低，主要依赖于葡萄糖的有氧氧化供能。缺血时，脑组织 ATP 迅速减少，膜上能量依赖的离子泵功能障碍，细胞内高 Na^+、高 Ca^{2+} 等促使脑细胞和脑组织间水肿发生。脑组织是一个富含磷脂的器官，再灌注后 ROS 大量生成，在脑组织中发生了较强的脂质过氧化反应，使膜结构破坏、线粒体功能障碍，细胞骨架破坏，细胞凋亡、细胞坏死。

六、TOAST 分型

脑梗死的分型方法有很多种，有依据临床表现的分型方法，有依据病因的分型方法，也有依据影像学表现的分型方法。明确脑梗死的病因有助于判断预后、指导治疗及选择个体化的二级预防措施，也有助于对未知领域开展相关的临床研究，以便更好地解决患者的具体问题。

当前国际广泛使用的 TOAST（trial of org 10172 in acute stroke treatment）分型最早在 1993 年提出，该分型根据临床表现、梗死灶影像和辅助检查等不同特征将脑梗死分为五型：大动脉粥样硬化型、心源性栓塞型、小动脉闭塞型、其他明确病因型和不明原因型。

1. 大动脉粥样硬化型脑梗死 与本次梗死灶相对应的颅内或颅外动脉及其分支（责任动脉 / 罪犯动脉）狭窄程度 > 50% 或闭塞，推测该病变由动脉粥样硬化所致。临床症状包括大脑皮质受损的表现（失语、忽视、运动功能受损），影像学检查有皮质受累；皮质或小脑损伤以及脑干或大脑半球皮质下梗死，颅脑 CT 或 MRI 检查病灶直径 > 1.5 cm。病史中曾多次出现短暂性脑缺血发作（TIA），多为同一动脉供血区内的多次发作。体格检查颈部动脉听诊有杂音、脉搏减弱、两侧血压不对称等。通过诊断学检查排除潜在的心源性栓塞的可能（心脏结构学检查及心脏节律检查）。

2. 心源性栓塞 该型的临床表现及影像学改变与大动脉粥样硬化型脑梗死类似。病史中有多次及多个脑血管供应区的 TIA 或脑卒中以及全身其他部位栓塞的证据均支持心源性栓塞的临床诊断。有引起心源性栓子的原因，至少存在一种心源性疾病。应排除由大动脉粥样硬化所导致的血栓形成或其他能引起多发梗死的病变（血液病、肿瘤、血管炎等）。

3. 小动脉闭塞型脑梗死 临床有腔梗综合征

表现，影像有与其相符的最大径 < 1.5 cm 的位于脑深部的梗死灶；影像学无相应梗死灶，但临床表现为腔梗综合征之一；临床不符合腔梗综合征，但头颅 CT 或 MRI 显示脑深部最大径 < 1.5 cm 的梗死灶。应排除心源性栓塞和同侧责任血管狭窄 > 50%。

4. 其他已知病因型　由于罕见原因所导致的脑卒中，如感染性、免疫性、非免疫血管病、高凝状态、血液病、遗传性血管病以及吸毒等所导致的急性脑梗死。这类患者应具备临床、CT 或 MRI 检查的影像学表现，无需考虑病灶的大小及位置。同时，诊断学检查如血液化验或动脉造影等应提示存在卒中的罕见病因之一。该型病因应通过相应检查排除心源性或动脉粥样硬化性脑梗死的可能。

5. 不明病因型　存在多种病因，发现 2 种以上病因，但难以确定哪一种与此次卒中有关。无确定病因，未发现确定的病因，或有可疑病因但证据不够强，除非再做更深入的检查。检查欠缺，常规血管影像或心脏检查都未能完成，难以确定病因。该型病因应通过相应检查排除心源性或动脉粥样硬化性脑梗死的可能。

经典 TOAST 分型作为第一个被广泛应用的病因学分型，强调了辅助检查的重要性，尤其是心脏和血管检查。TOAST 分型传递了一个非常重要的信息，即缺血性脑卒中是一种综合征。后期研究证实，不同的病因与疾病预后及脑卒中复发息息相关，该分型也奠定了此后临床研究和实践中选择不同抗栓药物的基础。

七、治疗原则

缺血性脑卒中的治疗应根据不同的病因、发病机制、临床类型、发病时间等确定治疗方案，实施以分型、分期为核心的个体化治疗原则。不同病因的缺血性脑卒中的具体治疗措施详见各章节。

1. 一般治疗　包括监控生命体征、吸氧、控制血压、血糖等。

2. 特异性治疗　包括改善脑循环功能（静脉溶栓、血管内治疗、抗血小板聚集、抗凝、降纤等）、应用他汀类药物以及神经保护治疗。

3. 其他疗法　包括高压氧、亚低温、中医药治疗等，但其疗效和安全性还需高质量的随机对照研究进一步证实。

4. 并发症的治疗　针对缺血性脑卒中常见的并发症进行对症治疗，包括脑水肿与颅内压增高、出血转化、脑卒中后癫痫、肺炎、排尿障碍与尿路感染、深静脉血栓形成和肺栓塞、压疮等。

5. 早期康复治疗。

（杨　弋）

第五节　短暂性脑缺血发作

诊疗路径

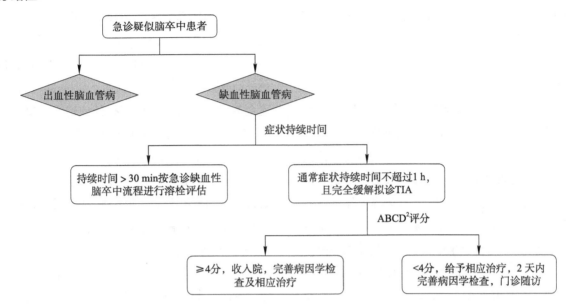

> **☞ 典型案例（附分析）10-1**
>
> 患者反复发作性左侧肢体活动不灵伴言语不清15 h

短暂性脑缺血发作（transient ischemic attack, TIA）是脑或视网膜局灶性缺血所致的、未发生急性脑梗死的短暂性神经功能障碍。典型临床症状持续不超过1 h，且在影像学上无急性脑梗死的证据。

（一）病因与发病机制

有关TIA的病因和发病机制的学说主要有以下几方面。

1. 微栓塞　来源于颈部和颅内大动脉（尤其是动脉分叉处）的动脉粥样硬化斑块破裂后栓子脱落或心源性（常见于心房颤动患者）的微栓子脱落，随血液进入颅内，阻塞远端血管引起临床症状。当微栓子崩解或向血管远端移动后，局部血流恢复，症状可消失。

2. 血流动力学改变　在各种原因引起的颈部或颅内动脉狭窄的基础上，当出现低血压或血压波动时，狭窄部位远端血管的血流减少，可发生TIA的症状；当血压回升后，局部脑血流恢复正常，症状可消失。由于颈部或颅内动脉狭窄导致的该血管供血区的TIA多具有短暂、刻板、频繁的特点。

3. 血液成分改变　如真性红细胞增多症，血液中有形成分在脑部微血管中淤积，阻塞微血管，也可导致TIA。其他血液系统疾病如贫血、白血病、血小板增多症、异常蛋白血症、血纤维蛋白原含量增高，蛋白C、蛋白S缺乏和抗凝血酶Ⅲ缺乏等各种原因所致的血液高凝状态所引起的血流动力学异常都可能引起TIA。

4. 其他　颅内动脉炎和脑盗血综合征也会引起TIA。当无名动脉和锁骨下动脉狭窄或闭塞时，上肢活动可能引起椎动脉-锁骨下动脉盗血现象，导致椎基底动脉系统TIA。脑血管痉挛或受压也可引起脑缺血发作。

（二）临床表现

TIA多发生于中老年，男性多于女性，多伴有高血压、糖尿病、血脂异常、动脉粥样硬化和心脏病等脑血管病的危险因素。TIA 起病突然，迅速出现局灶性脑或视网膜的功能缺损，多在 1 h 内恢复，不遗留神经功能缺损体征；多反复发作，每次发作时的临床表现基本相似。椎基底动脉系统 TIA 更易出现反复发作。TIA 具有发作性、短暂性、可逆性、反复性的临床特征，而临床症状多种多样，取决于受累血管的分布。

1. 颈内动脉系统 TIA

（1）常见症状：病变对侧发作性的肢体单瘫、偏瘫和面瘫，病变对侧单肢或偏身麻木。

（2）特征性症状：病变侧单眼一过性黑矇或失明（眼动脉受累所致），对侧偏瘫及感觉障碍；同侧 Horner 征（颈内动脉外壁上的交感神经节后纤维受损所致），对侧偏瘫及感觉障碍；优势半球受累可出现失语，非优势半球受累可出现体象障碍。

（3）可能出现的症状：病灶对侧同向性偏盲（大脑中 – 后动脉皮质支分水岭区缺血，颞 – 枕交界区受累所致）。

2. 椎基底动脉系统 TIA

（1）常见症状：最常见的症状是眩晕、恶心和呕吐，大多数不伴有耳鸣，为脑干前庭系统缺血的表现。少数伴有耳鸣，是迷路动脉缺血的症状。不伴有其他后循环缺血症状的孤立性眩晕多数不是 TIA。

（2）特征性症状：交叉性感觉障碍（病变侧面部及对侧半身感觉障碍）和脑神经交叉性瘫痪（病变侧脑神经麻痹和对侧肢体瘫痪）是椎基底动脉系统 TIA 的特征性症状。一侧或两侧视力障碍或视野缺损是大脑后动脉缺血所致。

（3）可能出现的症状：脑干和小脑缺血也可引起下列症状，包括复视（眼外肌麻痹）、交叉性感觉障碍（Wallenberg 综合征）、眼震、脑神经交叉性瘫痪（Weber、Millard–Gubler、Foville 和 Dejerine 综合征）、吞咽困难和构音障碍（真性或假性延髓麻痹）、共济失调及平衡障碍（小脑或小脑 – 脑干联系纤维损害）、意识障碍（脑干网状结构受损）等。脑干网状结构缺血可引起跌倒发作（drop

attack），表现为突然出现双下肢无力而倒地，但可随即自行站起，整个过程中意识清楚，尚可出现短暂性全面遗忘症（transient global amnesia，TGA）。TGA 是一种突然起病的一过性记忆丧失，伴时间、空间定向力障碍，无意识障碍，患者的自知力存在，较复杂的皮质高级活动如书写、计算和对话等保留完整，无神经系统其他的异常表现，症状持续数分钟或数小时后缓解，大多不超过 24 h，遗留有完全的或部分的对发作期事件的遗忘，预后多较好。TGA 的具体机制尚不完全明确，也有报道称与颞叶及海马等部位的缺血有关。

除上述常见的症状外，颈内动脉系统及椎基底动脉系统 TIA 还可表现有精神症状、意识障碍、半侧舞蹈样发作或偏身投掷等。

（三）辅助检查

1. 一般检查　包括心电图、血常规、凝血功能、血糖、血脂、同型半胱氨酸等检测，对查找病因、判定预后及预防脑卒中十分必要。

2. 头部 CT 及头 MRI　TIA 患者应尽快行头部 CT、MRI 检查，头部 CT 及 MRI 检查可正常，MRI 弥散加权成像（diffusion weighted imaging，DWI）有助于发现新发梗死灶，从而鉴别 TIA 和脑梗死。

3. 脑血管及脑血流动力学检查　应用颅内及颈部血管超声、血管成像技术（CTA）、磁共振血管成像（MRA）可发现重要的颅内外血管病变。数字减影血管造影（DSA）是评估颅内外血管病变最为准确的诊断方法。同时，应用经颅彩色多普勒超声（TCD）、脑灌注成像、DSA 等评估侧支循环代偿及脑血流储备，对于鉴别血流动力学型 TIA 及指导治疗非常必要。

4. 动态心电图及超声心动图　有助于判断是否有心源性栓塞的可能。TIA 患者尽量完善动态心电图检查。对于原因不明的患者，建议延长心电监测时间。疑为心源性病因时，或 45 岁以下颈部和脑血管检查及血液学筛选未能明确病因者，推荐进行经胸超声心动图（TTE）和（或）经食管超声心动图（TEE）检查，可能发现心脏附壁血栓、房间隔的异常（房室壁瘤、卵圆孔未闭、房间隔缺损）、二尖瓣赘生物以及主动脉弓粥样硬化等多栓子来源。

5. 易损斑块的检查　易损斑块是动脉栓子的重要来源。颈部血管超声、血管内超声、MRI 及 TCD 微栓子监测有助于对动脉粥样硬化的易损斑块进行评价。

（四）诊断及鉴别诊断

1. 诊断　多数 TIA 患者就诊时临床症状已经消失，故诊断主要依靠病史及相关辅助检查。中老年人突然出现局灶性神经功能缺损，符合颈内动脉系统与椎基底动脉系统及其分支缺血后的表现，持续数分钟或数小时后完全恢复，应高度怀疑为 TIA。如头部 CT 和 MRI 正常或未显示责任病灶，在排除其他疾病后，即可诊断 TIA。随着神经影像学的发展，DWI 等 MRI 检查技术的逐渐普及，目前认为有无梗死病灶是鉴别诊断 TIA 和脑梗死的唯一依据，而不考虑症状持续时间。

2. 鉴别诊断

（1）部分性癫痫发作：一般表现为局部肢体抽动，多起自一侧口角，然后扩展到面部或一侧肢体，或者表现为肢体麻木感和针刺感等，一般持续时间更短，脑电图可有异常。部分性癫痫大多由脑部局灶性病变引起，头部 CT 和 MRI 可能发现病灶。

（2）梅尼埃病（Meniere disease）：好发于中年人，表现为反复发作性眩晕伴恶心、呕吐，每次持续数小时，一侧耳鸣，耳内胀满感，随着发作次数的增多，逐渐出现听力减退。除自发性眼震，中枢神经系统检查正常。冷热水试验可见前庭功能减退或消失。

（3）良性发作性位置性眩晕（benign paroxysmal positional vertigo, BPPV）：在所有眩晕性疾病中，BPPV 的发病率最高，其患病率随着年龄增加而增加，女性患病率大于男性。BPPV 是一种位置性眩晕，与头位变换有关，每次发作持续时间短暂，多数小于 1 min。Dix-Hallpike 位置试验有助于诊断。

针对耳石的手法复位效果较好。

（4）偏头痛：以肢体运动障碍为先兆的先兆性偏头痛及家族性偏瘫性偏头痛，在头痛发作前表现有短暂的（5～60 min）偏瘫，同时可有偏身感觉障碍和/或语言障碍。但偏头痛患者多为青少年，先兆后有剧烈的头痛，头痛性质符合偏头痛的诊断标准，且多有家族史，尤其家族性偏瘫性偏头痛患者有明确的家族史。

（5）其他：某些疾病偶尔也可出现发作性症状，应注意鉴别。如多发性硬化的发作性症状可表现有构音障碍、共济失调等，类似于 TIA；某些颅内接近于皮质或皮质内的占位性病变，如脑膜瘤和脑转移瘤等，也会引起近似于 TIA 的症状；低血糖、低血压、慢性硬膜下血肿和小灶性脑出血也可以出现 TIA 的症状，对这些疾病要注意鉴别。

（五）评估与治疗

1. 评估　TIA 发病后 2～7 天内为脑卒中的高风险期，应给予足够重视，积极筛查病因及危险因素（见本节辅助检查），尽早启动 TIA 的评估与二级预防。目前 ABCD^2 评分系统（表 10-3）是应用最广泛的评分体系，对于脑卒中风险有很高的预测价值。对于高危患者，应尽早积极给予相应治疗，同时应遵循个体化原则。

表 10-3　ABCD^2 评分系统

危险因素		ABCD^2 分值
年龄（A）	> 60 岁	1
血压（B）	收缩压 > 140 mmHg 或舒张压 > 90 mmHg	1
临床症状（C）	单侧无力	2
	不伴无力的言语障碍	1
症状持续时间（D）	> 60 min	2
	10～59 min	1
糖尿病（D）	有	1
总分值		0～7

注：ABCD^2 评分的低危、中危及高危分值范围分别为 0～3、4～5 及 6～7

2. 治疗

（1）急诊治疗：从本质上来说，TIA 和脑梗死是缺血性脑损伤这一动态过程的不同阶段。建议在急诊时，对症状持续时间≥30 min 者，应按急性缺血性脑卒中流程开始紧急溶栓评估，在 4.5 h 内症状仍不恢复者应考虑溶栓治疗（详见本章第四节）。

（2）常规治疗

1）抗血小板聚集治疗：对非心源性 TIA 患者，建议给予抗血小板聚集治疗而非抗凝治疗。阿司匹林（50～325 mg，每日 1 次）或氯吡格雷（75 mg，每日 1 次）单药治疗均可以作为首选抗血小板药物。阿司匹林通过抑制环氧化酶而抑制血小板聚集，其抗血小板治疗的最佳剂量为 75～150 mg/d，长期服用对消化道有刺激性，严重时可致消化道出血。氯吡格雷是 ADP 诱导血小板聚集的抑制剂，与阿司匹林相比上消化道出血的发生率显著减少。阿司匹林（25 mg）+缓释型双嘧达莫（200 mg）2 次/d 或西洛他唑（100 mg）2 次/d，均可作为阿司匹林和氯吡格雷的替代治疗药物。对于 ABCD^2 评分≥4 分的急性非心源性 TIA 患者，应尽早给予阿司匹林加氯吡格雷的双重抗血小板治疗 21 天，对于存在颅内大动脉粥样硬化性严重狭窄（70%～99%）的急性非心源性 TIA 患者，应尽早给予阿司匹林加氯吡格雷的双重抗血小板治疗 90 天，此后阿司匹林或氯吡格雷均可作为长期二级预防的一线用药。

2）抗凝治疗：并非 TIA 患者的常规治疗。但对于伴有心房颤动（包括阵发性心房颤动）的 TIA 患者，建议使用适当剂量的华法林口服抗凝治疗，预防再发的血栓栓塞事件。华法林的目标剂量是维持国际标准化比值（international normalized ratio，INR）在 2.0～3.0。有出血倾向、溃疡病、严重高血压及肝肾疾病患者禁忌抗凝治疗。新型口服抗凝剂可作为华法林的替代药物，包括达比加群、利伐沙班、阿哌沙班以及依度沙班，选择何种药物应考虑个体化因素，对于存在抗凝治疗禁忌或拒绝接受抗凝治疗的患者，应使用抗血小板药物治疗。建议出现神经功能症状 14 天内给予抗凝治疗预防脑卒中复发，对于出血风险高的患者，应适当延长抗凝时机。对于不伴房颤的风湿性二尖瓣病变、植入人工心脏瓣膜等情况，推荐给予华法林口服抗凝治疗（目标 INR 值为 2.0～3.0）。不伴有心房颤动的非风湿性二尖瓣病变或其他瓣膜病变（局部主动脉弓、二尖瓣环钙化、二尖瓣脱垂等）的 TIA 患者，可以考虑抗血小板聚集治疗。

3）危险因素控制：积极查找病因，针对可能存在的脑血管病危险因素，如高血压、糖尿病、血脂异常、心脏疾病等进行积极有效的干预治疗。同时应建立健康的生活方式，合理运动，避免酗酒，适度降低体重等。病因治疗是预防 TIA 复发的关键。

4）其他：可应用改善循环、神经保护类药物，对于部分高纤维蛋白血症患者可选用降纤药物治疗。

（3）手术和介入治疗：对于近期发生 TIA 合并同侧颈动脉颅外段中-重度狭窄（70%～99%）的患者，如果预计围手术期死亡和脑卒中复发率<6%，推荐进行颈动脉内膜剥脱（carotid endarterectomy，CEA）或颈动脉支架（carotid artery stenting，CAS）治疗，CEA 或 CAS 的选择应依据患者个体化情况。颅内动脉狭窄对于症状性颅内动脉粥样硬化性狭窄≥70% 的 TIA 患者，在标准内科药物治疗无效的情况下，可选择血管内介入治疗作为内科药物治疗的辅助技术手段。

（六）预后

TIA 患者发生脑卒中的概率明显高于一般人群。TIA 患者在 7 天内发生脑卒中的风险高达 4%～10%，3 个月内发生脑卒中的风险为 10%～20%（平均为 11%），其中有 25%～50% 发生于 TIA 后 2 天内。给予良好的 TIA 评估及规范的二级预防措施可大大降低脑卒中发生的风险，提高患者远期临床预后。

☞ 拓展阅读 10-3

临床实践指南：急性高危短暂性脑缺血发作和轻型缺血性卒中应用阿司匹林和氯吡格雷进行双抗治疗（2018 年）

☞ 拓展阅读 10-4

英国国家卫生与临床优化研究所指南：大于16 岁人群卒中和短暂性脑缺血发作的诊断和初期管理（2019 年）

☞ 拓展阅读 10-5

欧洲卒中组织指南：卒中或短暂性脑缺血发作以及非瓣膜性房颤患者卒中和其他血栓栓塞事件二级预防抗栓治疗（2019 年）

（杨 弋）

第六节 脑 梗 死

诊疗路径

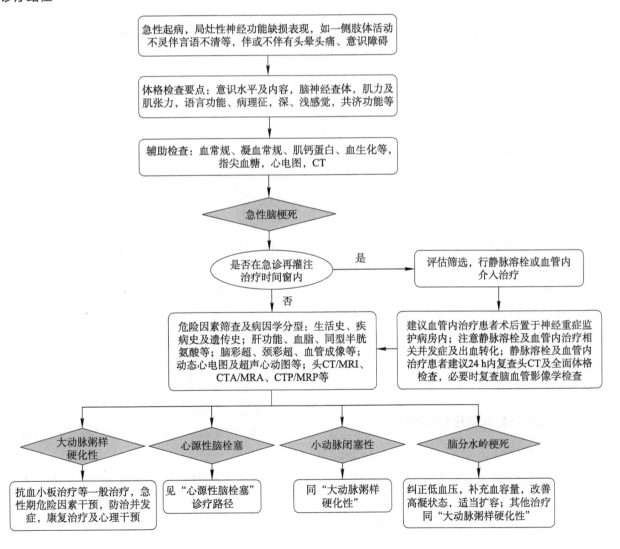

☞ 典型案例（附分析）10-2
患者左侧肢体活动不灵伴言语不清 3.5 h

☞ 典型案例（附分析）10-3
患者左下肢活动不灵 2 天，加重 6 h

　　脑梗死（cerebral infarction，CI）又称缺血性脑卒中（cerebral ischemic stroke，CIS），是指因脑部血液循环障碍，缺血、缺氧所致的局限性脑组织的缺血性坏死或软化，是脑卒中最常见的一种类型，占全部脑卒中的 60%～80%。

　　脑梗死按照病因、临床表现、影像学特征等可分为多种类型。牛津郡社区卒中计划（Oxfordshire community stroke project，OCSP）分型根据临床表现将脑梗死分为四型：全前循环梗死、部分前循环梗死、后循环梗死和腔隙性脑梗死。而在病因学分型方面，当前国际广泛使用的 TOAST 分型将脑梗死分为五型：大动脉粥样硬化型、心源性栓塞型、小动脉闭塞型、其他明确病因型和不明原因型。我国学者也提出了中国缺血性卒中亚型（china ischemic stroke subclassification，CISS）分型，将脑梗死分为大动脉粥样硬化、心源性、穿支动脉疾病、其他病因和病因不确定五种类型。

　　病因的明确对于脑梗死患者治疗方案的选择、预后的判断以及个体化二级预防策略的制定都具有重要的指导意义，也有助于相关临床研究的开展，从而更好地解决患者的具体问题。虽然不同病因分型方法的具体标准并不相同，但是大动脉粥样硬化、心源性栓塞和小动脉闭塞性脑梗死这三类在各个分型标准中均被列为脑梗死最主要的三种病因。本节重点对上述三种类型的脑梗死分别进行介绍。

一、大动脉粥样硬化性脑梗死

　　大动脉粥样硬化（large artery atherosclerosis）性脑梗死是脑梗死中最常见的类型。在脑动脉粥样硬化引起的血管壁病变的基础上，发生动脉到动脉栓塞、载体动脉病变堵塞穿支动脉或低灌注/栓子清除下降等，造成局部脑组织因血液供应中断而发生缺血、缺氧性坏死，引起相应的神经系统缺损的症状和体征。

（一）病因及发病机制

　　大动脉粥样硬化性脑梗死的主要病因是各种原因导致的颅内及颈部大动脉粥样硬化，也包括主动脉弓粥样硬化。动脉粥样硬化形成的过程比较复杂，反复的机械性或毒性动脉内膜损伤及各种脑血管病的危险因素如高血压、糖尿病及血脂异常等都在动脉粥样硬化的形成过程中发挥着重要的作用。动脉粥样硬化好发于动脉分支附近，如颈动脉窦部及虹吸部、大脑中动脉近端及椎动脉近端等部位，这与这些部位易发生血液湍流的血流动力学特点有关。

　　大动脉粥样硬化可通过多种不同机制引起脑血液循环障碍，进而导致脑组织缺血、缺氧及脑损伤，引起相应神经功能缺损的症状和体征。

　　1. 大动脉粥样硬化引起血液循环障碍　发病机制主要包括载体动脉病变堵塞穿支动脉、动脉到动脉栓塞、低灌注/栓子清除下降及混合机制等。

　　（1）载体动脉病变堵塞穿支动脉：动脉粥样硬化斑块或血栓形成覆盖穿支动脉的开口，导致穿支动脉闭塞。

　　（2）动脉到动脉栓塞：是指动脉粥样硬化病变部位脱落的栓子堵塞远端血管。栓子可以是脱落的动脉粥样硬化斑块碎片，也可以是部分或完全脱落的由动脉粥样硬化部位形成的血栓。

　　（3）低灌注/栓子清除下降：此类机制的梗死病灶仅位于分水岭区。在病变血管分布区内没有急性皮质梗死灶或区域性梗死灶。与临床症状相对应的颅内或颅外血管狭窄程度通常 >70%，伴或不伴有低灌注或侧支代偿不好的证据。

　　（4）混合机制：上述 2 种或 2 种以上机制同时存在。

　　2. 脑组织缺血、缺氧及脑损伤　神经细胞在完全缺血、缺氧十几秒后即出现电位变化，20～30 s 后大脑皮质的生物电活动消失，30～90 s

后小脑及延髓的生物电活动也消失。脑动脉血流中断持续 5 min，神经细胞就会发生不可逆性损害，出现脑梗死。上述变化是一个复杂的过程，称为缺血性级联反应。严重缺血的脑组织能量很快耗竭，导致能量依赖性神经细胞膜的泵功能衰竭。脑缺血引起膜去极化和突触前兴奋性递质（主要是谷氨酸和天门冬氨酸）的大量释放，细胞外液中的 Ca^{2+} 通过电压门控通道和 NMDA 受体门控通道进入细胞内，加上细胞内存在 ATP 供应不足和乳酸酸中毒，使细胞内的结合钙大量释放，上述细胞内 Ca^{2+} 稳态失调在神经细胞缺血损害中起重要作用，称为细胞内钙超载。受 Ca^{2+} 调节的多种酶类被激活，导致膜磷脂分解和细胞骨架破坏，大量自由基生成，细胞产生不可逆性损伤。在上述过程中，还伴有转录因子的合成及炎性介质的产生等。除此之外，细胞凋亡也参与到了缺血性损伤的过程中。迄今为止，缺血性级联反应的机制尚未完全阐明，有待于进一步研究。

3. 缺血半暗带与治疗时间窗　急性脑梗死病灶由缺血中心区及其周围的缺血半暗带（ischemic penumbra）组成。缺血中心区的脑血流阈值为 10 mL/（100 g·min），区域内神经细胞膜离子泵和细胞能量代谢衰竭，脑组织发生不可逆性损害。缺血半暗带的脑血流处于电衰竭［约为 20 mL/（100 g·min）］与能量衰竭［约为 10 mL/（100 g·min）］之间，尚有大量存活的神经元，如能在短时间内迅速恢复缺血半暗带的血流，该区脑组织功能是可逆的，神经细胞可存活并恢复功能。缺血中心区和缺血半暗带是一个动态的病理生理过程，随着缺血程度的加重和时间的延长，中心坏死区逐渐扩大，缺血半暗带逐渐缩小。因此，尽早恢复缺血半暗带的血液供应和应用有效的脑保护药物对减少脑卒中的致残率是非常重要的，但这些措施必须在一个限定的时间内进行，这个时间段即为治疗时间窗（therapeutic time window，TTW）。缺血半暗带的存在受到脑血管闭塞的部位、侧支循环、组织对缺血的耐受性及体温等诸多因素的影响，因此

不同的患者 TTW 存在着差异。

（二）病理学特征

在脑梗死早期，脑组织改变不明显，数小时后才能产生肉眼可见的变化。缺血中心区脑组织肿胀、软化，灰质和白质分界不清。大面积脑梗死时，脑组织高度肿胀，可形成脑疝。镜下可见神经元出现急性缺血性改变（如皱缩、深染及炎细胞浸润等），胶质细胞破坏，神经轴突和髓鞘崩解，小血管坏死，周围红细胞渗出及组织间液积聚。发病后 4~5 天脑水肿达高峰，7~14 天梗死区液化成蜂窝状囊腔，3~4 周后小的梗死灶可被肉芽组织所取代，形成胶质瘢痕；大的梗死灶中央液化成囊腔，周围由增生的胶质纤维包裹，称为中风囊。

（三）临床表现

中老年患者多见，多伴有脑血管病相关危险因素，如高血压、糖尿病、冠心病及血脂异常等。部分患者在起病前可有 TIA。临床表现取决于梗死灶的大小和部位，主要为局灶性神经功能缺损的症状和体征，如偏瘫、偏身感觉障碍、失语、共济失调等，部分可有头痛、呕吐、昏迷等全脑症状。患者一般意识清楚，在发生基底动脉血栓或大面积脑梗死时，病情严重，出现意识障碍，甚至有脑疝形成，最终导致死亡。下面对不同血管闭塞所致脑梗死的临床表现分别作以介绍。

1. 颈内动脉系统（前循环）脑梗死

（1）颈内动脉闭塞：临床表现复杂多样，取决于侧支循环代偿的状况和发病前颈内动脉的狭窄程度。如果侧支循环代偿良好，可以全无症状；若侧支循环不良，可引起 TIA，也可表现为大脑中动脉及/或大脑前动脉缺血症状，或分水岭梗死（位于大脑前、中动脉或大脑中、后动脉之间）。临床表现可有同侧 Horner 征，对侧偏瘫、偏身感觉障碍、双眼对侧同向性偏盲，优势半球受累可出现失语，非优势半球受累可有体象障碍。当眼动脉受累时，可有单眼一过性失明，偶尔成为永久性视力丧失。颈部触诊发现颈内动脉搏动减弱或消失，听诊可闻及血管杂音。

（2）大脑中动脉闭塞：临床表现可以很轻微，也可以致命，主要取决于闭塞的部位及侧支循环的状况。大脑中动脉主干闭塞可出现对侧偏瘫、偏身感觉障碍和同向性偏盲，可伴有双眼向病灶侧凝视，优势半球受累可出现失语，非优势半球病变可有体象障碍。由于主干闭塞引起大面积的脑梗死，患者多有不同程度的意识障碍，脑水肿严重时可导致脑疝形成，甚至死亡。皮质支闭塞引起的偏瘫及偏身感觉障碍，以面部和上肢为重，下肢和足受累较轻，累及优势半球可有失语，意识水平不受影响。深穿支闭塞更为常见，表现为对侧偏瘫，肢体、面和舌的受累程度均等，对侧偏身感觉障碍，可伴有偏盲、失语等。

（3）大脑前动脉闭塞：如果前交通动脉开放，一侧大脑前动脉近段闭塞可以完全没有症状。非近段闭塞时，出现对侧偏瘫，下肢重于上肢，有轻度感觉障碍，优势半球病变可有 Broca 失语，可伴有尿失禁（旁中央小叶受损）及对侧强握反射等。深穿支闭塞，出现对侧面、舌瘫及上肢轻瘫（内囊膝部及部分内囊前肢）。双侧大脑前动脉闭塞时，可出现淡漠、欣快等精神症状，双下肢瘫痪，尿潴留或尿失禁及强握等原始反射。

2. 椎基底动脉系统（后循环）脑梗死

（1）大脑后动脉闭塞：引起的临床症状变异很大，动脉的闭塞位置和 Willis 环的代偿功能在很大程度上决定了脑梗死的范围和严重程度。

主干闭塞表现为对侧偏盲、偏瘫及偏身感觉障碍，丘脑综合征，优势半球受累可伴有失读。

皮质支闭塞出现双眼对侧视野同向偏盲（但有黄斑回避），偶为象限盲，可伴有视幻觉、视物变形和视觉失认等。优势半球受累可表现为失读及命名性失语等症状，非优势半球受累可有体象障碍。基底动脉上端闭塞，尤其是双侧后交通动脉异常细小时，会引起双侧大脑后动脉皮质支闭塞，表现为双眼全盲（但有黄斑回避），光反射存在，有时可伴有不成形的幻视发作。累及颞叶的下内侧时，会出现严重的记忆力损害。

深穿支闭塞的表现如下。①丘脑膝状体动脉闭塞出现丘脑综合征：表现为对侧偏身感觉障碍（以深感觉障碍为主）、自发性疼痛、感觉过度、轻偏瘫、共济失调、舞蹈－手足徐动。②丘脑穿动脉闭塞出现红核丘脑综合征：表现为病灶侧舞蹈样不自主运动、意向性震颤、小脑性共济失调，对侧偏身感觉障碍。③中脑脚间支闭塞出现 Weber 综合征：表现为同侧动眼神经麻痹，对侧偏瘫。④ Benedikt 综合征：表现为同侧动眼神经麻痹，对侧不自主运动。

（2）椎动脉闭塞：若两侧椎动脉的粗细差别不大，当一侧闭塞时，通过对侧椎动脉的代偿作用，可以无明显的症状。约 10% 的患者一侧椎动脉细小，脑干仅由另一侧椎动脉供血，此时供血动脉闭塞引起的病变范围等同于基底动脉或双侧椎动脉阻塞后的梗死区域，症状较为严重。

延髓背外侧综合征（Wallenberg syndrome）：在小脑后下动脉，或椎动脉供应延髓外侧的分支闭塞时发生。临床表现为眩晕、恶心、呕吐和眼球震颤（前庭神经核受损）；声音嘶哑、吞咽困难及饮水呛咳（疑核及舌咽、迷走神经受损）；病灶侧小脑性共济失调（绳状体或小脑损伤）；交叉性感觉障碍：即病灶同侧面部痛、温觉减退或消失（三叉神经脊束核受损），病灶对侧偏身痛、温觉减退或消失（对侧交叉的脊髓丘脑束受损）；病灶同侧 Horner 征（交感神经下行纤维损伤）。由于小脑后下动脉的解剖变异很大，除上述症状外，还可能有一些不典型的临床表现，需仔细识别。

（3）基底动脉闭塞：基底动脉主干闭塞，表现为眩晕、恶心及呕吐、眼球震颤、复视、构音障碍、吞咽困难及共济失调等，病情进展迅速可出现球麻痹、四肢瘫、昏迷、中枢性高热、应激性溃疡，常导致死亡。

基底动脉分支的闭塞会引起脑干和小脑的梗死，表现为各种临床综合征，下面介绍几种常见的类型。

1）脑桥前下部综合征：Millard-Gubler 综合征

是基底动脉的短旋支闭塞，表现为同侧面神经和展神经麻痹，对侧偏瘫；Foville 综合征是基底动脉的旁正中支闭塞，表现为两眼不能向病灶侧同向运动，病灶侧面神经和展神经麻痹，对侧偏瘫。

2）闭锁综合征（locked-in syndrome）：脑桥基底部双侧梗死，表现为双侧面瘫，球麻痹，四肢瘫，不能讲话，但因脑干网状结构未受累，患者意识清楚，能随意睁闭眼，可通过睁闭眼或眼球垂直运动来表达自己的意愿。

3）基底动脉尖综合征（top of the basilar syndrome，TOBS）：基底动脉尖端分出两对动脉，大脑后动脉和小脑上动脉。供血区域包括中脑、丘脑、小脑上部、颞叶内侧和枕叶。临床表现为眼球运动障碍、瞳孔异常、觉醒和行为障碍，可伴有记忆力丧失，病灶对侧偏盲或皮质盲，少数患者可出现大脑脚幻觉。

（四）辅助检查

1. 血液化验及心电图检查 对疑似脑卒中患者应进行常规实验室检查，以便排除类脑卒中或其他病因，包括血糖、肝肾功能和电解质；心电图和心肌缺血标志物；全血计数，包括血小板计数；凝血酶原时间（PT）/ 国际标准化比率（INR）和活化部分凝血活酶时间（APTT）；氧饱和度。

2. 平扫 CT 对于急性脑卒中患者，头颅 CT 平扫是最常用的检查，它对于发病早期脑梗死与脑出血的识别很重要。在脑梗死的超早期阶段（发病 3 h 内），CT 可以发现一些轻微的改变：大脑中动脉高密度征；皮质边缘（尤其是岛叶）以及豆状核区灰白质分界不清楚；脑沟消失等。这些改变的出现提示梗死灶较大，预后较差，选择溶栓治疗应慎重。发病后 2 周左右，脑梗死病灶处因水肿减轻和吞噬细胞浸润可与周围正常脑组织等密度，CT 上难以分辨，称为"模糊效应"。CT 对急性期的小梗死灶不敏感，特别是脑干和小脑的小梗死灶更难检出。

3. 灌注 CT 可区别可逆性与不可逆性缺血，因此可识别缺血半暗带。对指导急性脑梗死溶栓治疗有一定的参考价值。

4. MRI 脑梗死发病数小时后，即可显示 T_1 低信号，T_2 高信号的病变区域。与 CT 相比，MRI 可以发现脑干、小脑梗死及小灶梗死。功能性 MRI，如弥散加权成像（DWI）和灌注加权成像（PWI），可以在发病后的数分钟内检测到缺血性改变，DWI 与 PWI 显示的病变范围相同区域，为不可逆性损伤部位，DWI 与 PWI 的不一致区为缺血性半暗带。功能性 MRI 为超早期溶栓治疗提供了科学依据。DWI 可以早期显示缺血组织的大小、部位，甚至可显示皮质下、脑干和小脑的小梗死灶（图 10-3）。早期梗死的诊断敏感度达到 88%～100%，特异度达到 95%～100%。PWI 是静脉注射顺磁性造影剂后显示脑组织相对血流动力学改变的成像。灌注加权改变的区域较弥散加权改变范围大，目前认为弥散 - 灌注不匹配区为半暗带。MRI 的最大缺陷是诊断急性脑出血不如 CT 灵敏，需应用梯度回波技术（GRE）和平面回波敏感加权技术观察急性脑实质出血。标准的 MRI 序列（T_1、T_2 和质子相）对发病几个小时内的脑梗死不敏感。

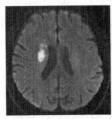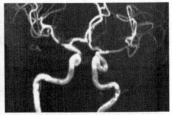

图 10-3 大动脉粥样硬化性脑梗死
左：DWI 示右侧大脑中动脉供血区脑梗死
右：MRA 示右侧大脑中动脉 M1 段重度狭窄

5. 血管成像

（1）经颅多普勒（TCD）及颈动脉超声检查：通过 TCD 可发现颅内大动脉狭窄、闭塞，评估侧支循环的情况，进行微栓子监测，在血管造影前评估脑血液循环状况。TCD 应用于溶栓治疗监测，对预后判断有参考意义。通过颈动脉超声对颈部动脉和椎 - 基底动脉的颅外段进行检查，可显示动脉硬化斑块、血管狭窄及闭塞。

微视频 10-1
超声斑块造影成像

（2）DSA/MRA/CTA：DSA、CTA 和 MRA 可以显示脑部大动脉的狭窄、闭塞和其他血管病变，有助于了解脑卒中发病机制及病因，指导选择治疗方案。DSA 准确性最高，是脑血管病变诊断的"金标准"，但缺点是有创性和有一定风险。作为无创性检查，MRA 的应用非常广泛，但对于小血管显影不清，尚不能替代 DSA 及 CTA。血管成像在急诊具有重要的应用价值，可帮助判断是否存在大血管闭塞。对于无肾功能不全病史并怀疑有颅内大血管闭塞且适合血管内治疗的患者，可在肌酐检测前先行 CTA 检查。MRA 发现椎动脉及颅外动脉狭窄的敏感度和特异度为 70%～100%。MRA 和 CTA 可显示颅内大血管近端闭塞或狭窄，但对远端或分支显示不清。相对于 CTA，MRA 可在显示血管病变的同时清楚显示脑病变是其优点。

（3）高分辨核磁血管壁成像（high-resolution magnetic resonance vessel wall imaging，HRMR-VWI）：对于血管壁的评估及病因的判断具有重要的价值，可协助血管炎、纤维肌性发育不良、颈动脉或椎动脉夹层及烟雾病等的诊断和评估。

（五）诊断及鉴别诊断

中、老年患者有动脉粥样硬化及高血压等脑卒中的危险因素，安静状态下或活动中起病，病前可有反复的 TIA 发作，症状常在数小时或数天内达高峰，出现局灶性的神经功能缺损，梗死的范围与某一脑动脉的供应区域相一致。头部 CT 在早期多正常，24～48 h 内出现低密度病灶。DWI 和 PWI 有助于早期诊断，血管造影可发现狭窄或闭塞的动脉。

脑梗死需与下列疾病鉴别。

1. 脑出血　多于活动中或情绪激动时起病，多有高血压病史，病情进展快，头痛、恶心、呕吐多见，常出现意识障碍、偏瘫和其他神经系统局灶

性症状，头颅 CT 或 MRI 有助于明确诊断。

2. 蛛网膜下腔出血　各年龄组均可见，以青壮年多见，多在动态时起病，病情进展急骤，头痛剧烈，多伴有恶心、呕吐，多无局灶性神经功能缺损的症状和体征，头颅 CT、头颅 MRI 及脑脊液检查有助于明确诊断。

3. 硬膜下血肿或硬膜外血肿　多有头部外伤史，病情进行性加重，出现急性脑部受压的症状，如意识障碍，头痛、恶心、呕吐等颅高压症状，瞳孔改变及偏瘫等。某些硬膜下血肿，外伤史不明确，发病较慢，老年人头痛不重，应注意鉴别。头部 CT 检查在颅骨内板的下方，可发现局限性梭形或新月形高密度区，骨窗可见颅骨骨折线。

4. 颅内占位性病变　颅内肿瘤（特别是瘤卒中时）或脑脓肿也可急性发作，引起局灶性神经功能缺损，类似于脑梗死。脑脓肿可有身体其他部位感染或全身性感染的病史。头部 CT 及 MRI 检查有助于明确诊断。

（六）治疗

脑梗死的治疗应根据不同的病因、发病机制、临床类型、发病时间等确定治疗方案，实施以分型、分期为核心的个体化治疗原则。在一般内科支持治疗的基础上，可酌情选用改善脑循环、脑保护、抗脑水肿降颅压等措施。在时间窗内有适应证者可行静脉溶栓、机械取栓等血管再通治疗。有条件的医院，应该建立脑卒中单元，将脑卒中患者收入脑卒中单元治疗。

1. 急性期再灌注治疗　梗死组织周边存在半暗带是缺血性脑卒中现代治疗的基础。即使是脑梗死早期，病变中心部位已经是不可逆性损害，但是及时恢复血流和改善组织代谢就可以抢救梗死周围仅有功能改变的半暗带组织，避免形成坏死。

（1）静脉溶栓治疗：溶栓治疗是目前最重要的恢复血流措施，重组组织型纤溶酶原激活剂（tissue type plasminogen activator，rt-PA）和尿激酶（urokinase，UK）是我国目前使用的主要溶栓药物。目前认为有效抢救半暗带组织的时间窗为：使

用 rt-PA 溶栓应是在 4.5 h 内或使用尿激酶溶栓应在 6 h 内。

1）静脉溶栓的适应证：①有缺血性脑卒中导致的神经功能缺损症状；②症状出现 < 4.5 h；③年龄 ≥ 18 岁；④患者或家属签署知情同意书。

2）静脉溶栓的禁忌证：颅内出血（包括脑实质出血、脑室内出血、蛛网膜下腔出血、硬膜下 / 外血肿等）；既往颅内出血史；近 3 个月有严重头颅外伤史或卒中史；颅内肿瘤、巨大颅内动脉瘤；近期（3 个月）有颅内或椎管内手术；近 2 周内有大型外科手术；近 3 周内有胃肠或泌尿系统出血；活动性内脏出血；主动脉弓夹层；近 1 周内有在不易压迫止血部位的动脉穿刺；血压升高：收缩压 ≥ 180 mmHg 或舒张压 ≥ 100 mmHg；急性出血倾向，包括血小板计数 < 100 × 10⁹/L 或其他情况；24 h 内接受过低分子肝素治疗；口服抗凝剂且 INR > 1.7 或 PT > 15 s；48 h 内使用凝血酶抑制剂或 Xa 因子抑制剂，或各种实验室检查异常（如 APTT、INR、血小板计数、ECT、TT 或 Xa 因子活性测定等）；血糖浓度 < 2.8 mmol/L 或 > 22.2 mmol/L；头 CT 或 MRI 提示大面积梗死（梗死面积 > 1/3 大脑中动脉供血区）。

3）3 h 内相对禁忌证：下列情况需谨慎考虑和权衡溶栓的风险与获益（即虽然存在一项或多项相对禁忌证，但并非绝对不能溶栓）：轻型非致残性脑卒中；症状迅速改善的脑卒中；惊厥发作后出现的神经功能损害（与此次脑卒中发生相关）；颅外段颈部动脉夹层；近 2 周内严重外伤（未伤及头颅）；近 3 个月内有心肌梗死史；孕产妇；痴呆；既往疾病遗留较重神经功能残疾；未破裂且未经治疗的动静脉畸形、颅内小动脉瘤（直径 < 10 mm）；少量脑内微出血（1 ~ 10 个）；使用违禁药物；类脑卒中。

4）3 ~ 4.5 h 相对禁忌证：在 3 h 内相对禁忌证的基础上增加两项，即：使用抗凝药物，INR < 1.7，PT ≤ 15 s；严重脑卒中（NIHSS 评分 > 25 分）。

5）注意事项：①小剂量阿替普酶静脉溶栓（0.6 mg/kg）出血风险低于标准剂量，可以减少病死率，但并不降低残疾率，可结合患者病情严重程度、出血风险等因素个体化确定决策；②静脉团注替奈普酶（0.4 mg/kg）治疗轻型脑卒中的安全性及有效性与阿替普酶相似，但不优于阿替普酶。对于轻度神经功能缺损且不伴有颅内大血管闭塞的患者，可以考虑应用替奈普酶；③对发病时间未明或超过静脉溶栓时间窗的急性缺血性脑卒中患者，如果符合血管内取栓治疗适应证，应尽快启动血管内取栓治疗；如果不能实施血管内取栓治疗，可结合多模影像学评估是否进行静脉溶栓治疗；④静脉溶栓治疗是实现血管再通的重要方法，应尽快进行，尽可能减少时间延误，在 DNT 60 min 内，尽可能缩短时间；⑤静脉溶栓治疗过程中，医师应充分准备应对紧急的不良反应，包括出血并发症和可能引起气道梗阻的血管源性水肿；⑥患者在接受静脉溶栓治疗后尚需抗血小板或抗凝治疗，应推迟到溶栓 24 h 后开始。

6）溶栓药物治疗方法：① rt-PA：剂量为 0.9 mg/kg（最大剂量为 90 mg）静脉滴注，其中首剂 10% 在最初 1 min 内静脉推注，其余持续滴注 1 h，用药期间及用药 24 h 内应严密监护患者。②尿激酶：100 万 ~ 150 万 IU，溶于生理盐水 100 ~ 200 mL 中，持续静脉滴注 30 min，用药期间应严密监护患者。

（2）血管内介入治疗：缺血性脑卒中治疗的关键是实现急性期血流再灌注，静脉溶栓可以改善患者的预后，但是对大血管闭塞效果欠佳。机械取栓和桥接治疗（在静脉溶栓基础上进行动脉血管内介入治疗）可进一步延长急诊血管再灌注治疗的时间窗，提高血管再通率，更有效地实现血流再灌注（图 10-4）。

1）推荐人群：①发病 6 h 内，符合以下标准时，推荐机械取栓治疗：脑卒中前 mRS 0 ~ 1 分；缺血性脑卒中由颈内动脉或大脑中动脉 M1 段闭塞引起，建议使用 CTA 或 MRA 检查明确有无大血管闭塞，可不进行灌注成像检查；年龄 ≥ 18 岁；

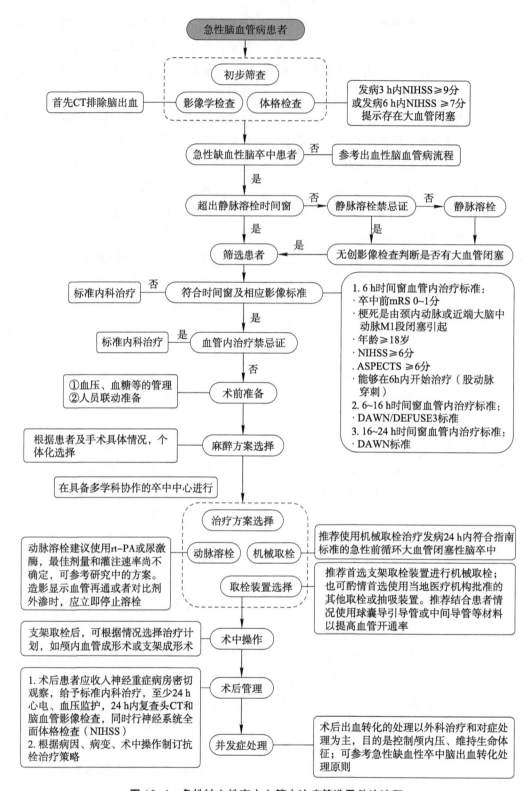

图 10-4　急性缺血性卒中血管内治疗筛选及救治流程

注：NIHSS：美国国立卫生研究院卒中量表；mRS：改良Rankin量表；ASPECTS：Alberta脑卒中项目早期计算机断层扫描评分；
rt-PA：重组组织型纤溶酶原激活剂；DAWN：应用DWI或CTP联合临床不匹配治疗醒后脑卒中和晚就诊脑卒中患者用Trevo装置行神经
介入治疗研究；DEFUSE 3：影像评估筛选缺血性脑卒中患者血管内治疗研究

NIHSS 评分≥6分；ASPECTS 评分≥6分；②大脑中动脉 M2 或 M3 段闭塞的患者，可以考虑在发病 6 h 内（至股动脉穿刺时间）进行机械取栓治疗；③大脑前动脉、椎动脉、基底动脉、大脑后动脉闭塞患者，可以考虑在发病 6 h 内（至股动脉穿刺时间）进行机械取栓；④发病在 6~24 h 的急性基底动脉闭塞患者，可以考虑在影像检查评估后实施机械取栓；⑤脑卒中前 mRS 评分＞1分，ASPECTS 评分＜6分或 NIHSS 评分＜6分的颈内动脉或大脑中动脉 M1 段闭塞的患者，可以考虑在发病 6 h 内（至股动脉穿刺时间）进行可回收支架机械取栓，需要进一步随机试验证据证实。

2）注意事项：①有血管内治疗指征的患者应尽快实施治疗，当符合静脉 rt-PA 溶栓标准时，应接受静脉溶栓治疗，同时直接桥接机械取栓治疗；②静脉溶栓禁忌的患者，建议将机械取栓作为大血管闭塞的治疗方案；③距患者最后看起来正常时间在 6~24 h 的前循环大血管闭塞患者，可进行 CTP、MRI、DWI 或 PWI 检查，帮助筛选适合机械取栓的患者；④首选支架取栓装置进行机械取栓；⑤进行机械取栓时，建议患者到院至股动脉穿刺的时间在 90 min 以内，到院至血管再通的时间在 120 min 以内；⑥在机械取栓过程中，建议达到 mTICI 2b/3 级的血流再灌注，以提高临床良好预后率；⑦机械取栓时，可以在静脉溶栓基础上对部分适宜患者进行动脉溶栓；⑧发病 6 h 内的大脑中动脉供血区的急性缺血性脑卒中，当不适合静脉溶栓或静脉溶栓无效且无法实施机械取栓时，严格筛选患者后实施动脉溶栓是合理的；⑨机械取栓过程中及治疗结束后 24 h 内，推荐血压控制在 180/105 mmHg 以内；⑩术后应用抗血小板治疗前应复查头颅 CT 排除颅内出血，抗血小板药物应在静脉溶栓后 24~48 h 开始使用。

2. 一般治疗

（1）抗血小板聚集治疗：不符合溶栓适应证且无禁忌证的缺血性脑卒中患者应在发病后尽早给予口服阿司匹林 150~300 mg/d。急性期后可改为预防剂量（50~300 mg/d）。对于未接受静脉溶栓治疗的轻型卒中患者（NIHSS 评分≤3分），在发病 24 h 内应尽早启动双重抗血小板治疗（阿司匹林和氯吡格雷）并维持 21 天，有益于降低发病 90 天内的脑卒中复发风险，但应密切观察出血风险。对不能耐受阿司匹林者，可考虑选用氯吡格雷等抗血小板治疗。

（2）抗凝治疗：对大多数急性缺血性脑卒中患者，不推荐无选择地早期进行抗凝治疗。关于少数特殊患者的抗凝治疗，可在谨慎评估风险效益比后慎重选择。特殊情况下如溶栓后还需抗凝治疗的患者，应在 24 h 后使用抗凝剂。

（3）降纤治疗：对不适合溶栓并经过严格筛选的脑梗死患者，特别是高纤维蛋白血症者可选用降纤治疗。常用的药物包括巴曲酶（batroxobin）、降纤酶（defibrase）等。

（4）神经保护治疗：理论上，针对急性缺血或再灌注后细胞损伤的药物（神经保护剂）可保护脑细胞，提高对缺血缺氧的耐受性，但缺乏有说服力的大样本临床观察资料，其疗效与安全性尚需开展更多高质量临床试验进一步证实。依达拉奉、胞二磷胆碱、吡拉西坦等药物开展了随机临床研究，在临床中可根据具体情况个体化使用。

（5）气道支持及吸氧：必要时吸氧，应维持氧饱和度＞94%。气道功能严重障碍者应给予气道支持（气管插管或切开）及辅助呼吸。无低氧血症的患者不需常规吸氧。

（6）心脏监测：脑梗死后 24 h 内应常规进行心电图检查，根据病情有条件时进行持续心电监护 24 h 或以上，以便早期发现阵发性心房颤动或严重心律失常等心脏病变；避免或慎用增加心脏负担的药物。

（7）外科治疗：对大面积脑梗死，可施行开颅减压术和/或部分脑组织切除术。较大的小脑梗死，尤其是影响到脑干功能或引起脑脊液循环阻塞的，可行后颅窝开颅减压或/和直接切除部分梗死的小脑，以解除对脑干压迫，伴有脑积水或具有脑积水危险的患者应进行脑室引流。脑梗死后出血量大时如无禁忌证可手术治疗。

（8）中医中药治疗：多种药物如三七、丹参、红花、水蛭、地龙、银杏叶制剂等国内常有应用。中成药和针刺治疗急性脑梗死的疗效尚需更多高质量随机对照试验进一步证实，可根据具体情况结合患者意愿决定是否选用。

（9）其他疗法

1）丁基苯酞：丁基苯酞是近年国内开发的Ⅰ类新药。几项评价急性脑梗死患者应用丁基苯酞的多中心随机、双盲、安慰剂对照试验显示：丁基苯酞治疗组神经功能缺损和生活能力评分均较对照组显著改善，安全性好。

2）人尿激肽原酶：人尿激肽原酶也是近年国内开发的另一个Ⅰ类新药。评价急性脑梗死患者静脉使用人尿激肽原酶的多中心随机、双盲、安慰剂对照试验显示：人尿激肽原酶治疗组的功能结局均较安慰剂组明显改善并安全。

3）扩容治疗：对一般缺血性脑卒中患者，目前尚无充分随机对照试验支持扩容升压可改善预后。对于低血压或脑血流低灌注所致的急性脑梗死如分水岭梗死可考虑扩容治疗，但应注意可能加重脑水肿、心力衰竭等并发症，对有严重脑水肿及心力衰竭的患者不推荐使用扩容治疗。

4）高压氧和亚低温治疗：疗效和安全性还需高质量的随机对照试验证实。

3. 急性期危险因素干预

（1）调控血压：①高血压：约70%的缺血性脑卒中患者急性期血压升高，原因主要包括：疼痛、恶心、呕吐、颅内压增高、躁动、焦虑、脑卒中后应激状态、病前存在高血压等。目前关于脑卒中后早期是否应该立即降压、降压目标值、脑卒中后何时开始恢复原用降压药及降压药物的选择等问题尚缺乏可靠研究证据。关于调控血压的推荐意见：准备溶栓者，血压应控制在收缩压<180 mmHg、舒张压<100 mmHg；缺血性脑卒中后24 h内血压升高的患者应谨慎处理，应先处理紧张焦虑、疼痛、恶心呕吐及颅内压增高等情况。血压持续升高至收缩压≥200 mmHg或舒张压≥110 mmHg，或伴有严重心功能不全、主动脉夹层、高血压脑病者，可予缓慢降压治疗，并严密观察血压变化；有高血压病史且正在服用降压药者，如病情平稳，可在脑卒中24 h后开始恢复使用降压药物。②低血压：脑卒中患者低血压可能的原因有主动脉夹层、血容量减少以及心输出量减少等，应积极查明原因，给予相应处理，必要时采用扩容升压措施。

（2）控制血糖：当患者血糖浓度升高并超过10.0 mmol/L时，应给予胰岛素治疗，并加强血糖监测，将血糖浓度控制在7.8～10.0 mmol/L；当发生血糖浓度<3.3 mmol/l时，予10%～20%葡萄糖口服或注射治疗，目标是达到正常血糖。

（3）他汀治疗：对于非心源性缺血性脑卒中/TIA患者，长期使用他汀类药物可以预防缺血性脑卒中/TIA的复发。对于有动脉粥样硬化证据、LDL-C>100 mg/dL（2.6 mmol/L）、无已知冠心病的缺血性卒中/TIA患者推荐他汀降胆固醇治疗。对于有动脉粥样硬化证据的缺血性脑卒中/TIA患者胆固醇降低目标值为LDL-C<100 mg/dL，而伴有多种危险因素的极高危患者目标值为LDL-C<70 mg/dl（1.8 mmol/L）或较基础值下降≥50%。若缺血性卒中/TIA患者考虑其病因可能是动脉粥样硬化所致，即使胆固醇水平正常、无冠心病，或无动脉粥样硬化证据，也应当考虑他汀类药物治疗，以降低血管性事件的发生风险。

（4）血管狭窄：颈动脉狭窄超过50%的患者可根据具体情况考虑颈动脉内膜切除术或颈动脉支架成形术。症状性颅内动脉粥样硬化性狭窄率≥70%的患者，若强化药物治疗无效或脑侧支循环代偿不良，责任血管供血区存在低灌注可考虑行血管内治疗，治疗手段主要有球囊血管成形术、球囊扩张式支架置入术、自膨式支架置入术等，根据患者的具体病变及路径特点选择合适的血管内治疗方式。

微视频 10-2
颈动脉内膜剥脱术

4. 并发症防治

（1）脑水肿与颅内压增高：严重脑水肿和颅内压增高是急性重症脑梗死的常见并发症，是造成死亡的主要原因之一。应卧床休息，头抬高20°～45°，避免和处理引起颅内压增高的因素，如头颈部过度扭曲、激动、用力、发热、癫痫、呼吸道不通畅、咳嗽、便秘等。常用的降颅压药物为甘露醇、呋塞米和甘油果糖。20% 甘露醇的常用剂量为 125～250 mL，每 4～6 h 使用一次。使用甘露醇应监测肾功能，急性肾功能不全时应慎用甘露醇。呋塞米（10～20 mg，每 2～8 h 1 次）有助于维持渗透压梯度；其他可用白蛋白佐治，但价格昂贵。甘油果糖也是一种高渗溶液，常用 250～500 mL 静脉滴注，每日 1～2 次。对于发病 48 h 内、60 岁以下的恶性大脑中动脉梗死伴严重颅内压增高患者，经积极药物治疗病情仍加重，尤其是意识水平降低的患者，可请脑外科会诊考虑是否行减压术，手术治疗可降低病死率，减少残疾率，提高患者的生活自理能力。

（2）出血转化的治疗：脑梗死出血转化发生率为 8.5%～30%，其中有症状的为 1.5%～5%。心源性脑栓塞、大面积脑梗死、占位效应、早期低密度征、年龄 >70 岁、伴有糖尿病的患者，应用抗栓药物（尤其是抗凝药物）或溶栓药物等会增加出血转化的风险。发生症状性出血转化时应停用抗栓治疗。对需要抗栓治疗的患者，可于症状性出血转化病情稳定后 10 天～数周后开始抗栓治疗，应权衡利弊；对于再发血栓风险相对较低或全身情况较差者，可用抗血小板药物代替华法林。

（3）吞咽困难：治疗的目的是预防吸入性肺炎，避免因饮食摄取不足导致的液体缺失和营养不良，以及重建吞咽功能。建议患者进食前采用饮水试验进行吞咽功能评估。急性期伴吞咽困难者，应在发病 7 d 内接受肠内营养支持。吞咽困难短期内不能恢复者可早期放置鼻胃管进食，吞咽困难长期不能恢复者可行胃造口进食。

（4）发热、感染：发热主要源于下丘脑体温调节中枢受损或并发感染。中枢性高热的患者，应以物理降温为主（冰帽、冰毯或酒精擦浴）。脑卒中患者急性期容易发生呼吸道、泌尿系感染，是导致病情加重的重要原因。约 5.6% 的脑卒中患者合并肺炎，意识障碍、吞咽困难、呕吐、活动差均可导致误吸，引起吸入性肺炎。对意识障碍患者应特别注意预防肺炎。早期识别和处理吞咽问题和误吸，对预防吸入性肺炎也作用显著。患者平卧位时头应偏向一侧，以防止舌后坠和分泌物阻塞呼吸道，经常变换体位、定时翻身和拍背、加强康复活动，是防治肺炎的重要措施。尿路感染主要继发于因尿失禁或尿潴留留置导尿管的患者，其中约 5% 出现败血症，与卒中预后不良有关。建议对排尿障碍者进行早期评估和康复治疗。疑有肺炎、泌尿系感染的发热患者应给予抗生素治疗，但不推荐预防性使用抗生素。

（5）上消化道出血：是由于胃、十二指肠黏膜出血性糜烂和急性溃疡所致。上消化道出血的处理方法如下。①胃内灌洗：冰生理盐水 100～200 mL，其中 50～100 mL 加入去甲肾上腺素 1～2 mg 口服；仍不能止血者，将另外的 50～100 mL 冰生理盐水加入凝血酶 1 000～2 000 U 口服。对有意识障碍或吞咽困难患者，可给予鼻饲导管内注入。②静脉应用生长抑素及质子泵抑制剂。③防治休克：如有循环衰竭表现，应给予补液，必要时可输血液制品。上述多种治疗无效情况下，仍有顽固性大量出血，可在胃镜下进行高频电凝止血或考虑手术止血。

（6）水、电解质紊乱：脑卒中患者应常规进行水电解质检测，对有意识障碍和进行脱水治疗的患者，尤其应注意水盐平衡，出现水电解质紊乱时应积极纠正。对低钠血症的患者应根据病因分别治疗，注意纠正低钠血症的速度不宜过快，以免引起脑桥中央髓鞘溶解症。对高钠血症的患者应限制钠的摄入，严重者可给予 5% 的葡萄糖溶液静滴，纠正高钠血症的速度不宜过快，以免引起脑水肿。

（7）心脏损伤：脑卒中合并的心脏损伤包括急性心肌缺血、心肌梗死、心律失常及心力衰竭等，也是急性脑血管病的主要死亡原因之一。发病早期应密切观察心脏情况，必要时进行动态心电监测及心肌酶谱检查，及时发现心脏损伤，给予治疗。

（8）癫痫：缺血性脑卒中后早发性癫痫的发生率为 2%～33%，迟发性癫痫发生率为 3%～67%。不推荐对缺血性脑卒中患者预防性使用抗癫痫药物。有癫痫发作时给予抗癫痫治疗。孤立发作一次或急性期痫性发作控制后，不建议长期使用抗癫痫药，卒中后 2～3 个月再发的癫痫，建议按癫痫常规治疗进行长期药物治疗。

（9）压疮：对有瘫痪者定期翻身，以防止皮肤受压；保持良好的皮肤卫生，保证营养充足。易出现压疮患者建议使用特定的床垫、轮椅坐垫和座椅，直到恢复行动能力。

（10）深静脉血栓形成和肺栓塞：深静脉血栓形成（deep vein thrombosis，DVT）的危险因素包括静脉血流淤滞、静脉系统内皮损伤和血液高凝状态。瘫痪重及年老者发生 DVT 的比例更高，症状性 DVT 发生率为 2%。DVT 最重要的并发症为肺栓塞（pulmonary embolism，PE）。为减少 DVT 和 PE 发生，卒中后应鼓励患者尽早活动、抬高下肢；尽量避免下肢（尤其是瘫痪侧）静脉输液。抗凝治疗并不会显著改善患者神经功能及降低病死率，且增加出血风险，不推荐在卧床患者中常规使用预防性抗凝治疗（皮下注射低分子肝素或普通肝素）。对于发生 DVT 及 PE 风险高且无禁忌者，可给予皮下注射低分子肝素治疗，有抗凝禁忌者给予阿司匹林治疗。可联合加压治疗（交替式压迫装置）和药物预防 DVT，不推荐常规单独使用加压治疗；但对有抗栓禁忌的缺血性脑卒中患者，推荐单独应用加压治疗预防 DVT 和肺栓塞。

5. 康复治疗及心理干预

（1）康复治疗：卒中康复是脑卒中组织化管理中不可或缺的关键环节。脑卒中早期康复的根本目的是预防并发症，最大限度地减轻障碍和改善功能，提高日常生活能力，其最终目的是使患者回归家庭，回归社会。在病情稳定的情况下应尽早开始康复治疗，对轻到中度神经功能障碍的患者可在发病后 24 h 后进行床边康复、早期离床期的康复训练，包括坐、站、走等活动。卧床者病情允许时应注意良姿位摆放。在急性期，康复运动主要是抑制异常的原始反射活动，重建正常运动模式，其次才是加强肌肉力量的训练。除运动康复治疗外，还应注意语言、认知、心理、职业与社会康复等。

（2）心理干预：脑梗死导致的各种功能障碍以及控制能力下降使患者在发病后即产生害怕丧失独立活动能力的焦虑、抑郁情绪，需要心理专业人员进行心理社会康复。干预康复团队应为患者营造一个积极的、支持性的环境并协助家属帮助患者建立各方面适当的应对策略。

（七）预后

本病急性期的病死率为 5%～15%。存活的患者中，致残率约为 50%。影响预后的因素较多，最重要的是神经功能缺损的严重程度，其他还包括患者的年龄及脑卒中的病因等。通过积极控制脑卒中危险因素，应用抗血小板聚集药物，可降低脑卒中复发的危险性（详见本章第一节）。

☞ 拓展阅读 10-6
中国急性缺血性脑卒中诊治指南 2018

☞ 拓展阅读 10-7
中国急性缺血性脑卒中早期血管内介入诊疗指南 2018

二、脑栓塞

诊疗路径

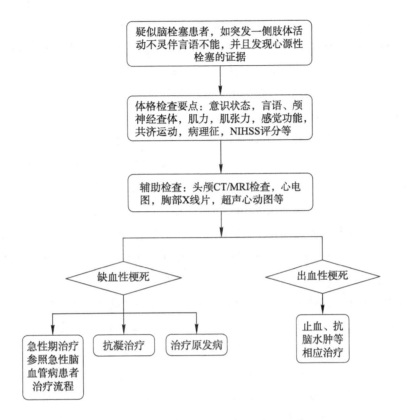

疑似脑栓塞患者，如突发一侧肢体活动不灵伴言语不能，并且发现心源性栓塞的证据

↓

体格检查要点：意识状态，言语、颅神经查体，肌力，肌张力，感觉功能，共济运动，病理征，NIHSS评分等

↓

辅助检查：头颅CT/MRI检查，心电图，胸部X线片，超声心动图等

↓

缺血性梗死 —— 出血性梗死

急性期治疗参照急性脑血管病患者治疗流程 / 抗凝治疗 / 治疗原发病

止血、抗脑水肿等相应治疗

脑栓塞（cerebral embolism）是指血液中的各种栓子（如心脏内的附壁血栓、动脉粥样硬化的斑块、脂肪、肿瘤细胞、纤维软骨或空气等）随血流进入脑动脉阻塞血管，当侧支循环不能代偿时，引起该动脉供血区脑组织缺血性坏死，出现局灶性神经功能缺损。如果引起脑栓塞的栓子来自心脏，则称为心源性脑栓塞（cardiogenic cerebral embolism）。除了大动脉粥样硬化引起的动脉到动脉栓塞较常见以外，心源性脑栓塞是最为常见且严重的一种脑栓塞类型，约75%的心源性栓子栓塞于脑部。本节将重点对心源性脑栓塞进行介绍。

（一）病因及发病机制

引起心源性脑栓塞的心脏疾病有心房颤动（atrial fibrillation，AF，简称房颤）、心房扑动、心脏瓣膜病、人工心脏瓣膜、感染性心内膜炎、心肌梗死、心肌病、心力衰竭、心脏黏液瘤等。心房颤动是心源性脑栓塞中最常见的原因。心房颤动的发病率随着年龄增长而增加，即使是阵发性心房颤动也增加脑栓塞的风险。

在发生心房颤动时，心脏内壁和瓣膜可形成血栓或赘生物，脱落后阻塞脑动脉，引起脑栓塞。一些存在右向左分流的心脏疾病，如卵圆孔未闭等，可导致静脉系统的栓子不经过肺循环而直接进入左心，并随血流到达脑动脉，引起反常性栓塞。

（二）病理学特征

心源性脑栓塞可以发生在脑的任何部位，由于左侧颈总动脉直接起源于主动脉弓，故栓塞部位以左侧大脑中动脉的供血区较多，其主干是最常见的发病部位。由于脑栓塞常突然阻塞动脉，易引起脑血管痉挛，加重脑组织的缺血程度。因心源性栓子通常相对较大，易阻塞较大血管，加上起病迅速，无足够的时间建立侧支循环，所以心源性脑栓塞与大动脉粥样硬化性脑梗死相比，病变范围大，受累动脉供血区周边的脑组织常不能免受损害，临床症状较重。

心源性脑栓塞引起的脑组织坏死可以是贫血性、出血性或混合性梗死。脑栓塞发生后，栓子可以不再移动，牢固地阻塞管腔，形成贫血性梗死；如果栓子分解碎裂，进入更小的血管，最初栓塞动脉的血管壁已受损，血流恢复后易从破损的血管壁流出，形成出血性梗死（hemorrhagic infarction，HI）。

（三）临床表现

任何年龄均可发病，多有心房颤动或风湿性心脏病等病史。一般发病无明显诱因，也很少有前驱症状。心源性脑栓塞是起病速度最快的一类脑卒中，症状常在数秒或数分钟之内达到高峰，多为完全性卒中。偶尔病情在数小时内逐渐进展，症状加重，可能是脑栓塞后有逆行性的血栓形成。

起病后多数患者有意识障碍，但持续时间常较短。当颅内大动脉或椎基底动脉栓塞时，脑水肿导致颅内压增高，短时间内患者出现昏迷。脑栓塞造成急性脑血液循环障碍，引起癫痫发作，其发生率高于脑血栓形成。发生于颈内动脉系统的脑栓塞约占80%，发生于椎基底动脉系统的脑栓塞约占20%。临床症状取决于栓塞的血管及阻塞的位置，表现为局灶性神经功能缺损（详见本节"大动脉粥样硬化性脑梗死"部分）。大约30%的脑栓塞为出

血性梗死，可出现意识障碍突然加重或肢体瘫痪加重，应注意识别。

患者常伴有原发心脏疾病的症状，如心房颤动、风湿性心内膜炎、心肌梗死等疾病的表现，或有心脏手术及介入性治疗等病史。部分患者有皮肤、黏膜栓塞或其他脏器栓塞的表现。栓子来源未消除之前可反复发生。

（四）辅助检查

1. 应常规进行心电图、胸部X线片和超声心动图检查　怀疑感染性心内膜炎时，应进行血常规、红细胞沉降率和血细菌培养等检查。特殊检查还包括24 h动态心电检查、经食管超声心动图等。

2. 头部CT及MRI　可显示脑栓塞的部位和范围（图10-5）。CT检查在病变部位出现低密度的改变，发生出血性梗死时可见在低密度梗死区出现1个或多个高密度影，MRI弥散相可见病灶常累及双侧大脑半球或同时累及前后循环。余同大动脉粥样硬化性脑梗死。

3. 脑血管成像检查　CTA、MRA、DSA等血管成像可检测到栓塞的血管。经颅多普勒超声和颈部动脉超声可用于检查颅内/外血管病变，也可用于检查是否存在卵圆孔未闭。也可能发生栓子的破碎、移动，血管部分或完全再通，从而检测不到栓塞的血管。此外，可进行微栓子监测，明确是否有活动性栓子。

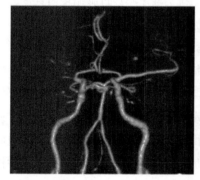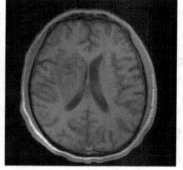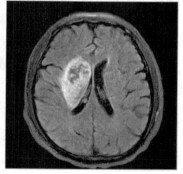

图10-5　心源性脑栓塞

左：CTA示右侧大脑中动脉闭塞；中、右：溶栓治疗后，MRI示右侧基底节区梗死伴出血转化

微视频 10-3
TCD 发泡试验

4. 脑脊液检查　压力正常或升高，在出血性梗死时可有红细胞增多。感染性心内膜炎产生含细菌的栓子，故脑脊液中白细胞计数增加，蛋白含量常升高。

（五）诊断及鉴别诊断

本病任何年龄均可发病，病前有心房颤动或风湿性心脏病等病史。起病急，症状常在数秒或数分钟达到高峰，表现为偏瘫、失语等局灶性神经功能缺损。头颅 CT 和 MRI 有助于明确诊断。

本病应与其他脑血管病，如脑出血等鉴别，可参考本节"大动脉粥样硬化性脑梗死"部分。其他少见的栓子，如脂肪滴、空气、肿瘤细胞、寄生虫卵和异物等也可引起脑栓塞，应注意鉴别。

（六）治疗

心源性脑栓塞与大动脉粥样硬化性脑梗死的基本治疗原则相似，包括急性期的综合治疗，尽可能恢复脑部血液循环进行康复治疗。因为心源性脑栓塞容易再发，急性期应注意休息，避免活动量过大，降低再发的风险。

对于房颤患者而言，抗凝治疗可有效预防房颤患者发生脑卒中。房颤患者发生脑卒中后急性期启用抗凝药的时机取决于脑卒中的严重性，在未启用抗凝药前，可应用抗血小板药物。具体建议：①短暂性脑缺血患者，第 1 天时启用抗凝药。②轻度脑卒中（NIHSS < 8 分）患者，第 3 天启用抗凝药。③中度脑卒中（NIHSS 为 8 ~ 15 分）患者，第 6 天影像学评估未见出血转化时，启用抗凝药。④重度脑卒中（NIHSS > 16 分）患者，第 12 天影像学评估未见出血转化时，启用抗凝药。⑤不建议给正在使用抗凝治疗的脑卒中患者进行溶栓治疗。⑥房颤相关脑卒中长期口服抗凝药华法林、新型口服抗凝药明确获益。新型口服抗凝药在减少颅内出血、出血性脑卒中更具优势。

左心耳是房颤血栓栓子的主要来源，90% ~

100% 的非风湿性心脏病房颤患者的血栓可能来源于左心耳，封闭左心耳理论上是预防房颤患者栓塞并发症的有效途径之一。左心耳封堵在房颤脑卒中预防的应用可能适用于：对于 CHA2DS2VASc 评分≥2 分的非瓣膜性房颤患者，如具有下列情况之一：①不适合长期规范抗凝治疗；②长期规范抗凝治疗的基础上仍发生脑卒中或栓塞事件。

当发生出血性脑梗死时，要立即停用溶栓、抗凝和抗血小板聚集的药物，防止出血加重和血肿扩大。适当应用止血药物，治疗脑水肿，调节血压。若血肿量较大，内科保守治疗无效时，考虑手术治疗。对感染性栓塞患者应使用抗生素，并禁用溶栓和抗凝治疗，防止感染扩散。

对于心源性脑栓塞的预防非常重要，同时要治疗原发病，纠正心律失常，针对心脏瓣膜病和引起心内膜病变的相关疾病进行有效防治，根除栓子的来源，防止复发。

（七）预后

急性期病死率为 5% ~ 15%，患者多死于严重脑水肿引起的脑疝、肺炎和心力衰竭等。脑栓塞容易复发，有 10% ~ 20% 的患者在 10 天内发生第二次栓塞，复发者病死率更高。

拓展阅读 10-8
中国心房颤动患者卒中预防规范（2017）

三、小动脉闭塞性脑梗死

小动脉闭塞（small artery occlusion）性脑梗死主要是指大脑半球或脑干深部的小穿支动脉，在高血压等各种疾病的基础上，血管壁发生病变，导致管腔闭塞，形成小的梗死灶。常见的发病部位有壳核、尾状核、内囊、丘脑及脑桥等。

（一）病因及发病机制

1. 高血压　是小动脉闭塞性脑梗死的主要病因。高血压可引起脑部细、小动脉玻璃样变，动脉硬化性病变及纤维素样坏死等，导致管腔狭窄、闭塞或是大脑中动脉和基底动脉粥样硬化及形成小血栓阻塞深穿支动脉。

2. 部分患者有糖尿病史，进而发生小血管病变。

3. 小穿支动脉粥样硬化、血管炎及遗传性疾病等也可导致小穿支动脉闭塞。

小动脉闭塞性脑梗死的病变血管是直径100～200 μm的深穿支，多为终末动脉。血管壁的病变引起管腔狭窄，当有血栓形成或微栓子脱落阻塞血管时，由于侧支循环差，故发生缺血性梗死。梗死灶多为直径0.2～15 mm的囊性病灶，呈多发性，小梗死灶仅稍大于血管管径。坏死组织被吸收后，可残留小囊腔。

（二）临床表现

多见于中老年人，多有长期高血压病史。急性起病，一般无头痛，也无意识障碍。小动脉闭塞性脑梗死多数表现为腔隙性脑梗死（lacunar infarction）。Fisher将腔隙性脑梗死的症状归纳为21种综合征，临床较为常见的有4种。

1. 纯运动性轻偏瘫　是最常见的类型，约占60%。偏瘫累及同侧面部和肢体，瘫痪程度大致均等，不伴有感觉障碍、视野改变及语言障碍。病变部位在内囊、放射冠或脑桥等处。

2. 构音障碍-手笨拙综合征　约占20%，表现为构音障碍、吞咽困难、病变对侧面瘫、手轻度无力及精细运动障碍。病变常位于脑桥基底部或内囊。

3. 纯感觉性卒中　约占10%，表现为偏身感觉障碍，可伴有感觉异常，病变位于丘脑腹后外侧核。

4. 共济失调性轻偏瘫　表现为轻偏瘫，合并有瘫痪侧肢体共济失调，常下肢重于上肢。病变多位于脑桥基底部、内囊或皮质下白质。

本病常反复发作，引起多发性腔隙性脑梗死，常累及双侧皮质脊髓束和皮质脑干束，出现假性延髓麻痹、认知功能损害、痴呆、帕金森综合征等表现。

（三）辅助检查

头部CT检查可发现病变部位出现低密度改变，对于小病灶或病灶位于脑干时，应进行头部MRI检查。影像学检查是确诊的主要依据（图10-6）。DWI对于诊断更有帮助。

（四）诊断及鉴别诊断

中老年患者、有多年高血压病史、急性起病、出现局灶性神经功能缺损，头部CT或MRI检查可发现相应的脑部有符合小穿支动脉闭塞特征的病灶，可作出诊断。

本病应与小量脑出血、脱髓鞘病、脑囊虫病及转移瘤等引起的腔隙性软化灶鉴别。

（五）治疗

基本的治疗原则可参考本节"大动脉粥样硬化性脑梗死"部分。虽然小动脉闭塞性脑梗死的预后良好，但易反复发作，故预防疾病复发尤为重要。应针对脑血管病的各种危险因素及病因进行规范化治疗和二级预防。

（六）预后

本病预后良好，病死率和致残率均低，但容易

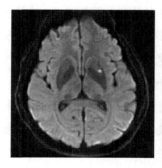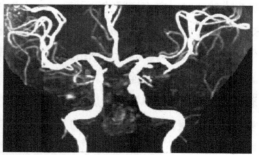

图10-6　小动脉闭塞性脑梗死（左侧壳核）

反复发作。

四、脑分水岭梗死

脑分水岭梗死（cerebral watershed infarction，CWSI）又称边缘带梗死（border zone infarction），是指脑内相邻动脉供血区之间的边缘带发生的脑梗死，约占全部脑梗死的10%。脑分水岭梗死多数是大动脉粥样硬化性脑梗死的一种类型，因其有相对特殊的特点，在此进行单独介绍。

根据脑内血液循环分布特点，CWSI分为皮质型和皮质下型，常见的几种类型如下。①皮质前型：大脑前动脉（ACA）与大脑中动脉（MCA）皮质支之间的分水岭区，位于额顶叶，呈带状或楔形；②皮质后型：MCA和大脑后动脉（PCA）皮质支之间的分水岭区，位于角回和顶叶后部，此型最常见；③皮质上型：ACA/MCA/PCA皮质支供血区之间的分水岭区，位于额中回，中央前、后回上部，顶上小叶和枕叶上部；④皮质下前型：ACA皮质支与回返支、MCA的皮质支与豆纹动脉或脉络膜前动脉之间的分水岭区，位于侧脑室前角外侧，呈条索状；⑤皮质下上型：脉络膜动脉与MCA之间的分水岭区，位于侧脑室体旁，沿尾状核体外侧呈条索状前后走行；⑥皮质下外侧型：豆纹动脉与岛叶动脉之间的分水岭，位于壳核外侧和脑岛之间。少见的CWSI类型有小脑分水岭梗死和脑干的分水岭梗死等。

（一）病因及发病机制

脑边缘带的供血动脉是终末血管，在体循环低血压和有效循环血量减少时，边缘带最先发生缺血性改变。CWSI是在脑动脉狭窄的基础上，发生血流动力学异常，如血容量减少及体循环低血压等情况所致。常见病因有各种原因引起的休克、麻醉药过量、降压药使用不当、心脏手术合并低血压及严重脱水等。颈内动脉狭窄（>50%）或闭塞时，血管远端压力会受到影响。由于大脑前、中动脉的交界区血供相对薄弱，故容易出现边缘带梗死。其他原因有血管内微栓子随血液进入脑动脉皮质支，

或构成Willis环的后交通动脉直径小于1mm或缺如等。

（二）病理学特征

CWSI最常见的发病部位是大脑中动脉与大脑后动脉之间的分水岭区，其次为大脑前、中动脉之间，大脑前、中、后动脉之间，偶见于基底节、侧脑室旁白质及小脑。皮质梗死的病灶呈楔形改变，尖端向侧脑室，底部向软脑膜面，以皮质损害为主。大脑前、中、后动脉之间的梗死灶，位于大脑皮质，由前至后呈"C"形分布，与矢状缝平行。皮质下的病灶多呈条索状。梗死灶的病理演变过程详见本节"大动脉粥样硬化性脑梗死"部分。

（三）临床表现

发病年龄多在50岁以上，病前可有高血压、糖尿病、血脂异常及冠心病等，部分患者有TIA发作史。皮质前型表现为以上肢为主的中枢性偏瘫及偏身感觉障碍，可伴有额叶症状，如精神障碍、强握反射等，优势半球受累有经皮质运动性失语。皮质后型以偏盲最常见，可有皮质感觉障碍、轻偏瘫等，优势半球受累有经皮质感觉性失语，非优势半球受累有体象障碍。皮质下型可累及基底节、内囊及侧脑室体部等，主要表现为偏瘫及偏身感觉障碍等症状。

后循环分水岭梗死主要发生于小脑交界区，多在小脑上动脉和小脑后下动脉之间，表现为轻度小脑性共济失调。脑干的分水岭梗死常见于脑桥被盖部和基底部连接处的内侧区，可表现为意识障碍、瞳孔缩小及双眼向病灶对侧凝视等。

（四）辅助检查

头颅CT显示梗死灶呈带状或楔形低密度影，底边靠外，尖端朝内。头颅MRI的T_1呈低信号，T_2呈高信号，并能明确显示梗死部位和形状。头灌注CT、功能磁共振DWI和PWI能发现缺血损伤的程度和分布，并显示低灌注区域的范围。TCD可发现狭窄的脑动脉及进行微栓子的监测。血管造影检查可发现颈内动脉或其他脑内大动脉的严重狭窄或闭塞。

（五）诊断及鉴别诊断

本病多见于 50 岁以上的患者，发病前有血压下降或血容量不足的表现，出现局灶性神经功能缺损，头部 CT 或 MRI 显示在相应分水岭区存在楔形或带状梗死灶，常可以确诊。

（六）治疗

首先要纠正低血压，补足血容量，并改善患者的血液高凝状态，适当扩容治疗，输液可采用生理盐水、低分子右旋糖酐（注意不能用于对本药过敏的患者）等。同时要积极治疗原发病。其他的治疗原则可参考本节"大动脉粥样硬化性脑梗死"部分。

（七）预后

本病预后较好，出现并发症及死亡率均低。但如低灌注未得到及时纠正，则容易成为进展性卒中，病情逐渐加重。

（杨　弋）

第七节　脑　出　血

诊疗路径

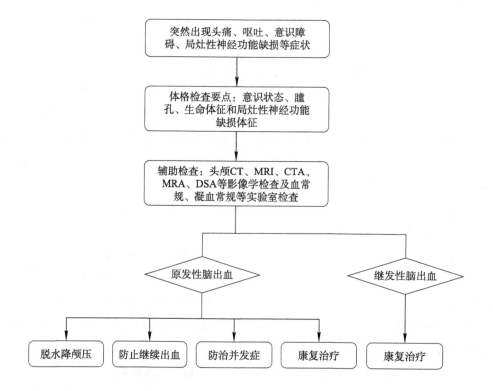

康复治疗

☞ 典型案例（附分析）10-4
患者头痛、呕吐伴右侧肢体活动不灵 30 min

脑出血（intracerebral hemorrhage，ICH）是指原发性非外伤性脑实质内出血，也称自发性脑出血，占急性脑血管病的 20%～30%。急性期病死率为 30%～40%，在急性脑血管病中病死率最高。年发病率为（60～80）/10 万人，本节重点介绍最常见的高血压性脑出血。

（一）病因及发病机制

脑出血根据病因可以分为原发性脑出血和继发性脑出血。原发性脑出血主要由高血压、脑淀粉样血管病及不明原因引起；继发性脑出血是由脑血管畸形、脑动脉瘤、凝血功能障碍、抗血小板或抗凝药物治疗、溶栓治疗、脑梗死后出血转化、血液病、烟雾病、原发性或继发性颅内肿瘤、静脉窦血栓、血管炎、妊娠等明确病因引起。颅内动脉管壁薄弱，中层平滑肌细胞和外膜结缔组织较少，而且无外弹力层。在上述病因的作用下血管壁发生破裂，进而导致脑实质内出血。

1. 高血压　是脑出血最常见的病因，约占65%。长期高血压使颅内细、小动脉的中膜和平滑肌发生退行性改变，管壁顺应性降低。此外，持续的高血压也可导致管壁发生玻璃样变及纤维素性坏死伴微小动脉瘤形成。在血管壁病变的基础上，当血压剧烈波动时，在病变血管的分叉处容易破裂而导致脑出血。高血压性脑出血的发病部位以基底节区最多见，主要是因为供应此处的豆纹动脉从大脑中动脉呈直角发出，在原有血管病变的基础上受到压力较高的血流冲击后易致血管破裂。

2. 脑淀粉样血管病　常见于老年人，其特征性病变是 β 淀粉样物质在大脑皮质、软脑膜和小脑的中小动脉、微细动脉和毛细血管管壁中渐进性沉积。淀粉样物质沉积会使血管壁发生退行性改变，包括微动脉瘤形成、血管壁同心性裂开、慢性血管周围或跨血管壁的炎症和纤维素样坏死，进而导致血管破裂引起脑出血。出血的最常见部位是皮质及皮质下或脑叶等区域，小脑也可发生但不常见，脑干及大脑半球深部结构一般不受累。出血多为多发，少数为单发，可为点状、粟粒状、片状或纺锤状。

3. 其他病因　包括脑血管畸形、脑动脉瘤、凝血功能障碍、抗血小板或抗凝药物治疗、溶栓治疗、脑梗死后出血转化、血液病、烟雾病、原发性或继发性颅内肿瘤、静脉窦血栓、血管炎、妊娠等，常常由于引起血管壁破裂或凝血功能障碍而导致脑出血。

脑出血的发病机制如图 10-7 所示：

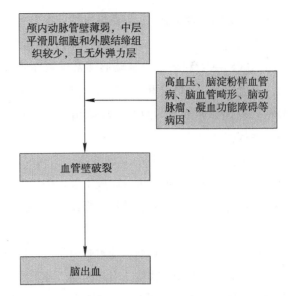

图 10-7　脑出血的发病机制

4. 脑出血后继发性脑水肿的机制　脑出血发生后可引起一系列继发性损伤，血肿周围脑组织水肿是最严重的继发性损伤之一，其发生和发展是导致脑出血患者病情恶化及预后不良的关键因素。脑出血发生后 1 h 即可出现脑水肿，24 h 加重，3～6 天达高峰，可持续 3～4 周。发病 24 h 内的脑水肿为细胞毒性水肿，由细胞能量代谢障碍引起，而 24 h 后则为血-脑屏障受到破坏所致的血管源性水肿。血管源性脑水肿在脑出血后病情的发展与转归中发挥着重要作用。脑出血后血肿周围水肿的形成大致可分为 3 个阶段：超早期（出血数小时）主要由凝血块收缩、血清成分析出所致；早期（前 3 天）主要由血块释放的凝血酶的化学刺激引起，持续 2 周左右；迟发性脑水肿期主要由红细胞溶解产生的血红蛋白及其代谢产物血红素和铁离子等引起的血脑屏障通透性增加所致。此外，炎性因子如 TNF-α、IL-6、IL-8，基质金属蛋白酶（MMP）以及水通道蛋白-4（AQP-4）也参与了脑出血后水肿的发生。

（二）病理学特征

脑出血的常见部位是基底节区（壳核、尾状核和丘脑），其次为脑叶、脑桥、小脑及脑室等。基底节区出血容易破入脑室，导致继发性脑室出血。

不同病因的脑出血，出血特点不同。高血压、CAA、脑动脉瘤和脑动静脉畸形等常导致血管破裂，出血量大，病情较重；血液病、脑动脉炎及部分梗死后出血常表现为点状、环状出血，出血量小，症状相对较轻。

出血侧大脑半球肿胀，脑回变宽，脑沟变浅，血液可破入脑室系统或流入蛛网膜下腔。脑组织切片镜下可见血肿周围水肿、神经元损伤和炎性细胞浸润。

脑出血后由于血肿和周围脑水肿引起的占位效应，可引起脑组织受压移位，引起脑疝。幕上脑出血向下挤压丘脑下部和脑干，使其变形和移位，出现小脑幕疝；如中线结构下移，可形成中心疝；如颅内压增高明显或小脑大量出血时可发生枕骨大孔疝。新鲜的出血呈红色，红细胞降解后形成含铁血黄素而带棕色。血块溶解，吞噬细胞清除含铁血黄素和坏死的脑组织，胶质增生，小出血灶形成胶质瘢痕，大出血灶形成卒中囊，囊腔内有含铁血黄素等血红蛋白降解产物及黄色透明黏液。

（三）临床表现

脑出血常发生于 50 岁以上患者，多有高血压病史。多在活动中或情绪激动时突然起病，少数在安静状态下发病。患者一般无前驱症状，少数可有头晕、头痛及肢体无力等。发病后症状在数分钟至数小时内达到高峰。血压常明显升高，并出现头痛、呕吐、肢体瘫痪、意识障碍、脑膜刺激征和痫性发作等。临床表现的轻重主要取决于出血量和出血部位。此外，脑出血在住院过程中常常出现病情恶化，可能与早期血肿扩大和晚期脑水肿形成有关。

1. 基底节区出血　其中壳核是高血压性脑出血最常见的出血部位，占 50%～60%，丘脑出血约占 24%，尾状核出血少见。

（1）壳核出血：主要是豆纹动脉尤其是其外侧支破裂引起。血肿常向内扩展波及内囊，引起对侧偏瘫、对侧偏身感觉障碍和同向性偏盲。还可表现

有双眼向病灶侧凝视，优势半球受累可有失语。出血量大时患者很快出现昏迷，病情在数小时内迅速恶化。出血量较小则可表现为纯运动或纯感觉障碍，仅凭临床表现无法与脑梗死区分。

（2）丘脑出血：主要是丘脑穿通动脉或丘脑膝状体动脉破裂引起。出血压迫内囊可出现对侧肢体瘫痪，多为下肢重于上肢；感觉障碍较重，深、浅感觉同时受累，但深感觉障碍明显，可伴有偏身自发性疼痛和感觉过度；优势半球出血可出现失语，非优势半球受累可有体象障碍及偏侧忽视等。丘脑出血可出现精神障碍，表现为情感淡漠、视幻觉及情绪低落等，还可出现丘脑语言（言语缓慢不清、重复言语、发音困难、复述差、朗读正常）和丘脑痴呆（记忆力减退、计算力下降、情感障碍、人格改变）。

丘脑出血向下扩展到下丘脑或中脑上部时，可引起一系列眼位异常，如垂直凝视麻痹、双眼分离性斜视、凝视鼻尖、瞳孔对光反射迟钝、假性展神经麻痹及会聚障碍等。血肿波及丘脑下部或破入第三脑室，表现为意识障碍加深，瞳孔缩小，中枢性高热及去大脑强直等症状。

（3）尾状核头出血：较少见。一般出血量不大，多经侧脑室前角破入脑室。临床表现为头痛、呕吐，对侧中枢性面舌瘫，轻度颈项强直；也可无明显的肢体瘫痪，仅有脑膜刺激征，与蛛网膜下腔出血的表现相似。

2. 脑叶出血　占脑出血的 5%～10%。常见病因有 CAA、脑动静脉畸形、血液病等。血肿常局限于一个脑叶内，也可同时累及多个脑叶，一般以顶叶最多见，其次为颞叶、枕叶及额叶。与脑深部出血相比，一般血肿体积较大。临床可表现为头痛、呕吐等，癫痫发作比其他部位出血常见，肢体瘫痪较轻，昏迷较少见。根据累及脑叶的不同，可出现不同的局灶性定位症状和体征。①额叶出血：可有前额痛及呕吐，痫性发作较多见；对侧轻偏瘫、共同偏视、精神障碍；尿便障碍，并出现摸索和强握反射等；优势半球出血时可出现运动性失

语。②顶叶出血：偏瘫较轻，而偏侧感觉障碍显著；对侧下象限盲；优势半球出血时可出现混合性失语，非优势侧受累有体象障碍。③颞叶出血：表现为对侧中枢性面舌瘫及上肢为主的瘫痪；对侧上象限盲；优势半球出血时可出现感觉性失语或混合性失语；可有颞叶癫痫、幻嗅、幻视等。④枕叶出血：表现为对侧同向性偏盲，并有黄斑回避现象；可有一过性黑矇和视物变形，多无肢体瘫痪。

3. 脑干出血 约占脑出血的10%，绝大多数为脑桥出血，偶见中脑出血，延髓出血极为少见。

（1）脑桥出血：由基底动脉的脑桥支破裂导致。临床表现为突然头痛、呕吐、眩晕、复视、眼球不同轴、侧视麻痹、交叉性瘫痪或偏瘫、四肢瘫等。出血量少时，患者意识清楚，可表现为一些典型的综合征，如 Foville 综合征、Millard-Gubler 综合征、闭锁综合征等。大量出血（＞5 mL）时，血肿波及脑桥双侧基底和被盖部，患者很快进入意识障碍，出现针尖样瞳孔、四肢瘫痪、呼吸障碍、去大脑强直、应激性溃疡、中枢性高热等，常在48 h内死亡。

（2）中脑出血：少见，轻症患者表现为突然出现复视、眼睑下垂、一侧或两侧瞳孔扩大、眼球不同轴、水平或垂直眼震、同侧肢体共济失调，也可表现 Weber 或 Benedikt 综合征。严重者很快出现意识障碍、四肢瘫痪、去大脑强直，常迅速死亡。

（3）延髓出血：更为少见，临床表现突然猝倒，意识障碍，血压下降，呼吸节律不规则，心律失常，继而死亡。轻症患者可表现为不典型的 Wallenberg 综合征。

4. 小脑出血 约占脑出血的10%。最常见的出血动脉为小脑上动脉的分支，病变多累及小脑齿状核。发病突然，眩晕和共济失调明显，可伴有频繁呕吐及枕部疼痛等。当出血量不大时，主要表现为小脑症状，如眼球震颤、病变侧共济失调、站立和行走不稳、肌张力降低、构音障碍和吟诗样语言，无偏瘫。出血量增加时，还可表现有脑桥受压体征，如展神经麻痹、侧视麻痹、周围性面瘫、吞咽困难及出现肢体瘫痪和／或锥体束征等。大量小脑出血，尤其是蚓部出血时，患者很快进入昏迷，双侧瞳孔缩小呈针尖样，呼吸节律不规则，有去脑强直发作，最后致枕骨大孔疝而死亡。

5. 脑室出血 可见于45%的脑出血患者，包括原发性和继发性脑室出血。原发性脑室出血是指脉络丛血管出血或室管膜下1.5 cm内出血破入脑室，继发性脑室出血是指脑实质出血破入脑室者。在此仅描述原发性脑室出血，占脑出血的3%～5%。出血量较少时，仅表现头痛、呕吐、脑膜刺激征阳性，无局限性神经体征。临床上易误诊为蛛网膜下腔出血，需通过头颅 CT 扫描来确定诊断。出血量大时，很快进入昏迷或昏迷逐渐加深，双侧瞳孔缩小呈针尖样，四肢肌张力增高，病理反射阳性，早期出现去脑强直发作，脑膜刺激征阳性，常出现丘脑下部受损的症状及体征，如上消化道出血、中枢性高热、大汗、应激性溃疡、急性肺水肿、血糖增高及尿崩症，预后差，多迅速死亡。

（四）辅助检查

1. 头颅 CT 可准确显示脑出血的部位、血肿体积、脑水肿情况及是否破入脑室或蛛网膜下腔等，是确诊脑出血的首选检查（图10-8）。早期血肿在 CT 上表现为圆形或椭圆形的高密度影，边界清楚，血肿被吸收之后 CT 上显示为低密度影。根据 CT 影像可使用简易公式粗略估算血肿的大小［血肿体积＝0.5× 血肿最大面积的长轴（cm）× 最大面积的短轴（cm）× 层面数 × 扫描厚度（cm）］，

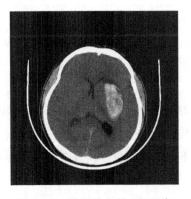

图10-8 壳核出血的 CT 影像

但对于不规则的血肿病灶，则欠准确。此外，增强 CT 可根据造影剂外渗情况预测血肿扩大风险。灌注 CT 能够反映脑出血后脑组织的血流动力学变化，可了解血肿周边血流灌注情况。

2. 头颅 MRI　包括 T_1、T_2、梯度自旋回波和 T_2^* 等序列。梯度自旋回波和 T_2^* 磁敏感加权 MRI 在诊断急性脑出血方面与 CT 同样敏感，且对陈旧性出血的识别则更为敏感。T_1 和 T_2 加权 MRI 虽然在急性期脑出血的诊断上不如 CT，但在识别慢性出血及发现血管畸形方面优于 CT。另外，增强 T_1 和增强后动态 T_1 加权 MRI 能发现类似于 CTA 的斑点征，有助于对血肿扩大的预测。不过，考虑到 MRI 的检查时间、费用、急诊检查的可行性、患者的耐受性、临床状态和 MRI 的普及性，MRI 的适应性不如 CT 好。脑出血的 MRI 表现主要取决于血肿中血红蛋白的氧合状态及血红蛋白的分解代谢程度等。在超急性期，血红蛋白是氧合血红蛋白状态，血肿呈 T_1 低或等信号，T_2 高信号，T_2^* 明显低信号；急性期（发病 12 ~ 48 h），血红蛋白是脱氧血红蛋白状态，血肿中央呈 T_1 等或低信号，T_2 低信号，血肿周围呈 T_1 高信号，T_2 高信号，而 T_2^* 血肿呈明显低信号；亚急性早期（发病 72 h），细胞内血红蛋白是还原性血红蛋白状态，血肿呈 T_1 高信号，T_2 低信号，T_2^* 低信号；亚急性晚期（发病后 3 ~ 20 d），细胞外血红蛋白是还原血红蛋白状态，血肿呈 T_1 和 T_2 均为高信号，T_2^* 低信号；慢性期（发病 9 周），血红蛋白分解后形成含铁血黄素和铁蛋白，血肿呈 T_1 和 T_2 均为低信号，血肿中央 T_2^* 呈高信号或等信号，周围呈低信号。

3. 脑血管检查　包括 DSA、CTA、MRA、CTV、MRV 等检查有助于识别脑出血的病因，包括脑动脉瘤、脑血管畸形、烟雾病、静脉窦血栓等。此外，可根据 CTA 斑点征预测血肿扩大风险。

4. 其他检查　血常规、凝血功能、尿常规、血糖、肝功能、肾功能、血电解质及心电图等检查，有助于了解患者的全身状态。

（五）诊断及鉴别诊断

1. 诊断　中老年患者，有长期高血压病史，活动中或情绪激动时突然起病，血压常明显升高，出现头痛、呕吐等颅内压升高的表现，有偏瘫、失语等局灶性神经功能缺损症状，可伴有意识障碍，应高度怀疑脑出血。头部 CT 或 MRI 检查有助于明确诊断。

2. 鉴别诊断

（1）脑梗死：多见于中老年人，有动脉粥样硬化及高血压等脑卒中危险因素，多在安静或睡眠中起病，发病前可有反复 TIA 发作病史，头痛、恶心、呕吐少见，症状常在数小时或数天内达高峰，出现局灶性神经功能缺损，梗死范围与某一动脉的供血区相一致，头颅 CT 或 MRI 检查有助于鉴别。

（2）蛛网膜下腔出血：各年龄组均可见，以青壮年多见，多在动态时起病，病情进展急骤，头痛剧烈，多伴有恶心、呕吐，多无局灶性神经功能缺损的症状和体征，头颅 CT 或 MRI 及脑脊液检查有助于明确诊断。

（3）外伤性颅内血肿：特别是硬膜下血肿鉴别，这类出血以颅内压增高的症状为主，但多有头部外伤史，头颅 CT 检查有助于确诊。

（4）引起昏迷的其他原因：对发病突然，迅速昏迷，局灶体征不明显的患者，应与引起昏迷的全身性疾病鉴别，如中毒（CO 中毒、酒精中毒、镇静催眠药中毒等）和某些系统性疾病（低血糖、肝性昏迷、肺性脑病、尿毒症等）。应仔细询问病史和认真查体，并进行相关的实验室检查，头颅 CT 能除外脑出血。

（六）治疗

本部分的撰写参考了中国卒中学会在 2019 年颁布的《中国脑血管病临床管理指南》、中国医学会神经外科学分会、中国医师协会急诊医师分会和国家卫生和计划生育委员会脑卒中筛查与防治工程委员会在 2015 年联合颁布《自发性脑出血诊断治疗中国多学科专家共识》、美国心脏协会 / 美国卒中协会在 2015 年颁布的《Guidelines for the management of spontaneous intracerebral hemorrhage》以及中华医学会神经病学分会脑血管病学组在 2014 年颁布的《中国脑出血诊治指南》。

☞拓展阅读 10-9
中国脑血管病临床管理指南

☞拓展阅读 10-10
自发性脑出血诊断治疗中国多学科专家共识

☞拓展阅读 10-11
Guidelines for the management of spontaneous intracerebral hemorrhage

☞拓展阅读 10-12
中国脑出血诊治指南（2014）

1. 治疗原则　脱水降颅压，防治脑疝形成；积极控制血压及纠正凝血功能异常，防止继续出血；防治并发症，促进神经功能恢复。

2. 内科治疗

（1）一般治疗

1）一般监测：脑出血发病后的最初数天患者病情容易出现恶化，应在神经内科重症监护病房或专门的卒中单元进行持续生命体征监测和神经系统评估。

2）呼吸与吸氧：保持呼吸道通畅，必要时吸氧，维持氧饱和度 > 94%。气道功能严重障碍者应给予气道支持（气管插管或切开）及辅助呼吸。

3）心脏：应常规行心电图及心肌酶检查来筛查心肌并发症，及时发现和处理。

4）体温：脑出血患者早期可出现中枢性高热，特别是在大量脑出血、丘脑出血或脑干出血，表现为体温迅速上升，出现 39℃ 以上的高热，躯干温度高而肢体温度次之，解热镇痛剂无效，可予以物理降温治疗。后期可因感染等原因引起发热，此时应针对病因治疗，体温控制在 38℃ 以下。

5）血糖：应加强血糖监测和管理，避免血糖浓度过高或过低，目标为控制在正常范围内。

6）营养支持：营养状况与患者临床预后密切相关，应全面评估患者的营养风险程度。对存在营养风险者尽早给予营养支持，可在发病后 24 ~ 48 h 内开始，原则上以肠内营养为首选，肠内营养无法满足需求时可考虑肠外营养与肠内营养交替或同时使用。所有患者经口进食之前须进行吞咽困难筛查，如果有严重吞咽困难不能经口进食的患者，须改用鼻饲，持续时间长者可行胃造口管补充营养。

（2）脱水降颅压：积极控制脑水肿、降低颅内压是脑出血急性期治疗的重要环节，有条件的应对患者进行颅内压监测。脑出血后 1 ~ 2 h 即可出现脑水肿，48 h 左右达高峰，持续 3 ~ 5 天逐渐减轻，可持续 2 ~ 3 周或更长时间。脑水肿可以升高颅内压，导致神经功能恶化，严重时可诱发脑疝形成。内科治疗上以脱水药物为主的治疗措施，同时抬高床头，以增加颈内静脉回流。对于明显躁动或谵妄的患者，可以予以镇痛剂和镇静剂，平时不建议使用，以免影响病情观察。

甘露醇是脱水降颅压的首选药物。20% 的甘露醇用量为 125 ~ 250 mL，快速静脉滴注，每 6 ~ 8 h 1 次，用药时间不宜过长，建议用 5 ~ 7 天。可同时应用呋塞米，每次 20 ~ 40 mg 静脉或肌内注射，每日 2 ~ 4 次，二者交替使用。用药过程中应该监测心、肾及电解质情况。甘油果糖脱水作用温和，没有反跳现象，用量为 500 mL，静脉滴注，每日 1 ~ 2 次，适用于轻症患者、重症患者的好转期和肾功不全患者。20% 人血清白蛋白能提高血浆胶体渗透压，减轻脑水肿，作用较持久，用量为 50 ~ 100 mL，静脉滴注，每日 1 次，但价格昂贵，应用受限。皮质类固醇因其不良反应，应慎用。

（3）积极控制血压：脑出血多伴有血压明显升高。研究表明血压升高可能促进脑水肿进展和再出血，并与血肿扩大、神经功能恶化、死亡、残疾等风险增加相关。但是，脑出血急性期降压的时机及控制的目标尚存争议。一种观点认为血压升高可导致血肿扩大，血肿周围水肿增加，与不良预后密切相关。另一种观点认为脑出血时血压升高，是在颅内压增高的情况下，为了保证脑组织供血出现的脑血管自动调节反应，如血压控制过低容易导致血肿周围脑组织发生缺血性损伤。近年的几项多中心随机对照研究结果显示，早期快速平稳降压至 140 mmHg 是安全的，不会因减少血肿周围脑组织的血流灌注而诱发缺血性损伤，并且可能改善患者的功能预后。但将收缩压更激进地快速降至 120 mmHg，不仅无法增加临床获益，可能还会增加肾功能损害等并发症的风险。2019 年发布的《中国脑血管病临床管理指南》推荐：对于收缩压在 150 ~ 220 mmHg 和无急性降压治疗禁忌证的脑出血患者，急性期收缩压降至 140 mmHg 是安全的，且可能改善患者的功能预后；收缩压 > 220 mmHg 的脑出血患者，在持续血压监测下积极降压是合理的；在降压治疗期间应监测血压，避免血压变异性过大。

（4）纠正凝血异常：对于严重凝血因子缺乏或严重血小板减少的患者，应分别适当补充凝血因子或血小板。使用抗栓药物发生脑出血时，应立即停药。对于血小板药物相关脑出血患者不推荐输注血小板治疗。对于服用华法林导致脑出血的患者，静脉应用维生素 K，并静脉输注新鲜冷冻血浆或凝血酶原复合物。对于服用新型口服抗凝药（达比加群、利伐沙班或阿派沙班）的患者，若在发病 2 h 前服用可使用药用炭，并个体化选用特异性逆转剂。对于应用肝素引起的脑出血，给予硫酸鱼精蛋白治疗。对于溶栓药物相关脑出血，可选择冷沉淀物和氨甲环酸治疗。

（5）止血治疗：脑出血急性期对凝血功能正常的患者应用止血药物（重组Ⅶa因子、氨基己酸、氨甲环酸等）可能抑制血肿扩大，但对预后的影响不明确，且可能增加血栓栓塞的风险，不推荐常规使用。

（6）并发症的防治：脑出血后可出现肺部感染、消化道出血、电解质紊乱等多种并发症，加之患者可能有高血压、糖尿病、冠心病等慢性病史，极易合并心、肺、肾等脏器功能障碍，应高度关注并发症的防治。

1）痫性发作：脑出血，尤其脑叶出血更易引起痫性发作，出血后 2 周内发生率在 2.7% ~ 17.0%。迟发型痫性发作（脑卒中后 2 ~ 3 个月）是卒中后癫痫的预测因子，大多数在脑卒中后 2 年发生。脑出血后痫性发作与较高的 NIHSS 评分、较大的血肿体积、既往癫痫病史和中线移位相关。有癫痫发作者应给予抗癫痫药物治疗。疑似癫痫发作者，应考虑持续脑电图监测，如监测到痫样放电，应给予抗癫痫药物治疗。不推荐预防性应用抗癫痫药物。脑卒中后 2 ~ 3 个月再次出现痫性发作的患者仍应接受长期、规律的抗癫痫药物治疗。

2）深静脉血栓形成和肺栓塞：脑出血患者发生深静脉血栓和肺栓塞的风险很高。2 项全球性的临床试验发现，脑出血 3 个月深静脉血栓形成和肺栓塞的发生率分别为 1.1% ~ 3.7% 和 1.1% ~ 1.8%，肺栓塞的致死率高达 50%。因此，应重视脑出血患者的深静脉血栓形成和栓塞防治。卧床患者应注意预防深静脉血栓形成，疑似患者可进行 D- 二聚体检测及多普勒超声检查。鼓励患者尽早活动，卧床时腿抬高，尽可能避免下肢静脉输液，特别是瘫痪侧肢体。可使用间歇性空气压缩装置预防深静脉血栓及相关栓塞事件。对易发生深静脉血栓的高危患者（排除凝血功能障碍所致的脑出血患者），证实出血停止后可考虑皮下注射小剂量低分子肝素或普通肝素预防深静脉血栓形成，但应注意出血的风险。对已发生症状性深静脉血栓形成或肺栓塞的患者，可考虑进行全身性抗凝或放置下肢静脉过滤器。

3. 外科治疗　外科治疗主要针对病情危重或发现有继发性原因，且有手术适应证的脑出血患者。手术可以快速清除血肿，降低颅内压，减少血肿对周围脑组织的损伤。同时，可以对脑出血的病因，如脑动静脉畸形、脑动脉瘤等进行治疗。主要手术方式包括开颅手术、微创手术、脑室引流等。

（1）开颅手术

1）对于昏迷伴中线移位或颅内压增高的幕上脑出血患者，去骨瓣减压术联合或不联合血肿清除可能降低患者的病死率。对于幕上脑出血患者不推荐常规进行早期血肿清除术，但对于病情恶化的患者可考虑幕上血肿清除术以挽救生命。

2）对于幕下（小脑或脑干）的脑出血患者，如伴有神经功能进行性恶化或脑干受压和（或）脑积水的患者应尽快进行血肿清除术，不推荐单纯使用脑室外引流作为初始治疗。

（2）微创手术

1）影像引导下血肿抽吸联合注入 rt-PA 治疗和影像引导的内镜血肿清除术可能是安全和有效的，不同等级的医疗单位可根据本单位具备的医疗设施和经验选择手术方式。

2）在一些没有影像引导血肿清除术或条件的单位，对符合适应证的脑出血患者，经过专业技术培训的医师可考虑采用规范的微创穿刺血肿清除术。

3）对单纯性基底节出血，出血量在 25～40 mL，使用侵袭性抽吸引流术可能是有效的。

（3）脑室外引流：对于脑室内出血需要脑室穿刺外引流治疗的患者，脑室内注入 rt-PA 可以降低病死率，但并不能改善功能预后，按照指导方案使用 rt-PA 是安全的。

4. 康复治疗　早期将患肢置于功能位，如病情允许，危险期过后应及早进行肢体功能、言语障碍及心理的康复治疗。

（七）预后

脑出血是一种高致死率、高致残率的急性脑卒中类型，1个月的致死率平均为 40.4%，1年时能独立完成日常活动的比例为 12%～26%，5年的平均存活率为 29%。但是，脑出血的预后与出血部位、出血量及是否有合并症有关。

（杨　弋）

第八节 蛛网膜下腔出血

诊疗路径

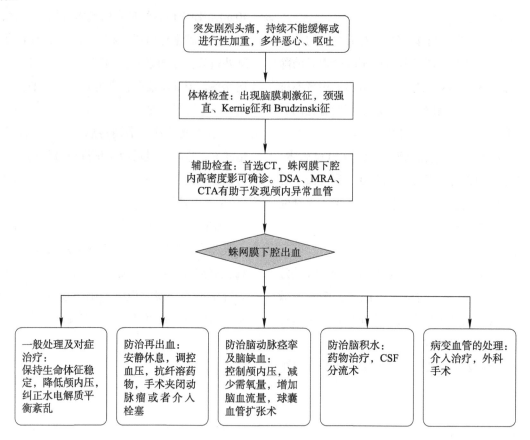

突发剧烈头痛，持续不能缓解或进行性加重，多伴恶心、呕吐

↓

体格检查：出现脑膜刺激征，颈强直、Kernig征和Brudzinski征

↓

辅助检查：首选CT，蛛网膜下腔内高密度影可确诊。DSA、MRA、CTA有助于发现颅内异常血管

↓

蛛网膜下腔出血

| 一般处理及对症治疗：保持生命体征稳定，降低颅内压，纠正水电解质平衡紊乱 | 防治再出血：安静休息，调控血压，抗纤溶药物，手术夹闭动脉瘤或者介入栓塞 | 防治脑动脉痉挛及脑缺血：控制颅内压，减少需氧量，增加脑血流量，球囊血管扩张术 | 防治脑积水：药物治疗，CSF分流术 | 病变血管的处理：介入治疗，外科手术 |

☞ **典型案例（附分析）10-5**
患者头痛5h，神志不清2h余

蛛网膜下腔出血（subarachnoid hemorrhage, SAH）指脑底部或脑表面的病变血管破裂，血液直接流入蛛网膜下腔引起的一种临床综合征，又称为原发性蛛网膜下腔出血，约占急性脑卒中的10%，是一种非常严重的常见疾病。因脑实质内或脑室出血、硬膜外或硬膜下血管破裂，血液穿破脑组织流入蛛网膜下腔，称为继发性SAH。

蛛网膜是一层半透明的膜，处于硬脑（脊）膜和软脑（脊）膜之间，缺乏血管和神经。蛛网膜的外面是硬膜下腔，里面是蛛网膜下腔。蛛网膜被覆于脑的表面，但不深入脑沟内。与软脑膜之间有许多结缔组织小梁相连，腔内充满脑脊液和较大的血管，通过枕骨大孔处与脊髓蛛网膜下腔相通。

在一定部位，蛛网膜下腔扩展并加深，成为蛛网膜下池。其中最大的是小脑延髓池，通过正中孔和前侧孔与第四脑室相通。桥池位于脑桥腹侧，脚间池位于脚间凹，交叉池位于视交叉前方。

（一）病因及发病机制

1. 颅内动脉瘤 是最常见的病因（占50%~80%），颅内动脉瘤好发于脑底动脉环分叉处及其主要分支。约85%的动脉瘤位于Willis动脉环前半环颈内动脉系统，即颈内动脉颅内段、大脑前动脉、前交通动脉、大脑中动脉、后交通动脉的后半部。

动脉瘤直径大于 10 mm 极易出血，大多由囊状动脉瘤破裂引起。其中先天性粟粒样动脉瘤约占 75%，以中青年多见，可能与遗传以及先天性发育缺陷有关。高血压、动脉粥样硬化所致的梭形动脉瘤以老年人多见，与 Willis 环动脉壁弹力层及中膜受损有关。炎性动脉瘤与动脉炎或颅内炎症引起的血管壁病变有关。

2. 脑血管畸形　约占 SAH 的 10%，其中动静脉畸形（AVM）占 80%，多见于青年人，发育异常的畸形血管团常见于大脑中动脉分布区。其血管壁很薄弱，在激动或者不明显诱因下可导致破裂。

3. 其他　包括 moyamoya 病（占儿童 SAH 的 20%）、颅内肿瘤、垂体卒中、血液系统疾病、颅内静脉系统血栓、抗凝治疗并发症、血管性过敏性并发症。此外，约有 20% 患者病因不明。

（二）病理生理

1. 机械性损伤　动脉瘤破裂出血使邻近脑组织首先受到冲击，脑动脉缺乏外弹力层及滋养血管，对机械性刺激较敏感。蛛网膜下腔内的血液包围大动脉及其分支导致血管急性收缩。

2. 脑生理功能紊乱

（1）颅内压升高：目前已知道两种颅内压升高模式，一种存在于大部分患者中，表现为颅内压迅速升高，其峰值可达舒张压水平，继而降低，但仍略高于基线，此类患者虽出血量小，但脑水肿明显。另一种存在于少数患者中，表现为颅内压持续升高，维持较长时间后降低，原因可能为出血增多或急性脑积水的发展，此类患者常有较高的病死率。

（2）脑灌注压、脑血流量下降及自动调节功能受损：目前认为脑血流量下降与以下两方面有关。首先，是由于颅内压升高所导致的"无流现象"。其次，与血管收缩（血性脑脊液刺激）、血容量不足（脑盐耗综合征、过多尿排出）及自主调节功能紊乱有关。脑血流量自主调节功能受损，在发病前 3 d 内尤为显著，血管呈过度收缩，增加 SAH 患者早期和迟发缺血性神经功能障碍发生率。

3. 离子稳态失调

（1）细胞内钙超载：SAH 的早期脑实质、脑血管内皮细胞及平滑肌细胞内钙稳态便遭到破坏，导致细胞内 Ca^{2+} 浓度病理性升高，脑动脉持续收缩，谷氨酸等神经递质释放、对细胞有害的酶（如诱导型一氧化氮合酶）及介导细胞死亡的酶活化。因此，Ca^{2+} 通道阻滞剂（如尼莫地平）常早期用于 SAH 患者以防止出现严重的脑缺血性损伤。

（2）低镁血症：Mg^{2+} 是 Ca^{2+} 的生理拮抗剂，其作用包括舒张血管、抗血小板聚集、抑制兴奋性氨基酸的释放。发病 48 h 以内约 38% SAH 患者伴有血浆 Mg^{2+} 下降，导致细胞内钙超载、神经递质释放、钙依赖性酶的活化、脑血管收缩及神经损伤。

（3）低钠血症：SAH 患者中低钠血症的发生率为 30% ~ 43%；此外，约 84% 的低钠血症患者存在症状性血管痉挛。低钠血症可加重脑水肿，严重时导致脑组织缺血性损伤。

4. 生化异常

（1）高血糖：是引起致残率、病死率上升的独立危险因素。目前认为与胰岛 B 细胞短暂功能失调、胰岛素抵抗有关。高血糖加重脑组织酸中毒，使自由基产生增加，从而加剧缺血性脑损伤。

（2）细胞外隙谷氨酸聚积：胞外隙谷氨酸浓度升高被认为是兴奋毒性的标志之一，与细胞渗漏、突触传递异常、血 - 脑屏障破坏及谷氨酸再吸收抑制有关。其兴奋毒性作用机制可能为 N- 甲基 -D- 天冬氨酸（NMDA）受体的过度活化，从而引起 Ca^{2+} 大量内流，最终导致细胞坏死和凋亡。

5. 分子水平变化

（1）NO：NO 广泛存在于神经细胞中，能使血管平滑肌松弛，血管扩张，从而增加血流量。此外，它通过抑制血小板的黏附聚集，抑制白细胞对内皮细胞的浸润保护血管内皮。SAH 患者的脑组织中 NO 含量明显下降，引起脑血管收缩和血管腔血小板聚集，进而导致脑血流量减少，脑组织早期缺血性损伤。

（2）氧化应激：蛛网膜下腔内红细胞破裂释放的血红蛋白自氧化生成高铁血红蛋白，在此过程中产生的氧自由基可导致：①血管平滑肌及内皮细胞损伤；②血－脑屏障破坏；③通过花生四烯酸的脂氧合酶和环氧合酶代谢通路产生致血管痉挛物质，如白三烯 C4、前列腺素 D2。

（三）临床表现

SAH 的临床表现主要取决于出血量、积血部位、脑脊液循环受损程度等。

1. 起病形式　多在情绪激动或用力等情况下急骤发病。患者常能清楚地描述起病的时间和情景。约 1/3 的患者动脉瘤破裂前数日或数周有头痛、恶心、呕吐等症状，为小量前驱（信号性）出血或动脉瘤牵拉所致。

2. 主要症状

（1）头痛：动脉瘤性 SAH 患者的典型表现是突发剧烈头痛，持续不能缓解或进行性加重。多伴有恶心、呕吐，可有短暂的意识障碍及烦躁、谵妄等精神症状，少数出现癫痫发作。

（2）脑膜刺激征：患者出现颈强、Kernig 征和 Brudzinski 征等脑膜刺激征，以颈强直最多见。老年、衰弱患者或小量出血者，脑膜刺激征可不明显。

（3）眼部症状：可见玻璃膜下出血，为急性颅内压增高和眼静脉回流受阻所致；也可出现视网膜出血、视乳头水肿等症状。

（4）其他：少数可有局灶性神经功能缺损的征象，如轻偏瘫、失语、动眼神经麻痹等。部分患者也可出现脑心综合征、消化道出血、急性肺水肿。

3. 临床分级　一般采用 Hunt 和 Hess 分级法（表 10-4）对动脉瘤性 SAH 的临床状态进行分级以选择手术时机和判断预后。

4. 常见并发症

（1）再出血（recurrence of hemorrhage）：是 SAH 主要的急性并发症，患者表现为在经治疗病情稳定好转的情况下，突然发生剧烈头痛、恶心呕吐、意识障碍加重、原有局灶症状和体征重新出现等。出血后 24 h 之内为高峰期。

（2）血管痉挛（cerebrovascular spasm，CVS）：发生于蛛网膜下腔中血凝块环绕的血管，痉挛程度与出血量相关。通常发生在出血后第 1~2 周，2~4 周后逐渐消失。患者表现为病情稳定后再出现神经系统定位体征和意识障碍，与脑血管痉挛所导致的缺血性脑梗死有关，腰椎穿刺或头颅 CT 检查无再出血表现。临床上利用改良 Fisher 量表评估血管痉挛风险（表 10-5）。

（3）急性非交通性脑积水（hydrocephalus）：指 SAH 后 1 周内发生的脑室扩大所致的脑积水，与血液进入脑室系统和蛛网膜下腔形成血凝块阻碍脑脊液循环通路有关。临床表现主要为剧烈的头痛、呕吐、脑膜刺激征、意识障碍等。

表 10-4　动脉瘤性 SAH 患者 Hunt 和 Hess 分级法

分类	标准
0 级	未破裂动脉瘤
Ⅰ 级	无症状或轻微头痛
Ⅱ 级	中至重度头痛、脑膜刺激征、脑神经麻痹
Ⅲ 级	嗜睡、意识混浊、轻度局灶神经体征
Ⅳ 级	昏迷、中或重度偏瘫、有早期去大脑强直或自主神经功能紊乱
Ⅴ 级	深昏迷、去大脑强直、濒死状态

表 10-5　改良 Fisher 量表

分数	CT 表现	血管痉挛风险（%）
0	未见出血或仅脑室内出血或实质内出血	3
1	仅见基底池出血	14
2	仅见周边脑池或侧裂池出血	38
3	广泛蛛网膜下腔出血伴脑实质出血	57
4	基底池和周边脑池、侧裂池较厚积血	57

（4）正常颅压脑积水：出现于 SAH 的晚期，患者表现为精神障碍、步态异常和尿失禁。

（5）中枢性排盐综合征：表现为低钠血症，SAH 后发生Ⅲ脑室扩张，通过机械压迫，使丘脑下部释放心房利钠因子及尿钠排泄肽；同时抗利尿激素分泌过多，导致尿潴留。

（四）辅助检查

1. 头颅 CT　头颅 CT 平扫是诊断 SAH 的首选方法，出血早期敏感度高，可检出 90% 以上的 SAH。CT 显示蛛网膜下腔内高密度影可以确诊 SAH。动态 CT 检查还有助于了解出血的吸收情况，有无再出血、继发脑梗死、脑积水及其程度等。

2. 脑脊液（CSF）　通常 CT 检查已确诊者，腰穿不作为临床常规检查。如果出血量少或者距起病时间较长，CT 检查可无阳性发现，而临床可疑 SAH 需要行腰椎穿刺检查 CSF。

3. 脑血管影像学　有助于发现颅内的异常血管。

（1）脑血管造影（DSA）：是诊断颅内动脉瘤最有价值的方法，阳性率达 95%，可以清楚地显示动脉瘤的位置和大小、与载瘤动脉的关系、有无血管痉挛等。血管造影宜避开脑血管痉挛和再出血的高峰期。

（2）CT 血管成像（CTA）和 MR 血管成像（MRA）：是无创性的脑血管显影方法，主要用于有动脉瘤家族史或破裂先兆者的筛查，以及动脉瘤患者的随访和急性期不能耐受 DSA 检查的患者。

（3）经颅超声多普勒（TCD）：动态检测颅内主要动脉流速是及时发现脑血管痉挛倾向和痉挛程度最灵敏的方法，可用于继发脑缺血的监测。

（五）诊断

根据突发剧烈头痛、呕吐、脑膜刺激征阳性、伴或不伴意识障碍及较轻的神经系统定位体征等临床表现，结合头颅 CT 一般都能诊断。

（六）鉴别诊断

1. 脑出血　SAH 与脑出血的鉴别要点如表 10-6 所示。

表 10-6　蛛网膜下腔出血（SAH）与脑出血的鉴别要点

鉴别要点	蛛网膜下腔出血	脑出血
发病年龄	常在 10~40 岁发病，其中粟粒样动脉瘤多发于 40~60 岁，动静脉畸形青少年多见	50~65 岁多见
常见病因	粟粒样动脉瘤、动静脉畸形	高血压、脑动脉粥样硬化
起病速度	急骤，数分钟症状达到高峰	数十分钟至数小时达到高峰
血压	正常或增高	通常显著增高
头痛	极常见，剧烈	常见，较剧烈
昏迷	常为一过性昏迷	重症患者持续昏迷
局灶体征	脑膜刺激征阳性，常无局灶性体征	偏瘫、偏身感觉障碍及失语等局灶性体征
眼底	可见玻璃体膜下片状出血	眼底动脉硬化，可见视网膜出血
头颅 CT	脑池、脑室及蛛网膜下腔高密度出血症	脑实质内高密度病灶
脑脊液	均匀一致血性	洗肉水样

2. 颅内感染　虽有头痛、呕吐和脑膜刺激征，但常先有发热，发病不如 SAH 急骤，CSF 形状提示感染而非出血，头颅 CT 检查无 SAH 表现等特点可以鉴别。

3. 瘤卒中或颅内转移瘤　约 1.5% 的脑肿瘤患者可发生瘤卒中，形成瘤内或瘤旁血肿合并 SAH，但根据详细的病史、CSF 检出瘤/癌细胞及头颅 CT 检查可以鉴别。

（七）治疗

1. 一般处理及对症治疗

（1）保持生命体征稳定：SAH 确诊后有条件应争取监护治疗，保持气道通畅，维持稳定的呼吸、循环系统功能。

（2）降低颅内压：适当限制液体入量、防治低钠血症、过度换气等都有助于降低颅内压。临床上常用的脱水剂有甘露醇、呋塞米、甘油果糖，也可以酌情选用白蛋白。若伴发的脑内血肿体积较大时，应尽早手术清除血肿。

（3）纠正水、电解质平衡紊乱：适当补液补钠、调整晶体胶体的比例可以有效预防低钠血症。

（4）对症治疗：烦躁者予镇静药，头痛予镇痛药，痫性发作时可短期使用抗癫痫药物。慎用阿司匹林等可能影响凝血功能的非甾体抗炎药。慎用吗啡、哌替啶等可能影响呼吸功能的药物。

2. 防治再出血

（1）安静休息：绝对卧床 4~6 周，镇静、镇痛，避免用力和情绪刺激。

（2）调控血压：去除疼痛等诱因后，如果平均动脉压 > 125 mmHg 或收缩压 > 180 mmHg，可在血压监测下使用短效降压药物。

（3）抗纤溶药物：抑制纤维蛋白溶解原的形成。常用 6- 氨基己酸（EACA），也可用止血芳酸（氨甲苯酸，PAMBA）或止血环酸（氨甲环酸）。抗纤溶治疗可以降低再出血的发生率，但同时也增加血管痉挛和脑梗死的发生率，建议与钙离子通道阻滞剂同时使用。

（4）外科手术：动脉瘤性 SAH，Hunt 和 Hess 分级 ≤ Ⅲ级时，多早期行手术夹闭动脉瘤或者介入栓塞。

3. 防治脑动脉痉挛及脑缺血

（1）治疗血管痉挛的原则是通过控制颅内压、减少需氧量、增加脑血流量达到减轻缺血性损害的目的，即"3H"方法：血液稀释、高血压、高血容量治疗脑血管痉挛。

（2）如果诱导高血压治疗血管痉挛无效，可以选用球囊血管扩张术治疗突发的血管痉挛，通过 DSA 在痉挛血管处行球囊扩张，并使用减轻血管痉挛的药物，多为钙离子拮抗剂。一氧化氮发生器也可能有效。不主张使用罂粟碱，因为其具有神经毒性。

4. 防治脑积水

（1）药物治疗：轻度的急、慢性脑积水都应先行药物治疗，醋氮酰胺等药物可减少 CSF 分泌，还可酌情选用甘露醇、呋塞米等。

（2）脑室穿刺 CSF 外引流术：CSF 外引流术适用于 SAH 后脑室积血扩张，出现急性脑积水，经内科治疗后症状仍进行性加剧，并有意识障碍的患者。心肺肾等内脏功能严重障碍，不能耐受开颅手术的年老患者也可选用。紧急脑室穿刺外引流术可以降低颅内压，改善 CSF 循环，减少梗阻性脑积水和脑血管痉挛的发生，可使 50%~80% 的患者临床症状改善，引流术后应尽快夹闭动脉瘤。CSF 外引流术可与 CSF 置换术联合应用。

（3）CSF 分流术：慢性脑积水多数经内科治疗可逆转，如内科治疗无效或脑室 CSF 外引流效果不佳，CT 或 MRI 见脑室明显扩大者，要及时行脑室 - 心房或脑室 - 腹腔分流术，以防加重脑损害。

5. 病变血管的处理

（1）介入治疗：介入治疗无需开颅和全身麻醉，对循环影响小，近年来已经广泛应用于颅内动脉瘤治疗。术前须控制血压，使用尼莫地平预防血管痉挛，行 DSA 检查确定动脉瘤部位及大小形态，选择栓塞材料行瘤体栓塞或者载瘤动脉的闭塞术。颅内动静脉畸形（AVM）有适应证者也可以采用介入治疗闭塞病变动脉。

（2）外科手术

1）动脉瘤性 SAH：倾向于早期手术（3 天内）夹闭动脉瘤。手术适应证：①直径 ≥ 10 mm 的未破裂动脉瘤。②动脉瘤性 SAH 后，患者一般情况尚好和神经功能状况稳定（Hunt 和 Hess 分级 ≤ Ⅲ级）可进行早期手术（≤ 96 h）。③SAH 后伴随有占位效应的大血肿应尽早手术。④CT 扫描发现明显脑水肿，伴有持续性血管痉挛的表现以及 Hunt 和 Hess 分级≥Ⅲ级，应在病情稳定和神经功能改善后延期选择手术治疗。

2）脑动静脉畸形伴 SAH：并非所有动静脉畸形须手术切除，除非临床症状日益加重，否则要认真权衡手术危险性和术后生存质量，特别是对功能区及中线深部的畸形。下列情况可考虑行外科手术：①畸形出血伴血肿形成或多次小量出血伴进行性神经功能障碍。②药物不能控制的癫痫频繁发作者。③无出血，但有进行性神经系统症状、体征加重，如头痛、精神或智力障碍等。④无法一次手术根治的巨大、高流量的动静脉畸形，一期行血管内栓塞或主要供血动脉结扎，准备二期病灶切除。

（3）立体定向放射治疗（γ-刀治疗）：主要用于小型 AVM 以及栓塞或手术治疗后残余病灶的治疗。放射治疗脑动静脉畸形的闭塞率为 60%～85%，主要优势在于防止开颅造成的损伤。但是放射治疗往往起效慢，AVM 完全闭塞需 1～3 年，在 AVM 完全闭塞之前可能发生迟发性出血。因此，对于破裂出血的 AVM，单纯进行放射治疗可能使患者面临较大的再出血风险。放射治疗还会导致放射性脑水肿甚至坏死，常表现为新发头痛、新发或加重的癫痫等。

（八）预后

约 10% 的患者在接受治疗以前死亡。30 d 内病死率约为 25% 或更高。再出血的病死率约为 50%，影响预后最重要的因素是发病后的意识水平。死亡和并发症多发生在发病后 2 周内，老年患者较年轻患者预后差，动脉瘤性 SAH 较非动脉瘤性 SAH 预后差。

（傅　毅）

第九节　其他脑血管病

一、脑底异常血管网病

脑底异常血管网病又称烟雾病（moyamoya disease），是一组以 Willis 环双侧主要分支血管（颈内动脉虹吸段及大脑前、中动脉，有时也包括大脑后动脉起始部）慢性进行性狭窄或闭塞，继发出现侧支异常的小血管网为特点的脑血管病。因脑血管造影时呈现许多密集成堆的小血管影，似吸烟时吐出的烟雾，故名烟雾病。

Willis 环又称大脑动脉环，位于脑底下方、蝶鞍上方，视交叉、大结节、乳头体周围，由前交通动脉、两侧大脑前动脉始段、两侧颈内动脉末段、两侧后交通动脉和两侧大脑后动脉始段吻合而成，当构成此环的某一动脉血液减少或被阻断时，Willis 环通过调节使血液重新分配，以维持脑的营养和机能活动。Willis 环可将颈内动脉和椎基底动脉相互吻合，是建立脑侧支循环的重要结构，同时还使左右两侧大脑半球相互联系。

（一）病因

烟雾病的病因复杂且没有明确。变态反应尤其是颈部发生的免疫损伤可能是原发性烟雾病的直接病因。某些与烟雾病有关的自身抗体，同样在其他的自身免疫病中表达，例如风湿性关节炎、局限性皮肤系统硬化症和肢端硬皮综合征。由此推断，烟雾病可能为一类自身免疫病。

也有很多报道认为，在烟雾病的病因中最重要的是遗传因素。部分烟雾病患者存在先天性血管畸形、先天性肾动脉狭窄以及家族史。家族性烟雾病遗传方式为外显不全的常染色体显性遗传。日本研究者通过 71 例无血缘关系的烟雾病患者进行血清、HLA 和 DNA 分型发现，烟雾病与 HLA-B51 显著相关。此外，HLA 等位基因 Class Ⅱ 与烟雾病发病也可能相关。

烟雾病亦可因多种后天性炎症、外伤等引起。

后天获得的凝血障碍可能为年轻烟雾病患者的病因之一。此外，多数病例发病前有上呼吸道感染、扁桃体炎、系统性红斑狼疮等，我国学者报道半数病例与钩端螺旋体感染有关。

（二）发病机制

Willis 环主要分支血管狭窄或闭塞后，侧支循环形成代偿，反复发生逐渐形成脑底异常血管网。

1. 颈动脉狭窄或闭塞　颈动脉受免疫复合物损伤后先破坏内皮细胞，直接作用于内弹力层，使其分层、迂曲、变性、断裂。同时，中膜平滑肌细胞纤维化，内膜明显增厚，并伴有淋巴细胞浸润，最终管腔发生狭窄或闭塞。闭塞性血管的病变性质有的符合先天性动脉发育不全，有的为炎性或动脉硬化性改变，有的为血栓形成。例如，钩端螺旋体病引起者为全动脉炎。

维甲酸结合蛋白在烟雾病患者的脑脊液中检出水平升高。此蛋白升高会减弱对维甲酸促进生长作用的抑制效果，从而刺激平滑肌增殖和迁移，导致动脉内膜增生、小动脉硬化闭塞。

2. 脑底异常血管网形成　主要位于脑底部及基底节区。颈动脉狭窄或闭塞所致的脑组织慢性缺血可使脑内大量小血管再生形成侧支循环。增生的毛细血管呈簇样分布，以大脑皮质、海马区、基底节区、大脑外侧裂和小脑沟裂等部位显著。烟雾病特征性异常血管的管壁薄弱，伴随着血管纤维化和中膜萎缩，可形成微动脉瘤。在某些诱因下，由于膨胀扩张、管壁薄弱的烟雾病异常血管网的破裂，可导致大脑或脑室出血。

（三）临床表现

烟雾病多见于儿童及青壮年，尤其是 10 岁以下的儿童。烟雾病可分为 4 型：短暂性脑缺血发作（TIA）型、梗死型、癫痫型和出血型。既往研究表明，我国的烟雾病患者中缺血型占 63.4%，出血型占 21.6%，癫痫型占 7.6%，其他情况占 7.5%。

10 岁以下患儿以缺血型为主，表现为反复发生的 TIA 或脑梗死，出现短暂或持续性偏瘫、偏身感觉障碍或偏盲，主侧半球受损可出现失语，非主

侧半球可有失用或忽视，两侧可交替出现轻偏瘫。脑缺血症状可因过度换气而诱发。长期脑缺血可导致智力发育迟缓。头痛是其常见症状，可能与脑底异常血管网中的血管舒缩功能异常有关。约 10% 的患儿出现脑出血或 SAH，个别病例可见不自主运动，也可伴有癫痫发作。

成人患者特别是女性以出血型为主，较儿童患者更常发生脑室出血、SAH 和脑内出血，多因侧支血管或相关动脉瘤破裂所致。也有一部分患者为梗死性出血，脑室周围是边缘带，供血动脉为末梢血管，距心脏最远，烟雾病时更容易发生缺血软化使组织内血管管壁破坏，引起出血。头痛、意识障碍和肢体瘫痪是常见症状，大量出血可导致死亡。与动脉瘤性 SAH 相比，本病患者局灶性体征如癫痫、偏身感觉障碍、视乳头水肿发生率较高，脑出血发病时症状较重，但恢复较好，有复发倾向。部分病例也可以表现为反复晕厥。成人的烟雾现象与脑卒中复发高风险相关，尤其是双侧受累和有缺血现象的患者。

（四）辅助检查

1. CT 和 MRI 检查　显示脑梗死病灶多位于皮质和皮质下，出血灶多见于额叶，形态不规则。CTA、MRA 可能发现烟雾病特征性的血管狭窄和颅底异常血管网。

2. DSA 检查　是诊断烟雾病的"金标准"，可显示双侧颈内动脉虹吸段，大脑前、中动脉起始段狭窄或闭塞，还可发现动脉瘤（包括多发小动脉瘤），能清晰地显示颅内血管树走行及异常血管网分布但不能实时地观察颅内血管的血流动力学改变，且对极低速血流及血管轻度狭窄的敏感性也欠佳。

3. 经颅多普勒（transcranial Doppler，TCD）检查　筛查烟雾病首选无创价廉的 TCD。无论是狭窄抑或闭塞，当有异常血管网形成时，TCD 均可发现血流方向、流速、频谱及声频的异常信号。而且失去正常脑底动脉解剖位置的杂乱的血流信号，常常是双侧血流异常的表现，这是烟雾病患者最直观、

最典型的 TCD 表现。

4. 实验室检查　红细胞沉降率、抗"O"、黏蛋白、C 反应蛋白、类风湿因子、抗核抗体、抗磷脂抗体和钩端螺旋体免疫实验等对确定结缔组织病、钩端螺旋体感染等病因是必要的。另外，甲状腺疾病与烟雾病可能相关。

（五）诊断

儿童和青少年患者反复出现不明原因的 TIA、急性脑梗死、SAH 或脑出血，应考虑本病的可能，DSA、CTA、MRA 检查显示特征性的烟雾状颅底血管病变可以确诊本病。

日本烟雾病研究委员会提出的诊断标准如下：双侧颈内动脉末端和（或）大脑前、中动脉起始部狭窄或闭塞性改变，颅底动脉充盈相可见闭塞处附近的异常血管网，不伴有系统性疾病。单侧的血管狭窄 – 闭塞性改变伴有异常血管网，进行性发展为明确的烟雾病，此时有诊断为烟雾病的可能。

（六）治疗

烟雾病的有效治疗仍存在争议。出现临床症状的紧急治疗以保证脑部灌注及功能为宗旨。

1. 病因治疗　为钩端螺旋体、梅毒螺旋体、结核和病毒感染所致，应针对病因治疗；合并结缔组织病可用皮质类固醇及其他免疫抑制剂。

2. 内科治疗　缺血型患者可应用血管扩张剂，抗血小板药，抗纤维蛋白溶解剂等。出血型患者可应用纤维蛋白溶解剂等。癫痫型患者可应用抗惊厥药。抗血小板药阿司匹林可用于预防反复缺血发作和 Willis 环及其主要分支的血栓形成。

3. 外科治疗　脑部血管重建在成人及儿童的缺血型发作均有疗效，如颞浅动脉与大脑中动脉皮质支吻合术、硬脑膜动脉多血管吻合术等。外科血管重建术可分为 3 种术式：直接搭桥术、间接搭桥术和二者联合手术。目前，临床以直、间接吻合相结合的术式较受推崇。其中脑膜中动脉在间接手术中起着重要的代偿作用，许多患者甚至在术前即已形成自发代偿，但脑膜中动脉容易在额颞开颅术中受损。

（七）预后

烟雾病患者首次出血后 60% 的患者预后良好，再次出血仅 40% 预后良好；首次出血的病死率为5%，而再次出血的病死率则高达 25%。再出血的发生率与年龄有一定关系，年龄在 46 ~ 55 岁者再出血的危险逐渐增加。此外，本病的发生率与闭塞的动脉分布也有关，影响范围大者再次出血的发生率高。

二、脑动脉盗血综合征

脑动脉盗血综合征（steal syndrome）是在各种原因引起的主动脉弓及其附近大动脉血管严重狭窄和闭塞情况下，狭窄远端的脑动脉内压力明显下降，因虹吸作用使邻近的其他脑动脉血流逆流至该压力较低的动脉以代偿其供血。被盗血的脑动脉供血显著减少，相应脑组织缺血并出现临床症状体征。

（一）病因

1. 动脉粥样硬化　中老年人为主，以部分盗血居多，男性稍多于女性。部位左侧略多于右侧，常伴颈总动脉或颈内动脉硬化斑块。分叉处的颈总动脉和颈内动脉起始段是动脉粥样硬化性斑块的好发位置。

2. 多发性大动脉炎　以青年女性多见，锁骨下动脉狭窄程度较重，盗血多为完全性的，同时伴有颈动脉管壁增厚。

3. 其他　如外伤、先天畸形、手术后栓塞及锁骨下动脉瘤等。

（二）病理学特征

脑动脉盗血综合征大多由动脉粥样硬化引起，脂纹是动脉粥样硬化肉眼可见的最早病变，为点状或条纹状黄色不隆起或微隆起于内膜的病灶。纤维斑块是由脂纹发展而来。内膜面散在不规则表面隆起斑块，颜色从浅黄或灰黄色变为瓷白色。粥样斑块亦称粥瘤，是纤维斑块深层细胞的坏死发展而来。内膜面可见灰黄色斑块，既向内膜表面隆起又向深部压迫中膜。

动脉粥样硬化的继发性改变，如斑块内出血、钙化、血栓形成等可导致血管腔狭窄，从而引起所供应区域的血量减少，导致相应器官发生缺血性病变。

（三）发病机制

脑血管发生盗血的 3 个基本条件为：①大动脉慢性狭窄或闭塞导致脑组织长期处于缺血低灌注状态；②具有与病变血管相吻合的吻合支或交通动脉；③病变血管与代偿血管间要有足够的压力梯度。

侧支循环包括颅内侧支循环和颅外侧支循环，前者包括颅底动脉环（Willis 环）、眼动脉、软脑膜动脉、胼周后动脉、深穿支等，后者包括脑膜中动脉、椎动脉肌支 – 颈内动脉、椎动脉肌支 – 颈外动脉下支等。

（四）临床表现

临床上常见的 3 种类型如下。

1. 锁骨下动脉盗血综合征（subclavian steal syndrome，SSS） 当一侧锁骨下动脉或无名动脉狭窄或闭塞，因虹吸作用可盗取对侧椎动脉的血流，使之逆流进入锁骨下动脉，患侧上肢活动时可出现椎基底动脉供血不足的症状：①后循环缺血伴上肢缺血性症状，如发作性头晕、视物旋转、复视、共济失调、构音障碍、吞咽困难、晕厥等；②双上肢收缩压相差 20 mmHg 以上；③锁骨下动脉 – 椎动脉血管杂音；④脉搏迟滞。

严重时颈内动脉血液可经后交通动脉逆流，出现颈内动脉系统缺血症状，如偏瘫、偏身感觉障碍和失语等。

2. 颈内动脉盗血综合征（carotid steal syndrome） 当一侧颈内动脉闭塞时，健侧颈内动脉血流通过前交通动脉流入患侧，出现健侧颈内动脉系统缺血表现；或椎基底动脉血流经后交通动脉逆流入患侧颈内动脉，产生椎基底动脉系统缺血表现。如双侧颈内动脉闭塞则由椎基底动脉和颈外动脉代偿供血，可同时有大脑及小脑受损症状体征。临床表现以短暂性脑缺血发作和分水岭梗死多见，患者可出

现头晕、行走不稳、肢体无力、复视、视物模糊等症状。

3. 椎基底动脉盗血综合征（vertebrobasilar steal syndrome） 当椎基底动脉明显狭窄或闭塞时，可引起颈内动脉血流经后交通动脉逆流入椎 – 基底动脉进行代偿，出现一侧颈内动脉系统缺血表现，如偏瘫、偏身感觉障碍和失语等。本型临床较少见。

（五）辅助检查

1. TCD 检查 被认为是首选、经济、安全的筛查手段。结合颈动脉超声可以明确锁骨下动脉盗血综合征的病因、病变部位及程度。健侧椎动脉的收缩期峰值流速与锁骨下动脉盗血的严重程度相关，盗血程度越重，流速越快。

2. DSA 检查 为脑动脉盗血综合征诊断的"金标准"，为血管介入治疗提供依据。能显示对比率 < 1 的解剖结构，准确发现血管病变部位、性质及狭窄程度，且能动态观察颅内血流代偿情况，评估二、三级侧支循环。但因其有创性、费用高、耗时长，且当血管严重狭窄或闭塞时，不能显示狭窄血管壁及狭窄远端的情况，故不适于临床筛查。

3. CTA 检查 虽可清晰显示三维颅内外动脉系统，但不能动态观察颅内血流代偿情况。

（六）诊断

诊断脑动脉盗血综合征应具备以下条件：①各种原因导致的一侧或双侧颈内动脉或颈总动脉病变，引起颈内动脉血流明显减少或中断；②血管造影显示侧支循环建立，超声检查发现血管狭窄或闭塞；③出现脑供血不足的临床表现，一般为短暂性脑缺血发作或分水岭梗死，其中需有被盗血血管的缺血表现。

（七）治疗

1. 外科治疗 包括颈动脉内膜剥除术（carotid endarterectomy，CEA）及血管内介入治疗。锁骨下动脉狭窄支架置入适应证：①有后循环缺血的症状，如头晕、行走不稳；②双上肢血压差大于 20 mmHg；③锁骨下动脉起始部狭窄超过 70%；④脑血管造影见明显的盗血现象。短期内颈动脉盗

血综合征患者行颈动脉支架植入术与颈动脉内膜剥除术预后均较好，而远期效果颈动脉内膜剥除术可能优于颈动脉支架植入术。

2. 内科治疗 主要是对高血压、糖尿病等危险因素的干预以及对血小板聚集或凝血过程的干预。长期口服抗血小板聚集药物和他汀类药物可延缓或逆转动脉粥样硬化的发展进程。但单纯药物治疗脑卒中复发率较高，2年复发率达24%，5年达60%。故越来越多的研究倾向选择外科治疗以开通狭窄血管。

不宜使用尼莫地平等扩血管药物，因为尼莫地平可以扩张非缺血区动脉，而缺血区小动脉长期处于扩张状态不会进一步扩张，所以脑动脉盗血综合征患者应用血管扩张剂可使盗血症状加重。

三、脑淀粉样血管病

脑淀粉样血管病（cerebral amyloid angiopathy, CAA）是由淀粉样物质在软脑膜和大脑皮质小动脉中层沉积所导致的脑血管疾病。临床上以痴呆、精神症状、反复或多发性脑叶出血为主要表现。患病率随着年龄的增加而增高，55岁以前较少发病，90岁以上人群患病率高达50%。CAA是继高血压和动脉瘤之后第三位自发脑出血的病因，也是老年人继发SAH的第一位原因。

（一）病因

病因不明，可能与遗传、感染及免疫有关。

1. 遗传性CAA 较少见，为常染色体显性遗传，发病年龄早，临床表现多样，主要包括遗传性脑出血合并淀粉样变性－冰岛型和遗传性脑出血合并淀粉样变性－荷兰型两种类型。

（1）荷兰型：是一种具有完全外显率的常染色体显性遗传病。平均发病年龄为55岁。其中87%发生脑出血，13%发生脑梗死。某些患者可在无颅内出血的情况下发生痴呆。该型患者的皮质和髓质血管内可见淀粉样蛋白沉积，但未发现脑实质神经纤维缠结。荷兰型CAA患者的脑血管内沉积的淀粉样蛋白与散发病例中的相同，很可能是21号

染色体上的淀粉样蛋白前体蛋白（APP）基因缺陷所致。

（2）冰岛型：也是一种常染色体显性遗传病。发病年龄为30~50岁，某些患者甚至在15岁时即死于颅内出血。与其他类型的CAA相比，此型血管病变分布范围较广，可累及大脑、小脑和脑干的动脉。其淀粉样蛋白为半胱氨酸蛋白酶抑制剂胱抑蛋白C的一种突变体。

2. 散发性CAA 比较常见，好发于55岁以上的老年患者，发病率及出血严重程度均随年龄增长而增加。散发性CAA可能与以下几个基因的多态性有关，包括ApoE、早老素1（PSI）和α1-抗糜蛋白酶等。

（二）病理学特点

CAA可分为三种病理类型：出血型、痴呆出血型、痴呆型。

1. CAA本身的病理改变

（1）病变部位：主要在大脑半球、枕叶、颞叶皮质和软脑膜的中小动脉和毛细血管壁上，多数呈局限性、小片状和对称分布，少数可遍及整个大脑皮质。顶叶和额叶也可轻度受损，个别以额叶病变最明显。大脑白质、基底节、小脑、脑干和脑静脉很少受累。

（2）肉眼观察：脑体积缩小，皮质萎缩，脑重量减轻，男性平均比正常脑重量减轻150~200 g，女性平均比正常脑重量减轻150~160 g。

（3）镜检：光镜下可见淀粉样沉积物大部分由纤维成分组成，呈β状皱纸样及刚果红染色强阳性，偏振光镜下呈双抑射现象。淀粉样物质多沉积于动脉壁的中层和外膜，在邻近外膜的外表面最明显，严重时中层弹力层完全被淀粉样所取代，以致中层薄弱、血管扩张、微动脉瘤形成或破裂引起出血。

2. CAA并发脑血管病变的病理改变

（1）出血性脑卒中：以脑实质内出血多见，多局限于两侧半球的皮质和皮层下白质，易破入蛛网膜下腔，故可合并SAH或硬脑膜下血肿，而破入脑

室者罕见。血肿可同时或相继发生于不同脑叶，近表层区，尤其是枕叶、枕顶区或额叶。多为多发性出血，少数为单发性出血。可为点状、粟粒状、片状或纺锤状出血，有时出血灶可互相融合。

（2）缺血性脑卒中：脑血管的淀粉样浸润可导致血管腔狭窄、小动脉透明样变、狭窄性血管内膜增生、纤维蛋白样变性及纤维性阻塞，这些病变均可致使大脑皮质区局灶性缺血、梗死和软化。

3. 根据病理学表现的 CAA 严重程度分级

0级：血管中无刚果红染色存在。

1级：少许肌层染色（＋），外观正常。

2级：刚果红物质完全取代中膜。

3级：受累血管至少50%的周径血管壁断裂（双腔样改变）。

4级：受累血管存在纤维素样坏死。

（三）**发病机制**

脑组织局限性炎性病变，退行性变及老化可使小动脉与毛细血管的通透性发生改变，使血清中淀粉样物质沉积在脑组织中与血管壁上。淀粉样蛋白的沉积可损伤皮质和髓质血管的中层和外膜，使基底膜增厚、血管腔狭窄和内弹力层断裂，进而引起纤维蛋白样坏死和微动脉瘤形成，容易出血。

可溶性和不可溶性 ß– 淀粉样蛋白的清除能力减弱和堆积可能是 CAA 潜在的发病机制。此外，动脉粥样硬化和高血压造成的血管壁损伤是可能的潜在促进因素。

（四）**临床表现**

CAA 多发生于 60 岁以上的老年人，平均发病年龄为 69.5 岁，发病率常随年龄的增高而增高。并常伴有 Alzheimer 病，多数患者有不同程度的精神障碍和行为异常。神经系统症状表现为言语困难、共济失调、肌痉挛等。病情呈进行性发展，晚期可发展为严重痴呆、昏迷或植物人状态。少数患者早期无痴呆，或在脑卒中后才发生急性起病的痴呆。

1. 出血性脑卒中 CAA 并发脑出血与高血压无关，是正常血压性脑出血的重要原因。以反复发生的多发性脑叶出血最多见。大多发生于有痴呆症状的患者，少数亦可作为首发症状。

出血易流入邻近的蛛网膜下腔引起头痛、呕吐、颈项强直等脑膜刺激症状。因出血灶较浅表，一般不破入脑室系统，所以起病时大多无意识障碍。少数患者可因出血的凝块阻塞脑脊液通路或影响其再吸收，导致脑积水，引起逐渐加重的意识障碍。多发性脑内出血的临床表现较凶险，多以昏迷、偏瘫、突发头痛起病，伴恶心、呕吐或精神错乱。如出血局限，多有明显的定位症状，如枕叶出血常出现皮质盲。颞、顶叶出血可有偏盲或象限盲。额叶出血主要表现为精神障碍。

2. 缺血性脑卒中 CAA 并发缺血性脑卒中以 TIA 最常见，多见于颈内动脉系统，可表现为一过性偏身感觉障碍、轻偏瘫和命名性失语。也可为椎–基底动脉系统 TIA，表现为一过性眩晕、耳鸣、共济失调及皮质盲等。CAA 并发脑梗死，多见于枕叶、颞叶、顶叶与额叶，表现为相应的临床症状和体征，但一般比动脉硬化性脑梗死范围要小，症状较轻，但可多发与复发。

（五）**辅助检查**

1. CT 检查 可显示单发或多发脑叶出血，在枕叶或额叶皮质与皮质下区可见高密度血肿影，多数有继发 SAH 的征象。

2. MRI 检查 可显示皮质或皮质下斑点状出血灶，出血灶边缘不整，可向白质延伸。最有价值的是 GRE（梯度回波脉冲序列），可有效增强由于慢性出血所导致的局部铁质沉着信号的发放和磁敏性。

3. 病理活检 脑活检可见动脉壁内淀粉样物质广泛沉积。对可疑 CAA 的患者进行皮质活检，或在血肿清除术中取周边组织检查，不但安全而且有重要的诊断价值，值得提倡。术中注意严格止血，尽量使用外科显微镜。

（六）**诊断**

1. 波士顿脑淀粉样血管病研究组详细制订了有关伴有颅内出血的 CAA 诊断指南，将 CAA 的诊断分为以下 4 级。

（1）明确的 CAA：完整的尸体解剖检查发现脑叶、皮质或皮质 - 皮质下出血和严重 CAA 的证据。

（2）有病理学证据的高度可能的 CAA：临床资料和病理组织学（通过对血肿或皮质活检标本）证实有出血，同时伴有上述提到的特征和不同程度的血管淀粉样蛋白沉积。

（3）很可能的 CAA：>60 岁的患者，临床资料和 MRI 检查结果（缺乏病理学证据时）证实有多发性血肿（如上所述）。

（4）可能的 CAA：>60 岁的患者，临床和 MRI 检查资料提示有单个脑叶、皮质或皮质 - 皮质下出血而无其他病因时，或多发性出血有可能但不是确定性的病因时，或某些不典型部位的出血时，均可考虑为可能的 CAA。

2. 2010 年 Linn 等以波士顿标准为基础进行了修订

（1）高度怀疑的 CAA：结合临床症状和 MRI、CT 影像学检查显示：年龄≥55 岁；局限于脑叶、皮质或皮质 - 皮质下出血（包括小脑出血）的多发性出血，或局限于脑叶、皮质和皮质 - 皮质下的单发性出血合并聚集性或弥散性表面铁质沉着。

（2）可能的 CAA，结合临床症状和 MRI、CT 影像学检查显示：年龄≥55 岁；单发性脑叶、皮质和皮质 - 皮质下出血，或发现聚集性或弥散性表面铁质沉着。

（七）鉴别诊断

鉴别诊断应包括前循环卒中、心源性栓塞性卒中、脑动脉瘤、额叶综合征、额叶和颞叶痴呆、头部外伤、颅内出血、癫痫部分发作、创伤后癫痫以及溶栓治疗的并发症。

其他尚需考虑到的情况包括：抗凝治疗并发症、血液病、支气管癌、绒毛膜癌、原发和转移性中枢神经系统肿瘤、纤溶疗法并发症、高血压、恶性黑色素瘤、肾细胞癌、吸毒及血管畸形。

（八）治疗

1. 内科治疗 脑淀粉样血管病的内科治疗与其他原因引起的脑出血的治疗大体相似。继发癫痫患者应予以抗癫痫治疗。伴有痴呆者可应用促进脑细胞代谢药物。恢复期避免应用抗凝药物，慎用抗血小板类药物。

2. 外科治疗 目前认为 CAA 引起的脑出血急性期治疗与其他类型脑出血无异，外科手术后血肿复发的危险性并不高于其他类型脑出血，但须注意抗凝剂、抗血小板聚集药物的应用。因此，对于年龄<75 岁、血肿量≤60 mL、GCS>8 分的患者，如有以下手术指征应积极手术治疗：①血肿较大或位于重要部位导致颅内高压危及生命，需急诊行开颅清除血肿挽救生命，非致命性出血宜采取保守治疗。②因血管的淀粉样改变导致血管脆性增加，不易止血或容易再出血时，应在术中显微镜下止血彻底，避免再出血。③多发出血，只需清除危及生命的血肿。

（九）预后

患者预后与 GCS 评分、脑出血体积以及患者的年龄显著相关。与高血压性深部基底节出血相比，脑叶出血患者的病死率较低（11%~32%）且功能预后较好。发生 CAA 相关性脑出血后，25%~40% 的患者会复发，以出血后的第一年危险性最高。复发性出血既可同时也可在数年后发生。一旦复发，病死率通常会很高（达 40%）。曾有出血史者继发出血的危险性高于无出血史者。高血压可增加发生 CAA 相关性出血的趋势，反之亦然。皮质点状出血可能会导致癫痫发作。

四、遗传性脑血管病

（一）伴有皮质下梗死和白质脑病的常染色体显性遗传性脑动脉病

伴发皮质下梗死和白质脑病的常染色体显性遗传性脑动脉病（cerebral autosomal dominant arteriopathy with subcortical infarcts and leukoencephalopathy, CADASIL）是 19p13 上的 *Notch-3* 基因突变引起的显性遗传的非动脉硬化性、非淀粉样变的脑小动脉病，以反复脑缺血性发作，渐进性认知障碍、痴呆为主要临床特征,可伴有先兆型偏头痛和(或)情感障碍。

1. 病理学特点　该病脑组织的典型病理改变是以皮质下白质缺血性脱髓鞘、多发腔隙性梗死和脑小动脉特异性改变为特征。病变主要累及 200～400 μm 的微小动脉。光镜下可见病变部位的小动脉内膜下纤维增生和玻璃样变性,管壁向心性增厚与管腔狭窄。小动脉中膜出现颗粒样 PAS 阳性物质。电镜下显示脑或软脑膜小动脉的平滑肌细胞表面有特异的直径为 10～15 nm 的嗜锇颗粒沉积。

2. 发病机制　迄今已知 Notch-3 基因突变有 50 多种,大多数是错义突变。80% 为碱基 C 突变为 T,使得氨基酸序列中的精氨酸被半胱氨酸所替代。Notch-3 基因的突变改变了蛋白结构,干扰了配体-受体的相互作用,导致血管内皮细胞的构造异常,最终引起血管平滑肌细胞损害。

3. 临床表现　此类患者大多数没有高血压、高血糖、高血脂等脑卒中的危险因素。典型患者有明显的家族倾向,中年起病。早期可有反复偏头痛发作,中期表现有反复发作的脑缺血和脑梗死症状,晚期表现常有皮质下痴呆和假性延髓性麻痹。

(1)偏头痛:其发作是本病最早的临床表现之一。大多数患者有先兆的偏头痛,先兆症状常涉及视觉和感觉系统,也有部分患者表现为偏瘫型偏头痛、基底动脉型偏头痛或只有先兆症状,有时很难与缺血发作相鉴别。

(2)脑卒中:CADASIL 最常见的临床表示是反复发作的 TIA 和缺血性脑卒中,缺血发作常表现为典型的腔隙性梗死,包括纯运动性卒中、共济失调性轻偏瘫、构音障碍-手笨拙综合征、纯感觉性脑卒中或感觉运动性脑卒中。反复发作可导致步态障碍、尿失禁和假性延髓性麻痹。

(3)认知功能障碍或痴呆:表现为发作性记忆力、注意力、执行和视空间功能障碍,常伴有精神运动迟缓和兴趣范围的缩窄。认知功能下降多呈缓慢、阶梯式进展,逐步恶化。

(4)情感障碍:情感或心境障碍是该病最常见的精神症状,多数表现为严重抑郁障碍,少数可与典型的躁狂发作交替出现。此外,偶见惊恐、幻觉和妄想发作。一般不累及脑神经、脊髓或肌肉组织。

4. 辅助检查

(1)MRI 检查:所有患者的 MRI 检查可出现以下两个主要的改变:①皮质下和中央灰质的多发性小腔隙性梗死。②大脑半球内脑室周围白质在 T_2 相出现高密度信号区,病变区的范围大小不一,不累及皮质。

(2)病理检查:此病的确诊依靠病理检查。皮肤活检 Notch-3 蛋白免疫组织化学染色可以获得非常高的敏感度和特异度。此外,腓肠神经活检可以发现最严重的小动脉病变,且小静脉和毛细血管很少被累及,所以含有小动脉的腓肠神经活检更有利于诊断。

(3)基因检查:也有人认为,通过分析染色体 19p13 上的 Notch-3 基因突变是诊断 CADASIL 的"金标准"。

5. 诊断　诊断要点如下。

(1)中年发病,具有显性遗传家族史,且一般无高血压、糖尿病及高血脂等动脉硬化的危险因素。

(2)头颅 CT 或 MRI 检查可见广泛的脑白质病变和皮质下多发性的梗死病灶。

(3)临床表现为反复发作的缺血性脑卒中,呈进行性加重,早期有先兆的偏头痛发作,晚期出现痴呆。

(4)皮肤或肌肉活检的电镜检查发现特异性的血管损害及表面嗜锇颗粒沉积。

(5)遗传学检查证实 Notch-3 基因突变。

6. 鉴别诊断　需要与遗传性内皮细胞病伴随视网膜病-肾病和卒中、弹性假黄瘤、家族性类淀粉样脑血管病、Sneddon 综合征、显性遗传性正染性白质脑病等鉴别,上述疾病均没有血管平滑肌细胞表面出现嗜锇颗粒沉积现象。

7. 治疗　尚无特殊治疗方法，主要是对症治疗。阿司匹林不能防止脑梗死或脑缺血发作的次数，由于阿司匹林可能会导致微出血现象，所以倾向于不用。目前国外采取乙酰唑胺改善脑血液循环，同时服用碳酸氢钠，但长期的疗效需要进一步观察。

8. 预后　CADASIL 的总病程即使在同一家系内差异也很大，部分患者直到 70 岁才出现症状，另一部分患者在 50 岁之前已有严重残障。平均发病年龄 45 岁，无性别差异，发病早的患者不一定进展快，从发病到死亡可达 3～43 年，一般病程为 10～30 年（平均 23 年）。

（二）伴有皮质下梗死和白质脑病的常染色体隐性遗传性脑动脉病

伴有皮质下梗死和白质脑病的常染色体隐性遗传性脑动脉病（cerebral autosomal recessive arteriopathy with subcortical infarcts and leukoencephalopathy, CARASIL）是一种罕见的青年发病的遗传性脑血管病，发现其与 CADASIL 存在很多相似性，区别在于遗传方式上为隐性遗传。

1. 病因　其发病与丝氨酸蛋白酶的高温必需因子 A-1（HTRA1）基因突变相关，该基因位于 10 号染色体上。

2. 临床表现　发病人群为 20～44 岁的青年人，无脑血管病的常见危险因素，男性多见，以脱发、反复脑卒中样发作，持续进展的运动、认知和精神障碍及颈椎、腰椎退行性变为主要特征。

3. 辅助检查　MRI 或 CT 检查常可见比较广泛的皮质下白质脱髓鞘，椎间盘变性、突出。病理检查可发现严重的动脉硬化改变，以大脑髓质和软脑膜的动脉硬化最为明显，可能是导致白质脑病的病理基础。

4. 诊断　基因诊断为"金标准"，主要诊断条件包括：①40 岁前出现脑病症状，进行性智能减退、锥体束征、假性延髓性麻痹及锥体外系征等，影像学检查主要为弥漫性皮质下脑白质病变；②血压 < 140/90 mmHg，从未规律服用降压药；③早年脱发，多为头顶部；④急性反复腰痛，伴椎间盘突出或变形性脊椎病；⑤排除如肾上腺白质营养不良等侵犯脑白质的其他疾病。

5. 治疗　目前尚无特效治疗，针对脑卒中发作、痴呆等症状可予以对症治疗。

（三）伴有乳酸酸中毒和卒中样发作的线粒体脑肌病

伴有乳酸酸中毒和卒中样发作的线粒体脑肌病（mitochondrial myopathy encephalopathy with lactic acidosis and stroke-like episodes, MELAS）是线粒体脑肌病中最常见类型，是一种具有高度临床变异性和遗传异质性疾病，系母系遗传。

1. 病因　相关突变基因有 20 多种，80% 的 MELAS 患者 mtDNA 3243 位点腺嘌呤突变成鸟嘌呤，其次为 3271 位点胸腺嘧啶突变为胞嘧啶，导致 MT-TL1 基因缺陷，tRNA 上的亮氨酸合成减少，氧化磷酸化受损使 ATP 合成下降。

2. 临床特点　本病可致多系统受累，主要累及中枢神经系统、听神经、胰腺、肌肉、心脏及肾等。家族及散发病例均可见到，急性或亚急性起病，多在 10～40 岁发病，偶见于婴儿和老年。首发或前驱症状可表现为头痛、失语、抽搐、发热、肢体力弱、视力及听力下降等，数天或数周内后进展为神经功能缺损等临床表现。主要临床特征包括反复发作的头痛、癫痫、脑卒中样发作和高乳酸血症。其中偏头痛、类偏头痛样症状及癫痫发作为最常见的临床表现，约 72% 的患者可发展为脑卒中样发作。

3. 诊断　临床表现及相关的实验室检查缺乏特异性，诊断困难。颞顶枕部位表现血管分布的脑梗死和（或）对称性苍白球钙化为诊断提供重要线索，肌肉病理活检发现破碎红边纤维为诊断的"金标准"。

4. 治疗　加强遗传咨询和产前诊断。长期口服或静脉注射精氨酸可能会增加一些临床症状的稳定性。目前多采用综合治疗，以控制临床症状和预防脑卒中样发作为目的。基因治疗尚未成熟，包括：①异位表达技术（核基因组表达后转入线粒体内）。②蛋白转染技术，在活细胞的细胞器内表达和转运人的 mtDNA。

（四）脑海绵状血管瘤

脑海绵状血管瘤（cerebral cavernous angioma，CCA）是脑血管畸形的一类，因数字减影血管造影术（DSA）检查不显影，临床上常称为隐匿性血管畸形。CCA 已被证实为常染色体不完全显性遗传病。

1. 病因　CCA 通常分为散发型及遗传型，遗传性脑海绵样血管瘤致病基因有 3 个，分别定位 CCM1（7q21～q22）、CCM2（7p13～p15）和 CCM3（3q25.2～q27）。

2. 病理的特点　CCA 血管壁为单层内皮细胞或纤维组织构成，无肌层和弹力层，常见新鲜血栓或陈旧出血、机化血栓和钙化充实其中，此与脑动静脉畸形不同。

3. 临床表现　CCA 多见于 20～50 岁的青壮年，主要表现为癫痫、反复小量出血及局部神经功能障碍，绝大多数 CCA 是由病灶反复出血而引起临床症状。

4. 诊断　MRI 检查即可确诊。MRI 能显示 CCA 反复少量出血，瘤周的含铁血黄素沉积可形成特殊影像。瘤体中心血管壁微薄，管腔内血流速度缓慢，易形成血栓和反复出血，外周沉积含铁血黄素环，在所有成像序列中均为黑色低信号，尤其 T_2 加权像最明显，即所谓的黑环征，是 CCA 成像突出特征。DSA 常无异常血管显影。

5. 治疗　对无症状的脑海绵状血管瘤可临床观察、定期复查颅脑 MRI，一旦出现反复出血、癫痫频繁发作、神经功能损害明显，在病情允许的情况下手术切除是首选且可根治的方法。当病灶位于脑干等重要的功能区及难以手术切除的部位，或者患者为年老体弱难以承受者可选择伽玛刀治疗。

五、脑小血管病

脑小血管病（cerebral small vessel disease，CSVD）是指各种病因影响脑内小动脉、微动脉、毛细血管、微静脉和小静脉所导致的一系列临床、影像、病理综合征。CSVD 是最常见、也是最易被忽视的脑血管病，是老龄人群认知障碍、痴呆以及死亡风险的主要病因。据西方国家统计，CSVD 占所有缺血性脑卒中病因的 25% 左右。

（一）病因

CSVD 的发病率随年龄的增长而升高，既往研究未显示存在性别、种族以及地区的差异。高血压、糖尿病、老龄化等血管危险因素同样也是 CSVD 的危险因素。在病因学上，可以将脑小血管病分为以下几类。

Ⅰ型：小动脉硬化型（玻璃样变性），表现为纤维素样坏死、脂肪透明变性、小动脉粥样硬化、微动脉瘤、小动脉节段性结构紊乱或解体。

Ⅱ型：遗传性或者散发性脑淀粉样血管病（cerebral amyloid angiopathy，CAA）。

Ⅲ型：遗传性小血管病（非 CAA），如常染色体显性遗传病合并皮质下梗死和白质脑病（cerebral autosomal dominant arteriopathy with subcortical infarcts and leukoencephalopathy，CADASIL）、遗传性脑视网膜小血管病等。

Ⅳ型：炎症或免疫介导性小血管病（系统性血管炎等），如风湿病、血管炎等。

Ⅴ型：小静脉胶原性病变，可引起小静脉增厚、闭塞。

Ⅵ型：其他类型（放射病、阿尔茨海默病微血管病变）。

（二）发病机制

CSVD 的发病机制尚不明确，目前主要存在以下几种假说。

1. 脑血流（cerebral blood flow，CBF）低灌注/消失　脑小血管分为两个组成部分，一是来源于由蛛网膜下腔覆盖的软脑膜血管神经网，供应大脑的凸面；二是来源于大脑前、中、后动脉的穿支动脉，供应皮质下实质。随着年龄的增长，大脑血管可出现僵硬度增加、血流阻力增大等过程，还可影响脑自动调节机制，引起脑血流量降低，脑代谢率降低。脑白质损伤通常被归因于脑血流慢性低灌注。

2. 血-脑屏障（blood-brain barrier，BBB）渗漏/破坏　血-脑屏障将大脑与循环系统分离，维持神经元正常功能和中枢神经系统动态平衡。脑血流慢性低灌注引起局灶性脑缺血会引起炎症反应，破坏血-脑屏障导致通透性增加。血-脑屏障的破坏使神经毒性血源性产物、细胞和病原体进入大脑，这些反应可引发多种神经变性途径。

3. 遗传因素　也是 CSVD 发病的重要机制之一。目前约有 5% 的 CSVD 患者是单基因遗传病。最常见的遗传性 CSVD 是 CADASIL。CADASIL 的发病机制已被证实是由于 *Wotch-3* 基因的突变引起。*Wotch-3* 主要在血管平滑肌细胞和周细胞中特异性表达，突变引起血管壁合成异常等病变导致疾病发生。

（三）临床表现

CSVD 临床表现主要为以下 3 个部分。

1. 脑卒中症状　CAA 常以短暂性局灶性神经功能缺损为表现，又称为淀粉样发作，临床上以刻板的局灶性肢体无力或者麻木为表现。一些证据表明上述发作性症状可能与凸面 SAH 及含铁血黄素沉积引起的皮质扩散受抑制有关。尽管症状为短暂性发作，但上述发作并不是良性的，因其可能增加颅内出血的风险。

2. 认知功能障碍　包括慢性或隐匿进展的认知、人格、情感及行为障碍。脑小血管病是引起血管性认知功能障碍的主要原因，45% 的痴呆与 CSVD 相关。CSVD 引起的认知障碍领域包括执行功能、注意力、记忆障碍、信息处理速度下降及延迟回忆功能障碍等。

3. 步态障碍　是 CSVD 的另一大类临床表现。脑白质疏松是步态障碍最重要的预测因子，且位于内囊、半卵圆中心、侧脑室、前额叶和胼胝体膝部的白质疏松更易引起。这类患者的症状与胼胝体前部及额叶腔隙性梗死引起的步态障碍相似，表现为步幅短、步态慢及宽基步态。

（四）辅助检查

神经影像在脑小血管病的诊断及分类中起到了非常重要的作用，尤其是 MRI。2013 年，国际血管改变神经影像标准报告小组（Standards for Reporting Vascular Changes on Neuroimaging，STRIVE）制定了 CSVD 的国际影像标准，包括其分类、术语及定义 CSVD 的标志物。根据 STRIVE 推荐，CSVD 包括：

1. 腔隙性脑梗死（lacunar infarct）　约占急性缺血性卒中的 25%，定义为在 FLAIR 序列上表现为高信号，且最大径 < 20 mm。DWI 序列可以区分新旧病灶。

2. 脑白质病变（white matter lesion）　脑白质高信号表现在 T_2 加权像上高信号，T_1 加权像上等信号或者低信号。与常规序列的 MRI 相比，弥散张量成像（DTI）序列还可以看到白质微结构完整性的破坏，可以用来预测脑白质高信号的进展。

3. 脑微出血（microbleed）　定义为小的、圆形或者卵圆形的 T_2 加权像的梯度回波序列或者磁敏感加权序列图像上低信号病灶。通常脑微出血的直径为 2~5 mm，少部分可以达到 10 mm。

4. 血管周围间隙增大（dilated perivascular space）　血管周围间隙也称为 Virchow-Robin 间隙，是软脑膜细胞与脑内血管间的一个潜在性腔隙。通常血管周围间隙直径 ≤30 mm，且 T_2 加权像或 FLAIR 上通常无围绕充满液体间隙的高信号圈。

5. 脑萎缩　CSVD 范畴内的脑萎缩定义为脑容积减少，且与特定的局灶性损伤如脑外伤或者脑梗死无关。脑萎缩可以是广泛性或者局灶性的，对称性或者非对称性的。横断面成像时，常可发现由皮质梗死所导致的脑组织减少。

（五）诊断

CSVD 的临床诊断目前尚无统一标准，缺乏特异性实验室诊断指标，也没有适合 CSVD 血管性认知损害的统一神经心理学预测量表，另外，CSVD 影像学标志物的正常参考范围也没有达成共识。因此，对于 CSVD 所致的缺血性或者出血性脑卒中，一般遵循缺血性或者出血性脑卒中的指南标准，并结合临床及影像学表现综合评估。对于 CSVD 所致的认知功能下降需要遵循血管性认识损害诊断标准，推荐采用蒙特利尔认知评估量表进行认知功能筛查。

（六）治疗

1. 急性脑卒中的溶栓治疗　在发病 4.5 h 内进行静脉溶栓是急性缺血性脑卒中治疗的基本原则。因为血栓形成并不是 CSVD 所致的脑梗死的主要发病机制，所以静脉溶栓的治疗效果可能不如其他脑卒中亚型。不过，一项多中心大规模队列研究仍然显示溶栓治疗可改善急性缺血性脑梗死患者的临床转归。因此，对于 CSVD 引起的缺血性脑卒中，急性期治疗仍应该遵循缺血性脑卒中治疗的一般原则，即以静脉溶栓、脑卒中单元、支持治疗和抗血小板药物为主。

2. 脑卒中的二级预防　CSVD 患者的脑卒中二级预防尚无可靠的临床证据，但主要以抗血小板聚集、降压和降脂治疗为主。

3. 认知和情感障碍的治疗　在 CSVD 患者认知障碍的治疗中，胆碱酯酶抑制药、兴奋性氨基酸阻断药和钙通道阻滞药的疗效尚存在一定的争议，有待更多临床研究证实。

（傅　毅）

第十节　颅内静脉窦及脑静脉血栓形成

脑静脉系统血栓形成（cerebral venous thrombosis，CVT）分为静脉窦血栓形成和脑静脉血栓形成，是由于感染性或非感染性原因导致静脉系统形成血栓从而引起阻塞，使静脉回流障碍，脑组织瘀血、水肿、颅压增高，脑皮质和皮质下出现点片状出血灶。硬膜窦闭塞可见严重脑水肿，脑静脉病损累及深静脉可致基底节和（或）丘脑静脉性梗死。与动脉血栓形成相比，CVT 的发病率相对较低，多见于老年人和产褥期妇女。

颅内静脉系统由脑静脉和硬膜窦构成，包括幕上静脉系统和幕下静脉系统，幕上静脉系统又可分为浅静脉和深静脉，浅静脉组：大脑上静脉 8～12 支引流半球内、外侧面上部；大脑中浅静脉引流半球外侧面；大脑下静脉引流外侧面下部和下面。深静脉组：引流大脑深部的髓质、基底核、间脑、脑室脉络丛等处的血液，包括基底动脉、大脑内静脉、大脑大静脉，并引流两侧大脑内静脉汇入直窦。

（一）病因

1. 感染性　因感染所致的 CVT 现已少见。CVT 常继发于头面部或其他部位化脓性感染灶，故又称化脓性静脉血栓形成。慢性感染中，革兰氏阴性杆菌、真菌、寄生虫、人类免疫缺陷病毒（HIV）及巨细胞病毒均是脑静脉系统血栓形成较常见的感染病因。

2. 非感染性　主要是由各种原因引起的凝血异常：①血液高凝状态，如妊娠、产褥期、口服避孕药等；②遗传性凝血机制异常，如抗凝血酶Ⅲ、蛋白 C 及蛋白 S 缺乏、凝血酶原基因突变等；③血流动力学异常，如脱水、休克、恶病质、弥散性血管内凝血等；④全身疾病，如恶性肿瘤、系统性红斑狼疮、白塞病等。

（二）发病机制

静脉窦内栓子富含红细胞和纤维蛋白，血栓的形成与血小板的黏附、聚集、活化有关。血小板通过其活化受体（GPⅡb/Ⅲa 受体、血栓素受体和凝血酶受体）在不断被激活的同时，通过纤维蛋白原相互稳固连接，并进一步催化凝血酶的产生。血管内皮含有三种血栓调节因子（一氧化氮、前列环素和外核酸酶 CD39），三者一起共同防御血栓形成。因此，内皮细胞的破坏也是导致血栓形成的重要机制。

脑静脉系统由脑静脉和硬膜窦组成，脑静脉管壁菲薄，无肌纤维，无收缩力，缺乏弹性，且无瓣膜。硬膜窦则为硬脑膜的两层在某些部位分开，内衬一层内皮细胞的特殊静脉管道系统。因此，当血液进入硬膜窦的通路被阻塞时，脑静脉扩张，血液逆流，通过吻合支建立侧支循环。

根据侧支循环与闭塞静脉窦的关系，可将侧支循环分为三级。①一级侧支循环：侧支绕过静脉窦闭塞段，但局限在同一个静脉窦。②二级侧支循环：侧支绕过静脉窦闭塞段，但连接不同的静脉窦。③三级侧支循环，侧支绕过闭塞段，并连接不同的循环。

（三）临床表现

本组疾病的临床表现多样，共同的常见症状如下。①高颅压症状：头痛严重而持续，呕吐多为喷射状，可见视乳头水肿。②脑卒中症状：包括出血性或缺血性静脉梗死症状，多以小出血多见。③脑病样症状：少见但最为严重，表现为癫痫、精神异常、意识混乱、意识模糊、甚至昏迷。④硬脑膜动静脉瘘：颅内静脉系统血栓常与硬脑膜动静脉瘘同时存在，血栓多位于动静脉瘘的附近或引流静脉的下游，窦的回流多以皮质静脉为主，出现头痛、搏动性耳鸣、颅内出血等症状。

1. 海绵窦血栓形成

（1）多继发于眶周、鼻及"危险三角区"的化脓性感染。

（2）常急性起病，多有全身感染中毒症状。

（3）眶内静脉回流受阻而致眶周、眼睑及结膜水肿、眼球突出。

（4）行于海绵窦侧壁的动眼、滑车、外展及三叉神经的眼支、上颌支受损，可出现眼睑下垂、眼球各方活动受限，甚至固定、瞳孔散大、光反应消失，病侧额、颊部痛觉减退、角膜反射消失。视神经较少受累。

2. 上矢状窦血栓形成

（1）多为非感染性，以产褥期妇女、婴幼儿及老年患者居多。

（2）急性或亚急性起病。

（3）以颅内压增高为主症，早期即可出现头痛、呕吐、视乳头水肿。可有不同程度的意识障碍、嗜睡甚至昏迷，也可有癫痫发作或精神症状。

（4）若旁中央小叶受损可致双下肢瘫痪及膀胱

功能障碍；一侧中央前、后回受损也可致偏瘫、偏身感觉障碍，但多以下肢表现为重；累及枕叶视觉皮质区可引起偏盲。

3. 横窦、乙状窦血栓形成

（1）多有化脓性中耳炎、乳突炎病史，可有全身感染、局部乳突区周围水肿、静脉曲张的表现。

（2）主症为颅内压增高，多无局灶性神经定位体征。

（3）若血栓扩及颈内静脉，则颈静脉增粗、压痛。如累及颈静脉孔附近影响舌咽、迷走、副神经，则可表现为颈静脉孔综合征。

4. 大脑大静脉血栓形成

（1）多为非感染性，青壮年女性多见。

（2）多为急性起病的颅内高压，进展迅速，病情危重，预后不良。

（3）表现复杂，主要累及丘脑、穹隆、底节、内囊等深部结构，可有意识障碍、精神异常、去脑强直、痫性发作、锥体束或锥体外系体征、无感染征象的高热等。

（四）辅助检查

1. MRI 检查　临床高度怀疑 CVT 时，MRI 及 MRV 应作为一线的检查手段。根据不同时间影像学表现不同：①急性血栓（1周内），T_1等信号，T_2低信号。②亚急性血栓（2~4周），T_1及T_2均为高信号。③慢性期（1个月后），为血栓的溶解期，窦壁增厚、窦腔改变，此期血栓信号变化不定，诊断困难。

2. CT 检查

（1）直接征象：CVT 的直接征象相对少见，但特异性高，有以下3种。①空δ征：强化扫描下，在上矢状窦的后部、直窦及横窦较易看到，表现为中心低或等密度，周围高密度。②条索征：在皮质静脉、直窦及大脑大静脉较常见，常规扫描表现上述部位高密度。③致密三角征：常规扫描时上矢状窦呈现高密度。

（2）非特异的间接征象：有三种。①脑实质异常，如低密度提示水肿或梗死，高密度提示出血性梗死；②裂隙样脑室；③大脑镰及小脑幕的强化。

3. DSA 是诊断 CVT 的"金标准"，典型征象包括部分或全部静脉窦不显影及由扩张的侧支螺旋状的血管包围的皮质静脉突然中断。但缺点是有创伤性、费用高，仅适用于 MRI、MRA 不能确诊者。

4. 脑脊液检查 检查脑脊液常规、生化及颅内压数值，对于排除感染、识别 SAH（提示出血性梗死）、确定颅内压的大小及指导降颅压药物的应用是有价值的。

（五）诊断

如果患者存在局灶性神经功能缺损同时合并颅内压增高，应该考虑 CVT 的可能，包括如下症状：急性或反复发作的头痛；视乳头水肿；一侧肢体的无力和感觉障碍、失语、偏盲、痫性发作；孤立性颅内压增高综合征；不同程度的意识障碍或精神症状。

（六）鉴别诊断

特别要与动脉系统缺血或出血性脑卒中、脑脓肿、脑肿瘤、脑炎及良性颅内压增高症等相鉴别。

（七）治疗

本组疾病的治疗原则包括病因治疗、对症治疗以及抗栓治疗。

1. 病因治疗

（1）感染性患者：强调及早用药、合理选药、剂量足够及疗程宜长的抗生素治疗原则。在抗生素应用的基础上，彻底清除原发病灶，如疖肿切开排脓、乳突根治术等。

（2）严重脱水患者：补液，维持水、电解质平衡。

（3）伴有自身免疫性疾病患者：可予以激素治疗。

（4）改善血液高凝状态：给予低分子右旋糖酐可降低血黏度，改善微循环。

2. 对症治疗

（1）有脑水肿颅内高压者：常用甘露醇快速静脉滴注，可加利尿剂辅助脱水；也可用乙酰唑胺抑制脑脊液分泌，颅压过高危及生命时可行颞肌下减压术。

（2）癫痫发作者：首次癫痫发作伴有脑实质损害时，应尽早使用抗癫痫药物控制痫性发作。预防性使用抗癫痫药物并无益处。

（3）高热患者：应予以物理降温。

3. 抗血栓治疗

（1）抗凝治疗：目前主张将肝素作为一线用药用于脑静脉系统血栓形成的治疗。急性期的抗凝时间尚不统一，通常可持续 1~4 周。出血性梗死的患者应适当减少剂量，出血量较大时禁用。

急性期后的抗凝治疗需要注意：①急性期过后继续口服一段时间的抗凝药物，尤其对于儿童患者，常用华法林，控制 INR 在 2~3 之间。②对于原发性或轻度遗传性血栓形成倾向的 CVST，治疗应持续 6~12 个月。③对于发作 2 次以上或有严重遗传性血栓形成倾向的 CVST，可考虑长期抗凝治疗。④对于有可迅速控制危险因素的 CVST，如妊娠、口服激素类避孕药物，抗凝治疗可在 3 个月内。

（2）溶栓治疗：常用 rt-PA 和尿激酶静脉溶栓，但是由于全身静脉给药的溶栓疗法的局部药物浓度低，且易致颅内出血，现已极少应用，仅适用于有条件的医院。

（3）机械取栓术：对于已有颅内出血或其他方法治疗无效、溶栓治疗出现新发症状性颅内出血、入院时有意识障碍或严重颅内出血的 CVT 患者，在有神经介入治疗条件的医院，经导管机械取栓术可以作为一种可供选择的治疗方法。

（4）静脉窦内支架植入术：对于伴单侧或双侧横窦狭窄的"良性颅内高压"患者，静脉窦内支架植入术已显示出良好的疗效。有条件的医院可行逆行静脉造影测压，如发现狭窄远近端压力梯度 > 12 mmHg 时，可考虑行狭窄部位静脉窦内支架植入术，但长期疗效和安全性仍需进一步评估。

（八）预后

既往报道显示，本病的病死率在 30%~50%。

近年来，随着抗凝及溶栓治疗的进展，病死率显著下降至 5%～30%，并且长期预后良好。本病预后良好的关键是早期诊断、早期治疗。

（傅　毅）

第十一节　血管性认知障碍

血管性认知障碍（vascular cognitive impairment，VCI）是指由脑血管病的危险因素（如高血压、糖尿病、高脂血症和高同型半胱氨酸血症等）、显性脑血管病（脑梗死和脑出血等）及非显性脑血管病（白质疏松和慢性脑缺血等）引起的一组从轻度认知损害到痴呆的综合征，包括非痴呆性 VCI（VCI not dementia，VCIND）和血管性痴呆（vascular dementia，VaD）。

（一）病因

缺血性脑卒中、出血性脑卒中和脑缺血缺氧等原因均可导致脑血管性痴呆。多与皮质下小梗死灶有关，而与腔隙性梗死的关系较小。对血管紧张素 I 转换酶基因多态性的研究发现，DD 基因型是认知障碍的独立危险因素。

（二）发病机制

认知功能障碍与右侧丘脑、左侧尾状核、扣带回、双侧颞上回和左侧胼胝体下回局部脑血流量减少有关。优势半球梗死或以优势半球为主的双侧脑梗死，左侧角回、左侧大脑前动脉和后动脉区域损害增加了脑卒中后痴呆的风险。双侧丘脑梗死和基底节区、尾状核头及内囊膝部腔隙性损害，还有皮质下丘脑束及丘脑皮质束的中断均可伴发皮质下痴呆。海马梗死和硬化可单独或与其他血管性损害共同导致痴呆。

目前认为 VCI 可能发病机制包括：①急性缺血使脑组织软化坏死；②小血管病变如硬化等；③慢性缺血引起脑白质损伤，轴突运输受损并导致局部炎性反应，使信息传递发生障碍；④神经元损伤和丢失是导致临床症状、体征和各种认知衰退的最终环节。

（三）病理生理学特征

VaD 的神经生化研究显示关键性神经系统递质异常，特别是基底前脑胆碱能系统。其与中央辐射区投射通路的弥漫性白质脑病和其他血管性损害有关，导致广泛性向中央区的胆碱能投射中断。由于胆碱能系统对脑血流调节起一定作用，其功能紊乱可导致脑血流量降低和低灌注，因而在 VaD 的发病过程中起关键作用。

（四）临床表现

1. 未达到痴呆的血管性认知障碍　多有脑血管病的危险因素或脑血管病史，表现为认知功能轻度损害，但未达到痴呆的诊断标准。认知损害可以突然出现，也可以隐匿起病，表现为记忆力下降，抽象思维、判断力损害，伴个性改变，但日常生活能力基本正常。

2. 血管性痴呆

（1）急性血管性痴呆

1）多发梗死性痴呆（multi-infarct dementia，MID）：由多发性脑梗死累及大脑皮质或皮质下区域所引起的痴呆综合征，是 VaD 的最常见类型。表现为反复多次脑卒中后，阶梯式加重、波动病程的认知功能障碍，以及病变血管累及皮质和皮质下区域的相应症状体征。

2）关键部位梗死性痴呆（strategic infarct dementia，SID）：由单个脑梗死灶累及与认知功能密切相关的皮质、皮质下功能部位所导致的痴呆综合征。可表现为注意力、始动性、执行功能和记忆受损，垂直凝视麻痹、内直肌麻痹，会聚不能，构音障碍和轻偏瘫等。

3）分水岭梗死性痴呆（dementia with border-zone infarction）：属于低灌注性血管性痴呆。影像学检查在本病的诊断中有重要作用，表现为经皮质性失语、记忆减退、失用症和视空间功能障碍等。

4）出血性痴呆（hemorrhagic dementia）：脑实质内出血、SAH 后引起的痴呆。丘脑出血导致认知功能障碍和痴呆较为常见。硬膜下血肿也可以导致痴呆，常见于老年人。

（2）亚急性或慢性血管性痴呆

1）皮质下动脉硬化性脑病（Binswanger disease）：呈进行性、隐匿性病程，常有明显的假性延髓性麻痹、步态不稳、尿失禁和锥体束受损体征等。部分患者可无明确的脑卒中病史。

2）伴有皮质下梗死和白质脑病的常染色体显性遗传性脑动脉病（CADASIL）：是一种遗传性血管病，晚期发展为血管性痴呆。

（五）辅助检查

1. 实验室检查

（1）血液检测：①寻找 VCI 的危险因素：检测血糖、血脂、同型半胱氨酸、凝血功能及抗心磷脂抗体等。②排除其他导致认知功能障碍的原因：检测电解质、肝肾功能、维生素 B_{12}、甲状腺素、梅毒血清学、人类免疫缺陷病毒及伯氏疏螺旋体等。

（2）脑脊液检测：当怀疑神经变性疾病阿尔茨海默病或须与阿尔茨海默病鉴别时，可检测脑脊液中总 tau、过度磷酸化 tau 和 β 淀粉样蛋白 42 的水平。

2. 神经影像学检查

（1）MRI 检查：对首次就诊的患者均应进行脑结构影像检查，首选头颅 MRI 检查，该检查有助于对 VCI 进行分型诊断。

（2）CT 检查：在没有条件做 MRI 检查的医院，应对患者进行头颅 CT 检查，可发现脑萎缩及脑室扩大，排除脑内其他潜在的病变。

3. 神经心理学评价　神经心理学测试可以对各认知域受损及其严重程度作出客观评价，为制订治疗和照护计划提供参考，可作为监测药物疗效的手段，也可用来评价疾病的转归。因此，神经心理学测试在 VCI 的诊治中不可或缺。

（1）认知功能评价：①筛查量表：可用于认知功能的筛查，耗时少、简便易行，主要包括简易精神状况检查（minimum mental state examination, MMSE）量表和蒙特利尔认知评估（Montreal cognitive assessment, Mo–CA）量表；②各认知领域评价量表：包括记忆、注意力/执行功能、视空间结构功能、语言这四方面的评价量表。

（2）精神行为症状评定：①情绪症状评定：汉密尔顿抑郁量表、汉密尔顿焦虑量表；②淡漠症状评定：改良淡漠量表。

（六）诊断

1. VCI 诊断的三个核心要素　①存在认知功能障碍。②存在脑血管病的危险因素、脑卒中病史、神经系统局灶性体征及神经影像学提供的脑血管病的证据，以上各项不一定同时具备。③认知功能障碍与血管因素存在因果关系，除外其他原因导致的认知功能障碍。

2. 诊断标准　参考 2002 年由中华医学会神经病学分会制订的诊断标准草案。

（1）临床很可能（probable）VaD：①痴呆符合 DSM-IV-R 的诊断标准。②脑血管疾病的诊断：临床和影像学表现支持。③痴呆与脑血管病密切相关，痴呆发生于脑卒中后 3 个月内，并持续 6 个月以上；或认知功能障碍突然加重、波动或呈阶梯样逐渐进展。④支持 VaD 诊断：a. 认知功能损害的不均匀性（斑块状损害）；b. 人格相对完整；c. 病程波动，有多次脑卒中史；d. 可呈现步态障碍、假性延髓性麻痹等体征；e. 存在脑血管病的危险因素。

（2）可能为（possible）VaD：①符合上述痴呆的诊断；②有脑血管病和局灶性神经系统体征；③痴呆和脑血管病可能有关，但在时间或影像学方面证据不足。

（3）确诊 VaD：临床诊断为很可能或可能的血管性痴呆，并由尸检或活检证实不含超过年龄相关的神经元纤维缠结和老年斑数，以及其他变性疾患的组织学特征。

（4）排除性诊断（排除其他原因所致的痴呆）：①意识障碍；②其他神经系统疾病所致的痴呆（如 AD 等）；③全身性疾病引起的痴呆；④精神疾病（抑郁症等）。

3. VCI 的病因分类诊断

（1）危险因素相关性 VCI：①有长期脑血管病

的危险因素，包括高血压、糖尿病、高脂血症及高同型半胱氨酸血症等；②无明确的卒中病史；③影像学无明显的血管病灶：关键部位无血管病灶，非关键部位 >1 cm 的血管病灶 ≤3 个。

（2）缺血性 VCI

1）大血管性：①有明确的卒中病史；②认知功能障碍相对急性出现，或呈阶梯样进展；③认知功能障碍与脑卒中之间存在明确的因果关系及时间关系；④神经影像学检查显示，大脑皮质或皮质下病灶的直径 >1.5 cm。

2）小血管性：①有或无明确的脑卒中病史；②认知功能障碍相对缓慢出现；③神经影像学检查显示，多发腔隙性脑梗死或广泛白质病变，或两者兼而有之。

3）低灌注性：①存在导致脑低灌注的病因：脑动脉狭窄、心搏骤停、急性心肌梗死、失血性休克及降压药服用过量等；②认知功能障碍与低灌注事件之间存在明确的因果关系及时间关系。

4）出血性 VCI：①有明确的脑出血病史：脑实质出血、SAH 及硬膜下血肿等；②认知功能障碍与脑出血之间存在明确的因果关系及时间关系；③急性期神经影像学显示相关部位存在脑出血。

（七）鉴别诊断

1. 阿尔茨海默病　阿尔茨海默病起病隐匿，进展缓慢，记忆等认知功能障碍突出，可有人格改变，神经影像学表现为显著的脑皮质萎缩，Hachacinski 缺血量表 ≤4 分（改良 Hachacinski 缺血量表 ≤2 分）支持阿尔茨海默病诊断。

2. Pick 病　表现为进行性痴呆，早期即有明显的人格改变和社会行为障碍、语言功能受损，而记忆等认知功能的障碍相对较晚。CT 或 MRI 检查显示主要是显著的额叶和（或）颞叶萎缩。

3. 路易体痴呆（DLB）　波动性认知障碍、反复生动的视幻觉、锥体外系症状，但影像学上无梗死灶，神经系统检查无定位体征。

4. 帕金森病痴呆　早期出现锥体外系受累症状如静止性震颤、肌强直，以注意力、计算力、视空间、记忆力等受损为主，一般无脑卒中病史。

（八）治疗

1. 病因治疗　预防和治疗脑血管病及其危险因素是治疗 VCI 最根本的方法，包括抗血小板聚集、控制血压、血糖及血脂等。

2. 认知症状的治疗

（1）胆碱酯酶抑制剂：VaD 患者脑内乙酰胆碱能通路受到破坏，乙酰胆碱的水平降低，为胆碱酯酶抑制剂治疗 VaD 提供了神经生化基础。

（2）N- 甲基 -D- 天冬氨酸（NMDA）受体拮抗剂：美金刚可改善轻中度 VaD 患者的认知功能障碍。

3. 精神行为症状的治疗

（1）VCIND 患者：精神行为症状少见，程度较轻，首选非药物治疗，包括心理疏导和劝慰、调整周围环境、音乐疗法及行为治疗等。

（2）VaD 患者：精神行为症状多见，程度较重，表现多样，如果症状使患者痛苦，或使患者或他人处于危险之中，则应进行药物治疗。药物治疗分为两步：①首先使用抗痴呆药物，如胆碱酯酶抑制剂和 NMDA 受体拮抗剂；②当精神行为症状进一步加重，可短期使用非典型抗精神病药物如奥氮平和利培酮等。但非典型抗精神病药物可增加患者脑血管病和死亡的风险，因此非典型抗精神病药物只能作为二线药物短期使用。

（九）预后

VCI 的预后与引起血管损害的基础疾病和颅内血管病灶的部位有关。平均生存时间为 8 年，主要死亡原因为肺部感染和心脑血管疾病。

（傅　毅）

第十一章

脑血管病的介入
诊断和治疗

关键词

脑血管造影术　　缺血性脑血管病　　出血性脑血管病

介入治疗

思维导图

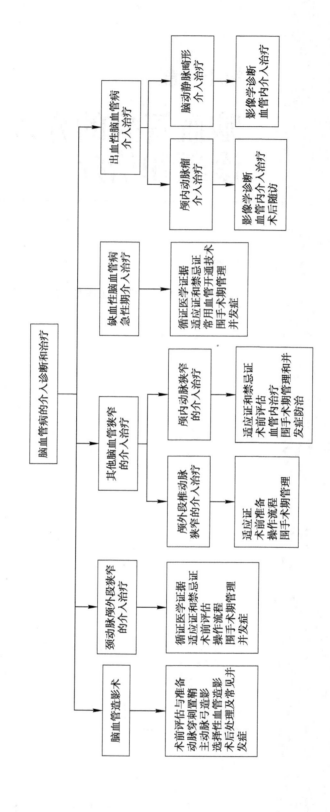

脑血管病的介入诊断和治疗

脑血管造影术
- 术前评估与准备
- 动脉穿刺置管辅助
- 主动脉弓造影
- 选择性血管造影
- 术后处理及常见并发症

颈动脉颅外段狭窄的介入治疗
- 循证医学证据
- 适应证和禁忌证
- 术前评估
- 操作流程
- 围手术期管理并发症

其他脑血管狭窄的介入治疗

颅外段椎动脉狭窄的介入治疗
- 适应证
- 术前准备
- 操作流程
- 围手术期管理

颅内动脉狭窄的介入治疗
- 适应证和禁忌证
- 术前评估
- 血管内治疗
- 围手术期管理和并发症防治

缺血性脑血管病急性期介入治疗
- 循证医学证据
- 适应证和禁忌证
- 常用血管开通技术
- 围手术期管理并发症

出血性脑血管病介入治疗

颅内动脉瘤介入治疗
- 影像学诊断
- 血管内介入治疗及术后随访

脑动静脉畸形介入治疗
- 影像学诊断
- 血管内介入治疗

第一节　概　　述

近年来，脑血管病的诊断、治疗和预防均取得了巨大进展。随着心脏介入技术的日趋成熟，血管内介入技术逐渐被应用到脑血管病的诊断和防治中来，部分技术如颈动脉支架置入术、急性大血管闭塞机械取栓术以及颅内动脉瘤介入治疗的效果已经得到比较充足的循证医学证据证实，成为继药物、外科手术以外的脑血管病第三大诊疗技术。

脑血管病介入诊疗技术是在 X 线电视监视下，经血管途径借助导引器械释放造影剂或递送各种特殊器械进入脑血管的病变部位，以达到诊断和治疗目的。脑血管尤其是颅内血管与机体其他部位血管床在结构和血流动力学方面存在较大差异，例如颅内动脉管壁较薄，以血管中层为主，缺乏外弹力层；悬浮在脑脊液中，缺乏周围组织的支撑；发出许多分支小血管供应脑干、基底节等重要区域；走行比较迂曲等。脑血管的这些生理解剖特点，决定了脑血管内介入操作难度大、风险高。神经血管介入医生只有熟悉脑血管的解剖和生理特点、熟练掌握脑血管介入操作技术、制订合理的诊疗方案、加强围手术期管理，才能保证患者得到安全有效的诊治。

目前，脑血管病介入诊断技术主要是经导管数字减影血管造影（digital subtraction angiography，DSA）。DSA 能全面、精确地显示脑血管的结构和相关病变，并可利用计算机成像技术，与三维图像重建技术有机结合，完成血管的三维成像，被认为是诊断多种脑血管疾病的"金标准"，并且是脑血管病介入治疗的基础。但 DSA 只能提供血管内腔和血流的影像信息，不能提供血管壁的病变信息，而近些年发展起来的血管内超声成像技术（intravascular ultrasound，IVUS）和光学相干断层扫描技术（optical coherence tomography，OCT）等介入诊断技术则弥补了 DSA 的这些不足。

脑血管病介入治疗主要包括缺血性脑血管病介入治疗和出血性脑血管病介入治疗。缺血性脑血管病介入治疗技术主要有：治疗颅内外血管狭窄的血管成形和支架置入术，急性大血管闭塞选择性动脉溶栓术和机械取栓术以及颅内外血管慢性闭塞再通术等。出血性脑血管病介入治疗技术主要有：颅内动脉瘤填塞术和血流导向装置治疗，以及脑动静脉畸形血管内栓塞术等。

随着电子计算机技术、影像技术、血管内导管技术以及介入材料的不断发展和改良，血管内介入技术的应用范畴日渐拓宽，研究方法日新月异，治疗效果日臻改善，在脑血管病的防治方面必将发挥越来越重要的作用。本章将重点介绍几种临床常用的脑血管病介入诊疗技术。

第二节　脑血管造影术

脑血管造影术由葡萄牙医生 Egas Moniz 于 1927 年首次在人体实施。最初需要直接暴露颈动脉或经皮穿刺颈动脉、椎动脉注射造影剂，此后引入经皮动脉穿刺置鞘技术（Seldinger 穿刺法）和 DSA 技术，逐步发展为成熟的经皮动脉插管脑血管造影。虽然计算机断层扫描血管成像（computed tomography angiography，CTA）、磁共振血管成像（magnetic resonance angiography，MRA）基本能够获得完整的头颈部血管图像，但脑血管造影可以动态观察脑血流和侧支循环，并可同期完成介入治疗，仍是其他检查手段无法替代的重要方法，目前也仍是多种脑血管病诊断的"金标准"。

一、术前评估与准备

由于经皮插管脑血管造影是一种有创的检查方法，并且存在一定的并发症，因此对这项检查的应用必须掌握合理的适应证和禁忌证，并进行完善的术前评估和术前准备，尽可能减少并发症的发生。原则上，应首先进行彩色多普勒超声、经颅多普勒超声、CTA、MRA 等无创或创伤微小的检查，如果这些检查仍不能明确疾病的原因和性质时，再考虑经皮插管脑血管造影检查。在一些紧急情况下，如怀疑有急性大血管闭塞所致脑梗死或有蛛网膜下腔出血（SAH）发生时，也可考虑急诊行经皮插管脑血管造影术，以便及时明确病因并同时开展救治。

（一）适应证与禁忌证

1. 适应证　①怀疑血管本身病变或寻找脑血管病病因；②怀疑脑静脉病变；③脑内出血或SAH病因检查；④头面部富血性肿瘤术前检查；⑤了解颅内占位病变的血供与邻近血管的关系及某些肿瘤的定型；⑥实施血管介入或手术治疗前明确血管病变和周围解剖关系；⑦急性脑血管病需动脉溶栓或其他血管内治疗；⑧头面部及颅内血管性疾病的治疗后复查。

2. 禁忌证　①碘造影剂过敏或不能耐受；②介入器材过敏；③严重心、肝、肾功能不全；④穿刺点局部感染；⑤并发脑疝。

需要明确的是，这些适应证和禁忌证都是一般性原则。对于每一个具体的患者，脑血管介入医生必须根据其全身状况和所患疾病进行综合考虑，认真衡量检查的利弊得失，制订合理的个体化检查和治疗方案。

（二）术前准备

1. 了解病情及完善相关检查　DSA术前应全面掌握患者的病情，包括现病史和既往史，尤其是有无造影剂过敏史。术前对患者进行体检，以便在术中、术后对比观察神经功能变化。了解股动脉、足背动脉的搏动情况，如有异常建议完善下肢血管超声或CTA。拟行桡动脉穿刺者，需行桡动脉触诊和Allen试验。Allen试验具体做法如下：术者用双手同时按压桡动脉和尺动脉，嘱患者反复用力握拳和张开手指5~7次至手掌变白，松开对尺动脉的压迫，继续保持压迫桡动脉，观察手掌颜色变化，若手掌颜色在10 s内迅速变红或恢复正常，即Allen试验阴性，可以经桡动脉进行介入操作，一旦桡动脉发生闭塞也不会出现缺血。相反，若超过10 s手掌颜色仍为苍白，即Allen试验阳性，表明手掌侧支循环不良，不应选择经桡动脉行介入操作。

术前完善患者的血常规、凝血功能、肝肾功能等检测。一般认为血肌酐浓度≤250 μmol/L的患者脑血管造影是安全的，但应注意控制造影剂用量，使用等渗非离子型造影剂。血小板计数≤80×10⁹/L时，即使凝血指标正常，一般也不建议行脑血管造影检查。如果术前已有血管超声、TCD、CTA、MRA等血管检查结果，可结合临床资料初步判断责任血管，以便术中着重观察。如果已有主动脉弓结构信息，可在造影前预判可能的解剖变异或路径困难，提前做好介入器材和技术准备。

2. 签署知情同意书　术前需要向患者及家属充分告知检查的必要性和简要操作过程，造影期间需要配合医生的注意事项、术中术后可能的不适感、可能的并发症及相应的处理方案。在取得患者和（或）家属的同意后，签署知情同意书。

3. 其他准备事项　股动脉穿刺者建议双侧腹股沟区备皮。如果预计手术时间较长或术后不能配合平卧位排尿，可以提前留置导尿。术前需建立静脉通道。术前半小时可肌内注射苯巴比妥钠0.1~0.2 g，给予患者适当的镇静处理，消除紧张恐惧感。

二、动脉穿刺置鞘

Seldinger穿刺技术及其改良方法操作简便，损伤小，同期置入血管鞘可避免反复置入造影导管损伤血管，目前已成为DSA的基本操作技术。股动脉是脑血管介入诊疗的最常用途径。股动脉不适合穿刺时，也可根据经验选择桡动脉或肱动脉作为穿刺点。下面以经股动脉穿刺为例介绍动脉穿刺置鞘的主要操作要点（图11-1）。

（一）定位

优先选择右侧股动脉，在腹股沟韧带股动脉搏动最明显处下方1.5~2.0 cm处作为穿刺点。

（二）消毒

双侧股动脉穿刺区域碘附消毒2遍，范围：上

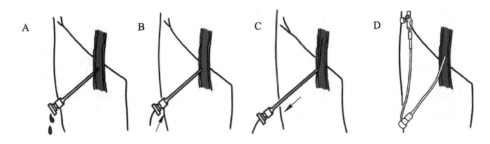

图 11-1　Seldinger 技术
A. 穿刺针进入股动脉；B. 导丝通过穿刺针进入股动脉；C. 导丝保留在股动脉内，
退出穿刺针；D. 沿导丝置入血管鞘，退出导丝

界为脐平面，下界为大腿下 1/3 处，外侧界为腋中线延长线，内侧界为大腿内侧中线。首先消毒穿刺处，最后消毒会阴部。

（三）麻醉

以利多卡因在皮肤穿刺点（外口）和股动脉穿刺点（内口）两侧逐层浸润麻醉。

（四）穿刺

在外口做一与腹股沟方向大致平行的 2~3 mm 皮肤切口，右手拇指和食指持血管穿刺针，针与皮面成 30°~45° 角，缓慢进针，针尖接近股动脉时可感到搏动感。若为单壁穿刺，继续推送穿刺针至穿透前壁，尾端鲜红色动脉血持续搏动性涌出为穿刺成功。若使用透壁穿刺法，则穿透血管前后壁，拔去针芯，缓慢后退穿刺针套管直至尾端动脉血持续涌出为穿刺成功。

（五）置入导丝

换用左手持针，右手将 J 型或直型导丝自尾端送入股动脉内，撤去穿刺针，左手随即压迫内口以防出血。

（六）置鞘

以肝素盐水纱布擦拭导丝，通过导丝置入动脉鞘和鞘芯组件，到位后撤去导丝和鞘芯。

（七）冲洗

以注射器回抽动脉鞘，回血良好确认在动脉内，注入肝素盐水冲洗动脉鞘。

三、主动脉弓造影

脑血管造影首先从主动脉弓造影开始，通常使用直径 0.035 英寸（1 英寸 = 2.54 cm）亲水导丝和带侧孔的 Pigtail（猪尾）导管。左前斜位（LAO 30°~45°）是显示主动脉弓的最佳体位，能清晰显示主动脉弓的弓形和弓上各血管的走行。主动脉弓造影可以初步评估颅内外血管的总体情况，便于寻找弓上血管开口和选择合适的导管，并能发现很多非常重要的信息，包括动脉粥样硬化程度、钙化、夹层形成、动脉瘤等。显示主动脉弓是血管内介入操作至关重要的环节。

根据其解剖特点，主动脉弓被分为 Ⅰ~Ⅲ 型三种弓形（图 11-2）。分型的标准是基于无名动脉的起点至主动脉弓顶点处的距离。如三支弓上大血管都在从主动脉弓顶点发出的水平线之上发出时，为 Ⅰ 型弓；如无名动脉于主动脉弓弯曲的上、下缘水平线之间发出时，为 Ⅱ 型弓；如无名动脉起源于主动脉弓下缘发出的水平线以下时，为 Ⅲ 型弓。通常弓的形状越陡，手术的难度越大。而随着年龄的增长及高血压的存在，主动脉弓走行往往可能变得更陡。

四、选择性血管造影

导管头端位于主动脉弓一级分支血管的造影习惯称为选择性血管造影，如颈总动脉、锁骨下动脉。进入二级甚至三级分支血管时称为超选择性血管造影，如颈内动脉和椎动脉。标准的脑血管造影包括双侧颈内动脉 + 双侧椎动脉的四血管造影，有时为明确颅外动脉代偿或排除硬脑膜动静脉瘘等，还须做包括双侧颈外动脉的六血管造影。但是为减

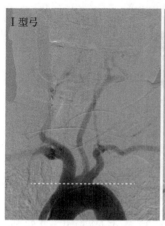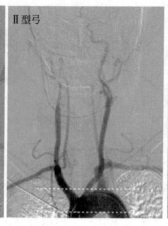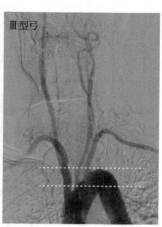

Ⅰ型弓　　Ⅱ型弓　　Ⅲ型弓

图 11-2　主动脉弓分型

少导丝触碰动脉斑块导致斑块脱落的风险，大部分情况下采用双侧颈总动脉 + 双侧锁骨下动脉的四血管选择性造影，也足以清晰地观察颅内外血管。

选择性血管造影通常使用 0.035 英寸亲水导丝和单一弯曲造影导管（如 Vertebral 导管），Ⅲ型主动脉弓时可考虑使用 Simmons 复合弯曲导管。选择性血管造影的操作要点如下。

（一）连接

单弯导管内衬导丝，尾端连接 Y 形阀，并通过三通管连接加压滴注和高压注射器，排净管道内气体。

（二）导管到位

导管在造影导丝的指引下经过主动脉弓进入升主动脉，退出导丝，边旋转导管边缓慢后撤，直到导管头端弹入弓上一级血管开口，这时前送导丝，使导丝的支撑力足以支撑前送导管，并且使导丝头端保持在安全范围内，固定导丝，沿导丝缓慢前送导管。颈动脉造影时，导管头端放置在颈总动脉分叉段以下 2 ~ 3 cm 处。椎动脉造影时，导管头端放置在锁骨下动脉距离椎动脉开口近端 1 ~ 2 cm 处。

（三）造影

调整好特定投射位置后，通过高压注射器注射造影剂使血管显影。

🅔 微视频 11-1

脑血管造影术

五、术后处理及常见并发症

（一）术后处理

1. 拔鞘按压　术后需拔除血管鞘，并手工按压以封闭股动脉穿刺点。拔出动脉鞘前可用鱼精蛋白中和肝素，也可等待肝素代谢清除后拔鞘。按压时，手指着力点位于股动脉穿刺内口或其近端，同时注意暴露外口，以便观察有无活动性出血。按压时间一般为 10 ~ 20 min，解除压力后确认外口无渗血，才可将无菌敷料置于内口上，以弹力绷带交叉加压包扎，继续沙袋压迫穿刺点 6 ~ 8 h。压迫过程中定时观察敷料是否干燥，伤口有无渗血肿胀，以及足背动脉的搏动情况，以便及早发现出血等并发症并及时处理。患者平卧位，穿刺侧下肢制动 24 h。

除手工按压外，也可使用血管闭合器，但须注意使用前应行股动脉造影，明确股动脉穿刺处的位置、管径、有无粥样硬化和钙化斑块，以确定是否适于使用闭合器。桡动脉穿刺点拔鞘后可使用手工按压或压迫器压迫止血。

2. 其他处理　脑血管造影术后建议给予"水化"以促进造影剂排泄。注意观察并记录患者的生命体征，包括头晕、头痛、恶心、呕吐等全身症状，以及失语、肌力下降、癫痫等神经系统症状，并及时处理。

（二）常见并发症及处理

脑血管造影术并发症包括神经系统并发症、局部或周围血管并发症、穿刺点并发症和造影剂并发症等。其中神经系统并发症发生率可达 1.30% ~ 2.63%。

1. 短暂性脑缺血发作和脑梗死　术中血管壁斑块脱落、导管内血栓形成、气体栓塞等可造成缺血性脑卒中。预防方法包括：穿刺成功后给予全身肝素化，预防导管内血栓形成；禁止导管或导丝超越血管壁斑块，防止斑块破损或附壁血栓脱落；仔细检查并排空管道中的空气，预防气栓的发生。当证实远端血管出现栓塞时，根据病情给予溶栓或机械取栓；当出现气栓时，可给予高压氧治疗。

2. 皮质盲　表现为双眼视力丧失，瞳孔对光反射正常，也可伴有遗忘、肢体偏瘫、头痛等其他症状，多见于椎动脉造影后，其他血管造影也可出现。脑血管造影后的皮质盲无特效处理，须完善头颅影像学检查排除后循环脑栓塞，可适当补液，促进造影剂排泄，同时给予血管解痉药物。皮质盲患者通常预后良好，数小时或数天内可完全恢复。

3. 动脉夹层　发生于股动脉或髂动脉的夹层多为逆行夹层，一般数小时或数天后可自行愈合。如血管夹层延伸过深可能累及对侧大血管供血，应及时行局部血管造影，必要时请外科协助处理。发生于弓上血管的动脉夹层为顺行夹层，应立即暂停介入操作，数分钟后行造影检查。如果未引起明显的管腔狭窄，可不须特殊处理。如果管腔血流受到明显影响，可以考虑给予支架置入。

4. 血管迷走神经反射　拔除血管鞘、手工按压、加压包扎时刺激周围血管，患者可出现迷走神经反射，主要表现为血压下降、心率下降，出冷汗、面色苍白等症状。当高龄、心脏功能不全患者出现迷走神经反射时，可危及生命。处理方法为解除血管刺激，静脉推注阿托品，并适当补充血容量，必要时应用血管活性药物如多巴胺升压。

5. 局部血肿形成　腹股沟局部血肿是最常见的穿刺点并发症。原因包括：凝血功能异常或使用了抗凝药物；术中反复穿刺股动脉，或穿刺时刺穿股动脉并同时累及股动脉的分支；术后股动脉穿刺处压迫止血方法不当、时间不足，及患者出现剧烈咳嗽、便秘等腹压增加情况；穿刺侧下肢过早负重活动等。预防方法包括：术前明确患者无凝血功能障碍，根据手术时间合理控制肝素用量；尽量减少股动脉穿刺次数；术后按压部位准确，按压时间不少于 15 min；嘱患者避免剧烈咳嗽，卧床时间不少于 24 h。少量出血可用机械压迫法处理。血肿多为自限性，可自行吸收。

6. 假性动脉瘤　股动脉穿刺后，血液可通过损伤的壁破裂口进入血管周围组织，形成腔隙，造成假性动脉瘤。收缩期动脉血液可经过瘤颈部流向瘤腔，舒张期血液可回流至动脉内。假性动脉瘤的原因包括：穿刺次数过多；穿刺部位偏低，股动脉偏细，致使穿刺损伤相对较大；血管周边软组织较多，不易压迫止血；动脉鞘尺寸较大等。大部分假性动脉瘤可在超声定位下局部对瘤颈部加压包扎，复查超声了解瘤体闭塞情况，3 ~ 5 天后瘤腔可以闭合；部分难以压迫闭塞的假性动脉瘤可在超声引导下瘤腔内注射凝血酶；少数情况下可使用覆膜支架将假性动脉瘤闭塞或行外科手术切除或修补。

> ⏫ 拓展阅读 11-1
>
> 脑血管造影术操作规范中国专家共识（2018 年）

第三节　颈动脉颅外段狭窄的介入治疗

研究表明，约 1/4 的脑卒中归因于颈内动脉（internal carotid artery，ICA）颈段狭窄和闭塞引起的缺血性事件。颈动脉狭窄最常见的病因是动脉粥样硬化斑块。另外，动脉夹层、动脉炎、先天发育异常或放射性损伤也可导致颈动脉狭窄。

20 世纪 80 年代，多项随机试验证实颈动脉内膜切除术（carotid endarterectomy，CEA）联合阿司匹林治疗较单用阿司匹林治疗能够降低中重度症状性（≥50%）和无症状性（≥70%）颈动脉狭窄患者的脑卒中风险，成为治疗颈动脉狭窄的"金标准"，是西方国家最常用的治疗颈动脉狭窄的方法。但因解剖或伴随相关疾病等因素的存在，使有些患者无法实施 CEA 治疗。

近年来，随着导管内技术的发展和栓子保护装置（embolic protection devices，EPD）的应用，颈动脉球囊扩张成形和支架置入术（carotid artery stenting，CAS）有望成为替代 CEA 微创治疗颈动脉狭窄的新方法。

（一）循证医学证据

CAS 是目前脑血管病介入治疗中获得高级别循证医学证据支持的技术之一。由于 CEA 是治疗颈动脉狭窄的"金标准"，所以有关 CAS 的随机试验都是以 CEA 作为对照，比较两者的有效性及安全性有无差异。

内膜切除术高风险患者行带有栓塞保护装置的 CAS 随机试验（stenting and angioplasty with protection in patients at high risk for endarterectomy，SAPPHIRE）纳入了狭窄≥50% 的症状性、≥80% 的无症状性患者，并且存在至少一个 CEA 治疗的高危因素。研究结果显示，1 年的主要终点事件（术后 30 天内死亡、脑卒中或心肌梗死或术后 31 天到 1 年内死亡或同侧脑卒中）发生率 CAS 非劣效于 CEA。3 年的长期随访结果显示预设的次级终点事件（术后 30 天内死亡、脑卒中或心肌梗死或术后 31 天到 3 年内死亡或同侧脑卒中）发生率两组之间也无显著性差异。

颈动脉血管重建内膜切除术与支架置入术对比试验（carotid revascularization endarterectomy versus stenting trial，CREST）纳入了血管造影提示狭窄≥50%，或者超声、CTA 或 MRA 提示狭窄≥70% 的症状性及血管造影提示狭窄≥60%，或超声提示狭窄≥70%，或者 CTA、MRA 提示狭窄≥80% 的无症状性颈动脉狭窄患者，没有 CEA 手术的高危因素。结果表明，两组主要终点事件（围手术期脑卒中、心肌梗死或任何原因所致死亡或随机化后 4 年内责任血管同侧任何脑卒中）发生风险无显著

性差异，但在围手术期 CAS 组有更高的脑卒中风险而 CEA 组有更高的心肌梗死风险。10 年的长期随访结果显示，两组之间的主要终点事件以及 10 年内同侧脑卒中的发生率都无明显差异。

无症状性颈动脉研究 I（asymptomatic carotid trial I，ACT I）纳入了 79 岁以下、颈动脉分叉部严重狭窄（70% ~ 99%）、不伴有对侧颈动脉 60% 以上狭窄、无 CEA 高危因素的无症状性颈动脉狭窄患者。主要终点事件是术后 30 天死亡、脑卒中或心肌梗死，或 1 年内治疗血管同侧脑卒中。结果证明，术后 1 年主要终点事件发生率 CAS 非劣效于 CEA，5 年随访结果显示两组之间非手术相关脑卒中和所有脑卒中的发生率以及生存率都没有显著性差异。

以上随机对照试验表明，对于无论有无 CEA 高危因素的颈动脉狭窄患者，CAS 都可以取得不亚于 CEA 的治疗效果，在无条件或不适合行 CEA 治疗时，可以作为一种有效的 CEA 替代方法，但应由能将围手术期致残和致死率控制在 6% 以下的手术者或机构实施。

（二）适应证和禁忌证

1. CAS 的适应证　①年龄≥18 岁。②症状性狭窄≥50%，无症状性狭窄≥70%。③签署知情同意书。

2. CAS 的相对禁忌证　①3 个月内有颅内出血。②伴有颅内动脉瘤，并且不能提前或同时处理者。③2 周内曾发生心肌梗死或较大范围脑梗死。④胃肠道疾病伴有活动性出血者。⑤不能控制的高血压。⑥对肝素、阿司匹林或其他抗血小板类药物有禁忌者。⑦对造影剂或所使用的材料或器材过敏者。⑧有严重心、肝、肾、肺疾病者。⑨血管迂曲或变异，导管或支架等输送系统难以通过。⑩血管病变广泛或狭窄范围过大。⑪血管炎性狭窄，广泛的血管结构异常。⑫血管损伤部位存在血栓或严重钙化。⑬穿刺部位或全身有未能控制的感染。⑭明显的意识障碍或神经功能受损严重。

（三）术前评估

CAS 术前应进行充分的术前评估，包括症状、体格检查及影像学评估，以衡量风险获益比，评估手术的可操作性及可能选取的手术器材，判断可能发生的并发症并制订相应的处理预案，以保证手术的顺利实施。

1. 症状和体征评估　全面的神经系统体格检查，包括心脏和颈动脉杂音的听诊、检眼镜视网膜血管的检测均非常重要。美国国立卫生研究院脑卒中量表（national institutes of health stroke scale, NIHSS）评分用于测评神经系统功能缺失，根据分值判断脑卒中患者的预后。患者的临床表现和阳性体征必须要与神经血管影像学资料联系，以明确其产生的原因是否源于同侧的颈动脉病变，此为定义症状性颈动脉狭窄或闭塞的关键。

2. 影像学评估　包括无创的颈动脉超声、CTA、MRA、高分辨 MRI 等和有创的 DSA、血管内超声成像技术（IVUS）、光学相干断层扫描（OCT）等，可对颈动脉解剖形态、狭窄程度、斑块特点及病变性质如夹层和炎症等进行评估，为优化治疗方案提供重要依据。

（1）颈动脉超声：是一项应用程度最广、费用最低的无创评估颈动脉狭窄的成像技术。采用灰阶成像技术直接评估横断面狭窄程度，提供能预测脑卒中风险的斑块形态学信息，包括不光滑斑块、溃疡斑块和低回声斑块。超声检测到的颈动脉收缩期血流速度可作为准确衡量颈动脉狭窄程度的重要参数。

（2）CTA：可用于颈动脉和颅内动脉狭窄的评估，能用于颈动脉超声成像模糊和诊断颈动脉狭窄程度不确定的患者，能检测主动脉弓和颈动脉形态学特点，能可靠地鉴别完全和次全闭塞病变，能评估动脉开口、串联病变和伴有心律失常、心脏瓣膜病变以及心肌病患者颅内外血管形态学特点。通过增强剂显影，能提高评估扭曲动脉狭窄的精确度。

（3）MRA：在诊断闭塞性脑血管疾病方面优势较大，可以发现颅内和颅外较大血管分支的病变。

与颈动脉超声相比，MRA 能检测超声所不及的颅内动脉狭窄。与 CTA 相比，MRA 的优势在于避免使用碘造影剂，不具有肾毒性。但 MRA 易将狭窄程度扩大化，将动脉次全闭塞评估为完全闭塞。另外，对安装心脏起搏器患者和幽闭恐惧症患者无法实施 MRA。

（4）高分辨磁共振成像（high resolution MRI, HRMRI）：主要用于显示血管壁的病变，可提供有关动脉粥样硬化斑块形态学、斑块内成分以及斑块炎症的定性和定量信息，并与其他非动脉粥样硬化性血管病变如动脉炎等进行鉴别，为指导进一步的介入治疗提供参考。

（5）DSA：虽然无创的颈动脉超声、CTA 或 MRA 可用于绝大部分颈动脉病变患者的初级评估，包括病变性质和狭窄的程度，有些情况下可以帮助血管内重建手术策略的制订，但目前尚不能替代 DSA 的作用。DSA 是评估颈动脉病变的"金标准"，CAS 术前应常规行 DSA 检查。通过主动脉弓造影，可明确主动脉弓的类型、弓上大血管的形态学特点，为评估手术的可行性、是否采用套管技术和手术器材的选取提供重要依据；通过颈动脉颅外段造影可明确动脉狭窄的严重程度、测量颈总动脉和颈内动脉直径，帮助选择合适的球囊和支架，还可根据狭窄的严重程度及血管迂曲程度帮助选择合适的脑保护装置，并确定其释放的位置。通过颅内动脉造影可以提示颈动脉系统是否存在串联病变，为全面制订手术策略提供帮助，同时也是评估术后脑血流量改变的必要依据。

目前，国际上倾向于以下两种方法判断颈动脉颅外段狭窄。①北美症状性颈动脉内膜切除试验（North American symptomatic carotid endarterectomy trial, NASCET）法：狭窄率 $= (1-a/b) \times 100\%$，a 为狭窄处最小血管直径，b 为狭窄以远正常颈内动脉直径。②欧洲颈动脉外科试验（European carotid surgery trial, ECST）法：狭窄率 $= (1-a/c) \times 100\%$，a 为狭窄处最小血管直径，c 为狭窄处正常血管直径（图 11-3）。如病变位于颈总动脉或颈内动脉窦

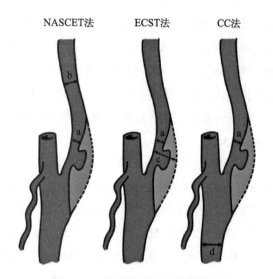

图 11-3   颈动脉狭窄的评估方法

a. 狭窄处最小血管直径；b. 狭窄以远正常颈内动脉直径；
c. 狭窄处正常血管直径；d. 颈总动脉正常血管直径

部，NASCET 法会明显低估狭窄程度，而 ECST 法更合理。但正常颈动脉窦的形态很不规则，通常难以判断狭窄处正常血管直径，而大部分人的颈动脉窦部血管直径更接近于颈总动脉，可以用以下公式来计算（CC 法）：狭窄率 =（1-a/d）× 100%，a 为狭窄处最小血管直径，d 为颈总动脉正常血管直径（图 11-3）。如病变位于颈内动脉窦部以远，则可以用 NASCET 标准来判断狭窄程度。

（6）血管内超声成像技术（intravascular ultrasound，IVUS）：通过特殊的机械探头和超声导管能够清晰显示血管内解剖和病变特征；可通过血管截面成像观察血管内腔及血管壁断面的内、中、外三层结构，判断病变性质和组织结构；对动脉粥样硬化性病变进行定性和定量分析，指导制订合理的介入治疗策略，评价介入治疗效果和监测介入治疗的并发症等。

（7）光学相干断层扫描（optical coherence tomography，OCT）：是利用波长为 1 300 nm 左右的近红外光对血管壁的横断位进行成像，得到分辨率为 10 ~ 20 μm 的精密图像，是目前可应用的分辨率最高的血管内成像技术。OCT 可以观察到动脉的内弹力膜、血管中层和外弹力膜三层结构，准确识别

斑块内的脂质成分、钙化和纤维成分，定量分析斑块的薄纤维帽、血管腔内血栓和钙化结节，识别血管夹层和血管炎等病变；还可评估颈动脉支架置入术后血管壁与支架之间的相互关系，如斑块覆盖、斑块脱垂、支架内陷、支架贴壁不良等。在 CAS 术后随访中，可观察并测量支架内内膜增生。

（四）操作流程

以颈动脉分叉部动脉粥样硬化性狭窄为例简要介绍 CAS 的操作流程（图 11-4）。

1. 介入操作入路   CAS 通常采用股动脉作为手术入路，便于将导管系统输送至颈总动脉远端。但在股动脉闭塞或经股动脉无法将导管输送至颈总动脉的情况下，可选择肱动脉或桡动脉作为入路。

2. 动脉穿刺置鞘   一般选用 8F（1F = 0.33 mm）血管鞘，具体方法见第二节。置鞘成功后静脉推注肝素（70 U/Kg）以全身肝素化，使活化凝血时间（activated coagulation time，ACT）为 250 ~ 300 s。

3. 指引导管到位   将指引导管顺利地输送至颈总动脉是 CAS 成功的关键因素之一。选用 8F 指引导管，将 5F 单弯导管置于 8F 指引导管内，沿 0.035 英寸亲水导丝将单弯导管和指引导管一起推送至颈总动脉上 1/3 处，距离病变近端约 2 cm，到位后将导丝和单弯导管一起撤出，保留指引导管在原位，尾部接 "Y" 阀和三通，持续、缓慢地滴注肝素化生理盐水，以防导管内血栓形成。选择最佳工作角度，将颈外动脉和颈内动脉的起始部展开，通过导管注射造影剂，进一步明确颈动脉分叉部及病变部位的情况。

4. 脑保护装置到位   为避免手术操作过程中栓子脱落引起远端血管栓塞，现已有多种脑保护装置应用于 CAS 术中。常见的脑保护装置主要有两种类型：远端滤网式保护装置和近端球囊闭塞式保护装置。

（1）远端滤网式保护装置（图 11-5）：是以金属骨架结构覆以聚乙烯薄膜滤网或以镍钛合金编织而成的滤网，呈伞状，常置于 0.014 英寸导丝的远端。推送时需通过狭窄段病变，放置在颈内动

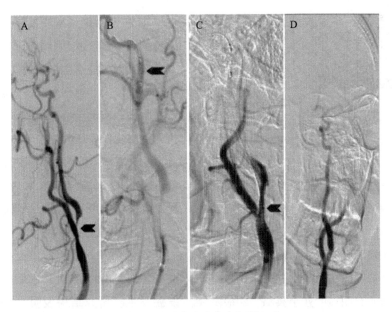

图 11-4　颈动脉狭窄支架置入术

A. 颈动脉侧位造影显示窦部次全闭塞（箭头所示）；B. 0.014英寸微导丝通过病变，用直径2.0 mm球囊导管预扩后，脑保护装置在微导丝的辅助下通过病变，置入颈动脉颈段的远端（箭头所指为保护装置伞体）；C. 自膨式支架置入后，可见明显残余狭窄；D. 直径为6.0 mm球囊导管后扩后，造影示支架形态良好，无明显残余狭窄

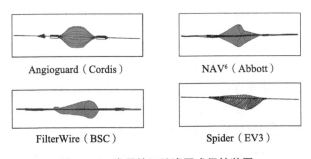

图 11-5　常用的远端滤网式保护装置

脉 C1 段远端平直、形态正常的节段并打开，阻止栓子进入脑内；当狭窄非常严重保护装置难以通过时，可先用 2 mm 球囊扩张后再通过保护装置。这种装置的优点在于可以保证 CAS 术中颈内动脉持续血流，在保护过程中不影响脑组织的血流，是目前临床应用最广泛的脑保护装置。缺点在于打开前必须通过病变部位，可能会造成斑块脱落并发栓子栓塞；另外，当颈内动脉过度迂曲时可能会造成装置通过困难以及无"着陆"位置而无法使用。

（2）近端球囊闭塞式保护装置：该装置一般有两个顺应性球囊，一个放置在颈总动脉，另一个放置在颈外动脉。充盈球囊后阻断颈内动脉顺行血流，避免栓子随血流到达脑内；支架放置成功后，抽吸颈内动脉处血液，以清除操作过程中脱落的斑块。这种装置的优点在于在任何器械通过病变部位前即可起到保护作用，规范操作可避免任何栓塞事件的发生。缺点在于装置体积大硬度高，进入颈动脉操作难度加大；另外，当患者侧支循环不充分时，阻断动脉血流可能会导致脑血流急剧下降，患者无法耐受。

5. 球囊预扩　通常选取直径 4~5 mm、长度 20~40 mm 的球囊小心地放置于颈动脉病变处，定位准确后充盈球囊对狭窄病变进行预扩。预扩球囊直径不宜太大，一般遵循球囊与血管直径比为 0.5~0.6。如使用远端滤网式保护装置，预扩后可通过指引导管行颈动脉造影，评估预扩效果。

6. 支架置入　CAS 一般选用自膨式支架，直径等于或略大于颈总动脉管径，一般为 6~9 mm。少数情况下，支架完全置于颈内动脉内而不覆盖颈动脉分叉部时，所选支架直径应与颈内动脉直径一致。支架长度要确保完全覆盖病变部位，一般为 30~40 mm。目前自膨式支架有两种类型（图 11-6），

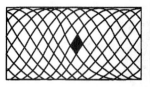
闭环支架

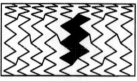
开环支架

图 11-6 闭环支架和开环支架

一种为闭环支架，一般适用于病变血管迂曲不明显、伴有较大溃疡性斑块时；另一种为开环支架，具备更大的径向支撑力，贴壁性好，适用于迂曲病变或钙化较明显的斑块。支架置入后需再次行血管造影，观察支架展开情况。由于自膨式支架术后有继续扩张的趋势，除非有明显的残余狭窄，一般不建议进行球囊后扩。同时行颅内血管造影，并与术前的造影图像进行对比，以便及时发现栓子栓塞事件。

7. 回收保护装置 远端滤网式保护装置使用回收导管回收，近端球囊闭塞式保护装置是将球囊排气撤出。明确患者无神经系统和操作相关并发症后，将导管导丝撤出。待肝素代谢清除后拔除血管鞘或直接用血管闭合器封闭动脉穿刺点。

微视频 11-2
颈动脉支架置入术

（五）围手术期管理

1. 术前管理 因术中可造成血管内膜损伤，并置入支架异物，很容易诱发支架内急性血栓形成，术前应充分给予抗血小板治疗。至少于术前 3 天给予双联抗血小板药物治疗（阿司匹林 100 mg/d+ 氯吡格雷 75 mg/d）；对于急诊手术治疗的患者，需一次给予负荷量的双联抗血小板药物（阿司匹林 300 mg+ 氯吡格雷 300 mg）。术前 30 min 可给予少量镇静药物，如苯巴比妥 0.1~0.2 g，减轻患者恐惧焦虑情绪。准备好阿托品及多巴胺等抢救药品。一般使用局部麻醉，便于术中随时与患者交流，及时发现有无相应的并发症发生。术前有心动过缓或房室传导阻滞的患者，可考虑置入临时起搏器。

2. 术中管理 术中给予持续心电监护，监测患者的生命体征和动脉血氧饱和度变化。球囊预扩及支架置入时注意因颈动脉窦部刺激造成的心率减慢、心脏停搏和血压下降，可嘱患者咳嗽或捶打患者左胸部，有助于心率恢复，必要时可静脉给予阿托品，出现低血压时可给予多巴胺等升压药物。

3. 术后管理 术后应在监护病房继续监测生命体征，并评估穿刺部位和神经功能状态。继续口服氯吡格雷服用 6 个月，终身服用阿司匹林。

（六）并发症

虽然 CAS 的治疗器械及技术已经有了长足的发展，但在 CAS 术中和术后依然有各种各样的并发症发生。研究结果表明，在 CAS 整个操作中各种不良事件的发生率为 6.8%~9.6%。快速识别、迅速评估 CAS 并发症是改善患者预后的重要前提。下面重点介绍几种严重的并发症。

1. 急性支架内血栓形成 表现为支架置入后造影时可见支架内造影剂充盈缺损，虽然发生率较低，但会给患者带来致命后果，需要及时处理。常见的诱因有：①术前抗血小板聚集治疗或术中肝素化不充分；②存在抗血小板药物抵抗；③支架置入错位；④支架置入后贴壁不良或残余狭窄明显；⑤斑块脱垂入支架内腔等。术前充分的抗血小板治疗是预防此并发症的主要措施（见"术前管理"）。一旦发生，可根据具体情况采取局部或全身给予血小板膜糖蛋白Ⅱb/Ⅲa受体拮抗剂（如替罗非班）或阿替普酶，机械取栓或导管抽吸血栓，球囊后扩血管成形或支架内套叠支架，或行急诊内膜切除术取出带血栓的支架和斑块。

2. 脑栓塞 虽然 CAS 术中都使用了脑保护装置，但有时仍会发生栓子脱落导致脑栓塞。CAS 术中发生脑栓塞可能性较大的阶段主要有指引导管到位阶段、球囊预扩便于保护装置通过狭窄病变阶段、支架置入阶段和球囊后扩阶段。术中操作轻柔和选择合适的脑保护装置可有效预防脑栓塞的发生。当发现大血管急性闭塞时，可给予机械取栓或药物溶栓，选用药物有血小板膜糖蛋白Ⅱb/Ⅲa受体拮抗剂（如替罗非班）或阿替普酶等。

3. 高灌注综合征　颈动脉狭窄患者因脑组织长期缺血、缺氧，已极度扩张的脑血管失去了自身调节功能，血管反应性下降，CAS 术后脑血流量过度增加可导致高灌注综合征，表现为精神错乱、头痛、癫痫发作和脑卒中样发作，影像学检查可见术侧半球弥漫性脑水肿，有时可并发脑出血，是一种致死性并发症。严重单侧或双侧颈动脉狭窄、对侧血管闭塞、侧支循环差、术前已存在脑梗死、围手术期高血压及老年患者易诱发高灌注综合征。对有上述因素的高危患者应严密监测血压和神经系统功能。处理措施主要包括严格控制血压、脱水降低颅内压和进行抗癫痫等对症处理。

☞ 教学 PPT 11-1
颈动脉颅外段狭窄的介入治疗

☞ 拓展阅读 11-2
中国缺血性脑血管病血管内介入诊疗指南（2015 年）

第四节　其他脑血管狭窄的介入治疗

一、颅外段椎动脉狭窄的介入治疗

有近 1/4 的缺血性脑卒中发生在椎基底动脉系统。椎基底动脉粥样硬化是导致后循环脑卒中的主要原因之一。动脉粥样硬化性狭窄可以发生在椎基底动脉全程，但以椎动脉起始部最为常见。颅外脑血管狭窄的患者，25% ~ 40% 发生在椎动脉颅外段。

与颈动脉狭窄支架置入已获得大型随机对照试验证实疗效不同，颅外段椎动脉狭窄的介入治疗尚缺乏循证医学证据支持。目前已发表的几项随机对照研究（CAVATAS 研究、VAST 研究、VIST 研究）均未证实血管内治疗较药物治疗对症状性颅外段椎动脉狭窄有更好的效果，但 VAST 研究和 VIST 研

究显示支架置入组围手术期并发症发生率分别仅为 2% 和 0，说明该治疗还是非常安全的。因此，目前指南推荐，对于颅外段椎动脉狭窄所致后循环缺血患者，首先要给予优化药物治疗，包括抗血小板聚集治疗、他汀药物治疗及危险因素控制，对药物治疗无效的患者，可以考虑血管内介入治疗。

（一）适应证和禁忌证

目前对于颅外段椎动脉狭窄介入治疗的适应证还没有一致性的意见，多是经验性总结，根据中华医学会神经病学分会脑血管病学组指南推荐，有以下情况时可以考虑行介入治疗：①症状性椎动脉颅外段狭窄≥50% 的患者，若药物治疗无效，可考虑血管内介入治疗；②无症状性椎动脉颅外段高度狭窄≥70%，若狭窄程度进行性加重，可考虑血管内介入治疗；③无症状性椎动脉颅外段高度狭窄≥70%，若伴有对侧椎动脉先天发育不良或缺如，可考虑血管内介入治疗。

颅外段椎动脉狭窄介入治疗的禁忌证参考 CAS 部分。

（二）术前评估

首先，应详细询问病史，全面进行体格检查和神经系统检查，对疑为椎 - 基底动脉系统脑卒中或 TIA 的患者，应行神经影像学检查和血管形态学检查。颅内外血管病变检查有助于了解脑卒中的发病机制、病因和选择治疗方案。常用的检查包括颈部血管超声、TCD、CTA、MRA 和 DSA 等。颈部血管超声对发现颅外颈部血管病变、特别是斑块和狭窄很有帮助。TCD 可用于颅内血流、微栓子和治疗效果的监测。CTA 和 MRA 能提供有关血管狭窄或闭塞的信息，可作为无创评估椎动脉狭窄病变的首选，但都不能准确地发现椎动脉起始部的病变。DSA 的准确性最高，是诊断椎动脉病变的"金标准"，应从多个角度全面评估椎 - 基底动脉颅外段及颅内段的情况，明确病变血管部位、直径、病变长度、偏心率、病变血管及其临近血管发出的分支、后交通动脉以及颈外动脉 - 椎动脉侧支血管是否存在等。椎动脉颅外段狭窄程度计算参照

NASCET 法（见第三节）。

（三）操作流程

以椎动脉起始部狭窄为例简要介绍颅外段椎动脉狭窄支架置入操作流程。

1. 穿刺置鞘　局部消毒、麻醉后，常规右侧股动脉 Seldinger 穿刺，置入 6F 动脉鞘，全身肝素化。如血管扭曲明显，经股动脉操作困难时也可选用同侧桡动脉入路。

2. 指引导管到位　通过 0.035 英寸亲水导丝引导，将 6F 指引导管送至病变侧锁骨下动脉，头端靠近椎动脉开口近端，并行血管造影，再次确认病变部位、狭窄程度及性质、测量病变长度及直径，选择可能使用的支架型号。

3. 微导丝或脑保护装置到位　更换 0.014 英寸微导丝（或脑保护装置），头端越过病变部位 5 cm 以上。

4. 球囊预扩　将球囊沿微导丝（或脑保护装置导丝）送至病变部位，覆盖整个病变，充盈球囊扩张狭窄病变，球囊撤回后造影确认血管形态。

5. 支架置入　沿微导丝（或脑保护装置导丝）将支架送至病变部位，缓慢释放支架，使其完全覆盖病变部位。椎动脉起始部病变常累及锁骨下动脉，支架近端应延伸至锁骨下动脉内 2 mm 左右。释放成功后再次行血管造影，若残余狭窄严重可行球囊后扩。

6. 造影评估　行颅内外椎基底动脉系统造影，并与术前对比，评估血流恢复状况、有无急性栓塞等。明确无神经系统及操作相关并发症后，撤出导管和微导丝（脑保护装置），采用血管闭合器封闭动脉穿刺点，或待肝素代谢清除后人工拔鞘按压止血。

对于双侧椎动脉均有严重狭窄的患者，应优先治疗优势侧或有症状侧。

（四）围手术期管理

术前 3～5 天应开始口服阿司匹林（100 mg/d）和氯吡格雷（75 mg/d），如需行急诊介入治疗，应口服负荷剂量抗血小板药物（阿司匹林 300 mg 和

氯吡格雷 300 mg）。术后在监护病房进行血压、呼吸、脉氧及心电监测至少 24 h，注意有无新出现的神经系统症状或体征，原有的症状体征是否有所加重，及时行头颅 CT 或 MRI 检查，排除脑栓塞、颅内出血、急性支架内血栓等严重并发症。并发症的处理可参考 CAS（见第三节）。术后继续口服氯吡格雷 6 个月，终身服用阿司匹林。

☞ 拓展阅读 11-2
中国缺血性脑血管病血管内介入诊疗指南（2015 年）

二、颅内动脉狭窄的介入治疗

颅内动脉粥样硬化性狭窄是世界范围内最常见的脑卒中原因之一。与白种人更倾向于发生颅外动脉粥样硬化不同，在中国和其他亚洲国家人群更容易发生颅内动脉粥样硬化。有研究表明，在中国人中有 30%～50% 的缺血性脑卒中是由颅内动脉粥样硬化引起。

症状性颅内动脉粥样硬化性狭窄存在狭窄动脉供血区域脑卒中高复发风险。华法林对比阿司匹林治疗症状性颅内动脉狭窄研究（warfarin versus aspirin for symptomatic intracranial disease，WASID）表明，即使在给予阿司匹林或华法林治疗以及控制血管危险因素后，狭窄动脉供血区 1 年内脑卒中发生率仍达 11%，2 年内脑卒中发生率达 14%。而严重狭窄（狭窄率 70%～99%）及近期出现症状是脑卒中复发的高危因素。因此，针对这部分患者，颅内动脉狭窄介入治疗就成为一种很有希望的治疗方法，被越来越多地应用到临床实践中。

与其他动脉系统不同，颅内动脉主要有以下特点：缺乏外弹力层、直径更小、管壁更薄、伸缩性更差、悬浮在脑脊液中缺少周围组织支撑、发出许多重要的细小侧支以及更加迂曲等，这些特点使得颅内动脉更易于发生血管痉挛和血管破裂。因此，颅内动脉狭窄介入治疗风险常比其他血管要高，有可能会抵消介入治疗带来的获益。到目前为止，已

发表的两项评估介入治疗对比强化药物治疗预防症状性颅内动脉严重狭窄（狭窄率70%~99%）患者脑卒中效果的随机对照试验均没有显示出介入治疗相对于药物治疗有任何优势。支架与强化药物治疗预防颅内动脉狭窄脑卒中复发研究（stenting and aggressive medical management for preventing recurrent stroke in intracranial stenosis，SAMMPRIS）评估了颅内自膨式支架联合药物治疗与单纯药物治疗的效果。Vitesse颅内支架治疗缺血性卒中研究（Vitesse intracranial stent study for ischemic stroke therapy，VISSIT）则评估了颅内球扩式支架联合药物治疗与单纯药物治疗的效果。这两项研究均显示围手术期支架组脑卒中或病死率明显高于药物组（SAMMPRIS研究中30天脑卒中或病死率支架组为14.7%，药物组为5.8%；VISSIT研究中30天任何脑卒中、病死率或颅内出血发生率支架组为24.1%，药物组为9.4%），并因此提前终止了研究，长期随访结果也没有显示支架组相对于药物组有任何获益。但来自中国的一项登记研究，更加严格地筛选了治疗对象，患者年龄较轻，除颅内动脉狭窄率为70%~99%外，还要求病变长度不超过15 mm、治疗血管直径≥2 mm、症状发生是由狭窄远端低灌注所致，症状发生至少3周后进行介入治疗，根据病变特点选择自膨式或球扩式支架，要求由有经验的介入医师操作，结果显示30天任何脑卒中、TIA或病死率仅为4.3%，与SAMMPRIS研究的药物组结果相近。说明选择合适的手术对象、手术时机及合适的支架类型，并由有经验的介入医生操作，可将手术风险尽可能降低。因此，颅内动脉粥样硬化性狭窄介入治疗仍可能是一项有效的治疗手段。

（一）适应证和禁忌证

综合既往研究结果，专家建议对于症状性颅内动脉粥样硬化性狭窄≥70%、强化药物治疗无效或脑侧支循环代偿不良、责任血管供血区存在低灌注的患者，适合血管内介入治疗，并且在脑卒中2周后进行血管内治疗可能是安全的。对于发病前已存在严重神经功能障碍、血管扭曲、病变严重钙化、烟雾病、活动期动脉炎、不明原因等非动脉粥样硬化所致狭窄、不适合或不耐受双联抗血小板治疗及无症状性颅内动脉粥样硬化性狭窄，则不推荐介入治疗。

（二）术前评估

1. 临床评估　详细记录和评价患者的脑血管病危险因素和术前神经功能状态；评估心、肺、肝、肾等重要脏器功能；评估患者的症状、体征并推测与责任血管的关系；评估卒中的可能发病机制；排除不适合介入治疗的血管病，如血管炎或烟雾病。

2. 狭窄率评估　颅内动脉狭窄率的计算方法与颅外动脉不同，目前通常采用WASID法：狭窄率=（1-$D_{stenosis}$/D_{normal}）×100%（$D_{stenosis}$为狭窄处最小血管直径，D_{normal}为近端正常血管直径）。在不同的血管，D_{normal}定义不同。在大脑中动脉、椎动脉颅内段和基底动脉，D_{normal}定义如下：①如果狭窄没有累及到近端动脉，D_{normal}为狭窄部位近端最宽、平直无迂曲的正常动脉直径；②如果病变累及近端动脉（如大脑中动脉起始部），D_{normal}为狭窄部位远端平直、无迂曲、正常动脉直径；③如果病变累及整条血管，则D_{normal}为病变血管的供血动脉最远端平直、无迂曲的正常血管直径。在颈内动脉颅内段，D_{normal}的定义如下：①对于颈内动脉海绵窦前段、海绵窦段及海绵窦后段狭窄，D_{normal}为颈内动脉岩骨段最宽、无迂曲的正常血管直径；②如果病变累及颈内动脉岩骨段，D_{normal}为颈内动脉颅外段最远端平直血管直径。

3. 病变形态评估　Mori等根据DSA检查显示的病变长度及几何形态，将颅内动脉狭窄病变分为3个类型。①Mori A型：短的（长度≤5 mm）同心或中度偏心的非闭塞病变；②Mori B型：3个月以内的管状（长度5~10 mm）极度偏心或闭塞病变；③Mori C型：3个月以上的弥漫性（长度>10 mm）、伴有近端节段过度迂曲的极度成角（>90°）或闭塞病变。病变越复杂，短期及长期预后就越差。

（三）血管内治疗

目前，颅内动脉动脉粥样硬化性狭窄的血管内治疗方式主要有球囊血管成形术、球囊扩张式支架置入术和自膨式支架置入术，可根据患者的具体病变及路径特点选择合适的血管内治疗方式。

1. **球囊血管成形术**　是最早用于颅内动脉粥样硬化性狭窄的介入治疗方法，常用的有 Maverick2 球囊、Monorail 球囊和 Gateway 球囊。具体做法是将球囊导管装置放置在动脉狭窄部位，充盈球囊，达到扩张血管、消除狭窄的目的，使血流通过增加，从而改善脑灌注状态。其缺点是术后残余狭窄率较高。近期的小样本研究显示，使用药物涂层球囊成形术治疗重度颅内动脉狭窄患者再发缺血事件和血管内再狭窄发生率都比较低，有望成为一种有效的治疗手段。

2. **球囊扩张式支架置入术**　国内目前采用的球扩支架多为 Apollo 支架。首先将 0.014 英寸微导丝通过狭窄病变，然后将支架输送系统沿微导丝送入并放置在跨狭窄位置，扩张球囊，使支架缓慢展开到预定直径，再减压球囊，使支架与球囊脱离；若支架展开形态欠佳或残余狭窄 > 50%，可再次扩张球囊。手术成功的标准是复查造影显示前向血流良好，残余狭窄 ≤ 50%。

3. **自膨式支架置入术**　目前常用的是带有 Gateway 球囊导管的 Wingspan 支架系统。首先通过交换导丝将 Gateway 球囊送至病变部位，行球囊扩张血管成形后撤出球囊，再通过交换导丝输送 Wingspan 支架系统至病变部位后释放支架。另外，经导管释放的自膨式支架也开始应用于临床，如 Enterprise 支架、Solitaire 支架和 Neuroform 支架等。

（四）围手术期管理和并发症防治

术前氯吡格雷 75 mg/d，阿司匹林 100 ~ 300 mg/d，联合应用时间 ≥ 5 d；或一次性给予负荷剂量氯吡格雷 300 mg 和阿司匹林 100 ~ 300 mg。双联抗血小板药物持续使用至术后 3 ~ 9 个月酌情改为单一抗血小板药物。可以参考血小板功能或相关基因检测的结果调整抗血小板药物治疗方案。

颅内动脉狭窄介入治疗最严重也是最常见的并发症是颅内出血和缺血事件。颅内出血常导致严重后果，其原因有高灌注综合征、血管穿通、血管破裂、使用抗栓药物等。引起血管内治疗术后高灌注综合征关键的危险因素是高血压。有研究建议将术后收缩压控制在 100 ~ 120 mmHg 甚至更低。控制血压可选择应用 α 受体阻滞剂、钙通道阻滞剂、β 受体阻滞剂等静脉药物预防。应在术后密切观察患者的临床表现，TCD 及 CT 灌注成像可用于监测相关指标。其他技术相关并发症的预防包括选择合适的术式及材料，以及精细、规范的操作。建议测量靶血管直径，在选择扩张球囊或球囊扩张支架时，其直径不应超过狭窄远端正常血管直径。

缺血性并发症主要有穿支动脉闭塞、支架内血栓形成、血管痉挛、残余狭窄及再狭窄等。在穿支动脉发出较多的部位，在行如大脑中动脉 M1 段或基底动脉支架置入时可能会导致穿支动脉闭塞。急性支架内血栓形成可给予动脉溶栓或静脉血小板糖蛋白 Ⅱ b/Ⅲ a 受体拮抗剂。术后残余狭窄和支架内再狭窄与再发缺血事件相关，但允许血管内治疗后一定程度的残余狭窄。应进行规范的药物治疗及危险因素控制，定期复查，尽可能避免或及早发现支架内再狭窄发生。

☞ 拓展阅读 11-3
症状性颅内动脉粥样硬化性狭窄血管内治疗中国专家共识（2018 年）

第五节　缺血性脑血管病急性期介入治疗

在缺血性脑血管病中，急性大血管闭塞性脑卒中（large vessel occlusion stroke，LVOS）是病情最重、预后最差的一种类型。早期有效地实现血管再通，挽救缺血半暗带是治疗 LVOS 的关键。已被证实有效地实现早期血管再通的药物治疗是发病 4.5 h 内静脉注射重组组织型纤溶酶原激活剂

（recombinant tissue plasminogen activator，rt-PA）进行溶栓治疗。但对于大血管闭塞，尤其是栓子负荷比较大时，单纯静脉溶栓血管再通率低。近几年，对于急性前循环大血管闭塞，尤其是颈内动脉颅内段和大脑中动脉近端闭塞，几项大型随机对照研究已证实，采取支架样取栓器机械取栓为主要治疗方式的血管内介入治疗可以极大地提高闭塞血管再通率，较单纯药物治疗有更大的临床获益，且不增加不良事件的发生率，成为该类型脑卒中早期血管再通的一线治疗方式。

（一）循证医学证据

缺血性脑血管病急性期介入治疗是目前除颈动脉支架置入术外另一项已获得高级别循证医学证据支持的缺血性脑血管病介入治疗技术。

2015 年，发表于《新英格兰医学杂志》的 5 项随机对照试验，包括血管内治疗急性缺血性脑卒中荷兰多中心随机临床试验（MR CLEAN）、血管内机械取栓治疗急性缺血性脑卒中试验（SWIFT PRIME）、延长急性神经功能缺损至动脉内溶栓时间的临床试验（EXTEND-IA）、前循环近端闭塞小病灶性脑卒中的血管内治疗并强调最短化 CT 至再通时间临床试验（ESCAPE）、西班牙 8 h 内支架取栓与内科治疗随机对照研究试验（REVASCAT），均证明对于发病 6 h 以内、经过合理筛选的前循环 LVOS 患者，以支架样取栓装置为主的血管内介入治疗可带来显著的临床获益。基于以上研究，国内外指南相继更新，对于急性前循环 LVOS 以最高级别推荐支架样取栓装置为主的介入治疗（Ⅰ级推荐，A 级证据）。

2018 年，《新英格兰医学杂志》又发表了 2 项随机对照试验，包括影像评估缺血性卒中行血管内治疗研究 3（DEFUSE 3）和用弥散加权成像或 CT 灌注成像评估与临床的不匹配筛选醒后和晚就诊脑卒中患者使用 Trevo 支架进行神经介入治疗研究（DAWN），对于符合标准的患者，将治疗时间窗从 6 h 又分别扩展到 16 h 和 24 h。国内外指南也再次更新，将治疗时间窗有选择性地进行了拓展，使得更多的患者可以从血管内治疗中获益。

（二）适应证和禁忌证

1. 适应证　①年龄 18 岁以上。②患者应尽早实施血管内介入治疗；前循环闭塞发病 6 h 以内，推荐血管内介入治疗；前循环闭塞发病 6～24 h，经过严格的影像学筛选，推荐血管内介入治疗；后循环大血管闭塞发病 24 h 内可行血管内介入治疗。③CT 排除颅内出血、蛛网膜下腔出血（SAH）。④急性缺血性脑卒中，影像学检查证实为大血管闭塞。⑤患者或法定代理人签署知情同意书。

前循环闭塞发病 6～24 h 的影像学筛选标准：①发病 6～16 h，符合 DAWN 或者 DEFUSE 3 的标准；②发病 16～24 h，符合 DAWN 标准。

DAWN 标准：①年龄≥80 岁，NIHSS 评分≥10 分，梗死体积 < 21 mL；②年龄 18～79 岁，NIHSS 评分≥10 分，梗死体积 < 31 mL；③年龄 18～79 岁，NIHSS 评分≥20 分，梗死体积 31～51 mL。DEFUSE 3 的标准：①核心缺血区体积 < 70 mL；②低灌注区与坏死区体积比值 > 1.8；③低灌注区与坏死区体积差值 > 15 mL。

2. 禁忌证　①若进行动脉溶栓，参考静脉溶栓禁忌证标准。②活动性出血或已知有明显出血倾向者。③严重心、肝、肾功能不全。④血糖浓度 < 2.7 mmol/L 或 > 22.2 mmol/L。⑤药物无法控制的严重高血压。

缺血性脑血管病急性期介入治疗需在有条件且围手术期并发症低的脑卒中中心进行。

（三）常用血管开通技术

目前，缺血性脑血管病急性期血管内介入治疗常用的血管开通技术包括机械取栓、血栓抽吸、动脉溶栓和急性期血管成形和支架置入术等。

1. 机械取栓　采用支架样取栓装置机械取栓是急性大血管闭塞再通治疗的主要技术。得到前述多项大型临床随机对照试验证实有效并且被国内外指南以最高级别推荐的也主要是该项技术。对于年龄 18 岁以上、发病前改良 Rankin 量表（modified Rankin scale，mRS）评分 0 或 1 分、明确病因为颈内动脉或大脑中动脉 M1 段闭塞、NIHSS 评分≥6分、Alberta 卒中项目早期 CT 评分（alberta stroke program early CT score，ASPECTS）≥6 分、动脉穿刺时间能够控制在发病 6 h 以内的患者，可以采取该项技术。对于发病在 6 ~ 16 h 但符合 DAWN 或 DEFUSE 3 标准的患者以及发病在 16 ~ 24 h 但符合 DAWN 标准的患者也可以采取该项技术。目前常用的支架样取栓装置主要有 Solitaire FR 和 Trevo 血流重建装置等。

以 Solitaire FR 血流重建装置为例，简要说明急性缺血性脑血管病血管内机械取栓流程（图 11-7）。

（1）明确闭塞部位：血栓近端行主动脉弓 / 目标血管近端造影，微导管通过血栓后行微导管造影明确血栓远端，可确认血栓长度，选择合适长度支架。

（2）微导管定位：微导管头端超过血栓远端，以确保当 Solitaire FR 完全释放后，支架有效长度可以覆盖血栓两端，微导管头端放射显影标记点所在位置即为支架远端拟到达位置。

（3）支架输送：通过 Solitaire FR 前段导入鞘将 Solitaire FR 推送入微导管。

（4）支架定位：持续推进 Solitaire FR 直至其远端放射显影标记超过血栓（不要推出微导管），与微导管头端放射显影标记点重合，尽量确保血栓位于支架有效长度的中后段。

（5）支架释放：固定 Solitaire FR 推送导丝保持支架在原位不动，同时将微导管向近端缓慢收回，撤回至 Solitaire FR 近端放射显影标记点完全暴露，支架完全释放，在原位保持 5 min。

（6）支架回撤：将 Solitaire FR 和微导管作为一个整体回撤，导引导管尾端用注射器持续负压抽吸，直到 Solitaire FR 撤出，并有通畅的倒流血流。

如果一次取栓未成功再通，可重复上述步骤取栓，同一根血管反复取栓一般不超过 3 次，如再通不成功，可考虑用其他补救治疗措施，如球囊成形术或支架置入术等。当近端血管迂曲、路径较差，

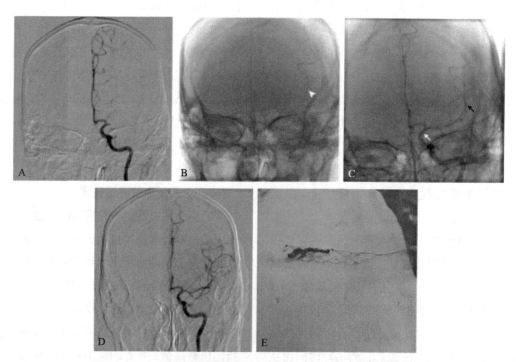

图 11-7　左侧大脑中动脉闭塞 Solitaire FR 机械取栓再通

A. 左侧大脑中动脉 M1 段闭塞；B. 微导管通过闭塞远端后造影（箭头所指为微导管头端放射显影标记点）；C. 支架释放（黑色箭头所指为支架远端放射显影标记点，白色箭头所指为支架近端放射显影标记点）；D. 闭塞血管成功再通；E. 取出的血栓

指引导管到位困难时，可以配合使用 Navien 导管或 ACE 导管等中间导管，能够提供更顺畅的通过性和更有力的支撑。为了减少二次栓塞的风险，取栓时最好使用球囊指引导管。

2. 血栓抽吸　在经典的取栓手术中，在支架样取栓装置取栓的同时可配合指引导管内的回抽减少血栓逃逸，增加取栓效率。但受限于指引导管的管径和通过性，通常无法达到闭塞段或抵近血栓位置。近年来，随着中间导管及抽吸导管的逐渐普及，衍生出了一次通过直接抽吸技术（a direct aspiration first pass technique，ADAPT）。这项技术倾向于单用中间导管或抽吸导管的抽吸完成血管再通，理论上能够降低支架样取栓装置对血管床造成的直接切割和牵拉，降低血管内治疗并发症。对血栓负荷较大的急性栓塞患者，ADAPT 的取栓效果也理应更加出色。即使 ADAPT 技术不能完成直接再通，中间导管或抽吸导管内再行支架取栓操作也更加简洁方便。接触抽吸与支架取栓成功血运重建对比（ASTER）试验是一项比较 ADAPT 技术和支架取栓技术的多中心随机对照试验，结果显示两组成功再通率、神经功能预后及相关安全终点差异均无统计学意义，但并未达到该研究预设的"ADAPT 优于支架取栓技术"的研究终点。鉴于 ADAPT 的学习曲线较支架取栓更长且更复杂，对部分经过选择的患者，单独采用血栓抽吸技术或搭配其他血管内治疗模式可能是合理的。

3. 动脉溶栓　动脉溶栓治疗急性缺血性脑血管病的证据主要来自较早的两项临床随机对照试验，即 1999 年发表的动脉内重组尿激酶原治疗急性脑血栓栓塞试验 II（PROACT II）和 2007 年发表的大脑中动脉栓塞局部纤溶剂干预试验（MELT）。之后尚无新的动脉溶栓治疗急性缺血性脑血管病的研究结果。对于发病 6 h 以内、经过严格选择的大脑中动脉供血区的急性缺血性脑血管病，动脉溶栓有益。在适宜用机械取栓的情况下，不应优先使用动脉溶栓治疗。对于具有静脉溶栓禁忌证者，经严格选择可以考虑在发病 6 h 内使用动脉溶栓治疗，但获益不明确。对于机械取栓未达到完善再通，并且仍处于 6 h 动脉溶栓时间窗内者，动脉给予补救性 rt-PA 治疗可能是合理的，但获益尚不明确。动脉溶栓 rt-PA 的用量一般采用静脉溶栓剂量的 1/3，总量一般不超过 22 mg，注射速度通常为 1 mg/min。尿激酶的最高剂量一般不超过 60 万 U。另外，临床上对于机械取栓未达到完善再通者，也有动脉内给予血小板糖蛋白 II$_b$/III$_a$ 受体拮抗剂（如替罗非班等）来进行补救治疗，效果尚有待证实。

4. 急性期血管成形及支架置入术　急性期血管成形及支架置入术包括颅内和颅外血管。急性期颅内血管成形及支架置入术常用于大血管闭塞脑卒中取栓失败的补救治疗。而在颈动脉或椎动脉颅外段重度动脉粥样硬化性狭窄或夹层，导致血管完全或不完全闭塞引发的急性脑卒中时可考虑急性期颅外动脉血管成形及支架置入术。但急性期颅内及颅外血管成形及支架置入术的临床效果尚不明确，有待进一步的研究予以证实。

（四）围手术期管理

1. 血压管理　为防止过度灌注综合征及症状性颅内出血转化，要求术前至术后 24 h 血压控制在 180/105 mmHg 以下。血管再通成功的患者，血压可以控制在 140/90 mmHg 以下或较基础血压降低 20 mmHg 左右，但不应低于 100/60 mmHg。血管再通情况不佳或有再闭塞风险的患者，不建议控制血压至较低水平。

2. 抗栓药物应用　未行静脉溶栓的患者，机械取栓后应常规给予抗血小板药物治疗。如果行急诊支架置入术，术前应服用负荷剂量的抗血小板药物（阿司匹林 300 mg 和氯吡格雷 300 mg），术后每天联合服用阿司匹林 100 mg 及氯吡格雷 75 mg 至少 1 个月。行静脉溶栓的患者，溶栓后 24 h 内的抗栓治疗是否存在风险尚不明确。对于行急诊支架置入术的患者，为防止支架内急性血栓形成，静脉溶栓后 24 h 内抗栓治疗的安全性尚不明确。

3. 麻醉方式　普通药物镇静与全身麻醉相比

无明显优劣，可根据患者本身情况及导管室具体条件合理选择麻醉方式。

（五）并发症

1. 颅内出血转化　颅内出血转化是缺血性脑血管病急性期介入治疗的主要并发症之一，根据是否引起临床症状恶化分为症状性颅内出血和无症状性颅内出血。颅内出血转化可能与介入操作损伤血管壁、再灌注损伤、溶栓及抗栓药物的使用等有关系。国内一项多中心登记研究提示心源性栓塞、侧支循环不良、术前 ASPECTS 评分较低、血管内治疗延迟、取栓次数 3 次以上等更容易出现症状性颅内出血。一旦出现出血转化，如果是无症状性颅内出血，可以继续密切观察。如果是症状性颅内出血，主要给予对症支持治疗，控制血压，降低颅内压，保持生命体征平稳，必要时需外科处理。

2. 高灌注综合征　闭塞血管开通后，缺血区脑组织恢复血流灌注，局部脑血流量增加，有可能会造成高灌注综合征。具体临床表现及处理详见本章第三节。

3. 栓子逃逸　机械取栓过程中，栓子有可能碎裂，并随血流到闭塞部位远端分支血管或取栓前未闭塞的正常血管，造成新发部位的梗死。对于主干部位的新发栓塞，仍以机械取栓为主。对于远端分支血管栓塞，可不予干预，或在评估出血风险的基础上给予局部注射溶栓药物或血小板糖蛋白 II_b/III_a 受体拮抗剂等处理。

👉 拓展阅读 11-4
中国急性缺血性脑卒中早期血管内介入诊疗指南（2018 年）

第六节　出血性脑血管病介入治疗

常见的需要血管内介入治疗的出血性脑血管病主要包括颅内动脉瘤及脑动静脉畸形，二者是自发性蛛网膜下腔出血（SAH）的常见病因。随着介入技术的发展，既往一些需要开颅手术的患者可以通过血管内介入技术得到治疗，在获得良好效果的同时可以减少手术带来的创伤和风险，成为与外科手术互为补充的另一项治疗技术。本节将分别就颅内动脉瘤和脑动静脉畸形的介入治疗进行介绍。

一、颅内动脉瘤介入治疗

颅内动脉瘤是颅内动脉血管由于先天异常或后天损伤等因素导致局部的血管壁损害，在血流动力学负荷和其他因素作用下，逐渐扩张形成的异常膨出。根据发生原因，颅内动脉瘤可归为以下几类：①先天缺陷性动脉瘤，因为动脉管壁肌层的先天缺陷引起，最为常见；②动脉硬化或高血压性动脉瘤，梭形动脉瘤多见；③剥离性动脉瘤，如壁间动脉瘤、动脉黏液瘤、夹层动脉瘤等；④感染性动脉瘤，主要是真菌感染，也称"真菌性动脉瘤"；⑤创伤性动脉瘤，因外伤引起。

颅内动脉瘤破裂是自发性 SAH 的主要致病原因，占 50%～80%。任何年龄均可发病，40～60 岁常见。颅内动脉瘤一旦破裂出血，致死致残率极高，其中 10%～15% 的患者来不及就医直接猝死，首次出血病死率高达 35%，再次出血病死率则达 60%～80%，幸存者亦多有残疾。因此，对于有手术适应证的颅内动脉瘤应积极进行干预。

（一）影像学诊断

未破裂动脉瘤大多缺乏特异性临床症状，诊断较为困难。对于颅内动脉瘤高危人群，如有家族史和（或）患有与动脉瘤发生相关的遗传性疾病的人群，尤其是女性、年龄＞30 岁、吸烟或伴有高血压病的患者以 CTA 或 MRA 等无创检查进行动脉瘤筛查是有意义的，如发现或怀疑为颅内动脉瘤则必须行 DSA 确诊。

动脉瘤破裂发生 SAH 时，为进一步明确动脉瘤诊断，需行 CTA 或 DSA 检查。CTA 可被用于动脉瘤性 SAH 病因学诊断。由于 CTA 对于显示直径 ≤3 mm 的动脉瘤仍不可靠，因此 CTA 阴性的动脉瘤性 SAH 患者仍需进一步行脑血管 DSA 检查。全脑 DSA 是诊断颅内动脉瘤的"金标准"。旋转造影和三维重建（3D-DSA）技术可提高动脉瘤检出率，并且可以准确显示动脉瘤形态以及与邻近血管的关系。部分动脉瘤性 SAH 患者首次 DSA 检查结果为阴性，可能是由于载瘤动脉痉挛、血管间重叠、动脉瘤太小、瘤腔内血栓、造影剂量小、压力低、造影设备差或术者经验欠丰富等原因导致。考虑到颅内动脉瘤再次破裂出血的危险性，应在 2～4 周后再次行 DSA 检查。

（二）血管内介入治疗

1. 适应证

（1）对于发生破裂出血的动脉瘤均应尽早进行病因治疗，以降低动脉瘤再次破裂出血风险。

（2）症状性未破裂动脉瘤也应尽早治疗，以避免症状继续加重，危及生命。

（3）对于直径 ≥5 mm 的无症状未破裂动脉瘤建议进行干预。

（4）对于动脉瘤直径 <5 mm 的应根据动脉瘤的形态、位置、数量和患者情况等综合判断，对于伴有子囊、多发、位于前交通动脉或后交通动脉和后循环、预期寿命 >10 年、伴有动脉瘤性 SAH 病史、有家族史或需长期口服抗凝及抗血小板药物的动脉瘤患者推荐积极干预。

（5）未治疗的未破裂动脉瘤患者，建议对其进行动态随访，随访过程中发现动脉瘤进行性增大、形态改变者，建议进行干预。

（6）由于患有未破裂动脉瘤导致患者心理障碍，严重影响工作生活的可适当放宽干预指征，采取更加积极的治疗策略。

（7）对于从技术上既可以开颅夹闭又可行介入治疗的动脉瘤患者，推荐行血管内介入治疗。

（8）后循环动脉瘤患者、高龄（>70 岁）患者、自发性动脉瘤性 SAH 评分较低（WFNS 分级 V/Ⅵ级）患者以及处于脑血管痉挛期患者应优先考虑介入治疗。世界神经外科联盟（world federation of neurosurgical societies，WFNS）分级是应用较为广泛的 SAH 分级标准，具体见表 11-1。

表 11-1　蛛网膜下腔出血 WFNS 分级

分级	标准
Ⅰ级	GCS 评分 15 分，无运动障碍
Ⅱ级	GCS 评分 13～14 分，无运动障碍
Ⅲ级	GCS 评分 13～14 分，有运动障碍
Ⅳ级	GCS 评分 7～12 分，有或无运动障碍
Ⅴ级	GCS 评分 3～6 分，有或无运动障碍

注：GCS，Glasgow coma scale（格拉斯哥昏迷量表）

2. 治疗策略　颅内动脉瘤的介入治疗技术根据是否保留载瘤动脉可以分为非重建性治疗和重建性治疗两大类。非重建性治疗主要是包括动脉瘤体及载瘤动脉的原位闭塞术和近端载瘤动脉闭塞术，目前仅作为部分难治性动脉瘤，如假性动脉瘤、末梢动脉瘤和夹层动脉瘤的可选方法。重建性治疗可以保持载瘤动脉通畅，是颅内动脉瘤介入治疗的首选方法，主要包括单纯弹簧圈栓塞、球囊辅助弹簧圈栓塞、支架辅助弹簧圈栓塞和血流导向装置等方法。

（三）术后随访

颅内动脉瘤患者由于遗传、血流动力学、吸烟、酗酒以及高血压病等危险因素，新发及多发动脉瘤的可能性大。多项研究表明，血管内介入治疗颅内动脉瘤的复发率高达 20.8%～36%。因此，对于颅内动脉瘤介入栓塞后的患者应终身随访，以防动脉瘤复发和新生动脉瘤。

动脉瘤介入治疗后的随访应遵循规范化和个体化，推荐在治疗后 6～12 个月行 DSA 影像学随访。增强 MRA 可作为动脉瘤介入治疗后的无创随访手段进行长期影像学随访；如检查结果不确切，建议进一步行 DSA 检查。

☞ 拓展阅读 11-5
颅内动脉瘤血管内介入治疗中国专家共识（2013 年）

二、脑动静脉畸形介入治疗

脑动静脉畸形（arteriovenous malformation，AVM）大多是一种先天性血管畸形，是指 AVM 中供血动脉的血液不经过毛细血管床而直接汇入引流静脉。一般在出生时畸形血管团内血流量较低，但随着年龄增长，血流量增多，病变也逐渐增大。脑 AVM 由供血动脉、畸形团和引流静脉三部分组成，动静脉之间无毛细血管床。

脑 AVM 的主要临床表现为出血（38%~68%）、癫痫（12%~35%）和头痛（5%~14%），多见于儿童、青少年和青年，发病年龄多为 10~40 岁。AVM 破裂可表现为脑实质出血、SAH、脑室内出血和混合型出血。

（一）影像学诊断

脑 AVM 的临床表现无特异性，明确诊断需要借助于影像学手段，如 CT、MRI 和 DSA。

1. CT 检查　脑 AVM 在 CT 平扫上表现为等密度或局部稍高密度不规则、迂曲的血管结构，为扩张的供血动脉、引流静脉和畸形团，病灶内可见散在分布的钙化，增强后可见明显迂曲的供血动脉、引流静脉及高密度畸形团。CTA 可清晰显示异常畸形血管团、供血动脉和引流静脉。

2. MRI 检查　脑 AVM 在 MRI 的 T_1WI 和 T_2WI 像上，畸形血管团、供血动脉和引流静脉因血管流空效应而表现为混杂信号，MRI 可清晰显示畸形团和邻近脑组织的关系。MRA 亦可清晰显示异常畸形血管团、供血动脉和引流静脉。

3. DSA 检查　是诊断脑 AVM 的"金标准"，可明确畸形团的位置、大小、供血动脉、引流静脉、动静脉瘘及畸形相关性动脉瘤等血管构筑特征。脑 AVM 在 DSA 上表现为异常染色的畸形血管团，可见供血动脉和引流静脉增粗迂曲或局部扩张形成瘤样结构，引流静脉提前显影。畸形相关性动脉瘤包括血流相关性动脉瘤和巢内动脉瘤。部分脑 AVM 出血患者急性期行 DSA 检查可表现为阴性，这是由于血肿的占位效应压迫供血动脉或引流静脉，使畸形团暂时无法显影，待血肿吸收后畸形团可显影。因此，应于 2~4 周后再次行 DSA 检查，排除血肿占位效应引起的假阴性。

（二）血管内介入治疗

1. 适应证　脑 AVM 治疗的最终目的是完全消除畸形团，需要建立在对患者进行个体化评估的基础上。血管内介入治疗的适应证如下。

（1）破裂脑 AVM 应给予积极治疗。

（2）未破裂脑 AVM，若具有穿支动脉供血、畸形相关性动脉瘤和幕下、深部、小型、高流量动静脉瘘以及单一引流静脉、深静脉引流、引流静脉狭窄、引流静脉迂曲扩张等脑 AVM 自发性出血的相关高危因素或相关症状，建议积极治疗。

（3）未破裂的脑 AVM，若无上述危险因素，但由于脑 AVM 的存在引发患者高度焦虑、影响工作和生活，症状明显或进行性加重者，可予介入治疗。

（4）开颅手术、介入治疗及立体定向放射外科（stereotactic radiosurgery，SRS）治疗均可治愈的脑 AVM，可以选择介入治疗。

2. 治疗策略　脑 AVM 血管内治疗主要包括完全性栓塞、开颅术前栓塞、SRS 治疗前栓塞、靶向性栓塞和姑息性栓塞等策略。中小型、非功能区、供血动脉微导管超选性好的脑 AVM，可个体化制定完全性栓塞策略。考虑行开颅切除的脑 AVM，若伴有开颅手术难以达到的深部动脉供血、伴有深静脉引流或高流量动静脉瘘、畸形团体积较大及供血动脉、引流静脉数目较多时，推荐开颅术前栓塞策略。SRS 治疗前栓塞可以消除畸形团出血的高危因素，同时可减小畸形团体积，使其适合 SRS 治疗；对于破裂脑 AVM，出血急性期、潜在出血点可被识别时，应进行有针对性的靶向性栓塞，以降低再次出血的风险。目前难以治愈的脑 AVM，若引起出血、顽固性临床表现（如癫痫或进行性神经功能障碍），可进行姑息性栓塞。

3. 栓塞材料 常用于脑 AVM 介入治疗的栓塞材料包括：固体栓塞材料（如弹簧圈、球囊、聚乙烯醇粒子 PVA 和线段等）和液体栓塞剂〔氰基丙烯酸正丁酯（NBCA）胶和 Onyx 胶等〕。

☞ 拓展阅读 11-6
脑动静脉畸形介入治疗中国专家共识（2017 年）

（刘新峰 王怀明）

数字课程学习

⬇教学PPT ✍自测题

第十二章

颅脑和脊髓肿瘤

关键词

脑肿瘤　　胶质瘤　　脑膜瘤　　垂体瘤　　分子分型

神经外科

第一节 颅脑肿瘤

诊疗路径

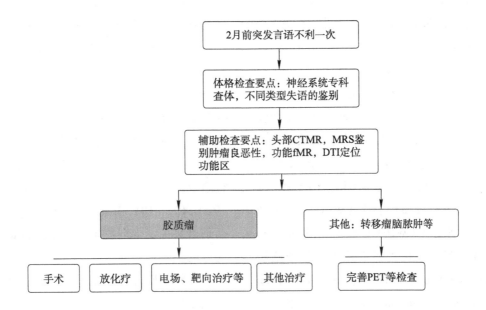

一、胶质瘤

☞ 典型案例（附分析）12-1

患者2个月前突发言语不利一次

胶质瘤是一种常见的神经上皮肿瘤，致残率高，预后极差。经过一个多世纪的研究，胶质瘤在诊断与治疗上取得了长足的进步。其手术目的已逐渐从"挽救患者生命"转变为"保护神经功能"。胶质瘤的分类也已从传统的组织形态分类发展到分子病理与组织形态相结合，*IDH*突变、*H3 K27M*突变、1p/19q共缺失等分子标志已被写入《2016版世界卫生组织（World Health Organization, WHO）中枢神经系统肿瘤指南》。这些分子标志物的发现对脑胶质瘤的诊断、治疗、预后判断带来了革命性的改变。

星形胶质细胞瘤占胶质瘤21.2%~51.6%。男性多于女性，可发生在任何年龄及中枢神经系统的任何部位，一般成人多见于大脑半球和丘脑、基底节区等，儿童多见于幕下。少突胶质细胞肿瘤占胶

质瘤的5%~20%，年发病率为0.2/10万人，主要发生在成人，发病率高峰在40~60岁之间。

胶质母细胞瘤是最常见的原发性恶性脑肿瘤，近年来发病率有上升趋势。胶质母细胞瘤占全部颅内肿瘤的12%~15%，占星形细胞肿瘤的50%~60%。年人群发病率为（3~5）/10万，不同种族发病率不同，欧洲人的发病率是亚、非裔人种的2倍。任何年龄均可发病，成人多见。原发性胶质母细胞瘤发病高峰为50~70岁，中位年龄64岁，继发性胶质母细胞瘤发病年龄相对年轻，中位年龄为45岁。男性患者稍多于女性患者。

（一）病理学特征

传统WHO分级将胶质瘤按照病理形态学分为1~4级，低级别胶质瘤（low-grade glioma, LGG）包括Ⅰ~Ⅱ级胶质瘤、毛细胞型、星型及原浆型细胞瘤、少突胶质细胞瘤等，占颅内肿瘤的10%~15%，生存时间为5~10年。高级别胶质瘤（high-grade glioma, HGG）包括Ⅲ~Ⅳ级胶质瘤、恶性间变胶质瘤、髓母细胞瘤等，在原发脑瘤中占35%~45%。胶质瘤分子分型近来有了新的进

展，美国癌症基因组图谱计划（TCGA）依据基因表达谱将胶质母细胞瘤分为前神经元型、神经元型、间质型、经典型4型。依据1p/19q联合缺失、IDH突变、TERTp（启动子区）突变将较低级别胶质瘤（lower grade glioma，包括WHO Ⅱ、Ⅲ级）分为5型。2016年版WHO新分类突出了IDH突变、H3F3A突变等分子整合性诊断，同时还定义了一些新的亚型如上皮样胶质母细胞瘤等。

胶质瘤按照胶质细胞形态可简单分为星形胶质细胞瘤和少突胶质细胞瘤，前者包括毛细胞型星形胶质细胞瘤（WHO Ⅰ级）、星形胶质细胞瘤（WHO Ⅱ级）、间变星形胶质细胞瘤（WHO Ⅲ级），后者包括少突胶质细胞瘤（WHO Ⅱ级）和间变少突胶质细胞瘤（WHO Ⅲ级）。而胶质母细胞瘤（WHO Ⅳ级）又称为多形性胶质母细胞瘤（glioblastoma multiforme，GBM），是恶性程度最高的星形细胞肿瘤。胶质母细胞瘤包括原发性和继发性，病理学上原发性和继发性胶质母细胞瘤形态一致，前者原发于脑实质内、病程短，既往无低度恶性脑肿瘤病史，后者多由Ⅱ、Ⅲ级胶质瘤进展而来。自2016年后，胶质瘤诊断更加注重分子特征的表述，诊断为整合型，即在组织学诊断名词之后增加了特征性基因分型，如"弥漫性星形细胞瘤，IDH突变型""少突胶质细胞瘤，IDH突变和1p/19q联合缺失型"等。在不能进行分子检测情况下使用"NOS（not otherwise specified，非特指）"作为诊断后缀。

弥漫性星形细胞瘤肿瘤边界不清，多数呈实质性生长，部分肿瘤伴有囊变。实性生长部分有的质地较硬，主要为纤维型星形胶质细胞瘤；有的较软，以原浆型和肥胖细胞型星形细胞瘤为主；囊性区则呈海绵状。间变性星形胶质细胞瘤切面质地较软，可见与周围脑组织有一定边界的肿块；胶质母细胞瘤边界不清，呈浸润性生长模式，切面颜色不一，显示乳黄色的髓鞘崩解坏死区，暗红色或新鲜少量出血区，常因肿瘤组织坏死液化而囊变。ATRX多在星形胶质细胞瘤中表达缺失。

少突胶质细胞瘤起源于大脑白质，额叶多见，弥漫浸润脑组织，与星形细胞瘤相比，有较为清晰的边界，分化较星形胶质细胞瘤良好。间变少突胶质瘤可以由少突胶质瘤发展而来，亦可以间变特征为首发。由于反应性星形细胞的存在，少突胶质瘤可以呈现散在GFAP染色阳性。少突胶质细胞肿瘤最常见的分子学改变是染色体1p/19q联合缺失，缺失率为60%～70%。33%～42%的间变少突胶质瘤含9q的杂合性缺失和（或）CDKN2A基因的缺失，19%～25%含有染色体10的缺失。染色体分析证实1p/19q联合缺失由19p到1q的不平衡转位造成。这种转位产生了两个新的染色体der（1；19）（p10；q10）和der（1；19）（q10；p10），随后前者丢失。少突胶质细胞瘤中TERTp突变也较为常见。

多数胶质母细胞瘤边界不清，少数因生长迅速而使周围组织受压出现软化和水肿表现"假包膜"现象，其实肿瘤已超出边界浸润生长。肿瘤多软硬相同、质地不均，切面可呈多种颜色，瘤内常有大片坏死及出血，钙化少见，肿瘤内亦可见囊变，囊内液体多为黄色，也可呈血性或棕色，该囊液区别于脑脊液，含较高浓度的血管内皮生长因子（VEGF），抽出后放置体外常常凝固。肿瘤可以顺着白质纤维播散、部分患者可出现脑脊液播散转移，极少数向脑外转移。镜下可见核异变型明显，核分裂象多见，可见较多的微血管增生和坏死，其中微血管增生和坏死是胶质母细胞瘤区别于间变星形细胞瘤的标志。肿瘤血管丰富，往往有肿瘤细胞围绕血管形成"轮辐样"结构，血管内血栓很常见，还可以形成"假栅栏"样坏死。

IDH突变，尤其是IDH1 R132H突变在胶质瘤中最为常见，IDH突变后使得异常的2-羟戊二酸（2-HG）浓度增高，引起胶质瘤发生表观遗传学变化。临床应用价值主要是在于指导判断预后，存在IDH1/2突变的患者预后较好，野生型患者可以建议进一步检测MGMT启动子区甲基化来预测预后。

GFAP和S100阳性提示星形细胞来源。Ki-67

表达相对高，一般胶质母细胞瘤大于10%。30%~40%的胶质母细胞瘤细胞P53呈强阳性，巨细胞型胶质母细胞瘤和继发性胶质母细胞瘤P53可高达80%。60%的原发性胶质母细胞瘤EGFR呈强阳性，而在继发性胶质母细胞瘤中少见。原发性胶质母细胞瘤经常EGFR扩增，其中20%~30%合并EGFRvⅢ变异，此外还有CDKN2A和MDM4纯合子缺失，10号染色单体和PTEN突变等。

（二）临床表现

胶质瘤早期可无明显特异性症状，低级别胶质瘤进展缓慢，高级别胶质瘤生长快、病程短。个别病例因肿瘤出血，可呈脑卒中样发病。也有部分胶质瘤早期性质较为良性，随着肿瘤增长而发生恶性转化。多数患者都有头痛、呕吐、视乳头水肿等高颅压状；约33%的患者有癫痫发作；约20%的患者表现为淡漠、痴呆、智力退化等精神症状。肿瘤浸润破坏脑组织，出现一系列的神经系统功能障碍的定位症状和体征，如不同程度的偏瘫、偏身感觉障碍、失语和偏盲等。

（三）辅助检查

目前常用的辅助检查主要有CT和MRI。胶质瘤在CT上形态多样，星形胶质细胞瘤多伴有囊变，少突胶质细胞瘤多合并钙化。多数胶质母细胞瘤呈边界不清的混杂密度灶，瘤内出血表现为高密度，高密度的钙化少见，中央坏死区和周围大片水肿带为低密度，中线结构常向对侧移位。增强扫描时可见环形强化。

典型的胶质母细胞瘤MR T_1 加权像上信号复杂，中心低信号坏死，周边厚壁部分呈稍低信号，T_2 加权像上肿瘤信号很不均匀，坏死和水肿部分为高信号，肿瘤实质部分稍高信号，其信号程度低于坏死和水肿。增强扫描时中心坏死部分不增强，常提示肿瘤的恶性行为和生长迅速。周边环状不规则或结节状的强化部分为肿瘤实质，代表着纯粹的肿瘤部分，周边水肿大多明显。胶质母细胞瘤常沿着白质纤维束扩散，例如通过胼胝体、前联合和后联合向对侧半球扩散，使得肿瘤表现为蝴蝶状。

对于复发胶质母细胞瘤检查，除了要注意强化部分，对FlAIR像和 T_2 像上信号的改变也应该加强关注，其原因在于后两个序列上的变化也代表肿瘤的进展，并且常常更加敏感。

磁共振波谱分析（magnetic resonance spectroscopy，MRS）近年来发展迅速，对于鉴别肿瘤和非肿瘤性病变，如放射性坏死、脓肿、脱髓鞘性病变有所帮助。MRS检测内容包括胆碱（choline，其代表细胞膜的合成和降解）、肌酸和磷酸肌酸（creatine, phosphocreatine，代表能量储备）、N-乙酰天冬氨酸（N-acetyl aspartate，NAA）、乳酸（lactate，无氧代谢标志）及肌醇（myoinositol）。胆碱与NAA或胆碱与肌醇的比值升高往往说明是肿瘤。

（四）治疗

胶质瘤治疗包括手术、放疗和化疗等综合治疗。

1. 手术　胶质瘤由于毗邻或者位于功能区，往往全切困难。手术目的是在安全范围下最大限度切除肿瘤。如不能全切，获得标本、明确肿瘤的性质、减少肿瘤体积则是主要任务。对于严重颅高压患者，手术可以挽救生命，为后续辅助治疗创造机会。

一般来说，手术切除的范围直接影响生存。利用清醒麻醉、术中导航、多模态影像（DTI、Bold等技术）、MRI、电生理监测技术（例如皮质功能定位和皮下刺激神经传导束定位）、B超以及应用5-氨基酮戊酸（5-aminolevulinic acid，5-ALA，术前口服、术中可进行荧光激发标记胶质母细胞瘤范围）进行荧光引导下的肿瘤切除，可更加安全地扩大肿瘤切除范围，避免损伤功能区。

有些部位不适宜手术切除，可进行立体定向穿刺活检。值得注意的是，由于肿瘤不同部位性质可能不同，活检可能造成病理诊断偏差。

2. 放疗　为了延长生存期，胶质母细胞瘤患者术后应尽早采用常规放疗，总剂量为54~60Gy。对于预后非常差的患者也可以考虑在短时间内给予足量的照射。胶质母细胞瘤单纯放疗的平均生存期为 12 个月，同步放化疗的生存期为 15 个月。

胶质母细胞瘤还可采用立体定向放射外科治疗，其目的主要是给予新发病例进行目标区域大剂量照射，对于复发病例也可以采用立体定向放射治疗 MRI 上表现为局部增强的病变。

复发胶质母细胞瘤也可以应用腔内近距离放疗（intracavitary brachytherapy），应用 Gliasite 球囊将放射性物质局部放置在瘤腔内，或手术时将球囊放置在脑内，术后 2~4 周将 ^{125}I 溶液通过导管注射入球囊内，进行腔内近距离放疗，放疗 3~6 d 后放射性物质和球囊再一起取出。

3. 化疗 是胶质母细胞瘤治疗的重要组成部分，常用的化疗药物主要包括：替莫唑胺（Temozolomide，TMZ）为基础的方案；亚硝基脲类药物（如尼莫司汀、卡莫司汀）为基础的方案；非替莫唑胺亚硝基脲类药物方案（如卡铂、顺铂、替尼泊苷等）；分子靶向药物（如伊立替康、贝伐单抗等）单用或联合化疗方案。

替莫唑胺属于第二代烷化剂化疗药，在术后小剂量应用并与放疗同步进行，继之以单独应用替莫唑胺 6 个疗程已经成为新诊断的 70 岁以下胶质母细胞瘤患者的标准 Stupp 治疗方案。

4. 其他 肿瘤电场治疗是目前物理治疗中的亮点，经过 EF-11、EF-14 等临床试验证实，电场治疗对胶质瘤有效。近来对胶质母细胞瘤的免疫治疗、基因治疗的研究也较多，但治疗方法和疗效评价标准不统一，效果不确定，只能作为综合治疗手段的一部分。曾被给予厚望的 VEGFA 单抗、EGFR 单抗等临床试验均未达预期。目前还有很多其他临床试验正在研究中，也是可以考虑的选择之一。

（五）预后及相关因素

胶质瘤预后与年龄、卡氏功能评分（Karnofsky performance scores，KPS）等密切相关。手术切除程度 > 体积的 98% 和年龄 <65 岁患者的生存期明显长于部分切除和年龄较大的患者。

O6- 甲基鸟嘌呤 -DNA 甲基转移酶（MGMT）是一种普遍存在的 DNA 修复酶，可保护染色体免受烷化剂的致突变、致癌和细胞毒作用的损伤，是肿瘤细胞对亚硝脲类药物和烷化剂（如泰道）耐药的主要原因之一。一般情况下 MGMT 启动子甲基化程度越高患者对于烷化剂等反应越敏感，患者预后越好。值得注意的是，第一次手术时 MGMT 启动子甲基化状态与患者预后相关，然而对于经过放化疗等治疗后复发的胶质母细胞瘤，其 MGMT 启动子甲基化状态与预后无相关性。

二、脑膜瘤

脑膜瘤（meningiomas）分为颅内脑膜瘤和异位脑膜瘤，好发部位有头皮、颅骨、眼眶、头颈部、硬脑膜外层等。儿童发生率为 0.3/10 万，成人为 8.4/10 万，良性脑膜瘤为 2.3/10 万，恶性脑膜瘤 0.17/10 万。脑膜瘤在颅内良性肿瘤中最常见，占颅内肿瘤的 15%~24%。

（一）病因

脑膜瘤的病因迄今不清，各种致癌因素的实验研究只能诱发恶性脑膜瘤。临床发现，颅脑外伤和放射性照射虽不是引起脑膜瘤的主要致病病因，但可能是形成脑膜瘤的因素之一。现在较一致的意见认为脑膜瘤来源于蛛网膜细胞。病毒感染、放射照射、外伤、遗传因素或内源性因素如激素、生长因子等均可影响脑膜瘤的发生。

早在 1884 年 Keen 就报道脑膜瘤的发生与外伤有关。1938 年，Cushing 在 313 例脑膜瘤患者中发现了 33% 有外伤史，其中 24 例在肿瘤部位的脑组织有瘢痕、凹陷骨折等外伤痕迹。但也有反对意见，1979 年，Annegrs 等报道长期随访的 2 953 例头部外伤者，亦未见比对照人群更容易发生脑膜瘤。病毒感染在脑膜瘤发生中的作用大多集中在 DNA 病毒、乳多泡病毒家族（如猴病毒 40、BK 和其他猴病毒 40 样病毒等）等。另有文献报道了雌激素、孕激素等与脑膜瘤发生、预后相关。

（二）病理学特征

1. 大体病理 脑膜瘤大小不一，多有一层由结缔组织形成的包膜，其厚薄不一，瘤表面光滑或呈结节状，常有血管盘曲。瘤质地坚韧，有时有钙化、骨化，少数有囊变，肿瘤多为灰白色，白色剖面有螺旋纹，少数由于出血或坏死，瘤质变软，色暗红，可呈鱼肉状。脑膜瘤与脑组织之间的界面可光滑、分叶状、指状突起和呈浸润生长，后两种情况肿瘤常无包膜。脑膜瘤可侵入静脉窦、颅骨、颞肌和头皮。颅骨可因破坏或反应性骨增生而形成外生或内生骨疣。肿瘤与脑之间有时可有黄色液体囊腔，邻近脑组织可有程度不同的水肿，水肿大小与肿瘤大小不成比例，有时脑水肿严重，似恶性脑肿瘤。

2. 组织学分型 WHO 于 1979 年统一脑瘤的分类，把脑膜瘤分成 9 型，但分类中良、恶性脑膜瘤分界不清，恶性脑膜瘤的标准也不明确。1993年 WHO 对脑瘤分类重新做了修改，在新的分类中脑膜瘤增加了几个亚型：微囊型、分泌型、透明细胞型、脊索样型、淋巴浆细胞丰富型和化生型。

2000 年 WHO 根据脑膜瘤复发倾向和侵袭性再次对各种亚型进行分组和分级，包括：①脑膜内皮型脑膜瘤。②纤维型脑膜瘤。③过渡型脑膜瘤。④砂粒型脑膜瘤。⑤血管瘤型脑膜瘤。⑥微囊型脑膜瘤。⑦分泌型脑膜瘤。⑧淋巴浆细胞丰富型脑膜瘤。⑨化生型脑膜瘤。⑩非典型脑膜瘤。⑪透明细胞型脑膜瘤。⑫脊索样型脑膜瘤。⑬横纹肌样脑膜瘤。⑭乳头状型脑膜瘤。⑮恶性脑膜瘤。

恶性脑膜瘤占脑膜瘤总数的 2%~12%，与非典型脑膜瘤一样，多见于男性。本型脑膜瘤多富血供，肿瘤与脑组织边界不清楚，因此手术疗效欠佳。5 年内复发率为 33%~78%（Mahmood, 1993; Jaaskelaine, 1986），预后较差。目前，表观遗传学尤其是甲基化的研究等也为脑膜瘤分型提供了新的思路。

（三）临床表现

除具有脑瘤共同的表现外，脑膜瘤还具有下列特点。

1. 通常生长缓慢、病程长，一般为 2~4 年。但少数生长迅速、病程短、术后易复发和间变，特别见于儿童。大样本回顾分析发现，在 16 岁以下儿童中，约 1.3% 的患者有脑室内生长、瘤周囊变。

2. 肿瘤往往体积相当大，症状却轻微，如眼底出现视乳头水肿，但头痛不剧烈。这与肿瘤良性、生长缓慢相关，与恶性肿瘤不同。

3. 多先有刺激症状，如癫痫等。继以麻痹症状，如偏瘫、视野缺失、失语或其他神经系统定位症状和体征。

（四）辅助检查

X 线平片可显示肿瘤影、钙化以及局部颅骨增生或破坏等。头颅 CT 仍是诊断本病的主要方法，特别可显示脑膜瘤与邻近骨质是否增生、与周围骨性结构的关系等。

MRI 是本病的主要诊断方法，T_1 加权增强配合脂肪抑制技术，能准确地显示肿瘤的生长范围，及肿瘤与大动脉和静脉窦的关系。脑膜瘤 MRI 的特点：①以硬脑膜为基底。②T_1 加权像上脑膜瘤多为高信号，少数为低信号；在 T_2 加权像上，肿瘤呈低至高信号，且与瘤病理类型有关，如纤维型多为低信号，内皮型为高信号。③在 T_1 和 T_2 加权像上常可见肿瘤与脑组织之间一低信号界面，代表受压的蛛网膜或静脉丛。如低信号界面消失，特别在 T_2 加权像上可见邻近脑内高信号，常提示蛛网膜界面被破坏。④T_2 加权像可清晰显示瘤周水肿，瘤周水肿常见于脑膜内皮型、过渡型、接受软脑膜动脉供血等脑膜瘤（Inamura, 1992）。⑤脑膜尾征：肿瘤附着的硬膜和邻近硬膜可增强（CT 也可有），反映该处硬脑膜的通透性增大。

血管造影可显示肿瘤血供，利于设计手术方案，进行术前瘤供血动脉栓塞，并了解静脉窦受累情况等。

（五）诊断

脑膜瘤的诊断依据：①形态学，即肿瘤的外形、部位以及其占位效应。②肿瘤在 CT 的密度及 MRI 的信号强度，及其增强后的表现。③其他表现，如颅骨受累、钙化，血管扩张受压，确认供血动脉和引流静脉。对于颅底、鞍区和蝶骨嵴脑膜瘤或与颅外沟通的脑膜瘤，MRI 较 CT 清晰。另外，在显示肿瘤与重要血管毗邻关系方面 MRI 也优于 CT。

典型脑膜瘤的 CT 表现为等密度或稍高密度区。在 MRI T_1 加权像上 60% 的肿瘤与灰质信号相同，30% 为低于灰质的低信号。在 T_2 加权像上，50% 为等信号或高信号，40% 为中度高信号，也可能为混杂信号。肿瘤边界清楚，圆形或类圆形，多数边缘有一条低信号边，呈弧形或环形。经静脉增强后呈均匀状，明显强化。

（六）治疗

虽然大多数脑膜瘤属良性肿瘤，手术切除可治愈，但由于手术存在一定的死亡率和致残率，所以应谨慎选择手术方式。不同的文献报道指出脑膜瘤的手术死亡率在 7%～14%，手术的难度和预后与肿瘤部位密切相关，如岩斜脑膜瘤、枕大孔脑膜瘤、侵犯海绵窦的脑膜瘤等往往全切困难，容易并发术后神经功能障碍。

根据肿瘤的部位和患者的状态，手术的目的可有不同。对于凸面、嗅沟、矢状窦前 1/3 和一些天幕、后颅窝脑膜瘤，力争全切肿瘤是手术的目的，而对于蝶骨嵴内侧、矢状窦后 1/3 脑膜瘤及斜坡脑膜瘤，有时为减少并发症不追求肿瘤全切除，甚至目前仍存在一些脑膜瘤，如视神经鞘脑膜瘤，只进行活检。随着影像学的进步，无症状脑膜瘤发现增多，因此，在决定脑膜瘤处理时应考虑下列因素：①对无症状脑膜瘤应观察 3～12 个月，再决定治疗方案；②伴瘤周水肿者应手术；③有占位效应者应手术；④幕上大脑凸面、矢旁、镰旁脑膜瘤应早期手术；⑤颅底脑膜瘤如蝶骨嵴、鞍结节、嗅沟、桥小脑角应手术；⑥扁平脑膜瘤、海绵窦内脑膜瘤、

斜坡脑膜瘤如无症状，暂可不必手术。同时还需要结合年龄、性别、辅助治疗等综合因素进行考虑。

1. 外科手术　为本病首选方法。能做到全切除者应争取做根治性手术，以减少复发。Simpson（1957）脑膜瘤切除术的分类法已公认。①彻底切除（G1）：脑膜瘤及其附着的硬膜、受侵的颅骨均切除。②全切除（G2）：瘤体完全切除，但与其附着的硬脑膜没有切除，仅作电灼。③肉眼全切除（G3）：瘤体切除，但与之粘连的硬脑膜及颅骨未作处理。④次全或部分切除（G4）：有相当一部分瘤体未切除。⑤开颅减压（G5）：肿瘤仅活检。上述 G1～G4 术后复发率分别为：9%、19%、29% 和 40%。

2. 立体定向放射外科　包括 γ 刀、X 刀、粒子刀、射波刀和质子刀等。适用于术后肿瘤残留或复发、颅底和海绵窦内肿瘤。以肿瘤最大径 ≤3 cm 为宜。该方案多数安全，风险小是其优点，但是长期疗效还有待观察。

3. 栓塞疗法　物理性栓塞可阻断肿瘤供血动脉和促使血栓形成，化学性栓塞则作用于血管壁内皮细胞，诱发血栓形成，从而达到减少脑膜瘤血供的目的。目前栓塞多作为术前辅助疗法，根治性手术切除一般在栓塞 1 周后进行。

4. 放射治疗　可作为血供丰富脑膜瘤术前的辅助治疗，适用于：①肿瘤的供血动脉分支不呈放射状，而是在瘤内有许多小螺旋状或粗糙的不规则的分支形成；②肿瘤以脑实质动脉供血为主；③肿瘤局部骨质破坏而无骨质增生，术前放射剂量一般为 40 Gy 一个疗程，手术在照射对头皮的影响消退后即可施行；④恶性脑膜瘤和非典型脑膜瘤术后的辅助治疗，可延缓复发。

5. 药物治疗　复发、不能手术的脑膜瘤，或恶性脑膜瘤，需要进一步行药物辅助化疗，各家文献报道不一。

（七）预后

根据世界卫生组织（WHO）2000 年及 2007 年的标准，WHO Ⅰ级的脑膜瘤，其 5 年复发率

为 5%。但 有 报 道（Jaaskelainen，1985；Marosi，2008）发现看似手术全切除的患者 20 年的复发率竟高达 20%；WHO Ⅱ级的 5 年复发率为 40%；WHO Ⅲ级的 5 年复发率为 50%~80%，平均生存期 <2 年。

三、颅内神经鞘瘤

来源于神经鞘膜细胞（Schwann cell，施万细胞）的神经鞘瘤与神经纤维瘤均属于中枢神经系统良性神瘤，两者在含义和组织形态方面有所不同，但临床上表现相近，一般未严格区分。在颅内其最多见于第Ⅷ对脑神经（听神经）的前庭支，也见于三叉神经，偶见于面神经、舌咽神经、副神经、动眼神经及其他脑神经。发病部位多位于桥小脑角，也可位于中颅窝、鞍旁、后颅窝、枕大孔区及前颅底，甚至脑实质内。

颅内神经鞘瘤多单发，多为严格意义上的神经鞘瘤（neurilemmoma），有完整的包膜，包膜不侵犯载瘤神经的纤维束，而与载瘤神经的外膜粘着。它是神经鞘膜细胞局部瘤变的结果，无遗传因素的影响。在组织学上由梭形细胞和小的星状细胞组成。瘤内的间质主要为网状纤维，胶原纤维很少，多伴有各种退行性变如脂肪变性、色素沉着及小区域内的出血坏死。

多发的颅内神经鞘瘤主要为神经纤维瘤，多伴有颅内其他肿瘤（如脑膜瘤、胶质瘤等）及其他多种先天畸形组成神经纤维瘤病，属常染色体显性遗传疾病。载瘤神经梭形扩大，肿瘤组织长于神经鞘膜内，将神经纤维分隔。在组织学上由不规则排列的双极细胞组成附有尖细的突起，其间质主要由排列成波浪状的胶原纤维组成，常伴有玻璃样变和黏液样变。

颅内神经鞘瘤绝大多数位于颅底，近来多将其归为颅底肿瘤。随着显微外科技术的广泛运用和颅底外科的迅速发展，其手术切除率和载瘤神经及周围脑神经的保护率均有显著提高，手术效果大为改观。

（一）听神经瘤（前庭神经鞘瘤）

1. **病因** 听神经瘤起源于前庭神经的鞘膜细胞。听神经至内听道口穿出软脑膜后，由 Schwann 细胞覆盖，故其多发生在内听道内的神经鞘膜。神经纤维瘤病Ⅱ型多伴发听神经瘤，是一种常染色体显性遗传的系统性疾病。

2. **病理学特点** 组织学上主要是神经鞘瘤，也可以是神经鞘纤维瘤，以前者为主。其组织学形态在镜下可分为 4 种：① Antont A 型细胞为主；② Antont B 型细胞为主；③上述两种细胞混合的肿瘤；④神经纤维瘤型。肿瘤多有脂肪变性和玻璃样变等退行性变，可有坏死出血，但未见恶性变等报道。

3. **临床表现** 病程进展缓慢，其首发症状主要是前庭耳蜗神经的症状，包括头昏、眩晕、单侧耳鸣和感觉性神经性听力丧失等，其他首发症状有颅内压增高症状、三叉神经症状、小脑功能障碍、肢体乏力和精神异常。70% 的病例常有耳鸣症状，大多并不严重，不影响患者的生活及工作；听力丧失则几乎发生于所有病例（98%）。

听神经瘤主要引起桥小脑角综合征，包括听神经及毗邻脑神经的刺激或麻痹症状、小脑症状、脑干症状和颅内压增高等症状。肿瘤压迫三叉神经时可出现患侧面部疼痛、麻木，角膜反射迟钝或消失，咀嚼肌和颞肌的萎缩等。侵及展神经时可出现复视及患侧眼球内收。肿瘤压迫面神经可引起该侧面肌抽搐、周围性面瘫。肿瘤向内侧压迫脑干，出现对侧肢体的轻瘫和锥体束症。小脑角受压可引起同侧小脑性共济失调。肿瘤向下压迫舌咽神经、迷走神经及副神经而产生吞咽困难、进食呛咳、呃逆、声音嘶哑等，一般对舌下神经影响较少。肿瘤压迫第四脑室或中脑导水管，导致阻塞性脑积水。长期颅内压增高可使视乳头继发性萎缩而引起视力减退甚至失明。

4. **辅助检查** 听神经瘤诊断首选 CT 及 MRI 等影像学检查。

（1）CT 扫描：听神经瘤在 CT 上常表现为均匀

的等密度或低密度占位病灶，少数为略高密度，肿瘤内钙化极罕见。肿瘤呈均匀或不均匀强化，中间可有不规则的低密度区。约有 80% 的病例可出现瘤周水肿带。CT 骨窗位可显示双侧内听道宽度，并了解有无内听道骨质破坏，有 51%～85% 的病例可见内听道扩大，呈漏斗状。高分辨率 CT 岩骨薄层扫描可显示内听道的微小肿瘤。

（2）MRI 检查：听神经瘤在 T_1 加权像上为略低信号或等信号，T_2 加权像上为明显高信号，肿瘤边界可与水肿带混淆。肿瘤实质部分明显强化，囊变部分无强化。

5. 诊断　根据上述典型的临床表现，结合听力测试、前庭神经、面神经及影像学检查，听神经瘤诊断并不困难。主要的检查项目如下。

（1）听力检测：主要用于区分传导性或感音性耳聋。传导性耳聋为中耳病变，神经性耳聋为耳蜗或第Ⅷ对脑神经病变，在肿瘤局限于耳听道内时，该类检查具有早期诊断价值。

最简单的听力实验是音叉实验，神经性耳聋为气导 > 骨导，即 Rinne 实验为阳性。两侧骨导比较实验（Weber）传导性耳聋偏向患侧，神经性耳聋偏向健侧。音叉实验只是大致了解耳聋的情况，在两耳听力相差太大时，骨导可传至健侧而产生的假象，可用电测听机进行严格的检查，包括纯音听力检查、语言辨别率测定、复聪试验、强度辨别阈试验（DL）、短增量敏感指数试验（SIS）、阈音衰减试验（MTDT）、镫骨肌声反射试验等。

（2）前庭功能试验：包括冷热水（变温）试验、前庭神经直流电刺激试验。

（3）脑干听觉诱发电位（BAEP）：在听神经瘤中具有特征性的 BAEP 表现是Ⅰ～Ⅴ波的波间潜伏期延长和两耳Ⅴ波的潜伏期差异扩大，据此可明确区别耳蜗病变和耳蜗后病变，并可以发现直径 < 1 cm 的小型听神经瘤。同时，BAEP 也可以用于术中听力保护的监测。

（4）面神经功能试验：由于面、听神经同位于内听道内，较小的听神经瘤即可以影响面神经的功

能，故测试面神经功能有助于早期诊断。主要包括：味觉试验、流泪试验、眼轮匝肌反射试验。凡单侧耳鸣伴听力进行性下降者，进行详细的听力检查证明为神经性耳聋，且无复聪现象，伴前庭功能减退或消失，则 BAEP、内听道摄片及 MRI 均具有早期诊断价值。

6. 鉴别诊断

（1）与其他原因所致的前庭神经和耳蜗神经损害：应与耳性眩晕病、前庭神经发炎、迷路炎、药物性前庭神经损害及药物性耳聋鉴别。要点是听神经瘤有进行性耳聋、无复聪现象，多同时有毗邻脑神经的症状及体征，伴内听道扩大等 CT 及 MRI 表现。

（2）与桥小脑角其他类型肿瘤鉴别

1）脑膜瘤：多以颅内压增高为主要表现，可伴有患侧面部感觉减退和听力下降，而前庭神经损害等并非首发症状，CT 和 MRI 可见瘤边界清楚，肿瘤多呈均匀强化，肿瘤基底较宽常位于岩骨嵴，可见硬膜强化的"尾症"，岩骨和嵴岩尖骨质常见吸收破坏。

2）表皮样囊肿：一般病程较长，常首发三叉神经刺激症状，面、听神经损害多不明显。MRI 可见 T_1 为低或高信号，T_2 为高信号，DWI 为高信号。

3）胶质瘤：此类胶质瘤，包括室管膜瘤多起源于脑干或小脑，长向桥小脑角，一般以颅内压增高及脑干和小脑症状首发，病变发展快，内听道不扩大，CT 和 MRI 可见肿瘤内侧面与脑干和小脑多无明显边界。

4）与桥小脑角内的其他病变鉴别：桥小脑角内的动静脉畸形、动脉瘤、蛛网膜囊肿、粘连性蛛网膜炎、脑脓肿等均较常见，其病史及临床表现存在特殊性，与前庭神经瘤有明显不同。CT、MRI 及 DSA 可进行鉴别。

7. 治疗　治疗原则首先主要是手术治疗，尽可能安全、彻底地切除肿瘤，避免周围组织的损伤。肿瘤全切除后可获得根治。部分小型听神经瘤（直径 < 2.5 cm）和大型听神经瘤术后残留者均

可使用γ刀治疗。随着面神经监测、术中BAEP监测等技术的使用，听神经瘤的手术全切除率和面、听神经的保留率均显著提高。术后面瘫常常会给患者，尤其是女性患者带来困扰，因此肿瘤全切和神经保留等问题上需综合考虑，谨慎选择。但从最佳治疗角度来看，仍应争取肿瘤的全切除，避免肿瘤残留造成复发。

8. 预后　听神经瘤为良性肿瘤，预后取决于肿瘤切除程度。肿瘤全切除病例者极少数复发，可获得根治。

（二）三叉神经鞘瘤及颅内其他神经鞘瘤

神经鞘瘤多发生于感觉神经，颅内神经仅视神经和嗅神经无鞘膜细胞覆盖，故不发生神经鞘瘤，其他脑神经均可累及。其中听神经瘤和三叉神经瘤最常见。三叉神经鞘瘤起源于三叉神经，常见的生长部位有：后颅窝三叉神经根鞘膜，中颅窝三叉神经节的Meckel囊鞘膜或哑铃状骑跨于中、后颅窝（肿瘤可分源自中、后颅窝，向前后生长）。三叉神经鞘瘤大多为良性肿瘤，恶性者少见。

1. 临床表现　三叉神经鞘瘤常以三叉神经感觉支的刺激症状和麻痹为首发症状，表现为一侧面部阵发性疼痛和麻木，可伴有角膜反射减退或消失，并可出现咀嚼肌的无力和萎缩。按肿瘤生长部位不同，可有不同的临床表现。如肿瘤主要位于中颅窝者，逐渐可出现一侧视力障碍、动眼神经麻痹、同侧眼球的突出等，有时可伴有颞叶癫痫症状。肿瘤主要位于后颅窝者，可出现面、听神经及舌咽神经的症状，及复视、周围性面瘫等，并可伴小脑症状。无论肿瘤位于中、后颅窝，后期均可出现颅高压症状和脑积水等。

2. 治疗　三叉神经鞘瘤为良性肿瘤，其治疗主要为手术切除，手术入路应根据肿瘤部位而定，应力争全切除肿瘤，防止肿瘤复发。残留者可考虑γ刀、射波刀等治疗。

3. 预后　随着显微外科技术的应用和手术入路的不断改进，三叉神经鞘瘤的手术全切除率已达90%以上，神经功能损害仅为9%，病死率≤1%，长期随访复发率≤3%。故手术全切除是提高治疗效果的关键。

四、鞍区肿瘤

（一）垂体瘤

垂体瘤是起源于垂体前叶的良性颅内内分泌肿瘤，其发病率仅次于脑胶质瘤和脑膜瘤，占颅内肿瘤的10%~15%。发病高峰在30~40岁和60~70岁。根据功能主要分为泌乳素（PRL）腺瘤、生长激素（GH）腺瘤、促肾上腺皮质激素（ACTH）腺瘤、促性腺激素（FSH/LH）腺瘤、促甲状腺激素（TSH）腺瘤、混合性腺瘤、嗜酸干细胞腺瘤（acidophil stem cell adenoma）及无分泌功能腺瘤等。

1. 垂体的解剖和生理　垂体位于蝶鞍内，顶部有鞍隔与颅腔隔开。鞍隔上有孔，垂体柄通过此孔与下丘脑相连。垂体上方为视交叉，两侧有海绵窦和颈内动脉。正常成人的垂体约1.2 cm×0.8 cm×0.5 cm，重约0.6 g。垂体分前叶腺垂体和后叶神经垂体，前叶由起源于颈内动脉的垂体上动脉供血，后叶由海绵窦段发出的垂体下动脉供血。垂体上、下动脉间有分支吻合，回流静脉入海绵窦。垂体前叶由5种不同的能分泌激素的细胞组成，共分泌7种激素：促甲状腺激素（TSH）、促黄体激素（LH）、促卵泡激素（FSH）、生长激素（GH）、泌乳素（PRL）、促肾上腺皮质激素（ACTH）、脂肪酸释放激素（LPH）。垂体后叶主要由神经细胞组成，它主要储存来自下丘脑所释放的加压素（vasopressin），又称抗利尿激素（ADH），以及缩宫素（催产素，oxytocin）。

2. 病因及发病机制　发病机制仍不清楚。随着分子生物学的发展，发现垂体瘤的发生发展是一个多步骤、多因子参与的复杂过程，多基因参与了垂体瘤的发病过程。如ACTH腺瘤往往伴有USP8突变。下丘脑的促激素和垂体内的旁分泌因子可能在垂体瘤形成的促进阶段起作用。抑制因素的衰退对肿瘤的发生也起着促进作用。如库欣病患者肾上腺切除后部分患者可发生ACTH瘤。部分原发性甲状腺功能减退患者可发生 TSH 瘤，都说明缺乏正常的负反馈机制对垂体瘤的发生具有促进作用。

3. 病理学特征

（1）功能性腺瘤：PRL 腺瘤细胞多呈嫌色性，呈乳突状排列，瘤内可有小钙化灶。少数肿瘤细胞为嗜酸性。生长激素（GH）腺瘤细胞可呈强或弱嗜酸性，橘黄 G 染色（+），PAS（-）。促肾上腺皮质激素（ACTH）腺瘤胞质内分泌颗粒多少不等，核周常见平行束状排列的微丝结构，相当于 Crooke 透明变性。促性腺激素（FSH/LH）腺瘤细胞的胞质中等，分泌颗粒圆而小，沿细胞内侧排列。促甲状腺激素（TSH）腺瘤细胞较小，核相对较大，分泌颗粒密集而细小，呈弥漫性分布或沿细胞膜排列。

（2）无分泌功能细胞腺瘤

1）未分化细胞瘤：又称裸细胞瘤，瘤细胞胞体较小，呈多角形，排列紧密，胞核呈多形性（圆形或锯齿形）。

2）瘤样细胞腺瘤：细胞边界不太清楚，核多形性且皱缩，胞质内充满畸形（球形、葫芦形或黄瓜形）肿大、苍白不着色、空泡状变性的线粒体，有时占胞质 1/3 以上，内嵴可消失，其他细胞器亦甚贫乏，故又称为线粒体瘤或空泡细胞瘤，这些肿瘤有复发倾向。

4. 临床表现

（1）神经功能障碍

1）头痛：约 2/3 无功能垂体瘤患者可有头痛，但不太严重。早期头痛是由于肿瘤向上生长时，牵拉三叉神经第一支支配的鞍膈引起。头痛位于双颞部、前额、鼻根部或眼球后部，呈间歇性发作。肿瘤穿破鞍膈后头痛可减轻或消失。晚期头痛可由肿瘤增大影响颅底硬膜、动脉环、大血管、大静脉窦等痛觉敏感组织所引起。肿瘤向第三脑室生长阻塞室间孔引起颅内压增高可引起弥漫性头痛。

2）视神经受压症状：垂体瘤向上生长可将鞍膈顶高或突破鞍膈向上压迫视神经而产生视力、视野改变。①视野改变：垂体瘤所致视神经受压症状中最早出现的症状。②视力改变：视力减退与视野缺损不平行，两侧不对称，常到晚期才出现，并可发展到失明，这是原发性视神经萎缩的结果。③视乳头改变：由于视神经受压及血循环障碍，大多数患者有视乳头原发性萎缩，双侧同时开始，程度不等。

（2）内分泌功能紊乱

1）PRL 腺瘤：临床典型表现为闭经 - 泌乳 - 不孕三联征（Forbis-Albright 综合征），亦有少数不完全具备以上三联征者。

2）GH 腺瘤：儿童表现为巨人症，成人表现为肢端肥大症，如不及时治疗，常出现代谢并发症，如糖尿病、高血压、心脏肥厚、继发感染和呼吸道疾患等。

3）促肾上腺皮质激素（ACTH）腺瘤：可出现脂肪、蛋白质、糖、电解质代谢紊乱及性腺功能障碍，表现为向心性肥胖、紫纹、骨质疏松、佝偻病及病理性骨折，晚期可出现血钾及血氯降低，血钠升高等。

4）促性腺激素（FSH/LH）腺瘤：早期大多数男性的性欲及性功能正常，晚期可出现阳痿、睾丸缩小及不育等；女性有月经紊乱或闭经。

5）促甲状腺激素（TSH）腺瘤：甲状腺肿大并可扪及震颤，闻及杂音，有时有突眼疾其他甲状腺功能亢进症状。由甲状腺功能减退引起者可有身材矮小、黏液性水肿等症状。

6）无分泌功能腺瘤：早期多无特异性症状，肿瘤增大后可首先出现刺激性症状如 PRL 轻度增高等，晚期则出现垂体功能低下、周围神经压迫症状等。

5. 辅助检查

（1）影像学检查：目前诊断垂体腺瘤主要靠 MRI 和 CT 检查。

1）MRI 检查：是目前诊断垂体瘤的首要方式。肿瘤呈低信号灶，垂体上缘膨隆，垂体柄向健侧移位。瘤内出血可呈高信号灶。大腺瘤者可显示肿瘤与视神经、视交叉及与周围其他结构如颈内动脉、海绵窦、脑实质等的关系。

2）CT检查：对微腺瘤的发现率约50%，薄层扫描可提高发现率。鞍区CT检查可以观察垂体瘤对蝶鞍骨质的破坏，同时还可以观察到高密度的肿瘤脑卒中。

（2）内分泌检查

1）PRL：正常值为25～30 μg/L，一般PRL＞150 μg/L，对PRL垂体腺瘤诊断极有价值。

2）GH：禁食、静息状态下GH＞10 μg/L，对活动性肢端肥大症患者具有重要诊断价值。

3）促肾上腺皮质激素（ACTH）：需结合CRH、赖氨酸后叶加压素（LVP）兴奋试验、地塞米松抑制试验等相关动态试验。

6. 诊断与鉴别诊断　根据神经功能障碍和内分泌功能减退症状，结合内分泌检测指标和影像学检查，诊断多可成立。无分泌功能腺瘤应与鞍区其他疾病相鉴别。

（1）颅咽管瘤：多见于儿童及青少年，肿瘤常发生于鞍上，可向第三脑室、鞍旁、鞍后等处发展。临床表现为下丘脑、垂体功能损害症状如尿崩、发育迟缓等，视野改变多不规则，常有颅内压增高。头颅X线摄片70%可见鞍区钙化斑。CT可见鞍上囊性低密度区，囊壁呈蛋壳样钙化，实体肿瘤为高密度，可有强化。MRI提示鞍区囊（实）性占位的信号，鞍内底部往往可见正常垂体。成人鞍内型颅咽管瘤多为实质性，有时鉴别较难，需手术后才能确诊。

（2）脑膜瘤：常有头痛、视力视野改变，但内分泌症状多不明显。蝶鞍一般正常大小，鞍结节附近可见骨质增生。CT影像为均匀高密度病灶，强化明显。MRI上T₁W呈等信号，T₂W呈高信号，增强后有时可见脑膜"尾征"。鞍内亦可见正常垂体。

（3）生殖细胞瘤：多见于儿童及青春期者，尿崩常为首发症状，有的可出现性早熟，或发育停滞及视路受损症状。蝶鞍多正常；CT为类圆形高密度灶，其内见有钙化点，均匀强化；MRI示垂体柄处实体性肿块。

（4）视神经和下丘脑胶质瘤：前者多发生于儿童，为患侧失明及突眼，平片可见患侧视神经孔扩大，蝶鞍正常。后者有下丘脑受损症状及视野变化，MRI检查可确定肿瘤范围。

（5）脊索瘤：常位于颅底斜坡，可向鞍区侵犯，出现头痛、多发脑神经麻痹及视力视野改变，内分泌症状不明显。CT检查显示斜坡区骨质破损和钙化，肿瘤密度不均匀，并有向鼻咽区侵蚀倾向。

（6）皮样及上皮样囊肿：可有视力减退及视野改变，但双颞偏盲少见。其他脑神经损害症状轻微，垂体功能常无影响。CT影像显示为低密度或混合密度病灶。

（7）动脉瘤：可有视力视野及蝶鞍改变，症状可隐匿或突然发生，有头痛、动眼神经麻痹等症状。MRI检查显示血管流空现象，脑血管造影可明确诊断。

（8）Rathke's囊肿：可引起垂体功能减退、蝶鞍扩大、视交叉受压症状。MRI上病灶位于垂体中间部，囊内信号高低多与囊肿内容物有关，绝大多数为等或高信号。

7. 治疗　包括药物治疗、手术治疗、放射治疗以及观察随访。

（1）药物治疗

1）PRL腺瘤：药物治疗为首选治疗，可降低激素水平，缩小肿瘤体积及限制肿瘤生长，为手术治疗创造条件。多巴胺受体激动剂是垂体PRL腺瘤的一线治疗，其中主要有溴隐亭、卡麦角林、培高利特等。

2）GH腺瘤：生长抑素受体配体（SRLs）代表药物为兰瑞肽（索马杜林）。应用于无法通过手术治愈患者（如侵犯鞍外大腺瘤，没有中枢压迫症状的患者）、术后没有完全控制激素水平患者或微腺瘤患者的一线治疗。生长激素受体拮抗剂（GHRA）针对GH受体，代表药物为培维索孟

（pegvisomant）。适合用于 GH 水平轻度升高而由于其他原因未能使用 SRLs 的患者。

3）ACTH 腺瘤：主要药物包括类固醇合成抑制剂，如 5- 羟色胺拮抗剂赛庚啶 / 肾上腺功能抑制剂美替拉酮和酮康唑，但疗效各家报道不一，且均有一定的不良反应，临床应用需谨慎，治疗期间需随访 24 h 尿皮质醇水平和血皮质醇节律。

（2）手术治疗：是目前治疗垂体瘤的主要手段。手术指征：①肿瘤对周围结构出现压迫症状；②微腺瘤中的 ACTH 瘤、无法承受药物治疗的 GH 瘤，以及不耐受或治疗不敏感的 PRL 瘤和 GH 瘤。

手术方式如下：①经蝶入路：显微镜下经鼻蝶入路及内镜辅助下经鼻蝶入路。内镜应用于神经外科领域，具有灵活、损伤小、全景化视野等优点。内镜辅助下经鼻蝶手术切除垂体瘤已经应用比较成熟，该术式可减少创伤，扩大病灶显露，增加直观切除病变的机会。②对于较大的肿瘤，尤其是凸向鞍隔上方的肿瘤可考虑显微镜下经颅入路。

（3）放射治疗：可作为手术或药物治疗的辅助疗法，可作为一种确定的治疗方法。研究报道，单纯放疗肿瘤控制率可达 75%，手术加放疗 10 年的局部控制率可达 85% ~ 94%。放疗后约半数患者的视力、视野障碍有望恢复，但也有在放疗过程中或治疗以后肿瘤发生出血或囊变后症状反而加重。

（二）颅咽管瘤

颅咽管瘤发病率占脑瘤总数的 4% ~ 6%。颅咽管瘤可发生于任何年龄，但发病高峰年龄为 5 ~ 15 岁儿童，男性多于女性。

1. 病因及发病机制　在胚胎发育初期，原始口腔顶部的上皮组织发生突起向背侧内凹，并逐渐增大向后上伸长成漏斗，二者相遇构成垂体。颅颊囊与原始口腔连接的细长管道称为颅咽管，或称垂体管，该管在胚胎发育过程中逐渐退化消失，同时由于蝶骨的形成将垂体与口腔隔开。在退化的颅咽管部位，颅颊囊前壁残留部分，尤其是垂体前叶结节部有残存的鳞状上皮细胞，是颅咽管发生的最常见部位。Erdheim 认为肿瘤即起源于这些残存的上皮细胞。

2. 病理学特征　颅咽管瘤大体形态常呈球形、不规则形或结节扩张生长，界限清楚，范围大小差异明显，大多为囊性多房状或部分囊性，少数为实质性，只含少数小囊腔。囊内容为退变液化的上皮细胞碎屑（角蛋白样物），囊液呈机油状或金黄色液体，含闪烁漂浮的胆固醇结晶。实质部分常位于后下方，呈结节状，内含钙化灶，常与垂体柄、视路、第三脑室前壁及周围血管粘连较紧。肿瘤亦可引起脑组织的胶质反应，形成假包膜。有时呈乳头状突入丘脑下部。实质肿瘤多位于鞍内或第三脑室内，体积较囊性者小。

肿瘤组织形态可分为牙釉质型和鳞状乳头型两种。前者几乎见于所有儿童及半数以上的成年患者，后者多见于成人。

3. 临床表现

（1）颅内压增高症状：儿童多见；有头痛、呕吐、视乳头水肿等。儿童骨缝未闭前，可见骨缝分开，头围增大，叩击呈"破罐音"，头皮静脉怒张等。

（2）视神经受压症状：视力视野改变及眼底的变化等。鞍上型肿瘤因其生长方向无一定的规律，导致压迫部位不同视野缺损变化很大，可为象限盲、偏盲、暗点等。

（3）下丘脑症状：①肥胖性生殖无能（Frohlich）综合征；②体温调节失常：下丘脑后部受损可致体温较低，前部受影响可致中枢性高热；③尿崩症；④嗜睡：可见于晚期患者；⑤精神症状：健忘、注意力不集中、虚构等，与下丘脑 - 边缘系统或额叶联系损伤有关，成人较多见；⑥贪食或拒食症；⑦高 PRL 血症；⑧促垂体激素分泌减少。

（4）垂体功能障碍症状：儿童患者表现为发育迟缓，身材矮小，易倦怠，活动少，皮肤光白，面色灰黄，有皱纹，貌似老年。牙齿及骨骼停止发育，性器官呈婴儿型，无第二性征。少数有怕冷，轻度黏液性水肿，血压偏低等症状。成人女性月经失调或停经，不育和早衰。男性性欲减退，毛发脱落，新陈代谢低下。

（5）肿瘤压迫症状：肿瘤向鞍旁生长，可致海绵窦综合征。向蝶窦筛窦生长者可致鼻出血、脑脊液鼻漏等。向颅前窝生长者，可产生精神症状，如记忆力和定向力差，大、小便不能自理、癫痫及嗅觉障碍。向颅中窝生长可致颞叶癫痫和幻嗅、幻味等症状。少数肿瘤向后生长产生脑干症状，甚至长到颅后窝引起小脑症状。

4. 辅助检查　鞍上型者可见蝶鞍后床突及鞍背低下，鞍底较平，蝶鞍前后径相对增大，形如蝶状。鞍内型者蝶鞍呈球形扩大、前床突吸收、鞍底吸收或破坏。70%～80%有钙化，囊壁钙化呈弧线状或蛋壳状。CT 扫描可示肿瘤囊变区呈低密度影，钙化灶呈高密度影，肿瘤实质部分呈均匀一致高密度区。典型颅咽管瘤因有囊性部及实质部，瘤内成分不同，成像可成多种信号影，钙化部常不能显示。在 T_1 加权像上为高、等或较低信号，T_2 加权像上为高信号，信号强度均匀或不均匀。内分泌检查血清 GH、FSH、LH、ACTH、TSH、T_3、T_4 皮质醇等均可低下，有时 PRL 升高。

5. 诊断及鉴别诊断　根据好发年龄、临床症状、CT 和 MRI 检查所见，多数患者可以确诊，少数不典型病例须与以下疾病相鉴别。

（1）临床仅有颅高压的儿童病例：应与颅后窝中线肿瘤，第三脑室前部胶质瘤相鉴别。后者一般无内分泌症状，而鞍区的钙化灶是重要的鉴别点。

（2）仅有内分泌症状及视力视野改变：应与垂体腺瘤鉴别。后者发病年龄较大，极少引起颅内压及下丘脑损害症状，有典型的视野改变。MRI 上颅咽管瘤可见鞍底有正常垂体，是主要的鉴别点，但成人鞍内型无钙化者与垂体瘤鉴别有时较困难。

（3）儿童病例仅有视神经压迫者：应与视神经胶质瘤鉴别。后者视力改变都先发生于一侧，视力丧失较快，有时可见单侧突眼。还须与鞍上型胚细胞瘤（生殖细胞瘤）鉴别，该瘤除可产生视力视野改变外，尚可有性早熟，而蝶鞍多正常，CT 影像

极少见囊变和钙化，测定肿瘤标志物人绒毛促性腺激素（HCG）、甲胎蛋白（AFP）、胎盘碱性磷酸酶（PLAP）可阳性。

（4）成人颅咽管瘤：应与鞍结节脑膜瘤、颈内动脉虹吸部动脉瘤、脊索瘤、鞍上蛛网膜囊肿、上皮样及皮样囊肿相鉴别。鞍结节脑膜瘤多无内分泌改变，有时可见鞍结节部有骨质增生或破坏，MRI 上肿瘤多均匀增强，可见脑膜"尾征"。颈内动脉虹吸部动脉瘤多见于中老年，可通过脑血管造影或 MRA、CTA 鉴别。脊索瘤患者有多对脑神经障碍，CT 可显示蝶鞍及斜坡破坏，有时亦可有钙化。鞍上蛛网膜囊肿有先天性和获得性两种，后者可因外伤后 SAH 或感染所引起的蛛网膜下腔粘连造成，CT 影像示无蝶鞍改变及钙化，无内分泌症状。上皮样及皮样囊肿患者的内分泌症状亦不明显，前者无钙化，CT 扫描检查或手术探查时可以确诊。

6. 治疗

（1）手术治疗：首选和主要治疗方法，通过切除肿瘤达到解除对视神经及其他神经组织的压迫。尤其是近来神经内镜技术的发展，让手术全切的概率显著提高，术后下丘脑反应明显降低。因此，目前主张争取最大限度切除肿瘤而不遗留严重并发症。

（2）放射治疗：手术未能全切者可采用放射治疗。放射治疗可杀死有分泌能力和形成囊肿的细胞，减少肿瘤血供，抑制肿瘤生长，可延后肿瘤复发时间，延长生存期。目前放射治疗多采用颅外放射如 ^{60}Co 直线加速器等，亦可采用放射外科（伽马刀、X 线刀）治疗。近年来射波刀治疗颅咽管瘤取得较好疗效。

（3）药物治疗：目前尚无特殊有效的药物，有尝试用 BRAF 抑制剂治疗 BRAF 突变的难治性颅咽管瘤。

7. 预后　肿瘤全切者术后无复发的 10 年生存率为 74%～81%，部分切除者为 41%～42%，手术加放射治疗者为 83%～90%。肿瘤平均复发时间在术后 1～4.3 年，复发肿瘤再手术时全切除难度增

加，围手术期病死率增高。

五、颅内其他肿瘤

1. 脊索瘤　较少见，好发于中老年。临床主要表现为不定期的弥漫性头痛，可同时出现一侧展神经麻痹及其他肿瘤压迫症状。CT 平扫显示肿瘤呈等或略高密度影，增强后可见轻至中度不均匀强化。MRI 上肿瘤呈混杂信号，T_2 加权像信号多高于 T_1 加权像信号，T_1 加权像可见骨组织被软组织取代，呈不均匀低或等信号，T_2 加权像为不均匀高信号。手术是治疗的主要方法，常规放疗作为辅助治疗，可以和手术结合运用。脊索瘤对化疗药物不敏感，可应用分子靶向药物辅助治疗。

2. 生殖细胞瘤　多发于儿童和青少年，以松果体区、鞍区、基底神经节区多见，其临床表现和体征与肿瘤发病部位有关。发生在松果体区的肿瘤一般会引起颅压增高和眼球运动障碍；发生在鞍区的肿瘤可以出现多饮、多尿和发育迟滞；发生于基底节丘脑则可能导致轻偏瘫等症状。辅助检查主要包括 CT、MRI 及内分泌检查。生殖细胞瘤主要采用放疗和化疗；畸胎瘤主要行手术切除；其他恶性非生殖细胞瘤性生殖细胞肿瘤（NG-CCTs）则必须行手术切除治疗，并辅以术前和术后放疗及化疗。

3. 原发性中枢神经系统淋巴瘤（primary central nervous system lymphomas，PCNSLs）起病隐匿，病程较短，症状主要表现为肿瘤的占位效应和弥漫性脑水肿引起的颅内高压症状。CT 平扫多为边界不清类圆形病灶，等密度或稍高密度，病灶周围水肿明显；增强后等或明显均匀强化。MRI 平扫，T_1WI 可见片状低信号水肿区，T_2WI 为高信号。病灶 ADC 值降低，DWI 高信号。增强后可见明显强化，瘤周水肿明显，呈"云雾状"表现。脱水药物治疗是缓解症状、挽救生命的手段，但停药后易复发。手术切除一般不能使患者获益。药物治疗主要包括甲氨蝶呤（MTX）、激素及利妥昔单抗。放疗在原发性中枢神经系统淋巴瘤的疗效一直备受争议。

4. 脑转移瘤　最常出现脑转移的肿瘤有肺癌、乳腺癌。脑转移瘤患者临床表现主要与病灶部位及数目有关，可与其他颅内占位性病变类似，如颅内压增高症状，偏瘫、偏深感觉障碍、失语、脑神经麻痹或共济失调、癫痫。强化 MRI 作为首选检查方法。病灶在 T_1WI 上多为低或等信号，T_2WI 或 T_2FLAIR 为高信号，强化后可见肿瘤明显强化。治疗首先应对患者进行对症处理，如脱水降低颅内压，使用激素控制脑水肿及癫痫药物控制癫痫。手术目的在于切除病灶，迅速缓解占位效应及颅内高压症状。化疗一般不作为脑转移瘤首选治疗。近年来，全脑放射治疗为多发脑转移瘤的标准治疗方案。分子靶向药物及免疫治疗备受关注，并逐步应用于脑转移瘤治疗。

第二节　脊髓肿瘤

诊疗路径

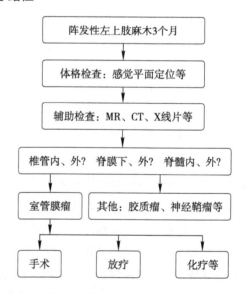

🖝 典型案例（附分析）12-2
患者左上肢阵发性麻木 3 个月

一、髓内肿瘤

脊髓髓内肿瘤约占椎管内肿瘤的 20%，多发于脊髓颈、胸段及圆锥部位，其中最常见的肿瘤是室管膜瘤和星形细胞瘤。

（一）病因及病理

1. 室管膜瘤（ependymoma） 起自中央管室管膜细胞的肿瘤完全位于髓内，如起自圆锥终丝的室管膜瘤则位于蛛网膜下腔内。绝大多数室管膜瘤为 WHO Ⅰ～Ⅱ级低度恶性肿瘤，范围广泛但有假包膜，与正常脊髓组织界限清楚，肿瘤一般为灰褐色，质地中等，血供一般，邻近脊髓多有继发性空洞形成。少数间变性室管膜瘤，其恶性程度增加，肿瘤边界不清，血供增加。

2. 星形细胞瘤（astrocytoma） 肿瘤起自脊髓白质的胶质细胞，绝大多数是为 WHO Ⅰ～Ⅱ级低度恶性肿瘤，极少数为Ⅲ～Ⅳ级高度恶性。肿瘤理论上呈浸润生长，但部分肿瘤边界也比较清楚，质地可偏韧，血供一般，较少会引起邻近节段继发性脊髓空洞。

（二）临床表现

首发症状以疼痛最为多见，多限于肿瘤水平，常因肿瘤压迫脊髓丘脑束、侵犯脊髓后角细胞或脊髓水肿引起。部分患者以进行性感觉和运动功能缺失症状起病，如肢体麻木、无力，甚至截瘫。颈髓肿瘤以四肢症状为主，表现为单侧或不对称性肢体麻木或感觉减退。胸髓肿瘤多表现为肢体麻木或束带感。圆锥部位肿瘤常以会阴部疼痛及大小便功能障碍为主。

（三）辅助检查

脊髓内肿瘤均应行 MRI 检查。绝大多数髓内肿瘤显示不规则脊髓增粗影，与正常段脊髓界限不清，在 T1WI 上为稍低或等信号，T2WI 为高信号，病变内可有囊变、出血或坏死等表现。室管膜瘤通畅均一强化，轴位或冠状位显示肿瘤位于脊髓中央，对称分布。大部分情况下，病变上下节段脊髓会有继发性空洞。而星形细胞瘤一般偏侧生长，较室管膜瘤相比边界不清，不规则，且强化不均匀，较少出现邻近阶段脊髓空洞。

（四）鉴别诊断

其他髓内肿瘤包括血管母细胞瘤、神经鞘瘤、海绵状血管瘤、皮样囊肿及表皮样囊肿，需进行鉴别。

（五）治疗

积极手术治疗是目前髓内肿瘤的主要治疗方法。对于边界清楚的肿瘤，全切应是追求目标，几乎所有室管膜瘤及某些边界清楚的星形细胞瘤全切后能得到长期缓解甚至治愈的结果。而对于高度恶性髓内肿瘤，手术则应以减轻脊髓受压、改善脊髓功能为主要目的，手术后予常规放射治疗或联合口服替莫唑胺化疗可使患者获益。近年来，免疫及基因治疗在治疗颅内恶性胶质瘤时显示了良好效果，同样在治疗髓内恶性胶质瘤方面也可进行临床试验等尝试。

二、髓外肿瘤

髓外肿瘤可分为两类，髓外硬膜内肿瘤占椎管肿瘤 40%，起自软膜或神经根，常见有神经鞘瘤、脊膜瘤等。髓外硬膜外肿瘤占椎管肿瘤 55%，起自脊髓外的椎体或硬脊膜，多数是转移瘤或淋巴瘤。

（一）神经鞘瘤

脊髓神经鞘瘤是髓外硬膜内肿瘤，为脊髓肿瘤中最常见的肿瘤，多见于青壮年，20～40 岁高发。肿瘤在椎管内膨胀性生长，多呈圆形或椭圆形，多单发，颈胸段多发，常累及神经根，部分肿瘤通过椎间孔向外延伸形成哑铃状。

1. 病理学特征 肿瘤经常有包膜，柔软或可有波动感，肿瘤呈淡红、黄或三叉神经鞘瘤珠样灰白色，切面常可见变性所引起的囊肿，其中有液体或血性液体。极少数肿瘤为纤维性，故质地较硬。镜下观察肿瘤由纤维致密的纤维束交织构成，大致分两种组织类型，一种细胞核呈栅栏状排列，另一种由退行性变组织稀疏排列呈网状结构。

2. 病因与发病机制 肿瘤起源于神经鞘膜的

施万细胞，多发于脊髓神经后根。现在研究多关注于 *NF1* 和 *NF2* 基因（分别定位于第 17 号和 22 号染色体长臂上）。

3. 临床表现　最常见的首发症状为神经根痛，其次为感觉异常和运动障碍。

上颈段肿瘤的疼痛主要在颈项部，偶向肩部及上臂放射。颈胸段的肿瘤疼痛多位于颈后或上背部，并向一侧或双侧肩部、上肢及胸部放射。上胸段的肿瘤常表现为背痛，放射到肩或胸部。胸段肿瘤的疼痛多位于胸腰部，可放射到腹部、腹股沟及下肢。胸腰段肿瘤的疼痛位于腰部，可放射至腹股沟、臀部、大腿及小腿部。腰骶段肿瘤的疼痛位于腰骶部、臀部、会阴部和下肢。

以感觉异常为首发症状者占 20%，其可分感觉过敏和减退两类。前者表现为蚁行感，发麻、发冷、酸胀感、灼热。后者大多为痛、温及触觉的联合减退。

运动障碍为首发症状者占第 3 位。因肿瘤的部位不同，可产生神经根性或束性损害致运动障碍，随着症状的进展可出现锥体束的功能障碍，因而瘫痪范围和程度各不相同。

4. 辅助检查

（1）X 线片检查：直接征象是神经鞘瘤钙化斑阴影，较少见；间接征象是指肿瘤压迫椎管及其邻近骨质结构而产生的相应改变，包括椎弓破坏、椎弓根间距离加宽，甚至椎弓根破坏消失、椎体凹陷或椎间孔扩大等。

（2）脊髓造影：蛛网膜下腔完全梗阻率≥95%，典型的呈杯口状充盈缺损。

（3）CT 与 MRI 检查：肿瘤在 MRI T_1 呈髓外低信号瘤灶，在 T_2 加权像上呈高信号瘤灶，增强后扫描，实体性肿瘤呈均匀强化，囊性肿瘤呈环形强化，少数肿瘤呈不均匀强化。另视肿瘤所在解剖层次不同，出现相应的脊髓移位。CT 诊断价值有限。

5. 鉴别诊断　对硬膜内肿瘤，主要的鉴别诊断是脊膜瘤。脊膜瘤常好发于胸椎部位，但发病率女性明显高于男性；肿瘤很少生长至神经孔，并表现出椎旁肿块。

6. 治疗与预后　神经鞘瘤的治疗主要为手术切除。绝大多数病例均可通过标准的后路椎板切开行肿瘤全切除，进而达到治愈。如果肿瘤全切除，一般很少复发。

（二）脊膜瘤

脊膜瘤（meningioma）与脑膜瘤一样均来源于中胚层，是位于不同部位的同一病理组织形态。一般认为该瘤发生于蛛网膜上皮细胞。绝大多数脊膜瘤位于硬膜下髓外，与硬膜关系密切。脊膜瘤可见于所有脊椎节段，但多集中在胸段，余下部分多位于颈段，腰骶部脊膜瘤少见。脊膜瘤多发于 40~70 岁患者，平均发病年龄较其他脊髓肿瘤患者为大，15 岁以下少见。经大样本病例统计分析表明，脊膜瘤不同于其他脊髓肿瘤，患者存在明显的性别差异，临床病例显示女性要远多于男性。

1. 病因与发病机制

（1）遗传：Dumanski 等提出 22 号染色体上一个位点的缺失与脊（脑）膜瘤的发生有关，但多数认为此瘤与遗传无关。

（2）激素：国内外大量统计资料表明，脊膜瘤多发于女性，提示肿瘤的发生与雌激素有关。目前已在肿瘤组织中发现有雌激素受体及孕激素受体，临床也发现妊娠期肿瘤生长加快。

（3）物理及化学因素：外伤是否导致脊膜瘤发生尚未见报道。其他物理及化学因素中，有报道射线、微波、慢性炎症、危险职业（如橡胶、石化行业）可能诱发脑膜恶性肿瘤，但与脊膜瘤发生的因果关系难以确定。

2. 病理学特征　脊膜瘤分为以下 6 型。

（1）脑膜上皮细胞型（合体型）：瘤细胞核较大，呈圆形，染色淡，核中有胞质性假包涵体和中间透亮、围以染色质的核内窗，核仁小而不明显，胞质均匀，细胞边界不清，紧密排列。细胞间质不多，但将肿瘤分隔成形状、大小不等的小叶，小叶内可出现玻璃样变。

（2）成纤维细胞型（脑膜纤维母细胞型）：瘤

细胞核及胞体均呈细长梭形，彼此交织或呈漩涡样排列，细胞间有大量网状纤维和胶质纤维，有时有砂粒小体。

（3）过渡型（内皮纤维型、原始型、脑膜组织Ⅱ型）：为上两型的混合，瘤细胞呈漩涡状排列，中心常有一小血管或玻璃样变的胶原，是钙盐沉积形成的砂粒小体。

（4）砂粒型：脊膜瘤大多属于此型，瘤组织内有许多砂粒小体。

（5）血管瘤型：瘤内有较多大小不一，分化良好的血管，多数血管壁明显增厚和玻璃样变。肿瘤的组织结构呈巢状的内皮细胞型或过渡型，有散在巨核细胞、微囊和钙化灶。

（6）血管母细胞型：细胞十分丰富，细胞边界不清，胞质内有类脂颗粒，偶见核分裂象。

3. 临床表现 脊膜瘤生长缓慢，除非发生瘤内出血或囊性变等使其体积短期内明显增大，临床主要表现为慢性进行性脊髓压迫症状，导致受压平面以下的肢体运动、感觉、反射、括约肌功能及皮肤营养障碍。由于脊髓的代偿机制，症状可以表现为波动性，但总的趋势是逐渐恶化。脊膜瘤的早期症状不具有特征性，也不明显，多为相应部位不适感，和（或）非持续性的轻微疼痛，不足以引起重视，即使就医亦可能被误诊为胸膜炎、心绞痛、胆囊炎等内科疾病，或是关节炎、神经根炎、骨质增生、腰肌劳损、坐骨神经痛等，一般给予对症处理也可缓解，从而延误治疗。

4. 辅助检查 MRI 可以直接观察脊髓、蛛网膜下隙、椎体及其附件，并可做三维重建，了解肿瘤与周围结构的关系。T_1 加权像下脊膜瘤显示等或稍高信号块影，与低信号的脑脊液呈现良好对比，局部脊髓受压变扁、移位，局部蛛网膜下腔增宽，低信号的硬脊膜位于肿瘤外侧为髓外硬膜下占位的特征，予 Gd-DTPA 增强后呈均匀强化。如瘤内有钙化，T_1 加权平扫、增强扫描均呈点状低信号或无信号区。少数位于硬脊膜外椎管内的脊膜瘤除表现为脊髓受压变形、移位外，肿瘤上下蛛网膜下腔变窄，低信号的硬脊膜位于肿瘤与脊髓之间为其特点。长至椎管外的脊膜瘤可使一侧椎间孔扩大，在冠状面及横断面上呈现哑铃状软组织块影。

5. 诊断 患者为女性，年龄偏大，病史较长，有神经根痛（或根性感觉障碍）伴长束（锥体束和脊髓丘脑束）受损征象者，应高度怀疑脊膜瘤可能。横向定位判明肿瘤位于髓内、髓外硬膜下还是硬膜外；纵向定位判明肿瘤位于哪一脊髓（或脊椎）节段。

6. 治疗与预后 脊膜瘤属良性肿瘤，一旦发现，只要患者身体条件许可都应及早手术，预后良好。理想的手术结果应是肿瘤及其附着的硬膜一并切除，但能否做到取决于肿瘤的大小，以及其与脊髓的关系和所在的脊髓节段。脊膜瘤一般分界清楚，隔有一层蛛网膜，可完全分离。位于脊髓背侧、背外侧的肿瘤完全切除困难不大，但位于腹外侧、腹侧的肿瘤就比较困难，为获得较理想的暴露，可切断一侧齿状韧带甚至 1~2 根脊神经，肿瘤可先行囊内切除（或吸、刮）以减小肿瘤体积，再逐步分离切除，不要勉强做整块切除以免造成脊髓、脊神经损伤，硬膜切除后是否修补尚有不同意见，主张不必修补者认为术后形成的瘢痕组织可完全封闭缺损。

三、脊柱肿瘤

脊柱肿瘤（spinal tumor）指原发性脊柱肿瘤和转移性肿瘤。原发性脊柱肿瘤的总体发生率约为0.4%。绝大多数青少年脊柱肿瘤为良性，而中青年患者恶性肿瘤可能性大。良性肿瘤多累及后方结构，恶性肿瘤则多累及椎体。原发性良性脊柱肿瘤一般进展慢，病程长。恶性脊柱肿瘤则进展较快，病程短，临床症状出现较快。

脊柱肿瘤分为转移瘤和原发肿瘤。其中转移瘤是脊柱最常见的恶性肿瘤。肺癌、乳腺癌、前列腺癌、淋巴瘤多发生骨转移。原发肿瘤又有良、恶性之分。其中良性肿瘤包括椎体血管瘤、骨肿瘤（骨瘤、骨样骨瘤、成骨细胞瘤、骨软骨瘤、软骨瘤）、动脉瘤样骨囊肿、骨巨细胞瘤（良性肿瘤，伴恶性行为）。恶性肿瘤包括骨肉瘤、纤维肉瘤、软骨肉瘤、尤文肉瘤。

（一）椎体血管瘤

椎体血管瘤（vertebral hemangioma，VH）是脊柱最常见的原发肿瘤，未见恶性报道。最常见于低位胸椎及腰椎，偶见于颈椎。其中70%为单发，30%为多发。多见于青春期后的青年女性，可能是激素的作用，具体机制尚不清楚。

1. 病理学特征　发病节段血管取代正常的骨髓，继而产生大量硬化、首尾排列的骨小梁。血管一般分为静脉性（海绵状）与毛细血管性。

2. 临床表现　很少有症状，少部分（＜1.2%）患者表现为相应节段的局部疼痛，随着肿瘤增大，压迫脊髓出现相应症状。常表现为胸髓病变，下肢运动和括约肌功能障碍和下肢病理反射。其原因可能为：①肿瘤生长突入椎管；②受累椎体骨质增生，椎体膨大，致使椎管狭窄；③肿瘤压迫血管；④受累椎体骨折移位；⑤血管瘤破裂出血致硬膜外血肿；⑥脊髓"盗血"现象。

合并椎间盘突出、椎管狭窄等表现为相应疾病的典型症状。

3. 辅助检查

（1）X线片检查：垂直方向层状或"蜂窝状"改变为其典型表现，1/3～1/2的患者有此表现。

（2）CT检查：为首选检查方法。典型表现为增厚的骨小梁交叉切面形成的多发高密度影（"Polka"征）。

（3）MRI检查：较小的椎体血管瘤在 T_1 和 T_2 加权像上表现为高信号圆形病灶，较大病灶可能为低信号。

（4）其他检查：骨扫描吸收通常不增高，可用于与转移瘤鉴别。脊髓血管造影可用于判断严重程度。

4. 治疗

（1）无症状椎体血管瘤不需治疗，亦不需常规随访。

（2）有临床症状的患者

1）放疗：椎体血管瘤对放疗敏感，放疗剂量为30～40 Gy。对疼痛患者可单独应用，也可用于术前辅助放疗。症状缓解较慢（几个月至几年不等）。

2）栓塞：较放疗缓解疼痛速度快。特别注意应避免根动脉栓塞，否则会引起脊髓梗死等严重并发症。

3）经皮椎体成形：经椎弓根向椎体内注入骨水泥等重塑椎体，除了稳定椎体结构，避免骨折发生，还可以有效缓解疼痛。

4）手术：对于上述治疗无效或进行性神经功能缺失的患者，可考虑手术。手术切除肿瘤并进行椎管减压可有效改善症状。

（二）骨肿瘤

1. 骨瘤

（1）病理学特征：由分化完全的成熟骨组织组成，可见明显的骨小梁结构。可分为外生型与内生型，外生型沿骨表面生长，内生型向髓腔内生长。

（2）临床表现：小骨瘤一般无症状，多在体检时发现，较大的骨瘤临床症状与其生长速度、周围组织受压等有关。

（3）辅助检查：X线片可见椎体内均匀致密的增白影。

（4）治疗：无症状的骨瘤不做处理，随访观察。对有神经压迫的骨瘤应及早手术治疗，切除骨瘤以解除其对脊髓的压迫。

2. 骨样骨瘤与成骨细胞瘤

（1）概述：两者均为良性成骨性病变，组织学上难以区分，一般认为直径≤1 cm为骨样骨瘤，直径＞1 cm为成骨细胞瘤。成骨细胞瘤复发多于骨样骨瘤，骨样骨瘤切除后极少复发。极少成骨细胞瘤有恶变可能（肉瘤变），骨样骨瘤无恶变潜能。成骨细胞瘤血管较骨样骨瘤多。骨样骨瘤为局限自限性生长；而成骨细胞瘤生长更广泛，可突入椎管。

（2）临床表现：好发于青少年，男性居多。发病部位多为腰椎，其次为颈胸椎、骶椎。特征性表现为夜间痛，服用阿司匹林等非甾体类抗炎药可缓解。

（3）影像学表现

1）骨样骨瘤 X 线表现为瘤体较小，呈圆形或椭圆形，伴相应透光及周围反应性骨硬化。成骨细胞瘤表现为膨胀性生长的圆形或椭圆形病变，有反应骨形成及不同程度钙化，其周围无广泛骨质硬化。

2）放射性核素骨扫描是早期诊断最准确的方法。术前活检需排除骨肉瘤，针刺活检后隧道易被骨肉瘤癌细胞污染，造成更差的预后。

（4）治疗：手术是首选的治疗方法。肿瘤完整切除后治愈率高，如成骨细胞瘤部分切除，则肿瘤复发率高。

3. 骨软骨瘤

（1）概述：青年男性（30 岁）好发。多见于颈椎与上段胸椎的棘突，极少累积椎体。单发肿瘤多于创伤后发生，多发骨软骨瘤为常染色体显性遗传。

（2）临床表现：本病为良性病变，进程缓慢。由于骨软骨瘤多累计棘突，少累积椎体，肿瘤多位于椎管外，多数无症状。只有当肿瘤增大到一定体积时压迫周围组织，患者才出现局部压痛。

（3）影像学表现：肿瘤呈团块状致密影，其内部密度不均，有不规则斑点或环状钙化影，位于棘突的肿瘤可呈菜花样，累积椎体的肿瘤可导致相应椎体局限性压缩，但椎间隙无狭窄改变。若肿瘤停止生长后，突然体积增大，应考虑恶性变（软骨肉瘤）。

（4）治疗：彻底切除肿瘤为首选的治疗方法。若肿瘤为恶性，按软骨肉瘤治疗方法处理。

4. 软骨瘤

（1）概述：多伴发于 Ollier 综合征（软骨营养障碍 - 血管瘤综合征，常染色体隐性遗传性疾病）。病变主要累及四肢骨的软骨。患儿突出表现为四肢短小、智力发育低下，主要特点是软骨细胞增生与

血管瘤两种疾病同时并存），男性居多，在脊柱的发病率仅为 1%。

（2）临床表现：本病为良性病变，进程缓慢。患者可出现局部疼痛，多因发生椎体病理性骨折疼痛加重就诊。

（3）影像学表现

1）X 线片检查：卵圆形透亮病灶，骨皮质较周围膨胀变薄，肿瘤内部密度不均，存在沙砾样钙化。

2）CT 和 MRI 检查：CT 可见烟圈征（软骨骨化高密度影），CT 与 MRI 显示骨皮质不连续，可累及椎间盘。

（4）治疗：由于软骨瘤可恶变，推荐手术彻底切除。若肿瘤位于椎体，除切除外，还需行植骨融合术。

（三）动脉瘤样骨囊肿

动脉瘤样骨囊肿是一种良性病变，为膨胀性溶骨性病变。病变椎骨外观呈囊状膨出，囊腔内多充满血液。本病易侵犯脊柱的后部，好发于 10～20 岁，男女发病率无明显差异。累及椎体时有轻度疼痛；位于胸椎者可有束带状疼痛，严重时下肢进行性肌萎缩。腰椎病变时可有大小便失禁，随着病变逐渐增大，可出现脊髓压迫症状。如果切除不彻底，复发率高达 25%～50%。手术治疗为首选。病变若位于椎体，可行病灶刮除术。若椎体已有病理骨折、成角畸形或神经压迫症状，可行椎体次全切除术，充分减压后植骨融合以稳定脊柱。

（四）骨巨细胞瘤

骨巨细胞瘤起源于破骨细胞，又称破骨细胞瘤。本病多在 20～50 岁发病，女性发病多于男性。骨巨细胞瘤的原发部位多发生在骨骺，随病灶的扩大逐渐侵及干骺端。骨巨细胞瘤多侵犯长骨，以股骨下端及胫骨上端为最多，其中 4% 发生于椎间盘。脊柱 CT 为首选检查，特别需要注意的是，须行肺部 CT 检查，以明确是否存在肺转移。瘤内刮除加辅助治疗可有效降低肿瘤的复发率。化疗对骨巨细胞瘤无效，放疗有一定疗效。

（五）恶性肿瘤

1. 骨肉瘤（osteoblastic osteosarcoma） 是最常见的骨原发性恶性肿瘤，多发于 20 岁以下的青少年或儿童。多位于长骨末端，也可见于下颌骨、骨盆；脊柱骨肉瘤少见，仅占 3.7%。脊柱骨肉瘤好发年龄为 30~40 岁。骨纤维肉瘤是起源于纤维组织的一种少见的、原发性骨恶性肿瘤，分为两型：中央型（髓腔型）较常见；周围型（骨膜型）来自骨外膜的非成骨层，较少见，好发于中青年男性。

2. 软骨肉瘤 是成软骨性的恶性肿瘤，与纤维肉瘤类似，分为中央型（髓腔型）与周围型（骨膜型）。按照肿瘤发展过程分为原发性与继发性软骨肉瘤。原发性软骨肉瘤患者年龄较低，恶性程度高，病情进展迅速，预后较差，常继发于内生软骨瘤。继发性软骨肉瘤患者发病年龄大，恶性程度较低，病情进展缓慢，预后良好，往往继发于骨软骨瘤、骨纤维异常增生症等。

3. 脊柱转移瘤 是脊柱最常见的恶性肿瘤，最常见于胸椎，其次是腰椎和颈椎。易发生骨转移的肿瘤包括乳腺癌、前列腺癌、甲状腺癌、肺癌和肾癌等，一部分脊柱转移瘤找不到原发病灶。脊柱转移瘤可以侵犯骨质、硬膜外间隙、软脊膜和脊髓，硬膜外病变占脊柱转移病灶的 90% 以上。按骨性破坏分型可分为溶骨型、成骨型、混合型 3 类。有条件者可行手术治疗，采用瘤体整块切除、刮除、单纯减压、椎体切除人工椎体置换、植骨融合、骨水泥填塞、坚强内固定等方式。其他建议结合原发病进行综合治疗。

（毛　颖）

数字课程学习

📥教学PPT　　　📝自测题

第十三章

颅脑和脊髓损伤

关键词

颅脑损伤　　颅骨骨折　　脑挫伤　　脑震荡　　颅内血肿

脑干伤　　　高颅压　　　脑水肿　　脊髓损伤

第一节 概 述

颅脑损伤（craniocerebral trauma）临床常见，占全身各部位损伤的 10%～20%，仅次于四肢伤，伤情及后果常较其他部位严重。随着现代社会的发展，高速交通工具广泛应用，颅脑损伤的发病率呈增高趋势。

临床上常根据硬脑膜是否完整，将颅脑损伤分为闭合性损伤和开放性损伤。闭合性损伤中，严重脑挫裂伤、急性硬脑膜下血肿（subdural hematoma，SDH）和脑内血肿患者的病死率高达 20% 以上。开放性损伤中颅脑穿透伤的病死率居首位，高达 30% 以上。尽早诊断和及时、正确地治疗重型颅脑损伤非常关键。

一、致伤机制

1. 闭合性脑损伤（closed brain injury） 是指伤后硬脑膜完整，颅腔与外界不相通者。本病的损伤机制复杂，脑损伤范围广泛，继发性脑水肿及脑受压亦严重，病死率较高。

（1）损伤方式：分为直接损伤和间接损伤两大类型。

1）直接损伤：为暴力直接作用于头部所造成的脑损伤，常见的伤型如下。①加速性损伤：头部处于相对静止状态，运动物体的暴力冲击引起颅骨变形和脑组织在颅腔内运动产生的脑损伤。损伤主要发生于暴力直接作用的部位，又称为冲击伤，多见于车祸伤和打击伤。②减速性损伤：头部在运动状态中突然撞击到相对静止的坚硬物体，除头部着力处发生颅骨变形以及脑组织移动引起脑组织和血管损伤，着力点的对冲部位脑组织常因为脑组织的移位并与凹凸不平的颅底撞击引起脑挫裂伤、血管撕裂并导致硬脑膜下或脑内出血，又称为对冲伤，多见于车祸伤和坠落伤。③挤压伤：头部两侧同时受外力夹持作用，引起严重的颅骨变形、脑膜撕裂、血管和脑组织损伤，常见于车轮辗过头部、头

被重物压砸和新生儿产伤等。

2）间接损伤：为暴力作用于身体其他部位，经身体传导至头部所造成的损伤，常见的伤型如下。①传递性损伤：多见于高处坠落时足跟或臀部着力，冲击力由脊柱传导至颅底，颅腔内脑组织移动引起脑挫裂伤和桥静脉撕裂，同时上颈椎可前后滑动，或突入颅底引起寰枕部的骨折或脱位，可损伤颈髓、延髓和脑桥，此类型损伤又称颅脊联合伤。②挥鞭样损伤：躯干突然向前、向后冲击时，头部因惯性落后于躯干运动，寰枕关节和颈椎发生过伸、过屈和旋转运动，犹如甩鞭样运动，除寰枕区可发生骨折和脱位外，颈髓、下位脑干和脑组织可因在颅腔内移动引起损伤。③胸部挤压伤所致脑损伤：胸部挤压伤时胸腔内压力突然急剧上升，使上腔静脉、颈静脉压力骤然增高，甚者导致颅内小静脉破裂，产生点状出血灶和脑水肿，部分伤者出现呼吸困难，又称为创伤性窒息。

（2）损伤机制：主要为颅骨变形和骨折，及脑组织在颅腔内的移位。

1）颅骨变形和骨折：外力作用于头颅，颅骨着力部位瞬间向内凹陷，随之又向外弹出，凹陷时颅内压（intracranial pressure，ICP）在 10～50 ms 内可达 133 kPa（1 000 mmHg）以上。颅骨回复时 ICP 突然下降产生负压，两种力量均可使着力处的脑膜分离、血管撕裂及脑组织挫裂伤。

2）脑组织在颅腔内移位：头部受外力冲击后，脑组织在颅腔内发生大块移动（mass movement），常见的移动形式和方向有两种。①直线运动：外力方向与颅腔轴线一致时发生直线加速运动，多引起冲击伤；也可发生减速运动，运动的头部撞击于静止的物体后，脑组织的惯性运动造成大块移动，与对冲部位骨壁、凹凸不平的颅前窝颅底、锐利蝶骨嵴、大脑镰下缘、小脑幕游离缘处坚硬组织摩擦、撞击产生脑挫裂伤。脑组织移动亦可撕裂脑组织表面的桥静脉，导致硬脑膜下血肿。枕部着力时脑组织移动范围大，最易发生对冲伤，其次为头部侧方着力，额部着力时枕部脑组织在光滑小脑天幕上

滑动，很少发生枕部对冲伤（图13-1）。②旋转运动：外力方向与颅腔轴线成角时，头颅发生旋转运动，此时除脑表面与颅骨摩擦致伤，脑组织深层与浅层间、相对活动与相对固定交界处（颈髓与延髓交界处、中脑大脑脚及胼胝体等），因运动速度不同产生扭转剪应力损伤，主要在脑中轴，包括大脑半球白质、胼胝体、脑干及小脑脚等处形成广泛性挫伤、出血、水肿及轴索损伤，称为弥漫性轴索损伤（diffuse axonal injury，DAI），是最严重的脑损伤，多见于交通事故。

头部着力点不同引起脑挫裂伤的部位也不同，额部着力几乎全部为额叶冲击性挫裂伤；颞部着力冲击伤约为36%，对冲伤约为44%，混合型（冲击部和对冲部均有挫裂伤）约为20%。颅顶部着力冲击伤约为20%，对冲伤约为80%。枕部着力对冲伤约为96%，混合型伤约为4%。不论着力点在额部或枕部，愈近中线双侧损伤机会愈多；一侧枕顶部着力，对冲伤多在对侧额颞部，少数可在着力侧额颞部（图13-2）。

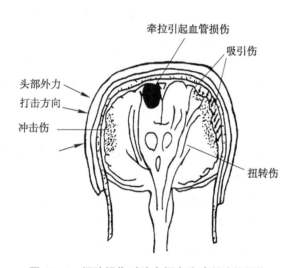

图13-1　颅脑损伤时脑在颅内移动所致的损伤

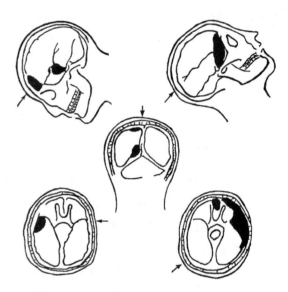

图13-2　不同部位撞击后所致的脑挫裂伤

2. 开放性脑损伤（open brain injury） 是各种致伤因素使颅脑各层结构破坏开放，脑组织与外界相通。临床可分为以下两类。①非火器性颅脑损伤（non-missile craniocerebral injury）：如打击伤（锐器及钝器伤）和撞击伤，平时多见。②火器性颅脑损伤（missile craniocerebral injury）：是弹片或枪弹导致严重颅脑损伤，也可根据硬脑膜是否破裂分为穿透伤（如切线伤、盲管伤、反跳伤和贯通伤）和非穿透伤（如头皮裂伤和开放性颅骨骨折），战时多见。

二、伤情分类及诊断

1. 伤情分类法　目前我国通用中华神经外科

学会颅脑损伤的伤情分类法，分为以下4种类型。

（1）轻型：①原发意识障碍时间≤30 min；②有轻微头痛、头晕等症状；③神经系统和脑脊液检查无明显改变。主要包括单纯性脑震荡，可伴有或无颅骨骨折。

（2）中型：①原发意识障碍时间≤12 h；②有轻微的神经系统阳性体征；③可有生命体征的轻微改变。主要包括轻度脑挫裂伤，伴有或无颅骨骨折及蛛网膜下腔出血（SAH），无脑受压者。

（3）重型：①昏迷时间＞12 h，意识障碍逐渐加重或有再昏迷；②有明显的神经系统阳性体征；③生命体征有明显变化。主要包括广泛颅骨骨折、广泛脑挫裂伤、脑干损伤或颅内血肿。

（4）特重型：①伤后持续深昏迷，有去大脑强直或伴有其他部位的脏器伤、休克等；②已有脑疝晚期表现，包括双侧瞳孔散大，生命体征严重紊乱或呼吸已近停止。

2. 急性闭合性颅脑损伤分型修订稿　中华神经外科学会（1997年）根据患者的临床表现、格拉斯哥昏迷量表（Glasgow coma scale，GCS）和脑CT检查，提出急性闭合性颅脑损伤分型修订稿，分类以下4型。

（1）轻型：①伤后昏迷≤30 min，GCS 13～15分；②头痛头晕、恶心呕吐、逆行性遗忘、神经系统无明显阳性体征；③CT检查无异常发现；④腰椎穿刺压力及脑脊液检查正常。

（2）中型：①伤后昏迷≤12 h，GCS 9～12分；②头痛头晕、恶心呕吐，有轻度神经系统阳性体征，轻度生命体征改变；③CT检查可有局限性出血、血肿及脑水肿，中线结构偏移<3 mm。

（3）重型：①伤后昏迷>12 h或意识障碍逐渐加重，或出现再昏迷，GCS 6～8分；②有明显的神经系统阳性体征、有明显生命体征改变；③CT见SAH及颅内散在出血灶，血肿>60 mL，脑池变窄或消失，中线结构偏移>3 mm。

（4）特重型：①伤后昏迷>12 h或持续昏迷，GCS 3～5分；②脑疝>3 h，四肢瘫，脑干反射消失；③CT示SAH，颅内血肿或大面积脑梗死，环池消失，中线结构移位>10 mm。

3. 根据患者伤后GCS的分型　目前国际上较通用的伤型分类法仍是根据Teasdale和Jennett（1974年）提出的GCS评估结果进行的分类。GCS为睁眼、言语和运动反应三方面检查结果，取每项得分合计，最高15分，最低3分（见表3-1）。总分越低，意识障碍越重，伤情越重；8分以下表明已达昏迷阶段。例如，疼痛刺激肢体回缩、词句不清及不睁眼患者的GCS为8分（记录为M4V3E1）。

与我国伤情分型对比大致如下。①轻型：13～15分，意识清醒，意识障碍时间≤30min。②中型：9～12分，意识模糊至浅昏迷状态，意识障碍

时间≤12 h。③重型：6～8分，呈昏迷状态，意识障碍时间>12 h。④特重型：3～5分，伤后持续深昏迷。

三、治疗

1. 轻型颅脑损伤　以卧床休息和对症治疗为主，一般需卧床1～2周，无明显自觉症状即可起床活动，老人应适当延长。对症处理包括止痛镇静，可口服百服宁、索米痛、地西泮（安定）和吡拉西坦（脑复康）等。饮食不予限制，恶心呕吐较重者酌情输液。大多数病例治疗后可恢复正常工作和生活。

2. 中型颅脑损伤　严格卧床休息，严密观察病情，48 h内定时监测血压、脉搏、呼吸，注意意识和瞳孔的变化。病情稳定后，清醒患者可适当进食；意识清醒者静脉输液量应限制在2 000 mL左右；颅内压增高者可给予脱水药或激素。合并SAH者可行腰椎穿刺引流血性脑脊液，每次5～10 mL，放液后注入等量生理盐水、过滤空气或氧气，有助于血液吸收及减少粘连，适当加用止血药，如巴曲酶（立止血）、6-氨基己酸、酚磺乙胺（止血敏）和对羧基苄胺等；有脑脊液漏者可给予抗生素预防感染。

3. 重型和特重型颅脑损伤　有条件者应尽早收入神经外科ICU给予综合性的监测和治疗。

（1）卧床：如无明显休克，头部应抬高15°～30°，以利颅内的静脉回流及颅内压的降低。避免头颈扭曲，合并有颈椎骨折或脱位者应给予颈托固定。

（2）保持呼吸道通畅：昏迷患者常有呕吐、舌后坠、咳嗽及吞咽功能障碍，极易出现呼吸道机械性阻塞，造成脑缺氧和加重脑水肿。应立即将头部偏向一侧并牵出舌头，清除呼吸道分泌物、呕吐物和血液。如估计患者昏迷时间较长，合并严重颌面及胸部伤，或呕吐物误吸者，为确保呼吸道通畅，减少肺部并发症，应及时行气管内插管或气管切开。高碳酸血症或低氧血症时，须及早使用呼吸

机给予辅助通气，维持 PaO₂ 在 9.3 kPa（80 mmHg）以上，PaCO₂ 在 4.7 ~ 5.3 kPa（35 ~ 40 mmHg）。

（3）伤后严密观察病情：持续动态监测患者的血压、脉搏、呼吸、血氧饱和度等，并密切监测患者的意识及瞳孔改变。有颅内压增高表现者，入院后即应做好急诊手术准备，如剃头和交叉配血等。患者出现意识状态恶化（GCS 下降 ≥2 分）、瞳孔异常、癫痫发作和新的神经系统功能缺失表现者，应及时复查头颅 CT，及时发现有无颅内进展性损害发生。有条件者，给予颅内压监测探头植入，便于监测病情及评估疗效。3 天后应以预防肺部感染等并发症为主，防止褥疮，保证营养及水电解质平衡。

（4）严格控制出入量：通常成人每日给予 1 500 ~ 2 000 mL，以等渗葡萄糖水和生理盐水为主，应在 24 h 内均匀输入，切忌短时快速输入。炎夏、呕吐频繁或合并尿崩症等时，要酌情增加入量，以免过分脱水产生不良后果，患儿可酌情适当减少输液量。

（5）防治脑水肿：常用渗透性脱水药和利尿剂。渗透性脱水药有甘露醇、甘油果糖、和人血浆白蛋白等；利尿药如呋塞米、依他尼酸钠、氢氯噻嗪、氨苯蝶啶和乙酰唑胺等。

1）20% 甘露醇（mannitol）：渗透性利尿剂，成人每次 0.25 ~ 1 g/kg，1 次 /4 ~ 12 h。降压效果显著，毒性和反跳作用小。快速输入，100 ~ 120 滴 /min，紧急时快速静脉推注，15 ~ 30 min 出现渗透作用，持续 90 min ~ 6 h。大剂量应用时，尤其血浆渗透压 > 320 mOsm 有急性肾衰竭（肾小管坏死）的危险。长期反复使用可引起反向渗透梯度移位，增加脑渗透压，加重脑细胞水肿及颅内压增高。

2）甘油果糖（glycerin fructose）：是一种复方制剂，是高渗透性脱水药。甘油能参与脑代谢过程，改善脑代谢；果糖不需胰岛素即可被代谢利用；氯化钠能调节电解质平衡。静脉注射甘油果糖后能提高血浆渗透压，导致组织内（包括脑、脑脊液等）的水分进入血管，从而减轻组织水肿，降低

颅内压和脑脊液容量及其压力。通过促进组织中含有的水分向血液中移动，使血液得到稀释，降低毛细血管周围的水肿，改善微循环，使脑灌注压升高，脑血流量增大，增加缺血部位的供血量及供氧量，在体内产生热量，增加脑组织耗氧量，促进脑代谢，增强细胞活力。成人为每次 250 ~ 500 mL，每 4 ~ 6 h 一次。

3）人血浆白蛋白（plasma albumin）：为胶体脱水药，可补充蛋白质。常用量为每次 10 g，每日 2 次，静脉滴注。

4）利尿剂：①呋塞米（furosemide）及依他尼酸钠：均为强利尿药，通过抑制肾小管对钠、钾、氯重吸收产生利尿作用，适用于脑水肿伴心功能不全或肺水肿，成人剂量呋塞米 20 ~ 40 mg，依他尼酸钠 25 ~ 50 mg，肌内注射，或溶解于 10% 的葡萄糖 20 mL 缓慢静脉注射，用药期间应注意电解质变化。②氢氯噻嗪、氨苯蝶啶抑制肾小管对钠、氯离子重吸收，氢氯噻嗪 25 mg，每日 3 次，增加钾排出；氨苯蝶啶 50 mg，每日 3 次，有钾潴留作用，二者常合用。③乙酰唑胺（diamox）抑制碳酸酐酶活性，减少肾小管内氢、钠离子交换，排钠产生利尿作用，可通过抑制脉络丛分泌降颅压，成人常用剂量为 0.25 ~ 0.5 g，每日 3 次。

颅脑损伤应用脱水药需注意：①伤后未排除颅内血肿，尤其硬脑膜外血肿前不宜立即用药，因脑体积缩小易诱发颅内出血。脑疝术前可快速输入甘露醇，防止脑干过度受压的不可逆损害。②脱水药、利尿剂均可使水、电解质大量丧失，长期用药需注意及时纠正。③有心功能损害又必须用渗透脱水药时，宜减量或用药前给予毛花苷 C（西地兰）0.2 ~ 0.4 mg。④休克、严重肾功能不全者慎用。

5）高渗盐水：可降颅压及改善脑灌注，不良反应较少，浓度列为 3%、4.1%、7.5%、10% 和 23.4% 等。其产生血管内外渗透压差，可使水分从细胞内进入血管，降颅压和减轻脑水肿。临床常用 7.5% 氯化钠溶液，是安全范围内渗透压上限，常用剂量为 4 ~ 5 mL/kg，每次不超过 400 mL，宜用

较粗的深静脉置管给药，15 min 内输完，之后用等渗液或胶体溶液维持。应用高渗盐水的潜在风险包括血清钠和渗透压迅速变化，导致昏迷、抽搐、脑桥中央髓鞘溶解症、硬膜下血肿及反跳性脑水肿等，全身并发症如高钠血症、高渗性脱水、充血性心力衰竭、低钾血症、高氯性酸中毒、凝血功能异常、静脉炎和肾衰竭等。

（6）亚低温疗法：应用指征如下：①重型（CGS 6~8分）和特重型（CGS 3~5分）颅脑损伤，广泛性脑挫裂伤脑水肿；②原发性和继发性脑干损伤；③难以控制的颅高压；④中枢性高热；⑤各种原因如电击伤、溺水、CO 中毒导致心搏骤停及脑缺血缺氧。多采用全身降温措施。患者躺在降温冰毯上，通过体表散热使中心体温和脑部温度降至 32~35℃，根据病情需要维持 2~14 d；也可用头局部降温。为避免治疗与复温过程中发生寒战，可适当用冬眠合剂、肌松剂和镇静剂。例如，氯化钠 50 mL + 氯丙嗪 200 mg + 异丙嗪 200 mg，输液泵持续静脉输注，速度 2~10 mL/h；阿曲库铵（卡肌宁）200 mg 加入氯化钠 50 mL，输液泵持续静脉输注，速度为 2~10 mL/h。根据患者的体温、血压、脉搏及肌松程度调整速度和用量，须用呼吸机辅助通气以防呼吸麻痹。亚低温治疗中切忌使用与冬眠药物配伍禁忌的胺碘酮（可达龙）等药物。婴幼儿、高龄患者、循环功能不良者慎用此疗法。

（7）糖皮质激素：可稳定细胞膜离子通道，减轻脑水肿。如甲泼尼龙 40 mg、每日 1~4 次，地塞米松 5~10 mg、每日 2~4 次，静脉注射。大剂量糖皮质激素治疗重型颅脑损伤可能导致预后不良，不推荐使用。

（8）其他药物治疗：可酌情应用三磷酸腺苷（ATP）、辅酶 A（Co-A）、细胞色素 C、镁制剂、大剂量维生素 C（200 mg/kg）、尼莫地平（nimodipine）、胞二磷胆碱（citicolin）、纳洛酮（naloxone）等。癫痫发作者可用抗癫痫药，如安定或丙戊酸钠静脉注射以及口服丙戊酸钠、左乙拉西坦等；极度躁动者可适当使用镇静药物；有精神症状者可用奥氮平或氯氮平等；应用适当抗生素预防治疗感染。

4. 手术治疗 急性颅脑损伤需手术治疗者约占 15%，术式包括开放伤清创术、凹陷骨折复位、脑脊液漏修补术、颅内血肿清除和去骨瓣减压术等。急性颅内血肿、严重脑挫裂伤及广泛性对冲伤时，手术治疗是挽救生命的关键措施，出现脑疝或颅内血肿应尽快彻底清除血肿和止血；伴严重脑挫裂伤需行清创和减压术。外减压术如颞肌下减压、枕肌下减压及各种去骨瓣减压术应用广泛，如单或双侧额颞顶大骨瓣减压、单或双侧额部减压、半颅及全颅减压等，药物不能有效控制的颅内压增高患者宜早期去骨瓣减压。应综合患者的临床状态、脑 CT 表现、颅内压变化趋势等决定手术时机与方式。

（江基尧 毛 青）

第二节　颅 脑 损 伤

诊疗路径

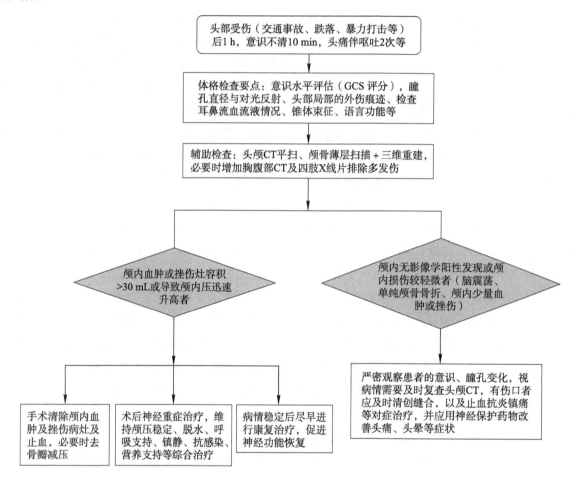

☞ 典型案例（附分析）13-1

高处坠落致头部外伤 30 min，头痛伴呕吐一次

（一）病因和发病机制

颅脑损伤分为原发性颅脑损伤和继发性颅脑损伤。原发性颅脑损伤是指创伤暴力当时造成的颅脑损伤，如头皮伤、颅骨骨折、脑震荡、脑挫裂伤、脑干伤、丘脑下部损伤等。继发性脑损伤是致伤后一段时间逐步形成的脑损伤，如颅内血肿、脑水肿等。

1. 原发性颅脑损伤的发生机制　原发性颅脑损伤的病理改变程度取决于致伤因素和致伤方式。

（1）直接暴力：系指直接作用于头部而引起损伤的致伤力，故无论头颅在何种情况下受伤都应有直接的着力点。根据头皮、颅骨损伤的部位及暴力作用的方式，即加速性、减速性和挤压性，常能推测脑损伤的部位，甚至可以估计受损组织的病理改变。

1）加速性损伤：相对静止的头颅突然遭到外力打击，迫使其瞬间由静态转为动态，因而造成的脑损伤，称为加速性损伤。

2）减速性损伤：运动中的头颅突然碰撞在外物上，迫使其瞬间由动态转为静态，因而造成的脑损伤称为减速性损伤。如跌伤、坠落伤，或从行驶的车辆上摔下而致伤。其损伤效应主要是对冲性脑损伤，其次为局部冲击伤。

3）挤压性损伤：头颅在相对固定的情况下，为两侧相对的外力挤压而致伤，尤指婴儿头部的产伤，因产道狭窄或因使用产钳或胎儿吸引设备，头颅在生产过程中发生变形，常引起颅内出血。偶尔亦可见于意外事故所致头部挤压伤。

（2）间接暴力：系暴力作用在身体其他部分而后传递至颅脑的损伤。因此，间接暴力的着力点不在头部，一般在颅部均无损伤痕迹发现，是一种特殊而又严重的脑损伤类型。

1）挥鞭样损伤：由于惯性作用，当躯干遭受加速性暴力时，总是身体先运动而后头部才开始移动。若胸部突然为暴力所驱动，作用力经颅颈连接部传至头部，迟动的头颅与颈椎之间即出现剪应力，可引起颅颈交界处损伤。

2）颅脊联合伤：坠落伤时，臀部或双足先着地，因患者的体重和重力加速度所产生的强大冲击力由脊柱向上传导致枕骨髁部，可引起严重的枕骨大孔环形陷入骨折，致使后组脑神经、颈髓上段和/或延髓受损，轻者致残，重者当场死亡。

3）胸部挤压伤：又称创伤性窒息，由胸部挤压伤所致脑损伤，是因胸壁突然遭受巨大压力冲击，致使上腔静脉的血流逆行灌入颅内，甚至迫使动脉血液逆流。由于头部静脉无静脉瓣膜结构，故反冲压力常引起毛细血管壁受损，使上腔静脉所属胸上份、颈部及头面部皮肤和黏膜以及脑组织均发生弥散性点状出血。患者可表现脑损伤症状，严重时常因脑缺氧、水肿、出血、癫痫及颅内压增高，而出现昏迷，病死率较高。

2. 继发性脑损伤的发生机制 继发性脑损伤包括创伤性脑水肿和神经元病理损害，其发生机制十分复杂。

（1）创伤性脑水肿：是脑组织对外来暴力打击的一种病理生理反应。其病理改变是过多的水分积聚在脑组织细胞内或细胞外间隙，引起脑体积增大和重量增加。临床上，不论是局限性抑或广泛性脑

损伤均可引起不同程度的脑水肿。根据病理学特点将创伤性脑水肿分为以下四类。

1）血管源性脑水肿：主要见于脑挫裂伤灶周围，实验研究发现在伤后30 min即已发生，并于伤后6～24 h达高峰，在临床上由于治疗因素的影响，脑水肿的高峰期可以推迟至伤后48～72 h。其病理特点是脑挫裂伤后，血-脑屏障遭受不同程度的损害，通透性增加，大量水分从毛细血管内渗出，积聚于血管周围间隙和神经细胞外间隙中。

2）细胞毒性脑水肿：脑损伤后，由于脑出血压迫和血管痉挛，脑组织细胞发生缺血缺氧，细胞能量代谢障碍，引起细胞膜上 Na^+-K^+-ATP 酶（钠泵）和 Ca^{2+}-Mg^{2+}-ATP 酶（钙泵）活性降低，使 Na^+ 和 Ca^+ 等离子大量贮存于细胞内，细胞内渗透压升高，水分被动进入细胞导致细胞肿胀。水肿主要发生在灰质和白质的细胞内，而细胞外间隙无明显扩大。因 Na^+ 主要进入胶质细胞，Ca^{2+} 主要进入神经细胞，所以细胞毒性脑水肿时胶质细胞水肿发生最早，神经细胞发生较晚但进展迅速，对神经功能的影响严重。脑微血管的损害甚轻或无损害，血-脑屏障大致正常。这类水肿常发生在脑损伤早期（≤24 h），常与血管源性脑水肿并存，一般至伤后72 h开始消退。

3）渗压性脑水肿：由于血容量增加、血液稀释、低血钠、低血浆渗透压，导致血管内水向细胞内渗透，引起神经细胞与胶质细胞内水肿，称为渗压性脑水肿。

4）间质性脑水肿：由于室管膜上皮通透性增加，脑脊液渗透到脑室周围室管膜下白质，造成不同程度的水肿，水肿的程度取决于脑室内外压力的高低。

（2）迟发性神经元损伤：颅脑损伤伤后发生的迟发性神经元损伤包括神经元变性坏死和凋亡等类型。人们期望在神经元未发生不可逆损伤前，阻断其发病过程，使得部分神经元能恢复正常结构和功能。

1）脑递质受体异常：目前认为脑损伤后脑内

神经递质及其受体系统的异常改变参与了继发性脑损伤的发病过程。脑损伤后神经递质及其受体系统病理改变主要包括：神经递质异常释放、突触前或突触后结合异常和神经元内信息传递异常等。脑内神经递质及其受体系统的病理改变会导致脑血流异常、脑组织代谢异常和脑水肿，并能直接杀伤神经元和神经胶质细胞。主要包括：乙酰胆碱及其胆碱能受体、儿茶酚胺及其受体、兴奋性氨基酸及其受体、内源性阿片肽及其受体。但到目前为止，尚无一种特异性受体类似物或拮抗剂被临床证明安全有效。所以，今后的研究主攻方向是研制出适合临床应用的安全、有效的药物。

2）脂质过氧化物反应：自由基反应存在于颅脑损伤，但仅仅是诸多继发损伤网络中的一部分。在颅脑损伤时，氧和一氧化氮均可生成自由基，损伤细胞及重要的生物大分子，造成细胞结构和功能上的损伤。目前认为。自由基损伤是神经元死亡的途径之一。

3）钙超载：近年来，人们研究发现钙不但在调节正常细胞生理活动过程中起十分重要的作用，且参与了许多病理情况下细胞损害的过程。甚至有人认为钙是导致多种病理情况下细胞死亡的"最后共同通道"。过多钙进入细胞内能启动损害细胞的内源性杀伤机制。当细胞内游离钙浓度超过微当量（$\mu mol/L$）水平时，细胞内的磷脂酶被激活，并导致细胞膜崩解。钙离子与线粒体结合，阻断ATP能量产生，并使线粒体电子发生转移形成氧自由基。氧自由基与磷脂酶一起破坏细胞膜结构，导致脂质过氧化反应以及氧自由基形成循环反应。脂质过氧化反应最终导致溶酶体释放、蛋白酶和磷酸酶耗竭，整个细胞崩解坏死。另外，有关研究表明脑损伤时 Ca^{2+} 迅速从组织间液进入神经细胞内，而且细胞线粒体、内质网钙库的 Ca^{2+} 也释放，使胞质游离钙急剧增多，称之为细胞钙超载，使神经细胞结构与功能受损，发生水肿甚至最终死亡。

（二）颅脑损伤分类

近年来经过临床实践和实验研究的验证，对一些简明实用的分类、分级和预测方法已趋向一致，现就其有助于临床判断和治疗指导的分类方法加以介绍。

1. 受伤部位分类   适用于临床诊断，是以颅脑解剖部位和损伤病理形态改变而定的诊断术语，被国内绝大多数临床医师所采用。

（1）头皮伤

1）挫伤：由钝性物体打击造成，损伤处皮肤全层受累，但仍保持其完整性。皮肤表面擦伤，皮下有淤血及水肿，疼痛和压痛明显。

2）裂伤：锐器致伤者，伤口整齐。钝器致伤者，裂伤创缘常不整齐，伴皮肤挫伤。头皮全层裂伤者，伤口可以哆开，伤及头皮动脉时，常有剧烈出血。

3）头皮血肿：①皮下血肿：范围比较局限，血肿周围软组织水肿明显，触之较硬，中心部柔软。②帽状腱膜下血肿：血肿扩展不受限制，有时可蔓延到整个颅顶。③骨膜下血肿：常与所在处的颅骨大小相当，压痛明显，张力高。

4）头皮撕脱伤：由帽状腱膜下方部分或全部撕脱。

（2）颅骨骨折：按部位分为颅盖骨折和颅底骨折。视其是否与外界沟通，又分开放性及闭合性两种。

1）颅盖骨折：根据骨折形态分为以下4种。①线形骨折：骨折线长短不一，单发或多发。骨折线由颅盖延伸到颅底者，称为联合骨折。②凹陷骨折：系颅骨内板或全颅骨陷入颅内。骨折片周围由环形骨折线环绕，中心部向颅内陷入。③粉碎性骨折：由2条以上骨折线将颅骨分裂为数块；同时向颅内陷入者，称为凹陷粉碎骨折。④洞形骨折：主要见于颅脑火器性穿透伤。

2）颅底骨折：按骨折部位分为颅前、中、后窝骨折。颅底部硬脑膜比较薄，且与颅底粘连较紧，易于随骨折破裂。许多血管和神经通过颅底进入颅腔，加上颅底又与鼻旁窦相连接。故骨折时，常伴发脑神经损伤及脑脊液漏。

（3）脑损伤：脑损伤分为原发性和继发性两类。

1）原发性脑损伤可分为：①脑震荡；②脑挫裂伤，常合并脑室出血和蛛网膜下腔出血；③脑干损伤；④丘脑下部损伤。

2）继发性脑损伤：包括伤后脑水肿和颅内血肿。

（4）颅内血肿

1）按照解剖部位进行分类：①硬脑膜外血肿；②硬脑膜下血肿；③脑内血肿；④多发性血肿等。

2）按照血肿形成的速度可分为：①特急性血肿（伤后 3 h 内）；②急性血肿（3 h ~ 3 天内）；③亚急性血肿（3 天 ~ 3 周内）；④慢性血肿（3 周以上）等。临床诊断时，常将两种分类方法合并使用，如急性硬脑膜外血肿、慢性硬脑膜下血肿等。另外，经手术探查或 CT 检查证实原来没有血肿的部位经过一段时间后出现新的血肿，称为迟发性外伤性颅内血肿。随着 CT 检查在临床上的广泛应用，近年来迟发性血肿发现增多。

（5）火器性颅脑开放伤

1）非穿透伤：①头皮软组织伤：损伤局限于头皮软组织，但因投射物的冲击作用，少数可致脑震荡或脑挫伤。②开放性颅骨骨折：虽脑膜尚保持完整，感染机会少，但可合并脑挫伤或颅内血肿，故须提高警惕。

2）穿透伤：颅脑各层均受到创伤，伤情严重。按伤情和伤道的形态，可再分为 3 种。①切线伤：投射物与颅骨呈切线，颅骨与脑形成沟槽状伤道，颅内无金属异物，但有较多碎骨片，散布于脑实质内。②盲管伤：由弹片或力竭子弹造成，投射物停留于伤道最末端，只有一个入口，位于颅盖部或颜面部，入口侧脑组织内有数目不等的碎骨片。③贯通伤：由子弹伤造成，有入口及出口，颅内无金属异物，入口侧脑内有碎骨片，出口侧骨折范围广泛，骨片常位于皮下。

2. **伤情程度分类**　颅脑损伤患者预后最重要和直接的决定因素是原发损伤的程度，准确判断患者的伤情非常必要。

（1）中国颅脑损伤分类标准：中华神经外科学会于 1997 提出了根据患者临床表现和脑 CT 检查发现对急性闭合性颅脑损伤进行伤情分型的修订稿并沿用至今，具体分型见本章第一节。

（2）格拉斯哥昏迷量表：计分法简单易行，分级明确，便于观察，已为国内外医院广泛采用，不仅对颅脑损伤患者的昏迷程度和伤情评估有了统一的标准，同时对治疗效果和预后的评价。具体见本章第一节和表 3-1 所示。

（三）临床表现

颅脑损伤患者多有明确外伤史，青壮年多见，男性多于女性。大多数患者的临床表现在外伤后早期出现，迅速加重者提示病情危重。

1. **意识障碍**　伤后绝大多数患者都立即出现的意识丧失，称为原发性昏迷，也是判断患者有无脑损伤的重要依据。昏迷的时间可长可短，轻者数秒钟至数分钟即可逐渐清醒，重者可持续昏迷直至死亡。

2. **头痛和呕吐**　头部外伤后头痛可因头皮、颅骨的创伤而致，也可由 SAH、颅内血肿、颅内压的高低或脑血管的异常舒缩而引起。头部局限性疼痛的部位，常代表致伤的着力点，而整个头部持续性剧痛伴眼球胀痛并不断加重时，常暗示颅内有继发性血肿的可能。头部外伤后呕吐也是常见的症状之一，早期的呕吐多因迷走或前庭神经等结构受损而致，后期频繁呕吐则可能是因颅内压进行性增高而引起的。故凡属头部外伤后头痛、呕吐不断加剧者，应警惕颅内血肿。

3. **瞳孔**　如果伤后一侧瞳孔立即散大，光反应消失，而患者意识清醒，应考虑动眼神经的直接原发性损伤。若一侧瞳孔逐步散大，光反应差，患者意识障碍加重，对侧瞳孔亦随之散大，为典型的小脑幕切迹疝表现。若双侧瞳孔均散大固定，光反应消失，意味着枕大孔疝形成，多示濒危状态。

4. **锥体束征**　凡伤后早期没有表现的锥体束征，继后逐渐出现，同时，伴有躁动和意识障碍加重者，常为颅内继发血肿的信号。若有双侧锥体束征，四肢肌张力增加，腱反射亢进，病理反射阳性，则为脑干受压或颅后窝血肿所致。若伤后就出现阵发性四肢强直，角弓反张，两臂前旋时，呈去大脑强直发作，说明原发性脑干受损。

5. 生命体征　若伤后呼吸、脉搏、血压的暂时性紊乱时间延长，且无恢复的迹象，则常表明有脑干较严重的损伤。若伤后生命体征已恢复正常，但随后又渐次出现血压升高，脉压加大、呼吸和脉搏变慢等改变时，即说明有进行性颅内压增高，常提示颅内继发血肿可能。

6. 脑疝　是指颅内压增高后，由于颅内各腔室间压力不均衡，以致推压某些部分的脑组织向靠近的解剖间隙移位，并引起危及患者生命的综合症候群。也是颅脑损伤后颅内压增高的严重后果。最常见的脑疝有小脑幕切迹疝和枕骨大孔疝。

（1）小脑幕切迹疝：又名颞叶钩回疝，最为常见，多因幕上一侧大脑半球受压移位而致。典型临床表现为患侧瞳孔散大、进行性意识障碍恶化和对侧肢体偏瘫。如果未能及时处理，出现双侧瞳孔散大。

（2）枕骨大孔疝：又称小脑扁桃体疝，是因颅后窝出血或因幕上颅内高压所致。发展急剧的小脑扁桃体疝患者，多为颅后窝血肿所致，临床上可无以上典型表现，常突然发生呼吸衰竭而猝死。

（四）辅助检查

1. CT 检查　颅脑损伤患者的首选检查。CT 检查能准确地反映各种类型颅内血肿、脑挫裂伤出血、脑水肿和 SAH、颅骨骨折等，同时还可以动态地观察病变的发展与转归。

📧 图 13-1
硬膜外血肿

📧 图 13-2
硬膜下血肿

📧 图 13-3
脑内血肿

📧 图 13-4
脑挫裂伤出血

📧 图 13-5
颅骨骨折

📧 视频 13-1
硬膜外血肿

📧 视频 13-2
硬膜下血肿

📧 视频 13-3
颅骨骨折

2. X 线平片检查　颅脑损伤后行 X 线平片检查，不单有助于颅骨骨折、颅内积气或异物的诊断，同时对分析致伤机制、脑伤情况以及血肿的部位均有重要价值，故头部外伤患者均应行 X 线平片检查。但遇有伤情重笃者，则不可强求，以免因摄片而延误手术时机。

3. 腰椎穿刺术　颅脑损伤患者行腰椎穿刺的目的在于测定颅内压高低，了解脑脊液的生化改变及细胞数，有无颅内出血，做脑脊液动力学检查以及引流脑脊液。但当患者颅内压显著升高时，腰椎穿刺有一定危险。

4. MRI 检查　对于 CT 检查比较困难的损伤灶，如等密度的硬膜下血肿、脑轻度的挫裂伤、小灶性出血以及位于颅底、颅顶或颅后窝等处的薄层血肿，有一定的优越性。但由于 MRI 检查的成像时间长，对不合作的躁动患者或危急抢救伤员难以检查，因此，对急性颅脑损伤患者首选的检查方法仍以 CT 为佳。

5. 颅内压监护　适用于重型颅脑损伤患者。

颅内压监测技术能及时反映患者的颅内压力变化，有助于临床判断病情、指导治疗和预测预后。通常以 0.7 ~ 2.0 kPa（6 ~ 15 mmHg）为正常颅内压；2.1 ~ 2.67 kPa（15 ~ 20 mmHg）为轻度增高；2.68 ~ 5.33 kPa（20 ~ 40 mmHg）为中度增高；> 5.33 kPa（40 mmHg）为重度增高。

6. 脑组织氧含量监测　脑组织直接氧含量监测是近年来出现的新技术，能准确有效地监测脑组织氧合情况，有助于早期发现和治疗脑缺血缺氧，减轻继发性脑损害，改善患者的预后。

7. 脑电图检查　颅脑损伤急性期通常不采用脑电图监测技术。临床仅用于外伤性癫痫患者，也可用于长期昏迷患者的脑电波改变的检测。

（五）诊断

颅脑损伤患者往往是伤情重、情况急、变化快，又常因意识障碍不能配合检查，如何有重点地收集病史和简洁扼要地查体，是迅速作出判断的关键。但也不可忽视全面的系统检查，既要重点突出，也要顾及整体。

1. 病史　颅脑损伤患者因常有逆行性遗忘，往往不能自述病史，对目击者或陪送人应详加询问，仔细了解受伤时间、致伤原因、病情表现和处理经过。特别是对暴力的性质、大小、方向、着力点、次数和头颅是在静止还是运动情况下受伤；对伤后意识的改变，有无昏迷及昏迷的程度、持续时间，是否出现中间意识好转期和清醒的程度；对伤后表现，有无头疼、呕吐、抽搐、瘫痪，是否加重，有无瞳孔异常和耳、鼻出血、溢液；以及伤后生命体征的变化和曾经接受的治疗、检查结果和既往疾病史等，均应一一了解。

2. 查体　除神志清楚、能主动配合的检查者外，颅脑损伤患者一般都难以做到完整细致的全身检查和神经系统检查。

（1）局部检查：包括头颅、颌面、五官及颅颈部。应注意头部着力点损伤情况，有无开放伤、钝挫伤引起的脑损伤，往往较哆开骨折为重；眼眶有无皮下瘀血，眼球是否突出、搏动；耳鼻有无出血、溢液；咬合是否紊乱，常能揭示上下颌骨骨折；颈部有无骨折、畸形或脱位；如有开放性颅脑损伤，尚须注意部位、有无异物或骨折片嵌入，是否有脑组织或脑脊液溢出，但切忌触摸创口，以防出血。

（2）全身检查：主要是包括两个方面。①有无合并伤，常见者有颈、胸、四肢、脊柱和腹部损伤。高位颈髓损伤常引起四肢瘫痪、呼吸困难和血压下降。胸部创伤往往有呼吸窘迫、肋骨骨折、血气胸、皮下捻发音或上腔静脉所属区域皮肤及黏膜点状出血。四肢骨折多有畸形和活动受限，须与肢体瘫痪相鉴别。脊柱骨折除有局部畸形、压痛外，还常有脊髓横贯损伤和腹胀、大小便失禁、深浅反射消失。腹部损伤则以实质脏器破裂内出血为主。骨盆骨折时挤压骨盆往往有明显疼痛。②既往疾病的情况，如高血压、心脏病、糖尿病、癫痫、出血性疾病及精神疾病等。

（3）神经系统检查：重点检查患者的神志状况，对外界的反应、四肢运动情况及眼部征象。①神志状况：对清醒的患者出现意识障碍较易发现，但对已有意识障碍的患者有所加重时，则较难察觉。必须认真观察，仔细比较，定时复查并记录。②眼部征象：除眼球的运动和位置之外，应重点检查瞳孔的大小、形态、光反应灵敏度，并进行双侧比较。一侧瞳孔不规则或光反应减弱甚或稍有缩小时，可能为动眼神经受压的早期一过性表现，该侧睫脊反射（刺激颈侧皮肤时瞳孔散大）亦有减弱。眼震的出现往往提示有颅后窝损伤。③运动系统：主要是肌力、肌张力和共济运动的检查。颅脑损伤导致的瘫痪多因上运动神经元损伤后，解除了对下运动神经元的抑制作用，因而表现肌张力增高、腱反射亢进、病理反射阳性、肌萎缩不明显等特征，称痉挛性瘫痪。面瘫及肢体单瘫多为大脑皮质运动域的损伤。偏瘫常属大脑半球较广泛的损伤。三偏（偏盲、偏瘫、偏身感觉障碍）为内囊损伤的表现。交叉性瘫痪（同侧脑神经麻痹及对侧偏瘫）则系脑干损伤特征。小脑损伤可有患侧共济失调、肌张力低、反射减弱及 Romberg 征（睁眼并足难立试验）阳性。但对昏迷的患者，只有通过肌张力低、腱反射减弱和眼震来分析有无小脑损伤。反射：一侧浅反射的减弱或消失常暗示对侧大脑半球的损伤。一侧运动皮质或锥体束的损伤，易出现对侧痉挛性偏瘫，故不仅有腱反射亢进，且常有肌阵挛表现，病理反射亦多为阳性。

3. 辅助检查

（1）应从病情考虑决定辅助检查的取舍：有时特重型颅脑损伤患者，就诊时已处于濒危状态急需抢救，在这种情况下救命第一，不可稍有迟疑，应采取果断、有效的措施，甚至将患者直接送入手术室抢救，决不能为例行检查而延误时机。

（2）应首选快速准确的检查方法：如 CT 检查。但在无 CT 检查的医院，不可为了做特殊检查而将患者转院，花费时间，延误病情。对急性颅脑损伤来说，原则上应以就地治疗为宜，即使伤情允许也要权衡利弊、认真考虑，因为有时貌似稳定的患者很可能在途中突然恶化，威胁患者生命。

（3）应按一定顺序检查颅脑损伤患者：如果伤情允许，即应由简到繁按序做常规检查。比如，X 线头颅摄片能较好地显示着力部位、颅骨骨折、有无陷入或异物，应首先考虑。目前临床最常用的 CT 检查，对有持续意识障碍或清醒后再昏迷者，则有一目了然的优越性，而且有条件时可做动态观察；MRI 仅在颅内有血管性损害或实质性病变属 CT 等密度时，才能发挥其特殊的性能，对急性颅脑损伤患者不优先使用。脑血管造影检查，仅用于颅脑损伤后颅内动脉瘤、动静脉畸形、颈内动脉海绵窦瘘的患者。颅内压监护，多用于病情重，颅压高的患者。至于脑电图、脑电地形图、诱发电位、放射性核素检查及数字减影脑血管造影等，适用于颅脑损伤后期有并发症和后遗症的患者。

（六）治疗

1. 急救与转送　颅脑损伤患者常存在不同程度的原发性昏迷，丧失自我救助的能力，做好现场急救并及时安全地转运到有条件进一步治疗的单位至关重要。

（1）急救：颅脑损伤患者的急救尤其需要重视两个问题。

1）气道阻塞：急性颅脑损伤后，由于患者失去主动清除气道分泌物的能力，可因呕吐物或血液、脑脊液吸入气管造成呼吸困难，甚至窒息。应立即清除口、鼻腔分泌物，保持呼吸道通畅，采侧俯位，放置口腔通气管或气管内插管，必要时须行气管切开。

2）出血性休克：主要见于颅脑开放伤或身体其他部位并发伤，首先应辨明出血部位，及时给予临时止血及包扎。对已暴露的脑开放创面出血可用明胶海绵贴附再以干纱布覆盖，包扎不宜过紧，以免加重脑组织损伤。

（2）转送：必须保持呼吸道通畅和控制休克。途中应备有必要的抢救器材及药品。运输工具要求迅速平稳。若系开放性颅脑损伤，高空转送时，高度不宜超过 4 000 m，以免发生脑膨出。颅脑损伤伤员应该转送到具备开展颅脑伤救治条件（CT、专职或兼职脑外科医师）的医院，才能保证伤员得到有效和正确的诊断和治疗。

2. 急诊室处理　颅脑损伤的急诊室诊治是院内治疗的开始，进行初期的急救、必要的检查和迅速完成术前的一切准备，有助于明确诊断、准确判断伤情。选择有效的治疗方案，是预防或减轻继发性颅脑损伤加重的重要环节。

（1）抢救：伤情危重的闭合性颅脑损伤，持续昏迷或清醒后再昏迷，GCS 3～5 分，颅内压增高，一侧瞳孔散大或对侧也开始扩大，生命体征改变明显，情况危急来不及做进一步检查，应根据受伤机制和临床特点定位，直接钻孔探查，行开颅手术抢救。若属脑干原发损伤、去大脑强直、瞳孔时大时小、高热、生命体征紊乱，但无颅内高压时，则应行气管插管或切开、冬眠降温、过度换气、脱水、激素及颅压监护等处理措施。

（2）观察：伤情较轻，昏迷时间≥20 min，GCS 13～15 分，神经系统检查阴性，生命体征基本稳定，辅助检查亦无明显阳性发现时，应留置急症室观察 4～6 h。若病情加重，即收入院做进一步检查或观察。若病情稳定或好转，则可嘱其返家休息。

（3）术前准备：伤情严重，生命体征提示有颅内压增高改变，应立即行必要的辅助检查，明确定位，安排急症手术。若经辅助检查并未发现颅内血肿和脑受压等颅内损伤，则给予非手术治疗。有条件的医院应该放置颅内压监护，定时复查 CT。若属开放性颅脑损伤，则应在纠正血容量不足的同时准备手术清创。

（4）手术治疗：原则是救治患者的生命，纠正或保存神经系统重要功能，降低病死率和伤残率。颅脑损伤手术主要针对开放性颅脑损伤、闭合性损伤伴颅内血肿或因颅脑损伤所引起的合并症和后遗症。手术仅仅是整个治疗中的一个环节，决不能只看重手术而忽略非手术治疗和护理工作。

1）骨瓣开颅手术：对于急性颅内血肿、出现颅高压的患者，应行开颅血肿清除手术。单纯急性硬膜外血肿清除后骨瓣复位。对于急性硬膜下血肿和脑内血肿合并脑挫裂伤、颅内压升高的患者，清除血肿后需要去除骨瓣减压。对于脑挫裂伤非手术治疗无法控制颅高压的患者，应该行开颅减压手术。

2）钻孔引流手术：适用于慢性硬膜下血肿、有颅高压症状和体征的患者。通常采用单个钻孔引流手术，对于少量有新鲜出血的慢性硬膜下血肿的患者，应该采用双孔引流手术。

3）开放伤清创手术：

①早期处理（伤后 3 天以内）：经必要的术前检查和准备之后，尽早施行彻底颅脑清创术。对创口有活动性出血或颅内继发血肿有脑疝征象者应紧急手术。对颅脑穿透伤伴有脑室伤、颅后窝或静脉窦损伤者应提前处理。对合并胸腹、四肢其他危及生命的损伤时，则应根据何者为主要危险，依次施行手术，必要时也可以采取两组手术同时进行，以争取时间。若伤员全身情况较差，生命体征不稳

定，应先行积极的救治和支持治疗，让伤员有机会恢复、稳定数小时乃至十几小时，对不论有无休克的患者都是有益而无害的，待伤情稳定好转之后，再施行彻底的一次清创术更为安全有利。

②延期处理（伤后 3 天至 1 周）：伤后创口未经处理或虽经处理但不彻底，此时常已有感染情况，创面有脓性分泌物或创口已闭合（或缝合），但局部有炎性反应，应分开或切开创口，使引流通畅。局部分泌物及时行细菌培养及药敏试验，以便选择适当的抗菌药物。应及时做颅骨 X 线片及 CT 检查，了解颅内伤道、异物及有无血肿或感染灶，以便决定下一步处理的方法及时机。若创口感染不明显，无急性炎症性表现，亦可施行清创术，排出积血，清除糜烂组织和异物，争取修复硬脑膜，全层缝合头皮或部分缝合，或二期缝合。

③晚期处理（伤后 1 周以上）：创口多有明显感染，此时不宜彻底施行清创术，只需扩大创口增加引流，排出局部或创口内浅部的炎性坏死组织、血凝块、脓液及异物。同时，加强全身性抗菌治疗及支持疗法，待炎症局限、伤口进入慢性炎症阶段或肉芽愈合时，再行进一步处理。

（5）非手术治疗：大部分急性颅脑损伤患者仍然以非手术治疗为主。开颅手术患者在术后也需要进行有效的非手术治疗，才能使整个治疗得以成功。

1）降低颅内高压治疗：颅脑损伤后引起颅内压增高的原因，不外乎颅内血肿，脑水肿、肿胀，脑脊液循环受阻及静脉窦回流障碍等几个因素。治疗的原则主要是迅速解除引起颅内高压的病因和有效控制颅内压力，后者实际上就是对抗脑水肿、肿胀的处理。

① 脱水治疗：通过提高血内渗透压及利尿的方法达到使脑组织内水分及脑脊液减少从而起到降低颅内压的目的。临床常用的脱水剂有：20% 甘露醇溶液 250 mL，0.25～1.0 g/kg，每 4～12 h 静脉滴注 1 次；甘油果糖溶液 250 mL，每 6～12 h 静脉滴注 1 次，亦可同甘露醇交替使用；25%

白蛋白注射液 5～10 g 静脉滴注，每日 1～4 次，借提高血液胶体渗透压减轻脑水肿。常用利尿剂有：呋塞米（速尿）20～40 mg，每日 2～4 次，应以小剂量开始，并注意补钾。呋塞米＋甘露醇＋白蛋白联合使用的方法，是目前降低颅内压的最佳方案。但必须注意，不适当地强力脱水可促使颅内出血或引起迟发性血肿，亦可导致水、电解质紊乱，加重心、肾功能损害。所以，对于局灶性脑挫裂伤、无占位效应的患者，不应该常规使用、更不应该长期使用脱水治疗。

② 激素治疗：主要是利用糖皮质激素具有稳定膜结构的作用，减少了因自由基引发的脂质过氧化反应，从而降低脑血管通透性、恢复血管屏障功能、增加损伤区血流量及改善 Na^+-K^+-ATP 酶的功能，使脑水肿得到改善。常用地塞米松或者甲泼尼龙，但不提倡大剂量激素治疗急性脑损伤患者。

③ 冬眠降温和亚低温治疗：适用于严重脑挫裂伤颅高压、脑干及 / 或丘脑下部损伤伴发高热和去大脑强直的患者。目的在于控制高热以降低脑代谢率和脑耗氧量，增强脑组织对缺氧的耐受性，减少脑血容量和颅内静脉压，改善细胞膜的通透性，防止脑水肿的发展，降低颅内压。近年来，国内外采用肌松冬眠合剂＋呼吸机＋冰毯降温的规范亚低温治疗方法，取得良好效果。该方法不但能使患者的体温迅速达到亚低温水平（32～35℃），而且无寒战和呼吸对抗，能有效降低颅内压。

2）呼吸道并发症处理：急性颅脑损伤昏迷患者常伴有气道不畅或肺部炎症，因缺氧而致颅内压增高加重病情。故保持气道通畅，维持良好的气体交换是极为重要的。神经源性肺水肿见于重型颅脑损伤患者，多为丘脑下部损伤，常有呼吸困难、发绀及大量血性泡沫痰。应迅速气管内插管或气管切开，呼吸机辅助呼吸。同时采用利尿、激素和强心等处理。重型颅脑损伤患者肺部感染多见，故对昏迷患者早期即应加强预防措施，注意翻身排痰，选用适当的抗生素。昏迷时间较长和气道分泌物多的患者应该及早作气管切开。如有痰栓阻塞或有肺不张时，可采用纤维支气管镜气道内冲洗吸痰。

3）消化道并发症处理：主要是消化道出血，特别是重型颅脑损伤患者，有时胃镜检出有溃疡外，尚有黏膜糜烂、黏膜下出血等无明显症状的急性上消化道病变。一般认为，重型颅脑损伤并发消化道出血的原因可能与丘脑下部或脑干损伤有关，由于伤后交感兴奋，体内儿茶酚胺类物质、糖皮质激素及胃泌素增高，致使胃肠黏膜缺血、胃酸增加、黏膜屏障破坏、氢离子逆向渗入，从而使上消化道更容易发生病变。所以，在治疗原则上应以预防为主，对于高危患者可使用质子泵抑制剂进行预防和治疗。一旦发生出血，及时补足丢失的血容量，静脉应用质子泵抑制剂；此外，还应立即停用激素，可同时鼻饲氢氧化铝凝胶、胃膜素、云南白药、雷尼替丁等药物，必要时可经胃管注入冰盐水去甲肾上腺素液（6～8 mg/100 mL），4～6 h 1 次。

4）泌尿系统并发症处理：颅脑损伤后早期常有短时尿潴留，继而失禁，往往需要留置导尿管，容易造成尿路感染。从预防的角度看，应尽量缩短导尿管的留置时间，并定期冲洗膀胱；若有感染征象，适当应用抗生素。

严重颅脑损伤患者可能引起神经源性肾功能障碍或因肾素——血管紧张素及凝血活酶增高，而使肾小球滤过率减少，最终导致急性肾衰竭。治疗原则早期应以消除肾血管痉挛和利尿为主。若血清钾 ＞ 6.5 mmol/L，临床即有症状出现；达到 8 mmol/L，则有生命危险。应该及早采用血液透析技术，安全度过少尿期。

5）水电解质与酸碱失衡：颅脑损伤患者常因昏迷、高热、强直、呕吐和呼吸急促或抑制而造成代谢紊乱，加之在治疗上常须利尿、脱水、激素治疗、气管切开，以及胃肠道外被动补给液体和电解质，特别是脑内某些结构损伤可以直接影响神经、内分泌调节机能和肾功能，故而容易发生水、电解质与酸碱失调，及时纠正对改善颅脑损伤患者的预后至为重要。

6）营养摄入：急性颅脑损伤患者常因意识不清，不能主动进食，尤其是当机体处于应激状态时，对能量的需要有所增加，使肌肉蛋白的分解代谢加速，多数患者在伤后数日内即有尿氮、肌酸、磷、钾等排出量增多。如果外源营养及能量有欠缺，机体往往进入负氮平衡状态。负氮平衡和能量不足，不仅影响组织的愈合及机体抵抗力下降；同时，又因长期蛋白质的缺乏而引起组织水肿，进而损害各重要器官功能和体液失衡，并且使患者的易感染性大为增加。病情允许的情况下，应该尽早给予足够的胃肠内营养。

7）镇静及抗癫痫治疗：颅脑损伤患者急性期的躁动、抽搐、强直或癫痫发作常加重脑缺氧，可促进脑水肿的发展，危害极大，应及时加以控制。对躁动不安者，首先须查明原因，根据不同情况给予相应处理。如为颅内血肿所致，应以清除血肿缓解颅内高压为主。若属疼痛、尿潴留或缺氧所致，则须及时予以解除或纠正。其次是选用适当的镇静剂。凡颅脑损伤后初期有癫痫发作者，均应早期给予抗癫痫药物治疗。但对于无癫痫发作的脑损伤患者，临床不应该常规使用预防性抗癫痫药物，因为长期使用预防性抗癫痫药物不但不能降低癫痫发生率，而且会导致严重的不良反应。

8）抗感染治疗：颅脑损伤患者的感染问题，主要在于预防。除开放性颅脑损伤，包括颅底骨折所致隐性开放伤在内，均须早期投给能透过血－脑屏障的抗生素之外，对严重的闭合性脑损伤和手术患者，亦应常规给予预防性抗菌药物，因为伤后辅助细胞功能和淋巴因子激活杀伤细胞毒作用的受损，患者的细胞免疫力明显下降，易致肺部、泌尿路或颅内感染，特别是老年人或长期昏迷患者。

抗菌药物应用原则：颅脑损伤患者抗菌药物使用，应有的放矢，切忌滥用。对有感染征象者须查明原因，找出病原菌，然后根据药敏结果遴选恰当的抗菌药物。避免盲目多种广谱抗生素同时使用。易致菌群失调。控制感染应有针对性，对颅内炎症需选用脂溶性较强、分子量较小、能透过血－脑屏

障的抗生素，对肺、尿路和软组织感染则以β－内酰胺类和氨基糖苷类为佳。抗菌药物的剂量宜大，以便提高其在脑脊液和脑组织中的浓度，可选用1~2种有协同作用的药物联合应用，即使感染已得到控制，亦勿立即锐减，至少继续延用3~5日；对有损肝、肾功能和听力的药物，应根据患者的肝、肾功能情况，调整剂量和间隔时间谨慎用药。

9）脑神经保护药物：是临床神经医学争议最大的问题。到目前为止，尚无任何一种药物通过循证医学论证其有效性。但是，从临床伦理学角度，国内外临床医师仍然在使用中枢神经兴奋药物，如盐酸纳洛酮和醒脑静等。脑营养药，如神经节苷脂、胞二磷胆碱、脑益嗪、七叶皂苷钠、脑活素、辅酶A、细胞色素C、三磷酸腺苷、核苷酸、神经生长因子等。但它们的确切疗效还有待临床多中心随机双盲前瞻性研究的证实。

10）其他：高压氧治疗有助于昏迷患者催醒治疗和神经功能康复，当病情允许应该尽早实施。外周和中枢神经电刺激技术已经在国内外临床开展，也有助于昏迷患者催醒和神经功能康复。

☞ 拓展阅读 13-1
严重颅脑损伤治疗指南 第四版

（七）预后

颅脑损伤患者的预后主要取决于原发损伤的严重程度，轻型颅脑患者一般预后较好，大多数患者能重返正常的生活、工作或学习，严重者病死率和致残率均较高。严重颅脑损伤的预后还与伤后的治疗密切相关。近年来，随着严重颅脑损伤标准大骨瓣减压术、亚低温脑保护治疗和神经重症治疗等理念和手段的建立和推广，我国严重颅脑损伤的病死率已降至30%以下，与欧美发达国家相近。

☞ 拓展阅读 13-2
Traumatic brain injury in China

（江基尧 毛 青）

第三节　脊 髓 损 伤

诊疗路径

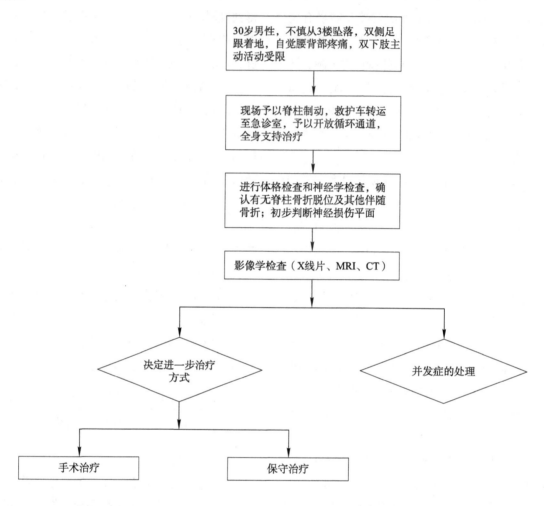

（一）病因及发病机制

人体脊柱的每个脊椎可分为椎体与附件两部分。Denis 首先将整个脊柱分为前中后三柱（图 13-3）。前柱主要包括椎体的前 2/3，纤维环的前半部分和前纵韧带；中柱主要包括椎体的后 1/3，纤维环的后半部分和后纵韧带；后柱主要包括关节囊、黄韧带、骨性椎板、棘上韧带、棘间韧带和关节突关节。其中，中柱和后柱构成椎管，脊髓（硬膜囊）走行其中。该区域尤其是中柱的损伤，极易损伤脊髓和神经组织。脊髓损伤通常是由闭合性钝性外伤引起的，这些外伤原因包括交通事故、高处坠落、体育运动以及暴力行为等。脊髓损伤通常与脊柱的脱位或半脱位有关。脊柱骨折患者中约有 20% 发生不同程度的脊髓损伤。根据不同的损伤位置，脊髓损伤可分为以下 3 种类型。

1. 颈脊髓损伤　常见的损伤类型为压缩型损伤，过伸损伤及旋转 / 剪切型损伤。

2. 胸腰段脊髓损伤　常见于胸腰椎压缩型骨折、爆裂骨折及骨折 - 脱位。胸腰段脊柱（$T_{10} \sim L_2$）位于后凸的胸椎与向前凸的腰椎之间生理弧度的移行区域，也是从相对固定的胸椎向活动度较大的腰椎移行的部位，容易造成应力集中，因

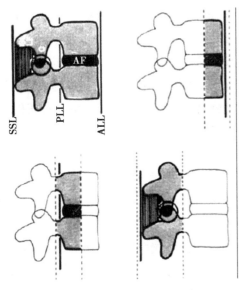

图 13-3　Denis 三柱理论

此该处骨折十分常见。

3. 脊髓圆锥及马尾的损伤。

☞ 拓展阅读 13-3
脊髓解剖

（二）病理生理学特征

根据损伤机制，脊髓损伤分为原发性损伤和继发性损伤。原发性损伤主要源于最初的机械性损伤，由爆裂性骨折或骨折脱位产生的骨片移位造成脊髓的快速挤压损伤。原发性损伤可引发一系列继发性损伤机制，如血管性变化，包括局部缺血、出血、微循环障碍、血管痉挛和血栓形成；钙离子失衡、电解质紊乱以及 5- 羟色胺、儿茶酚胺和细胞外谷氨酸在内的神经递质的积累；自由基的产生以及脂质过氧化。

1. 原发性损伤　脊髓损伤后会导致灰质出血较早，白质出现水肿，一般在伤后 3 h 内。损伤严重时还会引起白质出血，神经轴索出现退变，灰质内神经细胞退变坏死。原发性损伤在伤后 24 ~ 48 h 以后逐渐消退。

2. 继发性损伤　是指在原发性损伤之后发生的，多因素作用的级联反应。继发性损伤往往是多种机制互相作用造成的结果。

（1）血管异常：研究证明，脊髓内局部血管改变是继发性损伤的重要原因之一。脉管系统的机械性破坏会导致上皮出血和血管内血栓形成。血管痉挛和损伤部位的水肿相结合可导致严重的局部灌注不足和局部缺血，这种现象主要表现于微血管。同时，脊髓损伤后血液中会产生类似内皮素（ET）和血栓素 A2（TXA2）等具有强烈缩血管作用的生物活性物质，这也在继发性损伤中起到了关键作用。在缺血阶段之后，脊髓通常会经历再灌注的过程。在此期间，氧自由基的显著增加，进一步加剧继发性损伤。因此，在损伤早期要积极恢复脊髓的正常血液供应。

（2）钙离子超载及电解质失衡：脊髓损伤后血管通透性的增加及细胞能量代谢失衡导致了细胞内外钠、钾、钙等离子浓度的改变及电解质失衡，尤其是钙离子在细胞内的超载，目前已被认为是细胞凋亡的重要通路。在正常情况下，细胞外钙离子浓度比细胞内高数千倍，脊髓损伤会导致细胞能量代谢失衡，造成细胞膜上 Na^+-K^+ 泵及 Ca^{2+} 泵开放异常，大量钙离子流入细胞内，激活多种钙依赖性蛋白激酶，通过级联反应，产生自由基并引起脂质过氧化，对细胞膜等造成破坏。除了钙依赖性蛋白酶外，钙离子流入还促进了磷脂酶 A2（phospholipase A2）的活化，导致细胞膜脂的过氧化。钙离子也与线粒体结合，导致氧化磷酸化的解偶联和三磷酸腺苷的能量存储消耗。

（3）自由基形成及脂质过氧化：自由基是在其外轨道上没有电子的分子。由于这个特征，它们一般具有很高的反应性。细胞常常通过内源性因子（例如超氧化物歧化酶、过氧化氢酶、抗坏血酸、和类固醇）调节自由基，然而在脊髓损伤后由于缺血、血栓形成等原因，组织产生的代谢废物不能及时清除导致自由基堆积，从而造成脂质过氧化，破坏细胞膜的完整性，最终导致细胞自溶。

（4）炎性反应：被认为是一柄"双刃剑"。脊髓损伤后，炎性反应具有神经毒性和神经保护的双重特性。炎症是机体对组织损伤的普遍防御和修复反应。脊髓也不例外，但中枢神经系统对损伤的炎性反应在质量和数量上都不同于其他组织。炎性反应既涉及中性粒细胞、巨噬细胞等细胞因素，也有非细胞成分如细胞因子、前列腺素和补体的参与，以上因素共同介导炎性反应，导致进一步的组织损伤。细胞因子可诱导环氧化酶 COX-2 的表达，促进花生四烯酸分解为促炎性前列腺素（前列腺素、前列腺素和血栓烷），导致血管通透性增加和血小板的黏附、聚集。非甾体抗炎药正是通过抑制 COX 活性来达到抗炎功效。研究表明，如果没有人为干预，炎性反应将使细胞反应趋于负面，加速细胞凋亡。

（5）兴奋性氨基酸学说：谷氨酸和天冬氨酸是中枢神经系统中最普遍的兴奋性神经递质，对离子型和代谢型受体均起作用。脊髓损伤后，由于缺血和细胞膜去极化，谷氨酸和天冬氨酸的浓度迅速增加，并作用于细胞膜上的受体，导致细胞膜上离子通道开放，钙离子大量内流，激发钙依赖性蛋白酶活化，导致细胞凋亡。

（三）临床表现

脊髓损伤的临床表现主要取决于脊髓神经损伤程度和脊髓组织残存量。

1. **脊髓震荡**　为功能性损害，脊髓实质并无明显改变，伤后表现为不完全截瘫，24 h 内开始恢复，3～6 周完全恢复，一般不残留后遗症。

2. **不完全性脊髓损伤**　包括以下四种类型。

（1）前脊髓综合征（anterior cord syndrome）：脊髓前部损伤，表现为损伤平面以下运动和痛温觉消失。由于脊髓后柱无损伤，所以本体感觉仍然存在，有时甚至还保留有浅感觉。此型损伤的预后很差。

（2）后脊髓综合征（posterior cord syndrome）：脊髓后部受损，表现为损伤平面以下运动功能和痛温觉、触觉存在，但深感觉全部或部分消失，多见于椎板骨折患者。

（3）脊髓中央管周围综合征（central cord syndrome）：多见于颈椎过伸性损伤。颈椎管因颈椎过伸而发生急剧性容积减小，脊髓受黄韧带皱褶、椎间盘或骨赘的前后挤压，使脊髓中央管周围的传导束受到损伤，上肢运动功能丧失但下肢运动功能存在或上肢运动功能丧失明显比下肢严重，没有感觉分离。损伤平面的腱反射消失而损伤平面以下的腱反射亢进。

（4）脊髓半切综合征（Brown-sequard's syndrome）：脊髓半侧损伤，损伤平面以下同侧肢体的运动及深感觉消失，对侧肢体痛觉和温觉消失。

3. **完全性脊髓损伤**　脊髓实质完全性横贯性损害。伤后初期，损伤平面以下的最低位骶段感觉、运动功能完全丧失，包括肛门周围的感觉和肛门括约肌的收缩运动丧失，称为脊髓休克期。一般来说，脊髓休克恢复时间越长代表脊髓损伤越严重。球海绵体反射在评估脊髓损伤患者中很重要，因为它的存在表示脊髓休克的消退并可以确定神经功能缺损的程度。2～4 周后逐渐演变成痉挛性瘫痪，表现为肌张力增高、腱反射亢进，并出现病理性锥体束征。胸段脊髓损伤表现为截瘫，颈段脊髓损伤则表现为四肢瘫。上颈椎损伤的四肢瘫均为痉挛性瘫痪，下颈椎损伤的四肢瘫由于脊髓颈膨大部位和神经根的毁损，上肢表现为弛缓性瘫痪，下肢仍为痉挛性瘫痪。

4. **脊髓圆锥损伤**　正常人脊髓终止于 L_1 节段下缘，因此，T_{12}～L_1 节段骨折可发生脊髓圆锥损伤。临床表现为会阴部（鞍区）皮肤感觉缺失，括约肌功能丧失致大小便不能控制和性功能障碍（阳痿或射精不能），双下肢的感觉和运动仍保留正常，偶尔可以保留球-肛门反射和排尿反射。

5. **马尾神经损伤**　马尾神经起自 L_2 水平的骶脊髓，一般终止于 S_1 节段下缘。临床表现除相应的运动或感觉障碍外，无反射性膀胱及肠道运动障碍，下肢功能包括反射活动的丧失。临床表现为损伤平面以下的弛缓性瘫痪，感觉及运动功能障碍及括约肌功能丧失，肌张力降低，腱反射消失，没有病理性锥体束征。马尾损伤实质上是周围神经损伤，预后相对较好。

除了破坏感觉运动功能，患者反射活动异常、自主神经功能紊乱，常会发生阴茎异常勃起、Horner 综合征、麻痹性肠梗阻、受损平面以下皮肤不出汗及有高热等。

☞ 拓展阅读 13-4

脊髓损伤神经学分类标准

（四）脊髓损伤严重程度的神经学分级

脊髓损伤严重度分级可作为脊髓损伤的自然转归和治疗前后对照的观察指标。依据脊髓损伤的临床表现进行分级，目前较常用的是 Frankel 分级和美国脊椎损伤协会（American Spinal Injury Association, ASIA）神经学分级（表 13-1 和表 13-2）。

表 13-1　Frankel 脊髓损伤分级法

分级	临床表现
A 级	平面以下深感觉完全消失，肌肉运动功能完全消失
B 级	损伤平面以下运动功能完全消失，仅存某些包括骶区感觉
C 级	损伤平面以下仅有某些肌肉运动功能，无有用功能存在
D 级	损伤平面以下肌肉功能不完全，可扶拐行走
E 级	深浅感觉、肌肉运动及大小便功能良好，可有病理反射

表 13-2　ASIA 神经学分级

分级	临床表现
A 级	完全性损害：在骶段无任何感觉运动功能保留
B 级	不完全性损害：在神经平面以下包括骶段（S4~S5）存在感觉功能，但无运动功能
C 级	不完全性损害：在神经平面以下存在运动功能，并且大部分关键肌的肌力 < 3 级
D 级	不完全性损害：在神经平面以下存在运动功能，并且大部分关键肌的肌力 ≥ 3 级
E 级	正常：感觉和运动功能正常

（五）辅助检查

1. 影像学检查　X 线片、CT、MRI 是脊柱脊髓损伤最基本和最重要的检查手段，在急、慢性脊柱脊髓损伤的评估中具有重要作用（图 13-4）。

（1）X 线平片检查：是脊髓损伤最常规的影像学检查手段，可评估脊柱在冠状面和矢状面失稳排列状况和结构改变，检出损伤部位的脊柱骨折或脱位，具有快速、简单、廉价的优点。

（2）CT 检查：与普通 X 线摄影相比，CT 具有更高的敏感度和特异度。CT 在评估脊柱骨关节结构损伤方面优于 MRI 和 X 线片检查。经椎间盘和韧带等软组织结构的损伤，X 线片和 CT 检查常不能检出，也称之为无放射线检查异常的脊髓损伤（spinal cord injury without radiographic abnormality,

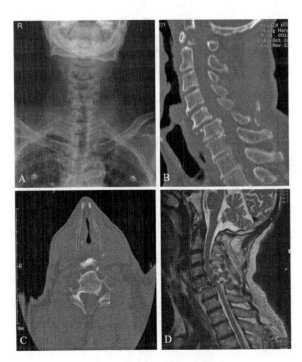

图 13-4　颈椎骨折伴脱位

A. X 线片示颈椎部分椎体边缘骨质增生明显，C_6 椎体形态略扁、密度增高，考虑骨折可能；B. 颈椎 CT 影像示：C_6 椎体前缘分离小骨片，C_5 椎体后部线样低密度，考虑 C_5、C_6 椎体骨折后改变；颈椎序列不稳，C_5 及以上椎体向前滑脱；C. 颈椎齿状突上缘及前侧方条状钙化影；D. 颈椎 MRI 示 C_5 椎体滑脱伴双侧下关节突脱位，C_5 椎体后部及 C_6 椎体上缘骨折伴周围软组织水肿，C_5~C_6 水平椎管狭窄，颈髓受压水肿变性并见椎体前缘积液，颈背侧软组织水肿，黄韧带增厚

SCIWORA），多见于颈椎外伤。

（3）MRI检查：尽管MRI与CT检查相比需要更多的时间和准备，但是在脊髓神经、椎间盘、韧带和关节囊等软组织的检查方面，MRI明显优于X线片和CT检查。MRI的不同序列评价，有助于判断脊髓损伤的范围、损伤程度和致压情况，决定最佳治疗方案。

2. 电生理检查　体感诱发电位检查（somatosensory evoked potential，SEP）和运动诱发电位检查（motor evoked potential，MEP）可了解脊髓的功能状况。SEP检查代表脊髓感觉通道，MEP检查代表锥体束运动通道的功能，两者均不能引出者为完全性截瘫。

3. 实验室检查　对脊柱脊髓损伤诊断意义不大，一般用于评价围手术期的指标。

（六）诊断与鉴别诊断

脊柱脊髓损伤根据病史、体格检查以及相关的影像学检查并不难做出诊断。

1. 诊断

（1）病史

1）病史采集：首先要从患者那里获得病史、如严重外伤史，交通事故史等。然后询问参与治疗患者的研究人员和医护人员。该询问应包括事故的情况，发现患者的位置，重点是询问有关暂态运动或感觉丧失的特定信息，这些信息可以深入了解可能的受伤机制从而指导治疗。

2）主要临床症状：患者伤处有压痛，常无法进行翻身等活动。另外，由于腹膜后血肿对自主神经的刺激，肠蠕动减慢，常出现腹胀、腹痛等症状。

（2）体征：体格检查首先应该注意是否合并有颅脑、胸、腹和盆腔脏器的损伤。检查时，脊柱和四肢必须充分暴露，以便进行全面视诊评估，但要注意保暖。

1）体位：观察患者能否站立行走，是否为强迫体位。

2）畸形：在骨折部位是否可扪及局限性后凸畸形等。

3）压痛：从上至下逐个按压或叩击棘突，如发现位于中线部位的局部肿胀和明显的局部压痛，提示后柱已有损伤。

4）感觉：检查躯干和四肢的痛觉、触觉、温度觉，并注明是"正常、减退、消失或过敏"。注意检查会阴部感觉。

5）肌力：分为6级，即0~5级。

6）反射：膝、踝反射，病理反射，肛门反射和球海绵体反射。

2. 鉴别诊断

（1）脊髓髓内肿瘤：无外伤史，隐袭起病，逐渐进展，早期可有节段性分离性感觉障碍，有时易与脊髓损伤混淆。但肿瘤进展较快，病变累及节段少，随肿瘤长大而出现横贯性脊髓损害的症状，膀胱功能障碍较早出现，腰椎穿刺常提示椎管有不同程度阻塞，脑脊液蛋白含量增多。脊髓CT扫描或MRI检查可明确诊断。

（2）颈椎病：上肢和颈、肩部可存在感觉障碍，有时可引起手部及上肢肌无力和肌萎缩。但颈椎病以根性神经病为主要表现，感觉障碍多呈神经根型，无分离性感觉障碍，一般无营养障碍。颈椎X线平片有助于鉴别，MRI检查可明确诊断。

（3）肌萎缩侧索硬化症：隐袭起病，逐渐进展，上肢肌无力和肌萎缩，可有后组脑神经功能障碍。但肌萎缩侧索硬化症不引起感觉障碍，容易鉴别。

（七）治疗

1. 急救处理　脊柱损伤急救处理的主要目的是稳定脊柱、预防或最大限度地减少任何导致神经损伤的可能性。脊柱骨折患者从受伤现场运输至急诊室的搬运方式很重要，正确的方法是以担架、木板或门板运送，采用平移和滚动法搬运伤者。到达急诊室后，第一时间的脊柱评估包括：通过现场人员的报告，直接观察或初次检查时的初步总体检查确定潜在的神经功能，评估气道、呼吸、循环等基本生命体征。识别严重不稳定的损伤，例如骨折脱位及颅脑、胸腹损伤。在剖腹手术或其他挽救生命的外科手术之前，无需对脊柱进行紧急影像学检查，一般固定脊柱足以稳定伤情，从而初步预防进一步的伤害。对于合并颅脑损伤等导致昏迷、意识不清的患者，先以疑似脊髓损伤论处，以后逐步确认或排除诊断，以免因处置不当，加重病情。

2. 治疗原则　对于脊髓损伤的患者，治疗重点是保护未受伤的神经组织，最大限度地恢复受伤的神经组织。预防低血压和缺氧对于减轻进一步的神经系统损伤也至关重要。

3. 治疗方法

（1）药物治疗

1）甲泼尼龙：一般认为甲泼尼龙能阻止类脂化合物的过氧化反应并且稳定细胞膜。美国国家急性脊髓损伤研究报告说，如果患者在损伤后 8 h 内给予高剂量甲泼尼龙有中等程度的有益作用，并建议 3 h 内治疗可能比在受伤后 3~8 h 开始治疗更好。具体用法是按每千克体重 30 mg 剂量一次性静脉给药，在 15 min 内注射完毕，休息 45 min 后以 5.4 mg/（kg·h）剂量在 23 h 内持续滴注完毕，这种方法只适用于受伤后 8 h 以内者。但近年来这一方法不断遭受质疑，一些权威的急性脊髓损伤诊治指南已经陆续将大剂量甲泼尼龙用于急性脊髓损伤的治疗排除在外。这是因为大剂量类固醇治疗的患者胃溃疡、静脉血栓栓塞等并发症的发生率增加，并有与肺部并发症相关的病死率增加的趋势。与此同时，这一方法治疗急性脊髓损伤的作用也有待重新认识。目前，小剂量（80 mg/d）甲泼尼龙用于急性脊髓损伤的治疗仍较为普遍。

2）神经节苷脂（GM-1）：是含有唾液酸的糖鞘脂。GM-1 的全身性给药已在多种实验性中枢神经系统损伤模型中表现出与神经保护作用相关联，其作用机制包括增加神经突向外生长和可塑性、抑制兴奋性毒性并预防细胞凋亡。GM-1 在国内外的临床应用表明：早期、大剂量、长疗程是 GM-1 的基本使用方法。具体用法为伤后 72 h 内应用 100 mg，静脉注射，每日 1 次，连续 18~32 d。缺点是治疗费用昂贵，疗程偏长，患者依从性不够。

3）自由基清除剂：分为非酶类清除剂和酶类清除剂。非酶类清除剂主要有维生素 E、维生素 C、β-胡萝卜素、微量元素硒等。酶类清除剂主要有超氧化物歧化酶（SOD）、过氧化氢酶（CAT）和谷胱甘肽过氧化物酶等。短期使用可以保护脊髓损伤，一般不建议长期使用。

（2）高压氧治疗：可以通过血管收缩的作用减轻水肿，同时也起到一定的抗炎作用，从而帮助改善组织缺血、缺氧的症状。

☞ 拓展阅读 13-5
药物治疗进展

☞ 拓展阅读 13-6
脊柱损伤的分类及治疗

☞ 拓展阅读 13-7
下颈椎及胸腰椎损伤分型

（八）并发症及治疗

脊髓损伤伴有神经功能障碍，是一种破坏性损伤，会导致患者的活动能力发生巨大变化以及身体和心理健康遭受极大创伤。脊髓损伤造成的感觉和运动功能丧失常导致多个器官、系统的重大变化，包括呼吸系统、泌尿系统和患者皮肤的完整性等。这些系统功能的变化要求脊髓患者的生活方式做出重大改变，并且在治疗并发症方面，护理者及患者本人也需要做出大量努力。

1. 呼吸系统　呼吸衰竭与呼吸道感染仍然是脊髓损伤最主要的并发症。人体主要有胸式和腹式两种呼吸方式。胸式呼吸主要依靠肋间肌进行，而腹式呼吸主要来自膈肌的收缩。颈部脊髓损伤后，肋间肌完全麻痹，膈神经主要由 C_3~C_5 组成，因此上颈椎损伤的患者易出现呼吸衰竭，一般认为应做气管切开。呼吸机相关性肺炎（VAP）是机械通气的结果。同时，由于呼吸肌力量不足，分泌物不容易排出，加之久卧等因素，呼吸道感染更容易发生。选用合适的抗生素及定期翻身拍背有助于控制肺部感染。

2. 泌尿系统　随着泌尿外科治疗技术的进展，发生泌尿系统相关并发症的患者病死率显著降低。脊髓损伤不可避免造成括约肌功能的丧失和排尿方式的改变，患者因尿潴留而长期留置导尿管，可造成泌尿道的感染与结石。建议患者入院后首先使用 Foley 导管，但是应在 3~4 天后尽快取出。然后可以尽快采用间歇性插管方案，以防止尿路感染。患者尿量应保持在正常膀胱容量的一半左右以避免膀胱肌挛缩。结合间歇性导管插入术，可以教会患者遵循严格的无菌操作法，自行定时插导尿管排尿。需要长期留置导尿管进行排尿而又无法控制泌尿系统感染者，可做永久性耻骨上膀胱造瘘术。

多饮水可以防止泌尿道结石，每日饮水量最好达到 3 000 mL 以上，有感染者应加用抗生素。

3. 胃肠道系统　脊髓损伤患者的胃肠道系统并发症的发生风险很高，这些并发症可能造成毁灭性后果。患者出现便秘和大便失禁的情况并不少见，通过重新训练患者可以恢复对肠功能的控制。在急性期，可以每天使用多库酯钠灌肠。从长远来看，应鼓励高纤维饮食，包括许多水果和蔬菜。锻炼，即使是被动运动，也可以帮助患者防止肠道蠕动缓慢。

4. 神经源性异位骨化　由骨骼自发形成的，通常发生于存在中枢神经系统损伤患者的主要滑膜关节。神经源性异位骨化发生在瘫痪状态下，最常见于髋关节附近。确切病因仍然未知。它不是对局部软组织创伤或关节损伤的反应。由于神经源性异位骨化中沉积的骨骼通常发生在关节附近，因此有时被称为关节周围骨化。治疗方法主要包括关节运动的维持，使用药物减少炎症和骨骼的产生以及骨骼的外科切除。正在研究的其他方法包括使用华法林和体外冲击波治疗。非甾体抗炎药可用于减轻早期发现的炎症，并有希望减少骨化产生。维持关节运动有助于保持功能，并有助于护理和康复。

5. 涉及肌肉的并发症　脊髓损伤可对肌肉产

生不同的影响，包括麻痹或痉挛，具体影响取决于脊髓损伤的程度、类型以及神经根受累程度。严重的脊髓损伤后，松弛性麻痹会在病变水平以下发展，松弛通常持续不到 24 h，随后出现痉挛。应当注意的是，四肢痉挛的突然增加可能是隐匿性病理过程发生的信号，患者由于感觉受损而无法意识到这一过程。可能的问题包括尿路感染、肾结石、尿路阻塞或褥疮感染。对于痉挛突然增加的患者，应怀疑这些问题并进行适当评估。处理痉挛的主要目标是减少会干扰功能的肌肉紧张，保持肢体运动以防止发生痉挛，并缓解与痉挛有关的疼痛。治疗方法包括关节活动操练、手术神经切除和手术重建等。

6. 压疮　发生于皮下组织薄的部位，如骶骨、坐骨结节、大转子等。压疮是脊髓损伤中最可预防的并发症之一，护理中的疏忽可能造成持续、反复的溃疡，随后的骨髓炎和败血症会导致患者死亡。夹板将有助于正确定位并防止溃疡形成。脚夹板的目的是防止挛缩和防止因骨突出而引起的压疮。手夹板还可以通过保持手的功能位置来防止挛缩，并最大限度地发挥手功能的潜力。尽早动员四肢也可以预防挛缩。已发现的压疮需要减轻压力，局部伤口护理，控制感染，纠正营养不良等。

7. 治疗相关并发症　椎弓根螺钉的固定已成为脊柱骨折内固定的主要手段。尽管伴随着经验的积累和技术的进步，椎弓根螺钉插入仍在一定程度上可能造成相关并发症的发生。最常见的并发症是螺钉错位，大多数无症状，也无重大后遗症。严重的螺钉相关并发症，如神经系统、内脏器官或血管异常较为罕见。与螺钉错位相关的血管损伤是可能危及生命和肢体的并发症，需要及早发现，并及时修复血管病变以及重新定位螺钉。

截瘫患者依靠上肢进行日常活动。这些活动导致肩膀、肘部、胸部和手部承受较高的压力，过度使用可能会引起一些问题。常见的问题包括四肢疼痛（肩袖撕裂、肌腱炎、滑囊炎）以及周围神经病变。由于轮椅患者需要使用上肢进行日常活动，因此减少活动可能会很困难。利多卡因和类固醇注射剂可用于治疗滑囊炎和肌腱炎。

8. 其他并发症 主要包括区域性疼痛综合征、静脉血栓形成、下肢水肿等。

（九）康复及预后

脊髓损伤的康复治疗需要多职业跨学科的合作，主要涉及医生、营养师、心理学家、社会工作者等。康复治疗可以通过了解患者的受伤程度、帮助患者恢复尽可能多的功能、预防并发症、克服独立性丧失以及应对其他实际挑战，对长期健康产生重大影响。身体康复的重点是恢复功能，改善任何残余功能并预防并发症。具体方式包括力量训练、呼吸调节和运动能力训练以防止肌肉挛缩。除了身体功能的康复，患者的心理状态也对脊髓损伤的治疗和预后有着重大的影响。目前来看，脊髓损伤患者的预后状况并不乐观，相信随着治疗技术的发展和相关康复措施的完善，脊髓损伤患者的运动能力和功能状态会得到极大改善。

📹 视频 13-4

脊髓损伤康复

（梁 裕）

数字课程学习

⬇ 教学PPT　　　📝 自测题

第十四章

神经系统变性疾病

关键词

神经系统变性疾病　　运动神经元病　　神经变性病性痴呆

阿尔茨海默病　　额颞叶痴呆　　路易体病

第一节 概 述

神经系统变性疾病（neurodegenerative diseases）是一组原因不明的慢性进行性损害中枢及周围神经系统的疾病。许多变性疾病为神经组织在衍化、发育、成熟、衰老等过程中出现的一系列分子生物学水平的复杂变化所导致的结构和功能障碍，但目前对这些动态演变过程及其机制尚未完全认识。

一、临床和病理学特征

神经系统变性疾病多具有如下共同的临床和病理学特征：①早期通常在病理上常选择性损害特定解剖部位和生理功能的神经元，从而影响神经系统的相应结构或功能。如肌萎缩侧索硬化（amyotrophic lateral sclerosi，ALS）的病理改变多局限于大脑皮质、脑干和脊髓运动神经元，而进行性共济失调（progressive ataxia）则仅累及小脑的浦肯野细胞。②常起病隐匿，有较长的临床无症状时期，而后逐渐加重。在疾病早期，神经系统可出现分子水平的改变甚至病理损害，但可无临床症状。症状出现后往往进行性恶化，多难以缓解、不可逆转。③多具有一定程度的家族聚集性。大部分神经系统变性疾病可分为家族性（familial）和散发性（sporadic），家族性患者多由特定的基因突变导致。与散发性神经变性疾病患者相比，家族性患者较为罕见，但在同一疾病中二者的发病机制往往有相似的病理环节。因此，在家族性神经系统变性疾病中发现的神经元变性死亡和功能障碍生物学机制，有助于揭示散发性神经系统变性疾病的发生机制。然而，单一基因异常及其继发的病理改变往往可导致临床表现的多样性，不同的遗传缺陷也可导致相同的临床表型。需要注意的是，家族性神经系统变性疾病并非都具有遗传性，也可能由于家族成员暴露于相同的传染性或毒性物质而致病。④病理基础多与某种异常折叠蛋白在特定神经细胞内聚集有关，并在解剖结构上存在一定扩散规律。该现象有时产

生源于某些特定基因的过度表达或过度激活而导致的蛋白过度蓄积，有时则产生源自正常蛋白的生理清除机制障碍。在部分疾病中，目前尚无法确定蛋白的过度聚集是致病原因还是病理结果，导致细胞损害的基本机制也需进一步阐明。此外，近年来研究发现很多神经系统变性疾病的异常聚集蛋白可能通过突触连接从一个区域向另一个区域持续扩散。该现象可发生于相邻的脑区，或者具有神经环路联系的脑区。探索异常聚集蛋白的生物学和理化特性及其导致细胞死亡的机制，是神经系统变性疾病研究的重要方向。

二、分类

目前，根据病理性蛋白和相关病理改变对神经系统变性疾病进行分类。如帕金森病（Parkinson disease）和路易体痴呆（dementia with Lewy bodies）的主要病理改变均是由 α- 突触核蛋白（α-synuclein）构成的路易体（Lewy-body），可归类为 α- 突触核蛋白病（α-synucleinopathy）或路易体病（Lewy body disorders）。行为异常型额颞叶痴呆（behavioral variant frontotemporal dementia，bvFTD）、进行性核上性麻痹（progressive supranuclear palsy，PSP）和皮质基底节变性（corticobasal degeneration，CBD）的主要病理改变均为 tau 蛋白过度磷酸化和异常积聚所致，可归类为 tau 蛋白病（tauopathy）。此外，还包括 β- 淀粉样蛋白病（β-amyloidopathy）、TDP-43 蛋白病（TDP-43 proteinopathy）等。这种日益细化的分类方法体现了对疾病发病机制和病理生理过程理解的不断深入。

除了部分疾病可追溯到遗传因素，大部分神经系统变性疾病由于病因不清目前无法按照病因进行分类，因此本章基于临床表现和病理特征将神经系统变性疾病分为运动神经元病和变性病性痴呆两个部分。后者又包括阿尔茨海默病（Alzheimer's disease）、额颞叶变性、路易体病、皮质基底节变性、亨廷顿病（Huntington's disease）和克 – 雅病（Creutzfeldt-Jakob disease）等。鉴于本书总体以基

于临床症候群进行分类，帕金森病、多系统萎缩和亨廷顿病在第十七章"运动障碍性疾病"中详细介绍，而克-雅病在第十五章"神经系统感染性疾病"中具体介绍。

第二节　运动神经元病

诊断路径

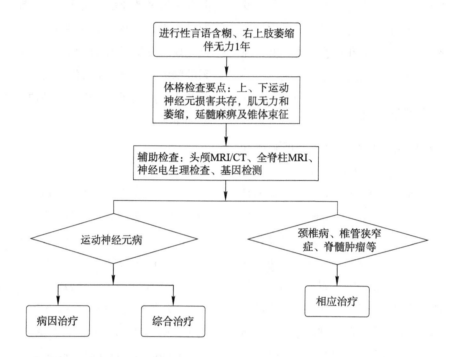

☞ **典型病例 14-1**
右上肢萎缩伴无力 1 年，加重 2 月

运动神经元病（motor neuron disease，MND）是一类以运动皮质、脑干和脊髓中上、下运动神经元损伤为主要表现的神经系统变性疾病。该类疾病主要损伤运动神经元，因此临床表现为不同范围和程度的肌无力、肌萎缩和皮质脊髓束征，而感觉系统和括约肌功能多不受累。

运动神经元病以脊髓前角细胞、脑桥运动核、皮质脊髓束和皮质延髓束的变性改变为主要病理特征，以上、下运动神经元受累为突出临床表现。患者多于 30～60 岁间起病，病程为 2～6 年，少数患者病程较长，男性多于女性，年发病率约为 2/10 万。5%～10% 的患病人群为家族性患者，其中部分患者可在青少年发病。

☞ **拓展阅读材料 14-1**
儿童中多见的运动神经元病

（一）病因和发病机制

90%～95% 的成年运动神经元病患者为散发性，病因不明，亦未发现明确的环境危险因素。运动神经元病的病理生理基础尚不明确，目前提出的几种机制主要通过对超氧化物歧化酶 1（superoxide dismutase 1，SOD-1）基因突变动物模型的相关研究得出，模型病理改变多通常与这些获得性突变基因的毒性作用有关。

1. 遗传因素　大约 20% 的家族性病例为铜（锌）SOD-1 基因相关的常染色体显性遗传，其他相关常染色体显性遗传基因包括 Senataxin（*SETX*）基因、肉瘤融合蛋白（fused in sarcoma，*FUS*）基因、囊泡相关膜蛋白 B（vesicle-associated

membrane protein B，*VAPB*）基因和 43kDa TAR DNA 结合蛋白（TAR DNA binding protein，*TDP-43*）基因等。常染色体隐性遗传运动神经元病与 alsin（*ALSN*）基因相关，显性和隐性遗传都与 optineurin（*OPTN*）基因突变相关。同时，血管内皮生长因子（vascular endothelial growth factor，VEGF）基因多态性与患病风险相关，而 *C9orf72* 基因 GGGCCC 核苷酸重复序列的增加会降低细胞活力，导致功能损伤。

2. 兴奋性神经毒性　过量表达的神经递质谷氨酸具有兴奋性神经毒性。脊髓星形胶质细胞分泌的兴奋性氨基酸转运蛋白 2（excitory amino acid transporter 2，EAAT2）水平降低，抑制细胞外谷氨酸的清除，可导致运动神经元的兴奋性损伤。

3. 细胞内环境紊乱　突变的 SOD1 在内质网内蓄积，阻碍错误折叠蛋白的降解和正常蛋白的分泌，抑制细胞内蛋白降解酶的正常功能，同时损害线粒体的正常功能，最终导致细胞内环境紊乱。

4. 细胞外环境破坏　突变的 SOD1 可分泌到细胞外，激活小胶质细胞，引起胶质细胞 NADPH 氧化酶分泌增加，导致运动神经的免疫损伤。同时，毛细血管内皮细胞之间紧密连接的丧失可能会导致微出血，进而使诸如铁离子等神经毒素流出血管外并损害运动神经元，进一步扰乱细胞外环境。

5. 轴突运输受损　错误折叠的 SOD1 或其他蛋白质聚集可能破坏顺行和逆行轴突运输。

（二）病理学特征

大体标本可见脊髓萎缩变细。光镜下可见脑干下运动神经元缺失和脊髓前角细胞变性，以颈髓明显，胸、腰髓次之。同时可见前角神经根变细，运动神经内有髓纤维丢失。大脑皮质运动区可见锥体细胞的变性、丢失。散发性 ALS 的特征性病理改变为神经元胞内泛素化包涵体，其主要成分为 TDP-43。脑干运动神经核中以舌下神经核变性最为突出，疑核、三叉神经运动核、迷走神经背核和面神经核也有不同程度的变性，动眼神经核少有累

及。病变部位可见不同程度的胶质增生，小胶质细胞吞噬活动不明显。脊神经前根变细、轴索断裂、髓鞘脱失、纤维减少。锥体束的变性自远端向近端发展，出现脱髓鞘和轴突变性。有时可见皮质的连合纤维、后纵束、红核脊髓束以及脑干和脊髓内多种其他传导束的病变。肌肉呈失神经支配性萎缩。在亚急性与慢性病例中可见肌肉内有神经纤维萌芽，提示存在神经再生。在疾病晚期，其他组织如心肌、胃肠平滑肌也可出现变性改变。

（三）临床分型

临床上可依据受累为上/下运动神经元及其支配肌肉的分布情况（四肢或延髓肌肉组织）分为 5 种成人型运动神经元病。

1. 进行性延髓麻痹（progressive bulbar palsy，PBP）病变主要累及延髓（脑干），损害脑神经运动核（即下运动神经元）。

2. 假性延髓麻痹（pseudobulbar palsy）病变主要累及支配延髓的上运动神经元（双侧皮质延髓束受损）。假性延髓麻痹可出现在诸多损伤双侧皮质延髓束的疾病中，如血管性痴呆或进行性核上性麻痹等，不仅仅局限于运动神经元病。

3. 进行性脊髓性肌萎缩（progressive spinal muscular atrophy）病变主要为由脊髓前角细胞变性损伤导致的下肢运动神经元损伤，多见于家族性患者。

4. 原发性侧索硬化（primary lateral sclerosis，PLS）病变主要表现为由单纯上运动神经元（皮质脊髓束）损伤导致的四肢无力。

5. 肌萎缩侧索硬化（amyotrophic lateral sclerosis，ALS）主要表现为四肢上、下运动神经元同时受累，可出现双侧上下运动神经元损害的表现。由于尸检发现上、下神经元损伤的病理改变相似，原发性侧索硬化和进行性脊髓性肌萎缩常被认为是 ALS 的亚型。部分患者可出现认知和行为改变。

（四）临床表现

1. 延髓麻痹表现　大约 20% 的 ALS 患者的首发症状与延髓肌肉肌无力有关。延髓麻痹在家族性

病例中更为常见，多以吞咽困难、咀嚼无力、咳嗽和呼吸困难及构音障碍为特征。在 PBP 患者中，查体可见下颚下垂、流涎、舌肌萎缩、咽反射和咳嗽减弱。假性延髓麻痹可出现伸舌无力、声音嘶哑，眼外肌多不受累。

2. 四肢肌肉病变表现　患者常首先出现上肢（约 40%）或下肢（约 40%）远端肌无力，主要表现为肌肉疲劳、肌无力、僵硬、抽搐、消瘦，或可出现感觉不适、肌容积减少。ALS 患者的疾病进展通常具有一定模式，一般从一侧受累的上肢（下肢），发展到对侧的上肢（下肢），再同侧的下肢（上肢）、对侧的下肢（上肢），最后累及延髓。进行性脊髓性肌萎缩的首发症状常为单手或双手局部肌肉萎缩、无力，逐渐累及前臂、上臂及肩胛带肌群。

3. 其他症状　ALS 和额颞叶痴呆（frontotemporal dementia，FTD）在临床、病理表现和遗传因素上均存在部分重叠，如至少 40% 的家族性 ALS、25% 的家族性 FTD 以及 5%~10% 的散发性 ALS 或 FTD 存在 C9orf72 基因 GGGCCC 核苷酸重复序列。ALS 患者出现认知功能障碍和行为改变，包括人格改变、易激惹、注意力下降和执行力损害等。部分病例可表现为帕金森综合征或自主神经功能异常。感觉系统和括约肌功能多不受累，脑脊液相关指标检测多正常。

（五）辅助检查

1. 肌电图检查　肌电图的诊断价值较高。ALS 患者的肌电图显示广泛的纤颤（失神经支配证据）、肌束震颤和运动单位增大（神经再支配表现）。运动神经传导速度稍减慢，无局灶性运动传导阻滞。对于局限于手臂或手部萎缩、轻瘫的患者，需要与颈椎病相鉴别。广泛而分离的躯体节段性失神经表现支持 ALS 的诊断。椎旁肌、颏舌肌或面肌的广泛失神经支配也强烈提示本病。

2. 电生理检查　感觉神经动作电位应正常。早期运动神经传导速度正常，但随着疾病的进展，波幅逐渐降低。

3. 脑脊液检查　评估典型 ALS 患者无需行脑脊液检查。但对于非典型病例的诊断，如孤立损害下运动神经元或上运动神经元的亚型，需检测脑脊液，可见蛋白质水平和白细胞总数升高、细胞形态异常或 IgG 合成增加。

4. 血液检测　血液检测可用于评估 ALS 患者的代谢、内分泌和炎症情况。单克隆丙球蛋白、抗神经节苷脂抗体、血管紧张素转换酶（ACE）、甲状旁腺激素和副肿瘤标志物可为鉴别诊断提供证据。ALS 患者的肌酸激酶（CK）多升高，具有家族史的患者需进行家族性 ALS 基因检测。

5. CT 和 MRI 检查　MRI 可提示运动皮质轻微萎缩和运动传导束 Wallerian 变性，具体表现为内囊后肢、脑干下行运动传导束和脊髓的 FLAIR 和 T_2 加权像高信号。然而这些改变均不明显，易被忽视。

6. 肌肉活检　可提示神经源性肌萎缩改变，有助于同包涵体肌炎（inclusion body myositis）相鉴别。

（六）诊断

ALS 的国际诊断标准由世界神经病学联盟（World Federation of Neurology，WFN）修订，该标准以对诊断的明确程度进行划分（表 14-1）。该病的明确诊断需要在延髓区和至少 2 个其他脊髓区域（颈髓、胸髓和腰骶髓）或 3 个脊髓区域中存在上、下运动神经元改变，同时须排除可导致类似症状的其他疾病。

☞ 拓展阅读材料 14-2
运动神经元病临床指南

表 14-1　世界神经病学联盟修订的肌萎缩侧索硬化症 El Escorial 诊断标准

诊断	临床特征
肯定的 ALS	延髓区上、下运动神经元病变和 2~3 个脊髓区受累（颈部、胸部和腰骶部）
很可能的 ALS	至少 2 个部位出现上、下运动神经元病变；病变部位可分布不同，但上运动神经元损伤需在下运动神经元损伤对侧

续表

诊断	临床特征
可能的 ALS，实验室结果支持	某部位出现上、下运动神经元损害，或某单一部位出现上运动神经元损害，同时合并至少 2 处肢体出现下运动神经元损害的 EMG 改变和神经影像与电生理改变，除外其他病因
可能的 ALS	上、下运动神经元病变孤立出现在某一部位；2 处或更多部位相关的症状体征或下运动神经元病变出现于上运动神经元病变对侧；排除其他可能诊断
可疑的 ALS	至少 2 处下运动神经元病变独立出现

注：身体分为颅脑区域和 3 个脊髓区域（颈部、胸部和腰骶部）

（七）鉴别诊断

尽管 ALS 的典型临床表现一般不会与其他神经系统疾病混淆，但是仍然存在与其临床症状相似的神经肌肉疾病。鉴于目前尚无有效缓解 ALS 的治疗手段，在诊断 ALS 前应充分排除其他可治性疾病，包括多灶性运动神经病、重症肌无力、椎管狭窄症、包涵体肌炎、脊髓灰质炎后综合征和良性肌束颤综合征等。

1. 多灶性运动神经病（multifocal motor neuropathy，MMN）或伴有传导阻滞的多灶性运动神经病（multifocal motor neuropathy with conduction block，MMNCB） 是一种局灶性运动神经病变导致的一组临床综合征。"伴有传导阻滞"是指除病变部位外，至少一条神经出现传导阻滞表现。该病为一种可治愈的与抗神经节苷脂（GM1）抗体相关的自身免疫性疾病。临床表现为非对称的肢体无力、萎缩、肌束颤动，感觉神经受累较轻。可以通过 MMN 的斑片状分布的神经受累、血清抗 GM1 抗体滴度升高和电生理检查证实的神经阻滞与 ALS 进行鉴别。另外，静脉注射免疫球蛋白治疗对 MMN 有效，也可帮助鉴别。

2. 重症肌无力（myasthenia gravis，MG） 是一种可以导致构音障碍和吞咽困难的神经系统常见疾病，该病的发病年龄同 ALS 相似，可与延髓麻痹起病的 ALS 相混淆。通过 MG 患者的眼睑下垂、症状晨轻暮重等特点可帮助鉴别。此外，还可以通过检测血液中乙酰胆碱受体（AChR）抗体和肌肉特异性酪氨酸激酶（MuSK）抗体加以鉴别。

3. 椎管狭窄症 尽管椎管狭窄一般不引起延髓症状，但对于单纯表现为肢体症状的椎管狭窄症，其引起的多发性神经病变可同时影响上、下神经元，与单纯表现为肢体症状的 ALS 难以通过症状进行区分，需依靠脊柱 MRI 检查进行鉴别。

4. 包涵体肌炎（inclusion body myositis，IBM） 可表现为无痛性肌无力（多为单侧或双侧手指屈肌和股四头肌受累）、肌萎缩和延髓麻痹。可通过肌电图检查提示的肌源性改变与 ALS 鉴别。此外，IBM 血液中 CK 水平相比 ALS 更高。肌肉活检可确诊该病。

5. 脊髓灰质炎后综合征（post-polio syndrome，PPS） 是一种出现在病毒性脊髓灰质炎部分或完全恢复数年后出现的、以肌无力进行性加重为临床特征的综合征。该病进展缓慢，而且仅累及已瘫痪肌肉，通过病史可与 ALS 进行鉴别。

6. 良性肌束颤综合征 该病表现为身体局部肌肉的不自主肌束颤动，多见于面部、四肢或其他部位。该病不会出现肌无力或肌萎缩，肌电图检查结果正常，可用于鉴别 ALS。

（八）治疗

目前尚无有效预防、延缓或逆转 ALS 疾病进展的治疗手段。当前药物治疗的研究方向包括拮抗兴奋性神经毒性、增强免疫、神经营养因子、抗氧化和清除自由基等。大多数研究认为，MND 是一种致病因素多样且相互影响的异质性疾病，单药或针对单一靶点的药物可能难以取得理想疗效。目前以下药物可能发挥有限的治疗作用。

1. 依达拉奉（edaravone） 是美国和日本批准用于 ALS 治疗的一种自由基清除剂。一项日本的临床试验发现，通过 6 个周期进行持续给药，即第 1 周期连续静脉注射给药 14 天（每天 60 mg，给药时间 > 1 h），后观察 14 天，第 2 ~ 6 周期为每 14

天连续用药 10 天，停药观察 14 天，可延缓早期 ALS 的疾病进展。亚硫酸盐过敏患者忌用该药，不良反应包括皮肤损伤、步态障碍和头痛。

2. 利鲁唑（riluzole） 是一个阻断 NMDA 受体介导的谷氨酸能神经递质传递的药物。使用方法为口服，每日 2 次，每次 50 mg。该药可一定程度上延缓 ALS 进展，降低病死率，但仅能将生存期延长 2~3 个月。不良反应包括疲劳、头晕、胃肠道症状和肺功能下降。

综合治疗对改善 ALS 患者的生活质量具有重要作用，包括针对吞咽障碍、构音障碍、咀嚼无力、呼吸困难等方面的对症治疗。有吞咽困难的患者需予鼻饲或肠外营养支持，呼吸困难患者需及时予以辅助呼吸或机械通气。此外，在综合治疗的同时需密切观察药物可能发生的不良反应，努力做到个体化用药。

（九）预后

运动神经元病是一种进展性疾病，患者通常在发病 3~5 年内死亡，最常见的死亡原因为呼吸衰竭；部分家族性病例进展较慢。通常情况下，延髓受累患者的预后较症状局限于四肢的患者更差。有研究提示，以上运动神经元受累为主（PLS 为主）的四肢瘫痪和痉挛患者的存活时间可能更长。多学科协作和随访可以有效提升患者的生存率和生活质量。

第三节　神经变性病性痴呆

痴呆（dementia）是一组以进行性认知功能受损为特征的获得性综合征，可导致患者的日常生活和工作能力下降。不同类型的痴呆可影响患者的不同认知领域，包括记忆、定向力、想象力、学习能力、视空能力、语言能力、执行力以及包括计划、组织和排序等在内的高级皮质功能。尽管患者可以有多样化的临床表现，但仅当其生活和工作能力明显下降时，才达到痴呆的诊断标准。根据既往诊断标准，2 个以上认知领域受累时才可诊断

痴呆。依据美国精神病学会（American Psychiatric Association，APA）修订的 I 至 IV -TR 版的《精神疾病诊断与统计手册》（diagnostic and statistical manual of mental disorders，DSM）提供的诊断标准，患者受累的认知领域必须包括记忆，但伴随着对多种首发或原发症状可不影响记忆的痴呆类型（如额颞叶痴呆、血管性痴呆）的认识，最新版的 DSM-V 取消了该项标准。

尽管痴呆的发病率随年龄增长而升高，但该病并非年龄增长的必然结果，它主要是皮质或皮质下神经组织病变所致。正常衰老可产生轻微的认知功能下降和脑结构改变，如 CT 或 MRI 检查可发现侧脑室增大和脑沟变深，但这些变化并不能代表认知功能受损。轻度认知障碍（mild cognitive impairment，MCI）指介于正常衰老和痴呆之间的认知障碍症候群。有研究提示，MCI 患者进展为痴呆的速度随年龄增加逐渐增高（每年增高约 10%）。确定 MCI 的病因有助于判断疾病的预后。当前研究已发现一系列对 MCI 预后具有提示价值的临床检查（表 14-2）。这些检查包括神经影像学、脑脊液生物标志物等。如头颅 MRI 扫描发现脑萎缩的区域可提示有不同类型的神经系统变性疾病，颞叶、顶叶萎缩和皮质变薄可提示早期阿尔茨海默病（AD），而额、颞叶前部的对称或不对称性萎缩，通常提示额颞叶痴呆（FTD）。正电子发射断层扫描（positron emission tomography，PET）检测脑内存在 Aβ 沉积，提示 MCI 向 AD 进展的风险较高。同时，脑脊液生物标志物检查异常，特别是 Aβ42、总 tau 和磷酸化 tau 水平上升，高度提示 MCI 向 AD 进展。APOE 基因型对预测 AD 的发病风险也具有很大价值。因此，在疾病初期组合应用以上检查对预测 MCI 进展具有重要价值，是痴呆早期诊断研究的重要方向。

痴呆的分类方法随着研究的深入而不断增多。根据痴呆发病时间可分为早发型痴呆和迟发型痴呆，随着对早期症状识别和药物研发的进展，有学者提出把疾病的病因和病理特征相结合对痴呆

表 14-2　对 MCI 预后具有提示作用的检查

检查	结果	预后提示
头部 MRI	局限性海马体积减小，顶叶萎缩或皮质变薄	很可能进展为 AD
FDG-PET	双侧颞顶叶代谢减低	很可能进展为 AD
	额颞叶代谢降低	可能进展为 FTD
	枕叶代谢降低	可能进展为 PCA 或 DLB
PiB-PET	Aβ 沉积	可能进展为 AD，可能合并 DLB
I^{123}SPECT 扫描	单侧或双侧纹状体摄取减少	可能进展为 DLB
CSF 生物标志物	低水平 Aβ42，高水平磷酸化 tau	可能进展为 AD
APOE 基因型	携带 ε4 等位基因	可能进展为 AD
GBA 基因型	发现 GBA	可能进展为 DLB

PCA：后皮质萎缩（posterior cortical atrophy）

进行分类。按此思路可将痴呆分为：神经变性病性痴呆（neurodegenerative dementia）、血管性痴呆（vascular dementia）、感染性痴呆（infectious dementia）、炎症性痴呆（inflammatory dementia）、内分泌性痴呆（endocrine dementia）和结构性痴呆（structural dementia）等。其中，变性病性痴呆包括阿尔茨海默病（Alzheimer's disease，AD）、路易体病（Lewy body disorder）、额颞叶痴呆（frontotemporal dementia，FTD）、进行性核上性麻痹（progressive supranuclear palsy，PSP）、多系统萎缩（multiple system atrophy，MSA）和克-雅病（Creutzfeldt-Jakob disease，CJD）等，是老年人群最为常见的痴呆类型，具体分型见表 14-3。

与很多神经系统变性疾病相似，神经变性病性痴呆的病理表现是不同蛋白的错误折叠和异常聚集，神经变性病性痴呆的病理分类见表 14-4。这些遗传或获得性的错误折叠蛋白导致蛋白功能受损、神经元丢失、神经炎症等病理改变。目前大部分神经变性病性痴呆的病因尚不明确，且缺乏有效的治疗手段，现有的对症治疗只能暂时缓解和减轻症状。本章主要介绍几种常见的神经退行性痴呆，包括阿尔茨海默病、额颞叶痴呆、路易体病等。

表 14-3　痴呆的病理病因分型

变性病性痴呆

　阿尔茨海默病（Alzheimer's disease，AD）

　额颞叶痴呆（frontotemporal dementia，FTD）

　　行为变异型额颞叶痴呆（behavioral variant frontotemporal dementia，bvFTD）

　　进行性非流利失语（progressive nonfluent aphasia，PNFA）

　　额颞叶痴呆合并运动神经元病（frontotemporal dementia with motor neuron disease，FTD-MND）

　进行性核上性麻痹（progressive supranuclear palsy，PSP）

　皮质基底节变性（corticobasal degeneration，CBD）

　路易体病（Lewy body disorders）

　　路易体痴呆（dementia with Lewy bodies，DLB）

　　帕金森病痴呆（Parkinson disease dementia，PDD）

　亨廷顿病（Huntington disease，HD）

　肝豆状核变性（Wilson disease，WD）

　克－雅病（Creutzfeldt-Jakob disease，CJD）和其他病毒性脑病

　海马硬化（hippocampal sclerosis）

　其他：英国家族性痴呆、HDLS 等

血管性痴呆

　多发梗死性痴呆、皮质下动脉硬化性脑病（Binswanger disease）、CADASIL 等

炎症性痴呆

　中枢系统血管炎、白塞综合征、系统性红斑狼疮等

感染性痴呆

　神经梅毒、莱姆病、HIV 痴呆等

代谢性和内分泌性痴呆

　维生素 B_{12} 缺乏、甲状腺功能减退等

结构性痴呆

　脑积水、脑外伤等

　　HDLS：遗传性弥漫性脑白质病合并轴索球样变（hereditary diffuse leukoencephalopathy with spheroids）；CADASIL：常染色体显性遗传性脑动脉病伴皮质下梗死和白质脑病（cerebral autosomal dominant arteriopathy with subcortical infarcts and leukoencephalopathy）

表14-4　变性病性痴呆的病理分类

蛋白	疾病	发病类型	组织病理学特征
β- 淀粉样蛋白（Aβ）	阿尔茨海默病	散发性或遗传性	神经炎性斑和神经原纤维缠结
Tau 蛋白	阿尔茨海默病	散发性或遗传性	神经原纤维缠结
	额颞叶痴呆		
	进行性核上性麻痹		
	皮质基底节变性		
TDP-43 蛋白	额颞叶痴呆	散发性或遗传性	TDP-43/ 泛素包涵体
	额颞叶痴呆并发运动神经元病		
肉瘤融合蛋白（FUS）	额颞叶痴呆	散发性或遗传性	FUS 包涵体
α- 突触核蛋白	帕金森病痴呆	散发性或遗传性	路易体
	路易体痴呆		
亨廷顿蛋白（Htt）	亨廷顿病	遗传性	亨廷顿蛋白聚合物
朊病毒蛋白（PrP）	克－雅病	散发性、传染性或遗传性	朊病毒蛋白斑块
	格斯特曼综合征		
	家族型致死性失眠症		
	库鲁病		

一、阿尔茨海默病

诊断路径

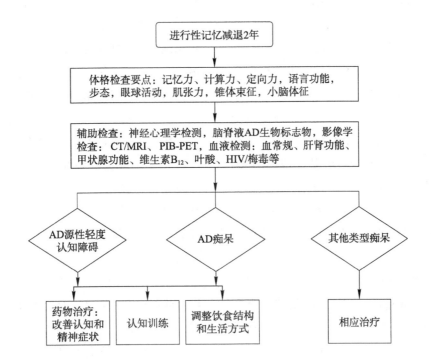

```
进行性记忆减退2年
        ↓
体格检查要点：记忆力、计算力、定向力、语言功能，
步态，眼球活动，肌张力，锥体束征，小脑体征
        ↓
辅助检查：神经心理学检测，脑脊液AD生物标志物，影像学
检查：CT/MRI、PIB-PET，血液检测：血常规、肝肾功能、
甲状腺功能、维生素B₁₂、叶酸、HIV/梅毒等
```

AD源性轻度认知障碍　　AD痴呆　　其他类型痴呆

药物治疗：改善认知和精神症状　认知训练　调整饮食结构和生活方式　相应治疗

☞ 典型病例 14-2
进行性记忆和生活自理能力下降 2 年

阿尔茨海默病（Alzheimer's disease，AD）是一种以进行性认知功能障碍和行为损害为特征的中枢神经系统退行性病变，临床表现包括记忆障碍、失语、失用、失认、视空间功能损害、抽象思维和计算力损害、人格和行为改变等。AD 是老年期最常见的痴呆类型，占老年期痴呆的 60% ~ 70%。该病由德国精神科医生 Alois Alzheimer 于 1906 年首次报道，目前已成为影响老年人群健康的重要疾病。

（一）流行病学特征

流行病学调查显示，65 岁以上老年人 AD 患病率约为 5%，而在 85 岁以上人群中约为 45%。我国目前有 700 万 ~ 900 万患者。校正年龄后，男性与女性发病率相似，由于女性平均寿命较长，全球约 2/3 的患者为女性。明确的 AD 危险因素包括年龄、女性和载脂蛋白 E（apolipoprotein E，APOE）的 ε4 等位基因。多项研究提示，家族痴呆病史、抑郁、低教育程度、肥胖、吸烟、糖尿病等因素也会增加 AD 发病风险。同时，研究发现多参加脑力活动、运动、低脂饮食和少量饮酒可降低 AD 的发病风险。

（二）病因和发病机制

AD 是一种进行性的神经系统变性疾病，约 1% 的患者为家族性病例，其余皆为不明原因所致的散发性患者。目前研究认为，该病的产生与 Aβ 和 tau 蛋白的代谢、聚集、沉积和清除障碍密切相关。

☞ 拓展阅读材料 14-3
阿尔茨海默病的研究进展

☞ 开放性讨论 14-1
阿尔茨海默病仅是一种脑部异常疾病吗？

1. 遗传因素　家族性 AD 与以下 3 种基因的突变有关：位于 21 号染色体的淀粉样前体蛋白（amyloid precursor protein，APP）基因、位于 14 号染色体的早老素 1（presenilin 1，PS1）基因和位于 1 号染色体的早老素 2（presenilin 2，PS2）基因。家族性 AD 患者多在 30~60 岁发病。唐氏综合征（Down syndrome，trisomy 21）患者也可出现早发型 AD，多在 50 岁左右发病。AD 的发病风险也受 APOE 基因型的影响，APOE ε4 等位基因携带者的 AD 发病风险显著增加。APOE 基因型影响 AD 发病风险的机制尚未明确，可能与调控 Aβ 清除及其神经毒性有关。全基因组关联研究发现一系列免疫、脂质代谢相关基因的基因多态性可一定程度影响 AD 的发病风险。

2. β 淀粉样蛋白（amyloid-beta，Aβ）和神经炎性斑块（neuritic plaques，NP）　Aβ 是神经炎性斑块的主要成分，主要在 AD 患者的皮质和脑膜血管中沉积。Aβ 是一种由 38~43 个氨基酸构成的蛋白质，由淀粉样前体蛋白（amyloid precursor protein，APP）剪切产生。APP 的代谢途径包括经过 α- 分泌酶和 γ- 分泌酶剪切的不产生 Aβ 的途径，以及经过 β- 分泌酶（主要是 β 位点 APP 剪切酶，即 β-site APP cleaving enzyme，BACE）和 γ- 分泌酶剪切生成 Aβ40、Aβ42 的途径。Aβ42 较 Aβ40 的毒性更强，且更易沉积。PS1 和 PS2 的基因突变可增加 γ- 分泌酶活性，促进 Aβ 产生。在正常情况下，Aβ 在脑组织内产生和清除是一个动态平衡状态，避免其在脑内过度沉积。Aβ 沉积水平与 AD 患者的认知损害程度的相关性不强。可溶性的 Aβ 寡聚体毒性最强，可能是 AD 的关键致病物质。

3. Tau 和神经原纤维缠结（neurofibrillary tangles，NFT）　Tau 蛋白是一种微管相关蛋白，正常脑中 tau 蛋白的功能是与微管蛋白结合稳定微管和细胞结构，参与细胞内物质运输。在 AD 或其他 tau 蛋白病中，tau 蛋白从微管中分离并过度磷酸化，聚集形成神经原纤维缠结（NFT）。在疾病发生过程中，tau 蛋白相关改变导致神经元受损的具体机制尚不清楚，可能与轴突运输功能受损有关。NFT 水平与 tau 蛋白病的严重程度相关，tau 蛋白可独立于 Aβ 导致痴呆发生（如额颞叶痴呆）。

4. 突触和神经网络功能障碍　AD 患者早期即可出现突触功能改变，包括兴奋性活动改变、树突减少和突触消失等，这些改变可扰乱神经元间的信号传递和脑神经环路功能，如基底节 - 前脑胆碱能网络、下丘脑 - 海马网络和杏仁核 - 海马网络等。以上病理变化导致了 AD 患者的认知功能损害。

5. 神经元丢失和脑萎缩　在 AD 患者中，某些特定的神经元会选择性受累，如内嗅皮质和海马 CA1 区的谷氨酸能神经元以及基底节前脑的胆碱能神经元，神经元减少可导致患者出现局灶性脑萎缩。

6. 血管性因素　血管病理改变对 AD 的影响作用目前存在很大争议。近年来的一系列流行病学研究提示，血管危险因素和脑血管病增加 AD 发生风险。但也有不少证据表明缺血性脑卒中和大脑低灌注并不增加脑内 Aβ 沉积，提示脑血管病和 AD 可能是老年人群并存的两种疾病。

（三）病理学特征

AD 患者多见脑体积缩小和重量减轻，脑沟加深、变宽，脑回萎缩，颞叶特别是海马萎缩。AD 的典型病理改变为神经炎性斑块（嗜银神经轴索突起包绕 Aβ 沉积而形成）、神经原纤维缠结（由过度磷酸化的 tau 蛋白在神经元内高度螺旋化形成）、神经元缺失和胶质细胞增生（图 14-1）。神经炎性斑块分布于大脑皮质、海马、某些皮质下神经核如杏仁核、基底前脑神经核和丘脑，同时也分布于皮质和脑膜血管的血管壁。NFT 常见于杏仁核、基底前脑神经核、某些下丘脑神经核、脑干的中缝核和脑桥的蓝斑，也可仅限于内嗅皮质和海马。

☞ 拓展阅读材料 14-4
阿尔茨海默病首例病例报道及启示

（四）临床表现

AD 隐匿起病，进行性发展，其疾病进程包括

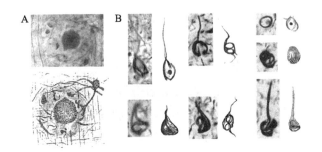

图 14-1　AD 患者脑内的典型病理改变
A. 老年斑和模式图；B. 神经原纤维缠结和模式图

临床前期（preclinical stage）、前驱期（prodromal stage）和痴呆期（dementia stage）。在临床前期，患者脑内出现生物标志物水平的变化，包括细胞外 Aβ 聚集和沉积、细胞内 tau 蛋白异常磷酸化、神经炎症等。此阶段可持续 15～20 年，在此期间患者无明显的认知损害症状，后期可出现主观认知下降（subjective cognitive decline，SCD），但临床检测认知水平处于正常范围。在前驱期患者表现为轻度认知障碍，生活和工作能力无明显受损。随着认知功能进一步下降，患者不能独立生活或工作，表明进入痴呆期。

1. 早期表现　本阶段可包括轻度认知障碍和痴呆早期。近期记忆损害常为 AD 最为典型的首发症状，易被长期共同居住的家人发觉，但因常被忽视而未能及时就诊。随着数月至数年的进展，患者可出现时间和空间定向障碍，如无法分清时间或无法找到钥匙等。语言能力、命名能力和计算力受损可随后出现，导致患者生活和工作能力明显下降，进而出现执行力下降，无法完成大部分日常家庭事务。患者早期可出现明显的抑郁，进而出现激惹或躁动不安，情绪不佳。伴随患者的失用症和视空能力障碍不断恶化，容易出现走失的情况。部分患者可出现明显额叶受损的异常步态、步距变小、节奏变慢、脚步拖曳、双足间距变宽、膝部姿势僵硬，部分患者可出现起步困难。

2. 后期表现　患者可出现明显的日常生活能力下降和人格改变，如不爱清洁、衣衫不整和公共场合行为不当等。此时患者多可出现明显的精神行为异常，可出现暂时性的幻觉、妄想和谵妄等症状。部分患者可出现癫痫和强直－少动综合征。患者的工作、学习新知识和社会接触能力逐渐减退，丧失原已掌握的知识和技巧。随后出现逻辑思维、综合分析能力减退、言语重复、计算力下降，还可出现失语、失用、失认等。无法完成日常简单的生活事项如穿衣、进食，最终出现四肢强直或屈曲瘫痪、括约肌功能障碍，终日卧床。此期间患者常可出现肺部及尿路感染、压疮以及全身性衰竭症状等并发症，最终在 5～10 年内死亡。

3. 非典型的临床亚型　部分病例中，患者的记忆力相对保留，尸检结果提示以下几种不同的解剖学分型，称为非典型的临床亚型。这些患者多为早发性病例（<65 岁发病），神经原纤维缠结多具有一定解剖学分布特征。①额叶变异型 AD（frontal-variant of AD，fv-AD）：以行为改变和人格改变为主要表现，包括易怒、冲动和行为失控等；病变部位主要累及额叶。②后皮质萎缩（posterior cortical atrophy，PCA）：以视空间障碍为主要表现，包括 Balint 综合征（眼球随意运动消失、眼动失调和视觉注意障碍）、古茨曼综合征（Gerstmann syndrome，GSS）和视觉失认等；病变部位主要累及枕叶。③ Logopenic 型进行性失语（Logopenic variant primary progressive aphasia，lvPPA），表现为单词提取困难和语句复述受损，病变部位主要在左侧外侧裂后部和顶叶区域的皮质。

（五）辅助检查

1. 实验室检查　血常规、尿常规、血生化检查基本正常。CSF 中 Aβ42 水平降低，总 Tau 蛋白和磷酸化 Tau 蛋白水平升高。

2. 脑电图检查　AD 的早期脑电图改变主要是波幅降低和 α 节律减慢。少数患者早期脑电图 α 波明显减少，甚至完全消失，随病情进展，可逐渐出现较广泛的 θ 活动，以额、顶叶明显。晚期则表现为弥漫性慢波。

3. 影像学检查　CT 检查见脑萎缩、脑室扩大；头颅 MRI 检查显示双侧颞叶、海马萎缩（图 14-2）。

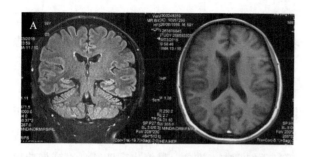

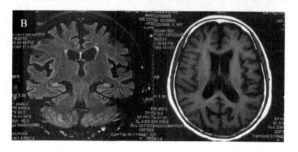

图 14-2　AD 患者和认知正常者的头颅 MRI 检查

A. 认知正常对照；B. AD 患者，可见明显的大脑皮质萎缩和海马萎缩，侧脑室增大（图片由陆军军医大学大坪医院提供）

I^{123} SPECT 灌注成像可见顶叶、颞叶和额叶，尤其是双侧颞叶的海马区血流和代谢降低。使用各种配体的 PET 成像技术（如 PiB-PET）可见脑内 Aβ 沉积。

e 图 14-1
AD 患者和认知正常者的淀粉样蛋白 PET 影像

e 图 14-2
AD 患者和认知正常者的 FDG-PET 成像

e 图 14-3
AD 患者和认知正常者 tau-PET 成像

4. 神经心理学检查　对 AD 的认知评估领域应包括记忆、言语、定向力、应用能力、注意力、感知觉（视、听、感知）和执行功能七个领域。详见第七章第二节。

5. 基因检查　具有家族史的患者可进行 *APP*、*PS1*、*PS2* 基因检测，发现基因突变有助于确诊。

此外，*APOE* 基因型检查也有助于疾病诊断和风险预测。

（六）诊断

当前医疗机构应用最广泛的 AD 诊断标准是由美国国立神经病、语言障碍和卒中研究所 - 阿尔茨海默病及相关疾病学会（National Institute of Neurological and Communicative Disorders and Stroke and Alzheimer Diseases and Related Disorders Associations，NINCDS-ADRDA）1984 年制订的标准。2011 年美国国立老化研究所和阿尔茨海默病协会（NIA-AA）对此标准进行了修订，将生物标志物纳入诊断体系，同时将 AD 分为临床前期、前驱期和痴呆期，分别制订了 AD 不同阶段的诊断标准，并推荐将 AD 痴呆阶段和 MCI 期的诊断标用于临床，目的在于实现 AD 的早期诊断和准确诊断。

☞ 拓展阅读材料 14-5
中国痴呆与认知障碍诊治指南

1. AD 痴呆的临床诊断标准

（1）很可能的 AD 痴呆

1）核心临床标准：①符合痴呆诊断标准；②起病隐袭，症状在数月至数年中逐渐出现；③有明确的认知损害病史；④表现为遗忘综合征（学习和近记忆力下降，伴 1 个或 1 个以上其他认知域损害）或者非遗忘综合征（语言、视空间或执行功能三者之一出现损害，伴 1 个或 1 个以上其他认知域损害）。

2）排除标准：①伴有与认知障碍发生或恶化相关的脑卒中史，或存在多发或广泛脑梗死，或存在严重的脑白质病变；②有路易体痴呆的核心症状；③有额颞叶痴呆的显著特征；④有原发性进行性失语的显著特征；⑤有其他引起进行性记忆和认知功能损害的神经系统疾病，或非神经系统疾病，或药物过量或滥用的证据。

3）支持标准：①在以知情人提供和标准神经心理测验得到的信息为基础的评估中，发现进行性认知下降的证据；②找到致病基因（*APP*、*PS1* 或

PS2）突变的证据。

（2）可能的 AD 痴呆：有以下任一情况时，即可诊断。

1）非典型病程：符合很可能的 AD 痴呆诊断核心临床标准中的第 1 条和第 4 条，但认知障碍突然发生，或病史不详，或认知进行性下降的客观证据不足。

2）满足 AD 痴呆的所有核心临床标准，但具有以下证据：①伴有与认知障碍发生或恶化相关的卒中史，或存在多发或广泛脑梗死，或存在严重的脑白质病变；②有其他疾病引起的痴呆特征，或痴呆症状可用其他疾病和原因解释。

2. AD 源性 MCI 的临床诊断标准

（1）符合 MCI 的临床表现：①患者主诉认知减退，或者知情者与医师发现的认知功能改变；②一个或多个认知领域受损的客观证据，尤其是记忆受损；③日常生活能力基本正常；④未达痴呆标准。

（2）发病机制符合 AD 病理生理过程：①排除血管性、创伤性、医源性因素引起的认知功能障碍；②有纵向随访发现认知功能持续下降的证据；③有与 AD 遗传因素相关的证据。

在临床研究中，MCI 和 Pre-MCI 期（即临床前期和 SCD 阶段）的诊断标准还采纳了两大类 AD 的生物标志物。一类反映脑内 Aβ 沉积，包括脑脊液 Aβ42 水平和 PET 淀粉样蛋白成像。另一类反映神经元损伤，包括脑脊液总 Tau 和磷酸化 Tau 蛋白水平、MRI 显示海马体积缩小或内侧颞叶萎缩、I^{123} PET 成像、I^{123} SPECT 灌注成像等。目前对这些生物标志物的理解还有限，其临床应用还有待进一步改进和完善。

（七）鉴别诊断

Aβ 代谢异常和神经炎性斑块形成是 AD 的特异性表现。早期 AD 可症状隐匿，很容易与正常老化混淆，往往不能及时就诊，或仅表现为轻微的认知障碍，与抑郁或其他精神疾病混淆，需要持续观察和仔细区分精神症状以鉴别。疾病晚期症状与其他类型的痴呆较难鉴别，主要依靠排除诊断。如雅-克病进展较为迅速，往往有传染源接触史；额颞叶痴呆以明显的人格、行为改变和语言障碍为早期起病特征；而路易体痴呆以波动性认知功能障碍、反复出现的视幻觉和自发性锥体外系功能障碍为主等。脑脊液检查和影像学检测有助于 AD 的确诊。

（八）治疗

目前尚无能够逆转或延缓 AD 进展的药物，部分药物能一定程度改善患者的认知功能（表 14-5）。美金刚（memantine）是 NMDA 受体

表 14-5 AD 的药物治疗

药物类型	药物	剂量	毒副作用
谷氨酸拮抗剂	美金刚	每次 5 mg，每日 1 次，口服；每周增量 5 mg，至每次 20 mg，每日 1 次，口服	头晕、头痛、便秘、精神障碍
乙酰胆碱酯酶抑制剂	他克林	每次 10 mg，每日 4 次，口服；6 周后可增加剂量至每次 20 mg，每日 4 次，口服	腹痛、恶心、呕吐、腹泻和肝细胞毒性（用药前 4 个月每月 2 次检查肝功）
	多奈哌齐	每次 5 mg，每日睡前口服；4~6 周后可增加剂量至每次 10 mg，每日睡前口服	恶心、腹泻、呕吐、失眠、疲劳、肌肉痉挛、厌食
	卡巴拉汀	1.5~6 mg，每日 2 次，口服	恶心、呕吐、腹泻、厌食
	加兰他敏	4~12 mg，每日 2 次，口服	恶心、呕吐、头晕、腹泻、厌食、体重减轻
联合用药	美金刚 + 多奈哌齐	20 mg/10 mg，每日 1 次，口服	同上

拮抗剂，可用于治疗中度至重度 AD。因为 AD 患者中普遍发现胆碱神经元通路退化和胆碱乙酰转移酶耗竭症状，胆碱能药物也常常用于 AD 患者的对症治疗。乙酰胆碱酯酶抑制剂如他克林、多奈哌齐、卡巴拉汀和加兰他敏等均可起到轻微改善认知的效果。正在研究中的治疗方法还包括抗 Aβ 单克隆抗体、BACE1 酶抑制剂、γ 分泌酶抑制剂、tau 聚集抑制剂等。临床上有时还使用脑代谢赋活剂如吡拉西坦、茴拉西坦和奥拉西坦等。患者出现明显的精神症状时，可予抗精神病药物对症治疗，比如采用选择性 5-HT 再摄取抑制剂，如氟西汀、帕罗西汀、西酞普兰、舍曲林等。这些药物的使用的原则是：①低剂量起始；②缓慢增量；③增量间隔时间稍长；④尽量使用最小有效剂量；⑤治疗个体化；⑥注意药物间的相互作用。对于 AD 患者的认知功能衰退目前治疗困难，综合治疗和护理能帮助缓解病情。

（九）预后

AD 早期阶段患者往往可以独立生活、坚持工作和参与社交活动。早期诊断可以让患者提前规划后续的工作生活和遗嘱等家庭事务，也可以给患者提供早期干预、延缓疾病进展的机会。在疾病后期，专业照料和有效的护理能延长患者的生命，改善生活质量，防止摔伤、外出走失等意外的发生。进入痴呆期后患者的生存期为 5~10 年，少数患者可存活 10 年或更长的时间，有效的照料和护理是影响患者生存时间的重要因素。AD 患者最终多死于肺部感染、泌尿系感染及压疮等并发症。

二、额颞叶变性

诊断路径

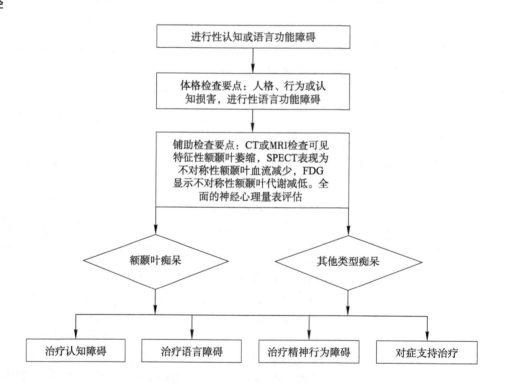

☞ 典型病例 14-3
进行性记忆力减退 4 年

额颞叶痴呆（frontotemporal dementia，FTD）

是额颞叶变性（frontotemporal lobar degeneration，FTLD）最常见的临床表现，是一组主要影响行为和语言能力的痴呆综合征。FTD 包括以下两类：以行为改变和执行功能障碍为主要特征的行为变异型 FTD（behavioural-variant FTD，bvFTD）和相对少见的以语言功能障碍为主要特征的原发性进行性失语（primary progressive aphasia，PPA），后者又可以分为非流利/语法障碍型失语（nonfluent/agrammatic PPA，naPPA）、语义障碍型失语（semantic variant PPA，svPPA）和 Logopenic 型（Logopenic variant，lvPPA）。行为改变和语言能力障碍可在部分患者中同时出现。

（一）流行病学特征

FTD 是第三常见的痴呆类型（仅次于 AD 和血管性痴呆），占痴呆总数的 1%～16%。该病的平均发病年龄在 50 岁～60 岁，相比 AD 更为年轻。FTD 是 60 岁前痴呆的最常见病因，约 60% 的病例在 45 岁至 64 岁间发病。FTD 的患病率估计为 15～22/10 万。大部分研究提示该病男女患病率相似。

（二）病因和发病机制

FTD 的病因及发病机制尚不清楚。大约 40% 的 FTD 患者为家族性病例，仅 10% 为常染色体显性遗传。遗传性病理主要由以下三种基因的突变所致：微管相关蛋白 tau（microtubule-associated protein tau，MAPT）基因、颗粒蛋白（progranulin，GRN）基因和 9 号染色体开放阅读框 72（C9orf72）基因。在少数家系中还发现 VCP、CHMP2B、TDP-43 和 FUS 基因突变。17 号染色体连锁伴帕金森病的 FTD（FTDP-17）是一种重要的家族性 FTD 亚型，由 tau 基因突变所致。在成人大脑中，tau 蛋白有 6 种异构体，其中 3 种有 3 个微管结合域，称为 3R-tau。另外 3 种异构体有 4 个微管结合域，称为 4R-tau。tau 蛋白基因的突变可以导致 tau 蛋白过度磷酸化，影响微管形成，促使微管崩解，并在神经元内形成不溶性沉积物，引起神经元损害。GRN 蛋白是广泛表达的多功能生长因子，对个体发育、细胞周期、损伤修复和炎症都起重要作用，GRN 基因突变可导致其功能下降或丧失。

（三）病理学特征

FTD 的共同病理特征是额颞叶变性，在大体标本上主要病理改变为脑萎缩，主要累及额叶和（或）前颞叶，通常表现为双侧不对称性，多数患者左半球受累严重，杏仁核萎缩较海马明显，灰质和白质均可受累，侧脑室呈轻、中度扩大。组织学可见萎缩脑叶皮质各层的神经元数目明显减少，尤以 Ⅱ、Ⅲ 层最为显著，残存神经元多呈不同程度的变性；皮质以及皮质下白质星形胶质细胞呈弥漫性增生伴海绵状改变。

按细胞内异常沉积蛋白的不同，FTLD 分为三种主要亚型：

1. FTLD-tau　占所有 FTLD 病例的 40%，又可以分为 3R-tau 和 4R-tau 两个亚组。3R-tau 见于 Pick 病，4R-tau 见于 FTDP-17，均属于 tau 蛋白病的范畴。Tau 蛋白病还包括进行性核上性麻痹和皮质基底节变性综合征等。

2. FTLD-TDP43　占所有 FTLD 病例的 50%，见于 FTD-MND、svPPA 和部分 bvFTD。

3. FTLD- 非 tau/TDP43　占所有 FTLD 病例的 10%，指没有 tau 蛋白和 TDP43 包涵体的 FTLD。

（四）临床表现

1. 行为异常型 FTD（bvFTD）　bvFTD 通常与腹侧前额叶皮质病变有关，对人格和行为起重要影响。人格和行为改变（社交行为为主）是 bvFTD 的标志性特征。患者多表现为缺少社交风度和礼仪常识、共情能力下降、对外界事物刺激的情绪反应减少、不合时宜的幽默感和缺乏行为自知力等。注意力不集中、冲动和淡漠也是 bvFTD 的主要表现。部分患者会出现刻板行为，如动作、语言或更复杂的行为。患者可出现食欲增加和亢进，尤其是对糖果等食物。大部分 bvFTD 患者常常对自己的症状缺乏自知。

2. 原发性进行性失语（PPA）　3 种 PPA 表型分别反映了不同部分的语言神经网络受累，其中 naPPA 反映左侧额叶外侧裂损害，svPPA 反映前额叶受累，而 lvPPA 与左侧颞叶后部受累有关。naPPA 患者多表现为语言输出减少，说话费力并有语法错误。患者可出现以句子结构出错和言语顺序出错为特征的失语。尽管患者难以组织较为复杂的语句，但是患者语言理解能力通常保留。svPPA则是一种流畅性失语，患者说话保留正常的韵律和节奏，但会逐渐失去对语义的理解能力（无法理解单词或物体的含义）。失语和词语理解能力障碍是核心的诊断标准。阅读障碍和拼写障碍也是svPPA的主要临床表现。该类患者也可见行为改变，包括强迫症和情绪改变，多以漠不关心和淡漠为主要特征。右侧颞叶前侧受损的患者多以面部识别障碍和语义理解障碍为主。lvPPA的特征是语速变慢、找词困难和命名困难，也可见语音重复和句子重复。lvPPA常与AD的病理变化相关，仅在1/3的病例中出现FTD改变。

除了行为和语言改变外，FTD患者还可出现多种运动功能异常。约15%的bvFTD表现为和ALS一致的运动神经元病表现，而20%～30%的FTD患者可出现帕金森综合征。较多研究报道FTD患者出现精神症状，以*C9orf72*和*GRN*基因突变所致的遗传性病例最为多见。

（五）辅助检查

1. 实验室检查 血常规、尿常规、血生化检查基本正常。目前缺乏敏感性和特异性俱佳的早期诊断标志物，FTD-MND患者的脑脊液中TDP43含量可能增高。GRN基因突变的FTD患者血清或脑脊液的颗粒体蛋白前体水平降低。

2. 影像学检查 CT或者MRI可见特征性的额叶和（或）前颞叶萎缩，脑回变窄，脑沟增宽，侧脑室额角扩大，额叶皮质和前颞极皮质变薄，而顶枕叶很少受累。上述改变可在疾病早期出现，多呈双侧不对称性。SPECT多表现为不对称性额、颞叶血流减少。PET多显示不对称性额、颞叶代谢减低，有利于本病的早期诊断。

📑 图 14-4
认知正常者和FTD患者的tau-PET成像

（六）诊断

FTD的诊断尚无统一标准。此处介绍McKhann等2001年提出的FTD临床诊断标准。

1. 行为或认知损害 ①早期和进行性人格改变，以调整行为困难为特征，经常导致不恰当的反应；②早期和进行性语言改变，以语言表达困难或严重命名障碍和找词困难为特征。

2. 上述行为或认知损害导致显著的社会或职业功能缺损，与病前功能水平比较有明显下降。

3. 病程以隐匿起病、进行性加重为特征。

4. 上述行为或认知损害并不是由于其他神经系统疾病（如脑卒中）、躯体疾病（如甲状腺功能减低）或药物依赖所致。

5. 排除谵妄期间发生的损害。

6. 损害不能用精神疾病（如抑郁症）解释。

（七）鉴别诊断

与AD比较，FTD可不以记忆障碍为首发症状，而且其发病年龄相对年轻。FTD患者多于60岁以前发病，并以行为改变和语言障碍为主要表现。FTD的行为改变可与原发性精神疾病混淆，而语言障碍型FTD需要与部分脑血管病相鉴别。

（八）治疗

本病目前尚无有效治疗方法，主要以对症治疗为主。胆碱酯酶抑制剂对FTD无效，美金刚治疗FTD获益不明确。抗抑郁药，尤其是选择性5-HT再摄取抑制剂和曲唑酮对控制FTD的行为症状有所帮助。合并帕金森综合征的FTD患者可应用左旋多巴等药物对症治疗。

（九）预后

bvFTD患者病程约为9年；PPA患者的病程约为9.5年，其中naPPA病程约为12年。合并运动神经元病的FTD患者生存期相对较短，约为5年。FTD患者最终多死于肺部感染、泌尿系感染或营养不良等。

三、路易体病

诊断路径

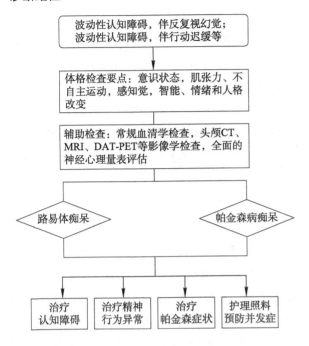

☞典型病例14-4

认知功能下降、幻觉6年，双上肢不自主抖动半年，加重1月

　　路 易 体 病（Lewy body disease，LBD）是一类以脑干和皮质神经元胞质内出现圆形嗜酸性小体（Lewy body，路易体）为病理改变的神经系统变性疾病。该类疾病主要包括路易体痴呆（dementia with Lewy bodies，DLB）和帕金森病痴呆（Parkinson disease dementia，PDD）。这两种疾病的临床表现和病理改变都具有非常类似的特点，它们究竟是两种独立的疾病，还是某一个疾病的两种亚型，目前尚存在较大争议。目前，依据两种疾病不同症状发生的时间进行区分，即痴呆症状首先出现，或发生在运动症状出现1年内，可评估为DLB；而痴呆症状发生于运动症状1年后，则评估为PDD。该标准也称"1年原则"（1-year rule）。LBD可不以认知障碍为首发症状，临床表现主要是波动性认知功能障碍、帕金森综合征和以视幻觉为突出表现的精神症状。

（一）流行病学特征

　　DLB是导致痴呆的一种常见病因，在全球范围内发病率为4.2%~7.5%。但是大量研究指出，由于临床上DLB的诊断较为困难，实际的患病率可能更高。男性患者略多于女性。PDD的全球发病率为2%~3%。在确诊为PD的患者中，PDD约占30%；而在90岁以上的PD患者中，PDD发病率达到80%。尽管大部分的PD患者最终可出现痴呆症状，但其运动症状和痴呆症状的发病时间可出现很大差异。PDD的危险因素包括年龄、发病年龄>60岁、病程和严重程度等。同时，在PD患者中，大量患者不会进展到痴呆程度，约1/4的患者在确诊PD时存在轻度认知障碍（MCI），称PD-MCI。

（二）病因和发病机制

　　DLB的病因和发病机制尚未明确，多为散发，虽然偶有家族性发病，但是并没有明确的遗传倾向。遗传学研究发现，疾病可能与α-突触核蛋白基因和Parkin基因突变有关。此外，有研究提示，DLB与由泛素（ubiquitin）和蛋白水解酶（proteasome）等物质参与的泛素-蛋白水解酶系统（ubiquitin proteasome system）功能受损有关，机制可能是异常蛋白清除功能下降导致蛋白的聚集和沉积，最终引起神经元功能障碍和凋亡。GWAS研究发现，PD患者中溶酶体酶葡糖脑苷脂酶1（lysosomal enzyme glucocerebrosidase 1，*GBA1*）基因突变携带者的PDD和PD-MCI发病率更高。也有研究指出，*APOE*基因型与LBD的发病相关。

（三）病理学特征

　　LBD的病理改变以脑干和皮质内出现的路易体（Lewy body）和路易体神经突起（Lewy neurite，LN）为主。PDD和DLB病理改变的区别目前尚不清楚，但PDD中的黑质神经元丢失更为明显。

　　路易体为皮质和脑干中发现的嗜酸性神经元胞浆包涵体。路易体神经突起为路易体病患者脑中脑干黑质、蓝斑、迷走神经背核、Meynert基底核、海马等处出现的神经轴索改变。两者均由α-突触核蛋白（α-synuclein）参与构成。路易体并非DLB所特有，AD、PD等神经变性疾病也可出现。另外，DLB脑内也可出现以下非特异性变化：神经炎性斑块、神经原纤维缠结、局部神经元丢失、微空泡变、突触消失、神经递质减少等。

（四）临床表现

DLB和PDD的临床表现相似，均可归结为以下3种主要症状：波动性认知功能障碍、视幻觉和帕金森综合征。

1. 波动性认知功能障碍（fluctuating cognition）表现以执行功能和视空间功能障碍为主，而近事记忆早期受损较轻。视空间功能障碍常表现得比较突出，患者可在一个很熟悉的环境中迷路。其认知障碍呈波动性，可出现突发性短暂认知障碍，患者认知水平在发作后可恢复至正常或进行性下降。发作期间患者可出现意识障碍、情绪障碍和淡漠、妄想等精神症状。以上症状常缺乏诊断特异性，也可在其他神经系统变性疾病（如AD、FTD等）中出现。

2. 视幻觉（visual hallucination）表现为形象、具体、生动的视幻觉，反复发作；幻觉对象多为患者熟悉的人物或动物，这些视觉形象常常是活动的、会说话或发出声音的，偶尔幻觉形象有扭曲变形。幻视对于DLB较帕金森病更具有特异性，大部分DLB患者都有真性视幻觉，幻觉形象往往鲜明生动。部分帕金森病患者晚期可出现痴呆，药物治疗中可产生视幻觉，临床表现酷似DLB。

3. 帕金森综合征（Parkinsonism）主要症状包括运动迟缓、肌张力增高和静止性震颤，详见第十七章第一节。

与经典的帕金森病相比，LBD的静止性震颤程度较轻。

4. 其他症状 部分患者以快速眼动睡眠行为障碍（rapid eye movement sleep behavior disorder，RBD）为首发症状。患者在快速眼动期睡眠会出现肢体运动和梦呓。同时部分患者可出现自主神经功能紊乱，如体位性低血压、性功能障碍、便秘、尿潴留、多汗、少汗、眼干、口干等。

（五）辅助检查

1. 实验室检查 LBD尚无特异性的实验室检查方法，因此检查的目的是鉴别诊断。

2. 影像学检查 MRI和CT多无典型表现，SPECT和PET发现LBD患者枕叶皮质代谢率下降，纹状体多巴胺能神经元活性降低。

3. 神经心理学检查 认知功能障碍主要表现在视空间功能障碍，可通过画钟实验和其他以空间构想能力为检测目的的神经心理学检测评估。详见第七章。

（六）诊断

2005年McKeith等对DLB诊断标准进行了修订，具体如下。

1. 诊断DLB必须具备的症状 ①进行性认知功能下降，明显影响社会或职业功能；②认知功能以注意力、执行功能和视空间功能损害最明显；③疾病早期可以无记忆损害，但随着病程发展记忆障碍越来越明显。

2. 三个核心症状 如果同时具备以下3个核心症状中的2个，则诊断为很可能的DLB，如只具备1个，则诊断为可能的DLB。①波动性认知功能障碍，患者的注意和警觉性变化明显；②反复发作的详细生动的视幻觉；③自发的帕金森综合征症状。

3. 提示性症状 具备1个或1个以上的核心症状，同时还具备1个或1个以上的提示性症状，则诊断为很可能的DLB；无核心症状，但具备1个或1个以上的提示性症状则诊断为可能的DLB；①RBD；②对抗精神病类药物过度敏感；③SPECT或PET提示基底节多巴胺能神经元活性降低。

4. 支持证据（DLB患者经常出现，但不具有诊断特异性） ①反复跌倒、晕厥或短暂意识丧失；②自主神经功能紊乱（如直立性低血压、尿失禁）；③其他感官的幻觉、错觉；④系统性妄想；⑤抑郁；⑥CT或MRI检查提示颞叶结构完好；

⑦SPECT/PET 检查提示枕叶皮质的代谢率降低；⑧间碘苄胍（MIBG）闪烁扫描提示心肌摄取率降低；⑨脑电图提示慢波，颞叶出现短阵尖波。

5. 不支持 DLB 诊断的条件 ①脑卒中的局灶性神经系统体征或神经影像学证据；②检查提示其他可导致类似临床症状的躯体疾病或脑部疾病；③痴呆严重时才出现帕金森综合征的症状。

2007 年 Emre M 等对 PDD 诊断标准修订如表 14-6 所示。

表 14-6 帕金森病痴呆的诊断标准

	核心症状	相关症状	排除标准
很可能的 PDD	临床确诊为 PD；缓慢进展的痴呆	至少 2 种认知能力受累（注意力、执行能力、视空间能力和记忆力）；至少 1 种行为改变（淡漠、抑郁/焦虑、幻觉、妄想、日间嗜睡）	可导致认知功能损害的脑血管病；运动症状和认知症状出现的时间间隔不详；系统性疾病或药物毒性作用导致的认知能力损害；可能同时存在血管性痴呆
可疑的 PDD	临床确诊为 PD；缓慢进展的痴呆	注意力保留的情况下出现非典型的认知功能障碍（流利性失语或储存障碍型记忆障碍）；可能存在：影像学提示可导致认知损害而非痴呆的脑血管病，和（或）运动症状与认知功能损害间隔时间不明	系统性疾病或药物毒性作用导致的认知功能损害；可能同时存在血管性痴呆

（七）鉴别诊断

LBD 患者的认知损害症状相比 AD 和 FTD 更轻，主要表现为记忆力损害较轻，可不以记忆损害为首发症状，视空间能力和执行能力损害更为突出。LBD 患者运动功能和精神症状更重，反复出现的视幻觉为鉴别要点。

（八）治疗

LBD 的治疗方法与 AD 相似，美金刚和胆碱酯酶抑制剂均有一定疗效。对 LBD 运动症状的治疗和 PD 的治疗原则一致，详见第十七章。

（九）预后

本病预后不佳，预期生存年限为 5~7 年，比 AD 更短。具体的预期生存年限受运动症状严重程度和护理的影响较大。患者的死因常为营养不良、肺部感染、摔伤、压疮等。

四、其他的神经变性病性痴呆

除了 AD、FTD 和 LBD 这三种较为常见的神经变性痴呆外，还存在其他类型的神经变性病性痴呆，如亨廷顿病（Huntington's disease，HD）、进行性核上性麻痹（progressive supranuclear palsy，PSP）、多系统萎缩（multiple system atrophy，MSA）和克-雅病（Creutzfeldt-Jakob disease，CJD）等。这些疾病可能在临床上不以认知功能障碍为主要表现，但是同样具有神经系统变性疾病的基础特征。鉴于本章根据临床症候群对疾病进行分类，所以上述大部分疾病在其他章节均有更为详细的讲解，在本章节仅作简述。

1. 亨廷顿病（Huntington's disease，HD） 是一种常染色体显性遗传病，多于 35~40 岁发病。临床表现以运动症状和认知功能减退为主要特点。首发症状多为全身舞蹈样不自主运动或手足徐动，伴有行为异常，如易激惹、淡漠、压抑等。数年后出现认知功能损害。早期智能损害以记忆力、视空间功能障碍和语言欠流畅为主，后期发展为全面认识衰退，运用障碍尤其显著。根据典型的家族史、运动障碍和进行性痴呆，结合影像学检查手段，本病不难诊断。

2. 进行性核上性麻痹（progressive supranuclear palsy，PSP）是一种病因不明的神经变性疾病。临床症状以核上性眼肌麻痹、轴性肌强直、帕金森综合征、假性延髓麻痹和痴呆为主要特点。多为隐匿起病，临床表现为性格改变、情绪异常、步态不稳、视觉和语言障碍。病理改变表现为在一些皮质下结构中可见神经原纤维缠结、颗粒空泡变性、神经元丢失等。典型患者诊断不难，但在疾病早期和症状不典型的病例需与 PD、小脑疾病和基底节疾病相鉴别。

3. 多系统萎缩（multiple system atrophy，MSA）是一组成年发病的散发性神经变性疾病，病因仍不明确。临床表现的主要特点包括不同程度的自主神经紊乱、对左旋多巴类药物反应不良的帕金森综合征、小脑性共济失调和锥体束症状。病理改变以神经胶质细胞胞质内的 α- 突触核蛋白阳性包涵体为主要标志，多出现神经元丢失和胶质细胞增生。该病早期症状多样，尤其是不典型的单一系统发病时，较难诊断；但伴随症状发展，病变累及多系统时，容易诊断。

4. 克 - 雅病（Creutzfeldt-Jakob disease，CJD）是一种由朊蛋白感染引起的慢性或亚急性进展性神经变性疾病。临床主要表现为精神障碍、帕金森样症状、共济失调、肌阵挛和肌萎缩等。病理改变以脑内海绵状变性和皮质、基底节与脊髓萎缩变性为主要特征，可见异常 PrP 淀粉样斑块。该病认知损害症状进展迅速，同时伴有较多局灶性损害表现，容易与其他类型的神经变性痴呆鉴别。

综上所述，痴呆是一系列以认知功能障碍为主要特征的综合征，可分为多种类型（表 14-3）。神经变性病性痴呆为其中最主要的类型，其具体亚型的诊断，需结合临床、影像、神经心理测评、实验室检查、病理等多方面证据综合判定。

（王延江）

数字课程学习

📥 教学PPT　　　　📝 自测题

第十五章

神经系统感染性疾病

关键词

| 脑炎 | 病毒 | 细菌 | 真菌 |
| 螺旋体 | 支原体 | 衣原体 | 寄生虫 |

第一节 概 述

神经系统感染（infection of the nervous system）是各种生物性病原体，包括病毒、细菌、衣原体、支原体、立克次体、真菌、螺旋体、原虫、蠕虫和朊蛋白等引起脑实质、脊髓、脑脊髓膜和血管急性或慢性炎症（或非炎症）性疾病。由非生物源性致病因素如理化因素、中毒、缺氧和变态反应等损伤脑实质导致弥漫性脑损害则称为脑病（encephalopathy）。

一、中枢神经系统感染的分类

迄今尚未统一。根据病原体分类，分为病毒性、细菌性、真菌性和寄生虫性等。根据起病与病程分类，分为急性、亚急性和慢性。根据病理特点分类：分为包涵体性、出血性、坏死性和脱髓鞘性等。根据病变部位分类，分为大脑炎、小脑炎、间脑炎、脑干炎、脑脊髓炎和脑膜脑炎等，主要表现如下。①脑膜炎（meningitis）、脊膜炎或脑脊膜炎：炎症主要累及脑和（或）脊髓软脑膜、蛛网膜和脑脊液；②脑炎（encephalitis）：炎症主要累及脑实质；③脑膜脑炎（meningoencephalitis）：炎症使脑实质与脑膜合并受累；④脑脊髓炎（encephalomyelitis）：炎症使脑实质与脊髓同时受累。此外，按照流行情况分为流行性（如乙型脑炎）及散发性（如单纯疱疹病毒性脑炎）。

现已知的主要动物病毒几乎均可引起人类的神经系统疾病，致病可因病毒种类及感染条件而异，大多数病毒引起脑炎、脑膜炎等急性感染性疾病，慢病毒感染时宿主暴露于致病因子数年后才发病，如乳头多瘤空泡病毒引起进行性多灶性白质脑病（PML）；有些可导致神经系统变性或先天性缺陷（脑功能发育迟滞和中脑导水管狭窄等）。同一病毒因结构不同可引起不同的神经系统疾病，如麻疹病毒可引起急性病毒性脑炎，而 M 蛋白缺陷型麻疹病毒引起亚急性硬化性全脑炎。

二、传播途径

中枢神经系统感染可以经过血液感染、直接扩散、神经干逆行感染等途径感染。血液感染：病原体通过昆虫叮咬、动物咬伤、使用不洁注射器静脉或肌内注射、静脉输血等进入血流，面部感染时病原体也可经静脉逆行入颅。血栓性静脉炎逆行感染，如继发于海绵窦血栓性静脉炎的脑膜炎。孕妇感染的病原体经胎盘传给胎儿等。直接扩散：感染可从颅外至颅内直接扩散，如开放性颅脑损伤、颅底骨折、颅骨骨髓炎伴发的脑膜炎；或由感染灶直接侵犯，如慢性中耳炎、乳突炎、鼻窦炎引起的脑膜炎。也可自脑内向脑膜直接扩散，如继发于脑结核瘤的结核性脑膜炎，继发于脑脓肿的化脓性脑膜炎等。经脑脊液通路如腰椎穿刺和手术等将致病菌接种于蛛网膜下腔。神经干逆行感染：嗜神经病毒（neurotropic virus）如单纯疱疹病毒、狂犬病毒等首先感染皮肤、呼吸道或胃肠道黏膜，然后经神经末梢进入神经干。

三、临床表现

中枢神经系统（CNS）感染和炎症反应除表现为脑膜炎和脑炎等，还可引起各种病理损害，如脓肿、动脉瘤、髓鞘脱失、脑水肿、肉芽肿和囊肿等。

急性感染通常可有以下几种分类方式。①根据临床经过：分为初期（前驱期）、极期、恢复期和后遗症期。②根据病情分为轻型、普通型、重型和暴发型。③根据临床表现分类，包括 CNS 受累征象及全身性各脏器损害征象，甚至弥散性血管内凝血。CNS 急性感染最初可表现发热、头痛、恶心、呕吐、皮疹及全身中毒症状等。脑膜炎表现头痛、呕吐、颈项强直、Kernig 征、Brudzinski 征等脑膜刺激征，以及颅内压增高。这两种体征在年龄过小或过老、应用免疫抑制剂的患者或意识状态严重受损时均可消失或减退。老年患者颈椎疾病的患病率很高，也可导致颈强直的假阳性。脑炎表现为意识障碍、抽搐发作、瘫痪、记忆力下降、智能障碍、精神障碍、不自主运动和局灶神经定位体征等，可有颅内压增高及脑膜刺激征；严重者呼吸、循环衰竭，甚至死亡。对于亚急性和慢性病毒感染起病隐袭，进行性发展，表现脑实质受损征象、智能障碍和痴呆等。

近年来发现，某些自身免疫性脑炎在临床上需要与病毒性脑炎进行鉴别，大部分抗体主要是作用于神经细胞表面的抗原，包括 N- 甲基 -D- 天冬氨酸受体（NMDAR）、α- 氨基 -3- 羟基 -5- 甲基 -4- 异恶唑丙酸受体（AMPAR）、γ- 氨基丁酸 B 型受体（GABA$_B$R）、富亮氨酸胶质瘤失活基因 1（LGI 1）及接触相关蛋白 -2（Caspr2）、IgLON5、DPPX 等。该类疾病可累及儿童、年轻人及老年人，临床表现多样，病情往往较重，可合并或不合并肿瘤，常规血清学、脑脊液和影像学检查无特异性，但血清和（或）脑脊液检测到相关抗体可有助于明确诊断。随着二代测序技术的迅速发展，发现了一些新的病原学感染，对感染性疾病的诊断提供了很大帮助。

四、辅助检查

1. 脑脊液和血清检查　脑脊液检查包括外观、压力、细胞学、生化、免疫学和病原学等，对多种感染具有诊断及指导治疗意义。近年来，脑脊液细胞学检查日益受到关注，特别是对结核杆菌诊断有长足进展。血清和脑脊液培养对细菌感染颇有意义。

2. 核酸及蛋白检测　主要检测脑脊液或脑组织中病原体的 DNA、RNA 及蛋白标志物等。采用聚合酶链反应（polymerase chain reaction，PCR）、蛋白电泳、基因探针、基因芯片及蛋白组织芯片等方法，具有高敏感度和特异度。近年来，随着二代测序技术的发展，发现了一些人类感染的新病原体。

3. 脑电图（EEG）检查　脑炎的 EEG 异常率可达 78%～100%，常表现两侧半球弥散性慢波，以额颞叶明显，出现周期性复合波（常为慢波或尖波）应考虑单纯疱疹性脑炎的可能。亚急性硬化性全脑炎（SSPE）有特征性 EEG 变化，呈两侧周期性阵发放电，持续 0.5～3 s，为高波幅慢波或棘慢综合波。若出现局灶性改变，应考虑脑脓肿或其他局灶性病变。

4. CT 和 MRI（包括增强）检查　对脑炎、脑膜炎、脊髓炎、椎管内脓肿、脑脓肿、寄生虫病和肉芽肿等具有诊断意义，可确定病变部位，对单纯疱疹性脑炎有一定的定性价值，可发现脑积水、脑梗死、静脉窦血栓和室管膜炎等并发症。

五、处理原则

主要为病因治疗和对症支持治疗。处理神经系统感染的注意事项如下。细菌性脑膜炎应立即给予经验性治疗。近期有过脑外伤、接受免疫抑制治疗、被诊断恶性病变或 CNS 肿瘤，有局灶性神经系统病变体征如视乳头水肿、意识水平降低的患者，在腰椎穿刺检查前均应作脑部 CT 或 MRI 检查。在影像学检查和腰椎穿刺前给予，不需等待检查结果，可以先进行经验性治疗。患者的意识状况严重受损（如嗜睡、昏迷），以及癫痫或局灶性神经功能缺失患者应收入院进一步检查和诊治。免疫状态正常的患者，若意识水平正常，未经过抗感染治疗，脑脊液淋巴细胞增多而葡萄糖水平正常，即符合病毒性脑膜炎时，应在治疗的同时密切注意病情变化，疑诊病毒性脑膜炎患者在 48 h 内若无好转，则需要及时地再次评价，包括神经系统及全身检查，影像学复查，腰椎穿刺和脑脊液复查，特别是对抗 NMDAR、AMPAR、GABA$_B$R、LGI1 和 Caspr2 等自身免疫性脑炎的相关抗体进性检测，有条件的地方可进行二代测序协助诊断。

第二节 病毒感染性疾病

疑似 CNS 感染患者的诊断流程

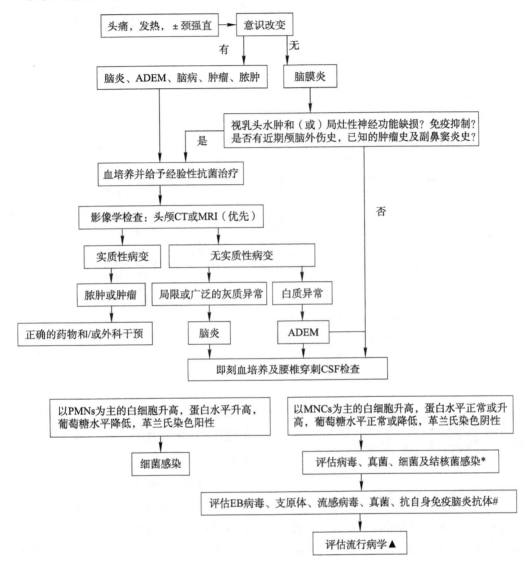

注：
* 评估病毒、真菌、细菌及结核菌感染具体如下：
病毒：肠道病毒、HSV、VZV CSF PCR检查，WNV CSF IgM检查
　　　病毒培养：CSF、咽拭子、粪便
　　　HIV血清学
真菌：CSF隐球菌抗原，真菌培养
细菌：VDRL及细菌培养
结核菌：CSF AFB染色，TB培养，CXR，PPD
EB病毒、支原体、流感病毒、真菌、抗自身免疫脑炎抗体
　　EBV：血清学检查，CSF PCR
　　支原体：血清学检查，CSF PCR

流感病毒A、B：血清学检查，咽拭子，CSF PCR

真菌：CSF及血清球孢子菌抗体，组织浆菌抗原和抗体

抗NMDAR、AMPAR、GABA$_B$R、LGI1 和Caspr2 等抗体

▲评估流行病学须进行以下流程：

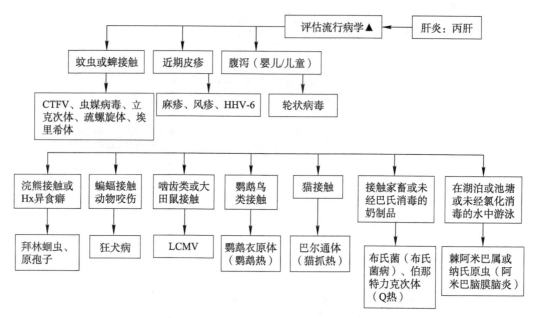

ADEM：急性播散性脑脊髓炎；PMNs：多形核白细胞；MNCs：单个核细胞；CSF：脑脊液；HSV：单纯疱疹病毒；VZV：水痘-带状疱疹病毒；WNV：西尼罗病毒；DFA：直接荧光抗体；VDRL：性病研究实验室检测；AFB：抗酸杆菌；TB：结核；CXR：胸部X线；PPD：纯化蛋白衍生剂；EBV：Epstein-Barr病毒；CTFV：科罗拉多蜱热病毒；HHV：人类疱疹病毒；LCMV：淋巴细胞性脉络丛脑膜炎病毒

☞ 典型案例（附分析）15-1
头痛7天，发热1周

一、单纯疱疹病毒性脑炎

单纯疱疹病毒性脑炎（herpes simplex encephalitis，HSE）是单纯疱疹病毒（herpes simplex virus，HSV）引起的急性中枢神经系统感染。常侵犯大脑颞叶、额叶及边缘系统，引起脑组织出血性坏死病变，故HSE又称急性坏死性脑炎或出血性脑炎，也称急性包涵体脑炎。

人类早在古希腊时期即认识到HSV感染，并用疱疹（herpes）形容皮肤病灶。1925年，Goodpasture将人唇疱疹内容物接种于家兔角膜，成功造成实验性脑炎。1941年，Smith从新生儿脑炎脑组织发现HSV感染的核内包涵体（intranuclear inclusions），并分离出HSV。1944年，Zarafonetis等发现成人首例HSE，证实颞叶核内包涵体并分离出HSV。

（一）流行病学特征

HSV是全球散发性病毒性脑炎的病原体。尚未发现动物传播媒介，人群间密切接触是HSV唯一的传染途径，发病无明显地区性和季节性。原发感染多在儿童或青春期，无明显症状，病毒有潜伏特性。国外HSE年发病率为（0.4~1）/10万；国内尚缺乏准确的流行病学资料。本病发病率占已知病毒性脑炎的20%~68%，占全部脑炎的5%~20%。

（二）病因及发病机制

HSV是一种嗜神经DNA病毒，分为Ⅰ型和Ⅱ型，近90%的人类HSE由Ⅰ型引起，6%~15%是Ⅱ型所致。儿童期发病HSE多为病毒新近感染，绝大多数新生儿HSE系HSV-Ⅱ引起，母亲分娩

时生殖道分泌物与胎儿接触是新生儿感染的主要原因。

本病感染因子属于疱疹病毒科，所属病毒株有相似的分子结构，病毒核心为双链线状 DNA，不同疱疹病毒 DNA 组成有很大差异，衣壳直径为 100～110 nm，有 162 个壳粒，排成链线状的 20 面体，每角上有 5 个壳粒，衣壳周围紧贴一层无定形球状物质称壳皮。壳皮又有外膜包被，为典型类脂双层膜，上有短的突起。完整病毒颗粒直径为 200～300 nm，外膜含多胺类、脂质及糖蛋白，糖蛋白具有的独特抗原性与各病毒株特异性有关。

HSV-Ⅰ感染通常局限于口咽部，通过呼吸道飞沫或分泌物直接接触传播给易感者，病毒先引起 2～3 周口腔和呼吸道原发感染，在口咽部黏膜进行复制，然后沿三叉神经分支轴索逆行至三叉神经节并潜伏，不侵犯第Ⅶ、Ⅸ、Ⅹ、Ⅻ对脑神经；数年后或机体免疫力低下时，或非特异性刺激（如情绪应激反应、发热、紫外线和组织损害等）被激活，病毒经三叉神经分支到达基底部脑膜，引起颞叶下部和内侧部以及额叶眶回出血性坏死，并可向上延伸至扣带回，甚至脑岛或颞叶外侧部。另一次要径路是三叉神经内潜伏病毒激活后经鼻腔和嗅束入脑，后来发现 40% 致死性病例中嗅球中未见病灶。

HSV-Ⅱ感染经生殖器传播，复制后潜伏于骶部脊神经节。产妇生殖道 HSV-Ⅱ原发感染发病率（30%～60%）远高于成人 HSV-Ⅰ复发性疱疹感染（≤3%），胎儿宫内感染罕见。HSV-Ⅱ原发感染常发生在青年人，可通过性接触传播，也可引起成年人无菌性脑膜炎。体内无 HSV 抗体的易感者初次暴露于 HSV-Ⅰ或 HSV-Ⅱ，可分别发生 HSV-Ⅰ或 HSV-Ⅱ原发性感染。

（三）病理学特征

肉眼可见脑部病变广泛分布，颞叶和额叶受累显著，可累及邻近边缘叶，双侧半球病变常不对称，早期呈充血、出血及软化急性炎症改变，额、颞叶脑膜混浊、充血，约 2 周后发生坏死和液化。

图 15-1
单纯疱疹病毒脑炎脑标本肉眼改变

镜下皮质及皮质下出血性坏死和血管周围白细胞套状聚集，淋巴和单核细胞为主，急性期可见中性粒细胞、单个核细胞浸润，以及胶质增生和卫星状噬神经细胞现象（satellitosis-neuronophagia）。晚期常见少突胶质细胞受累和胶质增生，可有星形细胞增生。约 50% 的患者神经细胞和胶质细胞内出现核内包涵体，核内包涵体（Cowdry A 型）为嗜伊红均质性，被一层透明的不染色带包围，外围有薄层染色质，原位 PCR 检测为病毒抗原。与成人病例不同，新生儿型 HSV-Ⅰ脑炎病变累及全脑。

（四）临床表现

1. 早期症状　本病前驱期为一至数日，也可历时 1～2 周，表现头痛、头晕、肌痛、恶心和呕吐，以及咽喉痛及全身不适等上呼吸道感染症状。多数患者突然起病，偶有亚急性发病和迁延数月者。早期最常见症状是发热（可达 40℃）和头痛，意识障碍表现为意识模糊、嗜睡、昏睡、谵妄和精神错乱等，随后可出现昏迷，有些患者可有口唇疱疹。

2. 精神症状　极常见，如反应迟钝或呆滞、言语和动作减少、激动不安、语言不连贯、定向障碍、错觉、幻觉、妄想及怪异行为，人格改变如孤僻或易激惹，与颞叶病变有关，可因精神症状突出而误诊为精神病。

3. 神经系统损害症状　突出，可出现偏瘫、失语、偏身感觉障碍、偏盲、眼球偏斜、眼睑下垂、瞳孔不等、不自主运动和共济失调等，部分患者早期出现去皮质或去大脑强直状态，常有癫痫发作，可为全身性或局灶性，脑膜刺激征和颅内高压症，严重者可发生脑疝。

（五）辅助检查

1. 外周血常规检查　白细胞和中性粒细胞增高，红细胞沉降率加快。

2. 脑脊液检查　压力增高，细胞数增多，达（10～500）×10⁶/L，通常 <200×10⁶/L，呈淋巴样

细胞反应，早期少数病例以中性粒细胞为主，常见少量红细胞，偶见数以千计红细胞（10^6/L）或黄变症，提示出血性病变。蛋白水平轻、中度增高，通常 < 1 g/L，氯化物和糖正常，个别病例晚期糖降低，须与结核性及真菌性脑膜炎鉴别。

3. 免疫学检查　脑脊液免疫学：① ELISA 法检测 HSV 抗原，P/N≥2 ∶ 1 为阳性，早期检测脑脊液 HSV 抗原阴性可作为排除本病的依据。②用 ELISA、免疫印迹法（western blot）和间接免疫荧光检测 HSV 特异性 IgM、IgG 抗体，病程中 2 次或 2 次以上抗体滴度呈 4 倍以上增高有确诊价值。抗体通常出现于发生 HSE 后 8 ~ 12 日或更晚，持续到 30 日内，血清 / 脑脊液 IgG 抗体比值 < 20∶1 提示该抗体为鞘内合成（Aksamit，1997）。HSE 发病 2 周后 PCR 检测 HSV- Ⅰ DNA 可转阴，可检测脑脊液特异性抗体（Roos，1998）。

4. 脑组织活检　镜下可见特征性出血性坏死病变；电镜见细胞核内包涵体中的病毒颗粒坏死区及邻近的少突胶质细胞及神经细胞核内有多个包涵体。聚合酶链反应（PCR）或原位杂交可检测脑组织标本病毒核酸。HSV 分离与培养特异度高。

5. 病原学检查　PCR 诊断 HSE 特异度和敏感度高，可早期诊断。HSE 发病 1 ~ 2 日内 HSV-Ⅰ DNA 可为阴性，之后逐渐增加，应在 3 日后复查，发病 2 周内送检。

6. 脑电图检查　HSE 发病 1 周内可出现异常，以颞叶为中心弥散性高波幅慢波，异常率约 80%，以及一或两侧同时出现棘波、锐波或慢波，周期为 1 ~ 4 s，持续时间 < 1 s。周期性同步放电（periodic synchronous discharge，PSD）发生率为 28% ~ 63%，出现于发病 2 ~ 15 日内具诊断价值，亦可见周期性一侧痫性放电（periodic lateralized epileptiform discharge，PLED）。

7. 影像学检查

（1）CT 检查：约 90% 以上的患者 CT 检查可见局灶性低密度灶，多在颞叶皮质，有占位效应如中线移位和线性增强，但发病 1 周内多为正常。

（2）MRI 检查：较 CT 检查敏感，对 HSE 有较高的诊断价值。病灶 T_1WI 为轻度低信号，T_2WI 呈高信号，出血时 T_1WI 和 T_2WI 均为混合性信号，占位效应及脑水肿。病初数日病灶多无增强效应，亚急性期常见脑回状、结节状、软脑膜或血管内增强。

（六）诊断及鉴别诊断

1. 诊断　根据患者的病史（特别是口唇或生殖道疱疹史），意识障碍、精神行为异常和早期出现局灶性神经系统损害症状体征，实验室检查发现患者脑脊液中存在病毒抗体或者核酸，颞额区为主的弥漫性异常脑电图。CT 或 MRI 检查显示颞叶出血性脑软化灶，特异性抗病毒药物治疗有效等。

2. 鉴别诊断　HSE 须与其他病毒性脑炎、急性播散性脑脊髓炎、自身免疫性脑炎、脑脓肿等鉴别。

（1）带状疱疹病毒性脑炎：患者多有头面部、胸腰部带状疱疹史，表现为意识模糊和局灶性脑损害症状体征，预后较好。MRI 无脑部出血性坏死病灶，血清及脑脊液可检出带状疱疹病毒抗原、抗体或病毒核酸。

（2）肠道病毒性脑炎：肠道病毒主要引起病毒性脑膜炎，也可引起病毒性脑炎。夏秋季多见，发病初期有胃肠道症状，流行性或散发性，表现为发热、意识障碍、癫痫发作、平衡失调及肢体瘫等。脑脊液 PCR 检查可确诊。

（3）巨细胞病毒性脑炎：临床少见，常见于免疫缺陷如 AIDS 或长期使用免疫抑制剂患者。亚急性或慢性病程，表现为意识模糊、记忆力减退、情感障碍、头痛和局灶性脑损害体征。约 25% 的患者 MRI 检查可见弥漫性或局灶性白质异常。脑脊液 PCR 可检出病毒。

（4）急性播散性脑脊髓炎：常见于麻疹、水痘、风疹、腮腺炎和流感病毒等感染或疫苗接种后，引起脑和脊髓急性脱髓鞘病变，临床症状复杂，可有意识障碍和精神症状，以及脑膜、脑干、小脑和脊髓等病损体征。

（5）感染中毒性脑病：常发生于急性细菌感染早期或高峰期，又称细菌感染后脑炎，是机体对细菌毒素过敏反应发生的脑水肿，多见于败血症、肺炎、菌痢、白喉、百日咳和伤寒等。2~10岁儿童常见，原发病伴脑症状同时发生，出现高热、头痛、呕吐、烦躁、谵妄、惊厥、昏迷和脑膜刺激征等，偶见轻偏瘫和四肢瘫。脑脊液压力增高，细胞数不增多，蛋白轻度增高，糖和氯化物水平正常。1~2个月后脑部症状消失，不遗留后遗症。

（6）抗N-甲基-D-天冬氨酸受体（N-methyl-D-aspartate receptors，NMDAR）脑炎：是近年来发现的一种机体针对神经元表面NMDAR的NR1亚单位产生特异性IgG抗体所致的自身免疫性脑炎。患者临床可表现为显著的精神行为异常、癫痫发作、记忆受损、运动障碍、语言障碍、意识障碍、中枢性低通气和自主神经功能紊乱等。一些患者可伴有卵巢畸胎瘤或肺癌、乳腺癌、睾丸肿瘤、胸腺瘤等其他肿瘤。近来发现，HSV感染与抗NMDAR脑炎有密切关系。有报道约27%的HSE患者发生自身免疫性脑炎，抗神经元抗体通常在HSE治疗后的2个月内出现。研究报道患者入院后积极完善脑脊液相关检查、颅脑MRI等辅助检查，明确诊断，积极予以抗病毒、脱水降颅压及控制癫痫发作等治疗。但患者病情较重，进展迅速，病情恶化。由此可知HSE患者入院后应积极完善相关的辅助检查以进一步明确诊断，以便及时制订明确的治疗方案而改变患者预后状态。

（7）其他：急性出血性白质脑炎、脑脓肿、硬膜下脓肿、大脑静脉血栓形成以及脓毒性脑梗死等亦需鉴别。

（七）治疗

早期诊断和早期治疗是降低HSE病死率的关键，主要是采用抗病毒药对因治疗，辅以对症支持治疗。

1. 抗病毒药 无环鸟苷（acyclovir）也称阿昔洛韦，是一种鸟嘌呤衍生物，是治疗HSE的一线药物，临床疑诊的病例也可应用。血-脑屏障透过率约50%，抑制细胞内病毒复制DNA，具有抗HSV作用。应在发病48 h内用药，常用剂量为15~30 mg/（kg·d），分3次静脉滴注，或500 mg静脉滴注，1次/8 h，1~2 h滴完，连用14~21日。病情严重者可延长治疗时间。该药经肝、肾排出，不良反应较少，可有谵妄、震颤、皮疹、血尿和血清转氨酶水平暂时升高等，肾功能损害应减量。已发现无环鸟苷耐药的HSV毒株，这类患者可用磷甲酸钠0.12~0.18 mg/（kg·d），连用14日。西多福韦（cidofovir）5 mg/kg，静脉注射，1次/周，共2周，其后隔周注射3~5 mg/kg，应用数周。更昔洛韦（ganciclovir）的抗HSV疗效是阿昔洛韦的数倍，对阿昔洛韦耐药的HSV突变株敏感。更昔洛韦的抗疱疹病毒谱广，有报道称该药对巨细胞病毒有效，用量5~10 mg/（kg·d），或250 mg，静脉滴注，1次/12 h，1 h以上滴完，一个疗程14~21日。不良反应包括肾功能损害和骨髓抑制，免疫抑制患者可出现中性粒细胞和血小板下降，与剂量相关，停药后可恢复。

2. 免疫治疗 可应用有广谱抗病毒活性的干扰素，对宿主细胞损害小。α-干扰素60×10^6 IU/d，肌内注射，连用30日。亦可用IFN-β1a 6×10^6 IU肌内与鞘内注射联合用药。或用干扰素诱生剂，如聚肌胞苷酸（Poly：C）、聚肌鸟苷酸（PolyG：C）、青枝霉素、麻疹活疫苗等，可使人体产生足量的内源性干扰素。

3. 中药治疗 病毒性脑炎已积累丰富的经验，根据温病辨证施治，以清热解毒、芳香化浊等法为主，常用清营汤、银翘散、石膏汤等加减，可配合紫雪丹、安宫牛黄丸或羚羊钩藤汤等加强退热镇惊之效。

4. 对症及支持疗法 高热可物理降温，抽搐、精神错乱及躁动不安的患者应控制痫性发作，采用镇静或安定剂等治疗。严重脑水肿及颅内压增高可用脱水药，以及早期短程应用甲泼尼龙500 mg/d冲击治疗，连用3~5日；重症及昏迷患者注意维持营养，水及电解质平衡，保持呼吸道通畅，加强护理，防治褥疮、肺炎及泌尿系感染等并发症。恢复期积极采取理疗和康复治疗，促进神经功能恢复。

（八）预后

本病的病死率高达 60%~80%，轻症患者可短期内恢复。预后与抗病毒治疗早晚、患者意识水平及年龄有关，30 岁以下轻度意识障碍患者预后较好。严重后遗症有 Korsakoff 遗忘症、痴呆、癫痫、失语等。

二、病毒性脑膜炎

病毒性脑膜炎（viral meningitis）是各种病毒感染引起的软脑膜（软膜和蛛网膜）弥漫性炎症综合征，是临床最常见的无菌性脑膜炎，表现为发热、头痛和颈强直等脑膜刺激征，呈良性临床经过和自限性。夏秋季是本病高发季节，热带和亚热带地区发病率终年很高。儿童多见，成人也可罹患，国外报道儿童病毒性脑膜炎年发病率为（19~219）/10 万，我国缺乏有关流行病学资料。神经系统常见的病毒感染见表 15-1。

（一）病因及发病机制

85%~95% 的病毒性脑膜炎由肠道病毒引起，本病流行病学、病因学和临床表现主要反映肠道病毒的特点，主要经粪 - 口途径传播，少数通过呼吸道分泌物传播，大部分病毒在下消化道发生最初感染，肠道细胞上特殊受体可与肠道病毒结合，病毒经肠道入血产生病毒血症，进入中枢神经系统（CNS）引起炎症反应。

表 15-1　神经系统常见的病毒感染

病毒种类	导致神经系统疾病或病毒代表
RNA 病毒	
肠道病毒（小 RNA 病毒科）	脊髓灰质炎病毒
	柯萨奇病毒
	埃可（ECHO）病毒
	肠道病毒 70 和 71
披膜病毒：甲病毒（虫媒病毒）	马脑炎（东方、西方、委内瑞拉）
黄病毒（虫媒病毒）	圣路易型脑炎、日本脑炎、壁虱脑炎
布尼亚病毒（虫媒病毒）	加州脑炎
环状病毒（虫媒病毒）	科罗拉多蜱传热病毒
正黏病毒	流感
副黏病毒	麻疹、亚急性硬化性全脑炎（SSPE）
沙粒病毒	淋巴细胞性脉络丛脑膜炎
弹状病毒	狂犬病
逆转录病毒	人类免疫缺陷病毒（HIV）导致获得性免疫缺陷综合征（AIDS）
DNA 病毒	
疱疹病毒	单纯疱疹病毒（HSV）
	水痘带状疱疹病毒（VZV）
	巨细胞病毒（CMV）
	Epstein-Barr 病毒（EBV），引起感染性单核细胞增多症
乳多空病毒	进行性多灶性白质脑病（PML）
痘病毒	痘苗病毒
腺病毒	肠道病毒不同血清型

该病毒属微小核糖核酸病毒科，有 60 多个亚型，引起脑膜炎常为埃可病毒 4、6 和 9 型，柯萨奇病毒 A7、A9 及 B1~5 各型，脊髓灰质炎病毒等，虫媒病毒和 HSV-Ⅰ、HSV-Ⅱ也较常见，流行性腮腺炎病毒、淋巴细胞性脉络丛脑膜炎病毒、带状疱疹病毒和流感病毒少见。腺病毒、水痘-带状疱疹病毒除引起脑实质炎症，可仅累及脑膜。

（二）病理学特征

侧脑室和第四脑室脉络丛炎症细胞浸润，伴室管膜内层局灶性破坏的血管壁纤维化、纤维化基底软脑膜炎、室管膜下星型细胞增多和增大等。

（三）临床表现

本病多急性起病，表现为发热、头痛，伴畏光、肌痛、恶心、呕吐、食欲减退、腹泻、感觉异常及全身无力等病毒感染全身中毒症状，脑膜刺激症状等。发热很少超过 40℃，类似感冒全身症状，可伴咽峡炎，面部、躯干及其他部位斑丘疹样皮疹，少数伴周围淋巴结肿大。病程在儿童常超过 1 周，成人可持续 2 周或更长。肠道病毒常见家族性爆发，儿童多见。临床表现因患者的年龄、免疫状态和病毒种类及亚型不同而不同，如幼儿患者常出现发热、呕吐、皮疹等，颈强直和前囟隆起等体征轻微甚至缺如；手-足-口综合征常发生于肠道病毒 71 型脑膜炎，非特异性皮疹常见于埃可病毒 9 型脑膜炎。神经系统检查除发现轻度颈强直、Kernig 征，一般无其他神经系统体征，少数患者有轻微肌无力、感觉障碍和共济失调等。病毒性脑膜炎常需要与化脓性、结核性脑膜炎鉴别。

（四）辅助检查

1. 脑脊液检查 脑脊液压力正常或稍高，外观无色透明，淋巴细胞常增多（10~1 000）×10^6/L，早期多形核细胞为主，8~48 h 后淋巴细胞为主。腮腺炎病毒性脑膜炎始终以淋巴细胞为主。糖及氯化物正常，细菌培养及涂片染色均阴性。脑脊液中 IgM、IgA、IgG 水平均正常或轻度增高。乳酸脱氢酶和乳酸测定正常。

2. 病毒分离和组织培养 是本病唯一可靠的

诊断方法，但技术上的限制和耗时过长使临床难以广泛应用。PCR 检查脑脊液中的病毒有较高的敏感度及特异度。

（五）诊断及鉴别诊断

1. 诊断 根据儿童及青年患者急性起病，出现发热、头痛和脑膜刺激症状等，脑脊液中淋巴细胞轻至中度增多，除外其他疾病等，确诊须根据脑脊液的病原学检查结果。

许多病毒感染可出现特征性临床表现，有助于临床确定特定病毒感染。例如：①埃可病毒和柯萨奇病毒（尤其 A 组）感染常伴出疹，或疱疹性咽峡炎灰色水泡样损害。②柯萨奇病毒 B 组感染出现胸膜痛、臂神经炎、心包炎和睾丸炎等特征表现。③背部、颈部及周身肌肉疼痛常提示脊髓灰质炎。④常发生一过性下运动神经元性轻瘫。⑤8~9 月为肠道病毒感染发病高峰期，虫媒病毒感染亦然，但虫媒病毒通常导致脑炎而非脑膜炎。⑥流行性腮腺炎性脑膜炎可四季散发，发病高峰期为冬末和春季，男性患病率为女性的 3 倍，引起腮腺炎、睾丸炎、乳突炎、卵巢炎和胰腺炎等，应注意睾丸炎并非流行性腮腺炎的特异性表现，可见于柯萨奇病毒 B 组感染、传染性单核细胞增多症和淋巴细胞脉络丛脑膜炎等，流行性腮腺炎可获得终身免疫，以往曾患过可排除此病。⑦淋巴细胞脉络丛脑膜炎（LCM）在处理啮齿类动物的实验室人员易患，家鼠是 LCM 病毒的自然宿主，人类通过接触感染的仓鼠或家鼠排泄物污染的灰尘致病，呼吸道症状（有时伴肺浸润）出现在脑膜炎症前，常见于秋末和冬季，与此时鼠类进入室内有关。

病毒性脑膜炎的诊断要点：根据患者的流行病学调查、临床表现、实验室及其他辅助检查资料提供的综合诊断。主要诊断标准：①急性感染导致脑实质受损的临床征象。②脑脊液有（或无）炎性改变，无细菌包括结核、真菌等感染证据。③脑电图呈弥散（或局灶）性异常。④CT、MRI 检查无明显占位性病变征象，HSE 例外。⑤血清抗体滴度明显增高，恢复期高于急性期 4 倍以上。⑥脑脊液检出病毒抗原或特异性抗体。⑦脑组织活检发现病毒。

2. 鉴别诊断   病毒性脑膜炎须注意与化脓性、

结核性脑膜炎鉴别。除临床表现不同，脑脊液对确诊及鉴别诊断至关重要，详见表 15-2。

表 15-2   常见脑膜炎的脑脊液鉴别诊断

脑脊液指标	病毒性脑膜炎	化脓性脑膜炎	结核性脑膜炎	新型隐球菌性脑膜炎
压力	正常或稍高	$200 \sim 400$ mmH$_2$O	$200 \sim 400$ mmH$_2$O	> 200 mmH$_2$O
外观	清晰或浑浊	浑浊或呈脓性	无色透明或微黄，毛玻璃样，静置后可有薄膜形成	微浑或淡黄色
白细胞计数	$10 \times 10^6 \sim 500 \times 10^6$/L，通常 $< 200 \times 10^6$/L	$1\,000 \times 10^6 \sim 2\,000 \times 10^6$/L	$25 \times 10^6 \sim 100 \times 10^6$/L，少数达 500×10^6/L	$10 \times 10^6 \sim 500 \times 10^6$/L
细胞分类	以淋巴细胞为主，早期少数病例以中性粒细胞为主	早期中性粒细胞 $> 90\%$，中期以淋巴单核细胞为主，晚期以淋巴单核细胞及吞噬细胞为主	早期以中性粒细胞为主，中后期以淋巴细胞为主	以淋巴细胞为主
蛋白含量	< 1 g/L	$1 \sim 5$ g/L，部分可 > 10 g/L	$1 \sim 2$ g/L（如有梗阻可更高）	增高
糖含量	正常，个人病例晚期糖含量降低	糖含量极低，或消失，通常低于 2.2 mmol/L	晚期糖含量 < 2.75 mmol/L	$150 \sim 350$ mg/L $0.83 \sim 1.94$ mmol/L
氯化物含量	正常	大多正常	明显降低	正常
病原学	组织培养（+），细菌培养（-），涂片（-）	涂片或培养（+）	涂片可（+），培养或接种阳性率低	墨汁染色检出率为 $30\% \sim 50\%$

（六）治疗

本病为自限性疾病，可以病因及对症治疗。

1. 病因治疗   绝大多数源于病毒感染，主要为肠道病毒，若能查明病原体，进行病因治疗可缩短病程。目前临床针对肠道病毒感染应用或试验性应用的药物主要是免疫球蛋白和抗微小核糖核酸病毒药普来可那立（pleconaril）。

2. 对症治疗   包括补液、维持电解质平衡及治疗头痛，密切观察癫痫、水肿和抗利尿激素分泌不足等表现。头痛严重者可予止痛药，癫痫发作者可首选卡马西平或苯妥英钠等治疗。脑水肿一般不常见，可应用 20% 甘露醇静脉滴注。

三、其他病毒感染性脑炎

其他病毒性脑炎（other viral encephalitis）包括

肠道病毒脑炎、虫媒病毒性脑炎、巨细胞病毒性脑炎和 EB 病毒感染等。

（一）肠道病毒脑炎

肠道病毒脑炎（enterovirus encephalitis）是肠道病毒感染所致。肠道病毒属细小核糖核酸病毒，是微小无包膜 RNA 病毒，有很多血清型。人类肠道病毒脑炎占病毒性脑炎的 $10\% \sim 20\%$，最常见血清型为柯萨奇病毒 A9、B2、B5，埃可病毒 4、6、9、11、30，肠道病毒 71。

1. 流行病学特征   人类肠道病毒呈世界性分布，人类是唯一宿主。肠道病毒感染与气候、季节及人群年龄、卫生状况有明显关系。热带、亚热带地区肠道病毒感染频繁，温带地区夏季及初秋（$6 \sim 10$ 月）发病率明显升高，占全年感染人数的 $80\% \sim 90\%$。人类肠道病毒主要经粪 - 口途径、污染物或呼吸道传播。

2. 病因及发病机制 人体摄入大量人类肠道病毒后首先在咽部及小肠组织中复制，再播散至局部淋巴结，约3天小量病毒进入血液，播散至网状内皮系统，随着病毒大量复制，产生严重病毒血症，随血液传播至脑组织，引起神经元、胶质细胞及血管内皮感染，导致广泛性脑功能损伤或细胞死亡。感染4~5 d，血清可测出特异性抗体，通常持续终身。

3. 临床表现 常有发热和消化道、呼吸道先驱症状，大多数肠道病毒感染患者发生无菌性及病毒性脑膜炎，出现头痛、畏光和颈强直、恶心、呕吐等脑膜刺激征，可出现皮疹。肠道病毒脑炎常表现为脑弥散性损害症状，如注意力改变、意识模糊、嗜睡，甚至昏迷；少数患者以局灶性脑损伤为主，如偏瘫、视力障碍或感觉异常等，以及肌无力、肌张力改变和共济失调等。严重病例出现全身性或局灶性癫痫发作，下丘脑受累导致中枢性高热或体温过低、自主神经障碍及血管调节功能异常。

4. 辅助检查 脑脊液检查显示外观清亮，压力正常或略高，细胞数 $< 50 \times 10^6$/L，有时可达 $(50 \sim 500) \times 10^6$/L，单核细胞为主，病程早期可 $< 10 \times 10^6$/L。蛋白含量增高，一般不高于1 g/L，免疫球蛋白可增高，糖含量多正常或轻微下降。急性期与恢复期检测血清特异性中和抗体滴度≥4倍可帮助诊断，用核酸杂交技术可检出脑脊液肠道病毒RNA，PCR技术可显著提高诊断的特异性。脑电图、头颅影像学检查有助于诊断。

5. 诊断及鉴别诊断 主要根据病史、临床表现和脑脊液检查等进行诊断。本病须注意与结核性、隐球菌性及其他真菌性脑膜炎，以及治疗不充分的细菌性脑膜炎、立克次体感染、莱姆病和脑血管炎等鉴别。主要根据病史、临床表现、脑脊液检查及必要的神经影像学检查等，血或脑脊液病毒分离及检查病毒血清抗体可确诊。

6. 治疗 肠道病毒脑炎迄今尚无有效的治疗药物，以对症治疗为主，重症患者给予支持疗法和预防并发症。可试用皮质类固醇，免疫球蛋白静脉滴注对某些慢性肠道病毒性脑膜脑炎患者、B淋巴细胞功能严重受损患者及全身性肠道病毒感染婴儿有效。

（二）流行性乙型脑炎

虫媒病毒性脑炎（arbovirus encephalitis）是以受感染的节肢动物（主要为蚊和蜱）为媒介传播的、由多种病原体引起的人畜共患并具流行传染潜在危险的病毒性脑炎。我国常见的虫媒病毒性脑炎为流行性乙型脑炎和蜱传脑炎远东型。流行性乙型脑炎（epidemic encephalitis B）国际上称为日本乙型脑炎，是乙脑病毒引起的CNS急性传染病。我国1952年统一命名为流行性乙型脑炎，简称乙脑，俗称大脑炎，列为法定传染病。临床以高热、意识障碍、抽搐、呼吸衰竭及脑膜刺激征等症状体征为特点，病死率高，约为25%。

1. 流行病学特征 流行性乙型脑炎由蚊虫媒介传播，主要发生于夏秋季，儿童易患，发病率占80%以上，多为10岁以下儿童，3~6岁发病率最高。全球每年约有3万余例患者发病，中国约占1/3。随着儿童计划免疫接种普及，儿童乙脑发病率已明显下降，但成年人尤其老年人乙脑发病率相对增高。

2. 病因及发病机制 乙脑病毒属黄病毒科，黄病毒属，是RNA病毒，一般由蚊子在野鸟和猪中传播，人和马是偶然宿主。在人类传播的主要是库蚊、伊蚊和按蚊的某些种类，最主要是三带喙库蚊。寄生于蚊子体内的乙脑病毒由蚊卵传代，随着气温升高繁殖活跃，通过蚊子叮咬传染给人及动物。当机体免疫力下降或大量病毒感染时血-脑屏障受损，病毒通过破坏的血-脑屏障侵入中枢神经系统，引起脑炎。

3. 病理学特征 细胞内病毒感染引起神经细胞和胶质细胞破坏。免疫活性细胞迁移到血管周围组织和脑实质，导致脑组织肿胀、脑皮质及深部灰质变性坏死、脑白质髓鞘脱失和小血管扩张，内皮细胞肿胀、增殖，血管及脑膜周围炎性细胞（淋巴细胞为主）浸润等。

4. 临床表现

（1）病程：本病有 4～21 日潜伏期，一般为 10～14 日。典型乙脑病程分为 4 个阶段。

1）初热期：通常在出现神经症状前 1～3 d，表现为发热、头痛和胃肠道症状。起病急骤，病初 3 d 左右体温很快升至 38～39℃，伴头痛、恶心、呕吐和嗜睡等，出现颈强直或抽搐，2～3 d 后进入极期，重症 1～2 日即出现高热、深昏迷。

2）极期：病后 4～10 d，主要表现为广泛性脑损害症状。高热、抽搐和呼吸衰竭是乙脑急性期的严重症状，三者互为因果，呼吸衰竭是致死的主要原因。患者可有不同程度脑膜刺激征（如颈项强直、Kernig 征等），重者角弓反张及颅内压增高，后者表现为剧烈头痛、呕吐、血压升高和脉搏慢等，婴幼儿常前囟隆起，但无脑膜刺激征。部分病例出现循环衰竭，血压下降、心肌损害和心功能不全。

3）恢复期：多数患者起病 2 周后开始恢复，体温逐渐下降，精神神经症状逐渐好转；重症患者需经较长时间恢复，一般可在半年内恢复。

4）后遗症期：约 75% 的患儿遗留后遗症，以失语、强直性瘫痪、精神障碍（如情感不稳、精神分裂症等）常见，也可见舞蹈症、手足徐动症、扭转痉挛、震颤、Parkinson 综合征、视力障碍及痴呆等。

（2）分型：按病情轻重可分为四种类型。

1）轻型：神志清楚至轻度嗜睡，出现脑膜刺激征、发热或高热时可抽搐。

2）普通型：嗜睡或浅昏迷，广泛脑膜和脑实质受累症状。此型最常见，轻型和普通型约占乙脑患者的 2/3。

3）重型：昏迷、频繁抽搐，可有呼吸衰竭。

4）极重型或暴发型：起病急骤，高热、深昏迷、频繁抽搐，可因脑水肿、脑疝在 1～2 d 导致死亡，此型约占 5%。

另外，尚有少数患者表现为脑干脑炎、脑膜脑炎及脊髓炎等特殊类型。

5. 辅助检查　外周血常规检查显示，疾病早期白细胞计数中度增加，多为（10～20）×10⁹/L；中性粒细胞为主，达 80%～90%；嗜酸性粒细胞减少，与通常的病毒感染不同。脑脊液常规检查与其他病毒性脑炎相似。约 1/3 死亡患者的脑脊液中可分离到病毒，存活患者几乎分离不到病毒。发病第 1 周用血凝抑制试验和中和试验可检测出抗体，补体结合抗体于发病第 2 周可检出。用单克隆抗体检测患者的血清和脑脊液特异性 IgM 抗体，可显著增加诊断敏感性及特异性。

6. 诊断及鉴别诊断　诊断根据本病的流行病学特点、流行季节和儿童易患性，高热、昏迷、抽搐及呼吸衰竭等临床特点，结合实验室检查等。确诊有赖于血清学和病原学检查。本病需注意与肠道病毒脑炎、HSE 及其他病毒性脑炎，细菌性、结核性、真菌性和钩端螺旋体性脑膜脑炎，莱姆病、中暑、恶性疟疾、儿童中毒型菌痢和某些代谢性脑病等鉴别。

7. 治疗及预防　目前尚无特效的病原学疗法，以支持及对症治疗为主。儿童进行计划免疫疫苗接种安全有效。流行期到高危地区工作或旅行的人，至少提前 1 个月进行 3 次疫苗接种是可行的。应用杀虫剂降低蚊虫密度，对猪进行免疫接种也是减少此病的方法。患病者进行隔离是必要的。

8. 预后　伴发帕金森综合征及早期出现呼吸衰竭的患者预后不良，重症患者一般在病后 7～10 日死亡。

第三节　细菌感染性疾病

一、化脓性脑膜炎

化脓性脑膜炎（purulent meningitis，PM）亦称细菌性脑膜炎，是由各种化脓菌感染引起的脑脊膜炎症，是中枢神经系统常见的细菌性感染。婴幼儿多见，2 岁以内发病者占本病的 75%，高发年龄为

6～12个月，冬、春季为好发季节。在美国，成人的细菌性脑膜炎发病率为每年（1～2）/10万，我国尚缺乏准确的流行病学资料。虽然儿童的细菌性脑膜炎发病率明显高于成人，但细菌性脑膜炎仍然是成人CNS常见的感染性疾病。

（一）病因及发病机制

急性化脓性脑膜炎的致病菌最常见的是肺炎球菌、脑膜炎奈瑟球菌或称脑膜炎双球菌、流感嗜血杆菌。而且引起PM的细菌存在地域分布、年龄分布和接种疫苗后的差异。

化脓性脑膜炎感染途径主要包括：①血行感染：是最常见的感染途径，继发于菌血症或身体其他部位的化脓性病灶。②邻近病灶直接侵犯：如中耳炎或鼻窦炎、颅骨骨髓炎、开放性脑损伤、颅底骨折或先天性窦道如神经管闭合不全等。③颅内病灶直接蔓延：如脑脓肿破入蛛网膜下腔或脑室。④医源性感染：见于颅脑外科手术，腰椎穿刺术后。

细菌侵入人体后是否发病，取决于机体与病原体间相互作用，多数情况下多表现为健康带菌状态，当机体抵抗力下降或细菌毒力较强时才引起脑膜炎。外伤血液循环中存在的内毒素或原发性脑膜炎病毒感染引起血－脑屏障破坏，有利于细菌进入蛛网膜下腔发生脑膜炎，易感因素包括免疫功能低下、糖尿病、嗜酒、恶性肿瘤、长期应用光谱抗生素和激素、化疗和放疗等。

（二）病理学特征

感染早期可见脑膜血管充血、扩张，脑实质水肿，随后大量脓性分泌物渗出，充满蛛网膜下腔，覆盖脑表面及脑沟、脑裂。病原菌不同，脓性分泌性状各异，脑膜炎双球菌、金黄色葡萄球菌、大肠埃希菌及变形杆菌脓液为灰黄色，肺炎球菌呈淡绿色，肺炎假单胞菌为草绿色。炎症可侵犯脑室系统，引起室管膜和脉络丛的炎症。感染后期脑膜粘连，引起脑脊液吸收及循环障碍，形成脑积水。浓性渗出物局部包裹形成脑脓肿、硬膜下积液或积脓，其中以流感杆菌和肺炎球菌性脑膜炎易形成硬膜下积液，个别患者形成硬膜下积脓。炎性细胞浸润脑膜小血管可形成血栓导致脑梗死。镜下可见脑膜血管充血，炎性细胞浸润，早期中性粒细胞为主，后期以浆细胞和淋巴细胞为主，有时可发现致病菌。室管膜和脉络膜亦可有炎性细胞浸润。与脑膜毗邻的组织也常有炎性细胞浸润，累及皮质静脉发生血栓性静脉炎，导致相应区域皮质坏死。累及皮质和软脑膜动脉，导致血管内皮细胞肿胀，管壁局限性坏死，血栓形成。

（三）临床表现

通常呈急性或爆发性起病，病前可有呼吸道感染病史，或肠道感染、中耳炎病史。化脓性脑膜炎的潜伏期1～7日，一般2～3日。

1. **症状和体征** 典型表现为发热、头痛、脑膜刺激征阳性及意识障碍，其中发热、颈强直和意识改变被称为脑膜炎的典型三联征，可出现惊厥、嗜睡或昏迷等。

（1）感染症状：大部分患者出现发热、寒战或上呼吸道感染等表现。

（2）脑膜刺激征：通常表现为颈项强直、Kernig征和Brudzinski征阳性，但新生儿、老年人或昏迷患者脑膜刺激征常不明显。若蛛网膜及软脑膜受累，可出现脑积水和硬脑膜下积液。

（3）颅内压增高：表现为剧烈头痛、呕吐、意识障碍等。腰椎穿刺显示颅内压明显升高，有的甚至可形成脑疝。

（4）局灶性神经系统体征：部分患者脑实质受累，可出现巴氏征阳性、偏瘫、失语等神经系统局灶体征。

2. **临床分型** 临床上按病情及表现可分为三型。

（1）普通型：占病例的90%。急性起病，有上呼吸道感染症状，如咽痛、流涕，进入败血期后出现高热、畏寒、寒战。70%的病例皮肤黏膜出现暗或紫红色大小不等、分布不匀的瘀点、瘀斑。1～2日后进入脑膜炎期，出现颅内高压，表现为头痛加剧，呕吐频繁（呈喷射状）及脑膜刺激征（即颈项强直、角弓反张、布氏征阳性），血压升高，常有怕光、狂躁甚至呼吸衰竭等。患者出现头痛、烦躁不安和表情呆滞等毒血症表现，严重者出现谵妄、昏迷。婴幼儿（2岁以下）因颅骨缝及囟门未闭，可有囟门紧张饱满，脑膜炎症状常不典型，表现为高热、呕吐、拒食、哭闹不安，甚至惊厥，无脑膜刺激征。

（2）暴发型：此型多见于儿童，病情凶猛，如不及时抢救可于24 h内死亡。常有高热、头痛、呕吐，严重精神萎靡、意识障碍，时有惊厥，少尿或无尿。脑实质损害患者迅速进入昏迷，惊厥频繁，肢体偏瘫，血压高，一侧瞳孔散大，对光反射消失，眼球固定很快出现呼吸衰竭而死亡。此型又分为暴发休克型和暴发脑炎型。暴发休克型患者除普通型症状外，其突出表现为全身中毒症状，精神极度萎靡，有面色苍白、四肢冰冷、皮肤出现花纹，尿量减少，血压下降，脑脊液多澄清，细胞数略增加或正常。血培养及瘀点涂片为阳性。暴发脑炎型患者的突出表现为剧烈头痛、烦躁不安、频繁呕吐、抽搐，迅速昏迷，最终发生脑疝、呼吸衰竭。同时具有休克型和脑炎型症状者为混合型，病死率极高。

（3）轻型：仅出现皮肤黏膜出血点，涂片染色可发现病原菌，此型多见于儿童。

（四）辅助检查

1. 一般检查　监测患者的生命体征，进行血常规、生化、血气分析、降钙素原、血培养及脑脊液检查等。

2. 血培养　早期、未用抗生素治疗者可获得阳性结果，能帮助确定为何种病原菌。

3. 咽拭子培养　应反复多次进行，如培养出致病菌有参考价值。

4. 瘀点涂片　流脑患儿皮肤瘀点涂片细菌阳性率可达50%以上。

5. 脑脊液检查

（1）常规检查：可见典型化脓性改变。脑脊液外观混浊或稀米汤样，压力增高。白细胞计数 >1 000/μL、多形核白细胞占比 >80% 和压力 > 300 mmH$_2$O，提示细菌感染。

（2）生化检查：糖定量不但可协助鉴别细菌或病毒感染，还能反映治疗效果。糖含量 <400 mg/L 或脑脊液中糖和血糖之比 <0.4、蛋白含量 >2 g/L，蛋白定性试验多为强阳性。

（3）细菌学检查：将脑脊液离心沉淀，进行涂片染色常能查见病原菌，可作为早期选用抗生素治疗的依据。脑脊液的细菌培养阳性为诊断本病的"金标准"。

6. 免疫学检查　脑脊液细菌特异性抗原检测能迅速检测出致病菌及其菌型，也可用于已接收抗生素治疗的患者，常用方法有反向免疫电泳和乳胶凝集试验。对流免疫电泳（counter immunoel-ectrophoresis，CIE）的特异度高，常用作流脑快速诊断，也用以检查流感杆菌、肺炎链球菌等，阳性率可达 70%～80%；也可用聚合酶链反应（PCR）检测细菌核酸。脑脊液中乳酸脱氢酶（LDH）含量增高有助于鉴别病毒性脑膜炎。

7. 影像学检查

（1）头颅CT检查：平扫CT影像大多正常，少数早期可见轻度脑室扩张和蛛网膜下腔扩大，部分病例脑底池和大脑凸面脑沟消失；增强CT检查可见脑沟、脑池内强化。

（2）头颅MRI检查：可以准确显示脑膜病变的MRI序列是增强T$_1$WI，渗出物在T$_1$WI呈等信号，T$_2$WI呈高信号，增强后明显条、片状强化，增强FLAIR序列对于感染性脑膜病变的显示具有较高的敏感度和准确率，并可在病变的早期阶段作出正确诊断。

（五）诊断及鉴别诊断

1. 诊断　根据急性起病时发热、头痛、呕吐，伴脑膜刺激征，脑脊液压力增高、白细胞数明显升高，应考虑本病。确诊须有病原学证据，包括脑脊液细菌涂片检出病原菌、血培养细菌阳性等。

2. 鉴别诊断

（1）病毒性脑膜炎、结核性脑膜炎、真菌性脑膜炎等：须行病原学检测，并行腰椎穿刺及脑脊液检查明确。

（2）颅内静脉窦血栓形成：可急性或亚急性起病，可有颅内压增高表现、头痛、呕吐、意识障碍、肢体瘫痪等，行头颅 MRI、MRV 或 CTV 可进一步明确。

（3）代谢性脑病：可以急性起病，表现为精神异常、意识障碍，但多有糖尿病、尿毒症等代谢异常病史。

（4）自身免疫性脑炎：青年女性多见，突发起病，表现为头痛、呕吐、进行性意识障碍，应考虑自身免疫性脑炎可能。但自身免疫性脑炎很少有发热表现，应进一步完善自身免疫性脑炎抗体明确。

（5）可逆性后部白质脑病：多隐袭起病，可表现为头痛、意识障碍，甚至痫性发作，去除潜在诱发因素后多可缓解，可完善头颅 MRI 检查以明确诊断。

（六）治疗

1. 抗菌治疗　应掌握的原则是及早使用能通过血 – 脑屏障的抗生素，通常在确定病原菌之前使用广谱抗生素，若明确病原菌则应选用敏感抗生素。使用的抗生素在脑脊液中含量高，对病原菌反应敏感且能快速杀菌达到无菌化。

（1）未确定病原菌：三代头孢的头孢曲松或头孢噻肟常作为化脓性脑膜炎首选用药，对脑膜炎双球菌、肺炎球菌、流感嗜血杆菌及 B 型链球菌引起的化脓性脑膜炎疗效比较肯定。氨苄西林因抗菌谱较广，对妊娠、糖尿病、淋巴瘤和脑脊液淋巴细胞为主者疗效尤佳。

（2）确定病原菌：应根据病原菌选择敏感的抗生素。新生儿化脑常见致病菌为大肠杆菌、B 组溶血性链球菌和葡萄球菌。年龄在 1 个月以上小儿的 PM 多由 B 型嗜血流感杆菌、肺炎链球菌和脑膜炎奈瑟双球菌引起。10 岁以上的小儿由 B 型嗜血流感杆菌、肺炎链球菌致病者多见。18 ~ 50 岁多为肺炎球菌、脑膜炎双球菌。年龄 50 岁以上者，肺炎球菌、单核细胞增多性李斯特杆菌及革兰氏阴性

杆菌多见。颅脑外伤或手术、脑脊液分流术所致，多见葡萄球菌、革兰氏阴性杆菌及肺炎球菌。

1）肺炎球菌性脑膜炎：对青霉素敏感者可用大剂量青霉素，成人每天 2 000 万 ~ 2 400 万 U，儿童每天 40 万 U/kg，分次静脉滴注。对青霉素耐药者，推荐第三代头孢菌素，如头孢噻肟、头孢曲松等，必要时联合万古霉素治疗。2 周为一个疗程，通常开始抗生素治疗后 24 ~ 36 h 内复查脑脊液以评价治疗效果。头孢哌酮钠因透过血 – 脑屏障差，不宜应用。

2）脑膜炎球菌脑膜炎：首选青霉素，耐药者选用头孢噻肟或头孢曲松，可与氨苄西林或氯霉素联用。对青霉素或 β– 内酰胺类抗生素过敏者可用氯霉素。

3）革兰氏阴性杆菌脑膜炎：对铜绿假单胞菌引起的脑膜炎可使用头孢他啶，其他革兰氏阴性杆菌脑膜炎可用头孢曲松、头孢噻肟或头孢他啶，疗程常为 3 周

2. 激素治疗　激素可以抑制炎性细胞因子的释放，稳定血 – 脑屏障。对病情较重且没有明显激素禁忌证的患者可考虑应用。通常给予地塞米松 10 mg 静脉滴注，连用 3 ~ 5 天。

3. 对症支持治疗　颅压高者可脱水降颅压；高热者使用物理降温或使用退热剂；癫痫发作者给予抗癫痫药物以终止发作。

（七）预后

自从抗生素应用以来，化脓性脑膜炎预后已大为改观，病死率视病原菌和患者年龄而不同。肺炎球菌性脑膜炎患者的病死率为 19%，脑膜炎奈瑟球菌性脑膜炎死亡率为 13%，流感嗜血杆菌性脑膜炎患者的病死率为 3%。5 岁以下儿童肺炎球菌性脑膜炎病死率为 3%，远低于 60 岁以上肺炎球菌性脑膜炎 30% 的病死率。

影响本病预后的因素包括年龄、治疗开始时间、菌血症、昏迷和癫痫，以及伴发的疾病（如糖尿病、多发性骨髓瘤、颅脑外伤、嗜酒等）。未经治疗的 PM 患者一般均死亡，即使接受有效抗生素

治疗后遗症发生率仍较高。约 22.6% 的患儿遗留神经系统后遗症。持续性神经性耳聋最常见，还可见脑神经麻痹、行为异常、癫痫、儿童语言及智能发育迟滞、运动障碍等。

二、结核性脑膜炎

结核性脑膜炎（tuberculous meningitis，TBM）是由结核分枝杆菌引起的脑膜和脊髓膜的非化脓性炎症，是一种严重的 CNS 破坏性疾病，其高死亡率和致残率至今仍是发展中国家最严重的疾病之一。CNS 结核病主要包括 TBM、颅内结核瘤及脊髓蛛网膜炎 3 种临床类型。其中以 TBM 最为常见，占 CNS 结核病的 70% 左右。2015 年，WHO 估计全球有 104 万例肺结核病例发生，其中儿童占 10%，人类免疫缺陷病毒（HIV）携带者占 11%。HIV 感染者中活动性结核病的发病率较高，且 HIV 感染合并活动性结核病者更易并发 TBM，已日益成为社会突出问题。

（一）病因及发病机制

目前认为，结核病是结核性脑膜炎的主要原因，与脑膜炎奈瑟菌、流感嗜血杆菌或肺炎链球菌等病原体一同发生。TBM 发病通常经两个途径：①从呼吸道吸入的结核菌以液滴核的形式存在，首先扩散至肺脏局部引流淋巴结，再经血液播散至脑膜和软脑膜下种植，导致沉积部位肉芽肿形成（结核结节），结节破溃后，大量结核菌进入蛛网膜下腔。②结核菌经颅骨或脊椎骨结核病灶直接破入颅内或椎管内。

疾病早期，由于脑膜、脉络丛和室管膜炎性反应，脑脊液生成增多，蛛网膜颗粒吸收降低，形成交通性脑积水，颅内压出现轻、中度增高。疾病晚期，蛛网膜、脉络丛粘连，出现完全或不完全性梗阻性脑积水，引起颅内压明显增高。

（二）病理学特征

结核性脑膜炎通常以渗出、变性和增殖三种组织炎症同时存在。在病程不同时期，以其中 1 种或 2 种病理改变更突出。

1. 急性期　病变组织炎性渗出明显，因重力作用大量灰粉色黏稠胶状渗出物沉积在脑底部和脊髓周围蛛网膜下腔，有时向大脑半球和小脑延伸，渗出物含杆菌、淋巴细胞、单核细胞和丰富的蛋白质，随渗出物中纤维蛋白原凝固而析出，纤维素及结核性肉芽组织增多，形成典型干酪样坏死组织的结核结节，周边围绕上皮细胞和朗汉斯巨细胞。本病渗出、变性及增殖不局限在蛛网膜下腔，而是沿着软脑膜扩散，可侵入脑实质、室管膜、脊膜和脊髓，结核性脑膜炎实际上是脑膜脑炎和脊膜脊髓炎。脑实质内的结核结节可融合成较大的结核瘤，分布于大脑中动脉供血区或脉络膜处。室管膜炎表现为炎性渗出和粟粒样结节，脉络丛极化粘连，可见小结核病灶。脊髓和脊神经根可被渗出物包裹、粘连，髓内罕见小结核瘤。

2. 亚急性期和慢性期　病理改变包括：①穿过蛛网膜下腔的脑神经和脊神经被炎性渗出物和炎性细胞侵犯，可引起结核性神经根炎；②脑动脉埋藏在蛛网膜下腔炎性渗出物中，因血管炎或动脉壁炎性侵蚀发生脑梗死或脑出血；③脑基底池和室管膜炎性渗出粘连，室间孔、中脑导水管和第四脑室正中孔或侧孔狭窄闭塞，致使脑脊液循环不畅，最终形成完全性或不完全性梗阻性脑积水。

尸检提示 TBM 是全身性结核疾病，所有 TBM 病例有脑外结核病变，93% 的病例合并 2 个部位以上病灶，受累器官依次为肺脏、淋巴结和心包。

（三）临床表现

TBM 从婴幼儿至老年人均可发病，青少年最多，无明显性别差异。多起病隐匿，呈慢性病程，也可急性或亚急性起病，可缺乏结核接触史，症状往往轻重不一，其自然病程发展一般表现为发热、结核中毒症状、脑膜刺激征。结核灶邻近脑膜可有浆液性或无菌的 TBM 发生。

1. 颅内压增高　在 TBM 患者无一例外会出现，早期发生脑膜、脉络膜和室管膜炎性反应，蛛网膜颗粒吸收下降，脑脊液生成增多，形成交通性脑积水。晚期蛛网膜、脉络丛和室管膜渗出粘连，脑脊液循环不畅，形成不完全或完全性脑积水，颅压明显增高，出现脑膜刺激征。应注意的是，病程晚期脊髓蛛网膜炎和渗出粘连引起椎管狭窄时，腰穿压力反而下降，无脑脊液流出，可出现神经根痛、节段性感觉障碍和 Lasegue 征等。

2. 脑组织损害　TBM 早期未给予及时有效治疗，常在发病 4~8 周出现脑实质损害表现：①精神症状多见，表现淡漠、萎靡、谵妄等。②抽搐发作，有时可呈癫痫持续状态。③意识障碍在全脑弥漫损害，颅内压明显增高及脑干网状激活系统损害时出现，往往与病情严重程度一致。④肢体瘫痪可分为急慢性两种类型，结核性动脉炎可引起卒中样瘫痪，常见大脑中动脉区。结核瘤、结核性脑脊髓蛛网膜炎引起慢性瘫痪。⑤不自主运动少见。

3. 多脑神经损害　比较常见，由颅底炎性渗出物刺激、粘连及压迫所致脑神经损害，多见动眼神经、展神经、面神经和视神经受累。

4. 并发症　脑梗死、脑积水、低钠血症、结核瘤形成和严重尿毒症是常见的临床并发症，可出现在抗结核治疗之前或治疗期间。

（四）辅助检查

TBM 早期临床表现多不典型，尤其儿童和老年人，因此实验室检查尤为重要。随着实验室诊断技术的进步，为临床确诊提供了有力保证。

1. 实验室检查　典型的脑脊液常规及生化检测表现为脑脊液压力增高，可达 400 mmH$_2$O 以上，外观清晰，呈微黄色或毛玻璃样，放置数小时可有纤维膜出现。白细胞计数在（25~500）×10^6/L，少数可达 1×10^9/L 以上，常以淋巴细胞占优，蛋白中度增高，通常 1~2 g/L，重症或后期可高于 3 g/L；脑脊液糖和氯化物降低，并随病情波动。典型脑脊液改变无特异性，但高度提示本病。此外，可行血及脑脊液结核杆菌核酸扩增荧光定量检测（Xpert MTB/RIF 系统）、结核杆菌 γ 干扰素释放试验（IGRA）、改良抗酸染色、墨汁染色、腺苷脱氨酶、脑脊液细胞学、脑脊液细菌培养等检测。近十年的研究表明，血液和脑脊液 IGRA 的总敏感度分别为 78% 和 77%，特异度为 61% 和 88%。

2. 影像学检查　CT 和 MRI 是 TBM 诊断和并发症评估常用的影像学检查方法。TBM 的 CT 影像学特点包括基底池的强化、渗出物，脑积水以及脑室周围梗死灶。脑积水及基底池强化是最常见的异常表现。平扫 CT 影像上基底池高密度影被认为是敏感性和特异性的表现。脉络膜强化以及脑室扩大应高度怀疑 TBM。常见的异常表现包括：脑积水，脑膜及基底池强化，脑梗死和局灶性、弥漫性脑水肿，结核瘤。MRI 比 CT 检查敏感度更高。MRI 增强检查可在疾病早期发现脑膜的强化。在 MRI 检查中，局部的脑膜强化比弥漫性脑膜强化更常见。此外，胸部 X 线片或 CT 检查发现活动性肺结核尤其是粟粒性肺结核应高度怀疑 TBM。

（五）诊断及鉴别诊断

1. 诊断　虽然对于结核性脑膜炎的诊断依据已经取得共识，但临床实践中由于缺乏明确诊断的病原学依据，以及敏感度和特异度更高的检查方法，因此对结核性脑膜炎的诊断仍是目前困扰神经科医师。2010 年，发表在 *Lancet Infect Dis* 的一篇文章对近年来各项研究报道的临床诊断意见进行总结分类，提出一项可以量化的诊断标准（表 15-3），给临床诊断结核性脑膜炎提供了重要依据。

（1）确诊的结核性脑膜炎：①符合临床标准，同时具备以下一项或多项条件：脑脊液检出抗酸杆菌；脑脊液结核杆菌培养阳性；脑脊液结核杆菌核酸扩增试验（nucleic acid amplification tests，NAAT）阳性。②脑或脊髓组织发现抗酸杆菌或呈结核病的病理改变，同时有临床征象和相应的脑脊液改变，或尸检呈脑膜炎症性改变。

（2）很可能的结核性脑膜炎符合临床标准，同时具备以下各项条件：①临床评分≥10 分（无神经影像学表现）；②或临床评分≥12 分（伴神经影像学表现）；③脑脊液或神经影像学评分≥2 分；④排除其他类型的脑膜炎。

（3）可能的结核性脑膜炎符合临床标准，同时

表 15-3　结核性脑膜炎临床评分系统

诊断标准	诊断分数
1. 临床标准	
（1）症状持续时间 > 5 天	4
（2）系统性症状提示结核（一个或多个症状）	
1）体重减轻，夜间盗汗，持续咳嗽大于 2 周	2
2）与肺结核患者紧密接触或 TST 阳性，IGRA 阳性（仅年龄 < 10 岁的儿童）	2
3）局灶神经系统损害（除外脑神经麻痹）	1
4）脑神经麻痹	1
5）意识改变	1
2. 脑脊液标准	
（1）外观清亮	1
（2）细胞数：10 ~ 500/uL	1
（3）淋巴细胞为主（ > 50%）	1
（4）蛋白浓度大于 1 000 mg/L	1
（5）脑脊液糖 / 血清糖 < 50% 或脑脊液糖的绝对浓度 < 2.2 mmol/L	1
3. 脑影像学标准	
（1）脑积水	1
（2）基底膜强化	2
（3）结核瘤	2
（4）脑梗死	1
（5）每一对应基底部高密度	2
4. 其他结合证据	
（1）胸部影像学提示活动性结核：结核征象为 2 分，粟粒性结核为 4 分	2/4
（2）CT/MRI/ 超声显示 CNS 外结核证据	2
（3）AFB 识别或结核分枝杆菌培养（来自诸如痰、淋巴结、胃清洗液、尿和血培养）	4
（4）来自神经系统以外样本的商品化 M 结核杆菌 NAAT 阳性	4

TST：结核杆菌感染 T 细胞斑点试验；IGRA：干扰素 –γ 释放试验

具备以下各项条件：①临床评分为 6 ~ 9 分，无神经影像学表现；②临床评分为 9 ~ 11 分，伴有神经影像学表现；③未行腰椎穿刺脑脊液检查或神经影像学检查者不得确定诊断。

由于脑脊液细胞涂片和结核杆菌培养阳性检出率极低（ < 10%），按照上述诊断标准，绝大多数临床病例仅能诊断为很可能的或可能的结核性脑膜炎。鉴于该病的严重后果，因此所有专家共识和临床指南均一致建议，高度怀疑结核杆菌感染的脑膜炎患者应尽早开始抗结核药物治疗。

2. 鉴别诊断

（1）隐球菌脑膜炎：可以出现类似于结核性脑膜炎临床表现，头颅 MRI 增强检查可出现广泛的脑膜强化表现，但多有养鸽子史，确诊需要脑脊液培养出隐球菌，IGRA 阴性。

（2）脑膜癌病：中枢神经恶性病变，如原发中枢神经系统淋巴瘤累及脑膜，影像学上可出现脑膜增厚，强化，但临床表现上有头痛、恶心、呕吐颅压增高表现，也可有消瘦，纳差等恶性病变伴随体征。

（3）低颅压所致硬脑膜增厚：可以隐袭起病，慢性病程，部分患者可出现视力障碍，也可有头痛表现，MRI 增强可见广泛硬脑膜受累，腰椎穿刺颅内压低，排除其他可确诊。

（六）治疗

本病的治疗原则是早期给药、合理选药、联合用药及系统治疗，只要患者临床症状、体征及实验室检查高度提示本病，即使抗酸染色阴性亦应立即开始抗结核治疗。

1. 抗结核治疗　异烟肼（isonicotinyl hydrazide，INH）、利福平（rifampicin，RFP）、吡嗪酰胺（pyrazinamide，PZA）或乙胺丁醇（ethambutol，EMB）、链霉素（streptomycin，SM）是治疗 TBM 最有效的联合用药方案，儿童因乙胺丁醇的视神经毒性作用、孕妇因链霉素对听神经的影响而尽量不选用。

WHO 的建议应至少选择 3 种药物联合治疗，常用异烟肼、利福平和吡嗪酰胺，轻症患者治疗 3 个月后可停用吡嗪酰胺，再继续用异烟肼和利福平7个月。目前研究认为，一旦异烟肼通过敏感性试验证实，吡嗪酰胺可在治疗2个月后停用。耐药菌株可加用第四种药如链霉素或乙胺丁醇。利福平不耐药菌株，总疗程9个月已足够。利福平耐药菌株需连续治疗18~24个月。由于汉族人为异烟肼快速代谢型，成年患者每日剂量可加至900~1 200 mg，但应注意保肝治疗，防止肝损害并同时服用维生素 B_6 以预防该药导致的周围神经病。最近的药代动力学模型研究强烈建议儿童每天利福平口服剂量至少30 mg/kg，静脉注射15 mg/kg。另外，如果怀疑异烟肼和利福平耐药（多药耐药），必须尽早启动至少4种二线抗结核药物。TBM和应用INH均易诱发癫痫，应注意抗痫治疗。

最近两项成人临床试验评估了TBM的强化抗结核方案：增加利福平剂量［口服剂量450 mg/d，相当于9.4 mg/（kg·d）；静脉注射剂量600 mg/d，相当于12.5 mg/（kg·d）］联合氟喹诺酮类药物（莫西沙星标准剂量400 mg，或高剂量600 mg）加入一线药物的组合，6个月病死率从65%降至34%。另一项回顾性研究表明，利奈唑胺可以改善儿童TBM的预后，但仍需要在今后的前瞻性对照性研究中证实。

2. 皮质类固醇治疗 用于脑水肿引起颅内压增高，伴局灶性神经体征和蛛网膜下腔阻塞的重症患者，在充足抗结核药物治疗基础上宜加用糖皮质激素，可减轻中毒症状，抑制炎症反应，减轻脑水肿，减轻蛛网膜下腔粘连，改善脑脊液循环。儿童使用地塞米松0.3~0.6 mg/（kg·d），泼尼松1~4 mg/（kg·d）。成人常选用泼尼松60 mg口服，不宜维持时间过长，3~4周后逐渐减量，2~3周内停药。糖皮质激素增加生存率，可能不会减少残疾。研究认为，地塞米松的生存获益集中于高炎性基因型患者。

3. 结核性脑膜炎药物鞘内注射 重症TBM患者在全身用药基础上，可辅助鞘内药物注射，提高疗效。地塞米松5~10 mg、α-糜蛋白酶4 000 U、透明质酸酶1 500 U，每隔2~3天1次，症状消失后每周2次，体征消失后改为每1~2周1次，直至脑脊液检查正常。注射时先放出脑脊液1 mL，注药宜缓慢（约5 min），脑脊液压力较高的患者慎用。脑脊液蛋白定量明显增高、有早期椎管梗阻、肝功能异常致使部分抗结核药物停用、慢性、复发或耐药的情况下，在全身药物治疗的同时可辅以鞘内注射，异烟肼0.1 g、地塞米松5~10 mg。

4. 脱水降颅压 颅内压增高者可选用渗透性利尿剂，如20%甘露醇、甘油果糖或甘油盐水等，同时须及时补充丢失的液体和电解质。

5. 其他治疗 近来，研究者注意到在TBM治疗中辅助性阿司匹林疗法的作用，也许会是这一领域新的曙光。研究认为，对于HIV合并TBM患者，当抗逆转录病毒疗法在1周内开始或推迟到治疗8周后，存活率没有差异。

（七）预后

TBM的预后与患者的年龄、病情、治疗是否及时有关，发病时昏迷是预后不良的重要指征。患者的病死率与高龄、延迟诊断和治疗、用药不合理有关，与意识障碍、神经系统体征和脑脊液蛋白增高（>3 g/L）呈正相关。临床症状体征完全消失，脑脊液的细胞数、蛋白、糖和氯化物含量恢复正常提示预后良好。老年TBM患者的临床表现不典型，全身情况差，合并症较多，病死率较高。HIV感染并发TBM患者的病死率更高。TBM患者的死因多为器官功能衰竭、脑疝等，幸存者可能遗留后遗症，如儿童精神发育迟滞、癫痫发作、视觉障碍和眼外肌麻痹等。早期诊断和合理有效治疗可使TBM的存活率明显增高（达80%以上）。

结核性脑膜炎预防的主要原则是增强体质，注意预防呼吸道传染，加强对结核病患者的管理与治疗，新生儿及儿童按要求积极实施计划免疫接种，早期综合治疗减轻并发症和后遗症。

第四节 新型隐球菌性脑膜炎

诊疗路径

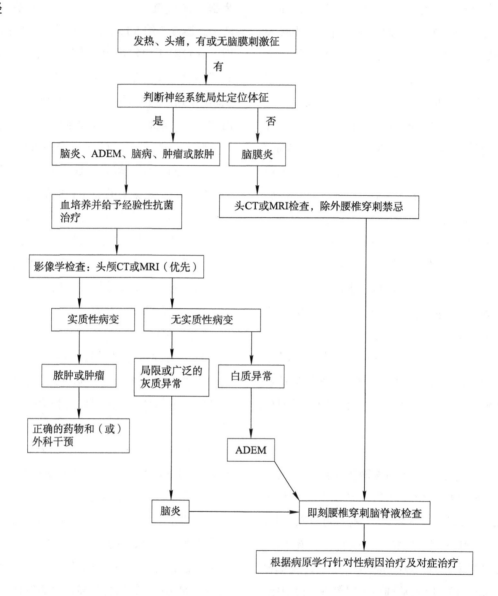

新型隐球菌性脑膜炎（cryptococcosis meningitis）是由新型隐球菌感染脑膜和脑实质所致的中枢神经系统的亚急性或慢性炎性疾病，少数可急性发病，是中枢神经系统最常见的真菌感染。该病可见于任何年龄，但以 30～60 岁成人发病率最高。

（一）病因及发病机制

新型隐球菌为条件致病菌，是一种土壤真菌，易于在干燥的碱性和富含氮类物质的土壤中（如鸽子和其他鸟类粪便的土壤）繁殖。含有病菌的尘土是人类感染新型隐球菌的主要传染源。新型隐球菌主要侵犯人体肺脏和中枢神经系统，主要通过呼吸道侵入肺部，也可经皮肤、黏膜或肠道侵入人体。当机体免疫力下降时，经血行播散进入中枢神经系统，也有少数病例是由鼻腔黏膜直接扩散到脑。新型隐球菌性脑膜炎常合并全身性疾病，如恶性肿瘤、长期应用激素或免疫抑制剂、全身慢性消耗性疾病、免疫缺陷性疾病如 AIDS 等。

（二）病理学特征

新型隐球菌所致的中枢神经系统感染，以脑膜炎病变为主，肉眼可见脑肿胀、脑膜充血并广泛增厚，蛛网膜下腔可见胶冻状渗出物，沿脑沟或脑池可见小肉芽肿、小囊肿、小脓肿等，有时在脑的深部组织中也可见较大的肉芽肿或囊肿。

（三）临床表现

隐球菌性脑膜炎临床表现多样化，根据受累部位不同，又分为以下四种临床类型：脑膜炎型、脑膜脑炎型、肉芽肿型、囊肿型。其临床表现主要有以下特点。

1. 起病形式　多隐袭起病，病程迁延。

2. 全身症状　早期有不规则低热，体温一般为 37.5～38℃，或表现为轻度间歇性头痛，后逐渐加重。

3. 颅内压增高　表现头痛、恶心、呕吐、搏动性耳鸣、复视、黑矇及视力下降，病情严重者可有意识障碍。

4. 脑膜刺激征　颈项强直、克氏征、布氏征阳性。

5. 脑神经受累　约 1/3 的患者有脑神经受累。以视神经、动眼神经、展神经、面神经及听神经等受累为主，其中以视神经受累最常见。

6. 脑实质受损症状　精神异常、癫痫发作、偏瘫、共济失调、意识障碍等。

（四）辅助检查

1. 脑脊液检查

（1）常规生化检查：外观大多澄清，当大量隐球菌存在时可变得黏稠。呈明显的"三高一低"现象。即腰椎穿刺压力增高，常高于 300 mmH$_2$O；淋巴细胞数轻、中度增多，一般为（10～500）×10^6/L；蛋白含量增高，葡萄糖和氯化物含量降低，尤以葡萄糖水平降低更为显著，严重者可降至 0。

（2）病原体检测：脑脊液病原体检测发现新型隐球菌是诊断新型隐球菌性脑膜炎的"金标准"。目前临床常用的诊断方法包括脑脊液墨汁涂片、菌体计数、脑脊液真菌培养、脑脊液和血清的隐球菌荚膜多糖抗原乳胶凝聚试验等。

脑脊液墨汁涂片操作简单、迅速，是诊断隐球菌脑膜炎直接而快速的诊断方法，可见带有荚膜的新型隐球菌，这是新型隐球菌脑膜炎诊断的"金标准"。镜下可见酵母样细胞，形圆、壁厚、围以宽厚的荚膜，但镜检的阳性率为 30%～50%，故应反复多次检查，以提高检出率。脑脊液培养 2～5 日可有新型隐球菌生长。

脑脊液隐球菌荚膜多糖抗原乳胶凝聚试验对隐球菌中枢神经系统感染的诊断具有非常好的敏感性和特异性。在感染治疗的过程中，一般乳胶凝集试验滴度会逐渐降低；但在感染治愈后，许多患者乳胶凝聚试验阳性可持续相当长时间。在中枢神经系统感染时，血清抗原滴度常常大于脑脊液的滴度，但这并不提示存在感染的播散。

2. 影像学检查

（1）胸部 X 片检查：约 62% 的隐球菌性脑膜炎患者可见类肺结核样病灶或肺炎样改变，少数表现为肺不张、胸膜增厚或占位影像。

（2）头颅 CT、MRI 检查：头颅 CT 可见弥漫性脑膜强化、脑水肿、脑实质低密度病灶等。但有 25%～50% 的隐球菌性脑膜炎 CT 扫描没有任何变化。头颅 MRI 检查比 CT 检查敏感，可显示明显脑膜强化，部分可显示脑实质的肉芽肿，表现为 T$_1$WI 等信号或略低信号，T$_2$WI 可从略低信号到明显高信号。

（五）诊断

本病的诊断依据为：①亚急性或慢性起病，患者头痛，伴有低热、恶心、呕吐和脑膜刺激征表现。②腰椎穿刺检查提示有颅内压增高、脑脊液淋巴细胞轻到中度升高，蛋白含量升高，糖含量明显降低。脑脊液涂片墨汁染色或其他检查方法发现隐球菌或其抗原、抗体。③影像学检查发现，有脑膜增强反应和脑实质内的局限性炎性病灶。具备上述条件即可诊断。对于疑似病例，须进行病原学的反复多次检验，以提高隐球菌检出率，减少误诊。

（六）鉴别诊断

隐球菌性脑膜炎须与其他真菌性脑膜炎、结核性脑膜炎、细菌性脑膜炎、病毒性脑膜炎、脑膜癌病等相鉴别。

与隐球菌性脑膜炎最易混淆的是结核性脑膜炎。两者的临床表现、脑脊液常规生化检查极为相似，临床须仔细鉴别（表 15-4）。

（七）治疗

隐球菌性脑膜炎治疗包括抗真菌药物治疗和对症治疗两部分。治疗目标：消除或减轻临床症状，如发热、头痛、精神症状、脑膜刺激征、颅内高压及脑神经异常；治愈感染，清除脑脊液中隐球菌；预防中枢神经系统后遗症，如脑神经瘫痪，听力丧失和失明。

1. 抗真菌药物治疗

（1）用药种类：目前抗真菌药物包括大环多烯类、三唑类、核苷类似物以及丙烯胺类，详见表 15-5。

表 15-4　隐球菌性脑膜炎和结核性脑膜炎的鉴别诊断

鉴别要点	隐球菌性脑膜炎	结核性脑膜炎
发病人群	免疫力低下者、鸽子或鸟粪接触者	结核病接触者
起病形式	慢性或亚急性	亚急性
发热	早期不慢性，以后多不规则	较早出现发热
脑神经受累	视神经受累或视乳头水肿	展神经受累多见
腰椎穿刺压力	慢性增高	增高
脑脊液外观	清亮或浑浊	常呈淡黄色，静置后表面见薄膜样物质
脑脊液细胞数	轻中度升高，$200 \times 10^6/L$ 以下多见	中度增高，$(200 \sim 500) \times 10^6/L$ 多见
脑脊液蛋白	轻中度增高	明显增高，多高于 1 g/L
糖	明显降低	降低
氯化物	降低	多明显降低
涂片找菌	墨汁染色见新型隐球菌	结核杆菌，但概率很小
隐球菌抗原检测	阳性	阴性

表 15-5　常用抗真菌药物及不良反应

类别	药名	作用机制	不良反应
大环多烯类	两性霉素 B	首选药物，与真菌细胞膜中的麦角固醇结合，干扰细胞代谢，杀死真菌细胞	严重的肝肾毒性、寒战、高热及静脉炎、低钾血症等。
	AmB 脂质体	直接结合在真菌感染部位，提高了对真菌麦角固醇的亲和力	减少了肾毒性
三唑类	氟康唑	抑制麦角固醇的合成，使敏感真菌细胞膜失去完整性和活性，最终导致与膜相关的细胞功能发生改变	不良反应少
	伊曲康唑	与氟康唑相同	不良反应少
核苷类似物	5-氟胞嘧啶（5-FU）	抑制真菌细胞核酸的合成	抑制骨髓造血
丙烯胺类	特比萘芬	特异性地抑制角鲨烯环氧化酶，阻止麦角固醇合成，导致胞膜脆性增加而破裂，细胞死亡	不良反应少

（2）药物治疗方案

1）HIV阴性隐球菌性脑膜炎的抗真菌治疗方案。①诱导治疗：两性霉素 B 0.5～1 mg/（kg·d）静脉注射联合氟胞嘧啶 100 mg/（kg·d）口服，至少 8 周。对于肾功能受损或易发生肾功能受损的患者，使用两性霉素 B 脂质体剂型（lipid fomulation of AmB，LF AmB），如两性霉素脂质体 3～4 mg/（kg·d）静脉给药或两性霉素脂质复合物 5 mg/（kg·d）静脉给药代替两性霉素 B 治疗至少 2 周。鞘内注射两性霉素 B 可以提高抗真菌治疗的疗效，但需要注意避免并发症的发生。②巩固治疗：氟康唑 200～400 mg/d，至少 12 周；或伊曲康唑 200～400 mg/d，至少 12 周。

对于有明显肾疾病的免疫正常和免疫抑制患者，在诱导治疗阶段可应用两性霉素 B 脂质体代替两性霉素 B。对于无法耐受氟康唑的患者，可应用伊曲康唑代替。

2）HIV阳性隐球菌性脑膜炎的抗真菌治疗方案。AIDS患者合并的隐球菌脑膜炎具有如下特点：常呈急性或亚急性起病，合并隐球菌血症和其他机会性感染，病情重。脑脊液中白细胞计数和蛋白质含量多正常或轻度升高，糖及氯化物含量正常或轻度降低。

HIV阳性患者治疗中主要注意事项包括：避免抗真菌治疗与高效联合抗病毒治疗（HAART）药物之间的相互作用；降低或尽可能减少免疫重建综合征发生的风险；治疗时需观察患者 CD_4^+ T淋巴细胞计数。除特殊情况外，一般推荐所有 HIV 感染的病例须终身抗真菌治疗以预防复发。

HIV阳性患者抗真菌治疗的方案有以下 3 种。①诱导治疗：两性霉素 B 0.7～1 mg/（kg·d）静脉注射联合氟胞嘧啶 100 mg/（kg·d）口服，治疗 2 周；巩固治疗：氟康唑 400 mg/d，至少 10 周；然后氟康唑 200 mg/d，终身维持。②两性霉素 B 0.7～1 mg/（kg·d）静脉注射联合氟胞嘧啶 100 mg/（kg·d）口服，治疗 6～10 周，氟康唑 200 mg/d 终身维持。③伏立康唑（首个 24 h 给予负荷剂量，每 12 h 给药 1 次，每次 6 mg/kg 静脉滴注，2 周后停用伏立康唑，继续使用两性霉素 B＋氟胞嘧啶进行治疗）与两性霉素 B［0.5～0.7 mg/（kg·d）］＋氟胞嘧啶［100～150 mg/（kg·d）］联合应用 2 周后，停用伏立康唑，联合应用两性霉素 B 和氟胞嘧啶 12 周，后改用氟康唑 200 mg/d，终身维持。

不论采用何种方案，一般患者均须终身使用氟康唑维持治疗，但若患者持续 6 个月以上 CD_4^+ T淋巴细胞计数＞200/μL，可以根据患者的具体情况考虑停止抗真菌治疗。

抗真菌治疗与 HAART 开始时机的选择。①若患者 CD_4^+ T淋巴细胞计数≥350 个/μL，先针对隐球菌性脑膜炎进行抗真菌治疗，再根据 CD_4^+ T淋巴细胞计数等综合判断是否开始 HAART，这样也可以避免两类药物之间的相互作用。②当患者的 CD_4^+ T淋巴细胞计数在 200～350 个/μL 之间时，先进行抗真菌治疗。治疗过程中 CD_4^+ T淋巴细胞计数＜200 个/μL，则在进行抗真菌治疗满 4 周后开始 HAART。若考虑患者因免疫缺陷使得抗真菌治疗满 8 周后疗效仍不明显，也可开始 HAART 以重建其免疫功能。③当患者的 CD_4^+ T淋巴细胞计数在 50～200 个/μL 之间时，原则上先针对隐球菌性脑膜炎进行抗真菌治疗 4 周，4 周后若患者的一般情况稳定可启动 HAART。④当患者的 CD_4^+ T淋巴细胞计数＜50 个/μL，虽然患者急需开始 HAART，但是原则上不建议抗真菌和 HAART 同时开始。若患者的病情危重，可考虑在抗隐球菌治疗开始 2 周后启动 HAART。若患者经抗真菌及对症治疗后病情稳定，仍以 4 周后开始 HAART 为原则。

3）器官移植患者隐球菌性脑膜炎的抗真菌治疗方案。①诱导治疗：两性霉素脂质体 3～4 mg/（kg·d）或两性霉素脂质复合物 5 mg/（kg·d）联合氟胞嘧啶 100 mg/（kg·d）口服，至少 2 周。或者单用两性霉素脂质体 3～4 mg/（kg·d）或两性霉素脂质复合物 5 mg/（kg·d）治疗 4～6 周；②巩固治疗：氟康唑 400～800 mg/d，至少 8 周；

③维持治疗：氟康唑 200～400 mg/d，每日 1 次维持治疗 6～12 个月。

2. 对症治疗

（1）颅内压增高的治疗：在 HIV 阴性和 HIV 阳性的隐球菌脑膜炎患者中，超过 50% 的患者有颅压增高。颅内压增高的原因可能有：①中枢神经系统中隐球菌多糖抗原过多或隐球菌的生长使蛛网膜颗粒对脑脊液的重吸收减少。②脑膜炎症、隐球菌球或罕见的脑脊液交通阻塞等导致的脑积水。高颅压是隐球菌脑膜炎患者死亡和发生各种并发症的一个重要原因。

积极、有效地控制颅压可以显著减少 HIV 阴性或阳性患者隐球菌脑膜炎的病死率和各种神经系统并发症的发生。处理高颅压的方法有：药物治疗（如糖皮质激素、利尿剂、甘露醇等）和脑脊液引流（对于各种顽固性高颅压有效，如通过连续的腰椎穿刺间断引流脑脊液、腰椎置管引流、脑室腹腔分流）。腰椎穿刺间断引流脑脊液是目前最为有效、快速的降颅压方法，而药物降颅压的长期效果不明显。腰椎引流术的危险性主要见于极少数伴有肉芽肿损害和阻塞性脑积水的病例。长期的外引流可使患者处于继发细菌感染的危险，脑室腹腔分流术也可能继发细菌感染，但这并不常见。在进行抗真菌治疗时，分流术通常不会引起隐球菌感染的扩散。

（2）颅内隐球菌肉芽肿的治疗：绝大部分脑实质的肉芽肿损害对抗真菌治疗反应良好，肉芽肿所致水肿可予糖皮质激素治疗。直径≥3 cm 而容易切除的隐球菌肉芽肿可考虑外科手术治疗。

所有患者在治疗期间必须严密监测颅内压，定期进行真菌学指标的监测。并注意监测两性霉素 B 等药物的不良反应。对于长期应用泼尼松等激素的病例，尽可能减少泼尼松用量至 10 mg/d 可提高抗真菌疗效。

（八）预后

本病常进行性加重，患者预后不良，病死率高。未经治疗者常在数月内死亡，平均病程为 6 个月，经过治疗的患者也常见神经系统并发症和后遗症，并且可在数年内病情反复缓解和加重。

第五节　自身免疫性脑炎

脑炎（encephalitis）是指脑实质发生炎症导致神经系统功能缺失的一类疾病，年发病率为（5～8）/10 万人。脑炎在世界范围内均具有较高的致死率及致残率，但其中 40%～50% 的病例病因不明。脑炎的基本原因可大致分为：直接感染性（direct infectious）、感染后性（post infectious）及非感染性（noninfectious）。其中，感染后性及非感染性脑炎中的自身免疫性脑炎（autoimmune encephalitis，AE）是脑炎第三大病因，仅次于感染（多为病毒性）及急性播散性脑脊髓炎。据不完全统计，AE 占临床全部拟诊脑炎患者 10%～20%。特别是最近十余年，由抗神经元表面介导抗体（neuronal surface-mediated antibody，NSAb）所致 AE 日益引起国内外神经病学界的广泛关注。一项单中心脑炎流行病学研究显示，抗 N-甲基-D-门冬氨酸受体抗体（即抗 NMDAR-IgG）介导的 AE 最常见，在年轻人中发病率超过病毒性脑炎。一项荷兰的回顾性研究显示，抗富含亮氨酸胶质瘤失活蛋白 1（LGI1）脑炎在 AE 中发病率排在第二位，发病率为 0.83/ 百万。因此，AE 潜在罹患人群尤为庞大，不容忽视。

（一）病因及发病机制

目前认为，AE 有 2 个潜在触发点，即单纯疱疹病毒性脑炎和全身性肿瘤。病毒诱导的神经元破坏或凋亡肿瘤细胞释放的抗原被抗原提呈细胞（如树突状细胞）所加载，转运至局部淋巴结。淋巴结内幼稚 B 细胞在和 CD4⁺ T 细胞接触时暴露于加工后的抗原，成为抗原处理过的细胞。入脑后，记忆 B 细胞经过再刺激，抗原驱动的亲和力成熟、克隆性扩增，并分化为产生抗体的浆细胞。上述理论可以解释单纯疱疹病毒性脑炎发病后数周再次出现神经症状。上述延迟并发症累及大约 20% 的单纯疱疹病毒性脑炎患者，在儿童主要表现为舞蹈症，而在成年人主要表现为精神和行为改变。然而，大部分 AE 发生在没有明显免疫触发点的患者。为此，有人推测这些疾病存在遗传易感性。两个研究显示抗 LGI1 脑炎与 *HLA-Ⅱ* 基因［包括荷兰人群中 HLA-DRB1*07（DR7）、HLA-DRB4 和韩国人群中 DRB1*07：01-DQB1*02：02］相关。但上述两个研究中没有发现特定 *HLA* 等位基因与抗 NMDAR 脑炎相关。

按照 AE 发病机制可将其分为细胞免疫介导及体液免疫介导。其中，体液免疫介导型 AE 中抗体常为直接致病性，而细胞免疫介导型 AE 中抗体多提示合并某种肿瘤而其本身不致病。体液免疫介导型 AE 中抗体多为 NSAb，其针对的靶抗原是参与神经元信号传导和突触延展性的细胞表面蛋白。通过基因改造或者药物拮抗剂改变同一蛋白功能所产生的综合征和 AE 患者出现的临床综合征非常相似。各种 NSAb 的致病机制各异：抗 NMDAR-IgG 使神经元表面 NMDAR 交联并内化；抗 LGI1-IgG 阻断蛋白 - 蛋白间相互作用，从而影响电压门控钾通道，导致 AMPAR 水平下降，影响神经元功能；抗 GABA_BR-IgG 直接阻断受体亚单位。而细胞免疫介导型 AE 由于抗体无法接触细胞内抗原，主要是通过细胞毒性 T 细胞造成杀伤。

（二）病理学特征

体液免疫介导 AE（如抗 NMDAR 脑炎）的脑组织中可见软脑膜及脑组织中浆细胞浸润、脑组织中人源性 IgG 沉积以及小胶质细胞结节。细胞免疫介导 AE（如 Hu 抗体脑炎）中主要神经病理学改变为广泛的神经元丢失以及炎细胞浸润，免疫组织化学染色显示 T 淋巴细胞通过释放穿孔素和颗粒酶杀伤神经元。

（三）临床表现

根据 2013 年国际脑炎联盟（International Encephalitis Consortium）所提出的定义，脑病（encephalopathy）是指超过 24 h 的精神状态改变，包括意识水平下降、昏睡或人格变化。而"很可能"或"确诊"的脑炎则是在脑病临床表现的基础上满足以下 6 项标准中的至少 3 项：①发病前后 72 h 内体温≥38℃；②全面性或部分性癫痫发作不能完全归因于已有的癫痫；③新发的神经系统局灶性病变表现；④脑脊液白细胞数 $> 5 \times 10^6$/L；⑤神经影像学提示新发或急性脑实质异常表现；⑥脑电图符合脑炎表现。

（四）辅助检查

诊断及除外 AE 所需进行的辅助检查如下。

1. **血液检查**　包括血常规、生化常规、凝血功能、肿瘤标志物、甲状腺抗体、乙型肝炎抗体、丙型肝炎抗体、梅毒抗体、艾滋病抗体、抗链球菌溶血素 O 试验、C- 反应蛋白、红细胞沉降率、抗核抗体、ACE、ENA、ANA、dsDNA、ANCA、HLA-B27、抗心磷脂抗体、补体 C3 及 C4、TORCH 抗体检测、结核杆菌 PCR、结核杆菌快速药敏及菌型鉴定、PPD 试验、结核相关干扰素实验、抗结核抗体、抗神经抗体、抗神经节甘酯抗体、14-3-3 蛋白等。

2. **尿液检测**　尿常规、尿毒理分析（必要时）。

3. **脑脊液检查**　除外腰椎穿刺禁忌证后，完善腰椎穿刺，明确脑脊液压力，行脑脊液化验，包括脑脊液常规、生化、寡克隆区带、髓鞘碱性蛋白、IgG 鞘内合成率、普通细菌涂片及染色、特殊细菌涂片及染色、墨汁染色、结核杆菌 PCR、结核杆菌快速药敏及菌型鉴定、真菌培养 + 药敏、脑脊液细胞学、补体 C3 及 C4、TORCH 抗体检测、抗神经抗体、抗神经节甘酯抗体、14-3-3 蛋白及脑脊液病原学二代测序等。

4. **影像学检查**　头颅 MRI（增强）、脑电图、肺 / 纵隔 CT、盆腔 CT、妇科 B 超（经阴道）/ 睾丸 B 超等检查，必要时完善 MRS 及 PET-CT 检查。

5. **临床评分**　改良 Rankin 评分（modified Rankin Scale，mRS）及 MMSE 等。

（五）分类、诊断及鉴别诊断

AE 泛指一类由于免疫系统与脑实质相互作用而导致的急性或亚急性炎性疾病。临床上符合脑炎的主要表现。病理上以淋巴细胞为主的炎症细胞浸润脑实质，并在血管周围形成套袖样结构。组织中出血坏死、病毒抗原、核酸及包涵体少见。

1. 分类　常见 AE 相关抗体及其对应抗原、临床综合征以及合并神经系统以外肿瘤情况参见表15-6。

表15-6　自身免疫性脑炎相关抗神经抗体及合并肿瘤类型

抗原	抗原位置	脑炎综合征	肿瘤的比例	主要肿瘤类型
Hu	神经元细胞核	边缘性脑炎	>95%	小细胞肺癌
Ma2	神经元细胞核仁	边缘性脑炎	>95%	精原细胞瘤
GAD	神经元突触胞质内	边缘性脑炎	25%	胸腺瘤、小细胞肺癌
Amphiphysin	神经元突触胞质内	边缘性脑炎	46%~79%	小细胞肺癌、乳腺癌
CV2	少突胶质细胞胞质	边缘性脑炎	86.5%	小细胞肺癌、胸腺瘤
NMDAR	神经元细胞膜	脑炎	因性别、年龄而异	卵巢畸胎瘤
AMPAR	神经元细胞膜	边缘性脑炎	65%	胸腺瘤、小细胞肺癌
GABA$_B$R	神经元细胞膜	边缘性脑炎	50%	小细胞肺癌
LGI1	神经元细胞膜	边缘性脑炎	5%~10%	胸腺瘤
CASPR2	神经元细胞膜	Morvan 综合征，边缘性脑炎	20%~50%	胸腺瘤
DPPX	神经元细胞膜	脑炎多伴有腹泻	<10%	淋巴瘤
IgLON5	神经元细胞膜	脑病合并睡眠障碍	0	–
GlyR	神经元细胞膜	PERM	<10%	胸腺瘤
GABA$_A$R	神经元细胞膜	脑炎	<5%	胸腺瘤
mGluR5	神经元细胞膜	脑炎	70%	霍奇金淋巴瘤
D2R	神经元细胞膜	基底节脑炎	0%	–
neurexin-3α	神经元细胞膜	脑炎	–	–
MOG	少突胶质细胞膜	ADEM	0	0
AQP4	星形胶质细胞膜	间脑炎	0	–

注：部分抗体尚与其他神经综合征相关，如僵人综合征、亚急性小脑变性与感觉神经元神经病等。

neurexin-3alpha：突触蛋白 -3α；GAD（glutamic acid decarboxylase）：谷氨酸脱羧酶；CASPR2（contactin associated protein 2）：接触蛋白相关蛋白样蛋白 2；DPPX（dipeptidyl-peptidase-like protein-6）：二肽基肽酶样蛋白 -6；Amphiphysin：双载蛋白；NMDAR（N-methyl-D-aspartate receptor）：N- 甲基 -D- 天冬氨酸受体；AMPAR（α-amino-3-hydroxy-5-methyl-4-isoxazole propionic acid receptor）：α 氨基 -3- 羟基 -5- 甲基 -4- 异唑酸受体；GABA$_B$R（γ-amino butyric acid type B receptor）：γ- 氨基丁酸 B 型受体；LGI1（leucine-rich glioma-inactivated protein 1）：富含亮氨酸胶质瘤失活蛋白 1；VGKC（voltage-gated potassium channel）：电压门控钾离子通道；DPPX（dipeptidyl-peptidase-like protein）：二肽基肽酶样蛋白；D2R（dopamine 2R）：多巴胺 2 型受体；GlyR（glycine receptor）：甘氨酸受体；PERM（progressive encephalomyelitis with rigidity and myoclonus）：伴有肌强直及阵挛的进行性脑脊髓炎；mGluR（metabotropic glutamate receptor1）：代谢型谷氨酸受体；AQP4（aquaporin 4）：水通道蛋白 4；MOG（myelin oligodendrocyte glycoprotein）：髓鞘少突胶质细胞糖蛋白；ADEM（acute disseminated encephalomyelitis）：急性播散性脑脊髓炎

2. 临床诊断标准　主要参考 2016 年 *Lancet Neurology* 杂志提出的最新 AE 临床诊断路径。

（1）可能的 AE 诊断标准：必须同时满足以下 3 条标准。

1）亚急性：通常少于 3 个月出现近记忆力减退、意识水平下降、昏睡、人格改变或精神症状。

2）以下 4 项至少满足 1 项：①新出现的中枢神经系统局灶表现；②新出现的癫痫症状；③脑脊液白细胞数增多（> 5×10^6/L）；④头颅 MRI 检查提示脑炎（如边缘系统脑炎中一侧或双侧颞叶内侧 T_2 加权快速反转恢复序列高信号，或者累及灰质和 / 或白质并符合脱髓鞘 / 炎症特点的多发病灶。

3）合理排除其他诊断。

（2）确诊的自身免疫性边缘性脑炎诊断标准：必须同时满足以下 4 条标准。

1）急性：通常少于 3 个月出现近记忆力减退、意识水平下降、昏睡、人格改变或精神症状，符合边缘系统受累表现。

2）双侧局限于颞叶内侧 T_2 加权快速反转恢复序列高信号（部分颞叶内侧 MRI 无明显异常病例，可以用该部位 PET/CT 高代谢替代）。

3）以下 2 项至少满足 1 项：①脑脊液白细胞数增多（> 5×10^6/L）；②脑电图显示累及颞叶的慢波或癫痫波。

4）合理排除其他诊断。

（3）抗 N- 甲基 -D- 天冬氨酸受体脑炎（抗 NMDAR 脑炎）诊断标准

1）很可能的抗 NMDAR 脑炎必须同时满足以下 3 条标准：①病情在 3 个月内快速进展，满足以下 6 项中的 4 项：精神行为异常或认知功能障碍；言语功能障碍（言语减少、缄默）；癫痫发作；运动障碍或强直 / 姿势异常；意识水平下降；自主神经功能异常或中枢性低通气。②以下实验室检查中至少 1 项异常：脑电图异常（局灶性或弥漫性慢波、电活动紊乱、癫痫波或极端 δ 刷）；脑脊液白细胞数增多或出现寡克隆区带。③合理排除其他诊断。

2）确诊抗 NMDAR 脑炎必须同时满足以下 3 条标准：①病情在 3 个月内快速进展，满足以下 6 项中的 1 项：精神行为异常或认知功能障碍；言语功能障碍（言语减少、缄默）；癫痫发作；运动障碍或强直 / 姿势异常；意识水平下降；自主神经功能异常或中枢性低通气。②患者血清和 / 或脑脊液检出抗 NMDAR-IgG。③ 合理排除其他诊断。

3. 鉴别诊断

（1）代谢性疾病：Wernicke 脑病、肺性脑病、肝性脑病、肾性脑病等。

（2）感染性疾病：病毒性脑炎、结核性脑膜脑炎、神经梅毒、普通细菌 / 真菌 / 寄生虫的中枢神经系统感染、神经莱姆病、Creutzfeldt-Jakob 病等。

（3）神经系统变性病：路易体痴呆、遗传性小脑变性等。

（4）肿瘤性疾病：颅内原发肿瘤及转移瘤。

（5）遗传性疾病：线粒体脑肌病伴高乳酸血症和脑卒中样发作（MELAS）、肾上腺脑白质营养不良（ALD）等。

（6）中毒性疾病：一氧化碳中毒、砷中毒、放射性脑病。

（七）治疗

1. 体液免疫介导 AE 的免疫治疗　致病因素为抗体本身的 AE，清除抗体或降低抗体滴度可使患者病情好转。目前，治疗 AE 的药物用法及用量多参考其他自身免疫性疾病或系列病例报告以及队列研究。

（1）一线治疗

1）糖皮质激素：甲泼尼龙 500 ~ 1 000 mg/d，静脉滴注，连续 3 ~ 5 日，然后逐渐减量或直接改为口服泼尼松 1 mg/（kg·d），清晨顿服，维持 1 ~ 2 个月后逐渐减量，每 2 ~ 4 周减 5 ~ 10 mg，至 20 mg 左右后可 4 ~ 8 周减 5 mg，酌情隔日服用最低有效剂量。口服泼尼松减量直至小剂量（5 ~ 10 mg）均需维持半年以上，再酌情停药。在使用激素过程中注意补钾、补钙和保护胃黏膜。

2）静脉滴注丙种球蛋白（IVIg）：400 mg/

（kg·d）静脉滴注 5 天为一个疗程，多于使用后 5 ~ 10 天起效，作用可持续 1 ~ 2 个月。

3）血浆置换：每次用健康人血浆 1 500 mL 和 706 代血浆 500 mL，第 1 周隔日 1 次，共 3 次，若改善不明显其后每周 1 次，常规进行 5 ~ 7 次。多于首次或第 2 次血浆置换 2 天左右起效，作用可维持 1 ~ 2 个月。需要注意的是在应用 IVIg 4 周内不能进行血浆交换治疗。

（2）二线治疗

1）抗人 CD20 单克隆抗体　推荐剂量为 375 mg/m^2（体表面积）静脉滴注，每周 1 次，疗程为 22 天，共给药 4 次。该药的治疗应在具备完善复苏设备的病区内进行，对出现呼吸系统症状或低血压的患者至少监护 24 h，监测是否发生过敏（如寒战、发热、低血压、头痛）。

2）环磷酰胺：按剂量 750 mg/m^2（体表面积）剂量静脉滴注，时间超过 1 h，每 4 周 1 次；或 500 mg/d 剂量静脉滴注，每月 2 ~ 4 次；或 1 000 mg/月剂量静脉滴注。

3）吗替麦考酚酯：1 ~ 1.5 g/d 口服，每日分 2 次口服。可用于复发性抗 NMDAR 脑炎。服用本药的患者，在第 1 个月 1 次 / 周全血细胞计数，第 2、3 个月每月 2 次，3 个月后每月 1 次，如果发生中性粒细胞减少时，应停止或酌情减量使用本药。

2. 细胞免疫介导 AE 的免疫治疗　由于细胞免疫介导为主型 AE 不可逆性的神经损害出现较早且较迅速，治疗反应往往不佳。在抗肿瘤治疗的基础上，可参考体液免疫介导 AE 的一线、二线治疗。

3. 抗癫痫治疗　AE 的癫痫症状单纯应用抗癫痫药物一般不能控制，应在免疫治疗的基础上联合应用抗癫痫药物。

（1）全面性癫痫：全身强直 - 阵挛发作的一线药物包括丙戊酸、托吡酯和拉莫三嗪，丙戊酸为唯一的首选药物。失神发作和肌阵挛发作的一线与首选药物均只有丙戊酸。

（2）部分症状性癫痫（简单部分性发作、复杂部分性发作和继发性全面性发作）：三种发作类型的初始治疗均首选卡马西平与奥卡西平，治疗失败后的首选药物为拉莫三嗪。

（3）抗癫痫药物单药治疗不能控制癫痫发作：考虑药物联合治疗（辅助或叠加治疗），推荐 2 种不同作用机制的，且避免具有相互作用的药物联用。

4. AE 相关肿瘤的治疗　在该类患者中应早期识别并治疗抗体相关性肿瘤，积极联系相关科室，尽早予以患者手术治疗，并联合上述免疫治疗，可以使患者的病情得以稳定或得到相应的改善，能够提高患者完全恢复的可能性。

（八）预后

目前认为急性期 NSAb 滴度与患者的预后无明显相关性，特异免疫介导 AE 总体病死率低于 10%。早期诊断、尽早行免疫治疗及肿瘤切除是神经功能恢复的关键。20% ~ 25% 的抗 NMDAR 脑炎患者可出现复发，主要发生于未合并肿瘤者、激素冲击疗法减量期或免疫治疗不规范患者。对于 18 岁以上的患者，即使神经系统功能恢复，也要定期（至少每 2 年一次）进行肿瘤筛查。AE 患者抗癫痫药物至少应用 2 年。对于合并恶性肿瘤的细胞免疫介导 AE，患者预后与导致本病的全身肿瘤预后及边缘系统损害范围相关。

第六节　朊病毒病

朊病毒病（prion disease）是一组由朊病毒所致的、可侵袭人类及多种动物中枢神经系统的退行性脑病，也称克 - 雅病（Creutzfeldt-Jakob disease，CJD）或可传播性海绵状脑病（transmissible spongiform encephalopathy，TSE）。

（一）病因

Prion 一词来源于"传染性蛋白颗粒（proteinaceous infectious particle）"。朊病毒是一种不含有核酸、具有自我复制能力的感染性蛋白粒子，由以 α 螺旋为主的正常的细胞型朊蛋白 PrPC（prion related protein）（C 指细胞型蛋白）发生构象

变化成为以 β 折叠为主的 PrPSc（Sc 来源于绵羊和山羊的朊病毒病 – 羊瘙痒病 scrapie）。同时，与传统的微生物相似，TSE 又具有明显的"毒株"现象。核酸成分可能在 prion 复制过程中完全缺如，挑战了目前的"生物中心法则"。

（二）病理学特征

病理改变主要是神经毡海绵样空泡变性、神经细胞丢失、星形胶质细胞增生和淀粉样斑块沉积，没有炎症反应。

（三）分类

有 80%~90% 的 CJD 呈散发性，称为散发性克雅氏病（sporadic Creutzfeldt-Jacob disease，sCJD）；5%~15% 有家族遗传史，称之为家族性克雅氏病（familial Creutzfeldt-Jacob disease，fCJD）；获得性占 5%，包括变异型 CJD（variant Creutzfeldt-Jacob disease，vCJD）、医源性 CJD（iatrogenic Creutzfeldt-Jacob disease，iCJD）和库鲁病（Kuru）。家族性致死性失眠症（fatal familial insomnia，FFI）和格斯特曼 – 施特劳斯勒尔 – 沙因综合征（Gerstmann-Straussler-Scheinker syndrome，GSS）均为家族遗传性疾病。

近年来国外学者倾向于将人类朊病毒病分为散发性、遗传性和获得性 3 类。散发性朊病毒病包括 sCJD 和可变蛋白酶敏感性朊蛋白病。家族遗传性朊病毒病（genetic or familial prion disease），包括家族遗传性克 – 雅病、格斯特曼 – 施特劳斯勒尔 – 沙因综合征和家族性致死型失眠症，家族性朊病毒病呈常染色体显性遗传。获得性朊蛋白病包括 Kuru 病、iCJD 和 vCJD。文献中曾提到的散发性致死性失眠症目前认为是 sCJD 的丘脑亚型。

（四）临床表现

这组疾病具有相似的临床特征和神经病理学改变，并可在同种动物间传播。其共同特点是：①除变异型 CJD 外，多为中年以上发病；②以快速进展性痴呆为核心症状，同时伴有癫痫、肌阵挛、共济失调以及视觉障碍等症状；③潜伏期长，进展迅速，预后不良。

（五）治疗

迄今为止尚未发现本病有效的治疗方法，所有的治疗和护理按照常规对症处理。朊病毒病治疗研究的着眼点是干扰和破坏 PrPC 向 PrPSc 构象转变和抑制朊病毒复制。

第七节 散发性克雅病

sCJD 在世界各地均有报道。年发病率为（1~2）/ 百万，无性别差异；发病年龄 16~82 岁，平均 60 岁左右；罹病者无地理聚集性，在患者之间无明显传播现象；与社会经济状况无关。目前尚不能完全排除 sCJD 来自环境因素的可能性。病变主要累及中枢神经系统，包括大脑和小脑皮质、纹状体、脊髓；严重程度与病程长短呈正相关。

（一）临床表现

经典的 sCJD 以快速进行性多认知域痴呆伴肌阵挛为主要特点，发病年龄多在 45~75 岁，平均年龄 68 岁。病情恶化逐周加重，5 个月左右进入无动性缄默状态。约 1/3 的患者在早期出现某些前驱症状，如疲劳、失眠、抑郁、体重下降、头痛、全身不适或非特异性疼痛等表现。也可有注意力不集中、健忘、易疲乏、抑郁、头晕、下肢无力等症状。本病早期症状最常见的是行为变化，情感反应异常和智能减退，可伴有持物和行走不稳。视觉障碍较常见，如视觉模糊、视力减退等。有些病例还出现幻觉和妄想。一旦出现智能减退则病情迅速进展，数月甚至数周内进入痴呆。神经系统最常见的是锥体系、锥体外系和小脑体征，如眼球震颤、轻偏瘫、共济失调、手足徐动、轮替动作不灵活等。皮质盲较常见。90% 以上的病例出现肌阵挛，常可由外界刺激诱发。sCJD 患者的病程较短，90% 死于 1 年之内，5% 死于 1~2 年内。

sCJD 具有很强的临床病理异质性，根据 PrPSc 的电泳条带特点将 PrPSc 分为 1 型（无糖基化条带相对分子量 21 000）和 2 型（无糖基化条带相对分子量 19 000），*PRNP* 基因 129 位点多态性有 3 种类型，分别为 129 MM、129 MV 和 129 VV。129 位点多态性通过影响 PrP^{Sc} 的构象变化过程从而影响朊蛋白病的易感性和株特异性。将 PrPSc 的分子生物学特点与 129 位点多态性相结合，将 sCJD 分为 6 种类型，分别是 MM1、MV1、VV1、MM2、MV2 和 VV2，至此 sCJD 的临床表现、病理特点、分子生物学特征及基因得到了较好统一。散发性致死性失眠症目前认为是 sCJD 的 MM2 丘脑亚型。

（二）诊断和治疗

参考 2009 年 *Brain* 杂志发表的 sCJD 诊断标准。

1. 确诊　具有典型/标准的神经病理学改变，和/或免疫细胞化学和/或 Western 印迹法确定为蛋白酶耐受性朊蛋白，和/或存在瘙痒病相关纤维。

2. 临床诊断　具有进行性痴呆，在病程中出现典型的脑电图改变（约每秒出现 1 次三相周期性复合波），和/或脑脊液 14-3-3 蛋白阳性，和/或头颅 MRI 成像可见壳核/尾状核异常高信号，并至少具有以下 4 种临床表现中的 2 种：①肌阵挛；②视觉或小脑功能障碍；③锥体/锥体外系功能异常；④无动性缄默。同时，临床病程 < 2 年。

3. 疑似诊断　具有进行性痴呆，并至少具有以下 4 种临床表现中的 2 种：①肌阵挛；②视觉或小脑功能障碍；③锥体/锥体外系功能异常；④无动性缄默。同时，临床病程 < 2 年。

所有诊断应排除其他痴呆相关性疾病。

近年的研究发现 RT-quic 方法检测脑脊液和皮肤的 PrPSc 蛋白有更高的敏感度和特异度。

迄今为止尚未发现对本病有效的治疗方法，所有治疗和护理手段按常规对症处理。癫痫发作可用苯妥英钠或卡马西平，小剂量氯硝西泮可能对肌阵挛有效。精神症状如视幻觉和谵妄可用非典型抗精神病药物，如富马酸喹硫平等。

第八节　螺旋体感染性疾病

一、神经梅毒

神经梅毒（neurosyphilis）指苍白密螺旋体感染所致的大脑、脑膜或脊髓损害的一组临床综合征，是晚期（Ⅲ期）梅毒的全身性损害的重要表现。

（一）病因及发病机制

梅毒是由螺旋状苍白密螺旋体引起，活动力较强，早起损害皮肤和黏膜，晚期侵犯中枢神经系统及心血管系统。绝大多数神经梅毒通过性接触传染，称后天性梅毒；少数是病原体由母体血液经胎盘和脐带进入胎儿体内，为先天性梅毒。

神经梅毒早期表现是无症状性脑膜炎，约占梅毒感染的 25%。脑膜梅毒持续数年后，可出现慢性脑膜炎等继发性损害，如脑膜血管梅毒、麻痹性神经梅毒、脊髓痨、梅毒性视神经萎缩和梅毒性脑脊膜脊髓炎等。严重的脑膜炎性反应和实质性损害常累计大脑半球、视神经和脊髓。

（二）病理学特征

神经梅毒的病理主要包括间质型和主质型 2 种类型。

1. 间质型　主要有急性脑膜炎、动脉及动脉周围的炎性浸润、梅毒性树胶肿（肉芽肿）。脑膜炎镜下可见软脑膜组织血管周围和蛛网膜下腔大量淋巴细胞和浆细胞浸润。增生性动脉内膜炎以脑底动脉环、豆纹动脉、基底动脉和脊髓动脉病变为主，可见动脉周围炎性细胞浸润，并可见小动脉闭塞引起脑、脊髓局灶性缺血坏死。梅毒样树胶肿分布在大脑的硬膜和软膜处，镜下表现为小血管周围组织增生、中央区坏死，外周单核及上皮样细胞围绕。

2. 主质型　主要病理表现为脑组织神经细胞弥漫性变性、坏死和脱失，伴有胶质细胞的增生及神经纤维的斑块样脱髓鞘。

脊髓痨可见脊髓后索和后根变性萎缩，镜下可见明显的脱髓鞘，腰骶段最明显。

梅毒性视神经萎缩可见视神经纤维变性、胶质增生和纤维化。

（三）临床表现

根据病理改变及临床表现，主要分为 5 种：无症状神经梅毒、梅毒性脑膜炎、脑膜血管梅毒、脊髓痨、麻痹性神经梅毒。

1. 无症状神经梅毒　临床表现缺如，瞳孔异常可能是唯一的临床体征，诊断有赖于血清学和脑脊液检查。如脑膜炎症状加重，可出现神经系统损害症状，如脑神经麻痹、癫痫发作和颅内压增高等。

2. 梅毒性脑膜炎　常发生于原发性梅毒感染后 1 年内，主要为青年男性，发热、头痛和颈项强直等症状，颇似急性病毒性脑膜炎。亚急性或慢性起病者以颅底脑膜炎多见，脑神经 Ⅱ ~ Ⅷ可受累，偶可见双面神经麻痹或听力丧失。若影响脑脊液通路可导致颅内压增高、阻塞或交通性脑积水。

3. 脑膜、脊髓膜血管梅毒　脑脊膜与血管的联合病变出现于原发感染 5 ~ 30 年，神经症状缓慢出现或突然发生，体征取决于闭塞的血管。内囊区域最常受累，出现颇似脑梗死的症状体征。发病前可有持续数周的头痛、人格改变等前驱症状。脊髓膜血管梅毒可表现横贯性（脊膜）脊髓炎，表现为运动、感觉及排尿异常，须与脊髓痨鉴别。

4. 脊髓痨　见于梅毒感染后 15 ~ 20 年。起病隐匿，表现为脊髓症状，如下肢针刺样或闪电样疼痛、进行性感觉性共济失调、括约肌及性功能障碍等。阿 - 罗瞳孔是中药体征，其他体征可见膝腱反射和踝反射消失，小腿震颤觉、位置觉缺失和 Romberg 征阳性。10% ~ 15% 的患者可出现内脏危象。胃危象表现为突然胃痛，伴呕吐，持续数天，疼痛科迅速消失；肠危象表现为肠绞痛、腹泻和里急后重；咽喉危象表现为吞咽和呼吸困难；排尿危象表现为排尿同和排尿困难。病情进展缓慢，可自发或经治疗后缓解，针刺样疼痛和共济失调

持续存在。

5. 麻痹性神经梅毒　也称麻痹性痴呆或梅毒性脑膜脑炎。多见于初期感染后的 10 ~ 30 年，发病年龄通常在 40 ~ 50 岁，以进行性痴呆合并神经损害为主，常见记忆力丧失、精神行为改变，后期出现严重痴呆、四肢瘫，可出现癫痫发作。

6. 先天性神经梅毒　梅毒螺旋体在妊娠期 4 ~ 7 个月时由母体传播给胎儿，可为除脊髓痨以外的其他所有临床类型，多表现为脑积水和哈钦森三联征（间质性角膜炎、畸形齿和听力丧失）。

（四）辅助检查

1. 脑脊液常规检查　压力增高，细胞数增多，可达 100×10^6/L 左右，淋巴细胞为主；蛋白含量升高，约 0.5 ~ 1.5 g/L，糖含量减低或正常，氯化物含量正常。

2. 血、脑脊液免疫学检查　由于分离病原体困难，临床常检测螺旋体抗原和抗体。血清学阳性只能表明以前接触过梅毒螺旋体，脑脊液阳性才提示可能为神经梅毒。检测的方法包括高效价血清 VDRL 反应（venereal disease research laboratory）、快速血浆反应素试验（rapid plasma regain test，RPR）、密螺旋体发光抗体吸附试验（fluorescent treponemal antibody-absorption test，FTA-ABS）和梅毒螺旋体凝集试验（treponema pallidum hemagglutination assay，TPHA）。血及脑脊液的后两种检测，联合脑脊液细胞数对神经梅毒诊断的特异度和敏感度较高。

3. 影像学检查　头颅 CT 检查可见多发、大小不等的低密度病灶。头颅 MRI T_2WI 高信号，提示脑缺血坏死及脑树胶肿所致。颈动脉及分支血管造影呈弥漫不规则狭窄，狭窄动脉近端瘤样扩张，串珠样或腊肠状，狭窄动脉远端小动脉梗死。

（五）诊断及鉴别诊断

1. 诊断　主要根据患者的接触史及先天梅毒感染史、神经系统受损临床表现及实验室检查证据，可确诊神经梅毒。

2. 鉴别诊断　本病需与其他各种原因的脑膜

炎、脑炎、脑血管病、痴呆、脊髓病和周围神经病等鉴别，血液密螺旋体抗体效价增高及脑脊液密螺旋体抗体阳性具有重要价值。

（六）治疗

青霉素 G 为治疗梅毒的首选药物，每日 480万 U，静脉注射，10 天为一个疗程，间隔 2 周，再重复 1 次，总量 9 600 万 U。再用苄星青霉素 240 万 U，肌内注射，每周 1 次，共 3 周。在青霉素治疗的前一天，口服泼尼松 5～10 mg，每日 4 次，连续 3 日，可有效防止治疗过程中由于大量螺旋体死亡而导致的青霉素过敏反应，即赫氏（Herxheimer）反应。治疗后的 1、3、6、12、18、24 个月，复查血及脑脊液，2 年后每年复查血和脑脊液。如有阳性发现，脑脊液细胞数仍不正常、血清或脑脊液特异抗体滴度未见降低或呈 4 倍增加者，重复治疗，直至 2 次脑脊液常规生化正常，梅毒试验阴性。

如青霉素过敏，可用头孢曲松、四环素、多西环素、米诺环素等替代，但能否治愈报道甚少。

二、神经莱姆病

莱姆病（Lyme disease）是由伯氏疏螺旋体感染导致的一种螺旋体虫媒传染病。本病通过被感染的中间媒介蜱传播。该病有一定的地域性特点，多有野外工作和活动史。人体在被感染的蜱叮咬后，伯氏疏螺旋体经过 3～30 天的潜伏期后进入血液，诱发机体异常免疫反应，出现神经、心脏、皮肤、关节等多系统损害。

（一）临床表现

临床表现可分为以下三期。

第 I 期：为游走性红斑即全身感染期。四肢近端、大腿、腋窝、腹股沟可出现游走性环形红斑。可有发热、头痛及全身肌肉痛表现。此期脑脊液多正常，故不视为神经莱姆病。

第 II 期：为心脏、神经系统并发症期。心脏为房室传导阻滞最常见。神经系统表现常以脑膜炎并发脑神经或周围神经病及神经根痛为主要表现。

第 III 期：为关节炎期。神经系统主要表现为慢性脑脊髓炎、痉挛性截瘫、共济失调、慢性轴索性多神经根神经病、轻微精神异常或痴呆。

（二）诊断

诊断神经莱姆病主要依据流行病学史，临床在游走性红斑后出现神经系统等损害临床表现，血清脑脊液检查发现特异性抗体支持本病的诊断。

1. 脑脊液常规检查　感染初期正常。数周后出现白细胞升高，以淋巴细胞为主，蛋白轻度升高。可有 CSF-IgG 指数升高，检测出寡克隆区带。

2. 病原学相关抗体检查　通过酶联免疫吸附试验和免疫荧光方法检测血液及 CSF 抗伯氏疏螺旋体抗体明显 IgG、IgM 升高。早期以 IgM 升高为主，后期以 IgG 升高为主，可维持数年。

此外，本病影像学检查多数正常，慢性期 CT 或 MRI 检查可见脑部多灶性病变及脑室周围损害。

由于莱姆病为多系统损害疾病，需要与内科造成皮肤、关节及心脏损害的疾病相鉴别。神经系统方面需与脑膜炎、各种原因脑神经麻痹、多发性硬化等疾病相鉴别。

（三）治疗

目前多采用三代头孢进行治疗，同时注意神经系统外损害的辅助治疗。

莱姆病患者神经系统损害数周或数月后多数恢复正常，少数可达几年，这期间可反复发作，预后良好。

三、神经系统钩端螺旋体病

钩端螺旋体病（leptospirosis）是人畜共患急性传染病。神经系统钩端螺旋体病是钩端螺旋体引起以神经系统损害为突出表现的一组临床综合征。该病传染源多为带钩体菌的野生鼠类、家禽和家畜等，污染河流湖泊后，人群接触到感染的水源和土壤后，经皮肤、消化道、呼吸道和生殖系统进入人体，病菌可直接损伤血和脏器系统，同时膳食的非特异性免疫反应导致间接损害。病理学检查、可见毛细血管损害，主要为颈内动脉末端、大脑前中后动脉的起始端、椎基底动脉的颅内段及其分支的近心端血管内膜增厚，外中膜少量炎性细胞浸润，造成大小不等出血灶、梗死灶及不同程度脑萎缩，脑白质可见髓鞘变性、脱失。脑膜也可增厚，有炎性细胞浸润。

（一）临床表现

1. 早期（钩端螺旋体血症期）　发生在感染初期，表现为发热、头痛和周身乏力，可有眼球结膜充血、腓肠肌压痛和浅表淋巴结肿大三体征。一般持续 1~3 天。

2. 中期（钩体血症极期及后期）　患病后 4~10 天，脑膜炎症状为主，表现为头痛、呕吐和脑膜刺激征，甚至出现意识障碍、瘫痪、抽搐发作、呼吸衰竭等脑实质损害表现。

3. 后期（后发症期或恢复期）　钩体血症已消失，大部分患者完全恢复，部分患者可出现神经系统并发症，主要包括 2 种类型。

（1）后发脑膜炎型：多在急性期 2 周后发病，为变态反应所致。患者可再次出现脑膜炎及颅高压症状。脑脊液检测有淋巴细胞增多、蛋白含量升高等表现，可见出抗钩端螺旋体 IgM 抗体及抗原 - 抗体复合物。

（2）钩体脑动脉炎型：是钩体感染最多见且严重的神经系统并发症。多于急性期退热后 2 周至 5 个月发病，主要引起多发性脑动脉炎，患者表现为肢体瘫痪、失语等，还可诱发癫痫。

（二）诊断

根据流行病学资料，出现菌血症状、多脏器受损表现及神经系统症状、体征，通过特异性血及脑脊液检测，甚至分离出螺旋体，结合影像学，可以做出诊断。其辅助检查如下。

1. 血液检测　中性粒细胞和嗜酸性粒细胞增高，红细胞沉降率轻度加快，血小板聚集力增加。补体试验、显凝试验阳性，钩端螺旋体培养阳性。

2. 脑脊液检测　高颅压型有颅内压增高，部分患者脑脊液中白细胞数升高。伴有出血者，可见红细胞。钩体免疫试验阳性，IgM 水平升高。

3. 病原体检测　对患者的血液、尿液、脑脊液检测，在暗视野中可直接查找到钩体，或培养及动物接种分离出钩体。

4. 影像学检查　头 CT 或 MRI 检查可见脑梗死、脑萎缩或蛛网膜下腔出血改变。脑血管造影可见脑底大动脉及椎基底动脉颅内段狭窄，附近可见异常血管网。

此病需与各类型脑炎、感染相关性脑动脉炎等相鉴别。

（三）治疗

早期可用青霉素治疗，疗程至少 1 周。同样可能出现赫氏反应，建议首剂青霉素之前或同时应用激素预防赫氏反应发生。若青霉素过敏，可用庆大霉素、四环素、多西环素等。对于脑膜炎和变态反应性脑损害可以应用激素治疗。脑梗死患者可以给予血管扩张剂等药物。同时对症治疗，如抗高热、抽搐、脱水降颅压等。

本病预后较好，脑血管炎型经过 1~2 个月治疗，约 1/3 的患者有后遗症表现。

第九节　脑寄生虫病

脑寄生虫病广义上称为寄生虫感染引起的中枢神经系统疾病，由于患者感染寄生虫的种类、虫体所导致病损的部位，以及组织破坏程度等不同，临床表现有所不同。如不能早期诊断和治疗，预后不容乐观。

根据国内、外文献报告，能引起人类的中枢神经系统疾病的寄生虫种类主要包括原虫，如溶组织内阿米巴、冈比亚锥虫、恶性疟原虫、弓形虫等，蠕虫如卫氏并殖吸虫、血吸虫、猪囊尾蚴、棘球蚴、广州管圆线虫、粪类圆线虫等。

寄生虫对中枢神经系统的致病作用主要是由于寄生虫造成血管阻塞，局部寄生对脑组织的压迫与破坏，寄生虫的代谢产物、分泌的毒素及酶类的作用等多方面作用的结果。根据脑寄生虫病的临床特点，可将其分为脑部的占位性病变、脑炎或脑膜脑炎，以及嗜酸性粒细胞性脑膜脑炎。

一、脑囊尾蚴病

脑囊尾蚴病（cerebral cysticercosis）是猪带绦虫（Taenia solium）的幼虫（猪囊尾蚴）寄生于脑所致的疾病，又称脑囊虫病。

（一）病因

猪囊尾蚴（Cysticercus cellulosae）在颅内寄生是引起脑囊尾蚴病的主要原因。本病呈全球性散发分布，以中非、北非、拉丁美洲、东亚和南亚等发展中国家较为多见；在我国分布于全国 27 个省、自治区、直辖市，流行地区主要在华北、东北和黑龙江、吉林、山东、河北、河南等省以及南方的云南和广西。一般农村患者多于城市，在有的地方呈局限性流行。

（二）发病机制

当人误食猪带绦虫的虫卵后，虫卵在小肠内经消化液和胆汁的作用下，24~72 h 后胚膜破裂，六钩蚴逸出，然后借其小钩和分泌物的作用钻入小肠壁，再经血循环沿颈内动脉或者椎基底动脉进入颅内，或经淋巴系统到达中枢神经系统。在体内移行以及颅内寄生时六钩蚴逐渐发育成为囊尾蚴，这一过程是猪带绦虫的幼虫与宿主组织炎症反应不断作用的病理生理演变的过程。引起脑病变的发病机理主要有：①囊尾蚴对周围脑组织的压迫和破坏；②作为异种蛋白引起的脑组织变态反应与炎症、脑组织肿胀及神经纤维脱髓鞘病变；③囊尾蚴阻塞脑脊液循环通路引起颅内压增高。

（三）病理学特征

颅内囊尾蚴的寄生部位多发生在灰、白质的交界处，以额叶、顶叶、颞叶和枕叶为多见。囊尾蚴侵入脑后各期的主要病理变化如下：早期可见活的囊尾蚴，囊的大小不等，一般为 5~8 mm，头节如小米大小，呈灰白色，囊内有透明液体。囊的周围脑组织有炎性反应，为中性多核粒细胞、嗜酸性粒细胞浸润及胶原纤维，距囊稍远处可有血管增生、水肿和血管周围单个核细胞浸润。囊尾蚴由脉络丛进入脑室或者蛛网膜下腔常可引起脑室扩大、脑积水及蛛网膜炎，严重者可出现脑疝。囊尾蚴囊液释放入脑组织可以产生剧烈的炎症反应，引起脑脓肿或者石灰小体（calcareous bodies）的形成。囊尾蚴在颅内弥漫性寄生可以引起脑组织广泛性的破坏和炎性病变，引起较为严重的后果。囊尾蚴寄生后期囊壁增厚，虫体死亡液化，囊液混浊，囊周呈慢性炎性改变，囊液吸收后囊变小或为脑胶质组织所取代而形成纤维结节或钙化。

（四）临床表现

脑囊尾蚴病好发于青壮年，占囊尾蚴病总数的 60%~90%。国内报道，31~35 岁占 55%，男性多于女性，男女比例约为 5:1。根据囊尾蚴寄生部位和感染数目的不同，脑囊尾蚴病的临床表现也不同，因囊虫发育、死亡先后不一，其症状可波动不稳。

1. 癫痫型 临床最多见。癫痫发作形式多种多样，同一个患者可有多种发作类型。常见的有全身性强直阵挛发作（大发作）及其持续状态、部分性运动发作和复杂部分性发作（精神运动性发作）等。

2. 颅内压增高型 临床以头痛、呕吐为主要表现，可伴有恶心、复视、视力减退、视乳头水肿、继发视神经萎缩。重者可出现癫痫发作、意识障碍甚至昏迷。如出现偏瘫、偏盲、失语等局限性神经体征可称为类脑瘤型。少数患者当头位改变时突然出现剧烈眩晕、呕吐、呼吸循环功能障碍和意识障碍称 Brun 综合征，为囊尾蚴寄生于脑室内的征象，称为脑室型。

3. 脑膜脑炎型 由于囊尾蚴刺激脑膜和脑弥散性水肿所致。主要表现为头痛、呕吐、脑膜刺激征及发热，还常同时伴有精神障碍、瘫痪、失语、癫痫发作、共济失调和脑神经麻痹。此类患者大多起病较急骤，体温升高，脑脊液白细胞数明显增加，嗜酸性粒细胞占优势。

4. 脊髓型 由于囊尾蚴侵入脊髓产生的脊髓受压症状，临床表现为截瘫、感觉障碍、大小便失禁等。此外，还可表现为智能减退、失语、偏瘫、锥体外系症状等不同部位受损的表现。

（五）辅助检查

1. 血常规检查 患者的血常规大多在正常范围，嗜酸性粒细胞一般不会或者略升高。

2. 脑脊液检查 颅内压增高型及脑膜脑炎型患者的脑脊液压力常常明显增高，细胞数明显增多，并以淋巴细胞增高为主，蛋白含量常升高，糖和氯化物含量大多正常。

3. 免疫学检查 目前常用的检测方法有间接血凝试验（indirect hemagglutination test，IHT）、酶联免疫吸附试验（enzyme linked immuno-sorbent assay，ELISA）以及免疫印迹（immunoblotting）等方法。其中双抗体夹心 ELISA 方法临床应用较多，其敏感度及特异度均较高。

4. 影像学检查 头颅 CT 检查及 MRI 检查对于脑囊尾蚴病的诊断具有重要的参考作用。

（1）头颅 CT 检查：对脑囊尾蚴病的诊断阳性率达 80%～90%，能显示直径≤1 cm 的病灶。从影像学检查可将囊尾蚴在颅内寄生分为下列 4 种亚型。①脑实质型：急性脑炎表现为幕上半球广泛低密度，多位于白质区，亦可散在位于皮质，全脑肿胀，增强扫描无强化。多发小囊型，幕上灰白质交界多见，直径 5～10 mm，可见头节，增强一般无强化，周围有轻度水肿；单发大囊表现为边界清，常无实性结节，增强扫描大囊本身无强化，周边可因纤维组织增生而呈轻度强化；还可表现为多发结节、环状强化或者多发钙化征象。②脑室型：以第四脑室多见，其次为第三脑室，侧脑室少见。CT 较难显示囊泡，有时仅表现为间接征象，脑室形态失常或局限性不对称扩大，脉络丛移位，梗阻性脑积水，有时可见囊壁钙化，增强扫描可见囊壁强化。③脑膜型：CT 平扫可见侧裂池、鞍上池扩大，有轻度占位征象；蛛网膜下腔扩大、变形；脑室对称性扩大。增强扫描可见囊壁强化或结节样强化，脑膜强化亦可见到。④混合型：上述 2 种或 2 种以上类型表现同时存在。

（2）头颅 MRI 检查：对脑内囊尾蚴寄生的数量、范围、囊内头节检出率优于 CT 检查，且更易发现脑室及脑室空处病灶，但对钙化灶显示不敏感。MRI 还可鉴别囊尾蚴寄生所处阶段，可以依据 MRI 影像将脑囊尾蚴病分为 4 期。①活虫期：表现为囊性病灶，内见偏心性等 T_1WI、低 T_2WI 信号头节，增强后囊壁和头节强化，周围无水肿。②炎症水肿期：囊性病灶周边增强扫描可见环形强化病灶。③肉芽肿期：头节消失，周围大片水肿，增强后囊壁强化。④钙化期：水肿消失，病灶呈低信号，无强化。

（六）诊断

根据流行病学史、临床表现可以进行初步判断，结合实验室检查、影像学检查、病原学诊断和典型的影像学特点可以进行确诊。诊断性治疗在该病诊断中具有一定意义。

1. 流行病学史 患者是有带绦虫病、囊尾蚴病流行区旅居史，或有带绦虫病（粪便中排白色节片）史，或有与带绦虫病患者密切接触史。

2. 临床表现 脑囊尾蚴病临床症状表现多样且不具有特异性，但凡有颅内压增高、癫痫以及其他神经精神系统症状者，特别是有在流行区逗留或者生活史者应考虑本病的可能性。有头痛、头晕、癫痫发作等神经系统与精神症状。

3. 实验室检查 使用免疫学检查（血清或脑脊液的猪囊尾蚴特异性抗体阳性）、分子生物学检查及影像学检查进行综合分析有利于脑囊尾蚴病的诊断。

4. 明确诊断的依据 包括病原学诊断，如手术摘除的结节经压片法、囊尾蚴孵化试验和病理组织学检查发现囊尾蚴；或脑部结节活检组织病理证实为脑囊尾蚴；或头颅影像学检查可见脑囊尾蚴内头节的特征性影像改变。

（七）鉴别诊断

脑囊尾蚴病应与脑部感染性疾病、非感染性疾病相鉴别。

1. 脑部感染性疾病 包括细菌、真菌、病毒引起的脑炎、脑膜炎等，以及脑脓肿、脑结核瘤、其他寄生虫病（如脑型疟、脑棘球蚴病、脑型血吸虫病、弓形虫脑病、脑阿米巴病、脑型并殖吸虫病等）。可根据流行病学史、影像学检查及免疫学试验等加以鉴别。

2. 脑部非感染性疾病　如多发性硬化、结节性硬化、脑软化灶、胶质细胞瘤、脑转移瘤、原发性癫痫以及神经性头痛。仔细询问流行病学史、免疫学以及影像学检查可有助于鉴别诊断。

（八）治疗

1. 病原学治疗　脑囊尾蚴病主要以药物治疗为主，但用药之前需要除外眼囊尾蚴病，且必须进行头颅 CT 或者 MRI 检查，明确脑内囊尾蚴的数量、部位来制订个性化的诊疗方案。由于在杀虫治疗过程中会引起剧烈的过敏和炎症反应，患者必须在严密的监测下住院杀虫治疗。目前主要的治疗药物是阿苯达唑，也可以使用吡喹酮治疗。

（1）阿苯达唑：目前是治疗脑囊尾蚴病的首选药物。每日按照 15 ~ 20 mg/kg 分 2 ~ 3 次口服，疗程 10 ~ 14 日。每日最大剂量不超过 1 200 mg。每隔 4 周左右重复治疗一个疗程，一般需服用 2 ~ 3 个疗程。使用本药杀虫治疗时可出现头痛、发热、癫痫、过敏性休克等不良反应。不良反应常出现在服药后的 2 ~ 7 日，一般持续 2 ~ 3 日，因此需要密切监测。

（2）吡喹酮：本药具有杀虫迅速的作用，因为不良反应较阿苯达唑严重，治疗脑囊尾蚴病时可以采用从小剂量开始逐渐增量的方案，每日最大剂量为 20 mg/kg，分 3 次服用，10 ~ 14 日为一个疗程。杀虫过程中颅内病灶周围炎症反应和水肿会明显加重，引发颅内压明显升高、癫痫发作等不良反应，因此必须联合使用降颅压药物及糖皮质激素以减轻不良反应的发生率和程度。

2. 对症治疗

（1）抗癫痫药物：以癫痫发作为表现的患者在杀虫治疗前必须口服抗癫痫药物控制临床症状，直至杀虫治疗结束且未发生癫痫 24 个月后才考虑减量并停止抗癫痫药物治疗。抗癫痫药物的使用需要考虑患者的依从性、花费、药物相互作用以及潜在的不良反应来进行选择。

（2）糖皮质激素：目前认为由于杀虫过程中病灶周围炎症反应和水肿会明显加重，因此在杀虫治疗的同时应当同时使用糖皮质激素用以减轻炎症反应。糖皮质激素的选择应当结合患者颅内病变情况，以及有否合并其他疾病的情况进行选择。

（3）降颅压药物：对于颅内压增高的患者应当在杀虫治疗时使用降颅压药物进行治疗，并依据患者颅内压升高的程度适当选择高深脱水剂（甘露糖或甘油果糖）、髓袢利尿剂（呋塞米）或者胶体脱水剂（如人白蛋白、冻干血浆或低分子右旋糖酐）进行治疗。

3. 外科治疗　对于脑室囊尾蚴病（三脑室或四脑室）、蛛网膜下降囊尾蚴病可以手术移除脑室内的囊尾蚴，对于脑室内囊尾蚴手术不能移除的需要进行脑室 – 腹腔分流手术解除脑室梗阻，然后再行药物治疗。

（九）预后

脑囊尾蚴病的预后与囊尾蚴在颅内寄生的部位、数量、病灶大小有密切关系。一般囊尾蚴病经治疗预后较好，但少数囊尾蚴病患者颅内病灶呈弥漫性分布，并伴有痴呆、严重精神异常时预后较差，住院治疗效果也不满意，且常发生严重不良反应。

二、脑型血吸虫病

脑型血吸虫病（cerebral schistosomiasis，CSM）是由于血吸虫虫卵在脑组织中沉积，引起细胞和体液免疫反应形成的肉芽肿性疾病。

（一）病因

血吸虫病在热带和亚热带地区流行，能寄生人体的血吸虫主要有 6 种，包括日本血吸虫（*Schistosoma japonicum*）、曼氏血吸虫（*S. mansoni*）、埃及血吸虫（*S. haematobium*）、间插血吸虫（*S. intercalatum*）、湄公血吸虫（*S. mekongi*）和马来血吸虫（*S. malayensis*），其中以日本、曼氏和埃及血吸虫感染引起的血吸虫病流行最为广泛，危害最为严重。血吸虫成虫寄生于门静脉系统和其他血管内，产生的虫卵可经体循环、颅内静脉窦或椎静脉系统侵入颅内或椎管内。

（二）发病机制

血吸虫卵进入脑组织，可能的途径如下。①成虫在颅内异位寄生，根据虫卵分布较集中且呈局灶性，肉芽肿病变可发现于脑小静脉周围。有研究表明颅内静脉或静脉窦曾有过成虫寄生。已有尸检报告埃及血吸虫、曼氏血吸虫成虫寄生于软脑膜及骨髓蛛网膜下静脉内，但迄今为止尚未在人脑中找到日本血吸虫成虫。②血吸虫卵通过血循环沉积于脑组织中。

虫卵在脑或脊髓内沉积后可引起以下病变。①特异炎性病变：主要发生在病灶区软脑膜和其下皮质和白质内，可表现为虫卵肉芽肿、假结核结节和疤痕结节等形式，并有浆细胞浸润、病灶周围毛细血管网形成。②非特异性病变：表现为胶质细胞增生、脑（或脊髓）软化或水肿、小血管炎性变化等。

（三）病理学特征

其中肉芽肿的形成为 CSM 的主要病理变化，由于肉芽肿的形成和周围广泛脑水肿形成占位性效应，其临床经过与脑肿瘤极为相似。主要病理学特征如下。

1. 活的虫卵周围有弥漫性嗜酸性粒细胞、淋巴细胞、浆细胞浸润，含毛蚴虫卵的卵壳附有放射状嗜酸性物质和周围一片无结构的颗粒状坏死物，并大量嗜酸性粒细胞浸润，形成嗜酸性脓肿，即急性虫卵结节。

2. 在慢性早期病变中，由类上皮细胞、异物巨细胞、淋巴细胞、浆细胞包绕已破裂或钙化的死亡虫卵形成假结核结节，即慢性虫卵结节，结节纤维化不明显。

3. 虫卵附近脑组织呈现水肿，神经元变性坏死，胶质细胞增生，血管周围淋巴细胞、浆细胞袖套状浸润。

（四）临床表现

CSM 多发生于青壮年，来自于血吸虫流行区，有血吸虫疫水接触史或感染史。脑型血吸虫病多见于慢性血吸虫病患者早期，常在感染半年后发病，也见于急性血吸虫病患者，病程进入晚期者罕见。由于感染轻重、脑部病变范围大小及所在部位不同，表现多种多样，除了血吸虫病常有的临床症状、体征外，神经系统的症状常很突出。CSM 有急性和慢性之分，急性患者潜伏期短至数周或数月，慢性患者潜伏期长达数年以上，以慢性多见。具体可分为如下几型。

1. 急性 CSM ①急性脑炎型：多有高热伴恶心、呕吐、意识障碍，轻者昏睡，重者昏迷，多伴颅高压症及局限性脑部症状，可出现脑膜刺激征。②精神型：急性谵妄，精神错乱，定向力差，有的呈朦胧状态，表情呆板，生活不能自理。

2. 慢性 CSM ①癫痫型：多数患者以癫痫为首发症状，可表现为各种类型的癫痫发作，但以局限性癫痫多见。②脑瘤型：临床经过和影像学表现极似脑肿瘤，可表现为颅内高压和神经系统阳性体征，因此，有时很难与脑转移瘤和胶质瘤等相鉴别。③脑卒中型：发病突然，有偏瘫失语，有的还可出现昏迷。

3. 混合型 CSM 极少数病例症状复杂多样，不易分型，也可称为混合型。

（五）辅助检查

1. 免疫学检查 常见的有血液和脑脊液的环卵沉淀试验（COPT）、间接血凝试验（IHA）、脑脊液酶联免疫吸附试验（ELISA）和单克隆抗体斑点酶联试验等。由于血液免疫学检查阳性率低且缺乏特异性，近年来的文献特别强调脑脊液的免疫学检查。有文献报道，脑脊液 ELISA 对 CSM 具有重要的鉴别诊断价值。

2. 影像学检查 头颅 CT 对 CSM 的定位和定性诊断有很大的价值，螺旋 CT 延迟重复扫描诊断 CSM 肉芽肿具有特征性表现，诊断准确率为

100%。本病的 CT 图像有以下特点：①病变多位于大脑半球皮质或皮质下，顶叶多见，其他少见的部位包括小脑半球、脑桥小脑角、硬脑膜下腔等。②平扫可见病灶呈大小不等、形态不规则的团块状或结节状混杂密度影，多数可见钙化，病灶周围有大片"指套状"或不规则形水肿区，占位效应明显。③增强扫描可见病灶有明显的强化，以延迟扫描 5~15 min 最为明显。

有关 CSM 的 MRI 检查文献报道甚少。有文献报道其 MRI 表现有如下特点：急性期病变呈长 T_1、长 T_2 改变，慢性期的肉芽肿在 T_1WI 为等、稍低信号，T_2WI 为高、稍高信号。注射对比剂后病变出现不同方式的强化，急性期大部分呈泥沙样、斑点状及小斑片状强化，聚集成簇，极少数病变不强化。慢性期常呈多个散在或密集的大小不等结节状或环形强化。强化病灶常位于皮质或皮质下灰、白质交界处，周围常见大面积脑水肿，呈"指套状"自白质向皮质延伸。

在 CSM 影像学诊断的敏感性和准确性方面，MRI 明显优于 CT 检查。CT 影像通常只能显示结节状或大片状强化灶，直径 < 0.5 cm 或顶叶、小脑的病灶易遗漏，而 MRI 较真实反映了病灶数量、形态，显示急性期的小斑片状、砂粒样强化及邻近脑膜强化，特别是探察病变累及的小脑半球，克服骨性伪影干扰，能全方位显示脑顶部的病灶形态及范围，细小病变易于显示。在显示病灶周围水肿部位和形态时，CT 与 MRI 一致，而 T_2WI 能更清楚地显示水肿轮廓。但头颅 CT 检查对 CSM 的筛查及初步诊断有一定的作用，具有快速、经济，患者易于接受等特点。

（六）诊断

对来自血吸虫流行区，有明确的疫水接触史或感染史，一旦出现颅内高压、癫痫发作或神经系统阳性体征，应考虑 CSM，再结合血吸虫病免疫学检查和影像学表现，多能作出诊断。

（七）鉴别诊断

1. CSM 急性脑炎型与流行性乙型脑炎鉴别　后者发病季节较集中，多在盛夏秋初，且病程短，神经系统症状出现较早。

2. CSM 癫痫型与原发性癫痫和其他原因所致继发性癫痫的鉴别　应重点询问癫痫发病史，原发性癫痫、无明确原因、幼年发病、病原治疗无效，如有脑外伤、中枢神经系统感染或中毒性疾病史，抗寄生虫治疗无效，即为继发性癫痫。

3. CSM 脑瘤型与脑部肿瘤的鉴别　前者病程较长，中枢神经系统症状时好时坏，病原治疗有效，如病程短，症状呈进行性发展，病原治疗不能减轻占位效应、降低颅内压者要考虑脑肿瘤，可进一步作 CT 检查或腰椎穿刺甚至手术病理学检查来鉴别。

4. CSM 脑卒中型应与脑血管意外相鉴别　CSM 脑卒中型多为突发性，发病年龄较轻，多为青壮年，一般无高血压、高血脂、动脉硬化等病史，且多为不完全性偏瘫，同时有的还伴局灶性或全身性癫痫发作，经病原和扩血管药治疗后效果显著，多能于短时间内恢复。

（八）治疗

1. CSM 的治疗　首选药物治疗。

（1）抗血吸虫治疗：目前认为吡喹酮是较为理想的抗血吸虫药物，具有疗效好、疗程短、不良反应小等优点，多采用吡喹酮 2 日疗法。可根据病情和是否重复感染等情况，间歇重复抗血吸虫治疗 1~2 个疗程。

（2）抗癫痫治疗：根据癫痫发作类型、频率和疗效，选用 1 或 2 种抗癫痫药物，待癫痫控制后，继续服药 3~6 个月，然后逐渐减量至停药，总疗程约 8 个月，少数病例服用癫痫药的时间还需更长。

（3）对症处理：如控制颅内高压、激素、支持疗法等。研究表明，糖皮质激素可减轻血吸虫肉芽肿的炎性反应，从而避免进一步的脑损伤，并可减少虫卵沉积。对于有明显的神经系统症状或体征，影像学检查提示病灶较大合并灶周脑水肿的患者给予糖皮质激素进行辅助治疗。

2. 有以下情况者应考虑手术治疗

（1）经 CT 扫描证实病变较大，伴有明显的脑水肿，并造成明显的占位效应者。

（2）颅内高压表现经药物治疗无效或病情恶化者。

（3）癫痫发作患者抗癫痫治疗无效者。

3. 对于高度怀疑 CSM 而又无明显的颅内高压表现者，可给予吡喹酮行诊断性治疗，如颅内高压表现明显，亦应行开颅探查。

4. 病变较局限或病变位于非功能区者，手术应尽可能地切除肉芽肿组织，对于病变侵犯 1 个以上脑叶或病变位于重要功能区者，只能行部分切除或 / 和去骨瓣减压术。术后常规行抗感染、脱水、激素等治疗，病情稳定后行抗血吸虫治疗。

（九）预后

大多数 CSM 患者经口服吡喹酮抗血吸虫治疗可获得较好的治疗效果。部分病例可能病变范围较大，损伤了脑组织的部分重要功能区，导致偏瘫、视野缺损、运动性失语的严重后遗症。

三、脑棘球蚴病

脑棘球蚴病（cerebral echinococcosis）又称为脑包虫病（cerebral hydatidosis/ cerebral hydatid disease），系棘球绦虫（*Echinococcus multilocularis*）的幼虫（棘球蚴）寄生脑内所致。本病呈全球分布，主要流行于畜牧地区，我国主要流行于西北的牧区和半农半牧区，家犬是主要的传染源和终宿主（棘球绦虫病）。棘球蚴病为重要的人兽共患寄生虫病，在流行区对颅压增高的病例应警惕脑棘球蚴病。

（一）病因

在我国主要有细粒棘球绦虫（*E. granulosus*）的幼虫引起的囊型棘球蚴病（cystic echinococcosis）和多房棘球绦虫（*E. multilocularis*）的幼虫引起的泡型棘球蚴病（alveolar echinococcosis）。我国是世界上棘球蚴病高发的国家之一，其中以新疆、西藏、宁夏、甘肃、青海、内蒙古、四川 7 省（自治区）最严重。泡型棘球蚴病又被称为"虫癌"，是高度致死的疾病，分布范围稍小，多见于青海、西藏、甘肃、四川、新疆、宁夏的部分地区。作为终宿主的家犬排出的成熟棘球绦虫节片及大量虫卵，污染草地、水源、家居环境，或附着在家犬毛皮上，食草动物和人均因食入虫卵而被感染。

（二）发病机制

棘球绦虫的虫卵随狗的粪便排出，污染牧场、蔬菜、饮水、土壤、皮毛，人吞食污染虫卵的食物后，虫卵在十二指肠孵化成六钩蚴，经肠内消化，六钩蚴脱壳逸出，借助六个小钩吸附于肠黏膜，然后穿过肠壁静脉而进入门静脉系统，随血流到肝脏及肺中发育成棘球蚴囊。由于颈内动脉较粗，因此，幼虫常易进入颅内，特别是大脑中动脉分布区，其中以顶叶、额叶多见，小脑、脑室及颅底少见，棘球蚴囊为单个或者多个，多数位于皮质下，病变广泛可累及侧脑室，并可压迫、侵蚀颅骨出现颅骨隆突。

（三）病理学特征

棘球蚴囊的病理学检查表现为，镜下囊壁分 3 层：内层为由单层或多层生发细胞构成的生发层，在囊内生发细胞形成生发囊，脱落后成为子囊，子囊的内壁又可生成 5 ~ 30 个幼虫头节，每个头节有 4 个吸盘和许多小钩；中间层为无血管、半透明胶样板层薄膜；外层为纤维组织和透明变性的胶原纤维，可见数量不等的慢性炎细胞浸润，可部分钙化。

（四）临床表现

1. 原发型　主要临床特点是颅内压增高和癫痫发作。棘球蚴囊逐渐增大，造成颅内占位效应，并对脑室系统压迫和梗阻，以至颅内压增高。由于囊扩张性生长，刺激大脑皮质，引起癫痫发作，囊较大者出现头痛、恶心、呕吐，视力减退和视乳头水肿等。依棘球蚴囊所在部位产生局灶性症状，如偏瘫、失语、偏身感觉障碍等。

2. 继发型　症状比较复杂，一般分为原发棘球蚴破入心内期，潜伏静止期和颅内压增高期。棘球蚴囊破裂入心内腔，由于大量棘球蚴的内容物突然进入血液，可出现虚脱、呼吸急迫、心血管功能障碍以及过敏性反应等症状。由于棘球蚴不断长大，且系多个，分布广泛，所以该型临床特点与脑转移瘤相似。

（五）辅助检查

1. 实验室检查　一般白细胞计数正常，但嗜酸性粒细胞数略见增多，一般不超过 10%。

2. 免疫学检查　现有的棘球蚴病免疫学诊断方法有间接红细胞凝集试验（IHA）、酶联免疫吸附试验（ELISA）、PVC 薄膜快速 ELISA 等。其中，以 ELISA 法最为常用且较敏感。现有的免疫学试验方法在敏感度和特异度上存在很大的差异。试验结果受许多因素的影响，如抗原的性质和质量，检测用的试验系统，棘球蚴囊的数量、部位和活力，不同地理虫株差异和个体免疫应答反应的差异等。有 10%～40% 手术确诊的棘球蚴病患者用目前已知的抗原检测不到特异性抗体。

3. 影像学检查

（1）X 线平片检查：颅骨棘球蚴病病变从板障开始，破坏颅骨，并且容易破出骨板，形成颅内、外软组织肿块。颅骨为局限或广泛的多囊或单囊形态的膨胀性病变。多囊型呈葡萄串样、单囊型内板移位、硬脑膜移位及钙化，囊肿本身也可钙化。

（2）脑血管造影检查：脑棘球蚴囊常见于大脑中动脉供应区，尤以顶叶多，脑血管造影最能显示幕上的囊肿病变，造成周围血管弧状移位。

（3）CT 检查：脑内网形或类圆形囊肿，边界锐利，无囊周水肿，无周边强化，占位征象明显。

（4）MRI 检查：MRI 的质量比 CT 影像更加清晰，密度的分辨上也优于 CT。含有较大子囊的棘球蚴囊因子囊液较母囊液密度低，显示出母囊内子囊的数量及排列情况。由于囊壁是由肥厚的纤维组织构成边界，形态不规整，MRI 检查可显示为囊壁 T_1WI 和 T_2WI 均呈较低信号，外周浸润带呈低信号的"地图征"。

4. 病理学诊断　细粒棘球蚴呈囊状，内含液体，圆形或卵圆形多为单囊，直径可不足 1 cm，也可为 10 cm 以上，巨大的虫体可达 30 cm。组织学检查可见囊壁分为两层，外层为角皮质，内层为生发层，生发层向内长出许多原头节或生发囊。典型的多房棘球蚴是由无数直径 11～30 mm 的不规则的囊组成泡状结构。由于变性坏死，在病灶的中心区常形成充满坏死组织的液化腔。显微镜检查可见较薄的 PAS 阳性的角皮质，生发层常不易辨认。感染人体的泡球蚴很少形成育囊和原头节。泡球蚴的内部为坏死组织区，外部有组织细胞和淋巴细胞浸润。泡球蚴周围有慢性炎症反应、组织纤维化和钙化。由于组织纤维化使泡球蚴变得致密和坚硬。

（六）诊断

根据流行病学史、临床表现、影像学特征和实验室检查结果综合诊断。

1. 流行病学史　有在流行区的居住、工作、旅游或狩猎史，或与犬、牛、羊等家养动物或狐、狼等野生动物及其皮毛的接触史。在非流行区有从事对来自流行区的家畜运输、宰杀、畜产品和皮毛产品加工等接触史。

2. 临床表现　棘球蚴病患者早期可无任何临床症状，多在体检中发现。主要的临床表现为棘球蚴囊占位所致压迫、刺激、或破裂引起的一系列症状。可无症状或主要为颅内压增高、癫痫及神经系统局部定位征。

3. 影像学检查　通过 X 线片、CT 或 MRI 检查发现占位性病变并具有棘球蚴病的特征性影像。

4. 实验室检查　任何免疫学检查可见棘球蚴病相关的特异性抗体或循环抗原或免疫复合物，但阴性结果也不能除外。

5. 病原学检查　在手术活检材料、切除的病灶或排出物中发现棘球蚴囊壁、子囊、原头节或头钩。

（七）鉴别诊断

1. 颅内肿瘤　脑棘球蚴病所致的颅内压增高

和定位症状与颅内肿瘤相似，故对来自流行区有颅内压增高的患者应提高警惕，必要时做棘球蚴病相关的各种免疫学检查。CT 及 MRI 检查可以确定诊断。

2. 颅内蛛网膜囊肿　一般认为是胚胎期蛛网膜发育不良所致，在儿童和青壮年中发病率高，常好发于脑池相关部位（如侧裂池等），CT 和 MRI 检查可确诊。

3. 脑部其他寄生虫病

（1）脑囊尾蚴病：一般具有共同的临床症状（如颅内压增高、癫痫发作和定位性体征等），但脑囊尾蚴病可伴发皮下结节，切取标本进行切片镜检可明确诊断。

（2）脑肺吸虫病：大都伴有肺及其他部位的病变，通常腹部症状出现最早，肺部症状次之。从铁锈色痰中可找到肺吸虫虫卵和夏克雷登结晶，结合肺部 X 线片和其他影像学检查结果，符合典型肺吸虫改变，不难鉴别。

（3）脑血吸虫病：患者一般来自流行区，有涉水史，肝及肠道受累较著，粪便沉淀和孵化可查到血吸虫虫卵和毛蚴，乙状结肠镜检查可见结肠黏膜浅表溃疡、息肉瘢痕等病变。活组织检查获得虫卵的阳性率极高。

（八）治疗

1. 手术治疗　脑棘球蚴病一旦确诊，首选手术治疗。手术目的是完整摘除棘球蚴而不能破裂，手术操作直接关系预后和复发。对于脑细粒棘球蚴病患者，目前可以选择的手术方法有注水漂浮法（dowling's technique）；也因棘球蚴囊壁在摘除中极有可能会破裂或术中破裂，则采用先穿刺、吸出囊液、减压后冲洗、再切除囊壁的方法（PAIR 法）。多房棘球蚴是一种实质性块性病变，临床类似颅内肿瘤，手术采用完整切除。

2. 药物治疗　手术能治疗棘球蚴患者，却不能保证不复发，手术前、后服用抗棘球蚴药物也是不可缺少的，阿苯达唑是目前首选药物，但却不能替代手术治疗，除了药物的不良反应以

外（如肝脏功能损害、致畸），单纯阿苯达唑治疗棘球蚴病的有效率不到 30%。术前服用阿苯哒唑（每日 20 mg/kg，分 2～3 次口服）可以杀死棘球蚴，降低囊壁的张力，减少复发。术后要服药 3 个月至 1 年。

（九）预后

本病的预后取决于棘球蚴囊的数量、大小、部位以及手术是否及时，若手术完全摘除可以根治，预后良好。

四、脑型并殖吸虫病

脑型并殖吸虫病（cerebral paragonimiasis）是肺外并殖吸虫病的一种，是并殖吸虫的成虫和 / 或童虫在体内游走至颅内寄生，导致脑组织破坏，引起颅内压增高、癫痫和颅内出血为临床表现的食源性人兽共患寄生虫病。

（一）病因

脑型并殖吸虫病是由于进食含有并殖吸虫囊蚴的溪蟹或蝲蛄引起的中枢神经系统寄生虫病。在全球每年约有 200 万人罹患并殖吸虫病，且有超过 2.94 亿人存在感染并殖吸虫的风险。脑型并殖吸虫病占脑部所有寄生虫感染的 5%，占所有并殖吸虫病比例的 27%。在我国大陆地区，除内蒙古、宁夏、新疆、青海及西藏以外的 26 个省、自治区、直辖市都存在并殖吸虫感染病例的报道，累计报告病例已经超过 500 万例，目前每年仍有 6.8 万例新发病例。在能够引起脑型并殖吸虫病的虫种包括卫氏并殖吸虫（Paragonimus westermani）、斯氏狸殖吸虫（P. skrjabini）、斯氏狸殖吸虫宫崎亚种（P. skrjabini miyazakii）和墨西哥并殖吸虫（P. mexicanus）。其中，由于卫氏并殖吸虫感染引起的脑型并殖吸虫病例占所有肺外并殖吸虫病例的 45%。

（二）发病机制

并殖吸虫移行入脑的机制目前尚未完全清楚，但普遍认为当人吞食了含有并殖吸虫囊蚴的甲壳类动物，囊蚴进入十二指肠后脱囊，后尾蚴逸出，其

分泌酸性、碱性物质破坏机体组织并穿过肠壁先后进入腹腔和纵隔。此后，发育成为童虫或者成虫循纵隔而上，由包绕颈动脉及颈静脉的血管鞘上升，再经破裂孔进入颅内寄生，成虫或童虫在脑内移行和排卵，破坏脑组织，导致脑组织水肿、肉芽肿和脓肿或囊肿形成，甚至形成机化或者钙化，出现一系列的临床症状。

（三）病理学特征

并殖吸虫在颅内感染后形成炎性肉芽肿性病变，病灶大约可以分为3层：最内层可见凝固性坏死或者夏科雷登结晶，部分可见并殖吸虫虫卵；中间层主要是胶原纤维包绕形成结缔组织；最外层是大量淋巴细胞、浆细胞及嗜酸性粒细胞的炎性浸润。从并殖吸虫颅内感染的组织病理学过程可以分为三个时期。第一阶段为脑膜脑炎期，代表感染早期炎性细胞渗出和浸润阶段。本期以脑膜炎、脑炎以及未成囊的肉芽肿性变作为最突出的特征。第二阶段为肉芽肿期，代表病灶的局限化阶段。本期最突出的特点是成囊的肉芽肿性病变形成。第三阶段是机化－钙化期，代表病灶的慢性稳定阶段。本期特点是在皮质及皮质以下的囊肿或者肉芽肿病灶逐渐萎缩形成机化或者钙化。

（四）临床表现

脑型并殖吸虫病儿童比成人多见，90%的患者年龄＜30岁，其中75%的患者年龄＜20岁。并殖吸虫在颅内寄生的部位主要是在皮质，其次可以寄生在皮质下层、小脑、丘脑及基底节。不同的寄生部位和寄生阶段与临床表现有密切的关系，且在明显神经系统症状出现之前往往伴有支气管及肺部感染的表现。

1. 一般表现　可表现为轻重不一。轻者仅出现食欲减退、乏力、腹痛、腹泻及发热等一般症状。重者可有全身过敏反应、高热、腹痛、肝大并伴有荨麻疹等。

2. 胸部表现　患者常在神经系统症状和体征出现之前伴有呼吸道的临床表现，包括咳嗽、咳痰、痰中带血、胸痛，或可合并出现渗出性胸膜炎、胸腔积液、胸膜粘连、心包炎、心包积液等。

3. 神经系统表现　可出现脑膜炎及脑膜脑炎症候群、颅高压症候群或者异常放电症候群三大类的表现。

（1）脑膜炎及脑膜脑炎症候群：主要表现为脑膜刺激征、偏瘫、失语、偏盲等。

（2）颅高压症候群：主要表现为头痛、呕吐、视力减退、视乳头水肿等。

（3）异常放电症候群：主要表现为各类型癫痫发作、视幻觉、偏身感觉减退、共济失调等。

（4）颅内出血：早期感染患者可有颅内出血表现，以蛛网膜下腔出血相对较为多见。

脑型并殖吸虫病造成的脑组织破坏、脑膜脑炎以及颅内占位性病变等症状和体征，后期患者可因反复发作而致智力减退、记忆力减退或丧失，甚至发生精神失常等。如累及颅内而影响Ⅲ、Ⅳ、Ⅵ对脑神经时可导致眼肌瘫痪。

（五）辅助检查

1. 病原学检查　在脑型并殖吸虫病早期可能在痰、支气管盥洗液或者粪便中找到并殖吸虫虫卵或者夏科－雷登结晶，但仅为卫氏并殖吸虫感染后检出的概率较高。大部分患者并不能直接获得病原学证据。

2. 免疫学检查　ELISA是目前诊断并殖吸虫感染的主要手段，血清和脑脊液均可以作为检测样本来源。同时免疫印迹法可以作为颅内并殖吸虫感染的确诊手段，其敏感度超过96%，特异度超过99%。

3. 分子生物学检查　以脑脊液或者活检脑组织作为样本，使用特异引物进行扩增的PCR方法是目前在临床应用逐渐增多的诊断方法。另外，使用多重PCR及PCR-限制性片段长度多态性方法（PCR-restriction fragment length polymorphism，PCR-RFLP）还可以对并殖吸虫感染亚种进行区分，提高了诊断的敏感度和特异度。

4. 影像学检查　CT和MRI进行颅内病变扫描是诊断脑型并殖吸虫病的重要方法。大脑皮质是并殖吸虫在颅内寄生的主要部位。在急性期时 CT 图像上可见病灶表现为高低密度混杂的多发环状病变，增强扫描可见强化，病灶周边可见大面积水肿。MRI 扫描见 T_1WI 和 T_2WI 可见中心为等信号或者高信号结节性病灶，病灶周围在 T_1WI 为等信号或者高信号，在 T_2WI 为等信号或者低信号。部分患者可出现颅内出血（蛛网膜下腔出血）表现。在慢性期，CT 扫描病灶可呈现多发环状特征并伴有钙化，表现为"皂泡征"现象。MRI 扫描 T_1WI 可见病灶中央高信号，周边低信号；T_2WI 病灶中央高信号，周边等信号或者低信号。

（六）诊断

根据流行病学史、临床表现可以进行初步判断，结合实验室检查可以进行确诊。

1. 流行病学史　患者是否来自并殖吸虫病流行区或者发病前曾进入流行区，有无生食或者半生食溪蟹、蝲蛄，或者饮用溪流生水史。

2. 临床表现　有上述流行病学史并出现脑炎或者脑膜炎症状、颅内高压症状、癫痫或者颅内出血症状应考虑本病的可能性。

3. 实验室检查　病原学检查阳性是"金标准"，包括在痰、粪或者体液中查见并殖吸虫虫卵，或者皮下包块或其他活体组织及各种体液中发现虫体或虫卵即可确诊。使用免疫学检查、分子生物学检查及影像学检查进行综合分析亦可做出诊断。

（七）鉴别诊断

1. 颅内肿瘤　脑型并殖吸虫病可出现头痛、呕吐及颈项强直等症状与颅内肿瘤表现相似，但仔细收集流行病学史，结合脑脊液免疫学、分子生物学检查及肿瘤标志物检查，完善影像学检查有助于鉴别诊断。

2. 原发性癫痫　以癫痫发作作为临床表现时须与原发性癫痫进行鉴别，但脑型并殖吸虫病患者过去无癫痫病史，颅内有占位性病灶，且有明确的流行病学史，采集血清及脑脊液进行免疫学及分子生物学检查是鉴别诊断的重要依据。

3. 颅内其他感染性疾病　脑型并殖吸虫病须

与颅内其他寄生虫、细菌和病毒感染进行鉴别。采集流行病学史，将脑脊液的细胞学、免疫学、分子生物学检查和颅内病变的影像学检查进行综合分析是鉴别诊断的重要途径。

（八）治疗

1. 病原学治疗

（1）吡喹酮：目前仍然是治疗并殖吸虫病的首选药物，对各类并殖吸虫亚种感染均有良好疗效，不良反应轻，服用方便。各类并殖吸虫亚种感染均按照每日 75 mg/kg，分 3 次口服，2～3 天为一个疗程；依据患者耐受情况间隔 1 周至 1 个月再给予一个疗程。

（2）三氯苯达唑：是一种新型苯并咪唑类衍生物。对并殖吸虫具有显著的杀虫作用。每日剂量为 5～10 mg/kg，每日 1 次口服，3 天为一个疗程。本药疗效与吡喹酮相似，不良反应轻微。

2. 对症治疗　对颅内高压患者需要使用脱水剂；对癫痫患者使用抗癫痫药物；还可使用营养神经药物促进患者神经系统病变的恢复。

3. 外科治疗　颅内病变可造成压迫症状，经内科治疗无效可考虑外科治疗。

（九）预后

若能早期诊断及有效的病原治疗，绝大部分患者预后良好。儿童、老年人及出现严重并发症患者预后较差。本病患者的病死率与并殖吸虫在颅内寄生部位、大小、数量以及虫体所处阶段、诊断时间长短有关，脑型并殖吸虫病患者的病死率约为 5%。

第十节　艾滋病所致神经系统病变

艾滋病也称为获得性免疫缺陷综合征（acquired immunodeficiency syndrome，AIDS），是感染人类免疫缺陷病毒（human immunodeficiency virus，HIV）所致。自 1981 年美国首次发现 AIDS，全球已有 200 多个国家和地区先后报道。AIDS 已被我国列入乙类法定传染病，并被列为国境卫生监测传染病之一。约有 1/3 未经治疗的 HIV 感染患者伴有神经系统异常，而尸检发现大多患者神经系统已受到不同损害，因此要引起临床医生的关注。

（一）病因及发病机制

AIDS 的致病因子 HIV 是慢病毒属逆转录病毒家族的成员，呈圆形或椭圆形，是直径 90～140 nm 的单链 RNA 病毒，外有类脂包膜，核为中央位，圆柱形，含 Mg^{2+} 依赖性 DNA 聚合酶（逆转录酶）。逆转录病毒（retrovirus）属于一个较大的 RNA 病毒家系，病毒逆转录酶能利用病毒 RNA 作为模板合成 DNA。HIV 感染为获得性，伴广泛免疫抑制，病毒与细胞表面 CD4 受体结合，破坏 $CD4^+$ 细胞，引起机体严重的细胞免疫缺陷，导致真菌、病毒和寄生虫等机会性感染，也是嗜神经病毒。HIV 感染早期高度选择性侵袭神经系统，肺孢子虫 Carinii 最常见。

（二）流行病学特征

据联合国艾滋病规划署（UNAIDS）估计，截至 2017 年底，全球现存活 HIV/AIDS 患者 3 690 万例，当年新发 HIV 感染者 180 万例，其中我国报告的现存活 HIV/AIDS 患者 758 610 例，当年新发现 HIV/AIDS 患者 134 512 例（其中 95% 以上均是通过性途径感染），当年报告死亡 30 718 例。与其他国家相比，我国以 HIV-1 为主要流行株，其主要亚型是 AE 重组型和 BC 重组型。1999 年起在部分地区发现我国有少数 HIV-2 型感染者。传染源主要为 AIDS 患者和无症状病毒携带者。

（三）病理学特征

HIV 脑炎的病理特征是多核巨细胞形成的多数神经胶质小结遍布大脑白质、皮质和基底节，也见于小脑、脑干和脊髓。90% 以上死亡病例可见半卵圆中心弥漫性髓磷脂苍白和神经胶质增生。成人 AIDS 病理检查常发现空泡性脊髓病，特征是胸段后索及侧索白质空泡形成。全身 HIV 感染引起免疫抑制，导致巨细胞病毒性脑脊髓炎、单纯疱疹病毒性脑炎、进行性多灶性白质脑病、新型隐球菌脑膜脑炎、弓形虫病和中枢神经系统原发淋巴瘤、卡波西肉瘤等，可见相应的病理表现。

（四）临床表现

HIV 感染可以影响神经系统的各个部分，包括脑、脊髓、脑膜、神经根、周围神经和肌肉，见表 15-7。

表 15-7　AIDS 的神经系统并发症

损伤部位	疾病
脑	脑炎
	HIV 脑炎
	巨细胞脑炎
	水痘带状疱疹脑炎
	单纯疱疹病毒脑炎
	局灶病变
	大脑弓形虫
	脑淋巴瘤
	进行性多灶性白质脑病
	隐球菌瘤
	细菌性脑脓肿
	结核瘤
	脑血管疾病 - 非细菌性心内膜炎、与血小板减少相关的脑出血和血管炎
	HIV 痴呆
脊髓	空泡样脊髓病
	单纯疱疹或带状脊髓炎
脑膜炎	急性和慢性淋巴细胞性脑膜炎
	隐球菌和其他真菌
	结核
	梅毒
	带状疱疹
周围神经和根	远端感觉多发性神经病
	带状疱疹
	巨细胞病毒腰椎多发性神经病
	急性和慢性炎性多发性神经炎
	多数性单神经炎
	感觉运动性脱髓鞘多发性神经病
	弥漫性浸润性淋巴细胞综合征（DILS）
	麻风
肌肉	多肌炎和其他肌病（包括药物诱导性）

10%～27% 的 AIDS 患者以神经系统损害为首发症状。AIDS 相关的神经系统综合征可分为原发性 HIV 神经系统疾病、继发性或机会性神经系统

疾病、HIV 相关的脑卒中、治疗相关神经系统疾病以及代谢和营养障碍。

1. 原发性 HIV 神经系统疾病

（1）急性无菌性脑膜炎和脑膜脑炎：是最常见的原发性 HIV 相关神经系统疾病，症状与其他病毒性脑膜炎相似，可检测到 HIV 抗原。

（2）儿童进行性 HIV 脑病：发生于 50% 的 2 个月至 5 岁 HIV 感染儿童，胎儿发育早期和围生期 HIV 感染所致，CT 追踪观察可见脑发育障碍。表现为进行性运动障碍、假性延髓麻痹、共济失调、痫性发作、肌阵挛和肌强直等，预后差。

（3）HIV 脑病 - 痴呆：对于 HIV 导致的认知功能受损以往曾被定义为艾滋病痴呆综合征（AIDS dementia complex，ADC）、HIV 相关痴呆（HIV associated dementia，HAD）和 HIV 相关认知运动综合征（HIV associated cognitive motor complex）、HIV 相关神经认知障碍（HIV-associated neurocognitive disorders，HAND）等概念。最常见的 HIV 中枢神经系统症状是慢性神经退行性认知、中枢运动和行为异常。HAND 包括无症状性神经认知损伤（asymptomatic neurocognitive impairment，ANI）、轻度神经认知障碍（minor neurocognitive disorder，MND）和 HIV 相关痴呆（HAD）。HAND 主要表现为皮质下痴呆的特点，可影响认知功能的各个领域。最常受累的是注意力、精神运动速度、记忆力和学习能力、信息加工和执行功能，语言和视空间能力相对保留。工作记忆和执行功能（计划、认知弹性、抽象思维、启动适当的行动和抑制不适当的行动）易早期受损。HAND 的精神行为症状主要表现为抑郁、淡漠、易激惹和精神运动迟滞。CT 或 MRI 的检查主要表现为白质改变，特别是脑室周围的区域，表现为脑室扩大，晚期可出现脑萎缩。

（4）HIV 还可以导致空泡样脊髓病（vacuolar myelopathy，VM）、周围神经病、肌肉等病变。

2. 继发性或机会性神经系统疾病 是 HIV 与其他致病因素相互作用导致的机会性感染和肿瘤。

（1）病毒感染：常见巨细胞病毒、单纯疱疹病毒、水痘 - 带状疱疹病毒性脑炎及进行性多灶性白质脑病（progressive multifocal leukoencephalopathy，PML）。PML 是由乳多空病毒（papovavirus）引起，弥漫性非对称性脑白质受累。局部的无力、语言障碍、认知障碍、头痛、步态异常、视力障碍和偏身感觉障碍是其最常见的早期表现，还可有进行性精神衰退、偏瘫、共济失调和癫痫等。脑脊液检查通常正常，少数病例有细胞和蛋白轻度增高，病毒 PCR 检测阳可以帮助诊断。脑电图检查无特异性。头颅影像学可见一个或多个白质占位性病变，无增强效应，MRI 呈 T_1WI 低信号、T_2WI 高信号，不累及皮质 U 型纤维，个别病例可被增强，提示预后相对较好，确诊须脑组织活检。

（2）中枢神经系统弓形虫病：病变为多发性脓肿和肉芽肿，坏死灶分界清楚，周围炎细胞浸润，可见弓形虫包囊和自由滋养体。临床较常见，占 13.3%，亚急性起病，伴持续发热。CT 典型表现包括多发块状病灶，75% 呈环形增强，周围见水肿带和占位效应，大多数病灶位于幕上灰白质交接处或基底节区。MRI 可见 T_2WI 高信号病灶，有增强效应。确诊需脑组织活检。

（3）真菌感染：新型隐球菌性脑膜炎（crypto-coccal neoformans meningitis，CM）和隐球菌瘤最常见，脑脊液墨汁染色和细胞学检查发现隐球菌或夹膜抗原阳性可确诊。

（4）细菌感染：分枝杆菌或结核杆菌较多见，奴卡菌、沙门菌少见。

（5）梅毒性脑膜炎和脑膜血管梅毒：AIDS 患者有增加倾向，根据血清学检查诊断。

（6）原发性中枢神经系统淋巴瘤：是 HIV 感染最常见的中枢神经系统恶性肿瘤，约 5% 的 AIDS 患者发生原发性中枢神经系统淋巴瘤，也可继发于系统性淋巴瘤，瘤细胞浸润脑实质血管周围间隙或软脑膜，预后差。

（7）卡波西（Kaposi）肉瘤：是 AIDS 常合并的恶性肿瘤，中枢神经系统很少受累，中枢神经系统受累常伴其他脏器受累和肺部广泛转移，易合并中枢神经系统感染如脑弓形虫病和隐球菌脑膜炎等。

3. 治疗相关神经系统疾病　免疫重建炎症性综合征（immune reconstitution inflammatory syndromes，IRIS）为 AIDS 治疗药物所导致的一系列并发症，通常在开始给予联合抗逆转录病毒疗法（cART）治疗后的最初 4～8 周出现临床恶化的一组综合征。cART 治疗后重建的免疫系统产生炎症反应，导致已存在的感染加重。IRIS 最常见的中枢神经系统感染包括 HIV 脑炎、弓形虫脑炎（toxoplasmosis encephalitis，TE）、CM 等。

（五）辅助检查

本病的辅助检查包括血和脑脊液常规检查、HIV 抗体、免疫学、病毒核酸、影像学等检查。

（六）诊断与鉴别诊断

AIDS 神经综合征诊断可根据流行病学资料、临床表现、免疫学及病毒学检查等综合判定。患者存在一种或几种机会性感染，提示可能有细胞免疫缺陷，应确认 AIDS 的可能性。AIDS 患者表现神经系统多数损害，如合并细菌性脓肿、结核性肉芽肿、弓形虫病和原发性中枢神经系统淋巴瘤等，应高度怀疑本病。AIDS 确诊依靠脑组织活检、HIV 培养、HIV 抗原及抗体测定。

应与先天性免疫缺陷、应用皮质类固醇、血液或组织细胞恶性肿瘤引起获得性免疫缺陷，其他原因慢性脑膜炎或脑炎，以及与病毒、细菌、真菌性脑部感染等非 AIDS 继发机会感染鉴别。

（七）治疗

近年来联合抗逆转录病毒治疗（cART）也称为高效抗逆转录病毒治疗（highly active antiretroviral therapy，HAART），显著改善了 HIV 感染者的健康状况，延长患者的生存期。HIV 感染及治疗包括抗 HIV 药物治疗、增强免疫功能、神经系统并发症治疗以及心理和社会治疗。

经典的 cART 包括了 2 类或 2 类以上的至少 3 种抗逆转录病毒药物。常用的有核苷及核苷酸逆转录酶抑制剂（nucleoside and nucleotide reverse transcriptase inhibitors，NRTIs）、非核苷逆转录酶抑制剂（non-nucleoside reverse transcriptase inhibitors，NNRTIs）、蛋白酶抑制剂（protease inhibitors，PIs）、整合酶抑制剂（integrase inhibitors，IIs）、融合抑制剂（fusion inhibitors）、趋化因子受体阻滞剂（chemokine receptor blockers）等多种药物。

（八）预后

AIDS 患者一旦出现症状，半数会在 1～3 年内死亡。某些新药可延长疾病潜伏期，但 HIV 血清阳性患者大多会发展成 AIDS。

（王佳伟）

数字课程学习

⬇ 教学PPT　　　📝 自测题

第十六章

中枢神经系统脱髓鞘疾病

关键词

脱髓鞘疾病　　多发性硬化　　视神经脊髓炎谱系疾病

急性播散性脑脊髓炎

中枢神经系统脱髓鞘疾病（demyelinating diseases）是以脑和脊髓髓鞘破坏为主要特征的一类疾病，本章节讨论的脱髓鞘疾病主要指中枢神经系统炎性脱髓鞘疾病，以多发性硬化为代表，还包括视神经脊髓炎谱系疾病、急性播散性脑脊髓炎、急性或亚急性出血坏死性脑炎等，此类疾病多与自身免疫相关，同时伴突出的中枢神经系统炎症反应。广义的脱髓鞘疾病则还包括营养不良、中毒、代谢、缺血缺氧等导致的脱髓鞘疾病。

第一节　髓鞘组织的解剖、生理和病理

神经元是构成神经系统结构和功能的基本单位。神经元的轴突主要负责轴浆运输和传递化学物质。轴突与髓鞘共同构成有髓神经纤维，周围神经系统的髓鞘由施万细胞（Schwann cell）构成，中枢神经系统的髓鞘主要由少突胶质细胞的细胞膜沿轴突包绕构成。髓鞘的主要成分是脂质（约70%）与蛋白。髓鞘内的蛋白主要包括髓鞘碱性蛋白（myelin basic protein，MBP）、蛋白脂蛋白（proteolipid protein，PLP）、髓鞘相关糖蛋白（myelin-associated glycoprotein，MAG）及髓鞘少突胶质细胞糖蛋白（myelin oligodendrocyte glycoprotein，MOG）等。其中MOG为中枢神经系统髓鞘所特有，其他几种蛋白亦构成外周髓鞘的组成部分。髓鞘的形成是神经元与其支持细胞间相互作用的结果（详见第二章）。

髓鞘的主要生理功能是保护轴突、传递神经冲动，并起到绝缘作用，确保神经传导的准确性。这些均与肢体运动、感觉、认知等功能密切相关，髓鞘脱失导致神经传导异常及相应的神经功能缺失。因髓鞘构成及抗原来源不同等原因，有些脱髓鞘疾病以周围神经脱髓鞘为主（如吉兰-巴雷综合征），有些则以中枢神经脱髓鞘为主（如多发性硬化）。脱髓鞘的病理过程常伴有髓鞘修复及再生过程，以及神经功能的恢复，但广泛性的脱髓鞘一般继发轴突及神经元变性，导致不可逆神经功能损伤。

脱髓鞘疾病的病理特点一般包括：①神经纤维以髓鞘破坏为主，而其他结构如轴突、神经元受累相对较轻；②血管周围尤其是静脉周围炎性细胞浸润明显；③损伤以白质为主，可表现为散在多发的小的播散性病灶，或单个或多个较大的局灶性病灶。

中枢神经系统脱髓鞘疾病的分类按病因学可分为以下几类。

1. 炎性免疫性脱髓鞘疾病　多发性硬化、视神经脊髓炎谱系疾病、急性播散性脑脊髓炎等。

2. 感染性脱髓鞘疾病　如进行性多灶性白质脑病、HIV感染、莱姆病、神经梅毒等。

3. 中毒性、营养不良性脱髓鞘疾病　如酒精中毒、脑桥中央髓鞘溶解综合征、CO中毒性脑病、药物所致白质脑病、脊髓亚急性联合变性等。

4. 缺血缺氧性脱髓鞘疾病　缺氧性白质脑病、皮质下动脉硬化性脑病（Binswanger病）等。

5. 代谢性或遗传性脱髓鞘病　包括异染性白质营养不良、肾上腺白质营养不良、Krabbe球样细胞脑白质营养不良等。

从病理学角度来讲，没有一种疾病是单纯以髓鞘破坏为唯一病理改变。如在出血坏死性白质脑炎甚至多发性硬化中，亦可合并严重轴突和血管结构的破坏。此外，还有一系列以脱髓鞘为主要特点但又不属于炎性脱髓鞘范畴的疾病，如缺氧性脑病、Binswanger病等。进行性多灶性白质脑病（progressive multifocal leukoencephalopathy，PML）、脑桥中央髓鞘溶解症（central pontine myelinolysis，CPM）、Marchiafava-Bignami病等不属于脱髓鞘疾病，因为其病理机制并非主要作用于髓鞘。慢性进行性脑白质营养不良，尽管以髓鞘改变为主，但因遗传及形态学特点较为明显，故属于髓鞘形成不良性疾病。对于结缔组织病引起的脱髓鞘目前分类不明，这类疾病的中枢神经系统病灶在影像学上与多发性硬化难以区分，病理机制尚不明确，可能与血管病变有关。

第二节 多发性硬化

诊疗路径

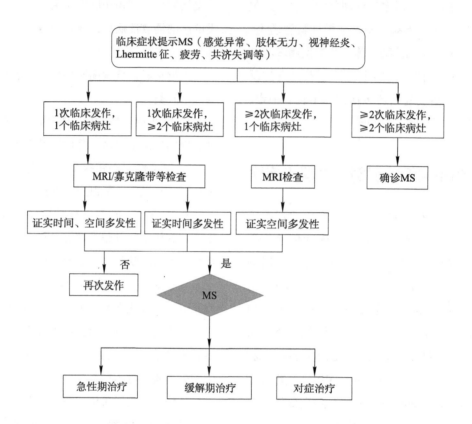

☞ 典型案例（附分析）16-1

反复下肢无力 2 年余，再发加重 5 天

多发性硬化（multiple sclerosis，MS）是一类病因未明的中枢神经系统自身免疫性疾病，以慢性炎症、脱髓鞘、胶质增生和神经元缺失为特征。临床症状变化多样，多呈复发–完全或不完全缓解的临床过程，以视神经、脊髓、大脑局灶性受累为主，常遗留不同程度的残疾。

（一）流行病学特征

目前在全世界约超过 250 万 MS 患者，是青少年非外伤性致残的主要原因之一，在美国每年因该病造成的经济负担约为 100 亿美元。MS 的发病呈纬度分布趋势，高纬度地区如北欧等地发病率普遍较高。我国尚无发病率的流行病学调查。既往认为我国属于低发地区，但由于诊断技术的提高及人口基数大，实际患病人数并不少。该病发病年龄多见于 20～40 岁，起病高峰年龄 30 岁左右，10 岁前或 60 岁后首次发病者极少见。女性较男性多发，男女发病比例约为 1：2。原发进展型 MS 患者发病无性别差异。

（二）病因

MS 的病因目前尚未完全明确。一般认为是由环境因素与遗传易感性共同作用而导致的异常免疫反应，导致髓鞘、少突胶质细胞、轴突及神经元的破坏，但具体作用机制目前尚不明确。

1. **遗传因素** 目前发现与 MS 致病相关基因有100 多个，这些基因的单个突变引起 MS 发病的危险性很小，但其共同作用下则易导致疾病发生，显示了 MS 遗传因素的复杂性。大部分致病基因参与免疫反应相关蛋白的编码，从另一方面有力地支持了免疫因素在 MS 发病中的重要作用。

MS 的遗传易感主要与多基因有关。6 号染色体上的主要组织相容性复合物基因是目前认为与 MS 发病易感性最相关的基因。人类白细胞抗原（human leukocyte antigen，HLA）-DRB1*1501 单体是目前已知最易导致 MS 易感性的单基因体。其他包括白细胞介素（interleukin，IL）7 受体 α 基因（IL-7Rα）、IL-2 受体 α 基因（IL-2Rα）等均与 MS 的发病有关。少数患者有家族聚集的现象，一级亲属本病发病率是正常人群的 10～25 倍。

2. 环境因素　MS 的发病呈纬度分布趋势，高纬度地区高发。对 5 岁以前移民人群的研究发现，这些人群的 MS 发病率与移民区原住民相同，提示环境因素对 MS 的发病有重要影响。但同纬度的地区也有发病率大不相同的情况，如同纬度的英格兰的 MS 发病率远高于日本，可能与种族易感性有关。

吸烟、肥胖、维生素 D 缺乏与 MS 的发病率密切相关。维生素 D 缺乏导致疾病活动明显增加。日照时间长短、饮食摄入维生素 D 的水平与 MS 的发病呈负相关关系。吸烟、肥胖均可增加本病的发病风险。

病毒感染可明显增加 MS 的发病风险，其中 Epstein-Barr 病毒（EBV）是最主要的危险因素。EBV 血清学阴性的人群患 MS 的比例明显较低，传染性单核细胞增多症的患者 MS 发病率也增高。

高钠摄入与 MS 的发病与严重程度亦有一定相关性，高钠状态能促进炎性病变过程，但控制钠摄入量能否减轻疾病残疾程度尚不清楚。

3. 诱发因素　上呼吸道感染、发热是 MS 发病最常见的诱因，此外，外伤与应激、温度变化等均可导致 MS 的发病或病情加重。

（三）发病机制

目前关于 MS 的病理学研究、血清及脑脊液中的免疫标志物及其实验性自身免疫性脑脊髓炎动物模型（experimental autoimmune encephalomyelitis，EAE）的研究均提示 MS 为一免疫介导性疾病。

1. T 细胞与细胞免疫　对遗传易感的患者而言，病毒、细菌或其他环境因素均可能在一定条件下诱发免疫反应。抗原提呈细胞提呈抗原导致 CD4$^+$T 细胞激活，生成辅助性 T 细胞（helper T cell，Th）1、Th 17 细胞，激活的 T 细胞与中枢神经系统内皮细胞表面黏附分子发生反应，在炎性因子的辅助下穿过损伤的血脑屏障，进入中枢神经系统后攻击髓鞘上相关成分如髓鞘相关蛋白（MAG）、髓鞘碱性蛋白（MBP）、蛋白脂蛋白（PLP）、磷酸二酯酶、S-100 蛋白等，免疫反应进一步增强。

免疫反应导致促炎性细胞因子如 IL-12、IL-23、干扰素 γ、肿瘤坏死因子 α（TNF-α）、自由基等生成，进一步攻击髓鞘及少突胶质细胞。失去髓鞘的保护作用及营养支持后，将发生轴突变性，导致神经功能不可逆性缺失。

除 Th1 和 Th2 细胞亚群外，Th17 细胞在 MS 的发病过程中也起到重要的作用。Th17 细胞可分泌 IL-17 及 TNF-α 等对 MS 的发病有重要作用的细胞因子，参与 MS 的病理损伤过程。

2. B 细胞与体液免疫　MS 在 T 细胞激活的同时伴随 B 细胞、巨噬细胞的激活和抗体的生成。在 MS 患者鞘内发现免疫球蛋白产物及与特异性髓鞘抗原相关的抗体，支持 B 细胞和体液免疫在 MS 的发病过程中具有重要作用。激活的 B 细胞还可通过旁路活化等激活 Th1 细胞，促进 IL-6、TNF-α 等多种促炎性介质的生成，参与 MS 的病理过程。针对耗竭 B 细胞的治疗方案如利妥昔单抗等能显著缓解 MS 的临床症状，提示 B 细胞免疫在本病中的重要作用。同时 B 细胞也能促进抗炎性细胞因子如 IL-10、IL-35、TGF-β 等细胞因子生成，具有抑制巨噬细胞激活等作用。

（四）病理学特征

本病的病理以广泛的髓鞘脱失、胶质细胞增生、不同程度的轴突损伤、T 淋巴细胞和巨噬细胞浸润为主要特点，有时伴有免疫球蛋白及补体沉积。脱髓鞘斑块多呈透明状，边界清楚，常见于脑室周围白质、视神经、脑干、小脑及脊髓。脱髓鞘病灶处常继发反应性胶质细胞增生代替原髓鞘组织，是为硬化斑。

目前认为，灰质及轴突损伤在 MS 亦较为常见，甚至发生在疾病的早期。尤其是急性炎症与脱髓鞘区域，看似正常的脑白质（normal-appearing white matter，NAWM）也可伴有轴突损伤，主要表现为轴突密度降低、轴突肿胀、扭曲、中断，或离断后远端出现沃勒变性。

（五）临床表现

神经系统症状表现多种多样，依赖于病变所累及的部位及组织损伤程度，各种神经系统症状在 MS 均可出现，从轻度发作性症状到重度持续性残疾，轻重不一。但其临床表现、体征及影像学表现仍具有其典型的特点。

典型的症状包括运动无力、肢体瘫痪、感觉异常、视力下降、复视、眼震、构音障碍、震颤、共济失调、深感觉障碍、膀胱功能障碍等。最常见的首发症状包括视力异常、肢体无力或感觉异常。有 10%～15% 的患者症状呈隐匿性慢性进展。从第一次发病到复发间隔 1～10 年不等。

1. 视神经炎（optic neuritis，ON）　表现为视力下降、视物模糊、视野缺损或色觉感知下降，病情轻重不一，视力完全丧失者少见。以单侧多见，但也可见于双侧，眼球运动时加重，常伴眶周疼痛，眼底检查正常，或可见视乳头水肿或苍白。ON 预后良好，90% 的患者视力显著恢复。

2. 感觉障碍　表现为感觉异常，如刺痛、蚁行感等，或感觉减退、麻木。不愉快的感觉体验，如肢体肿胀、紧箍感亦较为常见。疼痛亦为较常见症状，可见于身体的任何部位。

3. 肢体无力　表现为肌力下降、肢体灵活性降低或疲劳、步态异常，下肢受累最为常见，偏瘫少见。运动后无力是 MS 的特征性表现，属上运动神经元性瘫痪，常伴随其他锥体束征，如痉挛、反射亢进、Babinski 征阳性等。

4. 眼球运动异常　较常见，复视可由展神经麻痹或核间性眼肌麻痹所导致，双侧核间性眼肌麻痹高度提示 MS，眼震亦较为常见。动眼神经、滑车神经受累、核上性眼肌麻痹相对少见。

5. 急性脊髓炎　约 1/3 的患者有前驱感染史，主要表现为数小时至数天内迅速进展的对称或非对称性下肢轻瘫或截瘫，上升性感觉异常、下肢深感觉障碍、括约肌功能障碍等，可伴病理征阳性。脊髓症状多为非对称、不完全性，病变范围较小，截瘫及完全性感觉障碍少见。可伴莱尔米特征（Lhermitte sign），表现为颈部过屈时诱发的刺痛或闪电样感觉异常，通常由颈部沿脊椎放射至下肢，少数情况下可放射至上肢，是颈段脊髓受累的征象之一，屈颈时因局部牵拉和压力改变导致病变颈髓后索受激惹所致，对诊断有提示作用，但并非本病所特有。

6. 震颤　以上肢为主，表现为意向性震颤，可伴步态蹒跚、变换体位时身体剧烈摇晃等表现。Charcot 曾描述意向性震颤、眼震、吟诗样语言三联征为本病特点，但同时出现者少见，多见于疾病晚期。

7. 痉挛　仅次于震颤的运动障碍，多具有刻板性特点，多发生于单侧肢体，下肢多见，面部很少受累。一日内可频繁发作，可能由皮质脊髓束受累所引起。常导致共济失调、无力或痉挛状态。

8. 疲劳　最常见的症状之一，常表现为与体力活动不一致的病态疲劳，一般下午更为严重。相当一部分患者的疲劳症状可出现在首次临床脱髓鞘时间之前的数月至数年间，与病程进展、残疾程度、MRI 病灶表现等无直接关系。

9. 抑郁　约半数患者有抑郁症状。国外报道本病的自杀率较同龄对照组明显升高。抑郁可由精神或生物学因素共同导致，或干扰素 β 治疗的不良反应导致。抑郁能导致或加重疲劳症状。

10. 认知功能障碍　近记忆减退、注意力不集中，视觉 - 空间技能和信息处理障碍等表现。

11. 膀胱直肠功能障碍　较常见，包括尿便潴留或尿便失禁，可伴有反射亢进。

12. 性功能障碍 表现为勃起功能障碍、射精障碍及性欲减退等。疲劳、无力、抑郁及抗胆碱能药物、抗抑郁药物等均可加重症状。

13. 临床孤立综合征（clinically isolated syndrome, CIS） 患者出现中枢神经系统局灶性或多灶性炎性脱髓鞘病灶相关的症状或客观体征且为单相临床病程，可急性或亚急性起病，至少持续24 h，伴或不伴病情缓解，无发热或感染，与典型的 MS 的一次复发类似，但既往无 MS 病史。因此，患者若今后被诊断为 MS，那么首次发作即为 CIS。可为单病灶或多病灶，依解剖部位表现为急性视神经炎、急性脊髓炎、脑干炎等。

14. 放射学孤立综合征（radiologically isolated syndrome, RIS） MRI 检查高度提示 MS，但患者无任何神经系统症状，且无其他可解释病因的情况。

（六）临床分型

依据 MS 的临床过程分成以下几型。

1. 复发-缓解型（relapsing-remitting MS, RRMS） 最为常见，约占初始发病的 85%，呈早期多次复发-缓解的病程特点。可突然急性发病，发作期持续数天至数周。复发可表现为原来症状重新出现或出现新的神经系统症状体征。缓解期在数周至数月之间，缓解期神经系统症状相对稳定。

2. 继发进展型（secondary progressive MS, SPMS） 多由复发-缓解型进展而来，神经功能逐渐下降，无明显缓解期，其中可伴有复发，约半数复发-缓解型患者 10 年内将转化为此型。

3. 原发进展型（primary progressive MS, PPMS） 约占 15%，多于 40 岁以后发病，可无明显急性发作病史，自发病起始神经功能减退持续进展。

4. 其他类型 包括良性型 MS，恶性型 MS 等少见。

（七）辅助检查

1. 脑脊液检查 怀疑脱髓鞘疾病者，建议常规行脑脊液检查。脑脊液外观无明显变化，可见单核细胞正常或轻度增高，一般 $< 50 \times 10^6/L$。蛋白含量正常或轻度增高，多不超过 1.0 g/L，鞘内 IgG 合成增多，可表现为脑脊液 IgG 指数增高或脑脊液寡克隆带（oligoclonal bands, OCB）阳性，后者高度提示 MS，但诊断特异度不高；在莱姆病、神经梅毒等亦可见到 OCB 阳性。

2. 诱发电位（evoked potential, EP）检查 主要包括视觉诱发电位（visual evoked potential, VEP）、脑干听觉诱发电位（brainstem auditory evoked potential, BAEP）和体感诱发电位（somatosensory evoked potential, SEP）等，其中以 VEP 的临床应用价值最大。VEP 有利于亚临床损害的检出、与脊髓疾病相鉴别、确定病变的部位及时间等，主要表现为 P100 潜伏期明显延长。在 MRI 技术广泛应用之前，EP 曾是确诊 MS 的主要手段之一，有 80%～90% 的 MS 患者可发现至少 1 项 EP 常。

3. MRI 检查 头颅 CT 检查对本病的诊断价值不大。常规 MRI 检查对诊断具有高度敏感性，约 95% 的患者可通过常规 MRI 确诊。此外，还可用于亚临床病损的检出，动态观察病灶的发展与转归，以及药物治疗的效果评价等。

病变常散在分布于脑室周围、胼胝体、脑干、小脑、视神经及脊髓等部位。MRI 上表现为 T_1WI 低信号、T_2WI 高信号，病灶多呈圆形、卵圆形。T_2WI 或 T_2 FLAIR 可见脑室旁白质非对称性多发高信号，病灶长轴与侧脑室方向垂直，为 MS 较典型的表现。病变常累及胼胝体，矢状位 T_2WI 常见胼胝体边缘以带毛缘形式向外延伸，呈"虫蚀状"改变，称 Dawson 指征（Dawson's fingers），是本病相对特异的 MRI 表现。

由于血-脑屏障的破坏，新发病灶几乎都有钆增强表现，亦可作为炎症活动的一个标志。MRI 上钆增强病灶约持续 1 个月，而后依然表现为 T_2WI 上的高信号病灶。T_2WI 异常信号总量与疾病残疾程度呈正相关。1/3 的 T_2WI 高信号病灶在 T_1WI 表现为低信号，称为"黑洞征"，是不可逆脱髓鞘和轴突损伤的标志。

脊髓 MRI 可见 T_2WI 一个或数个高信号病灶，

急性期增强多呈斑片状强化。可累及脊髓任何部位，颈髓最常受累。常见于后索或侧索，累及中央灰质者少见，多呈偏心性，可见脊髓水肿增粗，坏死少见。病灶长度常小于2个椎体节段，有时病变较大可类似髓内肿瘤的表现（图16-1）。

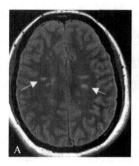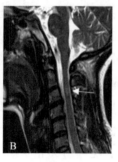

图16-1　多发性硬化（MS）的MRI表现

A. T₂ FLAIR见脑室旁白质多发圆形、类圆形高信号，病灶长轴与侧脑室方向垂直；B. 脊髓MRI：T₂WI示C3椎体水平脊髓高信号病灶，病变累及1个椎体节段

4. 其他MR技术　与常规MRI检查相比，虽不具有直接诊断作用，但对于发现白质外病变或判断疾病预后更有帮助。磁化传递成像（magnetization transfer imaging，MTI）利用不同组织间磁化传递率的不同而发现脱髓鞘等病灶。弥散张量成像（diffusion tensor imaging，DTI）能发现与功能损伤相关的白质纤维束的破坏。磁共振波谱分析（magnetic resonance spectroscopy，MRS）可评估N乙酰天门冬氨酸（NAA）、肌酸/磷酸肌酸等轴突或炎症代谢指标变化，反映代谢异常区域。功能磁共振（fMRI）能发现皮质活性改变，评估脑突触可塑性改变。髓鞘成像技术能发现局灶或整体髓鞘缺失情况等。

（八）诊断

MS的诊断依赖于复发-缓解的临床特点、症状、影像学特征和实验室检查。对青少年突发以神经功能缺损为主要症状的发作性疾病均需考虑本病可能。

诊断必须满足"多发"这个必要条件，即病灶的时间多发（dissemination in time，DIT）和空间多发（dissemination in space，DIS）。时间多发指随着时间进展出现新的中枢神经系统病变。空间多发指中枢神经系统内不同解剖部位的病变，即表明多灶性损伤。在疾病的起始阶段，其症状与体征可能只提示一个部位损伤，此时诊断可能不易，随着疾病的复发与空间播散，诊断趋于明晰。

MRI检查对MS的确诊有着十分重要的地位，MRI能进一步发现临床上不易发现的病灶，为诊断提供亚临床证据。但对MRI上病灶的解读必须建立在对临床症状与体征的正确解释基础之上，同时还要排除其他诊断。

MS的诊断标准曾多次修订，但所有标准均需满足时间与空间多发的条件。目前较为通用的是McDonald 2017诊断标准（表16-1）。

> ☞ 拓展阅读 16-1
> Diagnosis of multiple sclerosis：2017 revisions of the McDonald criteria

> ☞ 拓展阅读 16-2
> MS诊断和治疗中国专家共识（2018版）

（九）鉴别诊断

MS目前仍需排除性诊断，有时需要与中枢神经系统许多疾病进行鉴别。

如出现站立不稳、眩晕等表现时要与前庭神经元炎、美尼尔综合征等进行鉴别。复视亦可见于重症肌无力等疾病，间断性脊髓症状可见于脊髓硬脊膜动静脉瘘或MS等。当出现肢体麻木时还需与周围神经病、吉兰-巴雷综合征、维生素B₁₂缺乏等疾病进行鉴别。从症状学上，失语、舞蹈症、帕金森综合征、严重的肌萎缩、周围神经病、发作性意识障碍、发热、头痛、癫痫或昏迷等症状于MS很罕见，当患者出现这些症状时，诊断需谨慎。

1. 急性播散性脑脊髓炎（acute disseminated encephalomyelitis，ADEM）　初次发病的MS与本病鉴别有时较难。但本病儿童多见，常继发于感染或疫苗接种后，常伴随脑病症状，这些在MS少

表 16-1　多发性硬化 McDonald 2017 诊断标准

临床表现	有客观临床证据的病变数目	诊断 MS 需要的进一步证据
≥2 次临床发作	≥2 个	无[①]
≥2 次临床发作	1 个（并且有明确的历史证据证明以往的发作涉及特定解剖部位的一个病灶[②]）	无[①]
≥2 次临床发作	1 个	通过不同 CNS 部位的临床发作或 MRI 检查证明空间多发性[③]
1 次临床发作	≥2 个	通过额外的临床发作或 MRI 证明了空间多发性[④]或脑脊液特异性寡克隆带[⑤]
1 次临床发作	1 个	通过不同 CNS 部位的临床发作或 MRI 证实空间多发性[③] 同时通过额外的临床发作或 MRI 证明了空间多发性[④]或脑脊液特异性寡克隆带阳性[⑤]

注：临床表现符合上述诊断标准且无其他更合理的解释时，可明确诊断为 MS。若因临床孤立综合征怀疑 MS，但不完全满足上述诊断标准时，诊断为"可能的 MS"。当用其他诊断更能合理地解释临床表现时，可排除 MS。①不需要额外的检测来证明空间和时间上的多发性。除非 MRI 无法完成，否则所有考虑诊断 MS 的患者须接受颅脑 MRI 检查。此外，临床提示 MS 但依据不足者，如非典型临床孤立综合征以外或具有非典型 MS 特征的患者，应考虑行脊髓 MRI 或 CSF 检查。如果影像学或其他检查（如脑脊液）结果为阴性，则做出 MS 诊断之前需谨慎，且需考虑替代诊断可能。②基于客观的 2 次发作的临床发现做出诊断是最保险的。在没有记录在案的客观神经学发现的情况下，既往 1 次发作的合理病史证据可以包括具有症状的病史事件，以及先前炎性脱髓鞘事件的演变特征。但至少有 1 次发作必须有客观证据支持。在没有其他客观证据支持情况下诊断需谨慎。③ MRI 空间多发性诊断标准：在 4 个中枢神经系统区域内至少 2 个中有 1 个或多个 MS 典型的 T_2 高信号病灶：包括脑室周围、皮质或近皮质、幕下脑区和脊髓。④时间多发性：在任何时候同时存在钆增强和非增强病变；或无论基线 MRI 的时间如何，与基线相比，随访 MRI 中出现新的 T_2 高信号或钆增强病变。⑤脑脊液特异性寡克隆带阳性本身不代表时间多发性，但是可以作为这项表现的替代证据。

　　复发（relapse）：出现 MS 典型的患者自诉症状及客观发现的单相临床病程，反应一次 CNS 局灶性或多灶性炎性脱髓鞘事件，可急性或亚急性进展，至少持续 24 h，伴或不伴缓解，且不伴发热或感染。

见，可通过 MRI 检查等手段进行鉴别，详见本章第四节。

　　2. 视神经脊髓炎谱系疾病（neuromyelitis optica spectrum disorder，NMOSD）　在疾病的早期有时二者鉴别甚为困难，根据二者在 MRI 上表现不同及 AQP4-IgG 特异性抗体等检测有助于鉴别，具体见本章第三节。

　　3. 脑卒中 /TIA　颈动脉、椎基底动脉夹层、栓子脱落、中枢神经系统血管炎是青少年最常见的脑卒中综合征，有时症状与 MS 相似。MRI 检查尤其在 DWI 可以将二者很好地鉴别。

　　（十）治疗

　　MS 的治疗用药原则分为急性期与缓解期的治疗。急性发作时的治疗原则是减轻临床症状，尽快改善残疾程度；缓解期则采用疾病修正治疗（disease-modifying therapy，DMT）减少复发、减缓疾病进展，提高患者的生存质量，同时辅以针对性的对症治疗。治疗应越早开始越好，在疾病早期即使临床症状很轻，也可能已经发生了不可逆性的脑损伤，故治疗应始于确诊之时或者明确诊断之前，有可能延缓或者抑制残疾进展。

　　1. 急性期治疗

　　（1）糖皮质激素（glucocorticoid）：首发及急性加重时的首选药物，能显著缓解发作，有效率 80%，通常 24 h 内起效。其作用机制包括有效控制炎症和免疫反应，减轻血 - 脑屏障的破坏，抑制 T 细胞迁移和抗原应答等。一般采用甲泼尼龙（methylprednisolone）每日 1 000 mg，静脉滴注 3～5 日，之后改为泼尼松口服，3～4 周内逐渐减量至停药。急性期激素治疗方案一般主张大剂量、短疗程冲击，不主张长期应用。

但激素治疗对于减少复发次数、改善神经功能残疾的长期预后无明显作用。主要不良反应包括水肿、低钾、体重增加、胃部不适，痤疮、情绪不稳等。

（2）血浆置换（plasma exchange，PE）：在 MS 的疗效尚不肯定，一般不作为急性期的首选治疗，可用于重型发作或对激素治疗不敏感的患者。作用机制包括清除淋巴细胞、免疫复合物以及自身抗体，主要调节体液免疫。一般每次 50 mL/kg，每周 1～2 次。

（3）免疫球蛋白（intravenous immunoglobulins，IVIG）：可与糖皮质激素联合应用治疗某些重症发作的患者或激素反应不佳时的替代治疗。总体来讲，安全、耐受、不良反应小是其特点，但总体疗效仍不明确。一般每日剂量 0.4 g/kg，静脉滴注 3～5 日，若无效则不建议再次使用。

2. 疾病修正治疗（disease modifying therapy，DMT）　是通过免疫调节或抑制作用改变 MS 的自然病程，减少发作频率及疾病严重程度，限制 MRI 上局灶性白质病灶损伤的积累，进而改善疾病预后的缓解期治疗手段。目前，美国 FDA 已批准十余种 DMT 药物，主要包括干扰素 β、醋酸格拉默、米托蒽醌、那他珠单抗等单克隆抗体、芬戈莫德、特立氟胺、富马酸二甲酯、克拉屈滨等。目前在我国上市的有干扰素 β、特立氟胺和芬戈莫德。在确诊后越早应用 DMT 药物，对疾病的长期预后获益越大，但对于疾病已造成的神经系统损伤不能逆转。

（1）干扰素 β（interferon-β）：能有效减少 MS 的发作次数及 MRI 病灶，减轻神经功能损害程度，减缓疾病进展。其作用机制为下调抗原提呈细胞上 MHC 类分子，减少抗原提呈反应；抑制促炎性细胞因子生成、诱导抗炎性细胞因子的表达水平、抑制 T 细胞增殖，减少 IFNγ 的生成；限制炎性细胞迁移等。

（2）醋酸格拉默（grammar acetate，GA）：是髓鞘碱性蛋白四种氨基酸成分的模拟物，主要作用机制是促进 Th1 型细胞向 Th2 型转化，促进抗炎性细胞因子生成等，其效果与干扰素 β 类似，也可用于干扰素 β 治疗失败的患者。

（3）特立氟胺（teriflunomide）：口服 DMTs 药物，兼具抗炎作用的选择性免疫抑制剂，通过抑制线粒体二氢乳清酸脱氢酶（dihydroorotate dehydrogenase，DHODH）——与嘧啶从头合成相关的一种关键酶的活性，对增殖的淋巴细胞发挥细胞毒性作用。

（4）芬戈莫德（fingolimod）和西尼莫德（siponimod）：芬戈莫德是第一种上市的口服 DMTs 药物，通过下调淋巴细胞鞘氨醇 –1 磷酸受体（S1P），减少淋巴细胞浸润，研究显示口服 1.25 mg 或 5 mg 6 个月能显著减轻炎症，减少病灶活动和复发。Siponimod 亦为 S1P 受体选择性调节剂，适应证为临床孤立综合征、复发 – 缓解型及活动性继发进展型 MS。

（5）单克隆抗体（monoclonal antibodies，McAb）：通过特异性作用于某一致病机制相关的靶细胞或分子而发挥作用。以那他珠单抗（natalizumab）为代表，其拮抗活性淋巴细胞表面的 a4β1 整合素（integrin），抑制淋巴细胞与血管黏附分子以及纤连蛋白的结合。此外，阿仑单抗（alemtuzumab）通过抗 CD52 促进 T、B 淋巴细胞消耗；达珠单抗（daclizumab）主要针对 CD25，抑制与 IL-2 受体结合，增加 NK 细胞的活性；奥瑞珠单抗（ocrelizumab）主要针对 CD20，促进表达 CD20$^+$ 的 B 细胞消耗而达到免疫调节作用，适应证为原发进展型和复发 – 缓解型 MS 的治疗，是第一种被批准用于原发进展型的药物。

（6）富马酸二甲酯（dimethylfumarate，BG$_{12}$）：口服 DMTs 药物，通过激活 Nrf2 氧化应激通路发

挥作用。临床研究显示，口服 BG$_{12}$ 24 周可显著减少 MRI 钆增强病灶，减少复发率，抗炎和神经保护效果明显。

（7）克拉屈滨（cladribine）：口服抗代谢物质，通过抑制 DNA 合成以抑制激活的 T、B 淋巴细胞的增殖而抑制神经功能损伤程度，适应证为复发 - 缓解型及活动性继发进展型 MS。

（8）米托蒽醌（mitoxantrone）：是一种抗肿瘤药物，具有干扰 DNA 合成及免疫调节作用，能抑制体液免疫，减少 T 细胞，延缓 MS 的进展。适用于频繁复发伴不完全性缓解或继发进展病程较快的复发 - 缓解型 MS，目前使用较少。

3. 其他 自体干细胞移植、雌激素、他汀类药物等，目前均有治疗后改善 MS 患者神经功能的临床报道，有些尚在 Ⅱ～Ⅲ 期临床试验阶段，但绝大多数还缺乏循证医学相关证据。

4. 对症治疗 目的在于提高患者的生活质量和改善症状，包括药物治疗、物理治疗、心理治疗等多个方面。

（1）痉挛：应避免引起痉挛的诱因，如感染或压疮，药物可用巴氯芬、安定等，同时辅以物理治疗，适度的功能训练、伸展运动等。

（2）疼痛：可给予卡马西平、苯妥英钠、加巴喷丁等抗癫痫药物，或抗抑郁药物阿米替林、文拉法辛、西酞普兰等。

（3）疲劳：痉挛、抑郁等症状均可加重疲劳，故其他症状的控制有助缓解疲劳症状。药物可选择金刚烷胺或莫达非尼。氨基吡啶（dalfampridine）可用于改善步行能力。

（4）膀胱功能障碍：对轻度患者可限制夜间饮水量，或频繁主动性排尿有利于逼尿肌反射亢进，无效时可选用溴丙胺太林或奥昔布宁等抗胆碱能药物。

（5）抑郁：与抑郁症的治疗相似。主要包括 5-HT 再摄取抑制剂（如氟西汀或舍曲林）、三环类抗抑郁药（如阿米替林）或非三环类药物（如文拉法辛）等。

（十一）预后

MS 的转归不一，可趋于好转或逐渐恶化。大多患者发病 10 年内遗留轻到中度功能障碍，部分复发 - 缓解型患者随病程逐渐进展为继发进展型，神经功能逐渐恶化，导致致残或死亡。但患者的总体寿命较一般人群仅轻度缩短。

第三节 视神经脊髓炎谱系疾病

诊疗路径

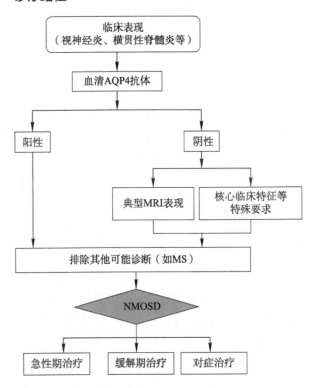

视神经脊髓炎（neuromyelitis optica，NMO）是视神经与脊髓同时或相继受累的急性或亚急性中枢神经系统炎症性脱髓鞘疾病。视神经脊髓炎谱系疾病（neuromyelitis optica spectrum disorder，NMOSD）是指视神经脊髓炎及其他伴 NMO 特异性抗体 AQP4-IgG 阳性的一类具有相似生物学特性的疾病总称。

☞ 扩展阅读 16-3
Neuromyelitis Spectrum Disorders

（一）流行病学特征

NMO 目前尚缺乏相关的流行病学调查。已知其发病率在欧美西方明显低于 MS，在亚洲人群相对较多见。主要累及女性，男女比例约为 1∶4。多在 40 岁左右发病，但在儿童及 70 岁以上老年人群中亦有初次发病者。

（二）发病机制

NMOSD 的确切发病机制目前尚未完全明确。近年来本病血清学高度特异性抗体 AQP4-IgG 的检出，表明本病是 AQP4-IgG 介导的体液免疫疾病。

NMOSD 的靶抗原水通道蛋白 4（aquaporin-4，AQP4）是中枢神经系统主要的水通道蛋白。AQP4 主要表达于视神经、下丘脑、脑干、脑室周围组织及脊髓灰质的血管周围、软脑膜下星形胶质细胞足突。AQP4 缺失可导致水平衡失调、谷氨酸盐转运障碍，导致少突胶质细胞损伤、脱髓鞘及轴突破坏。研究发现，NMOSD 患者免疫复合物沉积的模式与正常中枢神经系统 AQP4 的分布呈一致趋势，在病灶处均可见到 AQP4 免疫活性丧失以及以血管为中心的广泛免疫球蛋白和补体沉积，说明 AQP4 特异性抗体可能是该病的致病原因。

（三）病理学特征

急性期损伤主要表现为广泛的脱髓鞘、轴突破坏，及以巨噬细胞、B 淋巴细胞、嗜酸性粒细胞为主的炎性细胞浸润，T 淋巴细胞浸润相对少见。以血管为中心的补体及免疫复合物沉积、微血管玻璃样变性、广泛的 AQP4 蛋白缺失，以及血管周围巨噬细胞激活是其主要病理特征，与 MS 的病理表现明显不同。

急性脊髓损伤表现为数个节段内的脊髓弥漫性肿胀与软化灶，灰质白质均可累及，髓鞘广泛巨噬细胞浸润，轴突缺失与坏死，常为坏死性病变，累及多个椎体节段。慢性病变常见胶质细胞增生、空洞形成等。

（四）临床表现

NMOSD 有 6 组核心临床症状，包括视神经炎、急性脊髓炎、极后区综合征、急性脑干综合征、急性间脑综合征和大脑综合征。主要常见表现为视神经炎及脊髓炎。80% 的患者先出现视力障碍，间隔数天到数年不等后出现脊髓症状，亦可二者同时发生或脊髓炎先于视神经炎症状出现。

起病一般较急，症状多在数日内达高峰，表现为迅速出现的截瘫或失明，约半数患者在首次发病后 1 年内复发，5 年内复发者约 90%，每次发作后神经功能不完全恢复。部分患者表现为不完全性视神经炎或脊髓炎，如复发性孤立性视神经炎或复发性横贯性脊髓炎。

1. 视神经炎　急性或亚急性起病的单眼或双眼视力障碍，多表现为球后视神经炎或视神经乳头炎。首发症状为视物模糊，伴眼球胀痛、头痛，眼球运动或按压时明显，数小时或数日即可失明，亚急性起病者多在 1~2 月内症状达高峰。可见视乳头水肿、视野改变、偏盲或象限盲等。多遗留视神经萎缩。

2. 脊髓炎　急性或亚急性起病的横贯性脊髓炎或播散性脊髓炎，后者表现为非对称性不完全横贯性体征。数小时至数日内出现的下肢不完全性瘫痪、躯体感觉平面、括约肌功能障碍等，常出现 Lhermitte 征或痛性强直痉挛等症状。好发于胸段，颈段次之，病变常侵及数个至十余个椎体节段。

3. 其他　10%~15% 的患者可有视神经及脊髓外表现。症状包括眩晕、复视、面部感觉减退、构音障碍、三叉神经痛、顽固性呃逆、部分性癫痫、震颤、共济失调、听力下降、脑病等。

NMOSD 患者合并其他自身免疫性疾病亦不少见。常见如系统性红斑狼疮、干燥综合征、抗中性粒细胞胞质抗体 ANCA（antineutrophil cytoplasmic antibody，ANCA）相关血管炎或混合结缔组织病。

视神经脊髓炎谱系疾病共有的 AQP4-IgG 标志物提示这类疾病可能存在相似的发病机制和疾病特点，AQP4-IgG 多与疾病的活动性相关，还可作为治疗效果的评价指标。

（五）辅助检查

1. 脑脊液检查　压力和外观一般正常，糖和氯化物含量正常。可见轻度细胞数及蛋白含量增高，但约 35% 的患者白细胞计数增高 $> 50 \times 10^6$/L，急性发作、尤其是严重脊髓炎时为明显，且以中性粒细胞为主。而 MS 患者的脑脊液中，白细胞计数很少超过 50×10^6/L，以淋巴细胞为主，此脑脊液特点与 MS 相鉴别特异度较高（> 95%），但敏感度差。寡克隆带（OCB）阳性及鞘内合成 IgG 指数增高者较为少见。

2. 血清 AQP4-IgG　诊断 NMOSD 的敏感度与特异度分别为 73% 和 91%，在与典型 MS 及其他炎性脱髓鞘疾病相鉴别时特异性可能更高，是目前诊断 NMOSD 最有效的生物学指标，但阴性者不能排除 NMOSD 的诊断。在 HTLV-1 相关性脑病及副球孢子菌脊髓炎等也曾检测出 AQP4-IgG 的表达，说明其并非 NMOSD 所独有。近年来发现，部分 AQP4-IgG 阴性的 NMOSD 患者存在髓鞘少突胶质细胞糖蛋白（myelin oligodendrocyte glycoprotein，MOG）-IgG 阳性，现已归类为 MOG 相关性疾病，故疑诊 NMOSD 患者应同时进行 AQP4-IgG 和 MOG-IgG 检测。

3. MRI 检查　是诊断 NMOSD 及与 MS 鉴别最有价值的影像学检查方法。急性期病灶呈 T_1WI 低信号，T_2WI 高信号，病变脊髓水肿明显，异常信号改变主要位于脊髓中央，累及灰质，范围长度常超过 3 个或以上椎体节段，最长可达 15 个椎体节段，以颈胸段最为常见（图 16-2）。钆增强 MRI 可见病变部位明显强化，晚期病灶可形成空洞或脊髓萎缩改变。视神经炎急性发作时，多数视神经钆增强显示强化，从视神经球部到视交叉，范围广而多变。

视神经脊髓炎谱系疾病亦可累及颅内，可累及第三、四脑室室管膜周围、极后区、胼胝体、下丘脑、丘脑等，并表现出相应临床症状。约 60% 的患者在发病后的几年内出现颅内病变，有时不易与 MS 鉴别。

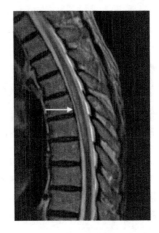

图 16-2　NMOSD 的 MRI 表现
T_2WI 胸髓长条状高信号影（> 3 个椎体节段），伴脊髓增粗

4. 视觉诱发电位（VEP）和光学相干断层扫描技术（optical coherence tomography，OCT）　累及视神经者 P100 潜伏期显著延长，少数视力正常者亦可发现 P100 潜伏期延长，但对诊断的特异度不高。OCT 可显示视网膜神经纤维层和神经节细胞层的破坏程度，进一步反映视功能和预后。

5. 其他　非器官特异性自身免疫抗体，如抗核抗体、抗双链 DNA 抗体、可提取性核抗原抗体（ENA）和抗甲状腺抗体等有时亦可在视神经脊髓炎谱系疾病患者中检出，可能与其有共同的免疫病理机制有关。

（六）诊断

本病的诊断主要依据临床特点、MRI 检查及特异性 AQP4-IgG 的检测等。对伴有视神经炎、脊髓病变 ≥3 个椎体节段，同时颅内病变不典型者，诊断 NMOSD 相对较易。而对视神经炎伴不典型颅内病变或单纯表现为横贯性脊髓炎者，诊断较为困难。确诊需进一步排除 MS、感染、肿瘤、肉瘤样病、脊髓血管病等累及脊髓的疾病。对首次同时出现的双侧视神经炎或后续发生迅速进展的视神经炎，应考虑本病的可能。

目前尚无统一的诊断标准，国际上较为通用的诊断标准为 Wingerchuk（2015 年）修订的诊断标准（表 16-2）。该标准以 AQP4-IgG 作为 NMOSD 诊断分层，对 AQP4-IgG 阳性患者诊断较为简化，

表 16-2　NMOSD 诊断标准（Wingerchuk 等，2015）

AQP4-IgG 阳性的 NMOSD 诊断标准

　1. 至少有 1 个核心临床特征

　2. 应用最佳检测方法 AQP4-IgG 阳性（强烈推荐细胞学方法检测）

　3. 排除其他可能的诊断

AQP4-IgG 阴性的 NMOSD 或未能检测 AQP4-IgG 的 NMOSD 诊断标准

　1. 至少有 2 个核心临床特征，出现于 1 次或多次临床发作，并符合以下所有的必要条件
　　a. 至少 1 个核心临床特征必须是视神经炎、长节段横贯性脊髓炎或极后区综合征
　　b. 空间播散性（2 个或以上不同的核心临床特征）
　　c. 满足附加的 MRI 诊断的必要条件

　2. 应用最佳方法检测 AQP4-IgG 阴性或未能检测

　3. 排除其他可能的诊断

　核心临床特征：①视神经炎；②急性脊髓炎；③极后区综合征；其他原因不能解释的呃逆或恶心和呕吐发作；④急性脑干综合征；⑤症状性发作性嗜睡，或急性间脑症状伴 MRI 上 NMOSD 典型的间脑病灶；⑥症状性大脑综合征伴 NMOSD 典型的大脑病灶

　AQP4-IgG 阴性的 NMOSD 或未能检测 AQP4-IgG 的 NMOSD 附加的 MRI 必要条件：①急性视神经炎：要求头颅 MRI 显示（a）正常或仅有非特异性白质改变，或（b）视神经 MRI 显示 T_2WI 高信号病灶或 T_1WI 钆增强病灶超过 1/2 视神经长度或病变累及视交叉；②急性脊髓炎：要求相关的髓内 MRI 病灶延伸超过 ≥3 个连续的节段，或既往有急性脊髓炎病史患者局灶性脊髓萎缩 ≥3 个连续节段；③极后区综合征：要求伴有延髓背侧和极后区病灶；④急性脑干综合征：要求伴有室管膜周的脑干病变。

对 AQP4-IgG 阴性或暂不能检测者需要更为严格的诊断条件。

☞ 扩展阅读 16-4
　中国视神经脊髓炎谱系疾病诊断与治疗指南（2021 年）

（七）鉴别诊断

1. MS　复发-缓解的病史特点更为明显，发作遗留神经症状轻，继发进展更常见，累及脊髓时病变很少超过 2 个椎体节段，水肿相对较轻。而 NMOSD 的视神经炎与脊髓炎症状更为严重，神经功能一般不能完全恢复。二者可通过脑脊液、MRI 及 AQP4-IgG、OCB 的不同进行鉴别。

2. 急性播散性脑脊髓炎（ADEM）　多发生在某些感染或疫苗接种后，病情重，常有发热、头痛、呕吐、脑膜刺激征、昏迷、抽搐、共济失调等脑、脊髓广泛受累征象，病程多自限，少数可表现为复发病程，详见本章第四节。

3. 单纯球后视神经炎　NMOSD 早期易与单纯球后视神经炎混淆，本病多单眼受累，有明显的复发-缓解特点。视神经脊髓炎谱系疾病常两眼先后受累，缓解后遗留明显的视力障碍或失明，并伴有明显的脊髓损害表现。

4. MOG 相关性疾病　可表现为视神经炎、脊髓炎、脑干脑炎等，可通过 AQP4-IgG、MRI 等进一步鉴别。

（八）治疗

治疗分为急性期治疗、序贯治疗、对症治疗。治疗原则是控制急性进展病程，防止并发症。缓解期尽早开始序贯治疗，减少复发及不可逆性神经功能损伤。

1. 急性期治疗

（1）糖皮质激素：急性期治疗的一线药物，一般采用大剂量、短疗程原则。常用甲泼尼龙每日 1 000 mg，静脉滴注，连用 3~5 天。冲击后改口服泼尼松，起始足量并逐渐缓慢减量，否则易复发。如果计划在激素冲击 5 天后使用免疫抑制剂，也应该加用泼尼松。激素冲击治疗可加速临床症状

的缓解，但对长期预后无明显改善。

（2）血浆置换：对大剂量激素冲击治疗无效的患者优先推荐血浆置换。适用于急性发作、病情严重者，不适用于慢性进展型。血浆置换的治疗时间窗尚不明确，研究显示越早应用效果越好。通常交换 3 ~ 5 疗程，每个疗程用血浆 2 ~ 3 L。

（3）免疫球蛋白：适用于对激素冲击治疗反应差者，应用 IVIG 治疗 NMOSD 较 MS 效果为好。一般静脉给药，每日 0.4 g/kg，连用 5 天。

2. 序贯治疗　主要目的为预防复发，减少神经功能残疾进展。治疗应越早越好，在明确 NMOSD 诊断后即应开始治疗。

（1）免疫抑制剂：硫唑嘌呤单用或联合泼尼松口服，是预防复发的常用方案，能有效减少疾病的残疾程度和复发率。推荐硫唑嘌呤每日 2 ~ 3 mg/kg，联合泼尼松每日 1 mg/kg，2 个月后泼尼松逐渐减量，最终达到 10 mg、隔日一次。部分人群先天缺乏硫唑嘌呤甲基转移酶（TPMT），导致硫唑嘌呤代谢障碍而存在骨髓抑制高风险，推荐用药前进行 TPMT 基因检测。其他免疫抑制剂如吗替麦考酚酯、米托蒽醌、甲氨蝶呤、环磷酰胺等亦有效。

（2）单克隆抗体：包括利妥昔单抗（rituximab）等，为针对 B 细胞免疫的特异性抗体治疗手段，以及针对补体蛋白 C5 的依库丽单抗（eculizumab）、针对 IL-6 受体的单克隆抗体托珠单抗（tocilizumab）、萨特丽珠单抗（satralizumab）等。临床研究显示，单克隆抗体治疗能显著降低 NMOSD 的复发率，减轻神经功能损伤程度。针对 AQP4 的单克隆抗体如 aquaporumab 等，可能为 NMOSD 的治疗带来希望，但临床疗效尚不清楚。

3. 对症治疗　主要针对急性横贯性脊髓炎的常见并发症，包括呼吸衰竭、深静脉血栓、肺栓塞、自主神经功能紊乱、褥疮和感染、肺炎等。

（九）预后

本病的预后较 MS 差，AQP4-IgG 阳性者病程进展更为迅速，预后更差。大多数患者发作后不能完全缓解，多遗留严重的视力障碍及肢体神经功能残疾。痉挛、感觉迟钝、强直痉挛及膀胱功能障碍等症状在病程后期均较为常见。自发病起患者的 5 年生存率约 70%，多死于延髓受累引起的呼吸衰竭。

第四节　急性播散性脑脊髓炎

诊疗路径

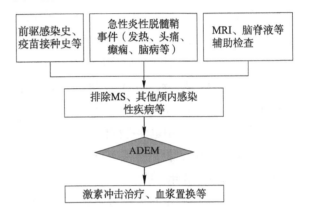

急性播散性脑脊髓炎（acute disseminated encephalomyelitis，ADEM）是免疫介导的中枢神经系统急性或亚急性多灶性炎性脱髓鞘疾病。常发生于感染、皮疹或疫苗接种后，一般表现为单相病程，以急性脑病伴多灶性神经功能缺损为特点，中枢神经系统白质广泛受累，临床相对少见，儿童多发。

（一）流行病学特征

本病发病率为（0.4 ~ 0.8）/10 万，无明显性别差异，各年龄组均可发病，以儿童多见。冬春季节发病率相对较高，平均潜伏期 2 ~ 30 天。常继发于感染、疫苗接种或免疫治疗之后，但约 1/3 的患者发病前无明显前驱感染史或疫苗接种史。

（二）病因及发病机制

1. 病因　主要见于感染和疫苗接种等。感染最常见于麻疹病毒，其他感染包括风疹病毒、肠道病毒、EBV 病毒、流行性腮腺炎病毒、腺病毒，流感病毒 A、B 和副流感病毒，以及非特异性上呼吸道感染、水痘、支原体等。疫苗接种常见于狂犬病、麻疹、白喉、百日咳、脊髓灰质炎、日本 B 型脑炎、乙肝病毒疫苗等。

2. 发病机制　目前尚未完全明确，多认为是由于感染所引起的继发免疫反应，而不是感染直接作用的结果。病理上 ADEM 与经典的 EAE 动物模型的脱髓鞘及炎性改变十分相似，后者为 CD4$^+$ T 细胞介导的免疫反应，提示 ADEM 可能是 T 细胞介导的针对髓鞘与少突胶质细胞的免疫反应。炎性因子如 TNF-α、IL-2、IL-6、IL-10、基质金属蛋白酶 MMP-9、MMP-1、血管细胞黏附分子 VCAM-1 等在 ADEM 病灶及脑脊液中均显著升高，提示炎症反应亦是导致 ADEM 发病的重要因素，但这些改变与其他脱髓鞘疾病的炎性改变无明显差异。同时，在 ADEM 中也伴有抗体和补体的激活、嗜酸性粒细胞浸润，提示体液免疫在 ADEM 的发病过程中也有一定作用。

此外，遗传因素也与发病有一定关系。最近发现，ADEM 的发病与 HLA DQB1-0602-1501 和 DRDI-1503 等等位基因密切相关。

（三）病理学特征

急性播散性脑脊髓炎急性期病理改变主要表现为小静脉和中等静脉周围的炎性脱髓鞘，轴突相对保留。以白质受累为主，病变广泛分布于大脑、脑干、小脑和脊髓，有时可累及皮质、基底节等处的灰质。病变可融合形成软化灶，血管周围炎性细胞浸润，典型者形成"血管袖套样"改变，主要为单核细胞、淋巴细胞、巨噬细胞及激活的小胶质细胞，粒细胞及浆细胞极少见。随着病程进展，炎症逐渐消失，进而以星形胶质细胞增生、瘢痕形成和髓鞘脱失为特点。脊髓受累时常表现为横贯性脊髓炎或脊髓中央区受累。

急性出血性或坏死性白质脑炎时可见严重的脑水肿及多发小出血灶，伴小血管坏死、局灶性脱髓鞘与多形核细胞浸润。脑水肿可发展为颞叶钩回疝或小脑扁桃体疝。

（四）临床表现

该病好发于儿童，多散在发病。常在感染后或疫苗接种后数日至数周内急性出现多发性神经系统症状和体征。严重者起病迅速，数小时至数天内症状迅速进展。感染后的 ADEM，神经系统症状常出现在感染的晚期，如表现为皮疹正在消退之时再次出现发热、头痛、呕吐、脑膜刺激症状、昏睡、昏迷等。神经系统症状与皮疹同时出现或先于皮疹者罕见。多数患者大脑弥漫性损害症状较为典型，如意识障碍、精神行为异常等。而局灶性神经功能受损表现，如偏瘫、四肢轻瘫、病理征、腱反射亢进或消失、感觉缺失、共济失调等亦较为常见。锥体外系症状如震颤、肌强直、舞蹈样动作相对少见。脑神经受累者亦不常见。

癫痫较常见，约 25% 的患者有癫痫发作，以局灶性发作为主；约 75% 可出现癫痫持续状态。当以上症状合并双眼视神经炎或横贯性脊髓炎时，考虑急性播散性脑脊髓炎的可能性更大。

脊髓受累常表现为横贯性脊髓炎，出现受累平面以下的运动、感觉和自主神经功能障碍，膀胱功能受累最常见，其次是感觉障碍或感觉异常。

急性出血性白质脑炎（acute hemorrhagic leuko-encephalitis，AHL）是 ADEM 的重型，常发生于非特异性感染或发疹后的 1~2 周，以青少年最常见，表现为急性高热、头痛、脑膜刺激征、脑水肿、昏迷等，症状进展迅速，可在数小时至数天内死亡，病死率为 10%~15%。

本病在临床上可分为单相型、复发型和多相型。

1. 单相型　最常见。指一次急性或亚急性脱髓鞘事件引起的中枢神经系统多灶性损害。临床表现包括脑病及多部位损害表现。单一的临床事件在 3 个月内可出现症状、体征或 MRI 显示病灶波动。

2. 复发型　在第一次临床事件后的至少 3 个月后出现原有症状和体征的再发，但无解剖学新发病灶证据，MRI 显示原有病灶可扩大，但无新发病灶。

3. 多相型　在第一次临床事件后的至少 3 个月后出现新发的 ADEM 事件，新发事件包括脑病及多部位损害表现，查体或 MRI 证明有新发病灶产生，且原有病灶已完全或部分消失。多相型 ADEM 发病次数超过 2 次时，应高度怀疑 MS 可能。

（五）辅助检查

1. 脑脊液检查　正常或轻度异常。细胞数可正常或轻度升高，多不超过 $10 \times 10^6/L$。蛋白水平正常或轻度增高，一般不超过 1.0 g/L，免疫球蛋白水平可升高，但寡克隆带阳性少见。急性出血性白质脑炎（AHLE）细胞数可显著升高（ $> 500 \times 10^6/L$ ），以多形核细胞和红细胞组成，蛋白水平亦可显著增高（ 0.5 ~ 2.0 g/L ）。

2. 电生理检查　脑电图常见弥漫性慢波。诱发电位多无特异性发现。

3. 影像学检查　CT 对本病诊断价值有限。MRI 对 ADEM 诊断与鉴别诊断具有重要价值，尤其是在 T_2WI 和 T_2 FLAIR 像。常见 T_2WI 及 T_2 FLAIR 多发高信号（图 16-3），增强可为环状或弧形强化。病变部位不定，与病程进展有关，常位于皮质下白质、脑干和小脑，有时可累及基底节。

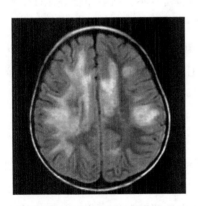

图 16-3　急性播散性脑脊髓炎（ADEM）的 MRI 表现

（六）诊断与鉴别诊断

目前 ADEM 尚无统一诊断标准，缺乏特异性生物标志物，诊断主要依据典型前驱感染史、多发局灶性神经系统症状、MRI 表现等，以及在排除其他疾病如 MS、感染性疾病等之后作出诊断。

患者存在前驱疫苗接种史或发疹病史时，诊断相对简单。但无前驱感染史不能排除 ADEM，此时更需注意与其他疾病相鉴别。临床主要与 MS、视神经脊髓炎谱系疾病、病毒性脑炎、原发中枢神经系统血管炎、代谢性白质脑病、Schilder 病等进行鉴别。

1. MS　二者病变均可累及大脑半球、小脑、脑干、视神经和脊髓，首次发病的 MS 有时与本病鉴别十分困难。MS 多呈复发 - 缓解病程，多无明显前驱感染史，多无脑病表现，发热、头痛、假性脑膜炎、嗜睡、昏迷、癫痫症状相对少见，累及视神经多为单侧，脊髓病变多为偏心性分布，脑脊液检查多见寡克隆带阳性。

此外二者在 MRI 上的不同为主要鉴别点之一。ADEM 在 MRI 异常信号主要位于皮质与皮质下白质，病灶可融合形成巨大病灶；而 MS 的病灶往往与侧脑室垂直，界限清楚，增强多为不均匀强化。但病灶总数不是区分 MS 与 ADEM 的主要标志。

2. 病毒性脑炎　二者均可出现发热、意识障碍、精神行为异常、脑膜刺激征等表现。当全脑症状较重时鉴别十分困难。病毒性脑炎发病是由于病毒的直接致病作用，可发生于任何年龄，视神经、脊髓受累及瘫痪症状十分少见，除神经系统外还可累及心脏、肌肉等其他组织或器官，脑脊液 PCR 可分离出病毒，以上可与 ADEM 相鉴别。

（七）治疗

目前 ADEM 的治疗尚缺乏多中心、随机双盲对照研究，对目前治疗方案的评估多来自临床报道。

对急性发病的 ADEM 患者，最好收入重症监护病房（ICU）管理。很多患者可能需要气管插管、呼吸机辅助呼吸，同时维持电解质及体液平衡。对癫痫患者给予抗癫痫治疗，颅内压增高者给予脱水降颅压治疗。

1. 糖皮质激素　是一线治疗方案，用于减轻脑水肿、炎症及血 - 脑屏障的通透性，但不能改变 ADEM 的自然病程。多采用静脉滴注甲泼尼龙冲击治疗，每日剂量 1 000 mg，连续 3 ~ 5 天。对有病毒感染史者，可兼用更昔洛韦等抗病毒药物。仍有部分患者对激素治疗不敏感，可选用血浆置换或大剂量免疫球蛋白。

2. 血浆置换　适用于对激素治疗不敏感者，作用机制可能与清除致病抗体与清除炎性介质有关，但临床疗效尚有争议。

3. 大剂量免疫球蛋白静脉滴注　每日常用剂量为 0.4 g/kg，连用 5 天，同样适用于对激素治疗效果差者，部分患者可获得较好的临床改善。

（八）预后

麻疹后 ADEM 患者的预后差，致死、致残率较高。其他病毒感染引起者预后较好，遗留轻度局灶性运动功能缺损或痊愈。ADEM 的总病死率为 10%～25%，存活者神经功能大多恢复良好。

第五节　弥漫性硬化和同心圆硬化

诊疗路径

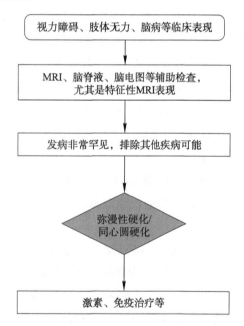

一、弥漫性硬化

弥漫性硬化又称 Schilder 病或 Schilder 弥漫性硬化，是中枢神经系统非常罕见的进展性脱髓鞘疾病，其特点为大脑白质广泛性脱髓鞘，常于儿童或青少年起病，发病年龄多于 7～12 岁。该病的病因迄今未明，其病理与临床特点与 MS 相似，常被认为是 MS 的变异型。

（一）临床表现

儿童、青少年起病，临床表现为亚急性进展性脑病，常以精神和智能障碍为主要表现，包括痴呆、皮质盲、偏盲等视力障碍，以及偏瘫、四肢瘫、假性延髓麻痹等，多呈进行性病程，或伴间歇性急剧恶化，无复发 – 缓解倾向，预后差。

（二）辅助检查

脑脊液检查显示细胞数正常或轻度升高，蛋白水平轻度增高，部分患者的 IgG 指数增高，寡克隆带一般阴性。脑电图显示多为非特异性改变，以高波幅慢波为主，也可见棘波、棘 – 慢复合波。视觉诱发电位异常常见，且与患者的视野及主观视敏度缺陷一致。

（三）诊断与鉴别诊断

儿童或青少年起病的进行性视力障碍、智能或精神症状，影像学表现为以单侧枕叶为主或广泛性白质脱髓鞘病变须考虑本病可能。鉴别诊断包括肾上腺脑白质营养不良或亚急性硬化性全脑炎等。

（四）治疗

本病尚无有效的治疗方法，目前仍以对症支持治疗为主。激素、免疫抑制剂治疗效果尚不确切，仅见小样本有效性报道。

二、同心圆硬化

同心圆硬化（concentric sclerosis）又称 Balo 同心圆硬化或 Balo 病，是罕见的具有特征性病理改变的大脑白质脱髓鞘性疾病，其病理特点为髓鞘脱失层与保存层呈洋葱圈样或年轮样同心圆状交替排列。

（一）病理学特征

病灶主要位于额、颞、顶叶等白质，亦可累及基底节、小脑、脊髓等。一般较典型 MS 病灶大，镜下以少突胶质细胞缺失、髓鞘脱失为主要改变，髓鞘缺失区与髓鞘保存区交替排列而呈现灰白交替的同心圆样病灶。亦可见到轴突缺失、小胶质细胞增生、小静脉周围淋巴细胞浸润等改变。

（二）临床表现

青壮年起病多见，女性相对多见，可表现为典型 MS 样局灶性症状，如肢体无力、共济失调、感觉异常、复视等。但以头痛、认知功能下降、行为异常、缄默、大小便障碍、癫痫等全脑功能受损表现最常见。

（三）辅助检查

脑脊液常规和生化检查多正常，少数患者可见细胞数轻度升高和寡克隆带阳性。MRI 检查大大提高了该病的早期检出率，病灶多位于白质，多发或单发，可位于大脑半球一侧或双侧，大小多变，以额、顶叶及半卵圆中心等为常见好发部位。典型者 T_1WI 可见等、低信号交替排列的多层环状病灶，低信号环为脱髓鞘区；T_2WI 则相应表现为高、等信号交替排列的多层环状，高信号环为脱髓鞘区。钆增强多见于病灶周边，少数情况下可见类似 T_2WI 高信号样多层强化。PET 扫描氟脱氧葡萄糖重吸收不增加，可与其他脱髓鞘疾病或高级别胶质瘤相鉴别。

（四）诊断与鉴别诊断

诊断主要根据临床表现和 MRI 大脑白质典型同心圆样长 T_1WI、长 T_2WI 信号特点，确诊须依靠活检。有时须与胶质瘤、瘤样脱髓鞘、脑脓肿、原发性中枢神经系统淋巴瘤等鉴别。

（五）治疗与预后

治疗首选糖皮质激素，对激素不敏感者可试用血浆置换、IVIG、免疫吸附等，但效果尚不明确。预后不一，早期识别及治疗者相对较好，亦可导致严重残疾或死亡。

第六节　脑桥中央髓鞘溶解症

诊疗路径

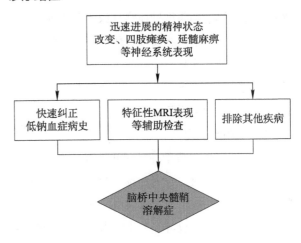

脑桥中央髓鞘溶解症（central pontine myelinolysis，CPM）是一种罕见的以脑桥基底部对称性脱髓鞘改变为主要病理特征的脱髓鞘疾病。相似的对称性脱髓鞘病理损伤也可发生于脑桥之外结构，如小脑、丘脑、下丘脑、基底节、杏仁核等，称脑桥外髓鞘溶解症（extrapontine myelinolysis，EPM）。二者可单独或合并存在，EPM 发病更为少见，约 10% 的 CPM 患者合并 EPM。最初认为该病是由酒精中毒所引起，后发现本病最常见于低钠血症过快纠正患者，目前逐渐使用渗透性脱髓鞘综合征（osmotic demyelination syndrome，ODS）这一定义代替 CPM 以突出其发病机制及脱髓鞘这一主要病理特征。

（一）病理学特征

多为脑桥中央基底部呈孤立性、对称性的特征性病理改变。以选择性髓鞘破坏及少突胶质细胞脱失为主要表现，神经元及轴突损害相对较轻，炎性细胞浸润不明显，血管多不受累。

（二）病因和发病机制

本病最常见的病因为快速纠正低钠血症后，多发生于已经超过 2~3 日的重度低钠血症患者被过快纠正低钠的情况下。慢性酒精中毒、肝移植、营养不良、肝硬化、重度烧伤、低钾血症、AIDS、透析后、垂体危象、叶酸缺乏、酒精戒断等为罕见病因。具体机制尚未完全明确，目前认为与快速纠正低钠血症导致渗透性应激选择性损害脑桥等部位髓鞘有关。迅速纠正低钠血症导致水分从脑组织进入血液，而渗透活性物质如肌醇、谷氨酰胺等有机溶质不能快速补充代偿而导致少突胶质细胞脱水及髓鞘脱失。同时，渗透性压力改变导致血 – 脑屏障破坏，进一步加重脱髓鞘损伤。

（三）临床表现

青壮年多发，典型症状表现为精神状态改变、迅速出现的四肢瘫、吞咽困难、构音障碍等假性延髓麻痹症状，一般出现于低钠血症纠正后的数日至一周，少数情况下也可于数小时内发病。其他症状包括共济失调、帕金森样症状、缄默症、闭锁综合征、震颤、肌张力障碍、癫痫等。

（四）辅助检查

脑脊液可见蛋白及髓鞘碱性蛋白水平升高。脑电图可见弥漫性低波幅慢波。

MRI 为目前本病最有效的检查手段，典型 MRI 表现为脑桥中央呈三叉戟样（trident-shaped）长 T_1W_2 和长 T_2W_2 信号，增强扫描无明显强化，病变部位较大时可呈肿瘤样表现。DWI 对早期病变敏感，最早可发现发病 24 h 内的病变。常规 MRI 检查 2 周内可无特殊发现，故 MRI 正常不能排除 CPM 的诊断。

（五）诊断和鉴别诊断

对新近有迅速纠正低钠血症病史而新发神经系统症状的患者均应考虑本病可能。尤其对合并慢性酒精中毒、严重营养不良等基础疾病患者突然出现四肢迟缓性瘫痪、假性延髓麻痹，或数日内迅速进展为闭锁综合征，应高度怀疑本病可能。需与脑桥基底部梗死、脑干脑炎、多发性硬化、脑桥肿瘤等累及脑桥的疾病相鉴别。

（六）治疗

本病目前尚无有效的治疗方式，且预后多不良，病死率高，可于发病后数日或数周内死亡。临床应注意缓慢纠正低钠血症，尤其对合并酗酒、慢性营养不良、低钾血症等患者，以 24 h 血钠升高不超过 10 mmol/L 为宜。其他治疗包括呼吸支持、防治感染等对症治疗。部分患者在长时间严重神经功能损害后可有部分神经功能恢复，故应对所有患者提供积极的支持治疗，并在作出神经功能缺损不可逆的结论前支持治疗应至少持续 6～8 周。

（秦新月　冯金洲）

数字课程学习

📥教学PPT　　📝自测题

第十七章

运动障碍性疾病

关键词

运动障碍性疾病　　基底节　　帕金森病　　亨廷顿病

肌张力障碍　　小舞蹈病　　肝豆状核变性

第一节　基底节解剖、生理、生化和药理基础

基底节是大脑皮质下一组灰质核团，由尾状核、壳核、苍白球、丘脑底核和黑质组成。在人、猴等高等动物，这些神经核团通过复杂的纤维联系与大脑皮质、丘脑组成皮质-基底节-丘脑-皮质环路，主要参与运动功能调节。此外，基底节还与认知活动、情感活动等功能有关。基底节病变与运动障碍性疾病关系极为紧密。

一、基底节解剖

解剖学上基底节（basal ganglia）包括尾状核（caudate nucleus）及豆状核（lentiform nucleus），后者又可进一步分为外侧的壳核（putamen）和内侧的苍白球（globus pallidus）。尾状核与壳核之间仅被内囊纤维分隔，两者在组织结构及功能上颇为相似，在发生学上均出现较晚，因此又称纹状体（striatum）或新纹状体（neostriatum）。苍白球组织结构及功能与尾状核、壳核有明显不同，在发生学上出现较早，称为旧纹状体。苍白球可进一步分为外侧部（外侧苍白球）和内侧部（内侧苍白球）。由于丘脑底核及黑质与尾状核、壳核及苍白球有密切的纤维联系，且在功能上相互关联，一般也将其归为基底节范畴。

纹状体神经元可分为传出神经元和中间神经元。传出神经元占绝大部分，为有树突棘的中等大小神经元（medium spiny neurons，MSN）。中间神经元有多种类型，主要包括胆碱能中间神经元、GABA/Parvalbumin 中间神经元和 Somatostasin/NOS 中间神经元。纹状体传出神经元生物特性也存在差异，根据神经递质和受体、纤维联系的不同，大致可分为直接通路神经元和间接通路神经元两种类型，可能在功能上有不同分工。这种神经元类型的差异还表现在病理损伤的敏感性方面，在某些神经变性疾病，特定类型的神经元优先损害，例如亨廷顿病（HD）常表现为参与间接通路的纹状体神经元首先受损。

基底节核团间及基底节与其他相关结构的主要纤维联系见图 17-1，有关内容可参见第四章第二节，在此不作详述。了解这些解剖知识对于理解基底节的运动调节功能和基底节病变引起的运动功能异常，尤其不自主运动发生机制是很必要的。

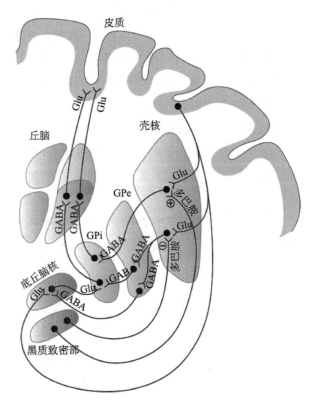

图 17-1　基底节神经纤维联系
GPe：外侧苍白球；GPi：内侧苍白球；Glu：谷氨酸；GABA：γ-氨基丁酸

二、基底节生理

基底节的运动调节机制至今仍未阐明，根据实验研究和临床观察资料，有学者曾提出了多种假说。一种观点认为，基底节如同一个过滤器，大脑皮质在发动一次运动时，有关信息被下传到基底节，有些活动被增强，另一些不必要的活动被抑制，经过"过滤"的信息再经丘脑返回大脑皮质，使随意运动能够精确协调地完成。另一种理论认为，基底节的功能如同"刹车"或"开关"，"刹

车"是指基底节的紧张性抑制活动对其投射靶区的不必要运动起抑制作用，"开关"是指基底节在适当的时间从众多的运动程序中选择恰当的程序并使之激活。也有学说认为，基底节对大脑皮质的运动计划和执行起调节作用。这些假说的核心思想都是强调不同活动之间的平衡，但都未涉及具体机制。

以基底节解剖、生理、药理及临床研究的一系列新成果为基础，有学者提出了基底节运动解剖功能模型（图 17-2）。其主要内容是：纹状体是基底节传入信息的接受单位，内侧苍白球/黑质网状部是基底节主要输出单位，纹状体 GABA 能神经元接受大脑皮质谷氨酸能纤维的兴奋性输入，通过直接通路（direct pathway）和间接通路（indirect pathway）影响基底节输出，再经丘脑腹前核/腹外侧核返回到感觉运动皮质调节运动程序的制定和执行。

皮质-纹状体谷氨酸能纤维通过刺激直接通路可减少基底节输出，刺激间接通路可增加基底节

输出。由于基底节输出对丘脑腹外侧核和腹前核具有抑制作用，故直接通路活动增强，基底节输出减少，使丘脑腹外侧核和腹前核去抑制，丘脑对皮质的驱动作用增强，易化皮质的运动功能。与此相反，间接通路活动增强，基底节输出增加，抑制皮质运动功能。黑质-纹状体 DA 通路刺激直接通路活动、抑制间接通路活动，最终减少基底节抑制性输出，易化皮质运动功能。

这一模型整合了主要的基底节递质和神经通路，虽然是粗线条的，但为讨论基底节运动调节机制提供了一个基本框架，能较好地解释某些运动障碍性疾病发生的神经生理机制，还能较好地推断不同递质改变对运动功能的影响。

根据基底节-丘脑-皮质环路功能解剖模型，目前认为基底节对皮质输入的运动信息进行加工处理过程依赖于直接通路和间接通路的精细平衡，直接通路通过抑制基底节抑制性输出易化有用的运动程序，间接通路通过增加基底节输出抑制不必要的

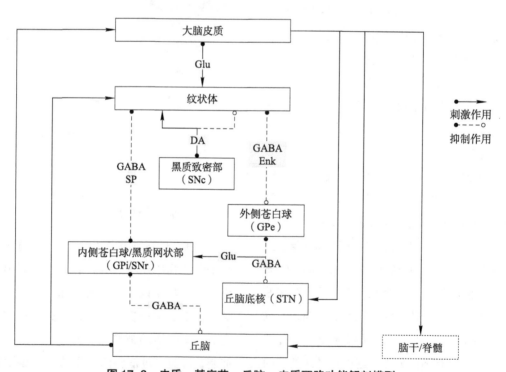

图 17-2　皮质-基底节-丘脑-皮质环路功能解剖模型

各通路的主要递质分布及其作用如图所示。实体线条表示兴奋性作用，虚线线条表示抑制性作用

Glu：谷氨酸；GABA：γ-氨基丁酸；DA：多巴胺；Enk：脑啡肽；SP：P物质

干扰信息。若这一平衡受到破坏将导致基底节输出异常及运动功能紊乱，直接通路活动减弱、间接通路活动过强将导致基底节输出增加，抑制皮质的运动功能，反之则使基底节输出减少，皮质运动功能被过度易化。依据这一模型，帕金森病由于黑质-纹状体 DA 能通路变性，直接通路活动减弱，间接通路活动过强，导致基底节输出过多，丘脑-皮质反馈活动受到过度抑制，其对皮质运动功能的易化作用受到削弱，因此会产生动作减少、运动徐缓等症状（图 17-3）。类似地，亨廷顿病由于纹状体间接通路神经元变性，基底节输出减少，丘脑-皮质反馈对皮质运动功能的易化作用过强，因而会产生多动症。损毁内侧苍白球或丘脑底核可减少基底节输出，因而对帕金森病的某些症状具有治疗作用（图 17-3）。

必须指出的是，尽管该模型在解释某些基底节疾病多动和少动症状的发生机制及外科治疗机制方面很有价值，但仍然是粗线条的，很多细节未得到反映，有些动物实验结果与这一模型甚至有矛盾之处。例如，根据该模型损毁内侧苍白球将导致基底节输出减少，引起多动症状，实际上实验性损毁内侧苍白球反而可减轻灵长类动物模型的偏侧投掷症及帕金森病药物诱发的舞蹈样不自主运动。

帕金森病猴模型和接受外科治疗的帕金森病患者在体电生理记录研究结果显示基底节环路电活动异常不仅与放电平均频率改变有关，更重要的是与放电模式和同步化活动改变有关，不同基底节核团之间的局部环路可能存在振荡活动。从理论上推断，通过神经元放电模式和震荡活动的变化对运动信息进行加工处理，更能反映基底节处理复杂运动信息模式的灵活性和多样性，提示基底节环路的运动调控机制并非单纯通过基底节输出多少的变化，更重要的是放电模式的变化。这可以解释为什么帕金森病患者实施丘脑底核和内侧苍白球损毁或深部脑刺激可以同时改善帕金森病的症状和药物诱发的异动症，还有为什么损毁内侧苍白球反而可减轻灵长类动物模型的偏侧投掷症，因为这些治疗措施可

能通过消除异常的放电模式而非单纯改变基底节输出多少而发挥治疗作用。

三、基底节生化及药理

从功能角度看，基底节最重要的神经递质是谷氨酸（Glu）、γ-氨基丁酸（GABA）、多巴胺（DA）和乙酰胆碱（ACh）。Glu 是一种兴奋性递质，是皮质至基底节投射纤维及丘脑底核传出纤维的递质。GABA 作为一种抑制性神经递质，存在于纹状体、苍白球和黑质网状部的传出神经元。在纹状体传出神经元中，有多种神经肽作为 GABA 的共递质，直接通路纹状体神经元肽类递质主要有 P 物质（SP）、强啡肽（dynorphin，Dyn）；间接通路纹状体神经元肽类递质主要是脑啡肽（enkephalin，Enk）和神经紧张素（neurotensin，NT）。源自黑质致密部的黑质纹状体投射纤维递质是 DA。ACh 存在于纹状体大中间神经元，DA 对这类神经元具有抑制作用。除上述神经递质外，基底节中还有 5-羟色胺（5-HT）、去甲肾上腺素（NE）、生长抑素（SS）、胆囊收缩素（CCK）、神经肽 Y（NPY）、腺苷、内源性大麻素（endocannabinoid）等也是基底节递质或调质。

与基底节疾病关系最密切的神经递质是 DA，它在黑质致密部 DA 能神经元内合成，然后运输到黑质纹状体纤维末梢，黑质和纹状体是基底节中 DA 含量最丰富的部位。DA 在脑内的合成和代谢过程见图 17-4。DA 的作用极其复杂，这在很大程度上是由于 DA 受体类型复杂，目前确定 DA 受体至少有 5 个亚型，每一亚型的分布及药理效应都不相同，根据其信号转导机制可分为 D1 样受体（D1、D5）和 D2 样受体（D2、D3、D4）两类。各受体亚型如上所述，DA 对参与直接通路和间接通路的纹状体传出神经元作用是不同的，这种差异可能由于这两类神经元 DA 受体亚型分布不同，参与直接通路的纹状体传出神经元主要含 D1 受体，参与间接通路的纹状体传出神经元主要含 D2 受体。DA 受体均属 G 蛋白偶联受体家族，D1 受体

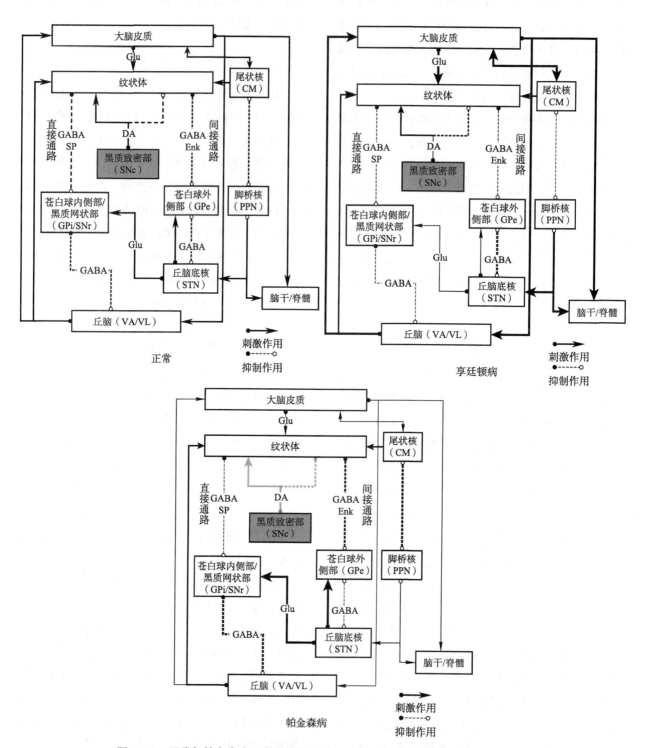

图 17-3　正常与帕金森病、亨廷顿病皮质 – 基底节 – 丘脑 – 皮质环路活动比较

Cortex：大脑皮质；Striatum：纹状体；GPe：苍白球外侧部；SNc：黑质致密部；STN：底丘脑核；
GPi/SNr：苍白球内侧部/黑质网状部；CM：丘脑中央中核；VA/VL：丘脑腹前核/腹外侧核；PPN：脚桥核。
实体线条表示兴奋性作用，虚线线条表示抑制性作用，线条粗细示意作用强弱变化

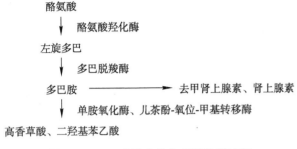

图 17-4 DA 在脑内的合成及代谢过程

与 Gi 蛋白偶联，通过激活腺苷酸环化酶（AC），使 cAMP↑，对突触后纹状体神经元具有兴奋作用。D2 受体与 Gs 蛋白偶联，通过抑制腺苷酸环化酶，使 cAMP↓，对突触后纹状体神经元具有抑制作用。纹状体 DA 受体除 D1、D2 亚型外，还有 D3、D4、D5 亚型，虽然表达水平不高，但这几种受体亚型也对纹状体活动有一定影响。由于不同亚型 DA 受体的亲和力及信号转导机制存在差异，因此 DA 对纹状体神经元的作用是极其复杂的。

DA 调节作用不仅涉及不同 DA 受体亚型之间的相互作用，还涉及 DA 与其他递质系统的相互作用。1960 年，Hornykiewicz 等就提出了纹状体 DA 递质系统与胆碱递质系统平衡对基底节运动调节功能的实现非常重要，DA 缺乏将导致胆碱系统功能相对亢进，临床上中枢抗胆碱能药物对帕金森病症

状有效支持这一观点。纹状体 ACh 能中间神经元与纹状体传出神经元有突触联系，药理学研究显示 ACh 对纹状体神经元有复杂的作用，另一方面纹状体 ACh 能中间神经元接受 DA 调节，刺激 D1 受体能促进 ACh 释放，刺激 D2 受体能减少 ACh 释放。DA 与谷氨酸、GABA、腺苷、阿片肽、大麻素等递质或调质之间也存在相互影响。

目前使用的基底节疾病治疗药物基本原理都是纠正基底节神经递质紊乱和神经环路活动异常。前述基底节环路功能解剖模型尽管存在一些不足，但对解释基底节疾病相关药物的作用机制上还是非常有价值的。例如，帕金森病患者的主要生化异常是黑质和纹状体的 DA 浓度显著降低，导致直接通路兴奋性降低，间接通路活动亢进，相关治疗药物的药理作用原理主要是补充脑内 DA 含量或纠正环路活动异常（表 17-1）。舞蹈症、偏侧投掷症是 DA 递质系统功能相对亢进，基底节输出过少所致，DA 受体拮抗剂可抑制 DA 功能并改善其症状。利血平、酚噻嗪类及丁酰苯类药物在人类可引起类帕金森综合征表现，利血平的作用机制是耗竭脑内 DA，酚噻嗪类及丁酰苯类的作用机制可能是阻断 DA 受体。

表 17-1 目前使用的帕金森病治疗药物的药理作用机制

药物种类	代表药物	作用机制
DA 前体	左旋多巴	增加 DA 合成，刺激纹状体直接通路 D1 样和间接通路 D2 样受体
非选择性 DA 受体激动剂	阿扑吗啡	直接刺激纹状体直接通路 D1 样和间接通路 D2 样受体
D2/D3 选择性 DA 受体激动剂	普拉克索、罗匹尼罗	直接刺激纹状体间接通路 D2 样受体
多巴脱羧酶抑制剂	苄丝肼、卡比多巴	抑制左旋多巴在外周分解，增强左旋多巴疗效
MAO-B 抑制剂	司来吉兰、雷沙吉兰	单独使用，提高内源性 DA 水平，刺激直接通路纹状体 D1 样和间接通路 D2 样受体。与左旋多巴合用，抑制左旋多巴分解代谢，增强左旋多巴疗效
外周 COMT 抑制剂	恩他卡朋	减少左旋多巴在外周分解，增强左旋多巴疗效
M 型胆碱受体拮抗剂	苯海索	阻断 M1 受体，减弱间接通路过度兴奋
NMDA 受体拮抗剂	金刚烷胺	抑制间接通路纹状体神经元的兴奋性

第二节　帕 金 森 病

诊疗路径

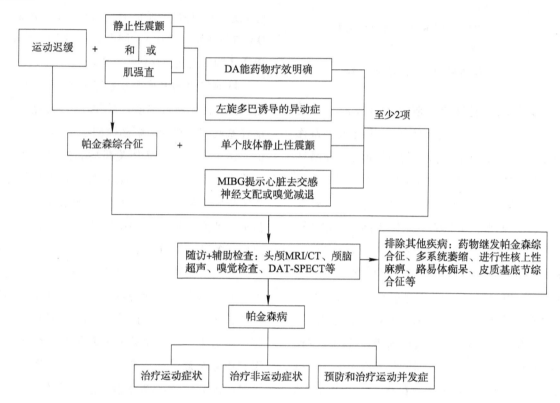

☞ 典型案例（附分析）17-1

右侧手抖2年，加重伴运动迟缓1年

（一）病因及发病机制

主要病理改变为黑质多巴胺（DA）能神经元变性死亡，但引起黑质DA能神经元变性死亡的机制尚未完全明了（图17-5）。

1. 环境因素　20世纪80年代初发现一种嗜神经毒1-甲基4-苯基1,2,3,6-四氢吡啶（MPTP）在人和灵长类均可诱发典型的帕金森综合征，其临床、病理、生化及对多巴替代治疗的敏感性等特点均与人类帕金森病甚为相似。MPTP在脑内经单胺氧化酶B（MAO-B）催化转变为强毒性的1-甲基-4-苯基-吡啶离子（MPP$^+$），后者被DA转运体（DAT）选择性地摄入黑质DA能神经元内，抑

帕金森病的病因

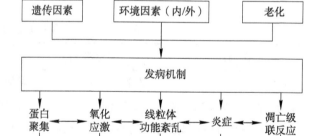

病因学模型和致病因子致DA能神经元减少和帕金森病的运动症状

图 17-5　帕金森病的发病机制

制线粒体呼吸链复合物Ⅰ活性，使ATP生成减少，并促进自由基产生和氧化应激反应，导致DA能神

经元变性、丢失。MPTP在化学结构上与某些杀虫剂和除草剂相似，有学者认为环境中与该神经毒结构类似的化学物质可能是帕金森病的病因之一，并且通过类似的机制造成DA能神经元变性死亡。机体内的物质包括DA代谢也会产生某些氧自由基，而体内的抗氧化功能（如还原型谷胱甘肽、谷胱甘肽过氧化物酶等）可以有效地清除这些氧自由基等有害物质。可是在帕金森病患者的黑质中存在复合物I活性和还原型谷胱甘肽含量明显降低，以及氧化应激增强，提示抗氧化功能障碍及氧化应激增强可能与帕金森病的发病和病情进展有关。

2. 遗传因素 20世纪90年代后期发现意大利、希腊和德国的个别家族性帕金森病患者存在α-突触核蛋白（α-synuclein）基因突变，呈常染色体显性遗传，其表达产物是路易小体的主要成分。到目前至少发现有23个单基因（Park 1~23）存在与家族性帕金森病连锁的基因位点，其中6个致病基因已被克隆，即α-synuclein（Park 1，4q22.1）、*Parkin*（Park 2，6q26）、*UCHL-1*（Park 5，4p13）、*PINK1*（Park 6，1p36.12）、*DJ-1*（Park 7，1p36.23）和*LRRK2*（Park 8，12p12）基因。α-synuclein和*LRRK2*基因突变呈常染色体显性遗传，*Parkin*、*PINK1*、*DJ-1*基因突变呈常染色体隐性遗传。*UCHL-1*基因突变最早报道于一个德国家庭的2名同胞兄妹，其遗传模式可能是常染色体显性遗传。绝大多数上述基因突变未在散发性病例中发现，只有*LRRK2*基因突变见于少数（1.5%~6.1%）散发性帕金森病。迄今已经发现许多基因易感性可能是帕金森病发病的易感因素。目前认为约10%的患者有家族史，绝大多数患者为散发性。

3. 神经系统老化 帕金森病主要发生于中老年人，40岁以前发病少见，提示神经系统老化与发病有关。有资料显示30岁以后，随年龄增长，黑质DA能神经元始呈退行性变，DA能神经元渐进性减少。尽管如此，但其程度并不足以导致发病，老年人群中患病者也只是少数，所以神经系统老化只是帕金森病的促发因素。

4. 多因素交互作用 目前认为帕金森病并非单因素所致，而是多因素交互作用下发病。除基因突变导致少数患者发病外，基因易感性可使患病率增加，但并不一定发病，只有在环境因素、神经系统老化等因素的共同作用下，通过氧化应激、线粒体功能紊乱、蛋白降解异常、炎性和（或）免疫反应、钙稳态失衡、兴奋性毒性、细胞凋亡等某一或多个机制导致黑质DA能神经元大量变性、丢失，才会导致发病。

（二）病理学特征

1. 组织病理 帕金森病主要有两大病理特征，其一是黑质致密区DA能神经元及其他含色素的神经元大量变性丢失，出现临床症状时至少丢失50%以上。其他部位含色素的神经元，如蓝斑、脑干的中缝核、迷走神经背核等也有较明显的丢失。其二是在残留的神经元胞质内出现嗜酸性包涵体，即路易小体（Lewy bodies），由细胞质蛋白质所组成的玻璃样团块，其中央有致密的核心，周围有细丝状晕圈。α-突触核蛋白（α-synuclein）、泛素、热休克蛋白是形成路易小体的重要成分，阐明导致这些重要成分改变的相关机制对深刻理解帕金森病的发病机制具有重要意义和价值。近年来，Braak提出了帕金森病发病的6个病理阶段，认为病理改变并非由中脑黑质开始，而是始于延髓IX、X运动神经背核、前嗅核等结构，随着疾病进展逐渐累及脑桥→中脑→新皮质。新近的研究提示，疾病也可能始于肠腔，故提出肠脑轴学说，甚至基于α-突触核蛋白在外周多部位（包括胃窦部、结肠、下颌下腺、周围神经等）异常聚积而提出帕金森病可能是一全身性疾病。这对于进一步深刻认识帕金森病的早期病理改变，了解其发病特征，寻找到该病的早期生物标志物，实现对疾病的早期预警和早期诊断及有效的神经保护治疗具有重要的意义。

图 17-1
帕金森病的黑质病理改变

2. 生化病理 黑质 DA 能神经元通过黑质 – 纹状体通路将 DA 输送到纹状体，参与基底节的运动调节。由于帕金森病患者的黑质 DA 能神经元显著变性丢失，黑质 – 纹状体 DA 能通路变性，纹状体 DA 递质水平显著降低，降至 70% 以下时则出现临床症状。DA 递质降低的程度与患者的症状严重度呈正相关。

纹状体中 DA 与乙酰胆碱（ACh）两大递质系统的功能相互拮抗，两者之间的平衡对基底节运动功能起着重要调节作用。纹状体 DA 水平显著降低，造成乙酰胆碱系统功能相对亢进。这种递质失衡及皮质—基底节—丘脑—皮质环路活动紊乱和肌张力增高、动作减少等运动症状的产生密切相关。中脑 – 边缘系统和中脑 – 皮质系统的 DA 水平的显著降低是情感障碍、智能减退等高级神经活动异常的生化基础。多巴替代治疗药物和抗胆碱能药物对帕金森病的治疗原理正是基于纠正这种递质失衡。

（三）临床表现

帕金森病患者的发病年龄平均约 55 岁，多见于 60 岁以后，40 岁以前相对少见；男性略多于女性；隐匿起病，缓慢进展。

1. 运动症状（motor symptoms） 常始于一侧上肢，逐渐累及同侧下肢，再波及对侧上肢及下肢，呈"N"型进展。

（1）静止性震颤（static tremor）：常为首发症状，多始于一侧上肢远端，静止位时出现或明显，随意运动时减轻或停止，紧张或激动时加剧，入睡后消失。典型表现是拇指与示指呈"搓丸样"（pill-rolling）动作，频率为 4～6 Hz。令患者一侧肢体运动如握拳或松拳，可使另一侧肢体震颤更明显，该试验有助于发现早期轻微震颤。少数患者可不出现震颤，部分患者可合并轻度姿势性震颤（postural tremor）。

（2）肌强直（rigidity）：被动运动关节时阻力增高，且呈一致性，类似弯曲软铅管的感觉，故称"铅管样强直"（lead-pipe rigidity）。在有静止性震颤的患者中可感到在均匀的阻力中出现断续停

顿，如同转动齿轮，称为"齿轮样强直"（cogwheel rigidity）。颈部躯干、四肢、肌强直可使患者出现特殊的屈曲体姿，表现为头部前倾、躯干俯屈、肘关节屈曲、腕关节伸直、前臂内收、髋及膝关节略为弯曲。

（3）运动迟缓（bradykinesia）：随意运动减少，动作缓慢、笨拙。早期以手指精细动作如解或扣纽扣、系鞋带等动作缓慢，逐渐发展成全面性随意运动减少、迟钝，晚期因合并肌张力增高，导致起床、翻身均有困难。体检见面容呆板、双眼凝视、瞬目减少，酷似"面具脸"（masked face）。口、咽、腭肌运动徐缓时，表现语速变慢、语音低调；书写字体越写越小，呈现"小写征"（micrographia）。做快速重复性动作如拇、示指对指时，表现运动速度缓慢和幅度减小。

（4）姿势平衡障碍（postural instability）：在疾病早期，表现为走路时患侧上肢摆臂幅度减小或消失、下肢拖曳。随着病情进展，步伐逐渐变小、变慢，启动、转弯时步态障碍尤为明显，自坐位、卧位起立时困难。有时行走中全身僵住、不能动弹，称为"冻结（freezing）"现象。有时迈步后，以极小的步伐越走越快，不能及时止步，称为前冲步态（propulsion）或慌张步态（festination）。

2. 非运动症状（non-motor symptoms） 也是十分常见和重要的临床症状，可以早于或伴随运动症状而发生。

（1）感觉障碍：疾病早期即可出现嗅觉减退（hyposmia）或睡眠障碍，尤其是快速眼动睡眠行为异常（rapid eye movement sleep behavior disorder, RBD）。中、晚期患者常有肢体麻木、疼痛，有些患者可伴有不安腿综合征（restless leg syndrome, RLS）。

（2）自主神经功能障碍：临床常见，如便秘、多汗、溢脂性皮炎（油脂面）等。吞咽活动减少可导致流涎。疾病后期也可出现性功能减退、排尿障碍或体位性低血压。

（3）认知和精神障碍：近半数患者伴有抑郁，并常伴有焦虑。有 15%～30% 的患者在疾病晚期

发生认知障碍乃至痴呆，以及幻觉，其中视幻觉多见。

🅔 微视频 17-1

典型帕金森病的 UPDRS Ⅲ 录像评估

（四）辅助检查

1. 血、唾液、脑脊液检查 常规检查均无异常。在少数患者中可以发现血 DNA 基因突变；可以发现脑脊液和唾液中 α- 突触核蛋白、DJ-1 蛋白含量有改变。

2. 嗅棒及颅脑超声检查 嗅觉测试可发现早期患者的嗅觉减退；颅脑超声（transcranial sonography，TCS）可通过耳前的颞骨窗探测黑质回声，可以发现绝大多数帕金森病患者的黑质回声异常增强（单侧回声面积 > 20 mm²）（图 17-6）。心脏间碘苯甲胍（metaiodobenzylguanidine，MIBG）闪烁照相术可显示心脏交感神经元的功能，研究提示早期帕金森病患者的总 MIBG 摄取量减少。

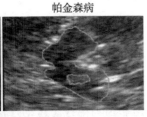

正常人　　　　　帕金森病

图 17-6　帕金森病的颅脑超声

3. 影像学检查 结构影像如 CT、MRI 检查无特征性改变。分子影像 PET 或 SPECT 检查在疾病早期甚至亚临床期即能显示异常，有较高的诊断价值。其中以 ¹²³I-β-CIT、¹¹C-CFT、⁹⁹mTc-TRODAT-1 作示踪剂行 DA 转运体（DAT）功能显像可显示显著降低，以 ¹⁸F- 多巴作示踪剂行多巴摄取 PET 显像可显示 DA 递质合成减少。以 ¹²³I-IBZM 作示踪剂行 D2 DA 受体功能显像，发现其活性在早期呈失神经超敏感，后期低敏感。

🅔 图 17-2

帕金森病的 ¹¹C-CFT 核素显像

4. 病理学检查 外周组织，如胃窦部和结肠黏膜、下颌下腺、周围神经等部位可以检见 α- 突触核蛋白异常聚积。

（五）诊断及鉴别诊断

1. 诊断 国际帕金森病及运动障碍学会及我国帕金森病及运动障碍学组和专委会均制定了帕金森病诊断标准。

👉 拓展阅读 17-1

中国帕金森病诊断标准（2016）

帕金森病诊断的必备条件是运动迟缓，包括启动或在持续运动中肢体运动幅度减小或速度缓慢；并且至少存在肌强直或静止性震颤中的 1 项。此外，还有 5 项支持标准、9 项排除标准，以及 10 项警示征象。

帕金森病的诊断级别如下。

（1）临床确诊的帕金森病需要具备：①不存在绝对排除标准；②至少存在 2 条支持性标准；③没有警示征象（red flags）。

（2）临床很可能的帕金森病需要具备：①不符合绝对排除标准。②如果出现警示征象则需要通过支持性标准来抵消：如果出现 1 条警示征象，必须需要至少 1 条支持性标准抵消；如果出现 2 条警示征象，必须需要至少 2 条支持性标准抵消；如果出现 2 条以上警示征象，则诊断不能成立。

2. 鉴别诊断 本病需与其他原因引起的帕金森综合征鉴别。

（1）继发性帕金森综合征：共同特点是有明确病因可寻，如感染、药物、中毒、脑动脉硬化、外伤等，相关病史是鉴别诊断的关键。继发于甲型脑炎后的帕金森综合征，目前已罕见。多种药物均可引起药物性帕金森综合征，一般是可逆的。拳击手中偶见头部外伤引起的帕金森综合征。老年人基底节区多发性腔隙性梗死可引起血管性帕金森综合征，患者有高血压、动脉硬化及脑卒中史，步态障碍较明显，震颤少见，常伴锥体束征。

（2）伴发于其他神经变性疾病的帕金森综合

征：不少神经变性疾病具有帕金森综合征表现。这些神经变性疾病各有其特点，有些有遗传性，有些为散发性，除程度不一的帕金森样表现外，还有其他征象，如不自主运动、垂直性眼球凝视障碍（进行性核上性麻痹）、小脑性共济失调（MSA-C）、早期出现且严重的痴呆和视幻觉（路易体痴呆）、角膜色素环阳性（肝豆状核变性）、皮质复合感觉缺失和锥体束征（皮质基底节变性）等。另外，这些疾病所伴发的帕金森症状，常以强直、少动为主，震颤少见，一般双侧起病（除皮质基底节变性外），对左旋多巴治疗不敏感。

（3）其他：帕金森病早期患者还需鉴别下列疾病：临床较常见的原发性震颤，1/3 有家族史，各年龄段均可发病，姿势性或动作性震颤为主要突出表现，无肌强直和运动迟缓，部分患者饮酒或服用普萘洛尔后震颤可显著减轻。抑郁症可伴有表情贫乏、言语单调、随意运动减少，但无肌强直和震颤，抗抑郁药治疗有效。早期帕金森病症状限于一侧肢体，患者常主诉一侧上肢僵硬或上下肢无力或不灵活，若无震颤，易误诊为颈椎病或脑血管病，仔细体检易于鉴别。

（六）治疗

世界上不同国家已有多个帕金森病治疗指南，在参照国外治疗指南的基础上，结合我国的临床研究经验以及国情，我国帕金森病及运动障碍学组制定了第四版中国帕金森病治疗指南。

☞ 拓展阅读 17-2
中国帕金森病治疗指南（第四版）

☞ 拓展阅读 17-3
中国帕金森病脑深部电刺激疗法专家共识（第二版）（2020 年）

1. 治疗原则　帕金森病患者可以先后或同时表现有运动症状和非运动症状，应对帕金森病的运动症状和非运动症状采取全面综合治疗。

（1）治疗方法：包括药物治疗、手术治疗、肉毒毒素治疗、运动疗法、心理干预、照料护理等。目前的治疗只能改善症状，不能阻止疾病发展，需要对疾病进行长期全程管理。多学科（神经内科、功能神经外科、神经心理、康复）团队的医生共同参与，可以更有效地治疗和管理帕金森病患者，更好地为患者的症状改善和生活质量提高带来更大的益处。

（2）用药原则：以达到有效改善症状、避免或降低不良反应、提高工作能力和生活质量为目标。提倡早期诊断、早期治疗，不仅可以更好地改善症状，而且可能达到延缓疾病的进展。应坚持"剂量滴定"以避免产生药物产生急性不良反应，力求实现"尽可能以小剂量达到满意临床效果"的用药原则。治疗应遵循循证医学证据，也应强调个体化特点，不同患者的用药选择需要综合考虑患者的运动症状特征和疾病严重度、发病年龄、就业状况、有无认知障碍、有无共病、患者的意愿、经济承受能力等因素。尽可能避免、推迟或减少药物的不良反应和运动并发症。

2. 早期治疗

（1）治疗原则：疾病一旦发生将随时间推移而渐进性加重，疾病早期阶段较后期阶段进展快。目前主张早期诊断、早期治疗。早期治疗可以采用非药物治疗（运动疗法等）和药物治疗。一般开始多以单药治疗，但也可小剂量两药（体现多靶点）联用，力求疗效最佳，维持时间更长，而运动并发症发生率更低。

（2）首选药物原则

1）早发型不伴认知功能减退患者：根据不同患者的具体情况选择不同方案。可首选非麦角类 DA 受体（DR）激动剂，或单胺氧化酶 -B（MAO-B）抑制剂，或复方左旋多巴，或复方左旋多巴 + 儿茶酚 -O- 甲基转移酶（COMT）抑制剂（恩他卡朋双多巴）。若因经济原因使用低价药物，则可首选金刚烷胺。若伴认知功能减退，或需显著改善运动症状，则可首选复方左旋多巴或恩他卡朋双多巴；也可小剂量复方左旋多巴合用非左旋多巴方案。对于震颤明显而其他抗 PD 药物疗效欠佳时可选用抗胆碱能药，如苯海索。

2）晚发型患者：一般首选复方左旋多巴治疗。随着症状加重、疗效减退时可添加 DR 激动剂、MAO-B 抑制剂或 COMT 抑制剂治疗。抗胆碱能药尽可能不用，尤其老年男性患者，因有较多不良反应。

（3）治疗药物

1）复方左旋多巴（多巴丝肼、卡比双多巴）：是治疗本病最基本、最有效的药物，对强直、少动、震颤等均有良好疗效。初始用量 50 ~ 100 mg（左旋多巴），每日 2 ~ 3 次，根据病情而渐增剂量至疗效满意和不出现不良反应为止，餐前 1 h 或餐后 1.5 h 服药。不良反应有周围性和中枢性两类，前者为恶心、呕吐、低血压、心律失常（偶见）；后者有症状波动、异动症和精神症状等。现有证据提示早期应用小剂量左旋多巴（每日剂量 < 400 mg）并不增加异动症的产生。活动性消化道溃疡者慎用，闭角型青光眼、精神病患者禁用。

2）DR 激动剂：包括麦角类和非麦角类。麦角类 DR 激动剂可能会导致心脏瓣膜病变和肺胸膜纤维化，现已不主张使用。目前国内上市的非麦角类 DR 激动剂有：①吡贝地尔缓释片（piribedil）：初始剂量 25 mg，每日 2 次，第 2 周增至 50 mg，每日 2 次，每日有效剂量 150 mg，分 3 次口服，每日最大剂量 ≤250 mg。②普拉克索（pramipexole）：有常释剂和缓释剂。常释剂的用法：初始剂量 0.125 mg，每日 3 次，每周增加 0.125 mg，每日 3 次，一般有效剂量为 0.5 ~ 0.75 mg，每日 3 次，每日最大剂量 ≤4.5 mg。缓释剂的用法：每日剂量与常释剂相同，只需每日 1 次服用。③罗匹尼罗（ropinirole）：有常释剂和缓释剂，起始剂量 2 mg，每次增加日剂量 2 mg，增量间隔 1 周或更长。一般每日有效剂量 4 ~ 8 mg，每日最大剂量 24 mg。④罗替高汀（rotigotine）：为透皮贴剂，起始剂量 2 mg，每次增加日剂量 2 mg，增量间隔 1 周或更长。一般每日有效剂量 4 ~ 8 mg。

3）MAO-B 抑制剂：目前国内有司来吉兰（selegiline）和雷沙吉兰（rasagiline）。司来吉兰的用法为 2.5 ~ 5 mg，每日 2 次，应早、中午服用，勿在傍晚或晚上应用，以免引起失眠。雷沙吉兰的用法为 1.0 mg，每日 1 次。胃溃疡者慎用，原则上禁与 5- 羟色胺再摄取抑制剂（SSRI）合用。另有双通道阻滞剂沙芬酰胺和唑尼沙胺。

4）COMT 抑制剂：主要有恩他卡朋（entacapone）、托卡朋（tolcapone）和奥匹卡朋（opicapone），以及与复方左旋多巴组合的恩他卡朋双多巴。恩他卡朋须与复方左旋多巴合用，可增强后者的疗效，改善症状波动。恩他卡朋双多巴应用更便利。

5）金刚烷胺（amantadine）：用法为 50 ~ 100 mg，每日 2 ~ 3 次，末次应在下午 4 时前服用。对少动、强直、震颤均有改善作用，对改善异动症有帮助。对部分冻结步态患者也有帮助。不良反应有下肢网状青斑、踝部水肿、不宁、意识模糊等，均较少见。肾功能不全、癫痫、严重胃溃疡、肝病患者慎用，哺乳期妇女禁用。

6）抗胆碱能药：主要有苯海索（benzhexol），用法为 1 ~ 2 mg，每日 3 次。主要适用于震颤明显的年轻患者，老年患者慎用，闭角型青光眼及前列腺肥大患者禁用。主要不良反应有口干、视物模糊、便秘、排尿困难，影响认知，严重者有幻觉、妄想。

3. 中晚期治疗 中晚期帕金森病，尤其是晚期帕金森病患者的临床表现极其复杂，其中有疾病本身的进展，也有药物不良反应或运动并发症的因素参与。对中晚期帕金森病患者的治疗，一方面继续力求改善运动症状，另一方面需要妥善处理一些运动并发症和非运动症状。

（1）运动并发症的治疗：运动并发症（症状波动和异动症）是中晚期患者常见的症状，也是最棘手的治疗难题（具体应对措施参见拓展阅读）。

1）症状波动（motor fluctuation）：主要有两种形式。①剂末现象（wearing-off phenomenon）：

指每次用药的有效作用时间缩短，症状随血药浓度波动而发生波动。②"开—关"现象（on-off phenomenon）：指症状在突然缓解（"开期"）与加重（"关期"）之间波动，"开期"常伴异动症。

2）异动症（abnormal involuntary movements, AIMs）：又称为运动障碍（dyskinesia），常表现为不自主的舞蹈样、肌张力障碍样动作，可累及头面部、四肢、躯干。主要有3种形式：①剂峰异动症（peak-dose dyskinesia），常出现在血药浓度高峰期（用药1~2 h），与用药过量或DR超敏有关。②双相异动症（biphasic dyskinesia），发生于剂初和剂末。③肌张力障碍（dystonia），表现为足或小腿痛性肌痉挛，多发生于清晨服药之前，也有发生在"关"期或"开"期的肌张力障碍。

（2）非运动症状的治疗

1）睡眠障碍：主要包括失眠、快速眼动睡眠行为异常（RBD）、白天过度嗜睡（EDS）。频繁觉醒可能使得震颤在浅睡眠期再次出现，或者夜间运动不能而导致翻身困难，或者夜尿增多。

2）感觉障碍：主要有嗅觉减退、疼痛或麻木、不宁腿综合征（RLS）。其中嗅觉减退最常见，多发生在运动症状之前多年。疼痛或麻木在晚期患者也较多见。

3）自主神经功能障碍：最常见有便秘，其次有泌尿障碍和直立性低血压等。

4）认知和精神障碍：病程中可伴认知减退和痴呆。精神障碍表现形式多种多样，如抑郁、焦虑、错觉、幻觉、欣快、轻躁狂、精神错乱。

4. 手术及干细胞治疗　服用复方左旋多巴在早期仍有良好疗效，但出现明显的症状波动或异动症，影响生活质量的患者可考虑手术治疗。需强调的是目前手术仅是改善症状，而不能根治疾病，术后仍需应用药物治疗，但可酌情减少用药剂量或减少用药种类。手术须严格掌握适应证，非原发性帕金森病，如帕金森叠加综合征是手术的禁忌证。手术对震颤、肌强直、运动迟缓、异动症均有较好疗

效，但对中轴运动症状如语言、吞咽、平衡障碍、步态障碍如冻结步态无明显疗效。手术方法主要有神经核毁损术和脑深部电刺激术（DBS），后者因其非损毁、相对微创、安全和可调控性而逐渐成为当前的主要手术选择。主要手术靶点包括内侧苍白球（GPi）和丘脑底核（STN）。STN曾因其核团小、耗电少而成为首选靶点，但随着可充电电池逐渐普及，耗电不再成为主要的经济负担，GPi也越来越被认同。对于疗效，两者没有显著的差异。总体认为，STN对震颤的效果似乎更好，它可以更大程度地减少用药。而GPi的优越性主要体现在对异动症的更佳控制，以及对中轴运动症状的长期不良反应更小，对认知和情感影响更小。

有临床试验显示，将异体胚胎中脑黑质细胞移植到患者的纹状体，可纠正DA递质缺乏，改善帕金森病的运动症状，但此项技术存在供体来源有限及伦理问题。正在兴起的干细胞（包括诱导型多能干细胞、胚胎干细胞、神经干细胞、骨髓基质干细胞）移植结合神经营养因子基因治疗等有望克服这一障碍，是正在探索中的一种较有前景的新疗法。

5. 中医、康复及心理治疗　中药或针灸和康复（运动）治疗作为辅助手段对改善症状也可起到一定的作用。对患者进行语言、吞咽、走路及各种日常生活训练和指导，日常生活帮助如设在房间和卫生间的扶手、防滑橡胶桌垫、大把手餐具等，可改善患者的生活质量。教育与心理疏导也是不容忽视的重要辅助措施。

（七）预后

本病是一种慢性进展性疾病，无法治愈。在临床上常采用Hoehn-Yahr分级法记录病情轻重。患者运动功能障碍的程度及对治疗的评判常采用统一帕金森病评分量表（UPDRS）。多数患者在疾病的前几年可继续工作，但数年后逐渐丧失工作能力。至疾病晚期，由于全身僵硬、活动困难，终至不能起床，最后常死于肺炎、跌倒等各种并发症。

第三节　多系统萎缩

诊疗路径

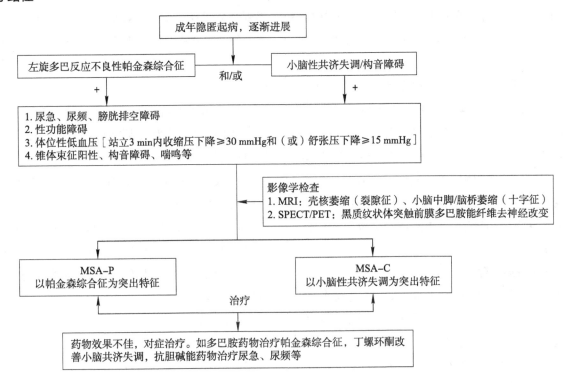

多系统萎缩（multiple system atrophy，MSA）是一种以锥体外系、小脑、自主神经、锥体系多系统损害为特征，原因未明、散发的进行性神经变性疾病。临床特点为隐匿起病、进行性发展的帕金森综合征、自主神经功能障碍、小脑性共济失调和锥体系症状。这些综合征可以不同组合形式出现，以往曾根据症状特点将 MSA 分为三个临床亚型，即 Shy-Drager 综合征（Shy-Drager syndrome，SDS）、橄榄脑桥小脑萎缩（olivopontocerebellar atrophy，OPCA）和纹状体黑质变性（striatonigral degeneration，SND）。1998 年以后，国际上根据运动症状特点不同，将本病分为 2 种亚型，其中以帕金森综合征为突出表现称作 MSA-P 型，以共济失调为突出表现称作 MSA-C 型。50 岁以上人群每年的发病率为（0.6～3）/10 万，患病率为（1.9～4.9）/10 万。

（一）病因及发病机制

MSA 的发病机制目前认为可能有两种假说：一是原发性少突胶质细胞病变假说，即先出现以 α- 突触核蛋白（α-synuclein）阳性包涵体为特征的少突胶质细胞变性，导致神经元髓鞘变性脱失，激活小胶质细胞，诱发氧化应激，进而导致神经元变性死亡；二是神经元内出现 α- 突触核蛋白异常聚集，造成神经元变性死亡。导致 α- 突触核蛋白异常聚集的原因未明，可能与遗传易感性和环境因素有关。MSA 极少有家族史，全基因组单核苷酸多态性关联分析显示单核苷酸多态性与患病风险有关，如 α-synuclein 基因的 rs11931074、rs3857059 和 rs9822086 位点的单核苷酸多态性增加 MSA 的患病风险。环境因素的作用尚不明确，有些对照研究提示 MSA 患病风险可能与职业、生活习惯有关，但未得到证实。

（二）病理学特征

主要病理改变是黑质纹状体系统、脑桥、橄榄核、小脑、迷走神经背核、大脑皮质、脊髓中间外侧核等区域神经变性，特征性病理改变是广泛、密集分布的 α-synuclein 阳性胶质细胞包涵体（GCI）。GCI 成分复杂，包括 α-synuclein、泛素、微管蛋白、αB-crystallin、tau 蛋白以及一些少突胶质细胞标志物，其中 α-synuclein 的发现为 MSA 发病机制研究提供了重要线索。GCI 分布极其广泛，其密度与神经变性程度及病程相关。神经变性程度较重的区域，如壳核、黑质、脑桥核、小脑 Purkinje 细胞、脊髓中间外侧核等，其密度也较高，但在没有明显神经变性的区域也可见到 α-synuclein 阳性 GCI。除胶质细胞外，在神经元中也可检测到 α-synuclein 聚集。

（三）临床表现

MSA 大多于中年后发病，平均发病年龄 52.5～55 岁，男性多见；各种族均可发病；起病隐袭，逐渐进展，平均病程 6～9.5 年。

1. 自主神经功能障碍　大部分患者发病之初、晚期患者几乎都有自主神经症状。女性最常见首发症状是性感缺失、括约肌功能障碍，男性首发症状多为阳痿。膀胱功能障碍主要表现为尿失禁，也可为排尿费力和淋漓不尽，甚至尿潴留。肛门括约肌功能障碍可引起便秘、腹泻。

体位性低血压见于约 70% 的患者，表现为从卧位直立 3 min 内收缩压降低 30 mmHg 以上，舒张压降低 15 mmHg 以上。与之相关的症状包括头晕、头痛、视物模糊、乏力、言语不清、打哈欠、晕厥。约一半患者至少有一次晕厥。由于压力调节反射障碍，患者对升压或降压药特别敏感。有时会发生进食后低血压。部分患者表现为卧位高血压，立位低血压。

MSA 患者局部或者全身发汗异常，起初多汗，以后发展为少汗或无汗。部分患者还出现皮肤温度异常及 Horner 征等。

2. 帕金森综合征　是 MSA-P 型的突出表现，多数患者在病程的某个阶段会出现帕金森综合征，主要表现为少动、强直，双侧同时受累，但可不对称。约 30% 的患者有肢体震颤，震颤常表现为不规则的姿势性或动作性震颤，常伴有肌阵挛成分，典型的"搓丸样"震颤非常少见。对左旋多巴反应不佳，约 30% 的患者在病初有反应，但随病情进展逐渐失效。

3. 小脑性共济失调　共济失调步态是 MSA-C 最常见的症状，主要表现为肢体性共济失调、小脑性构音障碍和小脑性眼球运动障碍。

4. 其他　小脑或锥体外系功能异常造成躯体平衡功能和步态障碍。咽喉肌麻痹可造成声音嘶哑、吞咽困难和喘鸣。神经因素及气道阻塞可造成睡眠呼吸暂停。部分患者可有肌张力障碍、肌阵挛、快速眼动睡眠行为障碍和认知功能减退，部分患者有锥体束征。

（四）辅助检查

1. 影像学检查　MRI 可见壳核、脑桥、小脑中脚和小脑等有明显萎缩，T₂WI 可见壳核背外侧缘条带状弧形高信号（裂隙征）（图 17-7）、脑桥基底部"十字征"和小脑中脚高信号（图 17-8 和图 17-9）。^{123}I-β-CIT DAT 显像显示 MSA 患者 DA 转运体功能显著降低。^{123}I-IBZM PET 显示 D₂ 受体功能下降。^{18}F- 脱氧葡萄糖 PET 显示纹状体或脑干低代谢。

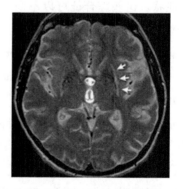

图 17-7　MSA 患者壳核背外侧缘条带状"裂隙征"

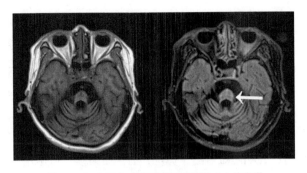

图 17-8   MSA 患者脑桥基底部"十字征"

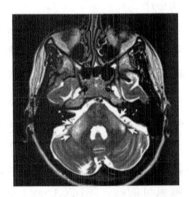

图 17-9   MSA 患者小脑中脚异常信号

📧 图 17-3

MSA 患者 ^{123}I-β-CIT DAT 显像及 ^{123}I-IBZM D$_2$ 受体显像

2. 自主神经功能检测

（1）卧立位血压测定：站立 3 min 内收缩压较卧位下降 4.0 kPa（30 mmHg）以上，脉压下降 2.67 kPa（20 mmHg），而无代偿性心率增快。

（2）膀胱功能评估：有助于早期发现神经源性膀胱功能障碍。尿动力学试验可发现逼尿肌反射兴奋性升高，尿道括约肌功能减退，疾病后期出现残余尿增加。膀胱超声检查有助于判断膀胱排空情况，残余尿量 > 100 mL 提示膀胱排空障碍。

（3）肛门括约肌肌电图检查：肛门括约肌失神经改变普遍存在于 MSA，但也可见于其他帕金森综合征，此项检查正常有助于排除 MSA。

（4）^{123}I-间碘苄胍（^{123}I-MIBG）心肌显像检查：有助于区分 MSA 与帕金森病。帕金森病患者交感神经节后纤维变性，心肌摄取 ^{123}I-MIBG 能力降低，而 MSA 患者交感神经节后纤维相对完整，心肌摄取 ^{123}I-MIBG 正常。

（五）诊断及鉴别诊断

1. 诊断   本病为散发性，中年后隐匿起病，逐渐进展。根据评估时的主要运动症状，《多系统萎缩诊断标准中国专家共识》（2017 年）将 MSA 分为 MSA-P 和 MSA-C 两种临床亚型。两种亚型均可有自主神经功能障碍，如尿急、尿频、膀胱排空障碍等泌尿系症状，性功能障碍，直立性低血压［站立 3 min 内收缩压下降≥30 mmHg 和（或）舒张压下降≥15 mmHg］等。可伴有或不伴有病理征阳性、腱反射亢进等锥体束征。根据患者的临床表现、影像学特征、病理活检等，诊断可靠性分确诊、可能、可疑三个等级。MSA 确诊需病理学证实在少突胶质细胞胞质内存在嗜酸性包涵体（GCIs），并伴有橄榄脑桥小脑萎缩或黑质纹状体变性。需要提及的是运动症状分型主要依据诊断评估时的表现而定，由于 MSA 是一进展性疾病，多数患者其运动症状随疾病进展而加重，不少患者最终会同时表现出突出的帕金森综合征和小脑共济失调，对这部分患者可采用 MSA 这一诊断术语不做亚型区分。

👉 拓展阅读 17-4

多系统萎缩诊断标准中国专家共识（2017 年）

📧 表 17-1

MSA 等级的诊断标准

2. 鉴别诊断

（1）MSA-P 应与下列疾病鉴别：须与原发性帕金森病、帕金森叠加综合征（进行性核上性麻痹、皮质基底节变性、路易体痴呆）、血管性帕金森综合征鉴别。MSA 病情进展速度更快、对左旋多巴反应不佳或疗效不持久、无典型静止性震颤、早期即有突出的括约肌功能障碍、男性性功能障碍及直立性低血压等特点有助于与原发性帕金森病鉴别。与帕金森叠加综合征鉴别也是依据各自临床及影像学特征。进行性核上性麻痹有突出的核上性垂直运动障碍；皮质基底节变性有突出的皮质功能障碍，如失用、肢体失认、皮质性感觉丧失、皮质反射性肌阵挛等；路易体痴呆有显著的波动性认知功能障碍、视幻觉；这些帕金森叠加综合征均无突出的自主神经功能障碍。血管性帕金森综合征与 MSA 的鉴别要点是有脑血管病史、脑血管病的影像学改变，认知功能障碍较严重，无直立性低血压。

（2）MSA-C 型应与下列疾病鉴别：须与多种其他原因所致进行性共济失调鉴别，特别是遗传性脊髓小脑共济失调（SCA）鉴别。此外，还须与脆性 X 染色体相关震颤 / 共济失调综合征（FXTAS）、副肿瘤综合征引起的进行性共济失调鉴别。SCA 和 FXTAS 多系某些致病基因的三核苷酸重复序列动态突变所致，家族史及分子遗传学检测对鉴别诊断有重要价值。

（3）自主神经功能障碍突出者须与单纯性自主神经衰竭（pure autonomic failure，PAF）鉴别：PAF 是交感神经节后纤维变性所致，无锥体外系、锥体系及小脑功能异常可有助于与 MSA 鉴别。

e 表 17-2

支持 MSA 和不支持 MSA 诊断的一些临床特征

（五）治疗

目前对 MSA 的治疗缺乏有效措施。

1. 一般治疗　可以鼓励患者适量活动以促进静脉回流，避免使用镇静剂、安眠药和利尿剂，避免快速、突然的体位改变。嘱咐患者睡眠时取床头抬高位，穿紧身衫裤和弹力袜以及增加钠盐摄入。有排尿淋漓者可用集尿器、甲氯芬酯（氯酯醒）、针灸等；对便秘者可予大量纤维素饮食，服用轻泻药；吞咽困难者给予鼻饲；有声带麻痹、呼吸喘鸣者予以气管切开。

2. 药物治疗

（1）直立性低血压：首选米多君（midodrine），该药是一种外周 α1- 肾上腺素能受体激动剂，起始剂量为每日早、中午各一次，每次 2.5 mg，以后逐渐增至每次 5 mg。不良反应有卧位高血压、头皮瘙痒、麻刺感、尿潴留等。其他药物有盐酸去甲麻黄碱，每次 25 mg，每日 3~4 次口服。盐酸哌甲酯 10~20 mg，早、中午各服 1 次。作用较强药物有 9-α 氟氢可的松，每次 0.1 mg，每日 2 次口服，有引起卧位高血压的危险。

（2）帕金森综合征：可试用左旋多巴制剂、DA 受体激动剂、单胺氧化酶 B 型抑制剂、金刚烷胺等用抗帕金森病药物。

（六）预后

本病呈进行性发展，预后不佳。起病后平均生存时间 9.5 年。死亡的主要原因是吸入性肺炎和猝死。

第四节 原发性震颤

诊疗路径

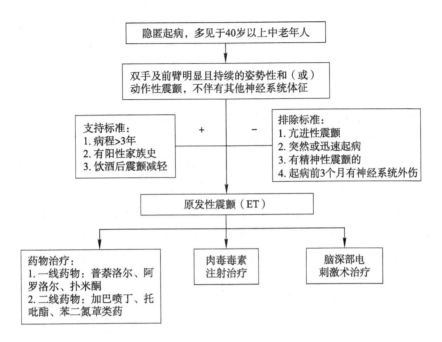

☞ 典型案例（附分析）17-2
双上肢及头部震颤 6 年余

原发性震颤（essential tremor, ET）也称特发性震颤，是一种常见的运动障碍性疾病，在人群中的患病率约为 0.9%，随年龄增长而升高，65 岁以上老年人群的患病率约为 4.6%。

🄔 微视频 17-2
原发性震颤

（一）病因、发病机制及病理学特征

30% 以上的患者有阳性家族史，呈常染色体显性遗传。传统观点认为 ET 是良性、家族遗传性、单纯性疾病；目前认为 ET 是缓慢进展的、可能与家族遗传相关的复杂性疾病。目前发现 3 个明确与 ET 相关的基因，分别位于 16p11.2（FUS, ETM4）、11q14.1（TENM4, ETM5）以及 1q21.2（NOTCH2NLC, ETM6）。位于 3q13.31 上的 *DRD3* 基因（ETM1）可能与 ET 发病相关。与 ET 相关的另外 2 个基因区间为 2p25-p22（ETM2）和 6p23（ETM3），致病基因尚未被克隆。

ET 的发病机制不明，认为震颤可能是起源于下橄榄核的自发性放电，驱动小脑及其传出通路，通过丘脑到皮质再到脊髓。也有认为可能起源于小脑而不是下橄榄核。这些证据表明 ET 主要都与小脑传出通路的病变有关。个别病理学研究报道，少数患者存在小脑浦肯野细胞数量减少、树突肿胀及齿状核退变。也有报道在脑干（主要是蓝斑）存在路易小体，但未能重复相同结果。

（二）临床表现

本病隐匿起病，缓慢进展，也可长期缓解。可见于任何年龄，但多见于 40 岁以上的中、老年人，家族性比散发性患者起病年龄早。震颤一般是唯一的临床症状，主要表现为姿势性震颤和动作性震颤，多见于双上肢，于日常活动时（如书写、倒水、进食等）表现明显，震颤可累及头部、下肢、口面部或咽喉肌等。震颤频率为 4~12 Hz。部分患者饮酒后震颤可暂时减轻，情绪激动或紧张、疲劳、寒冷等可使震颤加重。少数患者可能伴有可疑的共济失调（串联步态障碍，impaired tandem gait）、肌张力障碍姿势、轻度认知障碍等神经系统软体征（soft neurological signs），称之为原发性震颤叠加（ET plus）。

（三）辅助检查

主要用于排除其他原因引起的震颤，可根据需要选择相关辅助检查进行排除诊断。

1. 实验室检查　肝肾功能、电解质、血糖、甲状腺功能和血清铜蓝蛋白检查等以排除其他因素引起的震颤。

2. 神经影像学检查　头颅磁共振（MRI）主要用于排除颅内病灶以及与小脑疾病或创伤后事件相关的震颤。DA 转运体（DAT）PET/SPECT 显像黑质纹状体 DA 能通路功能正常，排除 DA 能神经元变性相关疾病，如帕金森病。

3. 神经电生理检查　肌电图（EMG）可记录震颤的存在、测量震颤的频率并评估肌电爆发模式，在震颤的电生理评估中被广泛应用。

4. 基因诊断　基因检测若发现与 ET 明确相关 的 16p11.2（FUS，ETM4）、11q14.1（TENM4，ETM5）以及 1q21.2（NOTCH2NLC，ETM6）基因异常可以确诊。

（四）诊断及鉴别诊断

ET 的诊断标准是：①双上肢动作性震颤，伴或不伴其他部位的震颤（如下肢、头部、口面部或声音）。②不伴有其他神经系统体征，如肌张力障碍、共济失调、帕金森综合征等。③病程＞3 年。诊断 ET 叠加的条件是：除具有以上 ET 的震颤特征外，还具有不确定临床意义的其他神经系统体征，如可疑的轻度共济失调、肌张力障碍姿势或轻度认知障碍等。本病需要与引起震颤的其他疾病相鉴别，如帕金森病、肝豆状核变性、甲状腺功能亢进、心因性震颤等。

（五）治疗

ET 的治疗分为药物（口服药物及 A 型肉毒毒素）和手术治疗。药物治疗分为一线、二线和三线用药。

1. 一线推荐药物　主要有普萘洛尔（propranolol）、阿罗洛尔（arotinolol）和扑米酮。

（1）普萘洛尔：是非选择性肾上腺素 β 受体阻滞剂，从小剂量开始（每次 5 mg，每天 2 次），逐渐加量（每次 5 mg）至每日 30～60 mg 即可有效改善症状，标准片每日口服 3 次，控释片每日 1 次，早晨服药。

（2）阿罗洛尔：具有 α 及 β 受体阻断作用（作用比约为 1∶8），从 10 mg 开始，每日 1 次，如疗效不充分，可加量至每日 2 次，每次 10 mg，每日最高剂量≤30 mg。两药的主要常见不良反应为心率减缓和血压降低，用药期间应密切观察心率和血压变化。不稳定性心功能不全、高度房室传导阻滞、哮喘、胰岛素依赖型糖尿病为普萘洛尔的相对禁忌证。

（3）扑米酮：是常用的抗痫药，与普萘洛尔或阿罗洛尔合用疗效更佳。一般每晚 25 mg 开始，逐渐加量每次 25 mg，每日有效剂量在 50～500 mg，分 2～3 次服用，一般每日 250 mg 疗效佳且耐受性好。用药早期相对容易产生急性不良反应（包括眩晕、恶心、呕吐、行走不稳、嗜睡等），多数 1～4 天后逐渐减弱或达到耐受。

2. 二线推荐用药　主要有加巴喷丁（gabapentin）、托吡酯（topiramate）、苯二氮䓬类药、β 受体阻滞剂。

（1）加巴喷丁：起始剂量为每日 300 mg，有效剂量为每日 1 200～3 600 mg，分 3 次服用。

（2）托吡酯：起始剂量为每日 25 mg，以每周 25 mg 的递增速度缓慢加量，分 2 次口服，常规治疗剂量为每日 200～400 mg。

（3）苯二氮䓬类药：包括阿普唑仑和氯硝西泮。前者起始剂量为每日 0.3 mg，每日 3 次，每日有效治疗剂量为 0.6～1.2 mg，后者起始剂量 0.5 mg，平均每日 1.5～2.0 mg。不良反应有镇静、乏力等。

（4）β 受体阻滞剂：包括阿替洛尔（atenolol）

和索他洛尔（sotalol）。前者每日剂量为 50～150 mg，后者每日剂量为 80～240 mg。

3. 三线推荐用药 非选择性β受体阻滞剂纳多洛尔 120～240 mg/d 或钙离子拮抗剂尼莫地平 120 mg/d 对改善肢体震颤可能有效。

4. A 型肉毒毒素 对药物治疗头部和语音震颤无效者可选用 A 型肉毒毒素注射治疗可能有效。通常 1 次注射疗效持续 3～6 个月，需重复注射以维持疗效。

5. 手术治疗 对于药物难治性 ET 可以选用手术治疗，手术方法包括脑深部电刺激（DBS）、磁共振成像引导下的聚焦超声（MRIgFUS）丘脑切开术。

（1）DBS：丘脑腹侧中间核（VIM）靶点能有效减轻肢体震颤，单侧丘脑 VIM 的 DBS 能减轻对侧肢体 60%～90% 的震颤幅度（C 级推荐）。双侧丘脑 VIM 的 DBS 对头部及语音震颤的疗效优于单

侧 DBS（C 级推荐）。该法也会造成一定的不良反应，如构音障碍、感觉异常、肌张力障碍等，通过调整刺激参数可以减少或消除这些不良反应，双侧 DBS 手术较单侧更易发生不良反应。

（2）MRIgFUS：MRIgFUS 丘脑切开术作为一种新型的微创治疗方法能减轻 47% 的震颤幅度，其临床疗效与手术部位高度相关，最佳治疗区位于丘脑 VIM 的后部。对于上肢震颤的患者，单侧 MRIgFUS 丘脑切开术可能有效，且较安全。不良反应与手术部位及手术范围有关，最常见的不良事件是术后感觉异常、步态障碍等，当手术范围 > 170 mm³ 时，其不良反应的发生风险明显增加。

（六）预后

本病主要产生肢体震颤，一般不伴有其他运动症状，而且疾病进展非常缓慢，因此患者的总体预后良好。

第五节 亨廷顿病

诊疗路径

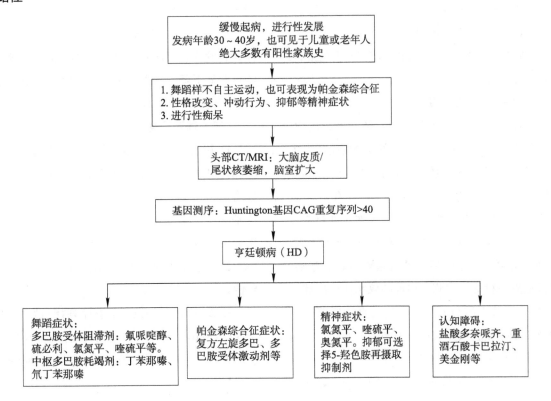

亨廷顿病（Huntington disease，HD）又称亨廷顿舞蹈病（Huntington chorea）、慢性进行性舞蹈病（chronic progressive chorea）、遗传性舞蹈病（hereditary chorea），于 1842 年由 Waters 首报，1872 年由美国医师 George Huntington 系统描述而得名，是一种常染色体显性遗传的基底节和大脑皮质变性疾病。临床上以隐匿起病、缓慢进展的舞蹈症、精神异常和痴呆为特征。本病以欧美白种人为多，具有地区性群集现象，我国较少见。

（一）病因及发病机制

本病呈常染色体显性遗传，外显率 100%。致病基因 *IT15*（interesting transcript 15）位于第 4 号染色体 4p16.3，基因的表达产物为约含 3 144 个氨基酸的多肽，命名为 Huntingtin。在 *IT15* 基因开放阅读框架的 5' 端有多态性的（CAG）n 三核苷酸重复序列，HD 患者（CAG）重复拷贝数异常增加，其数值在 39～73 甚至更多，而正常人多在 11～38 或更低。CAG 拷贝数与发病年龄和病情轻重相关，CAG 越多、发病年龄越早，临床症状越重。CAG 编码谷氨酰胺，CAG 拷贝数增加将导致 Huntingtin 蛋白分子中谷氨酰胺残基增加，进而影响其功能。异常的 Huntingtin 蛋白导致神经元变性的具体机制尚不清楚，可能通过毒性的功能获得（gain of function）致病。

（二）病理及生化改变

1. 病理学特征　主要位于纹状体和大脑皮质，黑质、视丘、视丘下核、齿状核亦可轻度受累。大脑皮质突出的变化为皮质萎缩，特别是第 3、5 和 6 层神经节细胞丧失，合并胶质细胞增生。尾状核、壳核神经元大量变性、丢失。投射至外侧苍白球的纹状体传出神经元（含 γ- 氨基丁酸与脑啡肽，参与间接通路）较早受累，是引起舞蹈症的基础。随疾病进展，投射至内侧苍白球的纹状体传出神经元（含 γ- 氨基丁酸与 P 物质，参与直接通路）也遭殃及，是导致肌强直及肌张力障碍的原因。大脑皮质受累则与痴呆有关。

2. 生化改变　纹状体传出神经元中 γ- 氨基丁酸、乙酰胆碱及其合成酶明显减少，DA 浓度正常或略增加。与 γ- 氨基丁酸共存的神经调质脑啡肽、P 物质亦减少，生长抑素和神经肽 Y 增加。

（三）临床表现

本病多见于 30～50 岁，5%～10% 的患者发病于儿童和青少年期，10% 在老年期。患者的连续后代中有发病提前倾向，称为早现现象（anticipation）。父系遗传（paternal descent）的早现现象更明显。绝大多数患者有阳性家族史；隐匿起病，缓慢进展，无性别差异。

1. 锥体外系症状　以舞蹈样不自主运动最常见、最具特征性，通常为全身性，程度轻重不一，典型表现为手指弹钢琴样动作和面部怪异表情，累及躯干可产生舞蹈样步态，可合并手足徐动及投掷症。随着病情进展，舞蹈样不自主运动可逐渐减轻，而肌张力障碍及动作迟缓、肌强直、姿势不稳等帕金森综合征渐趋明显。

2. 精神障碍及痴呆　精神障碍可表现为情感、性格、人格改变及行为异常，如抑郁、激惹、幻觉、妄想、暴躁、冲动、反社会行为等。患者常表现出注意力减退、认知障碍及痴呆，呈进行性加重。

3. 其他　快速眼球运动（扫视）常受损。可伴癫痫发作，舞蹈样不自主运动大量消耗能量可使体重明显下降，睡眠和（或）性功能障碍常见。晚期出现构音障碍和吞咽困难。

（四）辅助检查

1. 影像学检查　头颅 CT 及 MRI 显示大脑皮质和尾状核萎缩，脑室扩大。MRI T_2WI 示壳核信号增强（图 17-10）。MR 波谱（MRS）示大脑皮质及基底节乳酸水平增高。^{18}F 氟 - 脱氧葡萄糖 PET 显示尾状核、壳核代谢明显降低。

2. 电生理检查　脑电图呈弥漫性异常，无特异性。

3. 基因检测　CAG 重复序列拷贝数增加，大于 40 具有诊断价值。该检测若结合临床特异性高、价值大，几乎所有的病例可通过该方法确诊。

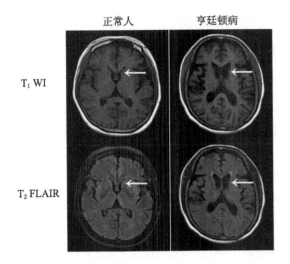

图 17-10　HD 患者的 MRI 表现

（五）诊断及鉴别诊断

1. 诊断　根据发病年龄、慢性进行性舞蹈样动作、精神症状和痴呆，结合家族史可诊断本病，基因检测可确诊，还可发现临床前期患者。

2. 鉴别诊断　本病应与小舞蹈病、良性遗传性舞蹈病、发作性舞蹈手足徐动症、老年性舞蹈病、棘状红细胞增多症、肝豆状核变性、迟发性运动障碍鉴别。少年型 HD，以肌强直、癫痫发作及精神障碍为主要表现时，须与神经系统其他遗传性疾病，如某些脑白质营养不良症、神经节苷脂沉积病区别，也须与少年型帕金森病鉴别。

（六）治疗

目前尚无有效治疗措施，主要是对症治疗。对舞蹈症状可选用以下药物治疗：①DA 受体阻滞剂：氟哌啶醇每次 1~4 mg，每日 3 次；氯丙嗪每次 12.5~50 mg，每日 3 次；奋乃静每次 2~4 mg，每日 3 次；硫必利 0.1~0.2 g，每日 3 次；亦可用匹莫奇特、氯氮平、奥氮平、喹硫平等。均应从小剂量开始，逐渐增量，须注意锥体外系副作用。②中枢 DA 耗竭剂：丁苯那嗪每次 25 mg，每日 3 次；氘丁苯那嗪起始每次 6 mg，每日 1 次，隔周增量 6 mg，最大剂量每次 24 mg，每日 2 次。③补充中枢 γ- 氨基丁酸药物：疗效不佳。对肌强直、运动迟缓等帕金森综合征症状可选用抗帕金森病药物，如复方左旋多巴、DR 激动剂、金刚烷胺或/与抗胆碱能药物。对精神症状可选用氯氮平、喹硫平或奥氮平。对伴抑郁、焦虑的患者，可选用选择性 5- 羟色胺再摄取抑制剂（SSRIs），如氟西汀、帕罗西汀、舍曲林、西酞普兰等。对痴呆可选用促智药，如盐酸多奈哌齐、重酒石酸卡巴拉汀等胆碱酯酶抑制剂，以及美金刚。

（七）预后及预防

本病病程为 10~25 年，平均 19 年。最后常因吞咽困难、营养不良、活动障碍、卧床不起，发生并发症而死亡。对确诊患者的家族应给予必要的遗传咨询，注意筛查临床前病例，建议其避免生育后代。

第六节　肝豆状核变性

诊疗路径

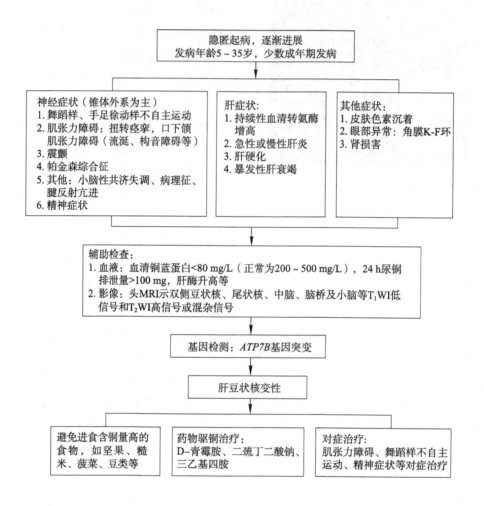

3）/10 万，欧美国家罕见，但在意大利南部、西西里岛、罗马尼亚某些地区、日本的某些小岛、东欧犹太人群中及我国的患病率较高。

典型案例（附分析）17-3

渐进性学习成绩下降伴性格改变 2 年，口齿不清半年，1 周前突发抽搐 1 次

肝豆状核变性（hepatolenticular degeneration, HLD）又称威尔逊病（Wilson disease, WD），于 1912 年由 Samuel A.K.Wilson 首先描述，是一种遗传性铜代谢障碍所致的肝硬化和以基底节受累为主的脑部变性疾病。临床特征为进行性加重的锥体外系症状、精神症状、肝硬化、肾功能损害及角膜色素环（Kayser-Fleischer ring，K-F 环）。

本病的患病率各国报道不一，一般在（0.5 ~

（一）病因及发病机制

本病是常染色体隐性遗传铜代谢障碍疾病。人群中杂合子频率为 1/100 ~ 1/200，阳性家族史达 25% ~ 50%。WD 致病基因已被定位于 13q14-21，属 P 型 ATP 酶（P-type ATPase）家族，被称为 ATP7B 基因，含 22 个外显子和 21 个内含子。ATP7B 基因表达的 P 型铜转运 ATP 酶含 3 个功能区，即金属离子结合区、ATP 酶功能区、跨膜区。目前发现的基因突变位点都位于 ATP 酶功能区，有近 300 种

突变型，纯合突变较少而复合杂合突变（携带两个不同突变）多见。*ATP7B* 基因主要在肝表达，位于高尔基体，负责肝细胞内的铜转运，使铜与前铜蓝蛋白结合形成铜蓝蛋白，最后通过胆汁排出体外。

由于 P 型铜转运 ATP 酶缺陷，造成肝细胞不能将铜转运到高尔基体与前铜蓝蛋白结合形成铜蓝蛋白然后分泌到细胞外，过量铜在肝细胞聚集造成肝细胞坏死，其所含的铜进入血液，然后沉积在脑、肾、角膜等肝外组织而致病。

（二）病理学特征

病理改变主要累及肝、脑、肾、角膜等处。肝外表及切面均可见大小不等的结节或假小叶，病变明显者如坏死后性肝硬化，肝细胞常有脂肪变性，并含铜颗粒。电镜下可见肝细胞内线粒体变致密，线粒体嵴消失，粗面内质网断裂。脑部以壳核最明显，其次为苍白球及尾状核，大脑皮质亦可受侵。壳核最早发生变性，然后病变范围逐渐扩大到上述诸结构。壳核萎缩，岛叶皮质内陷，壳核及尾状核色素沉着加深，严重者可形成空洞。镜检可见壳核内神经元和髓鞘纤维显著减少或完全消失，胶质细胞增生。其他受累部位镜下可见类似变化。在角膜边缘后弹力层及内皮细胞质内，有棕黄色的细小铜颗粒沉积。

（三）临床表现

HLD 多见于 5~35 岁，少数可迟至成年期，男稍多于女。以肝症状起病者平均年龄约 11 岁，以神经症状起病者平均年龄约 19 岁。

1. 神经症状 主要是锥体外系症状，表现为肢体舞蹈样及手足徐动样动作，肌张力障碍，怪异表情，静止性、意向性或姿势性震颤，肌强直，运动迟缓，构音障碍，吞咽困难，屈曲姿势及慌张步态等。20 岁之前起病常以肌张力障碍、帕金森综合征为主，年龄更大者多表现震颤、舞蹈样或投掷样动作。小脑损害导致共济失调和语言障碍，锥体系损害出现腱反射亢进、病理反射和假性延髓麻痹等，下丘脑损害产生肥胖、持续高热及高血压，少数患者可有癫痫发作。病情常缓慢发展，呈阶段性缓解或加重，亦有进展迅速者，特别是年轻患者。

2. 精神症状 主要表现为情感障碍和行为异常，如淡漠、抑郁、欣快、兴奋躁动、动作幼稚或怪异、攻击行为、生活懒散等，少数可有各种幻觉、妄想、人格改变、自杀等。

3. 肝症状 约 80% 的患者发生肝脏受损的征象。大多数表现为非特异性慢性肝病，如倦怠、无力、食欲缺乏、肝区疼痛、肝大或缩小、脾大及脾功能亢进、黄疸、腹水、蜘蛛痣、食管静脉曲张破裂出血及肝性脑病等。有 10%~30% 的患者发生慢性活动性肝炎，少数患者呈现无症状性肝炎、脾大，或仅转氨酶持续升高。因肝损害还可使体内激素代谢异常，导致内分泌紊乱，出现青春期延迟、月经不调或闭经、男性乳房发育等症状。极少数患者以急性肝衰竭和急性溶血性贫血起病，多于短期内死亡。

4. 眼部异常 K-F 环是本病最重要的体征，见于 95%~98% 患者，绝大多数为双眼异常，个别为单眼异常。大多在出现神经系统受损征象时就可发现此环，位于角膜与巩膜交界处，在角膜的内表面上，呈绿褐色或金褐色，宽约 1.3 mm，光线斜照角膜时看得最清楚，但早期常需用裂隙灯检查方可发现。少数患者可出现晶状体浑浊、暗适应下降及瞳孔对光反应迟钝等。

图 17-4
K-F 环

5. 其他 大部分患者有皮肤色素沉着，尤以面部及双小腿伸侧明显。铜离子在近端肾小管和肾小球沉积，造成肾小管重吸收障碍，出现肾性糖尿、蛋白尿、氨基酸尿等。少数患者可发生肾小管性酸中毒。尚有肌无力、肌萎缩、骨质疏松、骨和软骨变性等症状。

（四）辅助检查

1. 血清铜蓝蛋白及铜氧化酶活性 正常人铜蓝蛋白值为 0.26~0.36 g/L，WD 患者显著降低，甚至为零。血清铜蓝蛋白降低是重要的诊断依据之一，但血清铜蓝蛋白值与病情、病程及驱铜治疗效果无关。应注意正常儿童血清铜蓝蛋白水平随年龄改变有特殊变化，新生儿只有成人的 1/5，以后迅速升高，在 2~3 个月时达到成人水平。12 岁前儿童血清铜蓝蛋白的矫正公式为：矫正后铜蓝蛋白值 = 血清铜蓝蛋白测定值 × [（12- 年龄）× 1.7]。血清铜氧化酶活性强弱与血清铜蓝蛋白含量成正比，故测定铜氧化酶活性可间接反映血清铜蓝蛋白含量，其意义与直接测定血清铜蓝蛋白相同。应注意血清铜蓝蛋白降低还可见于肾病综合征、慢性活动性肝炎、原发性胆汁性肝硬化、某些吸收不良综合征、蛋白 – 热量不足性营养不良等。

2. 人体微量铜

（1）血清铜：正常人血清铜为 14.7~20.5 μmol/L，90% 的 WD 患者血清铜含量降低。血清铜也与病情、治疗效果无关。

（2）尿铜：大多数患者 24 h 尿铜含量显著增加，未经治疗时增高数倍至数十倍，服用排铜药物后尿铜进一步增高，待体内蓄积铜大量排出后，尿铜量又渐降低，这些变化可作为临床排铜药物剂量调整的参考指标。正常人 24 h 尿铜排泄量 < 50 g，未经治疗患者多为 200~400 g，个别高达 1 200 g。对一些尿铜改变不明显的可疑患者可采用青霉胺负荷试验。口服青霉胺后正常人和未经治疗的患者尿铜均明显增高，但患者比正常人更显著，可作为一种辅助诊断方法。

（3）肝铜量：被认为是诊断 WD 的"金标准"之一。经体检及生化检查未确诊的病例测定肝铜量是必要的。绝大多数患者肝铜含量在 250 g/g 干重以上（正常 50 g/g 干重）。

3. 肝肾功能　以肝损害为主要表现者可出现不同程度的肝功能异常，如血清总蛋白降低、γ-球蛋白增高等。以肾功能损害为主者可出现尿素氮、肌酐增高及蛋白尿等。

4. 影像学检查　头颅 CT 影像显示双侧尾状核头、豆状核、红核、黑质、丘脑区低密度灶，头颅 MRI 显示 T_1WI 低信号、T_2WI 高信号，磁敏感加权成像（SWI）可见异常低信号，大脑皮质萎缩（图 17-11）。约 96% 的患者骨关节 X 线平片可见骨质疏松、骨关节炎或骨软化等，最常见于手部。

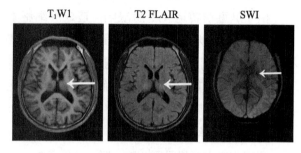

图 17-11　肝豆状核变性患者的头颅 MRI 表现

5. 离体皮肤成纤维细胞培养　经高浓度铜培养液传代孵育的患者皮肤成纤维细胞，其胞质内铜 / 蛋白比值远高于杂合子及对照组。

6. 基因检测　WD 具有高度的遗传异质性，致病基因突变位点和突变方式复杂，故尚不能取代常规筛查手段。利用常规手段不能确诊的病例，或对症状前期患者或基因携带者筛选时，可考虑基因检测。

（五）诊断及鉴别诊断

1. 诊断　临床诊断主要根据 4 条标准：①肝病史、肝病征或锥体外系表现；②血清铜蓝蛋白显著降低和（或）肝铜增高；③角膜 K-F 环；④阳性家族史。符合①、②、③或①、②、④可确诊 Wilson 病，符合①、③、④为很可能的典型 Wilson 病，符合②、③、④为很可能为症状前 Wilson 病，如具有 4 条中的 2 条则为可能的 Wilson 病。

2. 鉴别诊断　本病临床表现复杂多样，鉴别诊断上应从肝脏及神经系统两个方面的主要征象考虑，须重点鉴别的疾病有急（慢）性肝炎、肝硬化、小舞蹈病、亨廷顿病、原发性肌张力障碍、帕金森病和精神病（如精神分裂症、躁狂症、抑郁症）等。

（六）治疗

治疗的基本原则是低铜饮食、用药物减少铜的吸收和增加铜的排出。治疗越早越好，对症状前期患者也需及早进行治疗。

1. 低铜饮食 应尽量避免食用含铜多的食物，如坚果类、巧克力、豌豆、蚕豆、玉米、香菇、贝壳类、螺类和蜜糖、各种动物肝和血等。此外，高氨基酸、高蛋白饮食能促进尿铜的排泄。

2. 阻止铜吸收

（1）锌剂：能竞争性抑制铜在肠道吸收，促进粪铜排泄。尿铜排泄也有一定增加。锌剂可能增加肠细胞与肝细胞合成金属硫蛋白而减弱游离铜的毒性。常用锌剂为硫酸锌每次 200 mg，每日 3 次，醋酸锌每次 50 mg，每日 3 次，葡萄糖酸锌每次 70 mg，每日 3 次，以及甘草锌等。不良反应小，偶有恶心、呕吐等消化道症状。

（2）四硫钼酸铵（tetrathiomolybdate，TM）：在肠黏膜中形成铜与白蛋白的复合物，后者不能被肠吸收而随粪便排出。另 TM 能限制肠黏膜对铜的吸收。TM 的使用剂量为 20 ~ 60 mg，每日 6 次（3 次在就餐时、另 3 次在两餐之间服用）。由于过量的钼可能滞留在肝、脾及骨髓内，故不能用作维持治疗。不良反应较少，主要是消化道症状。

3. 促进排铜 各种驱铜药物均为铜络合剂，通过与血液及组织中的铜形成无毒的复合物从尿排出。

（1）D-青霉胺（D-penicillamine）：是治疗本病的首选药物，药理作用不仅在于络合血液及组织中的过量游离铜从尿中排出，而且能与铜在肝中形成无毒的复合物而消除铜在游离状态下的毒性。动物实验证明，青霉胺能诱导肝细胞合成金属铜硫蛋白（copper metallothionein），也有去铜毒的作用。首次使用应作青霉素皮试，成人量每日 1 ~ 1.5 g，儿童为每日 20 mg/kg，分 3 次口服，需终身用药。有时需数月方起效，可动态观察血清铜代谢指标及裂隙灯检查 K-F 环监测疗效。少数患者可引起发热、药疹、白细胞减少、肌无力、震颤（暂时加重）等，极少数可发生骨髓抑制、狼疮样综合征、肾病综合征等严重不良反应。

（2）三乙基四胺（trityl tetramine）：也是一种络合剂，其疗效和药理作用与 D-青霉胺基本相同。成人用量为每日 1.2 g。不良反应小，可用于使用青霉胺出现不良反应的患者。

（3）二巯丁二酸钠（Na-DMS）：是含有双巯基的低毒高效重金属络合剂，能与血中游离铜、组织中已与酶系统结合的铜离子结合，形成解离及毒性低的硫醇化合物从尿排出。溶于 10% 葡萄糖液 40 mL 中缓慢静注，每次 1 g，每日 1 ~ 2 次，5 ~ 7 日为一疗程，可间断使用数个疗程。排铜效果优于二巯丙醇（BAL），副作用较轻，牙龈出血和鼻出血较多，可有口臭、头痛、恶心、乏力、四肢酸痛等。也可口服二巯丁二酸胶囊，成人每日 4 g，分次服用，4 周为一个疗程。

（4）其他：如二巯丙醇（BAL）、二巯丙磺酸（DMPS）、依地酸钙钠（EDTA Na-Ca）也有治疗作用，但现较少用。

4. 中药治疗 大黄、黄连、姜黄、鱼腥草、泽泻、莪术等由于具有利尿及排铜作用而对 WD 有效。少数患者服药后早期出现腹泻、腹痛，其他不良反应少。但须强调的是单独使用中药治疗 WD，效果常不满意，中西医结合治疗效果会更好。推荐用于症状前患者、早期或轻症患者、儿童患者以及长期维持治疗者。

5. 对症治疗 如有肌强直及震颤者可用金刚烷胺和（或）苯海索，症状明显者可用复方左旋多巴。依据精神症状酌情选用抗精神病药、抗抑郁药、促智药。无论有无肝损害均需护肝治疗，可选用葡醛内酯、肌苷、维生素 C 等。

6. 手术治疗 包括脾切除和肝移植。脾切除适用于严重脾功能亢进患者，长期白细胞和血小板计数显著减少，经常出血或（和）感染。又因青霉胺也有降低白细胞和血小板的不良反应，患者不能用青霉胺或仅能用小剂量达不到疗效。经各种治疗无效的严重病例可考虑肝移植。

（七）预后

本病早期诊断并早期驱铜治疗，一般较少影响生活质量和生存期，少数病情严重者预后不良。

第七节　肌张力障碍

诊疗路径

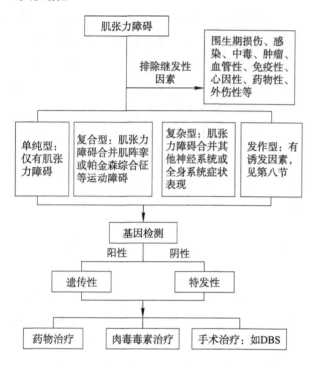

肌张力障碍（dystonia）是一种由肌肉不自主间歇或持续性收缩所导致的异常重复运动和（或）异常姿势的运动障碍疾病。

肌张力障碍以往根据起病年龄（早发型、晚发型）、症状分布（局灶型、节段型、多灶型、偏身型、全身型）以及病因（原发性或特发性、肌张力障碍叠加、遗传变性病、发作性肌张力障碍、继发性或者症状性）进行临床分型。2013 年后学界普遍接受以临床特征及病因两大主线为基础的新分类法。

表 17-3
肌张力障碍临床分型

（一）病因及发病机制

原发性肌张力障碍多为散发，少数有家族史，呈常染色体显性或隐性遗传，或 X 染色体连锁遗传，最多见于 7～15 岁儿童或少年。目前已发现

20 多个与遗传性肌张力障碍连锁的基因位点，其中 10 多个致病基因已被克隆。常染色体显性遗传的原发性扭转痉挛绝大部分是由于 DYT1 基因突变所致，该基因定位在 9q32-34，表达 Torsion A 蛋白，突变方式为编码谷氨酸 GAG 密码子缺失。*DYT1* 基因突变主要导致儿童期发病的原发性扭转痉挛，偶尔可引起成年发病的局限性肌张力障碍，外显率为 30%～50%。多巴反应性肌张力障碍多数为常染色体显性遗传，为三磷酸鸟苷环水解酶 -1（*GCH-1*）基因突变所致，少数呈常染色体隐性遗传，为酪氨酸羟化酶（TH）突变所致。在菲律宾 Panay 岛，有一种肌张力障碍——帕金森综合征，呈 X- 连锁隐性遗传。家族性局限性肌张力障碍通常为常染色体显性遗传，外显率不完全。

继发性（症状性）肌张力障碍指有明确病因的肌张力障碍，病变部位包括纹状体、丘脑、蓝斑、脑干网状结构等处，见于感染（脑炎后）、变性病（肝豆状核变性、苍白球黑质红核色素变性、进行性核上性麻痹、家族性基底核钙化）、中毒（一氧化碳等）、代谢障碍（大脑类脂质沉积、核黄疸、甲状旁腺功能低下）、脑血管病、外伤、肿瘤、药物（吩噻嗪类及丁酰苯类神经安定剂、左旋多巴、甲氧氯普胺）等。

本病的发病机制不明。目前认为原发性肌张力障碍可能与神经环路功能紊乱及神经生化异常有关。鉴于继发性肌张力障碍多存在基底节病变，原发性肌张力障碍很可能也与基底节环路活动异常有关。PET 检查及手术中苍白球电生理记录发现原发性肌张力障碍患者基底节葡萄糖代谢及神经元放电异常支持这一假设。有研究显示，肌张力障碍患者额叶运动皮质的兴奋抑制通路异常，皮质感觉运动整合功能障碍与肌张力障碍发生有关。与原发性肌张力障碍有关的神经递质包括 DA、去甲肾上腺素、5- 羟色胺、GABA 等。考虑到多个不同脑区病变均可导致肌张力障碍，DA 能药物可减轻或激发不同类型的肌张力障碍，提示不同类型的肌张力障碍发病机制存在差异。

（二）病理学特征

原发性扭转痉挛可见非特异性的病理改变，包括壳核、丘脑及尾状核的小神经元变性死亡，基底节的脂质及脂色素增多。继发性扭转痉挛的病理学特征随原发病不同而异。痉挛性斜颈、Meige综合征、书写痉挛和职业性痉挛等局限性肌张力障碍病理上无特异性改变。

（三）临床表现

1. 扭转痉挛（torsion spasm）　于1911年由Oppenheim H首先命名，是指全身性扭转性肌张力障碍（torsion dystonia），又称畸形性肌张力障碍（dystonia musculorum deformans），临床上以四肢、躯干甚至全身剧烈而不随意的扭转运动和姿势异常为特征。按病因可分为原发性和继发性两型。

⊙微视频17-3

扭转痉挛

本病在各种年龄均可发病。儿童期起病者多有阳性家族史，症状常从一侧或两侧下肢开始，逐渐进展至广泛的不自主的扭转运动和姿势异常，导致严重的功能障碍。成年起病者多为散发，症状常从上肢或躯干开始，大约20%的患者最终可发展为全身性肌张力障碍，一般不会严重致残。

早期表现为一侧或两侧下肢的轻度运动障碍，足呈内翻跖屈，行走时足跟不能着地，随后躯干和四肢发生不自主的扭转运动。最具特征性的是以躯干为轴的扭转或螺旋样运动。常引起脊柱前凸、侧凸和骨盆倾斜。颈肌受累则出现痉挛性斜颈。面肌受累时则出现挤眉弄眼、牵嘴歪舌、舌伸缩扭动等。肌张力在扭转运动时增高，扭转运动停止后则转为正常或减低。自主运动或精神紧张时扭转痉挛加重，睡眠时完全消失。

常染色体显性遗传者的家族成员中，可有多个同病成员或有多种顿挫型局限性症状，如眼睑痉挛、斜颈、书写痉挛、脊柱侧弯等症状，且多自上肢开始，可长期局限于起病部位，即使进展成全身型，症状亦较轻微。

2. Meige综合征　1910年由法国医师Henry Meige首先描述，主要表现为眼睑痉挛（blepharospasm）和口-下颌肌张力障碍（oromandibular dystonia），可分为以下3型。Ⅰ型：眼睑痉挛。Ⅱ型：眼睑痉挛合并口-下颌肌张力障碍。Ⅲ型：口-下颌肌张力障碍。Ⅱ型为Meige综合征的完全型；Ⅰ、Ⅲ型为不完全型。临床上主要累及眼肌和口、下颌部肌肉。眼肌受累者表现为眼睑刺激感、眼干、畏光和瞬目频繁，后发展成不自主眼睑闭合，痉挛可持续数秒至数分钟。多数为双眼，少数由单眼起病，渐及双眼，影响读书、行走甚至导致功能性"失明"。眼睑痉挛常在精神紧张、强光照射、阅读、注视时加重，在讲话、唱歌、张口、咀嚼、笑时减轻，睡眠时消失。口、下颌肌受累者表现为张口闭口、撇嘴、咧嘴、缩唇、伸舌扭舌、龇牙、咬牙等。严重者可使下颌脱臼，牙齿磨损以至脱落，撕裂牙龈，咬掉舌和下唇，影响发声和吞咽。痉挛常由讲话、咀嚼触发，触摸下巴、压迫颏下部等可获减轻，睡眠时消失。

⊙微视频17-4

Meige综合征

3. 痉挛性斜颈（spasmodic torticollis）　于1652年由荷兰医师Tulpius首先提出，多见于30~50岁，也可发生于儿童或老年人，男女比例为1:2。因以胸锁乳突肌、斜方肌为主的颈部肌群阵发性不自主收缩，引起头向一侧扭转或阵挛性倾斜。早期表现为周期性头向一侧转动或前倾、后仰，后期头常固定于某一异常姿势。受累肌肉常有痛感，亦可见肌肉肥大，可因情绪激动而加重，手托下颌、面部或枕部时减轻，睡眠时消失。

⊙微视频17-5

痉挛性斜颈

4. 手足徐动症（athetosis）　也称指痉症或易变性痉挛（mobile spasm），是肢体远端为主的缓慢弯曲的蠕动样不自主运动，极缓慢的手足徐动导致姿势异常颇与扭转痉挛相似，后者主要侵犯肢体近端肌、颈肌和躯干肌，典型表现以躯干为轴扭转。

5. 书写痉挛（writer cramp）和其他职业性痉挛 指在执行书写、弹钢琴、打字等职业动作时手和前臂出现的肌张力障碍和异常姿势，患者常不得不用另一只手替代，而做与此无关的其他动作时则为正常。患者书写时手臂僵硬，握笔如握匕首，肘部不自主地向外弓形抬起，腕和手弯曲，手掌面向侧面，笔和纸几乎呈平行状态。

📄 微视频 17-6
书写痉挛

6. 多巴反应性肌张力障碍（dopa-responsive dystonia，DRD） 又称伴有明显昼间波动的遗传性肌张力障碍（hereditary progressive dystonia with marked diurnal fluctuation，HPD）或称 Segawas 病，由 Segawas（1976 年）首先报道。本病多于儿童期发病，女性多见，男：女之比为 1：（2~4）。缓慢起病，通常首发于下肢，表现为上肢或下肢的肌张力障碍和异常姿势或步态，步态表现为腿僵直、足屈曲或外翻，严重者可累及颈部。肌张力障碍亦可合并运动迟缓、齿轮样肌强直、姿势反射障碍等帕金森综合征表现。症状具有昼间波动，一般在早晨或午后症状轻微，运动后或晚间加重。此种现象随年龄增大会变得不明显，一般在起病后 20 年内病情进展明显，20~30 年趋于缓和，至 40 年后病情几乎稳定。对小剂量左旋多巴有戏剧性和持久性反应是其显著的临床特征。长期服用左旋多巴无须增加剂量，且不会出现左旋多巴的运动并发症。

7. 发作性运动障碍（paroxysmal dyskinesia） 表现为突然出现且反复发作的运动障碍（可有肌张力障碍型或舞蹈手足徐动症型），发作间期正常。详见本章第八节。

（四）辅助检查

对疑患继发性肌张力障碍者可予以如下辅助检查：头颅 CT 或 MRI（排除脑部器质性损害），颈部 MRI（排除脊髓病变所致颈部肌张力障碍）、血细胞涂片（排除神经棘红细胞增多症）、代谢筛查（排除遗传性代谢疾病）、铜代谢测定及裂隙灯检查（排除 Wilson 病）。对病因不明的儿童期起病或有家族史的肌张力障碍可行肌张力障碍基因突变检测。

（五）诊断及鉴别诊断

本病根据病史、不自主运动和（或）异常姿势的特征性表现和部位等，症状诊断通常不难。在明确肌张力障碍诊断后要尽量寻找病因。原发性肌张力障碍除可伴有震颤外，一般无其他阳性神经症状和体征。若在起病时即为偏侧性肌张力障碍、较早出现持续的姿势异常、语言功能早期受累、起病突然、进展迅速提示为继发性，应积极寻找病因。若伴有其他神经系统症状和体征，如肌阵挛、痴呆、小脑症状、视网膜改变、肌萎缩、感觉症状等，也提示继发性肌张力障碍。

肌张力障碍须与其他类似不自主运动症状鉴别。

1. 扭转痉挛 应与舞蹈症、僵人综合征（stiff-person syndrome）鉴别。扭转痉挛与舞蹈症的鉴别要点是舞蹈症的不自主运动速度快、运动模式变幻莫测、无持续性姿势异常，并伴肌张力降低，而扭转痉挛的不自主运动速度慢、运动模式相对固定、有持续性姿势异常，并伴肌张力增高。僵人综合征表现为发作性躯干肌（颈脊旁肌和腹肌）和四肢近端肌紧张、僵硬和强直，而面肌和肢体远端肌常不受累，僵硬可明显限制患者的主动运动，且常伴有疼痛，肌电图检查在休息和肌肉放松时均可出现持续运动单位电活动，易与扭转痉挛区别。

2. 痉挛性斜颈 应与颈部骨骼肌先天性异常所致的先天性斜颈（Klippel-Feil 畸形、胸锁乳突肌血肿后纤维化）、局部疼痛刺激所引起的症状性斜颈鉴别。症状性斜颈除有相应的病因外，斜颈姿势常固定不变，感觉性刺激不能使其减轻，运动也不会使其加重，同时能检出相应的体征，这些都与肌张力障碍不同。

3. Meige 综合征 应与颞下关节综合征、下颌错位咬合、面肌痉挛、神经症相鉴别。面肌痉挛亦好发于老年女性，表现为一侧面肌和眼睑的抽搐样表现，不伴有口—下颌的不随意运动。

（六）治疗

本病的治疗措施有药物、局部注射 A 型肉毒毒素（botulinum toxin A）和外科治疗。对局灶型或节段型肌张力障碍首选局部注射 A 型肉毒毒素，对全身性肌张力障碍宜采用口服药物加选择性局部注射 A 型肉毒毒素。药物或 A 型肉毒毒素治疗无效的严重病例可考虑外科治疗。对继发性肌张力障碍的患者需同时治疗原发病。

1. 药物治疗

（1）抗胆碱能药：给予可耐受的每日最大剂量苯海索 20～30 mg，分 3～4 次口服，可能控制症状。

（2）地西泮每次 2.5～5 mg、硝西泮每次 5～7.5 mg 或氯硝西泮每次 1～2 mg，每日 3 次，部分病例有效。

（3）氟哌啶醇、吩噻嗪类或丁苯那嗪可能有效，但达到有效剂量时可能诱发轻度帕金森综合征。

（4）左旋多巴：对多巴反应性肌张力障碍有戏剧性效果。

（5）巴氯芬（baclofen）和卡马西平也可能有效。

2. A 型肉毒毒素 局部注射疗效较佳，注射部位选择痉挛最严重的肌肉或肌电图显示明显异常放电的肌群，如痉挛性斜颈可选择胸锁乳突肌、颈夹肌、斜方肌等三对肌肉中的四块做多点注射。眼睑痉挛和口－下颌肌张力障碍分别选择眼裂周围皮下和口轮匝肌多点注射。书写痉挛注射受累肌肉有时会有帮助。剂量应个体化，疗效可维持 3～6 个月，重复注射有效。

3. 手术 对严重痉挛性斜颈患者可行副神经和上颈段神经根切断术，部分病例可缓解症状，但可复发，目前已很少采用。丘脑损毁术或脑深部电刺激术对某些局灶性及全身性肌张力障碍可能有效。

第八节 其他运动障碍性疾病

诊疗路径

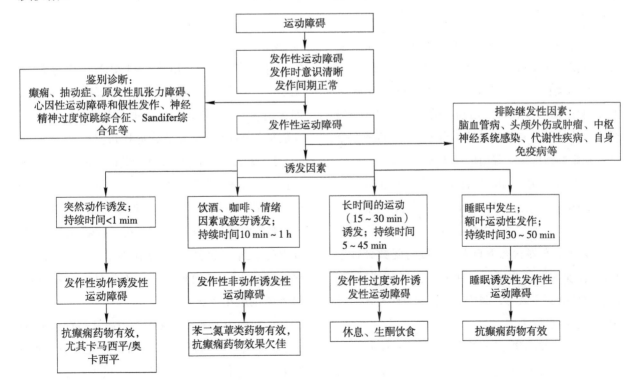

一、发作性运动障碍

发作性运动障碍（paroxysmal dyskinesia，PxDs）是一种少见的运动障碍性疾病，临床表现为突然出现且反复发作的运动障碍（可有肌张力障碍型或舞蹈手足徐动症型），一般历时短暂，发作间期正常。

Demirkiran（1995 年）根据病因、诱发因素、临床症状、发作时间将发作性运动障碍分成以下 4 类。

1. 发作性运动诱发性运动障碍（paroxysmal kinesigenic dyskinesia，PKD） 是 PxDs 中最常见的一种亚型，目前报道的 PKD 绝大多数为原发性，其中家族性病例最常见的致病基因为 *PRRT2*；少数病例可继发于多发性硬化、头部外伤、围产期缺氧性脑病、甲状旁腺功能减退症等。症状多由突然从静止到运动或改变运动形式诱发，持续数秒至 5 min。发作形式包括肌张力障碍、舞蹈样动作、投掷样动作或混合发作，多为偏侧受累，亦可双侧或双侧交替发作。部分患者发作时累及面部肌肉，出现挤眉弄眼和构音障碍等，通常不伴有意识改变。原发性 PKD 的脑电图和头颅 CT 正常，对多种抗痫药有效。

2. 发作性过度运动诱发性运动障碍（paroxysmal exertion-induced dyskinesia，PED） 由长时间持续性运动诱发，如跑步、游泳等，持续 5 min ~ 2 h，发作局限于长时间运动后的肢体，多为下肢受累。此外可伴有癫痫、偏头痛等。缓解因素包括休息和生酮饮食等，服用抗痫药通常无效。

3. 发作性非运动诱发性运动障碍（paroxysmal nonkinesigenic dyskinesia，PNKD） 由摄入茶、咖啡或酒精、精神压力、饥饿、疲劳等非运动因素诱发，也可于安静状态下自发，持续时间数分钟至 1 h，表现为肌张力障碍，伴或不伴舞蹈样动作。患者对抗痫药不敏感，服用氯硝西泮可能有效，日常应以避免诱因为主。

4. 睡眠诱发性发作性运动障碍（paroxysmal hypnogenic dyskinesia，PHD） 在睡眠中发生，发作形式包括阵发性觉醒、阵发性肌张力障碍和梦游样行为等。可伴有噩梦、言语、惊醒、哭喊、呼吸不规则及心动过速等。部分患者可有非特异性先兆，如肢体麻木、头晕、坠落感或牵拉感。发作期间意识清晰，发作后无意识模糊并可重新入睡，醒后能够清晰回忆。持续时间数秒至 5 min。发作时脑电图可见尖波或棘波，发作间期睡眠脑电图可见低频痫样波。目前 PHD 已被归为夜间额叶癫痫（nocturnal frontal lobe epilepsy，NFLE）。

二、小舞蹈病

小舞蹈病（chorea minor）又称 Sydenham 舞蹈病（Sydenham chorea）、风湿性舞蹈病，于 1686 年由 Thomas Sydenham 首先描述，是风湿热在神经系统的常见表现。早在 1780 年 Slott 即已提出本病与风湿病有关，现已证实本病是由 A 组 β 溶血性链球菌感染引起的自身免疫反应所致。

（一）病理学特征

病理改变主要为黑质、纹状体、丘脑底核、小脑齿状核及大脑皮质充血、水肿、炎性细胞浸润及神经细胞弥漫性变性。尸解病例中 90% 发现有风湿性心脏病。

（二）临床症状

本病多见于 5 ~ 15 岁，男女之比约为 1 : 3。无季节、种族差异。病前常有上呼吸道炎、咽喉炎等 A 组 β 溶血性链球菌感染史。多为亚急性起病，少数可急性起病。主要临床症状如下。

1. 舞蹈症　主要累及面部和肢体远端，表现为挤眉、弄眼、撅嘴、吐舌、扮鬼脸，上肢各关节交替伸屈、内收，下肢步态颠簸，精神紧张时加重，睡眠时消失。舞蹈样动作可干扰随意运动，导致步态笨拙、持物跌落、动作不稳、暴发性言语。常在发病 2 ~ 4 周内加重，3 ~ 6 个月内自发缓解，约 20% 的患儿会复发。

2. 肌张力低下和肌无力　当患儿举臂过头时，手掌旋前（旋前肌征）。检查者请患儿紧握检查者的第二、三手指时能感到患儿手的紧握程度不恒定，时紧时松（挤奶妇手法或盈亏征）。有时肌无力可以是本病的突出征象，以致患儿在急性期不得不卧床。

3. 精神障碍　患儿常伴某些精神症状，如焦虑、抑郁、情绪不稳、激惹、注意力缺陷多动障碍（ADHD）、偏执－强迫行为（obsessive-compulsive behavior）等。有时精神症状先于舞蹈症出现。

4. 其他　约1/3患儿可伴其他急性风湿热表现，如低热、关节炎、心瓣膜炎、风湿结节等。

（三）辅助检查

1. 实验室检查　血清学检查可见白细胞增多，红细胞沉降率加快，C反应蛋白效价升高，以及可有抗链球菌溶血素"O"滴度增加。由于本病多发生在链球菌感染后2~3个月，甚至6~8个月，故不少患儿发生舞蹈样动作时链球菌检查常为阴性。喉拭子培养可检出A族溶血型链球菌。

2. 影像学检查　脑电图可显示轻度弥漫性慢活动；头颅CT可显示尾状核区低密度灶及水肿，头颅MRI显示尾状核、壳核、苍白球增大，T_2WI信号增强，这些征象随症状好转而消退。

（四）诊断与鉴别诊断

本病诊断主要依据儿童或青少年起病、有风湿热或链球菌感染史、亚急性或急性起病的舞蹈症，伴肌张力低下、肌无力或（和）精神症状应考虑本病。合并其他风湿热表现及自限性病程可进一步支持诊断。对无风湿热或链球菌感染史的小舞蹈病需与其他原因引起的舞蹈症鉴别，如少年型亨廷顿病、神经棘红细胞增多症、肝豆状核变性、各种原因（药物、感染、脑缺氧、核黄疸）引起的症状性舞蹈病。还需与抽动秽语综合征、扭转痉挛鉴别。

（五）治疗

1. 对症治疗　对舞蹈症可选用DA受体拮抗剂，如口服氯丙嗪、氟哌啶醇、奋乃静或硫必利。前两种药物易诱发锥体外系不良反应，须注意观察。一旦发生，须减少剂量。也可选用DA耗竭剂，如丁苯那嗪（tetrabenazine）口服；或可选用增加GABA含量的药物，如丙戊酸钠口服。加用苯

二氮䓬类药，如地西泮、氯硝西泮或硝西泮可更有效地控制舞蹈症。

2. 病因治疗　在确诊本病后，无论病症轻重，均须应用抗链球菌治疗，目的在于最大限度地防止或减少小舞蹈病复发及避免心肌炎、心瓣膜病的发生。一般应用青霉素或长效青霉素肌注。不能使用青霉素者，可改用其他链球菌敏感的抗生素，如头孢类抗生素。

3. 免疫疗法　免疫治疗可能有效。可应用糖皮质激素，也有报道用血浆置换、免疫球蛋白静脉注射治疗本病，可缩短病程及减轻症状。

本病为自限性，即使不经治疗，3~6个月后也可自行缓解，适当治疗可缩短病程。约1/4的患儿可复发。

三、抽动秽语综合征

抽动秽语综合征（multiple tics-coprolalia syndrome）又称 Gilles de la tourette 综合征、Tourette 综合征（Tourette syndrome，TS），Itard 于 1825 年首先报道，法国医师 Georges Gilles de la Tourette 于 1885 年对此进行了详细描述。遗传因素可能是其病因。发病机制不明，应用 DA 受体拮抗剂或 DA 耗竭剂及选择性 5- 羟色胺再摄取抑制剂（SSRI）能够有效控制抽动症状，提示纹状体 DA 能和 5-羟色胺能活动过度或 DA 受体超敏可能与其有关。

本病多在 2~15 岁起病，男女之比为（3~4）：1。临床特征是由表情肌、颈肌或上肢肌肉迅速、反复、不规则抽动起病，表现为挤眼、撅嘴、皱眉、摇头、仰颈、提肩等，以后症状加重，出现肢体及躯干的暴发性不自主运动，如躯干扭转、投掷运动、踢腿等。抽动发作频繁，少则一日十几次，多则可达数百次。有 30%~40% 的患儿因口喉部肌肉抽动而发出重复性暴发性无意义的单调怪声，似如犬吠声、喉鸣声、咳嗽声等，半数有秽亵言语。85% 的患儿有轻至中度行为异常，表现为注意力不集中、焦躁不安、强迫行为、秽亵行为或破坏行为。约有半数患儿可能同时伴注意力缺

陷多动障碍（attention deficit hyperactivity disorder, ADHD）。抽动在精神紧张时加重，精神松弛时缓减，入睡后消失。患儿的智力不受影响。神经系统检查除不自主运动外一般无其他阳性体征。

🔲 微视频 17-7
抽动秽语综合征

脑电图检查可表现为高幅慢波、棘波、棘慢复合波等，动态脑电图异常率可达 50%，但对诊断无特异性。PET 和 SPECT 检查可显示颞、额、基底节区糖代谢及脑灌注量降低。

本病诊断可参照美国精神疾病诊断统计手册第 4 版（DSM-IV）的诊断标准：①18 岁前发病；②在疾病期间有时存在多发性的运动和一或多种发声抽动；③抽动一天内发作许多次（通常是一阵阵），几乎是每天或一年多期间歇性地发作，在此期间从未有连续超过 3 个月的无抽动发作；④疾病造成患者很大的痛苦或严重影响患者的社交、学习和其他重要功能；⑤疾病不是由于兴奋剂或其他疾病（如亨廷顿病或病毒性脑炎）的直接生理性反应所致。

本病需与小舞蹈病和习惯性痉挛鉴别。

药物治疗联合心理疏导是治疗本病的有效措施。主要药物有氟哌啶醇、舒必利、硫必利或利培酮，应从小剂量开始，逐渐增加至有效剂量，症状控制后，应逐渐减量，并维持一段时间（3 个月或更长），可使许多患儿恢复正常。其他药物有匹莫齐特、可乐定、丁苯那嗪、氯硝西泮、托吡酯及三环类抗抑郁药或 SSRI 等。对个别药物不能有效控制的严重患儿可试用 DBS 治疗。

四、迟发性运动障碍

迟发性运动障碍（tardive dyskinesia, TD）又称迟发性多动症，于 1968 年由 Crane 首先报道，是抗精神病药物诱发的持久的刻板重复的不自主运动，常见于长期（1 年以上）应用抗精神病药（DA 受体拮抗剂）治疗的精神病患者，减量或停服后最易发生。一般认为是在长期阻断纹状体 DA 能受体后，后者反应超敏所致。也可能与基底节 γ- 氨基丁酸功能受损有关。

本病多发生于老年患者，尤其是女性，临床特征是节律性、刻板重复的舞蹈 - 手足徐动样不自主运动，可见于口、面部、躯干或四肢，也可有颈或腰部肌张力障碍或动作不宁。老年人口部运动具有特征性，年轻患者肢体受累常见，儿童口面部症状较突出。不自主运动常在用药数月至数年后出现，症状大多不呈进行性加重，但可能持久不愈，治疗困难。无用药史时与亨廷顿病不易区别。

🔲 微视频 17-8
迟发性运动障碍

本病重在预防，使用抗精神病药物应有明确的指征，精神病患者亦宜更换药物。治疗时必须先停服致病药物，对症治疗可选用硫必利、舒必利、利血平、丁苯那嗪等，对控制症状有所帮助。需继续治疗精神病的患者可用非经典抗精神病药氯氮平、利培酮、奥氮平、喹硫平等替代经典抗精神病药。

（陈生弟）

数字课程学习

📥 教学PPT　　　📝 自测题

第十八章

癫 痫

关键词

癫痫发作　　癫痫综合征　　癫痫持续状态

诊疗路径

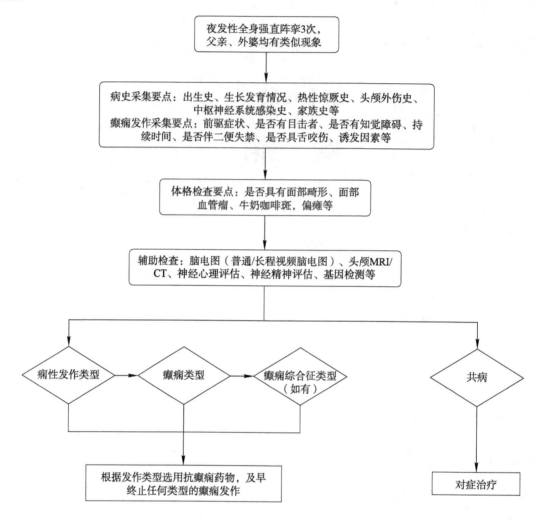

夜发性全身强直阵挛3次，
父亲、外婆均有类似现象

病史采集要点：出生史、生长发育情况、热性惊厥史、头颅外伤史、
中枢神经系统感染史、家族史等
癫痫发作采集要点：前驱症状、是否有目击者、是否有知觉障碍、持
续时间、是否伴二便失禁、是否具舌咬伤、诱发因素等

体格检查要点：是否具有面部畸形、面部
血管瘤、牛奶咖啡斑，偏瘫等

辅助检查：脑电图（普通/长程视频脑电图）、头颅MRI/
CT、神经心理评估、神经精神评估、基因检测等

痫性发作类型 → 癫痫类型 → 癫痫综合征类型
（如有）

共病

根据发作类型选用抗癫痫药物，及早
终止任何类型的癫痫发作

对症治疗

第一节 概 述

癫痫（epilepsy）是一组由不同病因引起大脑神经元异常放电所致的临床综合征，虽临床表现具有一定异质性，但其共同特征为发作性、短暂性、重复性及刻板性特征。癫痫发作（epileptic seizure）是指脑神经元异常过度放电导致单次临床症状。由于放电起源及电活动传播累及脑部位的不同，癫痫发作可以引起一过性运动、感觉、意识、精神、行为和自主神经等障碍。

癫痫是最常见的神经系统疾病之一，据估计全世界约有 5 000 万名癫痫患者。虽然 2/3 的患者通过药物治疗后可达到癫痫不发作，但仍有许多患者无法获得恰当的治疗，在部分经济欠发达地区，癫痫的治疗缺口可高达 75%。

一、病因

癫痫发作的发生通常都是基因和后天影响及激发因素共同作用的结果。尽管因果关系具有多因素性质，但可根据主要原因将病因分为以下四类。

1. 特发性癫痫（idiopathic epilepsy） 此类癫痫有可疑的遗传倾向，不伴有严重的神经解剖学或神经病理学异常。除少数癫痫由单个基因引起的，多基因遗传或复杂遗传更为常见，虽然具体遗传机制目前多不明确。大多数"特发性全身性癫痫"和"儿童良性癫痫"都属于此类。

2. 症状性癫痫（symptomatic epilepsy） 此类癫痫主要由异常脑功能 / 结构引起，可能是获得性，亦可能与基因有关。包括①获得性疾病，如脑血管病、中毒、肿瘤等；②导致大脑功能 / 结构损害的发育和先天性疾病，如皮质发育不良、染色体异常等。

3. 诱发性癫痫（provoked epilepsy） 此类癫痫发作具有特定的系统性或环境因素，并且并不伴有明显的脑结构损害。诱发性癫痫可以为伴有遗传基础，也可为后天获得的。反射性癫痫也包括在这一类别中。

4. 隐源性癫痫（cryptogenic epilepsy） 临床表现提示为症状性癫痫，但尚未确定病因。此类病例的数量随着检查手段的发展正在减少，但仍是目前重要的类别，至少占成人癫痫病例的 40%。

二、发病机制

1. 神经遗传学机制 近年来已克隆多个家族性遗传性癫痫基因或候选基因，并寻找到与癫痫相关的千余种基因突变，其中不少与离子通道有关，被称为离子通道病（ion channelopathy）。如遗传性癫痫伴热性惊厥附加症（generalized epilepsy with febrile seizures plus，GEFS +），患者家族中常存在新生儿或婴儿早期即起病的多种痫性发作及热性惊厥，可由钠通道基因 SCN1A、SCN1B 突变导致钠通道功能异常所致。而同一基因突变，亦可造成不同的癫痫综合征，如 SCN1A 突变也可造成婴儿严重肌阵挛性癫痫（severe myoclonic epilepsy of infancy，SMEI），又称 Dravet 综合征。

2. 神经生理学机制 癫痫的发生机制复杂。临床上通过脑电图所检测到的痫性波（epileptiform discharge）如棘波（spike wave）、尖波（sharp wave）、棘 - 慢复合波（spike and slow wave）或尖 - 慢复合波（sharp and slow wave）等，推测为异常神经元集合体的高度同步化电活动的结果。癫痫动物模型研究显示，病灶中一些神经元有较恒定的短间隙放电，且放电在发作前频率明显增高，发作中明显同步化并导致周围神经元同步化活动，被认为是癫痫放电的起源。而这种高频率的放电与神经元静息膜电位的延长去极化漂移（prolonged depolarizing shift，PDS）有关。同时，神经元细胞膜上还有很多其他离子通道及调节机制与膜的电活动密切相关。

3. 神经化学机制 中枢神经系统中主要的兴奋性和抑制性神经递质分别是谷氨酸和 γ- 氨基丁酸（GABA）。目前广泛认为癫痫是由谷氨酸能传递介导的兴奋与 GABA 能传递介导的抑制之间的不平衡引起的。但是，其他神经递质（如天冬氨酸和甘氨酸）仍然具有兴奋性和抑制性氨基酸的作用。此外，乙酰胆碱、5-羟色胺和儿茶酚胺（多巴胺和去甲肾上腺素）在癫痫中也可能发挥作用的作用。这些神经递质也是抗癫痫药物的主要标靶，特别是对 GABA 系统的激活。苯巴比妥、丙戊酸钠等都被报道过可增强 GABA 作用。

第二节　癫痫发作的分类

尽管最近几年国际抗癫痫联盟发表过多种不同的癫痫分类方法，但目前应用最广泛的分类仍是国际抗癫痫联盟 1981 年和 1989 年分别提出的癫痫发作和癫痫综合征的分类。2016 年国际抗癫痫联盟提出了新版痫性发作分类。

一、癫痫发作的国际分类

1981 年癫痫发作的国际分类是参照 2 个标准来进行：①发作起源于一侧或双侧脑部；②发作时有无意识丧失。其依据是脑电图检查结果和临床表现。脑电图和发作的最初症状学提示发作起于一侧，没有意识丧失称为部分性发作，起于双侧，伴有意识丧失称为全身性发作（表 18-1）。

表 18-1　癫痫发作的国际分类（1981）

一、部分性发作	二、全面性发作
（一）单纯部分性发作（无意识障碍）	1. 失神发作和不典型失神发作
1. 运动性	2. 肌阵挛发作
2. 感觉性	3. 阵挛发作
3. 自主神经性	4. 强直发作
4. 精神性	5. 全面性强直 - 阵挛发作
（二）复杂部分性发作	6. 失张力发作
1. 开始为单纯性，继而出现意识障碍	三、不能分类的癫痫发作
2. 起病开始即有意识障碍	因资料不充足或不完全，以及迄今分类标准尚无法归类
（三）部分性发作继发全面性发作	四、附录
1. 单纯部分性发作继发全面性发作	在某些情况下发生的癫痫发作
2. 复杂部分性发作继发全面性发作	1. 偶然或反复癫痫发作
3. 单纯→复杂→全面性发作	2. 持久或反复癫痫发作（癫痫持续状态）

二、癫痫发作的临床表现

癫痫发作有以下 2 个主要特征。①共性：是所有癫痫发作都有的共同特征，即发作性、短暂性、重复性、刻板性。发作性指癫痫发生很突然，持续一段时间后很快恢复，发作间歇期正常。短暂性指患者发作持续的时间都非常短，数秒钟、数分钟，除癫痫持续状态外，很少超过 5 min。重复性指癫痫都有反复发作的特征；刻板性指就某一患者而言，发作的临床表现几乎一致。②个性：即不同类型癫痫所具有的特征，是一种类型的癫痫区别于另一种类型的主要依据。

（一）全面性发作

全面性发作（generalized seizure）最初的症状学和脑电图提示发作起源于双侧脑部称为全面性发作，这种类型的发作多在发作初期就有意识丧失。

1. 全身强直 - 阵挛性发作（generalized tonic-clonic seizure）　意识丧失、全身强直后紧跟有阵挛的序列活动是全身强直 – 阵挛性发作的主要临床特征。可由部分性发作演变而来，也可一起病即表现为全身强直 – 阵挛发作。早期出现意识丧失、跌倒。随后的发作可分为三期。

（1）强直期：主要表现为全身骨骼肌强直性收缩。这种骨骼肌强直性收缩可出现 5 种特异性症状：提上睑肌收缩出现眼睑上牵；眼球运动肌肉收缩出现两眼上翻或双目凝视；咀咬肌收缩先出现口强张，随后猛烈闭合，可能引起舌咬伤；喉肌和呼吸肌强直性收缩使空气强行通过狭窄的声门致患者尖叫一声，呼吸停止；咽喉肌收缩使唾液不能内吐而排出口外出现口吐白沫；头颈部和躯干先屈曲，后反张，上肢由上举后旋转为内收前旋，下肢先屈曲后伸直，持续 10 ~ 20 s 后进入阵挛期。

（2）阵挛期：此期患者从强直转成阵挛，每次阵挛后都有一短暂的间歇，阵挛频率逐渐变慢，间歇期延长，在一次剧烈的阵挛后发作停止，进入发作后期。

以上两期均伴有呼吸停止、血压升高、瞳孔扩大、唾液和其他分泌物增多。

（3）发作后期：此期尚有短暂的阵挛，可引起牙关紧闭和大小便失禁。随后呼吸恢复，瞳孔、血压、心率渐至正常，意识逐渐恢复。从发作到意识恢复历时 1 ~ 5 min。醒后患者感头痛、全身酸痛、嗜睡，部分患者有意识模糊，此时强行约束患者可能发生伤人和自伤。

视频 18-1
全面强直阵挛发作

2. 强直性发作（tonic seizure）　表现为与强直 – 阵挛性发作中强直期相似的全身骨骼肌强直性收缩，常伴有明显的自主神经症状，如面色苍白等。

3. 阵挛性发作（clonic seizure）　类似全身强直 – 阵挛性发作中阵挛期的表现。

4. 失神发作（absence seizure）　突然发生和迅速终止的意识丧失是失神发作的特征。典型失神发作表现为活动突然停止，发呆、呼之不应，手中物体落地，部分患者可机械重复原有的简单动作，每次发作持续数秒钟，每天可发作数十、上百次。发作后立即清醒，无明显不适，可继续先前的活动。醒后不能回忆。失神发作的脑电图改变如图 18-1 所示。

不典型失神发作（atypical absences）的起始和终止均较典型失神缓慢。除意识丧失外，常伴肌张力降低，偶有肌阵挛。

5. 肌阵挛性发作（myoclonic seizure）　表现为快速、短暂、触电样肌肉收缩，可遍及全身，也可限于某个肌群，常成簇发生。

视频 18-2
肌阵挛性发作

6. 失张力发作（atonic seizure）　表现为肌张力突然丧失，可致患者跌倒，局限性肌张力丧失可仅引起患者头或肢体下垂。

（二）部分性发作

部分性发作（partial seizure）包括单纯部分性、复杂部分性、部分继发全身性发作 3 类。后者系神经元异常放电从局部扩展到全脑时出现的发作。

1. 单纯部分性发作（simple partial seizure, SPS）　除具有癫痫的共性外，发作时意识始终存在，发作后能复述发作的生动细节是单纯部分性发作的主要特征。

（1）运动性发作：①局灶性运动性发作：表现为身体的某一局部发生不自主的抽动。大多见于一侧眼睑、口角、手或足趾，也可涉及一侧面部或肢体。严重者发作后可留下短暂性肢体瘫痪，称为 Todd 麻痹。局部抽搐偶可持续数小时或更长，称为持续性部分性癫痫。②旋转性发作：表现为双眼突然向一侧偏斜，继之头部不自主地同向转动，并伴有身体的扭转，但很少超过 180°，部分患者过度的旋转可引起跌倒，出现继发性全身性发作。③贾克森（Jackson）发作：异常运动从局部开始，沿皮质功能区移动，如从手指—腕部—前臂—肘—

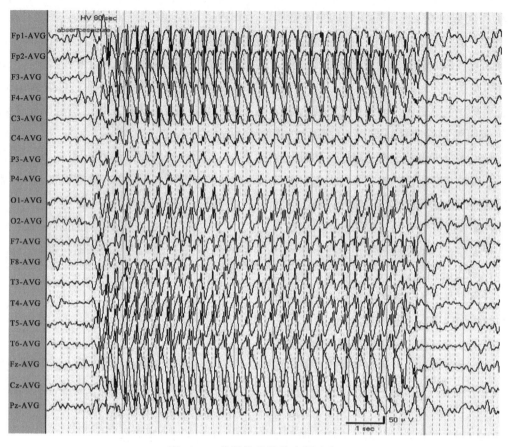

图 18-1 失神发作的脑电图改变

肩—口角—面部逐渐发展，称为贾克森（Jackson）发作。④姿势性发作：发作性一侧上肢外展，肘部屈曲，头向同侧扭转，眼睛注视着同侧。⑤发音性发作：不自主重复发作前的单音或单词，偶可有语言抑制。

（2）感觉性发作：表现为一侧面部、肢体或躯干的感受异常，包括眩晕、虚幻的肢体运动感等，也可表现为由味、嗅、听、视幻觉等组成的特殊感觉性癫痫发作。

（3）自主神经性发作：表现为上腹部不适、恶心、呕吐、面色苍白、出汗、竖毛、瞳孔散大等。

（4）精神症状性发作：可表现为各种类型的遗忘症（如似曾相识、似不相识、强迫思维、快速回顾往事）、情感异常（恐惧、忧郁、欣快、愤怒）、错觉（视物变形、变大、变小，声音变强或变弱）、复杂幻觉等。

2. 复杂部分性发作（complex partial seizure, CPS） 主要特征是有意识障碍，发作时患者对外界刺激没有反应或仅有部分反应，发作后不能或部分不能复述发作的细节。

临床表现可分为4种类型。①自动症（automatism）：看起来有目的，但实际上没有目的发作性行为异常称为自动症。患者可表现为反复咂嘴、噘嘴、咀嚼、舔舌、磨牙或吞咽（口消化道自动症）或反复搓手、抚面，不断地穿衣、脱衣、解衣扣、摸索衣裳（手足自动症），也可表现为游走、奔跑、无目的的开门、关门、乘车上船；还可出现自语自语、叫喊、唱歌（语言性自动症）或机械重复原来的动作。发作后患者意识模糊，常有头昏，不能回忆发作中的情况。②仅有意识障碍：此时需与失神发作鉴别。③先有单纯部分性发作，继之出现意识障碍。④先有单纯部分性发作，后出现自动症。

● 视频 18-3
复杂部分发作

3. 部分继发全面性发作（secondarily generalized tonic-clonic seizure，SGTC）　先出现上述部分性发作，随之出现全面性发作（图 18-2）。

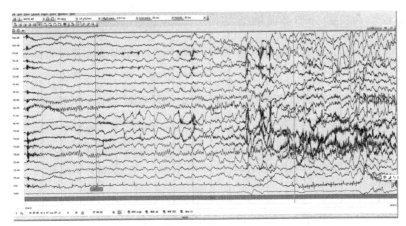

图 18-2　部分继发全面性发作的脑电图改变

三、痫性发作分类新进展

2016 年由国际抗癫痫联盟提出的痫性发作分类框架如图 18-3 所示。

☞ 拓展阅读 18-1
2016 年国际抗癫痫联盟提出了新版痫性发作分类

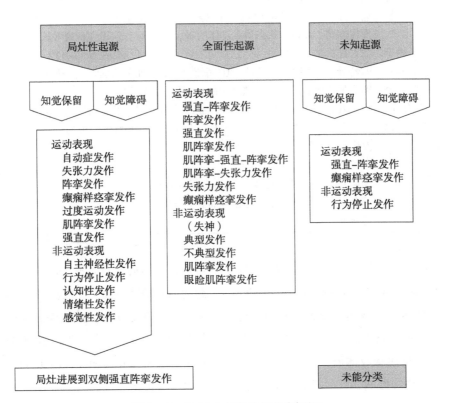

图 18-3　2016 年痫性发作分类框架

第三节 癫痫及癫痫综合征的分类

一、癫痫及癫痫综合征的分类经典框架

癫痫综合征（epilepsy syndrome）是将一组与癫痫相关的资料，包括病因、可能的发病机制、病变部位、好发年龄、临床表现、脑电图特征、治疗、预后转归等放在一起进行的综合描述。

1989 年癫痫及癫痫综合征分类可以两个思路进行分类（表 18-2）。首先，按照发作类型可分为 4 类：部位相关性（局灶性、局限性、部分性）癫痫及综合征、全面性癫痫及综合征、不能确定为局灶性或全面性的癫痫及综合征、特殊综合征。部位相关性（局灶性、局限性、部分性）癫痫及综合征指发作症状学或辅助检查提示发作起始于一个特定部位；全面性癫痫及综合征指以全面性发作为表现的癫痫，临床表现早期即累及双侧大脑半球，或脑电提示双侧放电。不能确定为局灶性或全面性的癫痫及综合征为患者既有全面性发作又有部分性（局灶性）发作的表现，或未能有证据提示患者的发作起始于全面或部分（局灶）。

表 18-2 1989 年 ILAE 癫痫及癫痫综合征分类框架

部位相关性（局灶性、局限性、部分性）癫痫及综合征	全面性癫痫及综合征	不能确定为局灶性或全面性的癫痫及综合征	特殊综合征
（1）特发性（起病与年龄有关）良性儿童癫痫伴中央颞区棘波的。儿童癫痫伴枕叶爆发。原发性阅读性癫痫 （2）症状性儿童慢性进行性部分性癫痫持续状态（Kojewnikow 综合征）；以特殊形式诱发发作为特征的综合征。颞叶癫痫。额叶癫痫。顶叶癫痫。枕叶癫痫 （3）隐源性	（1）特发性（按起病年龄次序）良性家族性新生儿惊厥。良性新生儿惊厥。良性婴儿肌阵挛癫痫。儿童失神癫痫。青少年失神癫痫。青少年肌阵挛癫痫。觉醒时大发作的癫痫。其他全面性特发性癫痫。以特殊状态诱发发作的癫痫 （2）症状性非特异性病因引起。早期肌阵挛性脑病。婴儿早期伴有暴发抑制脑电图的癫痫性脑病。其他症状性全面性癫痫。特殊综合征。合并于其他疾病的癫痫发作，包括有发作及以发作为主要症状的疾病 （3）隐源性和（或）症状性 West 综合征（婴儿痉挛）。Lennox-Gastaut 综合征。肌阵挛站立不能性癫痫。肌阵挛失神癫痫	（1）兼有全面性和局灶性发作的癫痫新生儿发作。婴儿严重肌阵挛癫痫。慢波睡眠中持续性棘慢波癫痫。获得性癫痫性失语（Landau-Kleffner 综合征）。其他不能确定的癫痫 （2）没有明确的全面性或局灶性特征的癫痫	（1）热性惊厥（Febrile seizures） （2）孤立稀少的发作或孤立的癫痫状态 （3）仅由于急性代谢性或中毒性事件的发作，如酒精、药物、子痫、非酮性高血糖等因素而引起的发作

另外，按照病因学，又可将癫痫及癫痫综合征分为 3 种类型。①特发性癫痫及综合征（idiopathic epilepsy）：除了可能的遗传易感性之外，没有其他潜在的病因；除了癫痫发作之外，没有结构性脑部病变和其他神经系统症状或体征；通常存在年龄依赖性。例如儿童失神癫痫、青少年肌阵挛癫痫。②症状性癫痫及综合征：癫痫发作是由一个或多个可辨认的结构性脑部病变引起。例如，海马硬化引起的内侧颞叶癫痫、局灶性皮质发育不良引起的额叶癫痫。③隐源性癫痫及综合征：即病因不明确，推测癫痫为症状性的，但以目前检查手段无法明确病因；也常与年龄相关，但通常该类患者没有明确的脑电 - 临床特征。

二、临床常见的癫痫和癫痫综合征介绍

1. 颞叶癫痫（temporal lobe epilepsies）　常以简单部分性发作、复杂部分性发作和部分继发全面性发作或以上的不同组合为表现。患者常发病于儿童或成年早期，常有高热惊厥史或家族史，并可出现记忆力障碍。EEG 上常见单侧或双侧颞区棘波。

较强的提示诊断表现如下。①简单部分性发作以自主神经性和 / 或精神性、嗅觉或听觉类型的感觉（包含幻觉）。最常见的表现之一为胃气上升感。②复杂部分性发作常以动作突然停止继发口咽自动症为表现，持续时间 > 1 min。发作后的意识模糊状态通常持续时间较长，并且患者常遗忘发作过程，逐渐恢复基线状态。根据发作起源位置可分为杏仁核 – 海马（内侧颞叶癫痫）和外侧颞叶癫痫。

2. 额叶癫痫（frontal lobe epilepsies）　常以简单部分性、复杂部分性、部分继发全面性发作为主，或者是以上发作形式的任意组合。常一日数次发作，最常见于睡眠中。额叶性的部分发作有时可被误认为是心因性发作。癫痫持续状态是额叶癫痫的一个常见并发症。

提示诊断的特征如下。①通常发作时间短。②来源于额叶的复杂部分性发作常常很少或无发作后的意识模糊。③常快速继发全面发作（继发全面发作较颞叶癫痫更常见）。④以运动表现为主，常为强直性或姿势性的。⑤发作时常见复杂的姿态性自动症。⑥当放电为双侧来源时，频繁发作性倒地。

额叶癫痫可包含来自不同区域的痫性发作，不同区域的表现因脑区功能差异而相异，可有来自辅助运动区、扣带回、前额极区、眶额叶、背外侧部、运动皮质等的发作。

3. 顶叶癫痫（parietal lobe epilepsies）　常以简单部分性、部分继发全面性发作为主，但是也可因为电活动扩散到顶叶之外出现复杂部分性发作。来自顶叶癫痫的发作以不同的感觉性表现为主，如出现麻刺样或者电击样感觉，并且可以 Jackson 样模式逐渐累及肢体的不同部分。患者可能会有想要活动部分身体、或感觉部分身体被活动的感觉，也可以出现肌张力的减弱或消失，在脑表面面积越大的身体区域越易被累及（如手、上肢和面部）。除上述感觉外，还可出现爬行感、僵硬感或者冷觉；也可出现腹腔内的沉降感、恶心等，尤其是在下部或者外侧枕叶被累及时。另外，还可出现多样的以变形为主的视幻觉。在罕见情况下，顶叶癫痫可表现为疼痛感，如烧灼感。

4. 枕叶癫痫（occipital lobe epilepsies）　也常以简单部分性和部分继发全面性发作为主要特点。临床表现常以视觉表现为特点，但并不是每一例都有。常见枕叶累及的视觉表现有：闪现性的缺失性症状如盲点、偏盲、黑矇；闪现性的阳性症状如闪光或光幻觉。这样的感觉可出现在放电皮质的对侧视野，亦可传导至整个视皮质。也可出现物体的变形感，如大小的改变、物体距离的改变等。

5. 儿童良性癫痫伴中央颞区棘波（Benign childhood epilepsy with centrotemporal spikes）　以简短、简单、部分性的半侧面部的运动发作为特征，常有趋势继发全面强直阵挛发作，并且发作与睡眠有关。该综合征常发生于 3 ~ 13 岁的儿童（9 ~ 10岁达峰），并且 15 ~ 16 岁恢复。EEG 上以睡眠诱发的、高电压且较钝的中央颞区棘波为表现，常后面跟随慢波，可出现不同侧之间的扩散和移动。

6. 特发性全面性癫痫（idiopathic generalized epilepsies）　所有发作表现均为全面性发作，脑电上显示双侧各导同步且对称的放电，常因起病年龄不同而表现不同（年龄相关性）。总体来说，间期的脑电也显示出正常背景活动和全面性的棘波、多棘波、≥3 Hz 的棘慢波、多棘慢波表现。这种放电可在慢波睡眠期增多。患者常在发作间期表现正常，神经查体和神经影像学表现正常。

7. 儿童失神癫痫（childhood absence epilepsy）是特发性全面性癫痫的一种，常常见于学龄儿童（峰值年龄 6 ~ 7 年），以非常频繁的失神表现为特征（每日数次到多次）。EEG 上显示为双侧、同步

对称的 3 Hz 棘慢波，且背景活动正常（见第一节图 18-2 失神发作的脑电图改变）。通常在青春期时逐渐开始表现为全面强直阵挛发作。

8. 青少年肌阵挛癫痫（juvenile myoclonic epilepsy） 亦是特发性全面性癫痫的一种，常出现于青春期，以单侧或双侧、反复性出现的无节律、不规则性、上肢为主的肌阵挛（肌阵挛发作）表现为特征。肌阵挛可能导致患者出现摔倒，但并不会观察到患者有意识状态的中断。除了肌阵挛发作外，患者常有全面强直阵挛发作，或者在较不常见的情况下出现失神发作。发作常出现于醒来不久，且常于睡眠剥夺有关。间期和发作期的 EEG 以快速、全面性的、通常不规则的棘慢波和多棘慢波为表现（图 18-4），且脑电的棘波和肌阵挛并无紧密关系。患者还同时有光诱发发作的特征，通常对抗癫痫药物的反应较好。

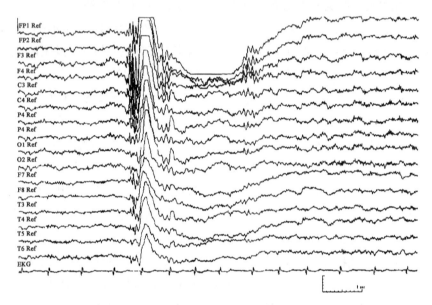

图 18-4　肌阵挛发作的广泛性多棘慢波爆发

9. West 综合征（West syndrome） 通常情况下以三联征为表现，即婴儿痉挛（infantile spasms）、精神运动发育停滞和脑电高度失律（图 18-5），也可为其中 2 个要素为主要表现。痉挛常表现为屈肌性、伸肌性、闪电样或点头样，但是最常见的是以上述几种表现形式混合出现。发病高峰年龄为 4～7 月龄，并且大多在 1 岁之前。该综合征的预后非常差，常需要在疾病早期给予促肾上腺皮质激素或者类固醇进行治疗。

10. Lennox-Gastaut 综 合 征（Lennox-Gastaut syndrome） 常于 1～8 岁的儿童发病，但以学龄儿童为主。该综合征最常见的表现为全面强直性、失张力和失神发作，但也可出现肌阵挛性、全面强直阵挛或部分性发作。发作频率通常很高，并且持续状态常见。EEG 以不正常的背景活动伴＜3 Hz 的棘慢波及多灶性异常为主。在睡眠时，可出现爆发性快节律（约 10 Hz）。总体来说，患儿常伴有发育迟滞。发作难以控制，使用抗癫痫药物的效果不佳。

三、癫痫和癫痫综合征的分类进展

ILAE 在 1989 年癫痫和癫痫综合征的分类基础上，于 2017 年提出新版的癫痫和癫痫综合征分类。如图 18-6 所示，新分类主要优化了痫性发作分类到癫痫分类的过渡流程，提出了痫性发作分类到癫痫分类再到癫痫综合征的诊断模式，使痫性发作分类到癫痫分类的过程具有延续性。同时，新分类强调了从结构、基因、感染、代谢和免疫等方面寻找

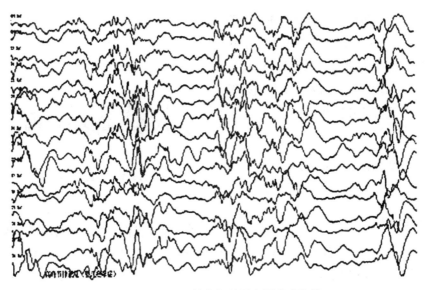

图 18-5　West 综合征的脑电图高度失律

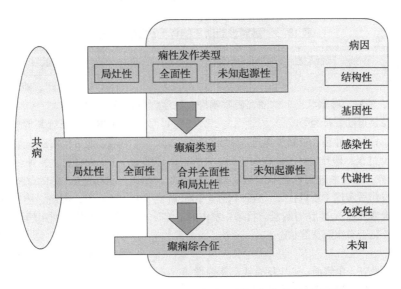

图 18-6　2017 版癫痫和癫痫综合征分类诊断思路图

病因，以及关注患者共病，如焦虑、抑郁等。并且将"良性"更替为自限性和药物反应性，提出在合适时应用"发育和癫痫性脑病（developmental and epileptic encephalopathy）"的术语。

越来越多的研究表明共病对患者生活的影响，而"良性（benign）"这个词不能反映这样的情况。如儿童良性癫痫伴中央颞区棘波的患儿可有短期或长期的认知损害，儿童失神癫痫也可有一些心理社会性的影响。因此，自限性（self-limited）能够更好地反映这种随着年龄可能逐渐缓解的情况，药物

反应性（pharmacoresponsive）能够体现药物治疗效果较好，相比"良性"含义更加清楚、具体。

发育和癫痫性脑病是指除了已有病理学因素（如皮质发育畸形），癫痫性活动本身导致了严重的认知和行为损害。该术语不仅应该被应用于婴儿和儿童发病的癫痫，也可应用于一些单基因异常导致的癫痫，甚至一些广泛至成人起病的癫痫。

另外，值得提出的是，在病因分析中"基因性（genetic）"一词的解释。有时，"基因性"被错误地认为和"遗传的（inherited）"同义。越来越多的

证据表明，在良性或严重的癫痫中，均存在一些新生突变（de novo mutations），因此这类患者并不具备家族史。该类患者有可能将突变传递给下一代，但其下一代也不一定出现癫痫，因为突变基因是否出现症状还取决于该突变的外显率。

第四节　癫痫的诊断与鉴别诊断

一、诊断步骤

新诊疗指南提倡将癫痫诊断分 5 个步骤：

1. 判断发作性事件是否为癫痫发作。
2. 确定癫痫发作的类型。
3. 确定癫痫及癫痫综合征的类型。
4. 确定病因。
5. 确定残障和共患病。

☞ 拓展阅读 18-2
2015 版临床癫痫诊疗指南

二、诊断方法

1. 病史　由于癫痫发作形式表现多样，且就诊时常无发作，患者及目击者提供的详细病史是癫痫诊断的主要依据。详细的病史应包括：现病史（重点是发作史及发作时的表现）、出生史、既往史、家族史、疾病的社会心理影响等（表 18-3）。

表 18-3　癫痫诊断所需的详细病史资料内容

现病史	既往史和家族史
首次发作年龄 发作诱发因素：觉醒、清醒、睡眠状态、饮酒、睡眠剥夺、过度疲劳、精神刺激、发热、体位、运动、月经等 先兆：如似曾相识感、胃气上冲感、腹痛等和先兆持续时间 发作表现：发作的演变过程，即开始时的症状和体征、发作时的详细表现（睁眼、闭眼、姿势、运动和非运动症状、自动症、肌张力、舌咬伤、尿失禁等）以及发作后表现（意识状态、精神状态、Todd 麻痹、失语、遗忘、头痛、肌肉酸痛等）；发作时的意识状态；发作的持续时间 发作频率和严重状态（是否有癫痫持续状态） 脑电图检查情况 其他辅助检查：血压、血糖、电解质、心电图、头部影像学等 其他发作形式：如有，应按上述要点询问发作细节 抗癫痫药物使用情况：种类、剂量、疗程、疗效、不良反应、依从性等 发作间期状态：精神症状、记忆力、焦虑、抑郁等 发病后精神运动发育情况	围产史：早产、难产、缺氧窒息、产伤、颅内出血等 中枢神经系统其他病史：感染、外伤、中风、遗传代谢疾病等 生长发育史：精神运动发育迟滞、倒退有无新生儿惊厥及热惊厥史 家族史：癫痫、热惊厥、偏头痛、睡眠障碍、遗传代谢疾病等 疾病的影响：求学困难、失业、不能驾车、被过度保护、活动受限、心理压力等

2. 辅助检查

（1）脑电图检查：是判断是否癫痫发作以及区分癫痫发作类型和癫痫综合征的重要辅助检查。指南推荐发作期脑电图的异常脑电活动是诊断癫痫发作的“金标准”。但值得注意的是：脑电图发作间期正常并不能排除癫痫诊断。正常人群中约 1% 也可检测到癫痫样放电。因此，脑电图的结果必须与临床表现相结合，才能进行正确判断。

（2）神经影像学检查：是明确癫痫病因的重要手段。头颅 MRI 检查是癫痫患者的首选影像学检查，对于发现大脑结构性异常具有很高的诊断价值。但针对钙化性或出血性病变时，如结节性硬化等，可首选头颅 CT 检查。功能磁共振、正电子发射断层扫描以及磁共振波谱等影像学检查不作为常规检查，可辅助用于癫痫灶的定位。

（3）基因检测：随着高通道二代测序技术以及

基于二代测序技术的疾病靶向序列测序技术的发展及应用，越来越多的癫痫致病基因被发现。目前，基因检测已经成为癫痫的重要诊断手段之一，但不作为常规病因筛查手段，仅在临床怀疑某种疾病时进行。

（4）其他检查：可根据患者的具体情况进行选择。如临床上怀疑中毒时，应进行毒物筛查；丙酮酸、乳酸等的检测可用于遗传代谢病的筛查；心电图可以帮忙发现易误诊为癫痫的某些心源性发作。

三、鉴别诊断

癫痫需与其他非癫痫发作性疾病相鉴别。

1. 晕厥 短时的意识丧失、倒地，一般为数秒至数十秒。多有久站、排尿、咳嗽和憋气等诱因，与癫痫发作相比，跌倒较缓慢，表现面色苍白、出汗，有时脉搏不规则，偶可伴有抽动、尿失禁。直立性低血压晕厥多在体位改变时出现。心源性晕厥多在突然用力或活动时出现。心电图、视频脑电图等检查有助于鉴别。

2. 心因性非癫痫性发作 又称假性发作。多在情绪波动或刺激后发生，发作时间常，可达数小时或更长。发作时具有表演性。如流泪、哭叫和过度换气等，可伴短暂精神和情绪异常，抽搐时无全身性、刻板性痉挛，较少有摔伤和尿失禁。发作中瞳孔对光反射正常、病理征阴性。暗示治疗可终止发作。须注意的是癫痫患者也可能合并有假性发作，且某些癫痫如反射性和精神运动性癫痫，具有诱因或情感改变，可行视频脑电图检查加以区别。

3. 其他 发作性睡病、偏头痛、运动诱发性肌张力障碍和 TIA 等发作性或一过性神经系统功能障碍也应与癫痫鉴别，详见本书相关章节。低血糖、低血钙性可导致抽搐和意识模糊，但发作时血糖和血钙浓度降低有助于鉴别。

第五节 癫痫的治疗

一、癫痫治疗的目标

癫痫治疗的三大目标包括：消除发作或最大程度减少发作的频率；避免长期治疗相关的不良反应；帮助患者维持或恢复正常社会心理及职业相关调整。

二、治疗原则

癫痫是一种多因素导致的、临床表现复杂的慢性脑功能障碍疾病，在临床治疗中既要强调遵循治疗原则，又要充分考虑个体性差异，即有原则的个体化的治疗。

1. 病因治疗 明确癫痫病因诊断是治疗前提，有明确病因者应先考虑行病因治疗，如外科切除性手术治疗、免疫治疗、抗寄生虫感染等。

2. 合理选择治疗方案 目前癫痫治疗方法多样，包括抗癫痫药物治疗、外科切除性治疗、外科姑息性治疗、生酮饮食治疗、免疫治疗等，选择治疗方案时，应充分考虑患者与癫痫相关（病因、发作/综合征分类等）的特点、共患病情况以及个人、社会因素，进行有原则的个体化综合治疗，并在诊疗过程中长期随访修正，必要时个体化应用多种治疗手段序贯/联合治疗。

3. 长期治疗 癫痫的治疗应当坚持长期足疗程的原则，根据不同的癫痫病因、综合征类型及发作类型以及患者的实际情况选择合适的疗程。

4. 明确治疗的目标 癫痫治疗以控制癫痫发作为首要目标，同时应兼顾提高患者的生活质量。对于伴有癫痫相关共患疾病的患者，还应进行针对性躯体、精神心理方面的康复治疗，降低致残程度，提高心理调节能力，掌握必要的工作、生活技能，尽可能促进其获得正常的社会及家庭生活。对于儿童期患者应强调通过全面的智力精神运动康复，在控制癫痫的同时促进其正常发育。

5. 健康生活方式教育　癫痫患者应保持健康、规律性生活，尤应注意避免睡眠不足、暴饮暴食以及过度劳累，如有发作诱因，应尽量祛除或者避免。

三、癫痫的药物治疗

（一）发作期的治疗

癫痫发作具有自限性，多数患者不需要特殊医学处理。发作期最重要的是防止外伤，如移开身边的危险物（如热水、玻璃制品等），或将患者移至安全的地方，必要时可扶助患者卧倒防止跌伤或伤人。衣领、腰带可解开，以利呼吸顺畅。发生抽搐时在关节部分垫上软物，可防止发作时的擦伤，不可强压患者的肢体，以免引起骨折或脱臼。发作停止后，可将患者的头部转向一侧，让分泌物流出，防止窒息。对伴有自动症的患者，在保证安全的前提下不强行约束患者，防止伤人及自伤。

患者如果有连续发作的倾向则需进一步处理，可口服 1~2 mg 氯硝西泮，或可肌注苯巴比妥钠0.2 g，如果无效则准备按癫痫持续状态处理，详情可见第五节。如果为第一次发作情况不明，需及时检查以排除颅内感染、出血等其他神经系统异常。

（二）发作间期的治疗

1. 用药原则

（1）用药时机选择：癫痫诊断明确后就需要治疗。目前主张在首次痫性发作患者中，证据提示易再次发作风险者就应抗癫痫药物治疗，如有脑电图上有明确痫性放电者；有持续存在的易导致癫痫反复发作病因者，如脑肿瘤、血管畸形、脑炎等；有阳性癫痫家族史者等。由于癫痫的治疗是长期的，药物的应用不能任意停止或减换药物，应在用药前取得患者和家属充分理解与合作。

由酒精或药物刺激等明确诱因导致痫性发作的患者在控制其诱因基础上可暂不予药物治疗，并进行观察随访。

（2）抗癫痫药物的选择：应综合考虑多种因素，如患者发作类型、癫痫及癫痫综合征的类型；不良反应；患者的年龄和性别、药物相互作用、癫痫共患病等。

患者发作类型及癫痫、癫痫综合征类型是选药的重要依据（表18-4）。很多药物如卡马西平、丙戊酸钠、苯妥英钠等均有较广泛的抗癫痫谱，但不同药物对不同发作类型的作用有明显的差异。原则上全面性发作、特发性癫痫可考虑首选丙戊酸钠或拉莫三嗪，而部分性发作、症状性癫痫可考虑首选卡马西平、奥卡西平或托吡酯。其他可选择的药物有苯巴比妥、苯妥英钠、氯硝西泮等。一些癫痫综合征治疗有其特殊性，如婴儿痉挛症须同时使用ACTH 激素治疗。某些抗癫痫药有加重某种发作或癫痫类型的作用，临床要充分考虑。

表18-4　按发作类型选用药物

癫痫发作类型	一线用药	二线用药
局灶性发作（单纯部分发作、复杂部分发作，部分继发全面发作）	卡马西平、奥卡西平、拉莫三嗪、丙戊酸、左乙拉西坦	托吡酯、氯硝西泮
全面强直－阵挛发作	丙戊酸、卡马西平、苯妥英、苯巴比妥、左乙拉西坦	氯硝西泮、拉莫三嗪、加巴喷丁
强直性发作	丙戊酸	氯硝西泮、拉莫三嗪
阵挛性发作	卡马西平、苯妥英、苯巴比妥	丙戊酸、氯硝西泮
典型失神和非典型失神发作	丙戊酸、氯硝西泮	苯妥英、苯巴比妥、拉莫三嗪、加巴喷丁、
肌阵挛发作	丙戊酸、氯硝西泮	苯妥英、苯巴比妥

（3）女性癫痫患者的抗癫痫药物选择：由于女性癫痫患者特殊的生理特点，治疗措施应该充分考虑到内分泌、生殖、妊娠及分娩等多方面情况。重视癫痫女性的生育功能是提高患者生活质量的重要环节之一。对于存在生育可能的女性癫痫患者患者应尽量避免使用可能影响生育功能的药物，如丙戊酸类药物。

☞ 拓展阅读 18-3
妊娠期女性抗癫痫药物应用中国专家共识

（4）首选单药治疗必要时联合用药：单一药物治疗是用药的基本原则，如疗效不佳，可换用另一种单药，换药时应至少保证 5 ～ 7 d 过渡期。大部分患者单药治疗均可取得疗效。单药应由小剂量开始使用，逐渐增大至能控制癫痫发作的最小有效剂量。在 2 种单药规范使用后仍不能获得充分的癫痫控制的患者，可以使用多药联合治疗。合理的多药治疗对难治性癫痫是适宜的。实践表明，联合用药可使 50% 以上的患者发作明显减少。在联合用药时应考虑到药物之间的相互作用，有些药物联用可能加重不良反应，如卡马西平与奥卡西平联用加重神经毒性；而拉莫三嗪与丙戊酸合用，因为药物作用靶点不同，则可达到互补的作用。

（5）个体化治疗及长期监控：癫痫患者的个体化差异巨大，不同患者对各种抗癫痫药物的敏感性各不相同，且癫痫需服药时间大多长达数年甚至终身服药，因此须个体化、长期监控治疗效果及不良反应。

（6）严格观察药物不良反应：大多数抗癫痫药物可导致不同程度的药物不良反应，大多与剂量相关，常见的不良反应如头痛、消化道不适等都可以使用缓慢调整药物剂量来减轻。严重的不良反应如：卡马西平、奥卡西平、拉莫三嗪等引起的皮疹，丙戊酸钠导致的急性肝功能损害，血小板降低等需要立即停药、换药或减药处理。

（7）坚持长期规律治疗：癫痫治疗是个长期的过程，特发性癫痫在除去病因后需要 1 ～ 2 年完全控制后停药，非特发性癫痫完全控制 3 年后可考虑停药。部分患者须终身服药。

（8）终止治疗时机：通过正规的抗癫痫治疗，大多数癫痫患者可以完全停药。能否停药、什么时候停药主要根据癫痫类型及病因、发作已控制的时间、难易及试停药反应等。停药过程应根据病情，通常 1 ～ 2 年逐渐减量，如减量后有复发趋势或脑电图有明显恶化，应再恢复原剂量。

2. 常用的抗癫痫药物 如表 18-5 所示。

（1）卡马西平（carbamazepine，CBZ）：是部分性发作的首选用药，对部分性发作、部分继发全面发作均有明确作用，但对失神发作及肌阵挛发作有加重作用。每日常用剂量为 10 ～ 20 mg/kg，分 3 次服用。其主要的不良反应是头昏、共济失调，偶发皮疹或剥脱性皮炎。CBZ 对成人的部分性发作具有 A 级循证医学证据。

（2）丙戊酸（valproic acid，VPA）：是一种广谱的抗癫痫药物，是全面发作的首选药物，也可使用于部分发作。成人每日常规剂量为 600 ～ 1 500 mg，儿童为 20 ～ 50 mg/kg，有可能出现对肝功能的影响，血小板减少较少见。VPA 对成人的部分性发作具有 B 级循证医学证据。

（3）左乙拉西坦（levetiracetam，LEV）：是近年研发的具有乙酰吡咯烷结构的新型抗癫痫药，通过与脑内突触囊泡 SV 蛋白的亚基 SV2A 结合，调控囊泡功能而发挥抗癫痫作用。LEV 已广泛用于成人及儿童难治性癫痫的添加治疗，具有 A 级循证医学证据。

（4）奥卡西平（oxcarbazepine，OXC）：新型抗癫痫药物，是卡马西平的 10- 酮衍化物。适用范围同卡马西平，儿童使用不良反应较少，皮疹等不良反应发生率小于卡马西平。OXC 对儿童的部分性发作具有 A 级循证医学证据。

（5）拉莫三嗪（lamotrigine，LTG）：是新型抗癫痫药物、对部分性癫痫发作、部分继发全面发作、全面发作等均有作用。成人每日常规剂量 12.5 mg 起始，缓慢逐渐加量为 150 ～ 300 mg；

儿童每日常规剂量 2 mg 起始，缓慢逐渐加量到 5～15 mg。与丙戊酸钠合用可使拉莫三嗪的药物浓度增倍，故与丙戊酸钠合用时需要减半使用。不良反应较少，有皮疹及出现剥脱性皮炎的风险。LTG 对老年人的部分性发作具有 A 级循证医学证据。

（6）托吡酯（topiramate，TPM）：是新型抗癫痫药物，对部分性癫痫发作、部分继发全面发作、全面发作等均有作用。成人每日常规剂量为 75～200 mg，儿童为 3～6 mg/kg，无严重不良反应，可有厌食、体重下降、认知功能障碍等不良反应，多与剂量相关。

（7）苯妥英（phenytoin，PHT）：对全面强直阵挛发作、部分性发作、部分继发全面发作均有作用，但对失神发作及肌阵挛发作有加重作用。不良反应有皮疹、齿龈增生、毛发增生等，对成人的部分性发作具有 A 级循证医学证据。

（8）苯巴比妥（phenobarbitone，PB）：对全面及部分发作均有作用。成人每日常规剂量为 60～

表 18-5　常用抗癫痫药物中英文名称及缩写对照表

中文名	英文名	缩写
丙戊酸	valproic acid	VPA
左乙拉西坦	levetiracetam	LEV
奥卡西平	oxcarbazepine	OXC
卡马西平	carbamazepine	CBZ
拉莫三嗪	lamotrigine	LTG
托吡酯	topiramate	TPM
苯妥因	phenytoin	PHT
苯巴比妥	phenobarbital	PB
氯硝西泮	clonazepam	CZP
地西泮	diazepam	DZP
加巴喷丁	gabapentin	GBP
拉科酰胺	lacosamide	LCM
普瑞巴林	pregabalin	PGB
劳拉西泮	lorazepam	LZP
乙琥胺	ethosuximide	ESM
替加宾	tiagabine	TGB
唑尼沙胺	zonisamide	ZNS

150 mg，儿童 < 3 mg/kg，常见不良反应有镇静、多动及认知障碍等。PB 现已较少使用，多用于肌肉注射。

3. 难治性癫痫的治疗　经规范药物治疗，约 70% 以上的癫痫患者发作可得到有效控制，部分患者可经逐步减停药物，终身不再发作。但仍有超过 20% 的患者应用药物不可以控制发作。国际抗癫痫定义规范应用 2 种抗癫痫药物（单药或联合用药）仍未能达到持续无发作的癫痫，为难治性癫痫。其病情转归和呈现良性经过的癫痫不同。

难治性癫痫对一线抗癫痫药耐药，传统治疗方法疗效不佳。对这类患者应考虑选用多种抗癫痫药物联合治疗，并及时考虑外科手术治疗的评估，对符合手术标准的患者行切除性手术或姑息性手术治疗。部分患者也可考虑其他治疗方式，如生酮饮食治疗、神经调控治疗等。同时，应积极处理难治性癫痫患者可能出现的并发症和药物不良反应。

☞ 拓展阅读 18-4
抗癫痫药物应用专家共识

☞ 拓展阅读 18-5
2018 AAN/AES 实践指南：新型抗癫痫药的疗效和耐受性

☞ 拓展阅读 18-6
新诊断儿童癫痫的初始单药治疗专家共识

四、癫痫的手术治疗及术前评估

癫痫治疗的主要目的是完全控制癫痫发作并提高患者的生活质量。抗癫痫药物通常是首选治疗手段。然而，并不是所有患者能经抗癫痫药物治疗完全控制发作，有 20%～30% 的患者经过足量、足疗程的抗癫痫药物治疗后仍有反复的癫痫发作，其中一部分适合外科手术治疗。

（一）手术治疗的历史溯源与当前现状

癫痫的手术治疗可以追溯到 19 世纪，Jackson

首先进行了具有里程碑式的尝试，希望以手术来控制抽搐。在他的推动下，1886 年 Victor Horsley 进行了他的第一例癫痫外科手术，在全麻下切除额上回后部的脑瘢痕及其周围组织。术后患者的抽搐得到了有效的控制，心理状态也有了明显的改善。

在过去的数十年中，随着术前的评估及外科手术技巧的不断改进，特别是显微外科技术的应用，使癫痫的外科治疗越来越安全、有效，癫痫手术逐渐被接受。肿瘤和血管性病变所致癫痫虽然是最常见的手术适应证，但是如果是因为明确的病变导致了癫痫，即使手术可以对癫痫达到一定程度的控制，但这些手术一般也并不属于癫痫外科范畴。在许多情况下，控制癫痫是手术的主要目的，癫痫外科需要一种特定的术前评估模式。

癫痫的手术治疗包括：①海马硬化的切除，包括标准颞叶切除、选择性切除手术和其他改良术式；②病灶切除术，如肿瘤和外伤后改变、感染后改变和皮质发育不良，包括颞叶区和非颞叶区；③无病灶区域切除，如术前未发现结构性病变的切除，但功能性检查提示有病灶定位（EEG、PET、MEG、SPECT）。④大范围切除，如整个脑叶和半球（多脑叶切除、额叶切除、半球切除），用于大范围、分布广泛或多灶病变；⑤功能性手术，阻断传播途径或通过其他方式抑制癫痫发作产生，如多软脑膜下横切术、胼胝体切开术、立体定向毁损或刺激术、迷走神经刺激术。

癫痫手术适应证至今没有统一标准，需通过严格的术前评估方可手术，总体而言需满足以下条件。①无精神疾病，无进行性神经系统疾病（如恶性脑肿瘤、脑血管炎、多发性硬化等）及严重的内科疾病。②明确为耐药性即药物难治性癫痫，即使用 2 种或 2 种以上足量、足疗程合理选用的 AEDs 疗效不佳或无效。③病程≥2 年，有明确的癫痫灶，且术后不引起重要的神经功能缺损。④癫痫频繁发作而影响正常生活及工作，属致残性发作。

（二）手术方式

对于癫痫患者，目前最受推广的手术方式为病灶切除术和功能损毁术。前者适用于脑内有局限性癫痫病灶，经评估后部位相对恒定且可以手术切除；后者则适用于无恒定癫痫病灶，通过功能损毁后切断癫痫异常放电的扩散途径。

1. 海马硬化及其他病灶切除术

（1）颞叶手术治疗：成人颞叶癫痫在应用 2 种抗癫痫药物 2 年内仍然没有控制者即可考虑手术治疗。颞叶切除后约有 15% 的患者出现认知功能障碍和语言障碍，25% 的患者出现视野缺损，这些并发症在一定程度上也影响着颞叶手术的开展。还有一部分患者尽管进行了手术治疗，但是癫痫发作仍然不能得到控制，这主要与致痫灶切除不完全有关，包括双侧颞叶病变、病灶超出了标准颞叶切除术式的范围，以及部分源于岛叶的癫痫。

1）前颞叶内侧切除术：该手术切除海马、杏仁核和海马旁回，海马的切除范围直到位于中脑后缘的海马尾，颞叶外侧新皮质的切除限制在距颞叶极 3.5 cm 的范围内，并且保留颞上回。这种手术的优点是切除的新皮质较少，并发症少，一般不会引起视野障碍。

2）选择性杏仁核海马切除术：该手术适用于：①一侧颞叶内侧基底部结构起源的癫痫发作，并有典型的临床先兆或症状。②癫痫发作起源于常规手术不能切除的部位（Wernick 区），而且癫痫放电迅速扩散至同侧半球的颞叶内侧基底部的边缘结构。③颞叶内侧基底部的边缘结构有形态学病变存在，有典型的内侧基底部边缘叶癫痫发作，可记录到癫痫放电。Wieser 和 Yasargil 采用经外侧裂的手术入路，可切除全部的杏仁核、海马，且在某种程度上可切除海马旁回，从而达到切除全部海马的目的，并报道了这种手术入路可很好地控制癫痫，但是对于这种手术所致的神经心理学的影响还没有大样本研究。

（2）其他病灶切除术：此类手术包括肿瘤、血管性及感染性及其他病变所致癫痫的手术治疗。在很多情况下，原发性病灶不仅具有致痫性及其他风险，还不同程度地影响药物及手术治疗效果，需要考虑病灶部位、患者年龄、其他疗法的疗效及自然病史等。随着神经影像技术的发展，癫痫患者颅内病变的检出率逐步提升。但是长期研究及经验显示，神经科检查、电生理、AEDs 疗效都不能准确预测病灶病理性质。如可以确定难治性癫痫与可切除性病灶之间的关系，则手术能治愈癫痫，提高患者的生存质量。如肿块无增长趋势、位于重要功能区或大脑深部、手术可引起病死率增加等情况，则应慎重考虑是否手术。

2. 大范围切除术

（1）脑皮质切除术：是目前手术治疗局灶性癫痫最基本的方法，手术疗效与致痫灶的精确定位及切除范围密切相关。根据术前确定的致痫灶位置设计手术入路，并在术中进行电生理学检查验证，以皮质脑电图记录并寻找致痫灶，最终确定手术切除皮质的范围。

（2）大脑半球切除术：首先由 Walter Dandy 于 1923 年用于治疗非优势半球弥漫性生长的胶质瘤。大脑半球切除术是指通过不同的方法，切除一侧半球，或者使患侧半球失去功能联系。因此，该手术是一种生理上的去功能手术，包括解剖性半球切除术、改良的解剖性半球切除术、半球皮质切除术、功能性半球切除术、半球皮质切开术。大脑半球切除术适用于有单侧全半球的损害，此半球没有功能或仅有残余的极少功能，患侧半球的损伤导致难治性癫痫、偏瘫、偏盲和颞叶破坏而致记忆和语言改变的患者。该手术有相对较少但较严重的并发症，如脑组织移位和脑疝、大脑表面含铁血黄素沉着症、脑积水。

（3）多脑叶切除术：即完全或功能性大脑半球切除术。这种广泛的扩大皮质切除术主要在患有畸形错构瘤或因缺氧缺血性脑病而遗留脑软化的儿童患者中进行。

3. 功能性手术

（1）胼胝体切开术：是一种姑息性手术，目的是切断两侧大脑半球的联系而阻断大脑半球间痫性放电的扩散。对于很多发作不易控制，且癫痫灶不能定位，不能行切除性手术的患者，胼胝体切开术可以取得较好的效果。频发性失张力性发作患者可考虑此种手术治疗。胼胝体切断术可以很大程度上减少全身强直 - 阵挛性发作、跌倒发作、强烈痉挛性发作的次数，且致残率和治疗费用较低。

（2）软膜下多重横切术（multiple subpial transection，MST）：是一种治疗癫痫灶位于脑主要功能区的外科方法。该手术为 Morrell 及其同事于 1989 年首次采用。该手术横向切断正切性皮质内纤维，可阻止癫痫灶放电的扩散，而又不导致严重的功能障碍，达到停止或减弱发作的目的。软膜下多重横切术可单独使用，也可与脑叶切除术联合应用。在 MST 治疗后，少数患者出现了永久性的神经功能障碍。此外，由于该术的历史不长，仍有很多问题尚待解决。

（3）立体定向手术：立体定向介导对癫痫的放射治疗包括直线加速器和伽马刀（gamma knife，GM），通过毁损不同脑深部结构来实现抗癫痫的作用，包括双侧扣带回毁损术、双侧杏仁核毁损术以及丘脑、Forel H 区毁损术等。GM 多适用于致痫灶位于不宜手术的部位或者是开放手术将带来严重并发症的患者。立体定向介导的放射治疗减少了侵袭性技术的应用及其危害性，促进了癫痫手术的推广。由于立体定向手术治疗癫痫中毁损的靶结构和采用的手段不同、人脑解剖差异、立体定向仪的误差及疗效评价标准不统一等原因，目前对该手术临床效果的评价尚有一定困难。一些研究显示，立体定向手术后患者的短期效果较好，但复发率很高。

（4）迷走神经刺激术（vagus nerve stimulation，VNS）：是一种将脉冲发射器植入患者胸前皮下组织内，其电极与迷走神经相连，进行间歇性迷走神经刺激以控制癫痫发作的一种手段。1938 年，Bailey 和 Bremer 发现强烈刺激猫的迷走神经引起脑电图的改变。1988 年，Bowman Gray 医学院的 Penry 和 Dean 置入迷走神经刺激器治疗首例癫痫患者取得了良好的效果。1997 年，由休斯敦公司生产刺激器 NCP 治疗 12 岁以上的部分性癫痫患者获得美国 FDA 批准。VNS 的不良反应以刺激期患者声音的改变最为常见，其次为咽部感觉异常、咳嗽，流涎，气短。迷走神经刺激术并不是难治性癫痫的首选方法，该方法只适用于多种治疗无效的患者。

（三）术前评估

癫痫切除手术的目的是切除癫痫起源组织，为了达到这种目的，需要尽可能精确定位。如果不能够精确定位，那么应当采用其他选择性手术方式，包括破坏联系纤维的手术，如胼胝体切开术和多软脑膜下横切术，也可选择迷走神经刺激术。

只有难治性癫痫患者才考虑手术治疗，术前应明确以下几点：①癫痫发生灶的位置和范围；②患者的认知功能及情感患者状态；③手术的时机、疗效和风险；④手术对患者社会功能状况的可能影响。其中对患者认知及社会功能的评估是目前不容忽视的。

1. **癫痫发生灶的位置和范围**　癫痫发作是大规模广泛的神经元网络、环路同步或近乎同步活动的结果，因此临床手术中的"癫痫灶"的概念不能完全简单化，原则上应是先采取非侵袭性的评估再采取侵袭性的评估。前者包括脑电图（EEG）、脑磁图（MEG）、脑结构成像（MRI）、功能磁共振（fMRI）、单光子发射计算机断层扫描（SPECT）及正电子发射计算机断层扫描（PET）。如果非侵袭性评估不能确定癫痫灶，就需要行侵袭性 EEG 来确定癫痫灶。

2. **认知功能及情感状态的评估**　选择手术的患者精神及智能状况应当良好，有手术治疗的意愿且依从性好，能够在术前、术中和术后的检查治疗中很好的合作。应仔细了解过去的治疗情况，进行详细的神经系统检查和神经心理的测试（如记忆、学习功能、运动、语言、注意力、言语流利与否、视觉功能等），术前及术后应用常用公认的精神量表仔细评价患者的精神状态，如癫痫患者生活质量评定量表（QOLIE-31）、癫痫抑郁量表（NDDI-E）、汉密尔顿抑郁量表（HAMD）、简明精神状态量表（MMSE）、蒙特利尔认知评估量表（MoCA）、Boston 命名测验、语音语义流畅性测验等。

如果癫痫灶与大脑重要功能区相重叠时，可进行 Wada 试验。即从一侧颈内动脉注入短效麻醉剂（如异戊巴比妥或丙泊酚），测定在一侧大脑半球麻醉的情况下对侧大脑半球的语言、运动和记忆等功能，由此判定优势侧半球及单侧大脑功能状况，避免术后因大脑功能区损毁而出现的严重并发症。

3. **手术的时机、疗效和风险**　癫痫手术的目的是减少癫痫发作对患者日常生活及工作的影响，减少源于癫痫发作的残障或死亡，预防癫痫发作的意外伤害和可能的智力行为下降，减轻癫痫对患者的心理影响。若经过足量、足疗程的 AEDs 治疗后控制欠佳，即诊断为耐药性癫痫，病情严重影响工作、生活，经结构或功能影像评估后有明确的致痫灶，应尽早选择手术治疗。而癫痫手术的疗效取决于癫痫的类型、严重程度、内在结构性和生理性改变。风险评估取决于所拟采取术式的特性、拟切除脑组织的范围和位置。其中患者的年龄和耐受性也是影响手术疗效、风险不可忽视的因素。在评估后，手术风险和预测疗效都应该书面呈现给患者及家属，以便其有充分的时间考虑，并有机会讨论和咨询商讨。

4. **社会功能状况的可能影响**　癫痫外科治疗的目的是使患者免受癫痫之苦，但由于重要的大脑功能区被切除而影响患者的社会功能状况是值得我们深思的。目前的医疗手段可以很好的预测手术对神经功能及认知功能的影响，如上面提到 Wada 试验及相关认知情感状态的评分量表。大部分患者尽管癫痫发作很好地被控制，但术后生活质量仍有可能没有得到改善，特别是对于术前有人格障碍或者阳性精神症状的患者而言尤其明显。在医学评估的同时进行精神社会状态评估尤其重要的，术前或术后康复计划的制订应采取个体化原则。没有这些措施，则不能帮助患者提高精神社会状况，即使成功的外科治疗也是无意义。

五、其他治疗方式

生酮饮食（ketogenic diet）疗法利用高脂、低碳水化合物饮食结构改变癫痫患者脑代谢模式，降低神经兴奋性达到抗癫痫效果，主要用于儿童难治性癫痫患者。生酮饮食始于 20 世纪 20 年代初期，当时抗癫痫药物数量很少，不良反应明显，因而希望用生酮饮食控制难治性癫痫的发作。20 世纪 40～50 年代，因多种原因，酮食疗法逐渐被放弃。20 世纪 70 年代，中链甘油三酯以更方便、更可口、更好产生酮症的优势在当时抗癫痫药物治疗难治性癫痫受挫的情况下，再次引起人们的关注，许多癫痫中心重新将其用于难治性癫痫。研究表明酮食还能增加难治性癫痫儿童的快动眼睡眠，改善睡眠质量。

☞ 拓展阅读 18-7
生酮饮食疗法在癫痫及相关神经系统疾病中的应用专家共识

六、癫痫相关共患病治疗

共患病增加了癫痫诊疗难度，严重影响癫痫患者的生活质量，甚至可能增加患者的病死率，是每一位癫痫专业医生临床工作中不容忽视的问题。认识共患病可以更好地识别可防范的危险因素，更全面、准确地进行疾病诊断和治疗，更有效地改善癫痫患者及其照料者的生活质量。建议癫痫专业医生进行癫痫共患病诊疗中应遵循以下基本原则。

1. 明确癫痫共患病诊断　全面评估病史、临床表现、体检异常及辅助检查，评价影响患者疾病和整体功能状态的因素，进一步明确共患病表现与癫痫的关联。

2. 评价癫痫治疗与共患病的关系　必要时调整抗癫痫药物治疗。

3. 评估共患病是否需要治疗　如症状轻微对患者生活不造成影响者可暂不处理；如症状明显并且对生活造成较大影响者需要采取针对性治疗措施。

4. 确定共患病治疗管理策略　由癫痫专业医生和相关专业医生共同制订治疗策略。注重知识宣教，加强风险防范，兼顾远期疗效，改善生活质量。

☞ 拓展阅读 18-8
癫痫共患抑郁诊断治疗的中国专家共识

☞ 拓展阅读 18-9
癫痫共患偏头痛诊断治疗的中国专家共识

☞ 拓展阅读 18-10
癫痫共患睡眠障碍诊断治疗的中国专家共识

☞ 拓展阅读 18-11
儿童癫痫共患孤独症谱系障碍诊断治疗的中国专家共识

☞ 拓展阅读 18-12
儿童癫痫共患注意缺陷多动障碍诊断治疗的中国专家共识

第六节　癫痫持续状态

☞ 典型病例（附分析）18-2
患者发作性肢体强直抽搐 4 年，频繁发作 30 min

传统的癫痫持续状态（status epilepticus，SE）的定义为：单次癫痫发作持 30 min 以上，或反复多次发作持续时间 > 30 min，且发作间期意识不恢复至发作前的基线状态。30 min 是根据发作可能导致永久性神经损伤的时间界定的，但基于 SE 早期临床控制和对脑的保护，目前国内外临床上更为实用的定义为：癫痫局灶或全面性发作在短时间内频繁发生，全面性惊厥性发作持续时间超过 5 min，或非惊厥性发作或局灶性发作持续超过 15 min，或单次发作超过这种发作类型大多数患者的平均持续时间，或在两次发作之间神经功能没有恢复到正常基线水平者，即为癫痫持续状态。SE 尤其是全面性惊厥性癫痫持续（GCSE）状态是严重的神经科急症，具有潜在致死性，采取有效手段迅速终止临床发作和脑电图的痫样放电是降低病死率和改善预后的关键。

（一）病因及发病机制

癫痫持续状态多发生于癫痫患者中，其病因很多，抗癫痫药物的不适当停用是慢性癫痫出现持续状态的最常见原因，或由服药不当、感染、脑卒中、代谢性疾病、喝酒、过度疲劳等诱发。也可能发生在急性脑病或其他有关的疾病中，如颅脑外伤、中枢神经系统感染、脑血管病、颅内肿瘤等，滥用药物、酒精及 HIV 感染所致的 SE 的发病率近年也逐渐增高。

普通类型的癫痫发作持续时间较短，有自行缓解倾向，发作过程中可激活多种内源性抗痫机制，如 Ca^{2+} 依赖的 K^+ 电流、Mg^{2+} 对 NMDA 通道的阻断、抑制性神经递质的释放等，及时终止发作。而 SE 发作过程可能存在内源性抑制机制的障碍，如脑内 GABA 介导的抑制性突触传递减弱、谷氨酸受体激活、神经肽含量改变、组胺能神经系统的调节等，或神经元因各种原因如颅脑外伤、感染等引起兴奋性增高，进而导致了系列神经元的发动并维持异常放电。

目前认为癫痫持续状态的发生与脑内致痫灶兴奋及周围抑制失调有关，致痫灶周围区域可抑制痫性发作，使其持续一定时间后停止，当周围区域抑制减弱，痫性活动在皮质突触环内长期运转，可导致部分性持续发作。痫性活动由皮质通过下行纤维投射至丘脑及中脑网状结构，可引起意识丧失，再由弥散性丘脑系统传布到整个大脑皮质，引起全面性强直 - 阵挛发作。

（二）病理学特征

SE 的病理生理改变主要是持续和反复惊厥发作导致不可逆性脑及其他系统损害，继而发生多脏器功能衰竭。在代偿期（SE 发生的 30 min 内）通常没有脑组织的缺氧或代谢损伤，主要生理表现为脑血流增加、自主神经活动增强。但在失代偿期（SE 开始 30 min 后），代偿性反应机制开始衰竭，导致缺氧及代谢模式改变、持续性自主神经活动改变和心血管系统不能维持机体内环境的稳定，出现呼吸及代谢性酸中毒、电解质紊乱、心律失常、血压下降、骨骼肌溶解等全身性表现，以及神经元和轴突水肿死亡等脑损伤表现。

（三）临床表现及分类

1. 按照发作类型分类

（1）全面性发作持续状态

1）全面强直 - 阵挛性发作持续状态（generalized tonic-clonic status epilepticus）：临床上最常见，也是最危险的一种癫痫持续状态。表现为强直 - 阵挛性发作的反复发生，意识障碍（昏迷）及伴随的自主神经、生命体征及有关代谢改变，如高热、代谢性酸中毒、低血糖、休克、电解质紊乱、肌红蛋白尿等，继而发生脑、心、肝、肺多脏器功能衰竭。

2）强直性发作持续状态（tonic status epilepticus）：多见于 Lennox-Gastaut 综合征的患儿。以不同程度的意识障碍为主，间有强直性发作，表现为短暂性、频繁的肢体强直性收缩，常伴有眼球凝视，面肌、喉肌的收缩和下肢的外展，或伴其他类型的发作，如非典型失神、失张力发作等，EEG 出现持续性较慢的棘 - 慢或尖 - 慢复合波发放。

3）阵挛性发作持续状态（clonic status epilepticus）：占儿童 SE 的 50%~80%，常合并发热。临床表现为反复、发作性的双侧阵挛，可以不对称或非节律性。阵挛性发作持续时间较长时可出现意识模糊甚至昏迷，脑电图表现为双侧同步的棘波，可出现爆发性尖波。

4）肌阵挛发作持续状态（myoclonic status epilepticus）：特发性（良性）肌阵挛发作的患者一般少有持续状态。较常见于严重器质性脑病的晚期，如亚急性硬化性全脑炎、家族性进行性肌阵挛癫痫等。肌阵挛多为局灶性或多灶性，EEG 则表现为泛化性放电。

5）失神发作持续状态（absence status epilepticus）：主要表现为意识水平降低，程度较轻，甚至只表现为反应性下降、学习成绩变差，临床上要注意识别。EEG 多有持续性棘 - 慢复合波发放，但频率偏慢（< 3 Hz），多由治疗不当、停药等原因诱发。

（2）局灶性发作持续状态

1）Kojevnikov 部分性持续性癫痫（epilepsia partialis continua of kojevnikov）：表现为持续的局灶起源知觉保留性癫痫发作。病情的演变取决于病变的性质，部分隐源性的患者治愈后可能不再发生。有些病变为非进行性器质性病变，后期可伴同侧肌阵挛，但 EEG 背景正常。Rasmussen 综合征中则早期出现肌阵挛及其他形式的发作，并有进行性弥漫性神经系统损害表现。

2）持续性先兆（aura continua）：指感觉性的先兆，可为较简单的感觉，也可为较复杂的经历性的感觉。临床上较少见。

3）边缘叶性癫痫持续状态（limbic status epilepticus, or psychomotor status）：常表现为意识障碍（模糊）和精神症状，故又称精神运动性持续状态，常见于颞叶癫痫，要注意与其他原因而致的精神异常鉴别。

4）偏侧抽搐状态伴偏侧轻瘫（hemiconvulsive status with hemiparesis）：多发生于低龄儿童，表现为一侧的抽搐，并伴有发作后的一过性或永久性的同侧肢体瘫痪。

2. 按照是否出现惊厥分类

（1）惊厥性 SE（convulsive SE, CSE）：根据惊厥发作类型进一步分为全面性及局灶性。

（2）非惊厥性 SE（non-convulsive SE, NCSE）：是指持续性脑电发作导致的非惊厥性临床症状，持续时间通常定义为 15 ~ 30 min 以上。诊断 NCSE 必须结合临床和 EEG，须满足：①明确的和持久的行为、意识状态或感知觉改变；②通过临床或神经心理检查证实上述改变；③ EEG 持续或接近持续的阵发性放电；④不伴持续性的惊厥症状如肌肉强直、阵挛等。

3. 按照发作持续时间和治疗反应分类

（1）早期 SE　癫痫发作持续时间 > 5 min。

（2）确定性 SE（established SE）　癫痫发作持续时间 > 30 min。

（3）难治性 SE（refractory SE, RSE）　对二线药物（见本节治疗部分）治疗无效，需全身麻醉治疗，通常发作持续时间 > 60 min。

（4）超难治性 SE（super RSE）　全身麻醉治疗 24 h 仍不终止发作，其中包括减停麻醉药过程中复发。

☞ 拓展阅读 18-13
临床诊疗指南癫痫分册（2015 年版）

☞ 拓展阅读 18-14
成人全面性惊厥性癫痫持续状态治疗中国专家共识（2018 年版）

（四）辅助检查

1. 脑电图（EEG）检查　是 SE 诊断、分类及治疗监测的重要工具。大多数 GCSE 根据临床表现即可做出诊断，但在一些病例或非惊厥性 SE，常与代谢或中毒性脑病、痴呆及精神疾病等混淆，临床诊断常存在困难，需借助 EEG 进行区分。癫痫持续状态有多种类型，加之不同的病因及癫痫持续时间不同，其 EEG 存在多种不同类型。例如全面性惊厥性癫痫持续状态（GCSE）以反复的全面强直 - 阵挛性发作（GTCS）伴有意识损害为特征，2 次发作间期 EEG 显示弥漫性无序的减慢活动，电压衰减，间期可出现全面性癫痫样发放。阵挛性 SE 的 EEG 显示双侧节律性高幅慢活动混有棘波及多棘波，爆发性棘波和多棘波，与阵挛抽动同步发生。典型失神的 EEG 表现为频繁反复发生的或持续不中断普遍性 3 Hz 的棘慢复合波发放，额中线显著，额部导联常混杂多棘波等。

2. 实验室检查 血清催乳素的升高有助于与非痫性发作性疾病鉴别，血中催乳素超过 700 μU/mL 往往提示癫痫，但对于边缘性癫痫持续状态的鉴别价值有限。脑脊液中神经元烯醇化酶常在癫痫发作后 24 h 内明显升高，72 h 后逐渐恢复正常，可辅助 SE 的诊断、评估神经损伤。确诊的 SE 患者应监测血气、血糖、电解质变化，若伴有发热需行血常规、脑脊液检查，同时完善肌酶、凝血功能、肝肾功能等检查。如临床怀疑相关疾病，可行血 / 尿毒物检测、遗传代谢相关检查，既往癫痫病史的 SE 患者可行血药浓度检查，帮助明确病因。

3. 神经影像学检查 磁共振检查因分辨率远远高于头颅 CT，在 SE 的临床和科研工作中受到广泛应用，主要在于：①鉴别水肿脑水肿是 SE 最为常见的脑损伤，在 T_1WI 上水肿区呈较低信号，而在 T_2WI 上呈明显的高信号。②寻找病因脑血管病、脑肿瘤、炎性病灶是 SE 常见的病因，MRI 在不同疾病及不同时期有其特殊表现，有助于帮助寻找 SE 的病因。③其他有助于对海马硬化、皮质发育不良、灰质异位等病变提供诊断的重要信息。

（五）诊断

SE 的诊断需结合患者的病史、临床状态、辅助检查结果等做出综合判断。大多数 GCSE 根据临床即可做出诊断，但应用肌肉阻滞剂患者及不能区分 GCSE 是癫痫性还是精神源性时，EEG 是明确诊断的重要方法。非惊厥性癫痫持续状态（NCSE）常常不被认识和诊断，所有不明原因的意识障碍患者均应行 EEG 检查或监测。

（六）鉴别诊断

SE 需与代谢或中毒性脑病、精神疾病等进行鉴别。代谢或中毒性脑病常有相关的病史或实验室检查阳性发现。NCSE 与精神疾病的鉴别主要依靠反复发作性精神行为异常，以及辅助检查发现脑电图上痫样放电及对抗癫痫药物有效等。持续时间较长的假性发作（或称心因性非痫性发作）与 SE 有时难以区分，EEG 检查是鉴别诊断的重要手段。

若诊断不正确可导致不恰当地应用全身麻醉和机械通气。因此，如果发作临床表现不典型，且最初的治疗失败，应在全身麻醉前实施 EEG 检查，以明确诊断。在十分类似 NCSE 的假性发作持续状态者，EEG 背景活动通常是正常的。在全面性假性发作持续状态，肌电活动和伪迹干扰可能掩盖 EEG 的信息。通常在 GTCS 后，EEG 常显示发作后慢活动。因此，若 EEG 显示惊厥发作停止后 α 节律立即出现，可作为假性发作持续状态的有力证据。

（七）治疗

1. 治疗原则

（1）对症治疗：一旦考虑为 SE，应遵循 SE 处理流程，采取措施快速终止其发作，减少发作对脑部神经元的损害。

（2）对因治疗：积极寻找 SE 的病因，尽可能根除病因及诱因。

（3）支持治疗：维持患者呼吸、循环及水电解质平衡，保持稳定的生命体征，处理并发症。

2. 处理流程

（1）CSE 处理流程

1）院前治疗：有效的院前（通常无静脉通路）治疗可以显著缩短 SE 的持续时间。院前治疗的选择为：咪达唑仑（鼻腔 / 口腔 / 肌注）或地西泮（直肠给药）。目前国内尚无咪达唑仑鼻腔黏膜用药剂型及地西泮直肠用剂型，院前急救和无静脉通路时优先选择肌注 10 mg 咪达唑仑。

2）院内治疗

A. 维持稳定的生命体征：首先要保持呼吸道通畅，吸氧，必要时作气管插管或切开，尽可能对患者进行心电、血压、呼吸、脑电的监测，定时进行血气、血化学分析，以保持患者稳定的生命体征。

B. 控制发作：终止发作是治疗的关键，可酌情选用以下方法（图 18-7）。

① 一线治疗药物（针对早期 SE）：通常在发作开始后 5 ~ 20 min 内实施，以苯二氮䓬类药物为主，对于 CSE 成人患者的初始治疗，肌注咪达唑

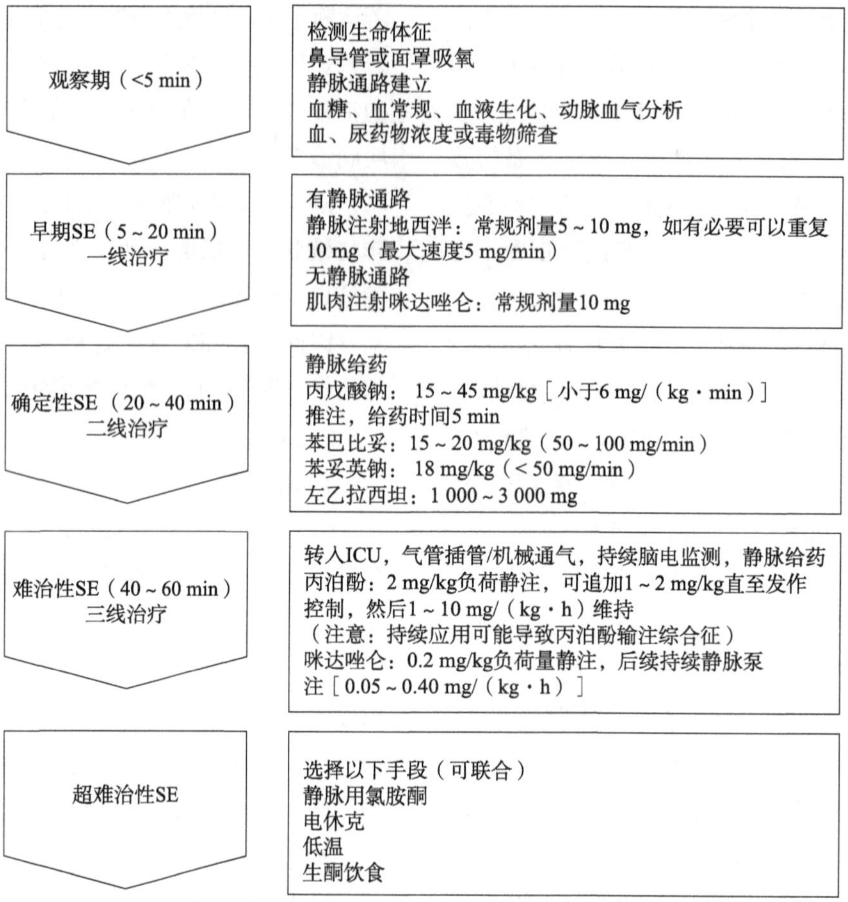

观察期（<5 min）	检测生命体征 鼻导管或面罩吸氧 静脉通路建立 血糖、血常规、血液生化、动脉血气分析 血、尿药物浓度或毒物筛查
早期SE（5~20 min） 一线治疗	有静脉通路 静脉注射地西泮：常规剂量5~10 mg，如有必要可以重复 10 mg（最大速度5 mg/min） 无静脉通路 肌肉注射咪达唑仑：常规剂量10 mg
确定性SE（20~40 min） 二线治疗	静脉给药 丙戊酸钠：15~45 mg/kg［小于6 mg/（kg·min）］ 推注，给药时间5 min 苯巴比妥：15~20 mg/kg（50~100 mg/min） 苯妥英钠：18 mg/kg（<50 mg/min） 左乙拉西坦：1 000~3 000 mg
难治性SE（40~60 min） 三线治疗	转入ICU，气管插管/机械通气，持续脑电监测，静脉给药 丙泊酚：2 mg/kg负荷静注，可追加1~2 mg/kg直至发作 控制，然后1~10 mg/（kg·h）维持 （注意：持续应用可能导致丙泊酚输注综合征） 咪达唑仑：0.2 mg/kg负荷量静注，后续持续静脉泵 注［0.05~0.40 mg/（kg·h）］
超难治性SE	选择以下手段（可联合） 静脉用氯胺酮 电休克 低温 生酮饮食

图 18-7　成人惊厥性癫痫持续状态处理流程图（来源于《成人全面性
惊厥性癫痫持续状态治疗中国专家共识》）

仑、静注劳拉西泮、静注地西泮和静注苯巴比妥均能有效终止发作，静注地西泮和静注劳拉西泮的有效性相当。未建立静脉通路情况下，肌注咪达唑仑的有效性优于静注劳拉西泮。当发作持续时间＞10 min时，静注劳拉西泮的有效性优于静注苯妥英钠。由于国内尚无劳拉西泮注射剂，苯妥英钠注射剂也获取困难。一线治疗首选静注 10 mg 地西泮（2~5 mg/min），10~20 min 内可酌情重复一次，或肌注 10 mg 咪达唑仑。

② 二线治疗药物（针对确定性 SE）：在发作起始后 20~40 min 内，当苯二氮䓬类药物初始治疗失败后，可选择抗癫痫药物治疗。常用药物及剂量是丙戊酸 15~45 mg/kg［<6 mg/（kg·min）］静脉推注后续 1~2 mg/（kg·h）静脉泵注，或苯巴比妥 15~20 mg/kg（50~100 mg/min）静脉注射，

或苯妥英钠 18 mg/kg（<50 mg/min）或左乙拉西坦 1 000~3 000 mg 静脉注射。

③ 三线治疗药物（针对难治性 SE）：发作起始后 40~60 min 仍未控制，需转入重症监护病房，立即静脉输注麻醉药物，以持续脑电图监测呈现爆发 – 抑制模式或电静息为目标。同时应予以必要的生命支持与器官保护，防止因惊厥时间过长导致不可逆的脑损伤和重要脏器功能损伤。主要治疗方案为静脉输注咪达唑仑、异丙酚和戊巴比妥。咪达唑仑［0.2 mg/kg 负荷量静脉输注，后持续静脉泵注 0.05~0.40 mg/（kg·h）］，或者丙泊酚［2 mg/kg 负荷量静脉输注，追加 1~2 mg/kg 直至发作控制，后续持续静脉泵注 1~10 mg/（kg·h）］。

④ 超难治性 SE 的治疗：目前尚缺乏有效的治疗手段，应积极寻找病因，争取对因治疗。可能有

效的手段包括：氯胺酮麻醉、吸入性麻醉剂、电休克、免疫治疗、生酮饮食治疗、低温治疗、某些病例尝试外科治疗等。

3）寻找病因和处理并发症：发作停止后，还需积极寻找癫痫持续状态的原因予以处理。对同时存在的并发症也要给予相应的治疗。

（2）NCSE 处理流程：持续 VEEG 监测对于 NCSE 患者的判断及治疗是必需的。针对导致 NCSE 的病因治疗是至关重要的。是否需要积极治疗 NCSE 取决于患者的预后以及治疗是否可以改善预后。

1）失神性癫痫持续状态和肌阵挛性癫痫持续状态：首先按病因治疗。酒精中毒、苯二氮䓬类戒断引起者可选用地西泮；抗癫痫药物不足者可补足药物；服用过量抗精神病药物引起者可适当减量。

终止发作首选地西泮或氯硝西泮静脉注射，也可考虑用丙戊酸静脉滴注。无效者，可进一步选用氯巴占。防止其复发以丙戊酸为首选。如用上述方法不能终止发作，可考虑按难治性癫痫状态处理。

2）局灶性癫痫状态：80% 以上的局灶性发作能被地西泮、咪哒唑仑及劳拉西泮所控制，因而这些药物可作为治疗的首选。苯妥英钠及丙戊酸注射剂也可能有效。劳拉西泮作用时间短，如果必要的话可以长时间滴注。在有伴爆发抑制的婴儿癫痫性脑病或伴有皮质发育不全的重症持续性部分性发作的患者，维生素 B_6 治疗可能有效。

☞ 拓展阅读 18-15
欧洲神经病学学会联盟成人癫痫持续状态处理指南（2010 年版）

☞ 拓展阅读 18-16
美国癫痫学会儿童和成人的惊厥性癫痫持续状态治疗指南（2016 年版）

（八）药物常见不良反应

治疗 SE 的常用药物及不良反应如表 18-6 所示。

表 18-6　治疗 SE 常用药物及不良反应

药物	不良反应
地西泮	呼吸抑制
劳拉西泮	呼吸抑制
咪达唑仑	呼吸抑制、血压下降
苯妥英	心血管不良反应、监测血药浓度
苯巴比妥	低血压、呼吸抑制
丙戊酸	肝功能损害、怀疑遗传代谢病慎用
左乙拉西坦	精神行为异常
戊巴比妥	低血压、心脏呼吸抑制、胰腺及肝毒性，蓄积毒性
丙泊酚	输注时间 >6 h 须警惕丙泊酚输注综合征，表现为 CK > 2 000 U/L，甘油三酯 > 500 mg/dL，进行性乳酸酸中毒（ > 2.5 mmol/L）、HCO₃ < 20 mmol/L；输注部位疼痛；可诱发不自主运动
利多卡因	心血管不良反应
氯胺酮	可诱发不自主运动，呼吸抑制相对轻，增加心肌收缩力，唾液等分泌物增多

（九）预后

癫痫持续状态是神经科急症，预后除与病因有关外还与成功治疗的时间有关。如发作时间 > 1 h，体内环境的稳定被破坏，将引发中枢神经系统许多不可逆损害，因而难治性癫痫持续状态治疗的首要任务就是要迅速终止发作。

（周　东）

数字课程学习

⬆教学PPT　　✐自测题

第十九章

脊髓疾病

关键词

脊髓疾病　　　急性脊髓炎　　脊髓压迫症　　脊髓空洞症

脊髓血管病　　亚急性联合变性

第一节　脊髓解剖及病损定位

一、脊髓的外部形态

1. 脊髓的组成和位置　脊髓属于中枢神经系统的低级中枢，由含有神经细胞的灰质和上下传导束组成的白质构成，呈前后稍扁的圆柱体，位于椎管内。上端在枕骨大孔水平与延髓相连，下端形成脊髓圆锥，终止于第1腰椎下缘，是脑干向下延伸的部分，全长42~45 cm。

2. 脊髓的重要结构　脊髓表面有6条纵沟，前面正中的沟较深称为前正中裂，后面正中的沟较浅称为后正中沟。前后正中两条纵沟把脊髓分为对称的两半。在前正中裂和后正中沟的两侧，分别有成对的前外侧沟和后外侧沟。在前后外侧沟内有成排的脊神经根丝出入，出前外侧沟的根丝形成由运动神经纤维形成的前根，入后外侧沟的根丝形成由感觉神经形成的后根。前后根在椎间孔处汇合成1条脊神经由椎间孔出椎管，脊神经为混合纤维，一般含有躯体感觉纤维、躯体运动纤维、内脏感觉纤维和内脏运动纤维4种成分。脊髓自上而下共发出31对脊神经分布到四肢和躯干，包括颈神经8对、胸神经12对、腰神经5对，骶神经5对、尾神经1对。每一条脊神经借前根和后根分别与脊髓相连，相应的脊髓成为一个节段。因此，脊髓分为31个节段：8个颈段（C_1~C_8）、12个胸段（T_1~T_{12}）、5个腰段（L_1~L_{12}）、5个骶段（S_1~S_5）和1个尾段（Co）。脊髓全长粗细不等，有2个膨大部分，上方的称颈膨大，由C_5~T_2脊髓组成，发出支配上肢的神经根；下方的为腰膨大，由L_1~S_2脊髓组成，发出支配下肢的神经根。此外，脊髓自腰膨大向下逐渐变细，形成脊髓圆锥，由S_3~S_5和尾节组成，终止于第1腰椎下缘，圆锥末端伸出一根终丝，终止于第1尾椎骨膜的背侧。在3个月的胎儿，脊髓和椎管的长度大致相等，此后脊髓的生长速度比脊柱慢，造成脊髓短于椎管。这使得神经根由相应椎间孔穿出椎管时，愈下位脊髓节段的神经根愈向下倾斜，腰骶尾段在椎管内垂直下行，最终围绕终丝形成马尾。

3. 成年人脊髓节段和脊柱椎骨的对应关系　颈髓上部（C_1~C_4）：大致与同序数椎骨相对。颈髓下部（C_5~C_8）和胸髓上部（T_1~T_4）：比相应颈、胸椎高出1个椎骨。胸髓中部（T_5~T_8）：比相应胸椎高出2个椎骨。胸髓下部（T_9~T_{12}）：比相应胸椎高出3个椎骨。整个腰髓节段：相当于第10~11胸椎。整个骶髓和尾髓：相当于第12胸椎和第1腰椎（图19-1）。

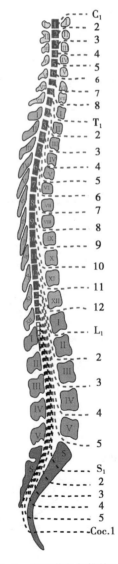

图19-1　脊髓节段与椎体对应关系

二、脊髓的内部结构

1. 脊髓灰质　中央区为灰质，由神经细胞核团和部分胶质细胞组成，横断面上，呈蝴蝶形或"H"形，其中心有中央管。灰质分为前角、后角及侧角（$C_8 \sim L_2$ 和 $S_2 \sim S_4$），以及中央管前后的灰质前连合和灰质后连合。前角内含有运动神经细胞，为下运动神经元，其轴突组成前根，司躯干和四肢的运动支配。后角内含有传递痛温觉和部分触觉的第 II 级感觉神经细胞，为感觉信息的中继站。$C_8 \sim L_2$ 侧角为脊髓的交感神经中枢，支配和调节血管、内脏和腺体的功能。$S_2 \sim S_4$ 侧角为脊髓副交感神经中枢，支配膀胱、直肠和性腺活动。

2. 脊髓白质　主要由上行（感觉）和下行（运动）传导束组成，分为前索（前正中沟和前外侧沟之间）、侧索（前外侧沟和后外侧沟之间）和后索（后正中沟和后外侧沟之间）3 个部分（图 19-2）。

（1）上行纤维束：又称感觉传导束，将躯干和四肢的痛温觉、精细触觉和深感觉传至大脑皮质感觉中枢进行加工和整合。①薄束和楔束：走行于脊髓后索，传导肌肉、肌腱、关节的深感觉（位置

觉、运动觉和振动觉）和皮肤的精细触觉至延髓的薄束核和楔束核，进而传至大脑皮质。②脊髓小脑束分前束和后束，分别位于外侧索周边的前后部，将下肢和躯干下部的深感觉信息经小脑上、下脚传至小脑皮质，与运动和姿势的调节有关。③脊髓丘脑束：可分为脊髓丘脑侧束和脊髓丘脑前束，分别走行于外侧索的前半部和前索，将后根的传入信息传至丘脑腹后外侧核（侧束传导痛温觉，前束传导触压觉），进而传至中央后回和旁中央小叶后部进行整合，是感觉传导通路的重要部分。

（2）下行纤维束：又称运动传导束，将大脑皮质运动区、红核、前庭核、脑干网状结构及上丘的冲动传至脊髓前角或侧角，继而支配躯干肌和四肢肌，参与锥体系和锥体外系的形成，调节肌肉的随意运动和姿势平衡。①皮质脊髓束：分为皮质脊髓前束和皮质脊髓侧束，分别走行于前索和侧索，将大脑皮质运动区的冲动传至脊髓前角的运动神经元，支配躯干和肢体运动。②红核脊髓束：下行于脊髓的侧索，将红核发出的冲动传至脊髓前角支配屈肌的运动神经元，协调肢体运动。③前庭脊髓束：下行于脊髓的前索，将前庭外侧核发出的冲动

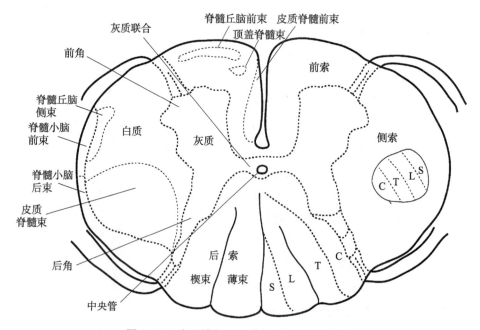

图 19-2　脊髓横断面感觉运动传导束的排列

传至脊髓中间带及前角底部，主要兴奋躯干和肢体的伸肌，以调节身体平衡。④网状脊髓束：于前索及外侧索下行，连接脑桥和延髓的网状结构与脊髓中间带神经元，主要参与躯干和肢体近端肌肉运动的控制。⑤顶盖脊髓束：在对侧前索下行，将中脑上丘的冲动传至上颈髓中间带和前角基底部，兴奋对侧颈肌及抑制同侧颈肌活动。

三、脊髓的功能

脊髓是中枢神经系统的低级中枢，主要生理功能是在大脑的控制下完成感觉及运动传导、躯体营养和反射活动等。

1. 传导功能　作为上下传导通路的中继站，脊髓在脑与周围神经的联系中发挥了重要作用。机体通过感受器接受躯体（头部除外）的深、浅感觉和大部分内脏感觉信息，将其转化为神经冲动，经脊髓内的上行传导束传至大脑，经分析整合后再发出各种神经冲动，经下行传导束至脊髓，从而调节骨骼肌和内脏活动。

2. 躯体营养　脊髓前角细胞对其支配的肌肉骨骼具有营养作用，前角细胞损伤可使其支配的肌肉发生萎缩，骨骼出现骨质疏松。

3. 反射功能　脊髓是初级反射中枢，其反射功能指脊髓固有反射，即在脊髓内就能完成的反射活动，包括躯体反射和内脏反射。前者指骨骼肌的反射活动，如牵张反射、屈曲反射和腹壁反射等；后者指一些躯体内脏反射、内脏内脏反射和内脏躯体反射，如血管舒缩、腺体分泌、竖毛肌收缩、膀胱直肠括约肌反射等。

四、脊髓的血液供应

1. 脊髓动脉　其供应主要来自脊髓前动脉、脊髓后动脉及根动脉。

（1）脊髓前动脉：起源于两侧椎动脉的颅内部分，在延髓腹侧合成一支，沿脊髓前正中裂下行，并在此过程中不断得到根动脉分支的补充和增强。脊髓前动脉沿途每 1 cm 分出 3～4 支沟动脉，左右交替地深入脊髓，供应脊髓横断面的前 2/3 区域，包括前角、侧角、前索、侧索和中央灰质。T_4 和 L_1 节段为相邻两条根动脉的分界区，易发生缺血性改变，出现脊髓前动脉综合征。

（2）脊髓后动脉：起源于同侧椎动脉的颅内部分，左右各一，沿脊髓后外侧沟下行。其分支供应脊髓横断面的后 1/3 区域，包括后角和后索。脊髓后动脉未形成一条完全连续的纵行血管，更多保留了胚胎时期血管丛状分布的特点，略呈网状，分支间吻合良好，较少发生供血障碍。

（3）根动脉：在颈段发自椎动脉即颈升动脉，胸段发自肋间动脉，腰段发自腰动脉，骶段发自骶动脉。这些动脉分支均沿脊神经根进入椎管，故统称为根动脉，进入椎间孔后分为 2 支，即根前动脉和根后动脉。分别与脊髓前后动脉吻合，构成围绕脊髓的冠状动脉环，供应脊髓实质外周部分。

2. 脊髓静脉　主要由脊髓前静脉和脊髓后静脉引流至椎静脉丛，后者向上与延髓静脉相通，在胸段与胸内奇静脉即上腔静脉相通，在腹部与下腔静脉、门静脉即盆腔静脉多处相通。椎静脉丛内压力很低，没有静脉瓣，血流方向常因胸、腹腔压力变化（如举重、咳嗽、大笑、排便等）而改变，是感染和恶性肿瘤转移入颅的可能途径。

图 19-1
脊髓的血液供应

五、脊髓损害的表现及诊断

1. 脊髓病变的定位诊断原则　脊髓为节段性分布结构，因此脊髓疾病有节段性及根性受累的特征，这对定位诊断有重要意义。在病损节段可出现根性刺激症状，病变水平以下可出现长束征（脊髓丘脑束、锥体束及薄束楔束），中央区受累则有感觉分离现象。根据其解剖特征，脊髓病变的定位要在脊髓内外、上下、左右及腹背 8 个方位进行综合分析。脊髓疾病的诊断原则如下：

（1）是否为脊髓病：脊髓病变表现为三主征：

运动障碍、感觉障碍和自主神经功能障碍。如出现，需考虑脊髓疾病。部分患者症状表现不完全，只出现三主征中的一组或两组，需注意鉴别其他疾病。

（2）髓内髓外定位：髓内外的鉴别最为重要。髓内病变常常早期就出现膀胱直肠括约肌功能障碍，而髓外病变常常以根性刺激症状为早期表现。髓内病变以炎症、脱髓鞘、变性及缺血性病变为多见，髓外病变以肿瘤、外伤、先天性畸形、粘连等压迫性病变居多。

（3）上下定位：如多节段损害，则可按其出现的体征作定位诊断。绝大多数的皮节由 2～3 个神经后根重复支配，因此单一神经后根损害时感觉障碍不明显，只有 2 个以上节段损伤时才出现分布区的感觉异常。因而，脊髓损伤的上界应比查体的感觉平面高出 1～2 个节段。

（4）腹背定位：腹侧病变常以运动症状为首发且较重，背侧则以感觉症状为首发。

（5）左右定位：如病变局限于脊髓一侧，可出现脊髓半切综合征（Brown-Sequard syndrome），即同侧受损平面以下运动障碍和深感觉障碍，对侧痛、温度觉障碍，可逐渐发展为脊髓横贯性损害，出现截瘫或四肢瘫。如病变在两侧，早期可出现脊髓横贯性损害。

（6）脊髓横断面定位：累及单个或多个脊髓传导束或脊髓灰质的病变，可根据运动（锥体束、前角）、感觉（脊髓丘脑束、后角）、自主神经（侧角）功能及括约肌功能障碍的分布和组合来进行分析，以确定病变的范围。①脊髓中部病变损害皮质脊髓束（又称锥体束）产生上运动神经元性瘫痪，前角或前根损害产生下运动神经元性瘫痪，两者兼有出现混合性瘫痪。②脊髓侧索损害累及脊髓丘脑束、后角及后根产生感觉障碍。③脊髓后索的薄束楔束损害产生深感觉障碍。④脊髓中央白质前联合受损可出现分离性感觉障碍，即痛温觉丧失而触觉和深感觉保留。⑤脊髓灰质侧角受损，出现相应节段的自主神经功能障碍，表现为膀胱直肠括约肌功能障碍，血管运动、发汗反应异常及皮肤、指（趾）甲的营养等障碍。

2. 脊髓横断损害的定位诊断

（1）脊髓横贯性损害：出现损害平面以下各种运动、感觉和括约肌功能障碍。早期可出现急性脊髓休克，表现为受损平面以下的深浅感觉障碍、迟缓性瘫痪和自主神经功能障碍。通常急性脊髓休克 4～6 周后逐渐出现损害节段平面以下的双侧痉挛性瘫痪。感觉障碍平面和反射改变对病变脊髓的节段定位有极大的帮助。多见于脊髓挫伤、硬脊膜外脓肿、急性脊髓炎等。

（2）脊髓半侧损害：表现为脊髓病变平面以下同侧肢体瘫痪和深感觉障碍，对侧痛温觉障碍，而触觉存在，病变平面以下同侧肢体还可有血管舒缩运动障碍，早期有皮肤潮红、发热，后期则可有发绀、发冷。这是侧索中下行的血管舒缩纤维被阻断的缘故，并非脊髓半侧损害都会出现这些症状。常见于硬膜下髓外脊髓肿瘤、脊髓损伤。

（3）脊髓中央损害：表现为脊髓损害节段的分离性和节段性感觉障碍，即痛、温觉消失，深感觉和精细触觉存在。较早出现括约肌功能障碍和皮肤自主神经营养功能障碍，运动功能正常。见于脊髓空洞症等疾病。

（4）脊髓前角、前根损害：受损的前角、前根支配区出现节段性弛缓性瘫痪，可有肌纤维震颤或肌束震颤，但无感觉障碍。见于脊髓前角灰质炎、脊髓前动脉梗死等。

（5）脊髓后角、后根及后索损害：主要表现为节段性感觉障碍。后角受损时，其支配区痛、温觉消失而触觉和深感觉存在，反射减退或消失。后根损害时，其支配区早期可有剧烈疼痛和束带感，以后各种感觉、反射减退或消失。后索损害时，在病灶侧节段水平以下深感觉最先消失，触觉次之，出现感觉性共济失调，而痛温觉和运动功能正常。见于脊髓神经鞘瘤或脊膜瘤、椎间盘突出症等。

3. 脊髓节段损害的定位诊断

（1）高颈段（C_1～C_4）：受损时四肢呈上运动

神经元瘫痪，损害平面以下全部感觉缺失或减退，大小便障碍，四肢及躯干常无汗。可有枕颈后部及肩部根性神经痛，咳嗽、打喷嚏、转头时疼痛加重。$C_3 \sim C_5$ 段损害时，造成两侧膈神经麻痹，出现呼吸困难，腹式呼吸减弱甚至消失，咳嗽无力。若该处受刺激，则可出现呃逆。病变如损害一侧三叉神经脊束核下端可出现同侧面部外侧痛温觉缺失。若累及副神经则出现胸锁乳突肌和斜方肌瘫痪萎缩。当累及枕骨大孔区时可有颈项强直、强迫头位、后组脑神经、延髓、小脑受损及颅内压增高表现。

（2）颈膨大段（$C_5 \sim T_1$）：受损时表现为损害平面以下各种感觉缺失，肩及上肢放射性疼痛，大小便障碍，上肢弛缓性瘫痪，下肢痉挛性瘫痪。$C_8 \sim T_1$ 节段侧角细胞受损时，可产生 Horner 征，表现为瞳孔缩小、眼裂变小、眼球内陷及同侧面部出汗减少。上肢腱反射改变有助于受损节段的定位，如肱二头肌反射减弱或消失，而肱三头肌反射亢进，提示病变在 $C_5 \sim C_6$。肱二头肌反射正常，而肱三头肌反射减弱或消失，提示病损在 C_7。

（3）胸段（$T_2 \sim T_{12}$）：胸髓是脊髓中最长且血供最差、最易受损的部位。胸髓横贯性损害时，双上肢功能正常，双下肢痉挛性瘫痪、感觉缺失、尿便障碍、出汗异常，常伴受损节段相应胸腹部根性神经痛和（或）束带感。感觉障碍的平面是确定脊髓损害上界的重要依据。如乳头水平为 T_4 节段，剑突水平为 T_6 节段，肋缘水平为 T_8 节段，平脐为 T_{10} 节段，腹股沟为 T_{12} 节段。上中下腹壁反射的反射中枢分别位于 $T_7 \sim T_8$，$T_9 \sim T_{10}$，$T_{11} \sim T_{12}$，故腹壁反射消失有助于定位。

📖 表 19-1

不同节段脊髓疾病的好发部位及损害表现

（4）腰膨大段（$L_1 \sim S_2$）：受损时表现为双下肢弛缓性瘫痪、感觉障碍，可出现腹股沟、臀部、会阴及双下肢放射性根痛，常伴明显的括约肌功能障碍，损伤平面在 $L_2 \sim L_4$ 时膝反射消失，在 $S_1 \sim S_2$ 时跟腱反射消失，损害 $S_1 \sim S_3$ 时可出现阳痿。

（5）圆锥部（$S_3 \sim$ 尾节）：表现为鞍区感觉缺失，即肛门周围和会阴部皮肤感觉缺失。髓内病变可有分离性感觉障碍。有肛门反射消失和性功能障碍，但根痛不明显，下肢运动功能正常。脊髓圆锥为括约肌功能的副交感中枢，故圆锥病变可出现真性尿失禁。

（6）马尾部（L_2 以下）：病变与脊髓圆锥病变的表现相似，但症状及体征可为单侧或不对称性，早期常有剧烈的下腰部、骶尾部、会阴部根痛或坐骨神经痛，臀部及会阴肛门区呈鞍状感觉障碍，膝以下各种反射消失，可有下肢弛缓性瘫痪，尿便障碍常不明显或出现较晚。

4. 脊髓内外及硬脊膜内外病变的定位诊断

（1）脊髓病变上界的主要确定依据：①早期根痛与节段性症状；②各种感觉消失的上界；③反射消失的最高节段；④棘突叩击痛明显部位。由于相邻的上下两个感觉神经根支配的皮节区有重叠，故节段性感觉障碍常以感觉减退或过敏带之间的界限为病变的上界。

（2）髓内与髓外及硬膜外病变的鉴别：髓内病变常以感觉分离或感觉异常为首发症状，感觉和运动障碍常从病变节段平面自上而下发展，常为双侧性、对称性，根痛较少见，皮肤营养改变早发而且显著，括约肌功能障碍出现较早，发展较快，病程短，一般无椎管梗阻，或仅有部分性梗阻，脑脊液蛋白量无明显升高。髓外硬膜内病变多以根痛为首发症状，感觉和运动障碍多自下而上发展，常有脊髓半侧损害综合征，待脊髓完全横断损害时，感觉运动障碍平面才恒定于病变节段。皮肤营养障碍少见，括约肌功能障碍出现较晚，椎管阻塞出现早且完全，脑脊液蛋白量明显增高或呈黄变征。硬膜外病变起病较快、病程较短，根痛明显且常伴棘突叩压痛，瘫痪出现快、两侧体征常对称。

5. 脊髓病变的定性诊断 各种疾病所引起的脊髓损害常具有特殊的好发部位，因此确定病变在脊髓横断面的位置后便可以大体推测病变的性质，再结合病史和必要的辅助检查，即可做出初步病因诊断。

（1）根据病变部位确定疾病的性质：①后根：神经纤维瘤、神经根炎（带状疱疹）、椎间盘突出。②后根及后索：脊髓肿瘤、脊髓痨、多发性硬化、脊髓血管病变。③后索及脊髓小脑束：脊髓小脑性共济失调。④后根、后索及侧索：亚急性联合变性、结核性脊膜脊髓炎。⑤侧索及前角：肌萎缩侧索硬化症、后纵韧带骨化、颈椎病。⑥前角及前根：脊髓前角灰质炎、流行性乙型脑脊髓炎、脊髓前动脉综合征。⑦脊髓中央灰质及前角：脊髓空洞症、脊髓血肿、脊髓过伸性损伤、髓内肿瘤。⑧脊髓半切综合征：脊髓髓外肿瘤、脊髓外伤、脊柱结核。⑨脊髓横贯性损伤：脊髓外伤、横贯性脊髓炎、脊髓压迫症晚期、硬脊膜下脓肿、转移癌、结核等。

（2）从病变所在解剖层次上判断：①髓内病变：脊髓炎、脊髓血管病、血管畸形、代谢性或维生素缺乏导致的脊髓病变、脊髓空洞症、室管膜瘤、星形细胞瘤、血管网织细胞瘤。②髓外硬脊膜内病变：神经鞘瘤、脊膜瘤。③髓外硬脊膜外病变：脊索瘤、转移瘤、脂肪血管瘤、血肿、脓肿等。

（3）根据起病情况及病程经过：①急性、亚急性起病：见于脊髓的炎症、血管病、外伤、硬膜外脓肿及血肿、椎间盘突出。②慢性起病：见于肿瘤、转移瘤、变性病、营养代谢障碍性脊髓病、慢性炎症。③病程长且进行性加重：见于肿瘤、变性病、遗传病、脊髓空洞症、肌萎缩侧索硬化症。④波动性病程：见于多发性硬化、视神经脊髓炎谱系疾病。⑤先天性疾病：见于脊膜膨出、脊髓裂、脊髓脊膜膨出。⑥理化有毒因素接触史：放射性脊髓病、中毒性脊髓病。

总之，脊髓疾病原因复杂，各种因素，如炎症、血管、代谢、免疫、变性、肿瘤、遗传、药物/理化因素和外伤等都可导致脊髓损伤。根据累及解剖部位，脊髓疾病可分为髓内病变、髓外硬膜下病变及硬膜外病变，或者颈段、胸段、腰段、骶段和尾节病变。根据临床病程，可分为急性、亚急性和慢性脊髓病。根据病变性质，可分为血管性、感染性、免疫相关性、代谢性、肿瘤性等。不论何种病因，脊髓疾病的病理变化常表现为髓鞘脱失、轴索变性、神经细胞变性坏死及周围胶质细胞增生。

脊髓疾病临床常表现为特征性的三主征，即运动障碍、感觉障碍及膀胱直肠括约肌功能障碍。脊髓 MRI 检查在脊髓病变的诊断中有重要作用，不仅可以明确病变累及的节段、范围，还可以初步判断病变的性质，对预后判断和疗效观察也很有帮助。总之，病史描述、临床体格检查和必要的辅助检查是诊断脊髓病变的主要依据。不同病因累及脊髓的部位各异，病理变化不同，脊髓损伤节段、范围、症状体征也就相去甚远。因此，明确脊髓病变的定位诊断和定性诊断对病情的综合分析至关重要。

脊髓疾病的治疗首先是病因治疗。其次为对症支持处理，如给予止痛药、营养神经类药物及 B 族维生素等。针灸、理疗是恢复期的重要手段，有助于防止肌肉挛缩和关节变形。重症卧床者需注意预防深静脉血栓和肺部感染等并发症。

第二节 急性脊髓炎

诊疗路径

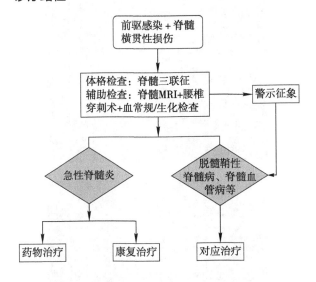

☞ 典型案例（附分析）19-1
双下肢无力、二便失禁1天

（一）病因与发病机制

本病直接病因尚不明确，约半数患者发病前有呼吸道、胃肠道病毒感染的病史，包括流感、麻疹、水痘、风疹、支原体、流行性腮腺炎及EB病毒、巨细胞病毒、脊髓灰质炎病毒、柯萨奇病毒、埃可病毒、单纯疱疹病毒、带状疱疹病毒、人类T淋巴细胞病毒等许多感染因子都可能与本病有关，但其脑脊液未检出病毒抗体，脊髓和脑脊液中未分离出病毒，推测可能与病毒感染所诱发的自身免疫反应有关。部分患者于疫苗接种后发病，可能为疫苗接种引起的异常免疫反应。少数患者病因不明。

（二）病理学特征

本病的病变部位以胸段最常见，其次为颈、腰段。该病是指非特异性炎症引起脊髓急性进行性炎性脱髓鞘病变或坏死，病变常局限于脊髓的数个节段。肉眼可见病变部软脊膜充血、受累脊髓节段肿胀，严重者质地变软。切面可见灰、白质界限不清，有点状出血。镜下可见髓鞘肿胀脱失、软脊膜

和脊髓内血管扩张充血、血管周围以淋巴细胞和浆细胞为主的炎性细胞浸润；灰质内神经细胞肿胀、尼氏体溶解。白质中神经纤维髓鞘脱失、轴突变性，大量吞噬细胞和神经胶质细胞增生。脊髓严重损害时可软化形成空腔。

（三）临床表现

本病可见于任何年龄，但青壮年居多，无明显性别差异。约半数于发病前1~2周有上呼吸道感染或胃肠道感染，或疫苗接种史。受凉、劳累、外伤等常为发病诱因。急性起病，首发症状多为双下肢无力、麻木，相应节段的背痛、束带感，症状在2~3天内进展至高峰，同时出现病变水平以下肢体瘫痪、感觉障碍、尿便障碍，呈脊髓完全横贯性损害。

1. 运动障碍 急性起病，迅速进展，早期常为脊髓休克样表现，持续2~4周后进入恢复期，如出现肺部感染、泌尿系感染及压疮等并发症，脊髓休克期可延长。肌力恢复常始于下肢远端，肌张力及腱反射逐渐增高。脊髓严重损伤时，常导致屈肌张力增高。轻微腹部皮肤刺激或膀胱充盈，均可引起下肢屈曲痉挛，伴有出汗、竖毛、尿便自动排出等症状，称为总体反射，提示预后不良。

2. 感觉障碍 脊髓损害平面以下深浅感觉均消失，感觉消失区上缘常有感觉过敏带或束带感。随病情恢复感觉平面逐渐下移，但较运动功能恢复慢且差。

3. 自主神经功能障碍 几乎总是以膀胱直肠功能、性功能、心血管和体温调节功能紊乱的形式存在。早期表现为尿潴留，膀胱无充盈感，呈无张力性神经源性膀胱，当膀胱充盈过度时尿量可达1 000 mL，此时需注意及时导尿。随着病情的好转，膀胱容量缩小，脊髓反射逐渐恢复，尿充盈至300~400 mL时会自动排尿称反射性神经源性膀胱，出现充溢性尿失禁。病变节段以下皮肤干燥，少汗或无汗，出现皮肤水肿、脱屑及指甲松脆等皮肤营养障碍。病变水平以上可有发作性出汗过度、皮肤潮红、反射性心动过缓等，称自主神经反射异

常（autonomic dysreflexia）。

4. 上升性脊髓炎　部分病例起病急骤，可从低位节段迅速向高位进展，感觉障碍平面常于1~2天内甚至数小时内上升至高颈髓，瘫痪也自双下肢开始，依次累及腰、胸、颈部，最后影响延髓而出现吞咽困难、饮水呛咳、言语不清及呼吸肌麻痹，甚至死亡，临床上称为上升性脊髓炎，预后差。

（四）辅助检查

1. 血常规检查　急性期白细胞计数正常或稍高。

2. 脑脊液检查　压颈试验通畅，压力一般正常，外观无色透明，个别急性期脊髓水肿严重时压力可有升高。白细胞数可正常，也可增高至（20~200）×10⁶/L，以淋巴细胞为主。蛋白含量可轻度增高，多为0.5~1.2 g/L。糖与氯化物含量正常。

3. 电生理检查　①视觉诱发电位（VEP）：正常，可作为与中枢神经系统原发性脱髓鞘性疾病的鉴别依据。②下肢体感诱发电位（SEP）：波幅可明显减低。③运动诱发电位（MEP）：异常，可作为判断疗效和预后的指标。④肌电图：可正常或呈失神经改变。

4. 影像学检查　脊柱X线平片正常。CT有助于除外继发性脊髓病，如脊柱病变性脊髓病、脊髓肿瘤等，对脊髓炎本身诊断意义不大。MRI检查是早期显示急性脊髓炎的重要影像学手段，主要表现为急性期受累脊髓节段水肿、增粗。受累脊髓内显示斑片状长 T_1WI、长 T_2WI 异常信号。病变严重者晚期可出现病变区脊髓萎缩（图19-3）。

（五）诊断及鉴别诊断

1. 诊断　诊断要点：根据发病前1~2周有腹泻、上呼吸道感染或疫苗接种史，迅速出现的脊髓横贯性损害症状，结合脑脊液检查和CT、MRI影像学检查可作出诊断。但须注意急性脊髓炎的警示征象：①脑卒中样起病（疾病起病时间＜24 h）。②慢性进行性病程。③老年发病。④创伤、疼痛和（或）脊椎前病变提示脊髓损伤。⑤血管性手术

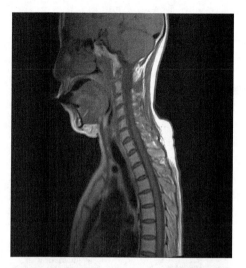
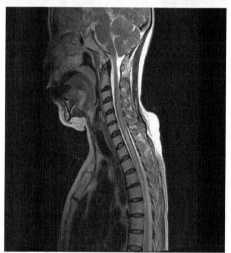
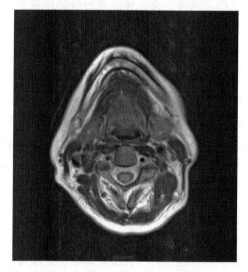

图 19-3　急性脊髓炎的 MRI 图像

C_1 ~ T_6 段脊髓内见长条状、斑片状长 T_2WI 信号影，边界较清晰，以 C_7 ~ T_6 段为著，向上脑干局部见细线状长 T_2WI 信号影，相应节段脊髓稍肿胀增粗

（特别是主动脉和心脏手术），或在发病前有增加腹内压的动作（例如举重或拉伸动作），可能涉及脊髓梗死。⑥发病前行减肥手术，吸收不良综合征，节食，营养不良，使用锌补充剂，酗酒，药物/毒物暴露，可能涉及代谢或中毒病因。⑦发病前有放射性治疗史。⑧免疫低下状态（HIV/AIDS 患者或接受免疫抑制剂治疗）。⑨明显的感染症状：发热、皮疹、白细胞增多、脑膜炎、烧灼性皮肤痛。⑩瘫痪伴随分离性感觉障碍（针刺痛温觉丧失，但触觉功能保留）表明脊髓前动脉梗死。⑪剧烈的脊髓性疼痛并卧床不起，提示恶性肿瘤。⑫Foix-Alajouanine 综合征（充血性静脉性脊髓病），以运动时脊髓症状加重，休息后缓解为特征。如果存在上述警示征象，诊断急性脊髓炎需要谨慎。

2. 鉴别诊断

（1）原发性脱髓鞘性疾病：多发性硬化（MS）和视神经脊髓炎谱系疾病（NMOSD）也可以急性横贯性脊髓炎为首发表现。MS 是一种慢性炎性脱髓鞘疾病，具有时间和空间多发性，常见部位为颈胸髓，病灶长轴与脊髓长轴一致，长度通常少于 2 个椎体节段，横轴位显示病灶多位于脊髓的周边。MRI 常发现脑内有特征性的脱髓鞘病灶。NMOSD 病灶常超过 3 个椎体节段，主要累及中央灰质，急性期常见中央斑片状强化和脊髓肿胀。NMOSD 脑内异常不同于 MS，常分布在 AQP4 高表达区域，如下丘脑、第三、四脑室周围和脑干等。血清中 NMO-IgG 抗体具有较高的特异性。

☞ 拓展阅读 19-1
多发性硬化诊断和治疗中国专家共识（2018 版）

☞ 拓展阅读 19-2
中国视神经脊髓炎谱系疾病诊断与治疗指南

（2）脊髓血管病：脊髓前动脉闭塞综合征容易与急性脊髓炎相混淆。急性起病，病变水平相应部位出现根痛，短时间内发生截瘫、痛温觉缺失、尿便障碍，但深感觉保留，即脊髓前动脉综合征，

MRI 表现为脊髓前索及中央灰质的 T_2WI 高信号影（"猫头鹰眼"征）。脊髓出血临床少见，多由外伤或脊髓血管畸形引起，起病急骤伴有剧烈背痛，肢体瘫痪和尿便潴留。可呈血性脑脊液，MRI 检查有助于诊断。

（3）脊髓内肿瘤：生长缓慢，脊髓增粗明显，常出现囊变，增强扫描可有显著强化。而急性脊髓炎起病急、病史短，多有前驱感染史，抗感染免疫治疗有效。

（4）脊髓硬脊膜动静脉瘘：中老年男性多见，缓慢进行性加重的双下肢无力、锥体束征阳性。病变平面以下感觉减退，逐渐加重会出现完全性截瘫、尿便障碍，肌萎缩十分明显，肌张力低下、腱射减弱或消失。脊髓 MRA 可见多发血管流空影，增强后可见迂曲的血管影。

（5）代谢性脊髓病：常因维生素 B_{12}、叶酸、维生素 E、铜长期缺乏或代谢障碍所致，因其与急性脊髓炎在 MRI 上有类似表现而需鉴别。以维生素 B_{12} 缺乏所致亚急性联合变性最为常见，无前驱感染史，亚急性起病，主要累及脊髓后索、侧索及周围神经等，表现为双下肢深感觉缺失、感觉性共济失调、痉挛性瘫痪及周围性神经病变等，常伴有贫血的临床征象，MRI 表现为长节段的累及脊髓后索的 T_2 高信号（"倒 V"或"反兔耳"征），补充维生素 B_{12} 治疗有效。

（6）系统性疾病相关性脊髓病变（SD-ATM）：系统性疾病（系统性红斑狼疮、干燥综合征、抗磷脂综合征）可导致长节段性脊髓病变。皮疹、关节炎、口腔干燥等临床表现提示相关系统疾病，血清学检查可发现相关异常，如抗核抗体、抗 SSA 抗体、抗 SSB 抗体、抗 dsDNA 抗体等。因脱髓鞘疾病如 MS/NMOSD 常和系统性疾病共存，诊断此病前须排除相关脱髓鞘疾病。

（7）急性脊髓压迫症：脊柱结核的病变椎体发生塌陷，或椎旁寒性脓肿形成，可压迫脊髓，出现急性横贯性脊髓损害。但患者常有结核毒性症状，脊柱可见后凸成角畸形，并有叩痛，脊柱 X 线可

见椎体破坏、椎间隙变窄、椎体寒性脓肿等改变，有助鉴别。转移癌除脊柱 X 线片检查外可做全身骨扫描。

（8）急性硬脊膜外脓肿：可造成急性横贯性损害，有时会忽略原发感染病灶，病原菌经血行或邻近组织蔓延至硬膜外形成脓肿，可突然起病，发热无力，常伴有根痛、脊柱痛和脊膜刺激症状。外周血白细胞增高，脑脊液细胞、蛋白含量明显增加。CT、MRI 检查有助于诊断。

（9）吉兰 – 巴雷综合征：因其发病前常有前驱感染史，可出现四肢运动感觉，甚至膀胱直肠功能障碍，须与急性脊髓炎相鉴别。但吉兰 – 巴雷综合征多无病理反射，脑脊液可见蛋白细胞分离，肌电图可见典型 F 波或 H 反射延迟或消失，脊髓 MRI 无明显病灶，可予鉴别。

（10）副肿瘤性脊髓病：部分副肿瘤综合征可导致脊髓损害，表现类似急性脊髓炎，但其常常选择性累及某一传导束，伴多灶性神经功能损害。常可发现原发肿瘤，相应神经元自身抗体有助于诊断。如 Collapsin 反应调节蛋白 5（CRMP5–IgG）阳性提示小细胞肺癌，其综合征可表现为视神经炎，合并脊髓损害甚至横贯性脊髓炎。Amphiphysin IgG 阳性见于乳腺癌患者，长节段横贯性脊髓炎常见。

（11）人类 T 淋巴细胞病毒 1 型（HTLV–1）相关脊髓病（HTLV–1 associated myelopathy，HAM）：是与 HTLV–1 感染所致免疫异常相关的脊髓病变，以缓慢进行性截瘫为临床特征，伴有腱反射活跃和 Babinski 征阳性。括约肌控制障碍通常是早期表现，HTLV–1 抗体阳性有助于鉴别。

（六）治疗

急性横贯性脊髓炎应早期诊断、尽早治疗、精心护理，早期康复训练对改善预后也十分重要。

1. 药物治疗

（1）皮质类固醇激素：急性期，可采用大剂量甲泼尼龙短期冲击治疗，500 ~ 1 000 mg 静脉滴注，每日 1 次，连用 3 ~ 5 天，有可能控制病情进展，通常 3 个月后临床表现明显改善。也可用地塞米松

10 ~ 20 mg 静脉滴注，每日 1 次，10 天左右为一个疗程。上述疗法结束后改用泼尼松口服，按每千克体重 1 mg 或成人每日剂量 60 mg，维持 4 ~ 6 周后可逐渐减量停药。注意激素的不良反应。

（2）大剂量免疫球蛋白：每日用量 0.4 g/kg，静脉滴注，每日 1 次，连用 3 ~ 5 天为一个疗程。

（3）抗生素：根据病原学检查和药敏试验结果选用抗生素，及时治疗呼吸道和泌尿系感染，以免加重病情。抗病毒药物可用阿昔洛韦、更昔洛韦等。

（4）B 族维生素：有助于神经功能恢复。常用维生素 B_1 100 mg，每日 1 次，肌内注射。维生素 B_{12} 500 μg，每日 1 次，肌内注射。

（5）其他药物 在急性期可选用血管扩张药，如烟酸、尼莫地平。神经营养药，如三磷酸腺苷、胞磷胆碱，疗效未确定。双下肢痉挛者，可服用巴氯芬或替扎尼定，严重者可考虑肉毒素治疗。

2. 康复治疗 可以促进肌力恢复，防止肢体痉挛及关节挛缩。早期应将患者瘫痪肢体置于功能位，进行被动活动、按摩，但要注意患者的被动活动范围，不要超过最大生理极限，以免肌肉拉伤。肌力部分恢复时，应鼓励患者主动运动，积极锻炼。针灸、理疗有助于康复。

3. 护理 ①心理护理：急性脊髓炎患者易产生悲观、郁闷心理，护理人员应及时发现患者的情绪变化，给予鼓励，使患者增强战胜疾病的信心，积极配合治疗。②饮食护理：给予高蛋白、高维生素和富含矿物质的食物，避免辛辣刺激性食物。③皮肤护理：要保持患者皮肤干燥清洁，定时翻身，在骶尾部、足跟及骨隆起处放置气圈，防止压疮。皮肤发红时，可用 10% 乙醇轻揉，再涂以 3.5% 安息香酊。已发生压疮应局部换药，促进愈合，忌用热水袋以防烫伤。定期清洗床单。④防治坠积性肺炎：注意保暖，鼓励咳痰，注意按时翻身拍背、排痰和转换体位。⑤防治尿路感染：排尿障碍应无菌导尿，留置尿管并用封闭式集尿袋，定期放尿，尿便失禁者应勤换尿布，保持会阴部清

洁。⑥高位脊髓炎有呼吸肌麻痹者应尽早气管切开或使用人工呼吸机辅助呼吸，吞咽困难应给予放置胃管。

（七）预后

预后取决于病变的程度、范围及合并症的情况。累及脊髓节段长且弥散者，完全性瘫痪 6 个月后肌电图仍为失神经改变，预后较差。若无严重合并症，通常 3~6 个月基本可恢复生活自理。合并压疮、肺内感染或泌尿系感染可影响恢复，遗留后遗症或死于合并症。上升性脊髓炎预后差，可在短期内死于呼吸循环衰竭。

第三节 脊髓压迫症

诊疗路径

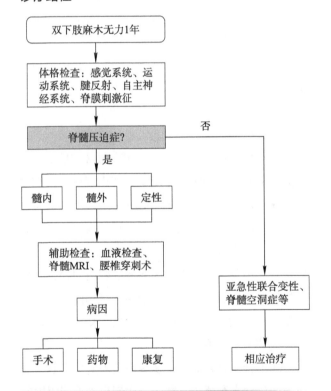

☞ 典型案例（附分析）19-2
左侧胸痛 7 个月，左下肢无力麻木 5 个月

脊髓压迫症（compressive myelopathy）是椎管内占位性病变，或者脊柱脊髓多种病变引起的脊髓受压综合征，可累及神经根、脊髓或者脊髓表面的

血管。病变呈进行性发展，最后导致不同程度的脊髓横贯性损害和椎管阻塞。

（一）病因

脊髓压迫症的病因以肿瘤最为常见，其次是炎症，少见病因包括脊柱损伤、脊柱退行性变、颅底凹陷症以及脊髓血管畸形所致硬膜外和硬膜下血肿。

1. 肿瘤　常见，约占 1/3 以上，绝大多数起源于脊髓组织及邻近结构，神经鞘膜瘤约占 47%，其次为脊髓肿瘤，多为星形细胞瘤、室管膜瘤，髓内恶性胶质瘤占 10.87% 左右。转移癌多见于硬膜外，多为肺癌、乳腺癌、黑色素瘤、甲状腺癌及绒毛膜癌的转移。脊柱恶性肿瘤可沿椎管周围静脉丛侵犯脊髓。

2. 炎症　脊髓非特异性炎症、椎管内反复注药、反复手术和脊髓麻醉可导致脊髓蛛网膜炎或粘连可影响血液供应，引起脊髓、神经根受累。脊柱结核、梅毒、伤寒等可形成慢性肉芽肿。脊柱化脓性骨髓炎或其他部位化脓性炎症经血行播散可引起急性硬膜外或硬膜下脓肿。

3. 脊柱病变　脊柱外伤、结核、脱位、椎间盘脱出、后纵韧带骨化和黄韧带肥厚钙化均可导致椎管狭窄，脊柱裂、脊膜膨出等也能损伤脊髓。

4. 先天畸形　颅底凹陷、寰椎枕化、颈椎融合畸形等。

5. 其他疾病　血液疾病（如血小板减少症、凝血机制障碍）、脊髓血管畸形、应用抗凝剂等所致髓内或髓外血肿，也是急性脊髓压迫的常见原因。

（二）发病机制

脊髓受压早期可通过移位、排挤脑脊液及表面的血液得到代偿，外形虽有明显改变但神经传导通路并未中断，神经功能受损表现可不出现或较轻。但病变长期存在，后期代偿性骨质吸收，可使椎管局部扩大，此时多有明显的神经系统症状与体征。

脊髓受压的病因和速度影响代偿机制发挥。脊柱外伤、硬膜外脓肿等常引起急骤性脊髓压迫，脊髓神经元坏死，动脉供血不足，静脉淤血，无充分代偿时机，脊髓损伤重。慢性受压时能充分发挥代偿机制，病灶相对较轻。髓内病变，直接侵犯神经组织症状出现早，髓外硬膜外占位性病变，由于硬脊膜阻挡故对脊髓压迫较轻。动脉受压长期供血不足，可引起脊髓萎缩，静脉受压淤血引起脊髓水肿。

（三）病理学特征

1. 急性脊髓压迫症　病变部位神经细胞和轴突水肿，细胞间液增加、细胞坏死，病变远端神经纤维轴索变性断裂、溶解坏死，髓鞘脱失，最后形成纤维结缔组织样瘢痕，与蛛网膜粘连。

2. 慢性脊髓压迫症　疾病进展缓慢，适应和代偿时间充分，脊髓侧支循环建立得到足够血氧供应。脊髓受压明显变细，但脊髓无明显水肿，表面仅见轻度充血，与蛛网膜粘连较轻，神经根可被牵拉或压迫。

（四）临床表现

1. 急性脊髓压迫症　常见于脊柱骨折、脊髓血管畸形出血，多出现脊髓休克，表现病变平面以下弛缓性瘫痪、各种感觉和反射消失、尿潴留等。

2. 亚急性脊髓压迫症　见于脊髓肿瘤、硬膜外脓肿或血肿，出现持续性神经根痛，侧索受压出现锥体束征、感觉障碍，后索受压出现感觉性共济失调。

3. 慢性脊髓压迫症　见于椎间盘突出症、先天性椎管狭窄、缓慢生长的髓外肿瘤如神经鞘瘤等。进展缓慢，典型表现为根痛期、脊髓半切期和脊髓完全受压期。三期表现并非完全孤立，常互相重叠。主要症状和体征表现如下。

（1）神经根症状：表现为根痛和局灶性运动障碍。病变刺激后根引起蚁走感及自发性疼痛，呈电击样、烧灼样、刀割样或撕裂样。咳嗽、排便和用力等增加腹压动作可使疼痛加剧，改变体位可使症状减轻或加重。有时出现相应节段束带感。随病情进展，根痛可由一侧间歇性转变为双侧持续性。脊髓腹侧病变使前根受压，可出现前根刺激症状，支配肌群可见肌束颤动，以后出现肌无力或肌萎缩。根性症状对判断脊髓病变位置很有价值。

（2）感觉障碍：脊髓受压可产生传导束性感觉障碍，如一侧脊髓丘脑束受损产生对侧躯体病变水平以下痛温觉障碍，后索受压出现同侧病变水平以下深感觉障碍。髓外病变，感觉障碍自下肢远端向上发展至受压节段；髓内病变则早期出现病变节段支配区分离性感觉障碍。累及脊髓丘脑束时，痛温觉障碍自病变节段向下发展，鞍区（$S_3 \sim S_5$）感觉常保留至最后受累，称为"马鞍回避"。

（3）运动障碍：急性脊髓损害早期表现为迟缓性瘫痪，休克期过后转为痉挛性瘫痪。慢性脊髓压迫损害前角及运动神经根，可见受累水平肌束震颤、肌肉萎缩、迟缓性瘫痪。锥体束受压引起病变以下同侧肢体痉挛性瘫痪、肌张力增高、腱反射亢进、病理征阳性，初期呈伸直样痉挛性瘫痪，晚期呈屈曲样痉挛性瘫痪。

（4）反射异常：受压节段后根、前根或前角受累时出现病变节段反射减弱或消失。锥体束受损出现损害水平以下腱反射亢进、病理反射阳性，腹壁和提睾反射消失。

（5）自主神经症状：髓内病变通常较早出现括约肌功能障碍，圆锥以上病变早期出现尿潴留和便秘，晚期出现反射性膀胱。病变水平以下血管运动和泌汗功能障碍，可见少汗、无汗、皮肤干燥及脱屑、立毛肌反射及皮肤划痕反射异常、软组织水肿、甚至出现指（趾）甲无光泽、软组织松弛，易发生压疮及烫伤。脊髓圆锥为括约肌功能的副交感中枢，病变时常出现真性尿失禁。病变波及脊髓 $C_8 \sim T_{12}$ 节段可出现 Horner 征。

（6）脊膜刺激症状：多因硬膜外病变引起，受压平面早期常有感觉过敏带，后期出现不同程度的节段性感觉障碍。颈段脊髓受压常因出现脊膜刺激症状如颈强直或强迫头位，颈部前屈出现自颈部向足跟放射的电击样疼痛，即 Lhermitte 征。脊柱受损常出现自发痛、棘突压痛和叩击痛。

（五）辅助检查

1. 脑脊液检查 脑脊液动力学改变、脑脊液常规和生化分析对判定脊髓压迫症及受压程度很有价值。椎管严重梗阻时脑脊液蛋白-细胞分离，细胞数正常，蛋白含量增高，当蛋白含量超过 10 g/L 时，黄色的脑脊液流出后自动凝结称为弗洛因综合征（Froin syndrome）。通常梗阻愈完全，时间愈长，梗阻平面愈低，蛋白含量也就愈高。压颈试验（Queckenstedt test）有助于判断有无椎管梗阻，但试验正常不能排除梗阻。如压颈试验时压力上升较快而解除压力后下降较慢，或上升慢下降更慢，提示为不完全梗阻。在梗阻平面以下行腰椎穿刺术和压颈试验有造成占位性病变移位使症状加重的风险，临床上需注意。怀疑硬脊膜外脓肿时切忌在脊柱压痛处行腰椎穿刺术，以防蛛网膜下腔感染扩散。

2. 影像学检查

（1）脊柱 X 线片检查：可发现脊柱骨折、脱位错位、结核、骨质破坏及椎管狭窄、椎弓根变形或间距增宽、椎间孔扩大、椎体后缘凹陷等。方法简单快速，适用于脊柱外伤、骨肿瘤、结核、脊椎退行性变及发育畸形等。

（2）CT 及 MRI 检查：可显示脊髓受压，MRI 是脊髓压迫症最具有诊断价值的检查手段，能清晰显示椎管内病变的部位及范围，病变的大小、形状及与周围结构的关系，并推测病变的性质（图 19-4 至图 19-6）。操作简单、无创伤，临床应用广泛。

（3）脊髓造影：可用碘油和碘水造影，目前碘油已很少使用。可显示脊髓梗阻界面，椎管完全梗阻时上行造影只显示压迫性病变下界，下行造影可显示病变上界。髓内病变脊髓呈梭形膨大，椎管梗阻不完全。目前此方法应用较少，无 CT 和 MRI 设备的单位可使用此方法帮助诊断。

（4）核素扫描：应用 ^{99m}Tc 或 ^{131}I（碘化钠）10 mCi，经腰池穿刺注入，半小时后作脊髓全长扫描能较准确判断阻塞部位。不良反应较少。

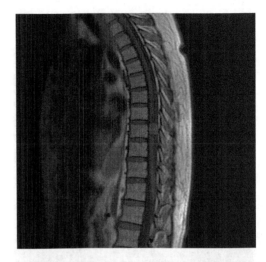
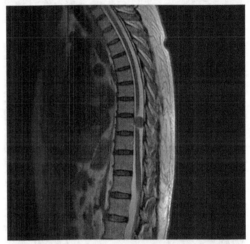
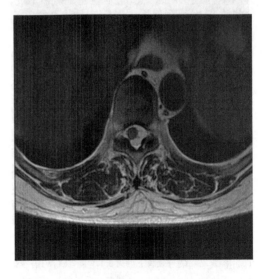

图 19-4　脊髓髓外占位的 MRI 图像

T_9 水平椎管内髓外左侧见类圆形等 T_1、等 T_2 信号结节影，边界清晰，约 1.1 cm × 1.5 cm × 1.0 cm（前后径 × 上下径 × 左右径），相应水平脊髓呈受压推移改变、蛛网膜下腔增宽

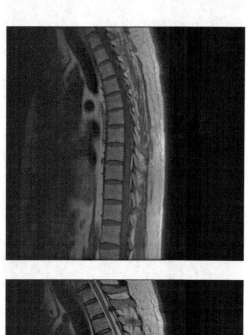

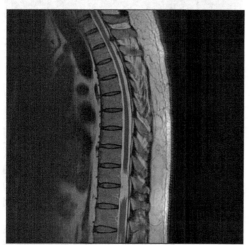

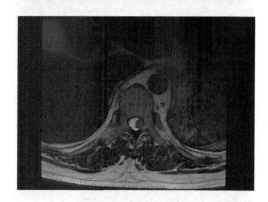

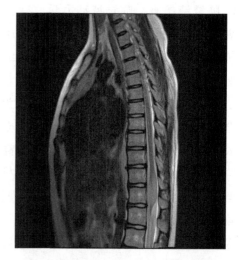

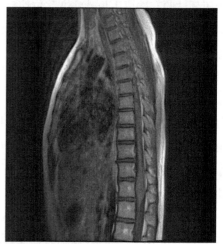

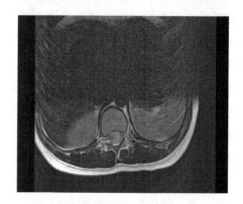

图 19-5　脊髓髓外硬膜下占位的 MRI 图像

$T_{10\sim11}$椎管右后髓外硬膜下可见长T_1WI、长T_2WI信号影，大小约1.2 mm×1.1 mm×3.8 mm（横径×前后径×上下径），椎管变窄，脊髓受压变窄向左侧移位

图 19-6　脊髓髓内占位的 MRI 图像

$T_{11\sim12}$水平脊髓呈梭形膨大，呈等T_1稍长T_2信号影，边界欠清，大小约3.6 cm×1.2 cm，增强扫描未见明显强化，考虑髓内占位性病变

（六）诊断

首先明确脊髓损害为压迫性或非压迫性，再确定脊髓受压部位及平面，进而分析病变是位于髓内、髓外硬膜内还是硬膜外，以及病变压迫的程度，最后分析病变的病因及性质。

1. 脊髓损害是否为压迫性　根据前述脊髓压迫症的常见病因及典型的临床表现，判断脊髓损害是否为椎管内占位性病变或脊柱脊髓病变引起的脊髓受压，并区分病变为急性脊髓压迫症还是慢性脊髓压迫症。

2. 脊髓受压部位及平面　也就是脊髓病变的纵向定位，确定病变位于脊髓的节段。早期节段性症状如根痛、感觉减退区、腱反射改变和肌萎缩，棘突压痛及叩击痛，均有助于定位诊断，尤以感觉障碍平面最具有定位意义。

3. 脊髓病变的横向定位　分析病变是位于髓内、髓外硬膜内还是硬膜外（表19-1）。患者的症状、体征及发展顺序对于横向定位很有帮助：若感觉运动障碍自压迫水平向远端发展，同时存在感觉分离现象，较早出现括约肌功能障碍等，表明压迫位于髓内可能性大（图19-7A）。若早期有根痛，且出现脊髓半切综合征，则压迫位于髓外硬膜下可能大（图19-7B）。若是急性压迫，根痛明显且有棘突叩痛，压迫常位于硬膜外（图19-7C）。

表19-1　脊髓压迫症的横向定位诊断

诊断要点	髓内病变	髓外硬膜内病变	硬膜外病变
早期症状	多为双侧	一侧进展为双侧	多一侧开始
根痛	少见	早期剧烈，部位明显	早期可有
感觉障碍	分离性	传导束性，一侧开始	多为双侧传导束性
痛温觉障碍	自上向下发展	自下向上发展	双侧自下向上发展
节段性肌无力和萎缩	早期出现明显	少见局限	少见
锥体束征	不明显	早期出现一侧开始	较早出现，多为双侧
括约肌功能障碍	早期出现	晚期出现	较晚期出现
棘突压痛/叩痛	无	较常见	常见
椎管梗阻	晚期出现	早期出现	较早期出现
脑脊液蛋白增高	不明显	明显	较明显
脊柱X线平片改变	无	可有	明显
脊髓造影完全缺损	脊髓梭形膨大	杯口状	锯齿状
MRI检查	梭形膨大	髓外占位，脊髓移位	硬膜外占位，脊髓移位

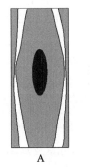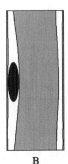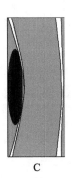

图19-7　脊髓压迫症示意图
A. 压迫位于髓内；B. 压迫位于髓外硬膜内；C. 压迫位于硬膜外

4. 明确病变的病因及性质　也就是脊髓损伤的定性诊断。髓内外肿瘤最常见，髓内肿瘤多为胶质瘤，髓外硬脊膜下肿瘤多为神经纤维瘤，髓外硬膜外多为转移癌。脊髓蛛网膜炎导致病损不对称，时轻时重，感觉障碍多呈根性、节段性或斑片状不规则分布，压颈试验可有梗阻，蛋白含量增高，椎管造影显示造影剂呈点滴状或串珠状分布。硬膜外病变多为转移瘤或椎间盘脱出，转移瘤进展较快，根痛及骨质破坏明显。急性压迫多为外伤性硬膜外血肿，进展迅速。硬膜外脓肿起病呈急性或亚急性，常有感染特征。

（七）鉴别诊断

1.急性脊髓炎　急性起病，常有感染病史，呈横贯性脊髓损伤，数小时至2～3日达到高峰，MRI可见相应节段病变，脑脊液常见白细胞数增多，以单核细胞和淋巴细胞为主，蛋白含量正常或轻度增高，抗炎治疗可有应答。

2.脊髓空洞症　起病隐袭，病程长，常位于脊髓下颈段或上胸段，典型特征为节段性分离性感觉障碍，病变节段支配区可有肌无力、肌萎缩、皮肤关节营养障碍，神经根痛少见，MRI检查可鉴别。

3.亚急性联合变性　起病隐匿，缓慢进展，因缺乏维生素 B_{12} 而出现脊髓后索、侧索及周围神经损害体征，外周血常规检查如有巨幼细胞性贫血有提示意义，血清维生素 B_{12} 常降低，MRI检查可见脊髓长 T_1WI、长 T_2WI 病灶，补充维生素 B_{12} 治疗有效。

4.脊髓蛛网膜炎　起病缓慢，症状时起时伏，亦可有根痛，但多不对称，缓解期内症状可明显减轻甚至完全消失，椎管常呈部分或完全性阻塞，脑脊液淋巴细胞数接近正常而蛋白含量显著增高，椎管造影及 MRI 检查可予鉴别。

（八）治疗

治疗原则为尽快祛除病因，解除脊髓受压，可行手术者应尽早实施。急性脊髓压迫力求6 h内减压，如切除椎管内占位性病变、椎板减压术及硬脊膜囊切开术。硬脊膜外脓肿应急诊手术并给予足量抗生素。脊柱结核在进行根治术时，同时给予抗结核治疗。良性肿瘤一般经手术可彻底切除，恶性肿瘤或转移瘤可酌情行手术，后期结合放疗或化疗。脊髓血管畸形所致脊髓出血者，可行相应检查明确部位后考虑手术或介入治疗。此外，还需引导患者调整心态，树立战胜疾病的信心。指导患者进食高营养易消化的食物，刺激肠蠕动。向患者及家属讲解功能锻炼的重要性，指导患者积极进行康复治疗和功能训练。长期卧床者应防治肺部感染、泌尿系感染、深静脉血栓形成、肢体挛缩和压疮等并发症，尿潴留可留置导尿，便秘可予缓泻剂，肢体瘫痪者须加强护理、定期翻身拍背、防止压疮。

（九）预后

影响预后的因素很多，如病变性质、脊髓受损的程度、解除压迫的时机和程度等。通常压迫解除及时，脊髓功能损害小，预后也就越好。急性脊髓压迫常因不能充分发挥代偿功能，神经元发生坏死，即使去除病因亦难以恢复。髓外硬膜内肿瘤多为良性，手术彻底切除预后良好。髓内肿瘤手术难度大，效果差，预后不良。病变部位高，预后较差。合并尿路感染、下肢静脉血栓等并发症者常常预后不好。

第四节　脊髓空洞症

诊疗路径

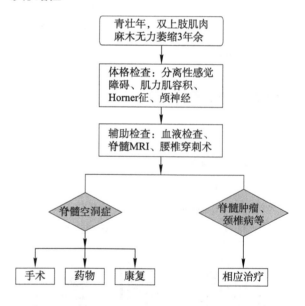

☞ 典型案例（附分析）19-3
双手麻木、乏力伴多次手烫伤2年

脊髓空洞症（syringomyelia）是一种慢性进行性脊髓疾病。病变多位于颈髓，亦可累及延髓，称为延髓空洞症（syringobulbia）。脊髓空洞症与延髓空洞症可单独发生或合并存在，较长的空洞可延伸至胸髓，腰髓较少受累。其特点是脊髓内形成管状空腔。典型临床表现为节段性分离性感觉障碍、病变节段支配区肌萎缩及营养障碍。

（一）病因及发病机制

确切病因及发病机制仍不清楚。多数学者认为，脊（延）髓空洞症并非单独病因引起的独立疾病，而是多种致病因素所致的综合征。

1. 先天发育异常　本病常合并小脑扁桃体下疝（Chiari I 畸形）、先天性颈椎融合畸形（Klippel-Feil 综合征）、扁平颅底、脑积水、脊柱侧凸、脊柱裂、颈肋和弓形足等畸形，故认为脊髓空洞症是脊髓先天性发育异常。也有学者认为，本病是胚胎时期脊髓神经管闭合不全或脊髓先天性神经胶质增生，导致脊髓中央变性所致。

2. 脑脊液动力学异常　颈枕区及第四脑室流出口先天性异常，如 Chiari I 畸形影响了正常的脑脊液循环，脑脊液从第四脑室流向蛛网膜下腔受阻，受心脏收缩影响的脉络丛可引起脑脊液压力波动，搏动波向下冲击脊髓中央管，使之扩张，并冲破中央管壁形成空洞。此外，硬脊膜囊肿、局限性蛛网膜炎、小脑囊肿、脊髓肿瘤囊性变等也可造成非交通性脑脊液梗阻，最终继发脊髓空洞症。

3. 血液循环异常　脊髓血管畸形、脊髓梗死软化、髓内出血、脊髓损伤、脊髓栓系、脊髓炎伴中央管软化扩张、放射性脊髓病及蛛网膜炎等引起脊髓血液循环异常，产生脊髓缺血、坏死、液化形成空洞。

（二）病理学特征

空洞部位脊髓外形呈梭形膨大，病程长也可见脊髓萎缩变细。基本病变是空洞形成和胶质增生。空洞壁不规则，由环行排列的星形胶质细胞和纤维组成。陈旧性空洞周围胶质增生形成 1~2 mm 厚致密囊壁，可见管壁透明变性的血管。空洞充满清亮透明的液体，成分与脑脊液相似，蛋白含量较低，但部分充满黄色液体者则提示蛋白含量增高。

空洞病变通常先累及灰质前连合，对称或不对称地向后角和前角扩展呈 U 形分布，最终波及脊髓侧索和后索。延髓空洞多呈单侧纵裂状，有些甚至可深入脑桥，通常邻近于三叉神经下行传导束，累及内侧丘系交叉纤维、舌下神经核及迷走神经核。

（三）临床分型

根据 Barnett 分型，临床上可将脊髓空洞症分为四型（表 19-2）。

表 19-2　脊髓空洞症的 Barnett 分型

分类	病理改变
I 型	脊髓空洞症伴枕骨大孔梗阻和中央管扩张（发育型）
I-A	伴 Arnold-chiari 畸形
I-B	伴其他类型的枕骨大孔梗阻型病变
II 型	脊髓空洞症不伴枕骨大孔梗阻（自发型）
III 型	脊髓空洞症伴脊髓其他疾病（获得型）
III-A 型	伴脊髓肿瘤（通常是髓内的，特别是血管膜细胞瘤）
III-B 型	伴外伤性脊髓病
III-C 型	伴脊髓蛛网膜炎和硬脊膜炎
III-D 型	伴脊髓压迫（肿瘤、椎关节强直）、梗死、出血继发脊髓软化
IV 型	单纯的脊髓积水，通常伴脑积水

（四）临床表现

本病多在 20~30 岁发病，儿童和成年以后少见，多为散发病例，男女之比约为 3:1。隐匿起病，进展缓慢，病程数月至数十年不等，因空洞累及部位、横截面范围及纵向长度的不同，其临床表现有所差异，最常见于颈段及胸上段的脊髓内。主要症状如下。

1. 感觉症状　感觉障碍为首发症状者居多。病变常常先侵犯灰质前连合，故早期症状常为相应支配区自发性疼痛，咳嗽、打喷嚏或弯腰可加剧疼痛，继而出现节段性分离性感觉障碍，表现单侧或双侧的手部、臂部、尺侧或一部分颈胸部的痛温觉丧失，而触觉及深感觉相对正常，典型者呈短上衣样分布。如向上累及三叉神经脊束核，可造成面部分离性感觉障碍。晚期脊髓后索及脊髓丘脑侧束受累，导致空洞水平以下各种传导束性感觉障碍。

2. 运动症状 颈胸段空洞扩大累及前角细胞，出现一侧或两侧上肢弛缓性瘫痪，表现为肌无力、肌萎缩、肌束颤动、肌张力减低、腱反射减退或缺失，尤以双手的鱼际肌、骨间肌萎缩最为明显，严重者呈"鹰爪"样。病变晚期累及锥体束，可表现为痉挛性瘫痪，出现 Babinski 征。伴 Arnold-Chiari 畸形者上肢腱反射亢进，提示颈膨大以上受累。出现 Horner 征提示病变侵及 $C_8 \sim T_2$ 侧角交感神经中枢。空洞内发生出血时病情可突然恶化。

3. 神经营养障碍和其他症状 皮肤营养障碍可见皮肤增厚苍白、角化过度，指甲粗糙变脆，痛觉消失区的表皮烫伤，外伤可造成顽固性溃疡及瘢痕形成，甚至指、趾末端无痛性坏死脱落，称为 Morvan 征，是本病的特征之一。关节痛温觉缺失可引起关节磨损、萎缩、畸形、关节肿大、活动度增加，运动时有摩擦感而无痛觉，即夏科关节（Charcot joint），也是本病的重要特征。如病变累及 $C_8 \sim T_2$ 侧角出现 Horner 征，相应节段肢体与躯干可有皮肤分泌异常，表现为多汗或少汗症。少汗症可局限于身体的一侧，称为"半侧少汗症"，更多见于一侧的上半身，或一侧上肢或半侧面部。角膜反射亦可减弱或消失，因神经营养性角膜炎可导致双侧角膜穿孔。晚期可有神经源性膀胱和小便失禁。常合并脊柱侧弯或后突畸形（常伴 Klippel-Feil 综合征，表现为短颈、低发际、头颈部异常姿势、颈椎融合或缺失）、隐形脊柱裂、颈枕区畸形、小脑扁桃体下疝、颈肋和弓形足等先天畸形。

延髓空洞症很少单独发生，常为脊髓空洞症的延伸，多不对称，故症状和体征常为单侧性。三叉神经脊束核受损可出现面部痛温觉减退或缺失，呈洋葱皮样分布，由外侧向鼻唇部发展，伴咀嚼肌力弱。面神经核受损出现周围性面瘫。舌下神经核受损出现伸舌偏向患侧，同侧舌肌颤动和萎缩。疑核受累出现吞咽困难、饮水呛咳等延髓麻痹症状。前

庭小脑束受累，可表现为眩晕、眼震、恶心、平衡障碍即步态不稳。

（五）辅助检查

1. 脑脊液检查 无特征性改变，空洞较大时可引起椎管部分梗阻和脑脊液蛋白含量增高。

2. 影像学检查

（1）X 线片检查：有助于发现骨骼畸形，如脊柱侧突、隐形脊柱裂、颈枕区畸形和 Charcot 关节等。

（2）延迟脊髓 CT 扫描（DMCT）：在蛛网膜下腔注入水溶性造影剂，注射后 6 h、12 h、18 h、24 h 后分别进行脊髓 CT 检查，可清晰显示高密度的空洞影像。

（3）MRI 检查：是确诊本病的首选方法。普通矢状位图像可清晰显示空洞的位置、大小、范围、与脊髓的对应关系，以及是否合并 Arnold-Chiari 畸形（图 19-8）。MR3D 稳态构成干扰序列（MR3D-CISS 序列），四维相位对比 MRI（4D PC-MRI）可以研究颅、颈交界区和颈、胸椎区脑脊液循环的复杂动力学模式，以鉴别空洞是原发性还是继发性，有助于选择手术适应证和设计手术方案。

（六）诊断与鉴别诊断

根据青壮年隐匿起病，缓慢进展的病程，常合并其他先天畸形，特征性的节段性分离性感觉障碍、肌无力和肌萎缩，及皮肤和关节营养障碍等，多能作出诊断，结合 MRI 或 DMCT 检查发现空洞可确诊。

本病须与下列疾病相鉴别。

1. 脊髓肿瘤 髓内肿瘤进展较快，累及脊髓节段短，括约肌功能障碍出现早，锥体束征常为双侧，可进展为横贯性损害，神经营养障碍少见，脊髓腔梗阻时脑脊液蛋白含量可增高。MRI 检查未见脊柱畸形，增强扫描见占位性病变则有助于鉴别。

2. 颈椎病 多见于中老年，早期根痛症状明显，感觉障碍多呈根性分布，可出现颈部活动受限或后仰时疼痛，手及上肢可有轻度肌无力及肌萎缩。颈椎 CT 或 MRI 可资鉴别。

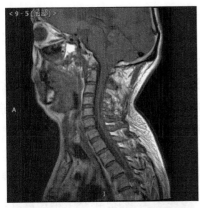

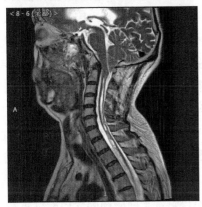

图 19-8 脊髓空洞症的 MRI 图像

双侧侧脑室、三脑室扩张，中脑导水管通畅，小脑扁桃体变尖并向下疝，位于钱式线下约0.8 cm，延髓轻度下移，$C_2 \sim T_5$ 水平脊髓内可见一条索状、串珠状长T_1WI和长T_2WI信号影，局部偏于脊髓一侧，局部与中央管交通，符合小脑扁桃体下疝（Chiari畸形）并幕上脑积水及脊髓空洞MRI改变

📖 拓展阅读 19-3
颈椎病的分型、诊断及非手术治疗专家共识（2018）

3. 肌萎缩侧索硬化 多在中年起病，上下运动神经元均受累，首发症状常为一侧或双侧手指活动笨拙、无力，随后出现手部小肌肉萎缩，以大、小鱼际肌以及骨间肌、蚓状肌为明显。但无感觉异常，无神经营养障碍。颈髓 MRI 常无特异性改变。

📖 拓展阅读 19-4
中国肌萎缩侧索硬化诊断和治疗指南（2012 年）

4. 脑干肿瘤 脑桥下部肿瘤进展快，早期常表现为脑神经损伤，以展神经、面神经麻痹多见，

MRI 有助于与延髓空洞症相鉴别。

5. 其他 脊髓空洞症所致 Charcot 关节肿胀，关节软骨及软骨下骨病变须与其他关节病，如类风湿性关节炎、骨关节炎、关节结核鉴别。关节肿胀及骨软骨破坏，而相对不痛为本病特点。MRI 发现相应节段脊髓空洞可予鉴别。

（七）治疗

本病进展缓慢，可迁延数十年，尚无特效治疗方法。目前认为，持续的中央管存在可能是一种正常的解剖变异，不需处理。对无症状性脊髓空洞症，可定期复查。对空洞不断延伸扩大者，特别是向延髓、低位脑干延伸者则需干预治疗。

1. 对症处理 采用神经营养药物、B 族维生素、ATP、辅酶 A、肌苷等治疗。疼痛者可给予镇痛剂，注意患者情绪变化，必要时给予抗抑郁药物。痛觉缺失者应防止外伤、烫伤或冻伤。防止关节挛缩，进行辅助被动运动、按摩及针刺治疗等。需注意预防压疮、肺部及尿路感染。

2. 放射治疗 可试用放射性核素 ^{131}I 疗法，口服或椎管内注射，但疗效不确定，目前已很少应用。

3. 手术治疗 鉴于脊髓空洞症为慢性进展性疾病，药物治疗效果不理想，手术便成为主要选择。常用方法有后颅窝减压术和脊髓空洞引流术。手术目的是改善脑脊液的动力学，减轻对脊髓的压迫。较大空洞伴椎管梗阻可行上段颈椎板切除减压术，合并颈枕区畸形及小脑扁桃体下疝可行枕骨大孔减压术，手术矫治颅骨及神经组织畸形。继发于创伤、感染的脊髓空洞及张力性空洞可行空洞-蛛网膜下腔分流术。合并 Arnold-Chiari 畸形的患者应先考虑脑脊液分流，部分患者术后症状可有缓解。脊髓内肿瘤所致空洞可行肿瘤切除术。囊性空洞行减压术后压力可暂时解除，但常见复发。此外，除术后感染和血肿等常见并发症，脊髓周围的瘢痕形成、脑脊液的伤口渗漏和分流阻塞也是手术后的突出问题。

第五节　脊髓亚急性联合变性

诊疗路径

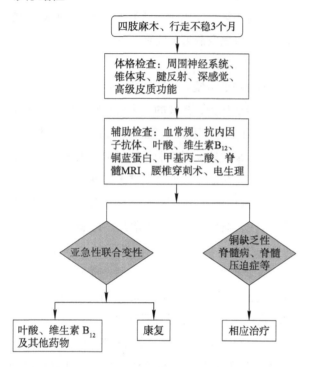

> 四肢麻木、行走不稳3个月
>
> 体格检查：周围神经系统、锥体束、腱反射、深感觉、高级皮质功能
>
> 辅助检查：血常规、抗内因子抗体、叶酸、维生素B$_{12}$、铜蓝蛋白、甲基丙二酸、脊髓MRI、腰椎穿刺术、电生理
>
> 亚急性联合变性　　　铜缺乏性脊髓病、脊髓压迫症等
>
> 叶酸、维生素B$_{12}$及其他药物　　康复　　相应治疗

☞ **典型案例（附分析）19-4**
进行性行走不稳，踩棉花感1个月

脊髓亚急性联合变性（subacute combined degeneration of spinal cord, SCD）是由于各种因素导致体内维生素B$_{12}$缺乏而引起的中枢和周围神经系统变性疾病，主要累及脊髓后索、侧索及周围神经。SCD常常与恶性贫血相伴发，是最常见的代谢性脊髓病。

（一）病因与发病机制

本病与维生素B$_{12}$，即钴胺素（cobalamin）缺乏有关。维生素B$_{12}$作为甲基转移酶的辅酶，参与蛋氨酸、胸腺嘧啶的合成。维生素B$_{12}$缺乏导致钴胺素依赖的甲钴胺酯酶活性降低，甲基丙二酸升高，髓鞘碱性蛋白甲基化减少，髓鞘易损，易脱髓鞘和空泡化。其缺乏可导致恶性贫血、核糖核酸合成障碍、神经髓鞘轴索合成代谢障碍而引起神经

变性。

维生素B$_{12}$贮存于肝脏，贮存量很丰富，为3 000～5 000 μg，正常人日需求量仅1～2 μg。从食物摄取的游离维生素B$_{12}$必须与胃底壁细胞中内质网微粒体分泌的内因子结合方能不被肠道细菌利用，进而在回肠远端与黏膜受体结合。维生素B$_{12}$摄取、吸收、结合及转运任一环节出现障碍均可引起维生素B$_{12}$缺乏。严重营养不良、恶病质及乳品素食者等导致维生素B$_{12}$摄入不足，自身免疫性胃炎伴内因子抗体、先天性内因子分泌缺陷、大量酗酒伴萎缩性胃炎、胃大部分切除术等因素导致胃液内因子缺乏或不足，乳糜泻、回肠切除术、局限性肠炎影响维生素B$_{12}$的吸收，血液中运钴胺蛋白缺乏等均可导致维生素B$_{12}$代谢障碍。质子泵抑制剂、H$_2$受体阻滞剂和二甲双胍降低胃酸浓度也可能干扰其吸收。维生素B$_{12}$选择性吸收障碍综合征（Imerslund-Grasbeck syndrome）则是由于先天基因突变，使得附着于回肠黏膜受体的维生素B$_{12}$内因子复合物不能转运通过上皮细胞所致。近来，有报道滥用氧化亚氮（N$_2$O，俗称"笑气"）可导致维生素B$_{12}$钴原子产生不可逆氧化反应，加重维生素B$_{12}$缺乏。此外，叶酸代谢和维生素B$_{12}$的代谢密切相关，两者均参与血红蛋白的合成，影响造血功能，叶酸缺乏可导致骨髓和胃肠细胞不能进行正常的细胞分裂，可发生贫血、胃酸缺乏和舌炎。60%的恶性贫血患者存在胃壁细胞抗体，影响内因子与维生素B$_{12}$的结合。在白种人中SCD常与恶性贫血并发，而我国相对少见。

（二）病理学特征

SCD的病变主要累及脊髓后索、锥体束及脊髓小脑束，常从胸髓上段起始，向其他节段延伸，严重时可累及大脑白质、视神经和周围神经。病理变化为髓鞘脱失和轴索变性，后期可见双侧神经纤维对称性的沃勒变性。镜下可见脊髓肿胀、空泡形成、髓鞘脱失断裂及轴索变性丢失，周围可见明显的胶质增生。脊髓切面呈灰白色，脊髓萎缩变硬。

（三）临床表现

1. 多在中年后（40~60岁）起病，无明显性别差异，呈亚急性或慢性病程，缓慢进展。

2. 多数患者在出现神经症状之前可有贫血病史，合并胃肠道疾病时常表现为倦怠、无力、心慌、头昏、腹泻及舌炎等症状，伴血清维生素 B_{12} 的缺乏。

3. 神经系统早期症状常表现为手指和足趾的感觉异常，如刺痛、麻木及灼烧感，呈持续性，下肢较重，肢端感觉客观查体多正常。常累及颈胸髓。脊髓后索受损表现为易跌倒、步基宽、走路踩棉花感、黑暗中行走困难。查体可见四肢远端手套－袜套样感觉减退，双下肢音叉振动觉及关节位置觉减退或消失、Romberg 征阳性。部分患者屈颈时出现由脊背向下肢足底放射性的触电感（Lhermitte 征）。运动障碍通常较感觉障碍出现晚，锥体束受损逐渐出现双下肢无力、僵硬及动作笨拙，查体可见肌力减退、肌张力增高、腱反射亢进及病理征阳性。如周围神经病变较重时，则表现为肌张力减低、腱反射减弱，但 Babinski 征常为阳性。括约肌功能障碍较少见或出现较晚。

4. 少数患者可有视神经损伤，表现为视神经萎缩及双侧中心暗点，视野缩小，视力减退或失明。如大脑白质广泛受累，患者可出现淡漠、嗜睡、易激惹、抑郁等精神症状，严重时出现精神错乱、谵妄、幻觉，甚至认知功能减退及 Korsakoff 综合征等改变，最后可发展为全面性痴呆。

（四）辅助检查

1. 血清学检查

（1）外周血常规及骨髓涂片：提示巨细胞低色素性贫血，血网织红细胞数减少，严重患者可见全血细胞减少。

（2）血清维生素 B_{12} 含量降低：低于 100 μg/L 就可考虑维生素 B_{12} 缺乏症。但目前认为血清维生素 B_{12} 水平并不能准确反映机体是否真正缺乏维生素 B_{12}。因为在维生素 B_{12} 存在转运和代谢障碍的情况下，即使血清维生素 B_{12} 水平正常，仍有 SCD 发生的风险。此方法有一定的局限性。如注射维生素 B_{12}，每日 1 000 μg，10 d 后出现显著的网织红细胞增多，则有助于 SCD 的临床诊断。血清甲基丙二酸和同型半胱氨酸水平增高能间接反映细胞内维生素 B_{12} 水平。

（3）血清维生素 B_{12} 含量正常者：可行 Schilling 试验，口服放射性核素 ^{57}Co 标记的维生素 B_{12}，测定其在尿液、大便中的排泄量。正常人吸收量为 62%~82%，尿排出量为 7%~10%。维生素 B_{12} 吸收缺陷者，粪便排泄量明显增多而尿排泄量明显减少。但由于此试验使用放射性物质以及操作繁琐等原因，目前已较少应用。

（4）血清抗内因子抗体：阳性有助于诊断。高达 90% 的维生素 B_{12} 缺乏患者可发现胃壁细胞抗体。

2. 胃液分析　注射组胺作胃液分析，可发现抗组胺性胃酸缺乏。

3. 脑脊液检查　多正常，少数病例可有轻度蛋白升高。

4. MRI 检查　可见累及脊髓中央区和侧索的长节段的长 T_1WI、长 T_2WI 病灶，可见强化效应。累及脊髓后索的 T_2WI 高信号呈"倒 V"或"反兔耳"征，有诊断价值。病变多位于后索，后、侧索同时受累者相对少见，一般无单纯侧索受累（图 19-9）。维生素 B_{12} 治疗后 MRI 异常信号可减弱或消失，但轴索变性所致信号异常则会一直存在。脑 MRI 在 T_2WI 和 FLAIR 序列可显示大脑白质和第四脑室周围高信号病变，常常累及皮质脊髓束。

5. 电生理检查　SCD 患者的肌电图可有异常，典型表现为运动感觉神经传导速度减慢，肌肉复合动作电位和感觉神经动作电位波幅降低，可见失神经电位。体感诱发电位异常提示损害主要在后索，运动诱发电位异常可以判断皮质脊髓束的传导情况，视觉诱发电位可见 P100 延长。这些表现可在临床症状出现前或在疾病早期出现，对 SCD 诊断具有较高的敏感度。

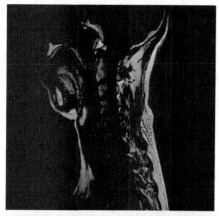
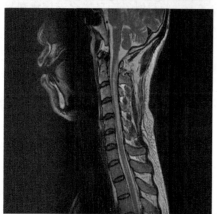
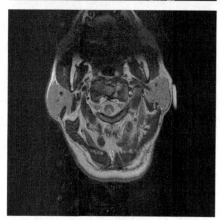

图19-9　脊髓亚急性联合变性的MRI图像

MRI示$C_1 \sim T_2$平面上段脊髓见条状长T_1WI，长T_2WI信号影，轴位病灶位于脊髓后索，呈"倒V"征

（五）诊断

根据中年以后隐匿起病，亚急性或慢性病程，长期胃肠疾病史，有脊髓后索、锥体束及周围神经受损表现，血清维生素B_{12}缺乏，维生素B_{12}治疗后神经症状改善可作出临床诊断。

（六）鉴别诊断

1. **铜缺乏性脊髓病**　为铜缺乏所致脊髓损害，可累及脊髓后索、侧索，临床表现与SCD十分相似，须注意鉴别。实验室检查主要特点为血清铜、铜蓝蛋白降低，可伴有贫血及粒细胞减少。脊髓MRI颈胸髓后索T_2WI高信号。补铜治疗后症状可能有部分改善。

> ☞ 拓展阅读19-5
> 神经综述：代谢营养性和中毒性脊髓病

2. **脊髓压迫症**　病灶常自脊髓一侧开始，早期多有神经根刺激症状，有确切的感觉障碍平面，且为传导束性感觉障碍，逐渐出现脊髓半切至横贯性损害症状，可伴尿便障碍。腰椎穿刺可见椎管梗阻，脑脊液蛋白含量增高，脊髓MRI可供鉴别。

3. **脱髓鞘性疾病**　急性或亚急性起病，表现为横贯性或播散性脊髓损伤，病灶以下感觉、运动、括约肌障碍，可伴视神经改变，症状体征常不对称，无对称性周围神经损害，无血清维生素B_{12}缺乏，诱发电位、MRI检查及脑脊液检查有助于鉴别，激素治疗有效。

4. **脊髓痨**　多在梅毒螺旋体感染$10 \sim 20$年后出现，表现为后索及后根受损症状，如深感觉消失，感觉性共济失调，腱反射减弱或消失，肌张力减低，但无锥体束征，部分患者可有阿罗瞳孔及内脏危象，脑脊液蛋白含量正常或轻度增高，梅毒血清学检查阳性可确诊。

5. **周围神经病**　多种原因可导致对称性四肢远端感觉及运动障碍，无恶性贫血及维生素B_{12}缺乏证据，也无脊髓侧索及后索损害体征。

6. **运动神经元病**　隐匿起病，可累及脊髓前角、锥体束及脑干运动神经核，无周围神经病变，无感觉障碍，较容易鉴别。

（七）治疗

疾病确诊后首先纠正导致维生素B_{12}缺乏的原发疾病；改善膳食结构，给予含维生素B族的食物，如粗食、蔬菜和动物肝脏，并严格戒酒。

1. 药物治疗

（1）及早给予大剂量维生素 B_{12} 治疗，否则会发生不可逆性神经损伤。如不治疗或治疗不及时，发病 2~3 年后病情不断加重甚至导致死亡。维生素 B_{12} 每日 0.5~1 mg，连续 2 周肌注，然后每周 1 次，连续 4 周；最后每个月 1 次，2~3 月后改为口服，每次 0.5 mg，每日 2 次，总疗程 6 个月。吸收障碍者需终身用药，合用维生素 B_1 和维生素 B_6 等效果更佳。

（2）贫血者用铁剂，如硫酸亚铁 0.3~0.6 g 口服，每日 3 次，或 10% 枸橼酸铁胺溶液口服 10 mL，每日 3 次。有恶性贫血者，建议叶酸与维生素 B_{12} 共同使用。不宜单独应用叶酸，否则会导致精神症状加重。

（3）胃液中缺乏游离胃酸的萎缩性胃炎患者，可服用胃蛋白酶合剂或饭前服稀盐酸合剂 10 mL。腹泻者可选用适当抗生素及蒙脱石散等。

2. 康复治疗 加强瘫痪肢体的功能锻炼，辅以针灸、理疗及康复疗法，促进肢体功能恢复。

（八）预后

早期诊断并及时治疗是改善本病预后的关键，如能在起病 3 个月内积极治疗，多数可完全恢复。若充分治疗 6 个月至 1 年仍有神经功能障碍，则难以恢复。不经治疗神经系统症状会持续加重，甚至可能死亡。

第六节　脊髓血管病

诊疗路径

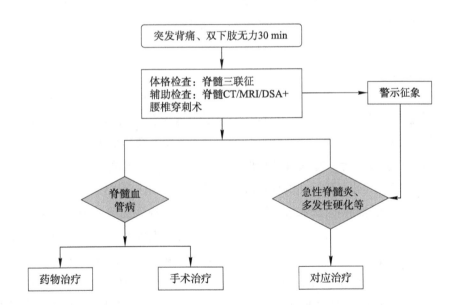

> 🕮 典型案例（附分析）19-5
> 突发双下肢无力 1 h

脊髓血管病（vascular diseases of the spinal cord）系由供应脊髓的血管阻塞或破裂引起脊髓功能障碍的一组疾病，分为缺血性、出血性及血管畸形三大类。脊髓体积较小，侧支循环丰富，且脊髓对于缺血、缺氧的耐受性强于脑组织，故脊髓血管病的发病远少于脑血管病，但因脊髓内部结构紧密，较小的血管损害就可以出现明显的症状。脊髓血管病的确切发病率仍不清楚，占急性脑卒中的 1.2% 左右。

（一）病因与发病机制

动脉粥样硬化、动脉炎、主动脉夹层及动脉

瘤、栓塞、蛛网膜粘连、严重的低血压、红细胞增多症等均可导致缺血性脊髓病。脊髓出血的原因包括创伤、血液病（如白血病）、抗凝治疗等。脊髓血管畸形常以病变压迫、凝血、血栓形成及出血等形式导致脊髓损伤，常合并有皮肤血管瘤、颅内血管畸形和椎体血管畸形等。脊髓静脉梗死多发生于败血症、恶性肿瘤或脊髓血管畸形。

（二）病理学特征

脊髓对缺血耐受较强，轻度缺血不会造成脊髓明显损害，完全缺血 15 min 以上方可造成脊髓不可逆损伤。脊髓前动脉血栓形成常见于胸段，此段是血供的薄弱区。脊髓后动脉左、右各一，其血栓形成非常少见。肉眼可见脊髓动脉颜色变浅，节段性狭窄或闭塞。脊髓梗死可导致神经细胞变性、坏死、组织疏松、充满脂粒细胞、血管周围淋巴细胞浸润，晚期血栓机化被纤维组织取代，并有血管再通。镜下可见软化灶中心坏死、神经细胞变性、髓鞘崩解及周围胶质细胞增生。脊髓内出血常侵及数个节段，中央灰质居多，脊髓外出血形成血肿或出血进入蛛网膜下腔，出血灶周围组织水肿、瘀血及继发神经变性。

脊髓血管畸形包括动静脉畸形（arteriovenous malformation，AVM）、动静脉瘘（arteriovenous fistula，AVF）及海绵状血管瘤等。脊髓血管畸形可发生于脊髓的任何节段，是由扩张迂曲的异常血管形成网状血管团及供血动脉和引流静脉组成。

（三）临床表现

1. 缺血性脊髓血管病

（1）脊髓短暂性缺血发作（spinal transient ischemic attacks，spinal TIA）：类似短暂性脑缺血发作，起病突然，持续时间短暂，不超过 24 h，恢复完全，不遗留任何后遗症。间歇性跛行和下肢远端发作性无力是本病的典型临床表现，行走一段距离后单侧或双侧下肢沉重、无力甚至瘫痪，休息或使用血管扩张剂后缓解，或仅有自发性下肢远端发作性无力，反复发作，可自行缓解，间歇期症状消失。

（2）脊髓梗死（spinal infarction）：脑卒中样起病，脊髓症状在数分钟或数小时达高峰，因闭塞的供血动脉不同而分为以下 3 种。①脊髓前动脉综合征（anterior spinal artery syndrome，ASAS）：即脊髓前 2/3 综合征，又称 Beck 综合征，以中胸段或下胸段多见。脊髓前动脉主要负责前索、侧索和脊髓灰质的血供，其闭塞或低灌注可导致皮质脊髓束和脊髓丘脑束的破坏，而后索相对保留。首发症状常为突然出现病变水平相应部位的根性疼痛或弛缓性瘫痪，甚至出现类似于心绞痛或心肌梗死的表现，须注意鉴别。脊髓休克期过后转为痉挛性瘫痪，伴分离性感觉障碍，即痛温觉消失而深感觉存在，大小便障碍较明显，早期尿潴留，后期尿失禁。最常见于主动脉瘤和夹层手术后。②脊髓后动脉综合征（posterior spinal artery syndrome，PSAS）：脊髓后动脉极少闭塞，即使发生也因良好侧支循环而症状较轻且恢复较快。表现急性根痛，病变水平以下深感觉消失，出现感觉性共济失调，痛温觉保存，括约肌功能常不受累，因锥体束为脊髓前、后动脉供血分水岭，有时可出现轻度上运动神经元性瘫。③中央动脉综合征（sulcal artery syndrome，SAS）：解剖学上指沟连合动脉闭塞，为终末支；常表现为完全或不完全性脊髓半切综合征，病变水平相应节段的下运动神经元瘫痪、肌张力减低、肌萎缩，多无感觉障碍和锥体束损伤。

（3）脊髓血管栓塞：少见，与脑栓塞病因相同，临床表现为根痛、下肢单瘫或截瘫、括约肌障碍等。除了动脉粥样硬化栓子、心房颤动的栓子、肿瘤性癌栓、反常静脉栓子和感染性心内膜炎的炎性栓子外，潜水减压病的气体栓子和外伤后的纤维软骨栓子也是脊髓血管栓塞的重要原因。转移瘤所致的脊髓血管栓塞，由于伴发脊髓和椎管内广泛转移，病程进展较迅速。

2. 出血性脊髓血管病 髓内出血的特点为急性剧烈背痛、数分钟或数小时后迅速出现损害水平以下的运动感觉障碍和括约肌功能障碍。脊髓的硬膜下和硬膜外出血均可突然出现剧烈的背痛，因血肿占位效应压迫脊髓，可快速出现截瘫、病变水平以下感觉缺失、括约肌功能障碍，甚至进展为急性横贯性脊髓损伤。脊髓蛛网膜下腔出血以病变水平和颈背部突然剧烈疼痛为特征，严重时可快速出现截瘫或四肢瘫、感觉障碍及大小便障碍。如仅为脊髓表面血管破裂，可能只有背痛而无脊髓受压表现。

3. 脊髓血管畸形（vascular malformations of spinal cord） 是先天性脊髓血管发育异常性疾病。脊髓血管畸形大多为动静脉畸形，临床少见，包括以下几种情况。①硬脊膜动静脉瘘（spinal dural arteriovenous fistulas，SDAVF）：指供应脊髓或神经根的细小动脉在椎间孔处穿过硬脊膜时与脊髓引流静脉出现了相互交通，导致静脉高压。多位于胸腰髓或圆锥，表现为进行性加重的脊髓缺血性病变。多见于中老年男性，常呈渐进性起病，逐渐出现双下肢无力、感觉障碍，常伴有括约肌功能障碍，症状在活动或改变姿势后加重，通常在 2~3 年后发展为截瘫。②髓内动静脉畸形：多发于胸腰段背面，多在 45 岁前起病，男女比例为 3:1。以突然发病和症状反复出现为特点。多数患者以急性疼痛为首发症状，有不同程度的截瘫、根性或传导束性分布的感觉障碍及大小便障碍，少数以脊髓蛛网膜下腔出血为首发症状。动静脉畸形症状的周期性加剧与妊娠有关，可能是妊娠期内分泌改变使静脉压增高所致。③青少年型脊髓血管畸形：即 Cobb 综合征，是一种较罕见的先天性非遗传性复杂血管畸形，累及脊髓、硬膜外腔、椎体、椎旁软组织、肌肉、皮下组织及皮肤，病变位于同一脊髓节段，又称为节段性脊髓血管畸形综合征。多见于儿童或青少年时期，脊髓症状表现为蛛网膜下腔出血及神经根刺激症状，系椎体、脊髓血管畸形及扩张的硬膜外静脉丛压迫脊髓所致。④髓周动静脉瘘：为脊髓前后动脉与静脉在脊髓周围形成直接交通，圆锥和马尾居多，静脉引流呈团状或蚓状。多发于14~42 岁，无性别差异。起始症状为脊髓间歇性跛行，为畸形血管盗血所致，进展缓慢。有时呈脑卒中样起病，系血管栓塞形成或引流静脉出血所致。⑤脊髓海绵状血管瘤：较少见，由高度扩张薄壁血管样组织构成，呈海绵状或蜂窝状，易反复出血。多发生于中青年女性，胸髓多见，临床表现为进行性脊髓功能障碍，常引起进行性或节段性感觉运动障碍。主要由于脊髓受压或畸形血管反复少量出血所致。⑥脊髓血管母细胞瘤：是一种高度血管分化的良性肿瘤，表现为脊髓压迫症状，但无特异性，常伴发视网膜血管瘤、皮肤血管瘤或其他先天性病变。

> ✆ 拓展阅读 19-6
> 神经综述：脊髓血管病

（四）辅助检查

1. 脑脊液检查 脊髓梗死无特殊改变。椎管内出血可导致脑脊液压力增高。蛛网膜下腔出血则脑脊液呈均匀血性。血肿形成可造成椎管内不同程度阻塞，使脑脊液蛋白含量增高，压力降低。

2. CT 和 MRI 检查 对出血性脊髓血管病，CT 检查可显示出血部位的高密度影，但对梗死性脊髓病显示不清。对脊髓血管畸形，CT 检查可显示脊髓局部增粗，增强后可发现血管畸形。典型的脊髓前动脉梗死的病例，起病数日后，脊髓 MRI 可发现以前角为中心的长 T_1WI、长 T_2WI 信号，轴位可见"H"征、"猫头鹰眼"征或"蛇眼"征，DWI 可见弥散受限，病灶可有轻度强化。脊髓后动脉梗死时，在脊髓背侧可见长 T_1WI、长 T_2WI 信号。值得注意的是，发病数小时或 1 天内 MRI 检查往往正常，数周后病灶软化，脊髓变细。出血性脊髓病血肿部位的 MRI 表现与脑出血相似。急性期时病灶呈等 T_1WI、等 T_2WI 信号，亚急性期呈短 T_1WI 信号，慢性期由于含铁血黄素的沉积呈长 T_1WI、短 T_2WI 信号。脊髓 MRI 还可以发现椎管内血管畸形、海绵状血管瘤以及复合性动静脉畸形。脊髓血管畸形常表现为迂曲或团块状血管流空影（图19-10）。海绵状血管瘤表现为局部脊髓膨大，内有高低混杂信号（图 19-11）。

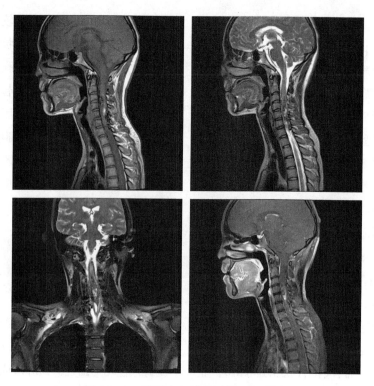

图 19-10　脊髓内血管畸形的 MRI 影像

颈髓-胸髓上段广泛增粗，$C_3 \sim C_6$水平脊髓见条片状混杂信号影，以等长T_1WI等短T_2WI信号为主，其中间可见斑片状短T_1WI、长T_2WI信号影，其内见多发迂曲血管流空影，部分流空血管影向上沿着颈段脊髓前缘走行达延髓前缘水平，增强扫描可见病灶强化不明显，部分流空血管影可见强化。考虑为颈髓内血管畸形并$C_3 \sim C_6$髓内新旧出血灶

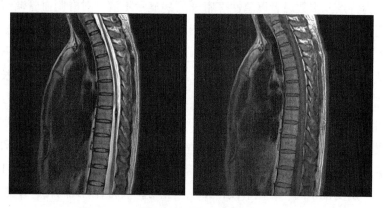

图 19-11　脊髓内海绵状血管瘤的 MRI 影像

T_8椎体后方脊髓局限性增粗，其内见类圆形长T_1WI、稍长T_2WI异常信号影，周边环绕短T_2WI信号，增强扫描病灶内见可以少许条片样强化，病灶大小约1.2×0.4 cm（上下×前后），系髓内海绵状血管瘤并出血

3. 脊髓血管造影　脊髓 MRA 和 CTA 检查简便易行，能初步判断脊髓血管畸形的供血动脉和引流静脉。选择性数字减影脊髓动脉造影（DSA）对诊断脊髓血管畸形最有价值，可明确显示畸形血管的大小、范围、类型与脊髓的关系，有助于治疗方法的选择。海绵状血管瘤 DSA 常正常（图 19-12）。

（五）诊断与鉴别诊断

根据发病突然、脊髓损伤的临床特点，结合脑脊液和脊髓影像学可初步作出临床诊断，完全确定诊断有时很困难，须与下列疾病鉴别。

1. 其他原因所致间歇性跛行　①血管性间歇性跛行：系下肢动脉脉管炎或微栓子反复栓塞所

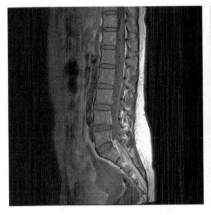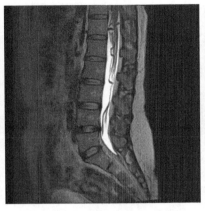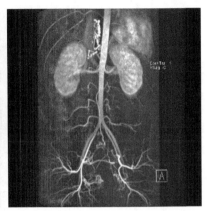

图 19-12　脊髓血管造影图像

$T_{10} \sim L_3$水平髓外硬膜下间隙及脊髓-马尾神经表面可见多发迂曲不规则血管流空影，病灶包绕脊髓圆锥、马尾神经，其中以$T_{10 \sim 12}$水平为著，部分流空血管影累及T_{12}右侧椎间孔并沿椎间孔右上走行。胸髓血管造影显示上述团块状流空血管影明显强化并迂曲增多，可见T_{10}水平参与供血的脊髓前动脉，T_{12}右侧肋间动脉增粗参与病灶供血，$T_{10} - T_{12}$双侧椎间孔区域神经根髓质动静脉迂曲增粗及肋间静脉增粗

致，下肢间歇性疼痛、无力、苍白、皮肤温度降低、足背动脉搏动减弱或消失，超声多普勒检查有助于诊断。②马尾性间歇性跛行：是由于腰椎管狭窄所致。常有腰骶区疼痛，行走后症状加重，休息后减轻或消失，腰前屈时症状可减轻，后仰时则加重，感觉症状比运动症状重。

2. **急性脊髓炎**　病前多有感染或疫苗接种史，起病不如血管病快，无急性疼痛或根性疼痛等首发症状，脑脊液细胞数可明显增加，激素治疗有一定效果，预后相对较好。

3. **多发性硬化**　一种慢性炎性脱髓鞘疾病，常见于颈胸髓，病灶长轴与脊髓长轴一致，延伸长度多小于2个椎体节段，横轴位显示病灶多位于脊髓的周边白质。大约90%的病例MRI可发现脑内有特征性的脱髓鞘病灶。临床上，患者的症状通常具有复发缓解的特点。

4. **亚急性坏死性脊髓炎**（subacute necrotic myelitis）　是一种脊髓的血栓性静脉炎，以成人男性多见，缓慢进行性加重的双下肢乏力伴有肌萎缩、反射亢进、锥体束征阳性、损害平面以下感觉障碍。病情加重可呈完全性截瘫、大小便障碍、肌萎缩、肌张力低、腱反射减弱，腰骶段最易受累，胸段少见。脑脊液内仅蛋白含量增多，脊椎管碘油

造影可见脊髓表面有扩张血管。

5. **脊髓静脉高压综合征**（venous hypertensive myelopathy，VHM）　又称静脉高压性脊髓病，是指由多种脊髓、脊柱及其周围结构的血管性病变，导致脊髓引流静脉回流受阻或椎管外静脉血逆流入椎管静脉系统使脊髓静脉系统压力增高，而产生的脊髓功能受损的一组综合征。最常见的病因为硬脊膜动静脉瘘，多表现为缓慢进行性加重的脊髓横贯性损害，脊髓血管造影是诊断的"金标准"。

（六）治疗

缺血性脊髓血管病治疗原则与缺血性脑血管病相似，但由于脊髓血管病发病率低，早期难以明确诊断，时间窗内的溶栓治疗也就难以实行。体循环低血压者应纠正低血压状态，可应用血管活性药及促进神经功能恢复的药物，疼痛时给予镇静止痛药。硬膜外或硬膜下血肿，应紧急手术以清除血肿，解除对脊髓的压迫，畸形血管可采用显微手术切除，随着血管介入的发展，栓塞术变得简单易行，且可以在造影诊断的同时进行，可作为首选方法。脊髓蛛网膜下腔出血治疗与脑蛛网膜下腔出血相同。病情稳定后须尽早开始康复锻炼。截瘫患者应避免压疮和尿路感染。

第七节　放射性脊髓病

诊疗路径

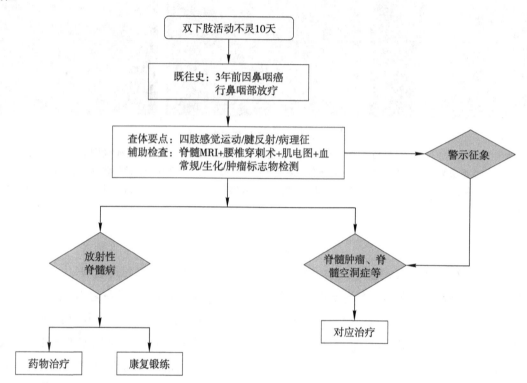

☞典型案例（附分析）19-6
双下肢渐进性麻木无力 1 个月

放射性脊髓病（radiation myelopathy）系由电离辐射引起的超过脊髓承受范围而造成的损伤。常发生于工业事故和放射治疗后。本节重点阐述医疗放射因素所致脊髓损伤。临床多在鼻咽癌、食管癌、甲状腺癌、纵隔肿瘤、脊椎肿瘤及颈淋巴肿瘤接受放射治疗一段时间后出现。脊髓损伤程度与辐射强度、持续时间、照射部位以及个体耐受性有关。据统计，0.8%~3.51% 的患者放疗后发生放射性脊髓病。

（一）病因和发病机制

与其他组织器官相比，脊髓组织对放射线辐照更为敏感。正常脊髓组织的照射耐受量为 4 000~5 000 cGy/4~5 周，超过此限值就有可能导致放射性脊髓病。动物实验表明，放射性脊髓病的发生与接受放射治疗的方式、剂量、机体免疫状态及病程长短等诸多因素有关。总放射剂量越大、单次放射剂量越大、每日重复多次放射、脊髓放射节段的体积和长度都是放射性脊髓病发生的危险因素。放疗与化疗并用可明显增加放射性脊髓病的发生风险。疾病因素也可使脊髓对辐射损伤更敏感。高血压、糖尿病、自身免疫性疾病、先天性和后天性脊髓病变、中枢神经系统损伤、高血红蛋白、低血压、酗酒和感染性疾病，都可以增强脊髓对辐射损伤的敏感性。此外，妊娠期妇女中枢神经系统对放射线耐受剂量偏低。放射性脊髓病的发病是多种机制共同作用的结果，主要的损伤机制有：①放射线对脊髓组织的直接损伤。剂量越大细胞损伤的程度越严重，特别是对核染色质和线粒体的损害。②脊髓供血血管受损引起继发损害。静脉内皮损伤，导致静脉闭塞，使局部渗出坏死。③放射线作用于神经组织，使细胞蛋白或类脂质发生改变，形成新的抗原性，产生自身免疫反应，引起脊髓水肿、脱髓鞘改变或坏死。④晚期的脊髓损伤源自对靶细胞群的损伤，最可能的靶细胞群是胶质细胞群和内皮细胞群，受损后白质和神经根就会发生节段性脱髓鞘。

（二）病理学特征

在脊髓放射性治疗相对应的平面及邻近几个阶段可见不规则白质灰质受累区。血管内皮细胞、少突胶质细胞和有髓纤维的直接损伤，以及由于静脉壁病变引起的脊髓内静脉引流紊乱是放射性脊髓病最重要的组织病理变化。肉眼可见脊髓肿胀、变软，切面灰白质分界不清，镜下可见局灶性凝固坏死和神经纤维脱髓鞘改变，也可见组织溶解液化、坏死、空泡变，神经细胞和胶质细胞变性、固缩和消失。受损严重部位可见血管病变，包括狭窄、血栓形成、管腔闭塞、纤维蛋白样坏死、静脉壁增厚和玻璃样变性。周围有陈旧性出血，胶质瘢痕形成和少量炎性细胞浸润，病灶周围组织有水肿及胶质增生。

（三）临床表现

本病起病隐匿，多在接受放疗后半年到 2 年发病，最短 1 个月。颈部肿瘤放疗后受累多见。首发症状以感觉异常多见，表现为上肢或下肢远端麻木感、触电感或烧灼样疼痛，逐渐向上进展至受损平面。也可表现为 Lhermitte 征，患者被动屈颈时出现刺痛感或闪电样感觉，从颈部放射至背部甚至到大腿前部。肌力减退一般出现于感觉障碍后，开始较轻，如持物无力、书写困难，逐渐进展为单肢或多个肢体无力甚至瘫痪，严重时可出现脊髓半切甚至脊髓横贯性损伤。

根据放射性脊髓病潜伏期长短、临床病程及表现，可分为以下 4 种类型。

1. **急性短暂型**　最常见，在放疗后经大约 3 个月的潜伏期后出现症状，仅有主观症状和轻微的感觉障碍，以 Lhermitte 征为特征，年轻人及长节段脊髓照射后更易出现。神经系统查体常无异常。有自限性，经过 3 个月左右逐渐缓解。

2. **下运动神经元损伤型**　少见，表现为下运动神经元损害征象，出现肢体无力、肌肉萎缩、腱反射减弱或消失，与脊髓前角细胞选择性损害有关。

3. **急性截瘫或四肢瘫型**　少见，在放疗后经一定时间的潜伏期，急性发病，表现为截瘫或四肢瘫，数小时至数天内发展到高峰，以后病情稳定，可能由脊髓血管出血或缺血病变引起。

4. **迟发进展型**　是最为严重，也是最受关注的并发症，通常是不可逆性损伤。潜伏期为 3 个月至 5 年，平均 18 个月。通常为隐袭起病，但亦可在潜伏期后急性发病。早期为感觉异常，之后出现一侧或双侧下肢肌无力，运动和感觉障碍的各种组合取决于脊髓损伤的解剖水平，但最后常进展至脊髓半切或脊髓横贯性损伤，出现痉挛性截瘫、受损平面以下感觉缺失及膀胱直肠功能障碍。预后差，多数于 2 年内死亡，常死于呼吸道或泌尿系感染。

（四）辅助检查

1. **血清学检查**　常无明显异常，但有鉴别诊断意义。

2. **脑脊液检查**　大多正常，部分病例脑脊液蛋白含量可轻度增高。脑脊液髓磷脂碱性蛋白（MBP）含量增加，对放射性脊髓病有早期诊断价值。Queckenstedt 试验显示椎管通畅，少数病例因脊髓水肿或蛛网膜粘连可呈完全或不完全梗阻。

3. **脊髓 MRI 检查**　对放射性脊髓病的诊断有重要价值。MRI 表现与疾病时期和神经系统症状有关。疾病早期（发病 8 个月内）可见脊髓肿胀增粗，呈长 T_1WI、长 T_2WI，增强可见斑点状或环状强化。慢性期则表现为脊髓萎缩变细。急性短暂型病变中，MRI 检查通常显示是正常的。

（五）诊断与鉴别诊断

1. **诊断**　依据头颈及躯干等部位恶性肿瘤放疗后出现脊髓损伤的病史，症状范围与照射区域基本一致，结合脊髓 MRI 检查，排除脊髓肿瘤等相关疾病，可作出临床诊断。

2. 鉴别诊断

（1）脊髓肿瘤：起病隐匿，无放疗病史。髓内肿瘤常早期出现膀胱直肠括约肌功能障碍，感觉障碍从近端向远端发展。髓外肿瘤早期常有神经根刺激症状，感觉障碍从远端向近端发展，括约肌功能障碍出现较晚。可有椎管梗阻表现，脑脊液蛋白升高，Queckenstedt 试验阳性，脊髓 MRI 检查可予鉴别。

（2）脊髓空洞症：青壮年隐匿起病，缓慢进展，受累区域出现节段性分离性感觉障碍、肌无力和肌萎缩，以及皮肤和关节营养障碍，常合并其他先天畸形，MRI 检查发现空洞可确诊。

（3）副肿瘤性脊髓病：是肿瘤的神经系统远隔效应所致，病变部位无肿瘤组织。脊髓受累可表现为坏死性脊髓病、亚急性运动神经元病等不同类型，多见于肺癌、乳腺癌、卵巢癌、胃癌、前列腺癌及甲状腺癌。亚急性起病，逐渐发展为横贯性损伤，症状常为对称性，MRI 检查可见病变节段脊髓肿胀，但无放疗病史，如发现原发肿瘤则可鉴别。

（六）治疗

放射性脊髓病是严重且不可逆的放疗并发症。一旦发生，尚无有效的治疗方法，多数预后不良，因此应注意预防。进行放射治疗时需严格遵循放疗原则，控制放疗剂量、时间，保护非放射组织，最大程度减少本病的发生。

1. 急性期一旦确诊，首先要停止放射线照射，改用化疗或其他综合治疗的方法。激素冲击治疗、改善微循环药物及神经细胞营养剂，可能对部分患者有效，有助于急性期脊髓细胞的功能恢复。动物实验发现，促红细胞生成素、血管内皮生长因子及神经干细胞对脊髓放射损伤后的功能恢复有所帮助。

2. 慢性期和恢复期应用促进神经细胞恢复药物并配合主动或被动功能锻炼，联合针灸及功能性电刺激可能有效。部分患者长期卧床，须积极预防肺部感染、泌尿系感染、压疮及深静脉血栓形成。

（王　涛　张国新）

数字课程学习

⬇ 教学PPT　　　📝 自测题

第二十章

周围神经病

关键词

周围神经病	三叉神经痛	特发性面神经麻痹
面肌痉挛	多脑神经损害	单神经损害

急性炎性脱髓鞘性多发性神经根神经病

慢性炎症性脱髓鞘性多发性神经根神经病

第一节　周围神经的解剖及病损定位

本章介绍的周围神经病（peripheral neuropathy）是指周围神经结构受损和功能障碍导致的疾病总称。周围神经（peripheral nerve）是相对于中枢神经而言的称谓，是指脑和脊髓硬脊膜（pia membrane）以外的所有神经组织，作为脑和脊髓的延续，包括与脑相连的脑神经（cranial nerves），与脊髓相连的脊神经（spinal nerves）。周围神经通过神经根（nerve root）与脑和脊髓相连。按本书目录原则，本章不涉及神经根病和神经元病，请查阅相关章节。神经纤维可分为运动、感觉和自主神经三大类，自主神经相关内容见第二十一章。

周围神经（peripheral nerve）作为脑和脊髓的延续，其纤维成分不仅含有来自体表和深层感受器的传入性纤维（躯体－传入纤维），还有到达横纹肌的传出性纤维（躯体－传出纤维）以及支配内脏、汗腺和血管平滑肌的纤维（植物性传入纤维和植物性传出纤维）。分布于体表、骨、关节和骨骼肌的称为躯体神经；分布与内脏、血管、平滑肌和腺体的称为内脏神经。脑神经已在本章第三节脑神经中详述，本节主要以脊神经为代表的介绍其解剖结构、生理功能、病理变化和病损定位等。

一、脊神经解剖结构及生理功能

与脊髓相连的周围神经即脊神经，每对脊神经借前根和后根连于一个脊髓节段。前根为由脊髓出来的传出性纤维，属运动纤维；后根为进入脊髓的传入性纤维，属感觉纤维。因此，脊神经为混合性，包含躯体感觉纤维、躯体运动纤维、内脏感觉纤维和内脏运动纤维4种成分。

脊神经总共有31对，可分为5部分：8对颈神经、12对胸神经、5对腰神经、5对骶神经和1对尾神经。第1颈神经干自寰椎与枕骨之间穿出椎管，第2~7颈神经干自同序列椎体的上缘穿出，第8颈神经干自第7颈椎体下缘穿出，12对胸神经干及5对腰神经干自同名椎体的下缘穿出，第1~4骶神经由同序列骶孔穿出，第5骶神经和尾神经自骶管裂孔穿出。每条脊神经干出椎间孔后即分为前支、后支、脊膜支和交通支。除胸神经前支保持原有的节段性走行外，其余前支交织成神经丛，即颈丛、臂丛、腰丛和骶丛，由各丛再发出分支分布于躯干前外侧和四肢的肌肉和皮肤；后支分成肌支和皮支，肌支分布于颈背、胸腰背和腰骶部深层肌，皮支分布于枕、颈背、胸腰背部、骶及臀部皮肤。脊膜支分布于脊髓被膜、血管壁、骨膜、韧带和椎间盘等处。交通支为连于脊神经与交感干之间的细支。

脊神经的分布具有明显的节段性，尤其是颈神经和胸神经的分布。颈神经的前支在颈部组成颈丛和臂丛。颈丛神经分布于胸锁乳突肌、膈肌、胸膜及枕部、耳廓、颈前区和肩部的皮肤。臂丛神经分布于上肢的肌肉和皮肤。胸神经共12对，具有明显的节段性，T_2分布于胸骨角水平，T_4分布于乳头平面，T_6分布于剑突水平，T_8分布于肋弓下缘，T_{10}分布于脐水平，T_{12}分布于腹股沟水平。胸神经的前支较长，除第1对的大部分参加臂丛、第12对的小部分参加腰丛之外，其余的皆不成丛。第1~11对，各自位于相应的肋间隙内，称肋间神经。第12对位于第12肋下方，称肋下神经。腰神经共5对，腰神经的前支，由上而下逐渐粗大。第1~4腰神经的前支，大部分组成腰神经丛（有50%的第12胸神经的前支分支加入腰丛）。第4腰神经的小部分和第5腰神经的前支合成腰骶干，参加骶神经丛的组成。

图 20-1
脊神经

二、脑神经解剖结构及生理功能

脑神经又称"颅神经"，人体有12对脑神经，分别是Ⅰ嗅神经、Ⅱ视神经、Ⅲ动眼神经、Ⅳ滑车神经、Ⅴ三叉神经、Ⅵ展神经、Ⅶ面神经、Ⅷ位听神经、Ⅸ舌咽神经、Ⅹ迷走神经、Ⅺ副神经、Ⅻ舌下神经。传统上，脑神经中除了作为大脑直接延续的嗅神经和视神经以外，均归属周围神经。在这12对脑神经中，第Ⅰ、Ⅱ、Ⅷ对是纯感觉神经，第Ⅲ、Ⅳ、Ⅵ、Ⅺ、Ⅻ对是运动神经，第Ⅴ、Ⅶ、Ⅸ、Ⅹ对是混合神经。它们主要分布于头面部，其中迷走神经还分布到胸腹腔内脏器官。脑神经的解剖和生理功能对于临床诊断和治疗意义重大，本章节在相关分论中对涉及的脑神经有详细介绍。

📧 图 20-2
脑神经及其核团示意图，脑干背侧面观

三、周围神经损伤的病理类型

周围神经受损时，主要表现为3种病理形式，分别为沃勒变性、轴索变性和节段性脱髓鞘。这3种病变无病因学上的特异性，也非完全独立存在，可同时或先后出现。

📧 图 20-3
周围神经损伤的病理类型

1. 沃勒变性（Wallerian degeneration） 也称之为顺行性坏死（dying forward），是指轴索损伤断裂，阻断了轴浆运输的营养保护作用，远端的轴突和髓鞘继之变性。主要病理表现为远端纤维肿胀和碎裂，碎裂片段被施万细胞和（或）巨噬细胞吞噬。一般周围神经断裂约3个月后，远端结构将完全消失。断端近侧的神经可见类似变化，但仅破坏1~2个郎飞结病变即停止。胞体发生相关改变（如染色质分解、内质网增生）以适应修复断裂的轴突。靠近胞体的轴突断裂也可导致神经元坏死。

2. 轴索变性（axonal degeneration） 也称之为逆行性坏死（dying back），是指原发的远端轴索损伤，逐渐累及近端的轴索和髓鞘的过程。这种现象最为常见的病理改变是轴索球形成。对这个过程的可能解释，是某些中毒或代谢过程会沿着轴突自远

端向近端均匀的影响轴突或引起轴浆运输障碍时，轴浆聚集，形成球形结构，导致维持细胞膜和神经递质系统更新的物质和亚细胞器不能被运输到轴突末梢。失去轴突的营养作用，髓鞘可能会溶解，但施万细胞本身不会消亡。

3. 节段性脱髓鞘（segmental demyelination）是指灶性的髓鞘脱失且轴索结构完整。机制为施万细胞或髓鞘本身病变导致的不同长度的髓鞘脱失，而邻近的髓鞘结构保持正常。周围神经活检病理检查时，撕单纤维（teased single fiber）可呈现较为直观的节段性脱髓鞘改变，在常规半薄切片中表现为薄髓纤维增多。慢性节段性脱髓鞘通常伴有过度的施万细胞再生，形成所谓洋葱球样改变。虽然脱髓鞘节段的轴索电传导速度受到明显影响，但轴突可保持其结构和功能的完整。

上述3种病理改变的结果不尽相同，以运动纤维为例，节段性脱髓鞘的纤维所支配的肌肉不会发生失神经改变。而轴索变性和沃勒变性的纤维则会出现肌肉的失神经损害，进而导致肌肉萎缩。

📧 图 20-4
腓肠神经活检冷冻切片（正常神经）

四、病因和发病机制

机体常见的病因均可能对外周神经系统产生影响，由于周围神经结构和功能的特征，本概述依据周围神经疾病常见的病因做简要介绍。

1. 遗传因素 得益于分子生物学技术的进步，这方面的发展尤为迅速。编码髓鞘和轴索蛋白的基因突变会导致神经纤维损害，如髓鞘相关的外周髓鞘蛋白（PMP22）、髓鞘蛋白P0（MPZ）及轴索相关的驱动蛋白（kinesin）、RAB7等。这类疾病绝大多数可以归类到不同类型的腓骨肌萎缩症（CMT）范畴，详见本书第二十三章。其他致病靶点包括编码淀粉样物质的基因，如甲状腺素运载蛋白，载脂蛋白A1，参与脂质代谢过程的基因以及线粒体基因等。

2. 自身免疫因素 神经节苷脂（gangliosides）是细胞膜的重要组成成分，在神经系统含量丰富，外周神经髓鞘和轴突膜均有大量神经节苷脂存在。它是由鞘糖脂和一种或多种唾液酸链接在糖链上形成的分子，目前已知 60 余种，如含 1~4 个唾液酸的分别命名为 GM、GD、GT 和 GQ。神经节苷脂是机体自身免疫的重要靶点，因此这类抗体也是最早被发现、种类最多的，如 GM1、GD1a、GT1a、GQ1b 等。近年来，结构研究已经可以通过分子结构和功能的区分将髓鞘进一步分为结旁区（paranode）、近结旁区（juxtaparanode）以及结间区（internode）。对于 Ranvier 结和结旁区蛋白的免疫学研究发现抗 NF155（neurofascin 155，神经束蛋白 155）、CNTN1（contactin 1，接触蛋白 1）和 Caspr（contactin 相关蛋白）抗体等亦可导致慢性周围神经损害。相关自身免疫机制导致的疾病分论见本章第三节 CIDP 相关内容。这一方面的发展是近几年的焦点，感兴趣的读者可以做相关延伸阅读。

3. 嵌压因素 周围神经的重要特征是长距离的走行，常与血管、肌腱等伴行，穿过骨骼、肌肉和结缔组织组成的狭窄通道，如海绵窦区、腕管、肘管等。试验研究发现，嵌压因素早期可导致髓鞘脱失，轴索裸露后离子通道可出现异常电活动，后期轴浆运输障碍导致轴索病变，轴索芽生可诱发异位放电（ectopic electrical discharge）引起周围神经特异性的阳性症状，如感觉症状中的感觉异常（paresthesia）和神经源性疼痛（neuropathic pain），运动症状中的痉挛（spasm）等。三叉神经痛和面肌痉挛目前的致病原因主要是微血管的压迫性因素所致。

4. 其他病因 中毒、代谢、感染和缺血等因素均会出现相应的神经结构异常和功能障碍。

五、病损表现及定位、定性诊断（以脊神经为例）

周围神经损伤的临床表现是受损神经支配范围内的运动、感觉、反射和自主神经功能异常，其部位及范围随受损神经的分布而异，但有其共同的特性。

1. 脊神经病变导致的运动障碍 脊髓前根受损表现为支配节段的下运动神经元瘫痪，不伴有感觉异常。神经丛和神经干受损表现为支配区内的运动、感觉、自主神经功能障碍。神经末梢受损表现为四肢远端对称性下运动神经元瘫痪。与呼吸肌有关的脊神经根受累可出现呼吸肌麻痹导致呼吸困难。运动障碍可分为刺激性症状和麻痹性症状两类。

（1）刺激性症状：包括肌束震颤、肌痉挛、肌肉痛性痉挛等。①肌束震颤：肌肉静息状态下运动单位自发放电而出现的肌肉颤动，可见于运动神经元受损的疾病，特别是运动神经元病，也可见于少数正常人。②肌痉挛：又称为肌纤维颤搐，一个或多个运动单位短暂自发的痉挛性收缩，较肌束震颤缓慢，持续时间长，邻近的运动单位常呈交替性、间断性收缩，如面神经损伤引起的面肌痉挛、放疗引起的臂丛神经炎以及一些代谢性疾病。③肌肉痛性痉挛：为一块肌肉或一个肌群短暂的伴有疼痛的收缩，常见于腓肠肌，可见于正常人，病理状态下出现频率增加，运动神经元病、僵人综合征等可出现。肌肉用力收缩时可诱发，按摩后可减轻。

（2）麻痹性症状：表现为下运动神经元瘫痪，临床表现为肌力减弱或丧失、肌肉萎缩、肌张力低。①肌力减低或丧失：四肢对称性无力可见于多发性周围神经病及吉兰-巴雷综合征。②肌萎缩：当神经出现轴索损伤或神经离断，数周内肌肉失神经支配出现肌肉萎缩，大多与肌无力平行出现，若 12 个月内不能建立神经再支配，则肌肉萎缩可能是不可逆的。而当神经出现脱髓鞘受损时，肌肉萎缩不明显。

2. 脊神经病变导致的感觉障碍 脊髓后根受损表现为损害节段的感觉障碍，可伴有剧烈根性疼痛。神经丛和神经干受损表现为分布区的感觉障碍，常常伴有疼痛、下运动神经源性瘫痪和自主神经功能障碍。神经末梢受损表现为四肢手套-袜套样感觉障碍，常伴有运动和自主神经功能障碍。感觉障碍可分为抑制性症状和刺激性症状两类。

（1）抑制性症状：表现为感觉减退或感觉缺失，多发性周围神经病表现为四肢对称性痛温觉、触觉、振动觉、关节位置觉受损，下肢明显，由远端逐渐向近端发展。不同于脊髓空洞出现的分离性感觉障碍，多发性周围神经病导致的感觉障碍多属于完全性感觉缺失。

（2）刺激性症状：表现为感觉过敏、感觉过度、感觉异常及疼痛。①感觉过敏：指一般状况下对正常人不会引起不适感觉或只能引起轻微感觉的刺激，患者却感觉非常强烈，难以忍受。②感觉过度：特点是潜伏期长、感受性降低、兴奋阈值增高、不愉快的感觉、扩散性、延时性，常见于神经损伤引起的灼性神经痛、糖尿病性周围神经病变、酒精中毒性神经病等。③感觉异常：指没有任何外界刺激时，患者感到的某些部位的蚁行感、麻木、瘙痒等不适感，客观查体无异常，常见于周围神经或自主神经病变。④疼痛：包括如三叉神经痛引起的局部疼痛、神经根病变引起的放射性疼痛、扩散性疼痛、牵涉性疼痛、灼烧性疼痛等。

（3）脊神经病变导致的反射变化：表现为浅反射及深反射减弱或消失，以踝反射消失最为常见。在酒精中毒性多发性神经病等小纤维受累的疾病中，腱反射消失在晚期才出现。

（4）脊神经病变导致的自主神经障碍：可出现无汗或多汗、竖毛障碍、皮温下降、皮下组织萎缩、色素沉着、皮肤溃疡、毛发脱落等，其他包括性功能障碍、膀胱直肠功能障碍、无泪、无涎、直立性低血压等。多见于遗传性神经病或糖尿病性神经病。

（5）脊神经病变导致的其他症状：包括动作性震颤、周围神经肿大、畸形、营养障碍等。①动作性震颤：可见于某些多发性周围神经病，如NF155阳性的慢性炎症性脱髓鞘性神经根神经病等。②周围神经肿大：可见于麻风相关周围神经病、淀粉样变性、神经纤维瘤病、施万细胞瘤、遗传性及慢性脱髓鞘性神经病。③畸形：一些遗传相关的周围神经病发生在生长发育停止之前，可出现手足和脊柱畸形，表现为高足弓、马蹄内翻足、脊柱侧弯等。④营养障碍：由于失用、血供障碍和感觉缺失，皮肤、指（趾）甲、皮下组织可发生营养性改变，远端明显，常见于遗传性感觉性周围神经病。

周围神经病的定位诊断主要依靠临床查体、神经电生理检查和神经影像，后者包括周围神经超声和磁共振。病因诊断主要依靠病史、家族史、环境和职业暴露史，周围神经受累部位、受累分布特点、各种实验室检查和遗传学分析。应首先明确以下临床特征：①明确神经受累的部位，包括运动或感觉神经元、神经根、神经丛和神经干。②明确是髓鞘还是轴索受累或两者均受累，其程度如何。③明确运动还是感觉受累，或哪个受累为主。④明确是否为长度依赖，即是否下肢远端起病或下肢远端受累为主。⑤明确受累的范围，是单神经病还是不对称的多发性单神经病或对称性的多发性神经病。⑥明确起病的形式，急性、亚急性还是慢性，病程中是否有缓解－复发特征。⑦明确自主神经受累情况。⑧明确是否伴有疼痛或肢体的畸形。⑨明确是否伴有其他系统受累，如血液系统疾病、肝肾衰竭、甲状腺疾病、肿瘤等。

周围神经和肌肉电生理检查是临床神经系统查体的延伸，可较为准确地评估疾病累及的范围，鉴别轴索和髓鞘损伤，评估肌肉失神经和神经再支配的程度。在病因方面，肌电图的作用较为有限，某些情况下，可通过神经受累的特点提示某些诊断，如多发性单神经病时提示血管炎周围神经病可能，长度依赖的感觉为著的多发性周围神经病时提示中毒和代谢方面的病因。腓肠神经活检、血清或脑脊液自身抗体检测、分子生物学检查则可为某些周围神经病的病因诊断提供直接证据。

微课 20-1
周围神经病的病因诊断

（焉传祝　张永庆）

第二节　脑神经疾病

一、三叉神经痛

诊疗路径

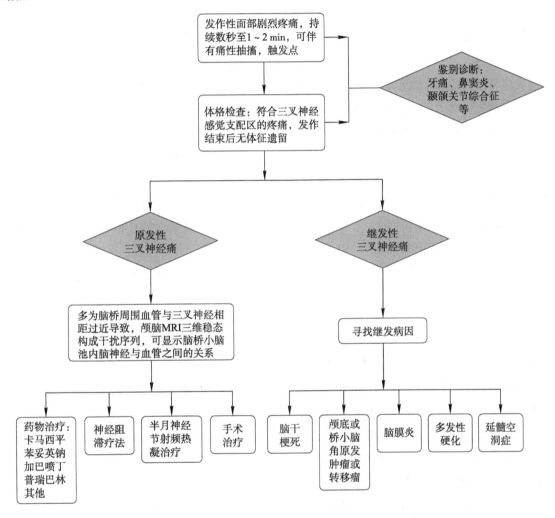

三叉神经分布区内反复发作的阵发性、短暂、剧烈疼痛而不伴三叉神经功能缺失症状，称三叉神经痛（trigeminal neuralgia，TN）。

（一）三叉神经的解剖结构和生理功能

三叉神经的一般躯体感觉纤维，其神经元胞体位于颅中窝颞骨岩部三叉神经压迹处、由假单极神经元组成的三叉神经节内。三叉神经节的中枢突组成三叉神经感觉根，在脑干脑桥臂和脑桥基底部交界处入脑，传到头面部触觉的神经纤维终止于三叉神经脑桥核，传到温觉、痛觉的神经纤维终止于三叉神经脊束核。另一种纤维是特殊内脏运动纤维，起源于特殊内脏运动核之中的三叉神经运动核，三叉神经运动核发出来的特殊内脏运动纤维成分组成三叉神经运动根，从脑桥臂和基底部交界处出脑，纤维成分加入到三叉神经第三大分支下颌神经内支配咀嚼肌等肌肉的运动。

（二）病因

原发性三叉神经痛的病因尚未明确。目前认为在脑桥异行扭曲的血管压迫三叉神经后根，局部产生脱髓鞘变化而导致疼痛发作。继发性三叉神经痛多有明确的病因，如颅底或桥小脑角的肿瘤、转移瘤和脑膜炎、多发性硬化、脑干梗死等侵犯三叉神经的感觉根或髓内感觉神经核而引起的疼痛，多伴有邻近结构的损害和三叉神经本身的功能丧失。

（三）发病机制

可能有多种致病因素，使半月神经节的感觉根和运动支发生脱髓鞘改变，脱失髓鞘的轴突与相邻纤维间发生短路。因此，轻微的触觉刺激即可通过短路传入中枢，而中枢的传出冲动也可经短路成为传入冲动，达到一定的总和而激发半月神经节内的神经元产生疼痛。

（四）病理学特征

原发性三叉神经痛的病理研究较少。主要表现为三叉神经节细胞质中出现空泡，轴突不规则增生、肥厚、扭曲或消失，髓鞘明显增厚或崩解，多数纤维有节段性脱髓鞘改变。

（五）临床表现

该病人群患病率为182/10万，年发病率为（3~5）/10万，多发生于成年及老年人，发病年龄在28~89岁，70%~80%病例发生在40岁以上，发病高峰年龄在48~59岁。三叉神经痛为骤然发生的剧烈疼痛，但严格限于三叉神经感觉支配区内。发作时患者常紧按病侧面部或用力擦面部以缓解疼痛，导致局部皮肤粗糙、眉毛脱落。有的在发作时不断做咀嚼动作，严重者可伴有同侧面部肌肉的反射性抽搐，又称"痛性抽搐"。每次发作仅数秒钟至1~2 min即骤然停止，间歇期正常。发作可由1日数次至1 min多次。发作呈周期性，持续数周、数月或更长，可自行缓解。病程初期发作较少，间歇期较长。随病程进展，间歇期逐渐缩短。

疼痛常自一侧的上颌支（第2支）或下颌支（第3支）开始，随病程进展可影响其他分支。其中眼支（第1支）起病者极少见。极个别患者可先后或同时发生两侧三叉神经痛。临床上，患者面部的某个区域可能特别敏感，易触发疼痛，如上下唇、鼻翼外侧、舌侧缘等，这些区域被称之为"触发点"。此外，在三叉神经的皮下分支穿出骨孔处，常有压痛点。发作期间面部的机械刺激，如说话、进食、剃须、洗脸、刷牙、打呵欠，甚至微风拂面皆可诱发疼痛。

（六）辅助检查

如果考虑脑桥周围血管对三叉神经后根的压迫，可行颅脑核磁共振成像的三维稳态构成干扰序列（three-dimensional constructive interference in steady-state，3D CISS），有助于显示脑桥小脑角池内的脑神经出脑干段与责任血管的关系。

（七）诊断

典型的原发性三叉神经痛，根据疼痛发作部位、性质、触发点的存在，神经系统检查有无阳性体征，结合起病年龄，不难做出诊断。早期易误认为牙痛，一部分患者已多次拔牙而不能使疼痛缓解。

☞ 拓展阅读 20-1
2019 EAN 三叉神经痛指南

（八）鉴别诊断

额窦炎或上颌窦炎可产生三叉神经第1、2支分布范围的疼痛，但是鼻旁窦骨表面常有压痛，结合X线照片和鼻腔检查可进行鉴别。牙痛最易与三叉神经痛混淆，但牙痛多在进食冷、热液体或食物时诱发，三叉神经痛在拔除牙齿后疼痛仍不缓解，牙齿局部检查和X线检查也有助于鉴别。颞颌关节综合征可在咀嚼食物时引起下颌和颞部结合处的疼痛，关节部位有压痛，但无其他部位的触发点。舌咽神经痛的部位在咽部及外耳道，常在吞咽时发生。三叉神经痛为面部疼痛，容易与头痛鉴别。三叉神经眼支神经痛应与青光眼相鉴别，此时须注意眼部症状。

原发性三叉神经痛应与继发性三叉神经痛相鉴别，后者疼痛更持久，且伴有三叉神经运动支麻痪，患侧面部感觉减退，眼支受损可有角膜反射迟钝或者消失，第三支受损可有咀嚼肌萎缩，张口下颌歪向病灶侧，或合并其他脑神经麻痹，一般药物治疗效果不满意，常见原因为多发性硬化、延髓空洞症、原发性或转移性颅底肿瘤。

（九）治疗

药物治疗对原发性三叉神经痛的疗效确切，尤其适合于治疗初次发生的原发性三叉神经痛患者。继发性三叉神经痛者应针对病因治疗，药物治疗疗效不确切。原发性三叉神经痛治疗原则以止痛为目的，药物治疗为主，无效时可用神经阻滞疗法或手术治疗。

1. 药物治疗　是基本治疗方法，适用于初患、年迈或合并有严重内脏疾病，不宜手术及不能耐受手术者。

（1）卡马西平（carbamazepine）：是首选治疗药物。首剂 100 mg，每日 2 次，以后每日增加 100 mg，直到疼痛明显减轻或消失（每日最大剂量不应超过 1 000 mg）。以后逐渐减少，确定最低有效量作为维持剂量服用。有效率达 70% ~ 80%，若出现眩晕、走路不稳、白细胞减少等不良反应需停药。孕妇忌用。

（2）苯妥英钠：起始剂量 0.1 g，每日 3 次。如无效可增加剂量，每日增加 0.1 g（每日最大剂量不超过 0.6 g）。如产生中毒症状（如头晕、行走不稳、眼球震颤等）应立即减量，到中毒反应消失为止。如仍有效，即以此为维持量。疼痛消失后逐渐减量。

（3）加巴喷丁：起始剂量 0.1 g，每日 3 次，可逐渐增加剂量，每日最大剂量 3.6 g。单独使用或与其他药物合用效果较好。常见不良反应有头晕、嗜睡，可逐渐耐受。

（4）普瑞巴林：起始剂量为 75 mg，每日 2 次，1 周后可以加量至 150 mg，每日 2 次。如果 2 周后疼痛不缓解，可加量为 200 mg，每日 3 次。停药需逐渐减量。肾功能异常者慎用。

（5）其他药物：卡马西平和苯妥英钠无效者可选择巴氯芬 5 ~ 10 mg，每日 3 次。阿米替林 25 ~ 50 mg，每日 2 次，以提高疗效。氯硝西泮：每日初始剂量 1 mg，逐渐增加至每日 4 ~ 8 mg。注意有嗜睡以及步态不稳等不良反应，尤其老年患者偶见短暂性精神异常，应减小剂量。

2. 神经阻滞疗法　适于药物治疗无效或有明显不良反应、拒绝手术治疗或不适于手术治疗者。方法是取无水酒精或其他化学药物如甘油、维生素 B$_{12}$ 等直接注入三叉神经分支或半月神经节内，使其发生凝固性坏死，阻断神经传导，使局部感觉丧失而获止痛效果。阻滞疗法简易安全，但疗效不持久。

3. 半月神经节射频热凝治疗　适用于长期用药无效或无法耐受者。射频通过机体时电磁波能转为热能，产生热效应和热电凝。可选择性破坏三叉神经痛觉纤维达到止痛作用，但基本不损害触觉纤维。

4. 手术治疗　适用于药物和神经阻滞治疗无效者。对血管压迫所致三叉神经痛效果较好。手术治疗可能失败，易复发，可伴有并发症。主要的手术治疗方法有：①微血管减压术；②颅外三叉神经周围支切断术；③颅内三叉神经周围支切断术；④三叉神经感觉根部分切断术；⑤三叉神经脊髓束切断术。

微血管减压术是目前原发性三叉神经痛首选的手术治疗方法，是治疗三叉神经痛中疗效最好和缓解持续时间最长的治疗方法。术后疼痛完全缓解率 > 90%，术后 1、3 和 5 年的疼痛完全缓解率为 80%、75% 和 73%。1967 年由 Jannetta 教授首次提出，手术适应证包括：经影像学检查确认三叉神经为血管压迫者；其他治疗效果差、愿意接受手术者；压迫三叉神经产生疼痛的血管称之为"责任血管"。

常见的责任血管如下：①小脑上动脉（75%），小脑上动脉可形成向尾侧延伸的血管襻，与三叉神经入脑干处接触，主要压迫神经根的上方或上内方。②小脑前下动脉（10%），一般小脑前下动脉从下方压迫三叉神经，也可与小脑上动脉一起对三叉神经形成夹持压迫。③基底动脉，随年龄增长及血流动力学的影响，基底动脉可向两侧弯曲而压迫三叉神经根，一般多弯向较细小的椎动脉一侧。④其他少见的责任血管还有小脑后下动脉、变异血管（如永存性三叉动脉）、脑桥横静脉、外侧静脉及基底静脉丛等。责任血管可以是一支也可以是多支，既可以是动脉也可以是静脉。

微血管减压术的方法：在全麻下，于患侧耳后、发际内纵行 4 cm 的直切口，颅骨开孔，直径约 2 cm，于显微镜下进入桥小脑角区，对三叉神经走行区进行探查，将所有可能产生压迫的血管、蛛网膜条索都"松解"开，并将这些血管以 Tefflon 垫片与神经根隔离；一旦责任血管被隔离，产生刺

激的根源就消失了，三叉神经核的高兴奋性就会随之消失，恢复正常。绝大多数患者术后疼痛立即消失，并保留正常的面部感觉和功能，不影响生活质量。

🌐 图 20-5
三叉神经微血管减压术 ●

🌐 微视频 20-1
三叉神经微血管减压术

（焉传祝　孙　媛）

二、特发性面神经麻痹

诊疗路径

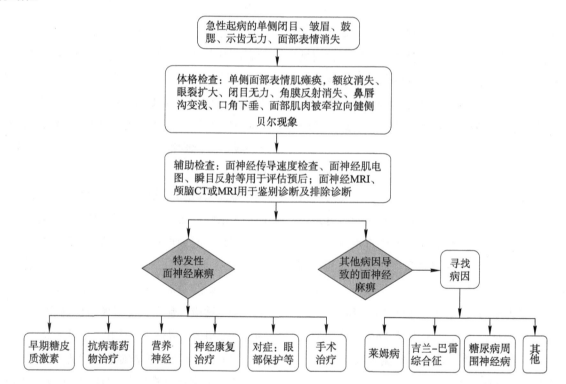

急性起病的单侧闭目、皱眉、鼓腮、示齿无力、面部表情消失

体格检查：单侧面部表情肌瘫痪，额纹消失、眼裂扩大、闭目无力、角膜反射消失、鼻唇沟变浅、口角下垂、面部肌肉被牵拉向健侧贝尔现象

辅助检查：面神经传导速度检查、面神经肌电图、瞬目反射等用于评估预后；面神经MRI、颅脑CT或MRI用于鉴别诊断及排除诊断

特发性面神经麻痹 → 早期糖皮质激素 / 抗病毒药物治疗 / 营养神经 / 神经康复治疗 / 对症：眼部保护等 / 手术治疗

其他病因导致的面神经麻痹 → 寻找病因 → 莱姆病 / 吉兰-巴雷综合征 / 糖尿病周围神经病 / 其他

👉 典型案例（附分析）20-1
患者口角歪斜伴左眼睑闭合不全 8 h

特发性面神经麻痹（idiopathic facial nerve palsy）也称 Bell 麻痹，是常见的脑神经单神经病

变，主要表现为急性起病的单侧周围性面瘫，占所有单侧面瘫病例的 60%～75%，其年发病率约为 25/10 万。

（一）面神经的解剖结构和生理功能

面神经含运动、感觉和副交感纤维。运动纤维

起自位于脑桥尾端腹外侧的面神经核，支配除咀嚼肌和上睑提肌以外的面肌以及耳部肌、枕肌、颈阔肌等。味觉纤维起味蕾，终于孤束核，支配舌前2/3 的味觉。少数躯体感觉纤维传递耳廓、外耳道和鼓膜的一部分皮肤和口腔的一部分黏膜的一般感觉。副交感纤维起自上泌涎核，支配鼻腺、泪腺、舌下腺、下颌下腺的分泌。

（二）病因及发病机制

确切病因尚未完全阐明，不同研究追溯病因涉及免疫、感染、缺血等机制。大部分患者病因不明。约 1/3 的面神经麻痹的患者与潜伏在膝状神经节的水痘 – 带状疱疹病毒再激活相关，称为 Ramsay-Hunt 综合征。另外，疫苗接种也是可能的病因之一。妊娠、重度子痫前期、糖尿病、上呼吸道感染、高血压、肥胖等是其发病的危险因素。

亦有研究支持特发性面神经麻痹可能是一种自身免疫性疾病，病毒感染触发了针对周围神经髓鞘结构的自身免疫反应，导致面神经脱髓鞘。

（三）病理学特征

面神经水肿，髓鞘肿胀、脱失，晚期可有不同程度的轴索变性，以茎乳孔内和面神经管内的部分尤为显著。

（四）临床表现

任何年龄均可发病，20 ~ 40 岁多见，男性略多，发病与季节无相关性。急性起病，病情多在48 h 内达到高峰，发病前 1 ~ 2 天可有耳后部疼痛病史。主要表现单侧周围性面瘫，患侧闭目、皱眉、鼓腮、示齿无力，口角向对侧歪斜，面部表情消失，体格检查可见患侧面部表情肌瘫痪，额纹消失、眼裂扩大、角膜反射消失、鼻唇沟变浅、口角下垂、面部肌肉被牵拉向健侧。闭目时瘫痪侧眼球转向上方，露出白色巩膜，称为贝尔现象（Bell phenomena），进食时食物常潴留于患侧的齿颊间隙内，并常有患侧口角流涎。吹口哨及鼓腮时因患侧口唇不能闭合而漏气。

根据面神经受累部位不同，可有不同的临床表现。

1. 膝状神经节前损害　累及鼓索神经可致舌前 2/3 味觉障碍、唾液腺分泌障碍；累及镫骨肌支可导致听觉过敏。

2. 膝状神经节损害　除患侧周围性面瘫、听觉过敏及味觉障碍外，偶尔伴有位听神经受累导致的平衡障碍。Ramsay-Hunt 综合征常同时伴有耳廓、外耳道疱疹形成，耳部剧烈疼痛。

3. 茎乳孔附近病变　仅出现典型的周围性面瘫症状及耳后部感觉异常。

微课 20-2
特发性面神经麻痹

（五）辅助检查

1. 电生理学检查　检测面神经复合肌肉动作电位（compound muscle action potential，CMAP）能协助判断预后情况。运动神经传导速度检测可发现面神经 CMAP 波幅下降，发病 1 ~ 2 周后针极肌电图可见异常自发电位。如发病 3 周内患侧 CMAP 波幅下降至健侧的 30% 以上，可能在 2 个月内恢复。下降至健侧的 10% ~ 30%，在 2 ~ 8 个月内恢复。下降至健侧的 10% 以下，预后较差，需 6 个月至1 年。

2. 瞬目反射　是早期诊断贝尔面瘫的敏感和客观指标，且能够早期客观评定面神经损害的预后，对临床诊断和治疗有极其重要的作用。

3. 面神经检查 MRI　可见面神经水肿，增强扫描可见面神经增强。

4. 头颅 CT 或 MRI 检查　用于确定感染、炎症、缺血、肿瘤、骨折等其他可能导致面神经损伤的原因，常用于特发性面神经麻痹的排除诊断。

5. 其他　前庭神经、听力测试、Schimer 泪液测试等可协助确定前庭神经、耳蜗神经或内耳以及泪液分泌是否受到影响。

（六）诊断

根据 2016 年中国特发性面神经麻痹诊治指南，诊断标准为：①急性起病，通常于 3 天左右达到高峰；②单侧周围性面瘫，伴或不伴耳后部疼痛、舌前味觉减退、听觉过敏、泪液或唾液分泌异常；③排除继发原因。

☞ 拓展阅读 20-2
2016 年中国特发性面神经麻痹诊治指南

（七）鉴别诊断

根据起病形式及典型的临床特点，特发性面神经麻痹的诊断并不困难，但须与能引起周围性面神经麻痹的其他疾病相鉴别。

1. 吉兰-巴雷综合征 急性起病的对称性四肢迟缓性瘫痪，常伴有双侧面神经麻痹，脑脊液检查可见蛋白-细胞分离现象。

2. 莱姆病 伯氏疏螺旋体感染导致的自然疫源性疾病，蜱为其传播媒介，可表现为单侧或双侧面神经麻痹，病原学和/或血清学检查可明确诊断。

3. 面神经核团以下脑干病变 如缺血性、炎症性或占位性病变累及脑干面神经核团以下部位时，可出现周围性面神经麻痹的症状，需完善 CT 或 MRI 检查进一步明确诊断。

4. 糖尿病脑神经病变 最常累及动眼神经、展神经、面神经，可单独发生。

5. 其他疾病 肉毒素中毒、中耳炎、脑膜炎、人免疫缺陷病毒感染、颅内肿瘤等也可能引起面神经麻痹。

（八）治疗

1. 糖皮质激素 对于无禁忌证的 16 岁以上患者，急性期尽早口服或静脉用糖皮质激素治疗，可减轻神经水肿并促进神经损伤的迅速恢复，改善预后。每日可用泼尼松 20～30 mg，晨起一次顿服，或地塞米松每日 5～10 mg 静脉注射，连用 5 d，之后逐渐减量至停用。

2. 抗病毒治疗 根据情况尽早联合应用抗病毒药物和糖皮质激素可能会有获益，特别是对瘫痪较重者或带状疱疹感染引起者建议联用，可选择阿昔洛韦或伐昔洛韦。

3. 营养神经 B 族维生素，如钴胺素（氰钴胺、甲钴胺）和维生素 B_1 等，维生素 B_1 100 mg，维生素 B_{12} 500 μg，肌内注射，每日 1 次。

4. 眼部保护 如患者存在眼睑闭合不全，应重视对眼部的保护，由于患者眼睑闭合不全，瞬目无力，导致异物容易进入眼部，由于泪液分泌减少，角膜无泪液的覆盖暴露在外容易出现角膜损伤或感染，建议给予滴眼液、眼膏或眼罩进行保护，必要时请眼科协助诊疗。

5. 神经康复治疗 面部肌肉按摩、面部肌肉功能锻炼可早期进行，针灸及理疗等治疗常常应用于临床，但国内专家们对针灸理疗治疗的疗效和时机尚持有不同的意见，需大样本临床试验加以证实。

6. 手术治疗 外科面神经减压术治疗特发性面神经麻痹的效果，目前尚未得到充分证据证实。对长期不愈者可考虑面-舌下神经、面-副神经吻合术，但疗效不肯定。

（九）预后

大多数特发性面神经麻痹的患者预后良好，大部分患者通常在起病后 1～2 周内开始恢复，约 80% 的患者在发病后数周或数月内可基本恢复正常，部分患者可遗留面肌无力、面肌联带运动、面肌痉挛或鳄鱼泪现象。

（焉传祝 郑 睿）

三、面肌痉挛

面肌痉挛又称面肌抽搐，表现为一侧面部不自主抽搐，更准确的名词应为半侧面肌痉挛（hemifacial spasm，HFS），本书中我们仍采用传统上的面肌痉挛这一称谓。面肌痉挛分为原发性和继发性两类，原发性 HFS 是指面神经自脑干发出至出颅间的病变，而继发性则定义为内听道至茎乳孔（stylomastoid foramen）段神经病变。本节重点讲述原发性面肌痉挛。

（一）病因与发病机制

1. 原发性面肌痉挛 微血管压迫，目前已知

80% ~ 90% 的原发性面肌痉挛，是由于面神经出脑干后的节段受邻近血管压迫所致。在导致 HFS 的血管因素中，小脑前下动脉及小脑后下动脉最为常见，而小脑上动脉（SCA）较少见。形成血管襻或异位压迫面神经。另外，迷路上动脉及其他变异的大动脉如椎动脉、基底动脉亦可能对面神经形成压迫导致 HFS。以往认为 HFS 是由于动脉的搏动性压迫所致，近年来的研究表明单一静脉血管压迫面神经时亦可导致 HFS。临床病例对照研究发现高血压是危险因素。

2. 继发性面肌痉挛 多见于面神经损害如特发性面神经麻痹，外伤、炎性和肿瘤后出现面肌痉挛。

目前发病机制有两种学说，一种为神经起源说，另一种为神经核起源说。目前神经起源说的证据是压倒性的，在此仅对这一学说做简要介绍。其机制一般认为压迫性、炎性病变等导致的节段性脱髓鞘导致轴索裸露，和 / 或轴突变性后再生导致的异位电活动有关。这些异位电活动可能由轴突 – 轴突间接触传导有关。

（二）病理学特征

相关资料较少，个案活检发现大部分神经纤维结构正常，部分区域的中 – 大有髓纤维呈现"过度有髓化（hypermyelination）"，并可见髓鞘球（myelin ovoid），也有部分节段性脱髓鞘表现。上述有限的资料符合压迫后节段性脱髓鞘和髓鞘再生的表现。

（三）临床表现

原发性面肌痉挛多数在中年以后发病，平均发病年龄为 55 岁，男女比例为 1：1.5。病程初期多为不自主眼睑闭合和眉弓上抬。逐渐缓慢扩展至面颊和口角肌肉，严重者可累及同侧的颈阔肌和额肌。抽搐的程度轻重不等，为阵发性、快速、不规律的抽搐。初起抽搐较轻，持续仅几秒，以后逐渐延长可达数分钟或更长，而间歇时间逐渐缩短，抽搐逐渐频繁加重。严重者持续性痉挛致眼睑不能睁开，常因疲倦、精神紧张、自主运动而加剧。该症状影响患者的身心健康，严重者无法工作或学习。入眠后多数抽搐停止。双侧面肌痉挛者甚少见，也往往是两侧先后起病，多一侧抽搐停止后，另一侧再发作，而且抽搐一侧轻另一侧轻重。少数患者于抽搐时伴有面部轻度疼痛，个别病例可伴有同侧头痛、耳鸣。

（四）辅助检查

1. 针极或表面肌电图检查 可见阵发性低频或高频肌颤搐放电（myokymic discharges），面神经刺激可引出正常的复合肌肉动作电位（CMAP），但通常后序可见单个或成串运动单位电位。瞬目反射检查时在眶上神经刺激，除在眼轮匝肌记录到肌电活动以外，尚可在口轮匝肌处记录。

2. 头颅影像学检查 尤其是颅脑 MRI 的三维稳态构成干扰序列（three-dimensional constructive interference in steady-state，3D CISS）可更好地显示责任血管与面神经的关系。

（五）诊断与鉴别诊断

👉 拓展阅读 20-3
面肌痉挛诊疗中国专家共识

根据病史及单侧面肌阵发性抽动，神经系统无其他阳性体征等特征，临床诊断并不困难。但应与下述疾病鉴别。

1. 眼睑痉挛 为双侧眼睑不自主闭合，多累及额肌、皱眉肌和鼻眉肌，且为同步性。因此，临床上较容易鉴别。HFS 极少出现双侧症状，如同时出现，通常为不对称，或症状不同时出现。

2. Meige 综合征 特征是面部，尤其是口下颌部位的不自主运动，多双侧同时受累。这与 HFS 单侧受累，以及眼部症状为主较容易鉴别。

3. 局灶性癫痫 尤其是局灶性痉挛性持续状态患者，临床症状及体征鉴别可能较困难。虽然有面肌局限性抽搐，但抽搐范围大，多可迅速波及头、颈、肢体，仅局限面肌者极为少见。脑电图发现典型的癫痫样发放，如尖波、棘波和尖慢复合波、棘慢复合波等。对癫痫药物的反应性也是一个要点。

（六）治疗和预后

面肌痉挛通常不能自行缓解，且随着病程的发展，痉挛的范围和程度都会有一定的增加。常用的治疗方法如下。

1. 肉毒毒素治疗 多个大型开放临床对照试验证实有效率为 76%～100%。在抽搐局部肌肉注射效果良好，多在注射后 3～6 天起效，疗效平均持续 2.8 个月。约 20% 的患者有一过性不良反应，包括眼睑下垂、面部无力、血肿。复视、流泪和头痛则较少见。临床研究证实了肉毒毒素 10 年以上持续应用的有效性和安全性。

2. 药物治疗 可给予卡马西平、氯硝西泮、左乙拉西坦等，虽临床常用，且有一定的有效报道，但长期疗效欠佳，缺乏严谨的临床研究证据，且多因镇静这个不良反应而限制药物的使用。

3. 微创手术治疗 微血管减压术效果良好。将面神经和可能的责任血管分开，通常有效率 >90%，再发率可能 >20%。其不良反应主要包括听力丧失、小脑损伤、脑脊液漏等。

图 20-6
面肌痉挛手术治疗

四、多发性脑神经损害

多发性脑神经损害（multiple cranial nerve palsies）是指病变累及一侧或双侧 2 个或以上脑神经，因脑神经走行路径中存在共同区域或通道，临床常总结为多种脑神经损害综合征。尤其须注意的是，单一脑神经功能多样，根据病变累及的范围以及程度，临床上可表现为部分性或完全性脑神经损害。

定位诊断对多发性脑神经损害有重要的临床价值，脑神经损害可区分为核性或核下性。核性损害常有交叉性感觉或运动障碍。核下性损害按照病变部位临床常见的有海绵窦综合征（Foix syndrome）、眶上裂综合征（Rovhon-Duvigneaud syndrome）、眶尖综合征（Rollet syndrome）、桥小脑角综合征（Cushing syndrome）、颈静脉孔综合征（Vernet syndrome）等，常见的病因有肿瘤、血管病、感染、外伤、先天畸形等。

临床上，多发性脑神经损害多以脑神经走行的解剖学结构来命名。下文主要以核下性脑神经损害的病变部位为主导，结合受累神经、临床表现和病因总结如下。

1. 海绵窦综合征（Foix syndrome） 各种蝶鞍旁损害累及海绵窦导致，损害Ⅲ、Ⅳ、Ⅵ、Ⅴ脑神经，是临床上一组症状和体征的总称。临床表现包括病变侧上睑下垂、眼肌麻痹、瞳孔散大、复视、球结膜水肿、眼球突出、三叉神经分布区感觉缺失、角膜反射消失。常见病因有海绵窦血栓性静脉炎、颈内动脉海绵窦瘘、海绵窦内动脉瘤、肿瘤、颅骨骨折等。

2. 眶上裂综合征（Rovhon-Duvigneaud syndrome） 是由鼻咽癌等肿瘤、血管病、感染、蝶骨小翼附近骨折等病因引起，损害Ⅲ、Ⅳ、Ⅵ、Ⅴ1 脑神经，出现Ⅲ、Ⅳ、Ⅵ、Ⅴ1 受损表现，可出现病变侧 Horner 综合征。

3. 眶尖综合征（Rollet syndrome） 是由眶尖部位及其附近区域肿瘤、血管病、外伤、感染等多种原因引起的一组复杂临床表现的总称。累及Ⅱ、Ⅲ、Ⅳ、Ⅵ、Ⅴ1 脑神经，可表现为病变侧上睑下垂、眼肌麻痹、瞳孔散大、复视；三叉神经第一支分布区感觉缺失；视神经受损出现视力下降、周边视野缺损。

4. 桥小脑角综合征（Cushing syndrome） 该部位病变通常表现为非特异性，这与该部位的解剖基础密切相关，损害Ⅴ、Ⅶ、Ⅷ脑神经，有时伴Ⅸ、Ⅹ、Ⅺ脑神经损害。临床表现为病变侧听力下降、持续性耳鸣；眩晕、眼球震颤、平衡功能障碍；病变侧周围性面瘫、面部感觉减退、疼痛、角膜反射减弱或消失；病变侧小脑性共济失调及后组脑神经麻痹症状，常见病因有听神经鞘瘤、脑膜瘤、上皮样囊肿、血管畸形等。

5. 颈静脉孔综合征（Vernet syndrome 或 syndrome of the jugular foramen）　常由肿瘤、外伤、炎症、脑血管病等疾病导致，损伤Ⅸ、Ⅹ、Ⅺ脑神经。临床表现为病变侧咽反射减弱或消失、舌后 1/3 味觉缺失；同侧软腭上抬无力、声音嘶哑、不能转颈、耸肩，伴耳聋、耳鸣、面神经麻痹。

6. 岩尖综合征（Gradenigo syndrome）　为颞部岩骨尖端病变损伤展神经和三叉神经所致，常由于中耳炎、慢性乳突炎的炎症向颅内发展、脑膜瘤、骨折等破坏颞骨岩部尖端引起。临床表现为内斜视、复视、三叉神经支配区疼痛、角膜感觉减退。

7. 迷走 - 舌下神经综合征（Tapia syndrome）常由于颅骨骨折、环椎脱位、颈动脉瘤、肿瘤等导致Ⅹ、Ⅻ脑神经受累。临床表现为声音嘶哑、吞咽困难、舌肌萎缩，可伴有 Horner 综合征。

8. 迷走 - 副 - 舌下神经综合征（Jackson syndrome）　多为颅底骨折、脑底动脉瘤、后咽腔脓肿、肿瘤等导致延髓Ⅹ、Ⅺ、Ⅻ脑神经病变。临床表现为发音困难、吞咽困难、咽反射减弱或消失、斜颈、同侧舌肌瘫痪、舌肌萎缩。

9. 一侧颅底综合征（Guillain–Garcin syndrome）肿瘤如颅底恶性肿瘤、鼻咽癌等导致Ⅰ～Ⅻ脑神经受损，也可见于颅底骨折、炎症及血肿导致。临床表现为部分或完全一侧 12 支脑神经发生麻痹。

10. 枕大孔区综合征　常由枕骨大孔附近的肿瘤如脑膜瘤、神经鞘瘤、环枕部的先天性畸形造成，损伤Ⅸ、Ⅹ、Ⅺ、Ⅻ脑神经，临床表现为吞咽困难、咽反射减弱或消失、发音困难、斜颈、舌肌萎缩，颈髓和延髓受压症状、脑膜刺激征、小脑症状、颈神经根受损症状。

11. 枕髁 - 颈静脉孔综合征（Collet–Sicard syndrome）　又称为后破裂髁综合征，主要为颈静脉孔和枕髁周围病变累及Ⅸ、Ⅹ、Ⅺ、Ⅻ脑神经。临床表现为吞咽困难、咽反射减弱或消失、发音困难、斜颈、舌肌萎缩。常由肿瘤、外伤、血管病、感染等引起。

12. 腮腺后间隙综合征（Villaret syndrome 或 posterior retropharyngeal syndrome）　又称后咽喉综合征，是由于肿瘤、颅底凹陷症、先天畸形等在腮腺后间隙内侵犯后组脑神经Ⅸ、Ⅹ、Ⅺ、Ⅻ引起。临床表现为吞咽困难、咽反射减弱或消失、发音困难、斜颈、舌肌萎缩。

（焉传祝　张永庆）

第三节　脊神经疾病

一、单神经病及神经痛

顾名思义，单神经病为单一周围神经受损所致，是临床上最为常见的周围神经疾病。多由于局部性病因如创伤、缺血、肿瘤浸润等引起。单神经病以感觉和 / 或运动的缺失症状如麻木，无力为主要表现。这类疾病可伴有疼痛，或以疼痛为主要表现。疼痛一般分为伤害感受性疼痛（nociceptive pain）和神经病理性疼痛（neuropathic pain）。神经病理性疼痛也简称为神经痛，它是单神经病疼痛的主要形式。神经痛指躯体感觉神经系统受损引起的疼痛，中枢神经系统及周围神经系统受损均可导致神经痛。常见的神经痛症状包括针刺样、电击样、烧灼样或冰冻样，可伴有麻木和瘙痒。临床上，由于神经痛往往是患者亟待解决的主诉，因此很多单神经病是以神经痛来命名，如枕大神经痛。

（一）枕大神经痛

枕大神经为 C_2 神经根后支的内侧支，在斜方肌的起点上项线下方浅出，伴枕动脉的分支上行，分成 2～5 支，支配枕部皮肤。枕大神经痛是指枕大神经分布范围内阵发性或持续性疼痛，也可在持续疼痛基础上阵发性加剧。

1. 病因　常因受凉、感冒引起，也可因颈部外伤、颈椎病等导致。

2. 临床表现　为一侧或两侧后枕部甚至包括颈背部的针刺样、刀割样或烧灼样疼痛，患者头颈部活动可以诱发。查体可见乳突与枕骨粗隆连线的中点处发现神经压痛点，枕神经分布区即耳顶线向后至发际处痛觉过敏或减退。

3. 诊断　根据典型临床症状、体征不难与相近部位的疼痛相鉴别。如由器质性病变引起，可通过影像学检查进行鉴别诊断。

4. 治疗

（1）药物治疗：与三叉神经痛治疗相同，可用 B 族维生素药物，疼痛明显可加用复方对乙酰氨基酚、加巴喷丁。

（2）神经阻滞治疗：1% ~ 2% 盐酸普鲁卡因 2 mL 加维生素 B_{12} 局部注射，隔日一次，注射 3 ~ 5 次症状可缓解。

（二）肋间神经痛

肋间神经共有 12 对，由胸髓发出后经前根和后根联合组成。胸神经分为前支、后支、脊膜支和交通支。前支位于肋间内、外侧肌之间叫做肋间神经，走行在肋间动脉的下面。肋间神经痛是一组症状，指肋间神经由于不同原因的损害而出现以胸部或腹部呈条带状分布的疼痛综合征。

1. 病因　由于胸椎退变、胸椎损伤、胸椎结核、胸椎硬脊膜炎、强直性脊柱炎、肿瘤等疾病或肋骨、纵隔、胸膜病变，肋间神经受到压迫、刺激，出现炎性反应，导致疼痛。病毒感染如带状疱疹也是肋间神经痛的常见病因，疼痛可先于疱疹出现或始终不出现疱疹。有些肋间神经痛的病因未明，称为原发性肋间神经痛。

2. 临床表现　肋间神经痛发病时，疼痛由后向前，沿相应的肋间隙放射呈半环形，疼痛呈刺痛或烧灼样痛。咳嗽、深呼吸或打喷嚏时疼痛加重。疼痛多为一侧，查体可发现胸椎棘突旁和肋间隙有明显压痛。典型的根性肋间神经痛患者，屈颈试验阳性，受累神经的分布区常有感觉过敏或感觉减退等神经功能损害表现。

3. 诊断　肋间神经痛是一种症状，应注意明确致病原因。肋间神经痛初发时应注意与带状疱疹早期鉴别。

4. 治疗　首先应针对肋间神经痛的病因进行治疗，镇痛治疗同三叉神经痛。

（三）尺神经麻痹

尺神经纤维来源于 C_8 ~ T_1 脊神经根，经过臂丛下干及内侧束，最后形成尺神经。运动支支配尺侧腕屈肌，第 4、5 指深屈肌，拇收肌、拇短屈肌深头、小鱼际肌、骨间肌，第 3、4 蚓状肌。感觉支支配小指、无名指尺侧半、手掌及手背尺侧的皮肤。

⊜ 图 20-7
尺神经感觉分布及"爪形手"畸形

1. 病因　尺神经在肘部进入由肱骨内上髁和尺骨鹰嘴形成的尺神经沟，此处神经位置最为浅表，容易受损。常见原因有卡压、外伤、骨折及关节脱位等。此外，肱骨内上髁发育异常、肘外翻畸形、长期以肘支撑的劳动操作、麻风、肘管内腱鞘囊肿等亦可使尺神经受损。

2. 临床表现　尺神经在肘部受损最常见，称为肘管综合征（cubital tunnel syndrome）。典型表现为屈腕时手向桡侧偏斜，拇指不能内收，余四指并指及分指无力，蚓状肌和指深屈肌尺侧半无力导致掌指关节过伸而远端指间关节扭曲呈"爪形手"，严重者可出现大小鱼际肌及骨间肌萎缩。感觉障碍分布在小指、无名指尺侧半、手掌及手背尺侧皮肤。查体可以见到肘部 Tinel 征（叩击尺神经沟处引起肘部疼痛并向小指及无名指放射）、Froment 征（拇指指间关节伸直与示指中节侧方用力捏物时，拇指末节屈曲为阳性）、屈肘试验（上肢自然下垂，患侧前臂屈肘 120°，持续约 3 min，出现手部尺侧感觉异常）阳性。

3. 诊断　根据特殊的体征"爪形手"和感觉障碍特点，临床诊断不难，电生理检查有助于确诊且与臂丛下干损害及 C_8 ~ T_1 神经根损害进行鉴别。

4. 治疗　针对病因治疗。中重度的尺神经卡压可手术松解或将尺神经前置。

（四）桡神经麻痹

桡神经纤维来源于 C_5 ~ C_8 的脊神经根，经臂丛后束，最终形成桡神经。运动支支配肱三头肌、肘肌、肱桡肌、桡侧伸腕肌、尺侧伸腕肌、伸指总肌、小指伸肌和示指伸肌、旋后肌和拇长伸肌。感觉支支配上臂及前臂伸面皮肤、手背桡侧面、拇、示指及中指桡侧半近端背面皮肤。

📎 图 20-8
桡浅神经感觉分布及垂腕

1. 病因 桡神经最常见的损害部位在桡神经沟，但在腋部、前臂走行区亦可受损。常见原因如外伤、骨折、睡眠中上臂受压或长期拄拐等。此外，桡动脉穿刺时可导致单纯的桡浅神经损害。

2. 临床表现 桡神经麻痹最突出的临床表现为垂腕和垂指（腕及手指不能伸直，拇指不能伸直外展），其感觉障碍以第1、2掌骨间隙背面"虎口区"皮肤最为明显（该区域皮肤感觉为桡神经单一支配）。按病损部位不同，有不同的临床表现。腋部损伤时可导致完全的桡神经麻痹，伸肘、伸腕、伸指均无力，感觉障碍可延伸到上臂。桡神经沟处受损时，伸肘功能保留，伸腕、伸指均无力，感觉障碍可延伸至前臂。前臂受损时，又称后骨间神经病，以垂指为主要表现，伸腕时向桡侧偏斜。腕关节处受损时，可仅损害桡浅神经，主要表现为手背和拇、示指背面皮肤感觉障碍，无运动功能障碍。

3. 诊断 根据肘、腕及手指不能伸直，拇指不能伸直外展，以及"虎口区"皮肤感觉减退，临床诊断不难。神经电生理检查有助于确定损伤的部位并与臂丛后束、C_7 神经根损害鉴别。

4. 治疗 针对病因治疗，辅以康复训练，促进功能恢复。桡神经有良好的再生能力，预后较上肢的其他神经为佳。

（五）正中神经麻痹

正中神经纤维来源于 $C_5 \sim T_1$ 脊神经根，经臂丛外侧束和内侧束，最终形成正中神经。运动支支配旋前圆肌、桡侧屈腕肌、指浅屈肌、第2和第3指深屈肌、旋前方肌、掌长肌、拇长屈肌、拇短屈肌浅头、拇对掌肌、拇短展肌和第1、2蚓状肌。感觉支支配于手掌桡侧，拇、示、中指和无名指的桡侧半掌面以及示、中指和无名指的桡侧半背面皮肤。

📎 图 20-9
正中神经感觉支配区

1. 病因 正中神经在腕部要通过一个狭窄的通道，称为腕管，其在此处受压最为常见。多见于从事和手部反复活动有关职业的人（如家庭妇女、打字员、老师等），系统性疾病导致腕管周围组织水肿也可引起正中神经在此处损伤。正中神经在前臂也可受损，常见原因为外伤、骨折、卡压等。

2. 临床表现 正中神经在腕管处的卡压性病变称为腕管综合征。其主要临床表现为桡侧3指和无名指桡侧半的感觉异常（如麻木、针刺、烧痛感），夜间入睡后症状加重以至于患者常被麻醒，甩手后症状可缓解。严重时可累及运动功能，表现为拇、示及中指末端指间关节屈指无力，拇指外展、对掌功能受损，晚期可见大鱼际肌萎缩。查体可见屈肘同时屈腕90°（Phalen 征）或叩击腕部正中神经走行处（Tinel 征），可诱发腕部疼痛并向桡侧3指放射。

正中神经在前臂受损时，可表现为旋前圆肌综合征和前骨间神经病。旋前圆肌综合征是正中神经在前臂穿过旋前圆肌两个头时，纤维组织或肌肉增厚压迫所致，外伤、骨折也可引起。表现为旋前圆肌处疼痛和压痛，桡侧3指和无名指桡侧半、大鱼际肌表面皮肤感觉障碍，拇、示及中指末端指间关节屈指无力，前臂旋前功能保留。前骨间神经是纯运动神经，在旋前圆肌远端离开正中神经，多见于前臂的外伤和骨折，临床表现为拇、示及中指末端指间关节屈指无力，感觉完全正常。

3. 诊断 根据桡侧3指半的感觉异常，拇指外展、对掌功能受损，Phalen 征、Tinel 征阳性，临床诊断腕管综合征不难。神经电生理检查有助于确定正中神经损伤的部位及程度并与近端神经根损害进行鉴别。

4. 治疗 腕管综合征的治疗包括佩戴腕托，减少腕部屈曲。也可在腕管内注射泼尼松龙 0.5 mL 加 2% 普鲁卡因 0.5 mL，每周 1 次，共 4～6 次为一个疗程。若仍无效，可行腕横韧带正中神经松解手术。

（六）腓总神经麻痹

腓总神经纤维来源于 L_4～S_2 神经根，在大腿中下 1/3 处自坐骨神经分出，在腓骨小头上方发出一感觉支支配髌骨外侧皮肤，此后分成腓浅神经和腓深神经。前者支配腓骨长肌和腓骨短肌，并分出感觉支支配小腿下部前外侧、足背及趾背侧皮肤（除第 1、2 趾间和足背外侧缘皮肤）。后者支配胫骨前肌、踇长伸肌、趾长伸肌、踇短伸肌和趾短伸肌，并分出皮支到第 1、2 趾间皮肤。

1. 病因 腓总神经在腓骨小头处因位置表浅最易受损。多见于局部外力压迫，如外伤、骨折、双腿交叉时间过长、长期蹲位、体重急剧下降、长期卧床、昏迷等，也可由代谢障碍（如糖尿病）、结缔组织疾病（如系统性血管炎）或麻风等系统性疾病所致。

2. 临床表现 腓总神经损伤典型的临床表现为足下垂，患足不能背屈、外翻及翘趾。感觉障碍分布于小腿前外侧和足背、趾背侧皮肤。步行时患者高举足，使髋关节、膝关节过度屈曲，当足落地时足尖下垂，似涉水步态，又称跨阈步态。

3. 诊断 根据典型的足下垂症状及其感觉障碍分布范围，腓总神经麻痹的诊断一般并不困难。电生理检查有助于确定腓总神经受损程度和部位，同时可与坐骨神经病、腰骶神经丛病及 L_5 神经根病变进行鉴别。

4. 治疗 首先是病因治疗。早期治疗尤其重要。创伤性损伤有手术条件者可考虑手术治疗；继发于结缔组织疾病或糖尿病应积极治疗原发病；局部压迫者应立即解除卡压因素。

（七）股外侧皮神经炎

股外侧皮神经炎（lateral femoral cutaneous neuritis）也称感觉异常性股痛症（meralgia paraesthetica）。股外侧皮神经纤维来源于 L_2～L_3 神经根后支。此神经自腰丛发出后沿腰大肌外侧缘下降，自腹股沟韧带下方穿出，分布于大腿前外侧皮肤。

1. 病因 主要是卡压，可以在腰大肌、髂肌处，但最常见部位为穿过腹股沟韧带处。常见原因有脊椎畸形、肥大性脊椎炎、脊椎裂、腰椎骶化、妊娠、盆腔肿瘤、腹膜后肿瘤、腹股沟疝、椎间盘突出等。此外，外伤、感染、糖尿病或受凉也可以导致本病。多数患者病因不明。

2. 临床表现 本病多为单侧，临床主要表现为大腿前外侧皮肤感觉异常（针刺、烧灼、麻木或疼痛、局部感觉过敏，或有感觉减退甚至缺失）。久站或长时间行走后症状加重。

3. 诊断 依靠典型的临床表现和病史进行临床诊断，电生理检查可辅助诊断，同时与 L_2 神经根病变、腰丛病变和股神经病进行鉴别。

4. 治疗 首先为病因治疗。药物治疗以 B 族维生素为主。疼痛严重者可给予口服止痛药、镇静剂，也可局部封闭，配合理疗。必要时可考虑神经切断术或松解术。

（八）坐骨神经病

坐骨神经纤维来源于 L_4～S_2 神经根，自梨状肌下孔出盆腔后，沿大腿后面中线垂直下行，形成内、外侧支，内侧支即胫神经，外侧支即腓总神经，它们共同被包在坐骨神经干中，两者在近腘窝处分开走行。坐骨神经在大腿分出运动支支配半腱肌、半膜肌、股二头肌长、短头，分为腓总神经和胫神经后支配膝以下的运动及感觉（小腿内侧和足内侧皮肤除外）。

1. 病因 坐骨神经自臀部近端至近腘窝处的行程中，任何一个部分都可以受损，可急性亦可慢性。急性损伤的原因多为骨盆和股骨骨折、外伤、肌内注射位置不当、久坐、长期卧床等。慢性损伤的原因多为盆腔肿瘤压迫、坐骨神经纤维瘤和梨状肌综合征等。

2. 临床表现 完全性坐骨神经损伤的主要临

床表现为屈膝、踝关节、足趾运动无力，踝反射减弱或消失；感觉障碍分布在小腿侧面和后面、足背和足底。大部分坐骨神经病变是部分损害，主要损伤腓总神经部分，临床表现类似腓总神经病。

坐骨神经痛亦是坐骨神经病最常见的临床表现。可分为根性坐骨神经痛和干性坐骨神经痛。

（1）根性坐骨神经痛：多为急性或亚急性起病，少数为慢性。开始常有下背部酸痛或腰部僵硬不适感，典型的疼痛是自腰部向一侧臀部及大腿后面、腘窝、小腿外侧和足背放射，呈烧灼样或刀割样疼痛，多持续存在，咳嗽、喷嚏、用力排便时疼痛加剧。患者常采取特殊的姿势以缓解疼痛。病变水平的腰椎棘突或横突常有压痛。查体时患者仰卧，下肢伸直，患肢抬高 70° 范围内感到疼痛为拉塞格（Lasegue）征阳性。头颈部前屈使下颏触及胸前，如激发或加剧疼痛为颏胸试验阳性。

（2）干性坐骨神经痛：多为亚急性或慢性起病，少数为急性。疼痛部位主要沿坐骨神经走行，腰部不适不明显。沿坐骨神经行程有以下几个压痛点。①腰椎旁点：第 4、5 腰椎棘突外侧 2 cm。②臀点：坐骨结节与股骨大粗隆之间。③腘点：腘窝横线中点上 2 cm。④腓肠肌点：小腿后面中央。⑤踝点：外踝之后。

3. 诊断和鉴别诊断 根据典型的坐骨神经痛、感觉运动障碍分布范围及神经电生理检查，坐骨神经病的诊断并不难，但需要与腓总神经麻痹、L_5 神经根病变及腰骶神经丛病变进行鉴别。X 线片、CT 或 MRI 等检查可辅助诊断。

4. 治疗 应针对病因治疗。坐骨神经痛急性期应卧硬板床休息，以保持腰骶部肌肉松弛。避免寒冷和潮湿，局部可进行热敷。口服止痛剂及 B 族维生素。药物治疗无效、有明确病因卡压部位者可考虑手术治疗。

（焉传祝 孙 媛）

二、多发性神经病

诊疗路径

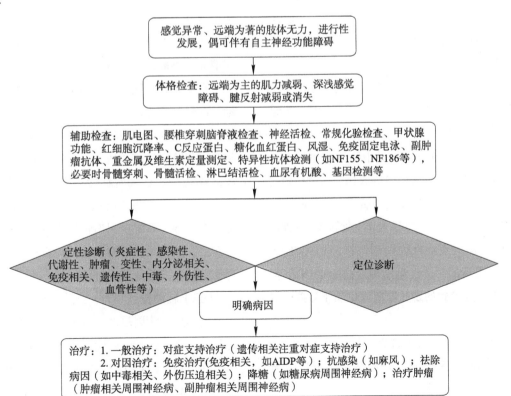

多发性神经病（polyneuropathy）也称多发性周围神经病，或末梢性神经病，是指损害周围神经"末梢"，从而引起肢体远端对称性的神经功能障碍的疾病。在严格意义上，多发性神经病概念描述的是一大类临床表现类似的疾病，不能称其为单一疾病。临床上多发性神经病属常见病，由于慢性多发性周围神经病的病因诊断率仅为20%~30%。因此，这一概括性名称的存在仍有其相当的价值。本病可由多种原因引起，主要表现为四肢对称性末梢型感觉障碍、下运动神经元瘫痪及自主神经功能障碍。本节对多发性神经病的病因学、临床表现、诊断和治疗等方面做一简要概括。本章最后两节介绍的急性炎症性脱髓鞘性神经病（AIDP）和慢性炎症性脱髓鞘性神经病（CIDP），以及神经遗传病章节的腓骨肌萎缩症（CMT）均属这一疾病的分类。

☞ 拓展阅读 20-4
Peripheral neuropathy

（一）病因

1. 感染性疾病　病毒、细菌和螺旋体等直接感染均可能导致多发性神经损害。如白喉、麻风杆菌、人类免疫缺陷病毒1（HIV-1）、带状疱疹和伯氏疏螺旋体（莱姆病）等。

2. 代谢障碍和营养缺乏　糖尿病、尿毒症和肝功能衰竭、维生素缺乏、氨基酸代谢障碍、脂肪代谢障碍和线粒体疾病等。

3. 中毒和药物诱发　常见中毒物质主要包括铅、砷、汞和铊，以及有机磷等农药。药物中毒可见于顺铂、青霉胺、呋喃妥因、氯喹、异烟肼等。

4. 免疫介导　见于急性炎症性脱髓鞘性神经病（AIDP）、慢性炎症性脱髓鞘性神经病（CIDP）和伴有传导阻滞的多灶性运动神经病（MMN）等。肺癌和乳腺癌等导致的副肿瘤效应也属于免疫介导类疾病。

5. 风湿类疾病　如血管炎，包括巨细胞动脉炎、Churg-Strauss综合征、微血管炎、干燥综合征、系统性红斑狼疮等。

6. 其他　如遗传性、副蛋白血症、淀粉样变性等。

（二）临床表现

多发性神经病的临床表现为手套、袜套样感觉障碍、远端肌肉萎缩和无力，腱反射减弱，以及自主神经功能障碍。本病可发生于各年龄段，起病方式多样，一般分为急性、亚急性和慢性。大部分患者的自然病程呈持续进展型和缓解复发型。

多发性神经病的最早症状通常是感觉异常，如脚趾或脚的麻木、灼烧、蚁走等（在有些情况下，早期可表现为足部和远端腿部肌肉无力，患者感觉脚趾，特别是第一脚趾背伸和足背屈无力）。这些症状以远端为主，且分布对称，随着病情发展，症状和体征向近端进展加重，发生腿部感觉减退和消失，以及脚趾和足背屈无力。随着足背屈无力的发展，患者出现行走困难。在大多数情况下，多发性神经病患者的脚跖屈肌保留，能用脚趾走路。当感觉症状继续上升，指尖通常有麻木或感觉异常，这时候，可能有相当多的患者出现因本体感觉丧失导致的步态不稳和腿部伸肌无力。当感觉丧失累及大腿中部和上臂时，也会累及下腹部，甚至上升到脐或胸骨柄。在这个严重的阶段，患者通常反射减弱或消失，不能站立或行走。

自主神经功能障碍的包括直立性低血压伴"头晕"或晕厥、无汗、膀胱无力、便秘、眼睛或嘴唇干涩、勃起功能障碍和瞳孔异常，其他症状包括偶尔会出现阵发性高血压、心动过速或心动过缓、多汗症和腹泻。远端对称性多发性神经病伴自主神经病变最常见的表现是出汗异常和足部循环不稳定。自主神经系统受累通常发生在广泛性多发性神经病中，如糖尿病性多发性神经病或吉兰-巴雷综合征。

（三）辅助检查

因本病的病因较多，且不同病因导致的疾病没有明显的类型区别。因此，所有周围神经病患者应该有完整的血细胞计数、红细胞沉降速率或C反应蛋白、空腹血糖、糖化血红蛋白、肝肾功能、甲状腺功能和风湿因子等常规检查。其他化验包括免疫固定电泳以及副肿瘤抗体、重金属和维生素定量测定等也应作为积极考虑的范围。

1. 脑脊液检查　如果怀疑有感染性、免疫介导、肿瘤性或副肿瘤性的神经病变应行脑脊液检查。

2. 肌电图检查　包括神经传导速度检查和针极肌电图检查。

3. 神经活检　最有助于诊断炎性疾病如血管炎、结节病、CIDP、麻风病等传染病或浸润性疾病、淀粉样变或肿瘤等疾病。实际上，神经活检在诊断多发性神经病或可疑的血管性神经病是非常重要的，同时可以确定病变的程度及性质。

（四）诊断

依据病史，四肢对称性末梢型感觉障碍、下运动神经元瘫痪及自主神经功能障碍等临床表现，早期的症状学诊断是比较容易的。进一步结合肌电图、脑脊液检查、神经活检等查找病因学诊断至今仍是一项严峻的挑战。

（五）治疗

1. 一般治疗　急性期重症患者应加强营养及护理。四肢瘫痪者应定时翻身，瘫痪侧肢体置于功能位。手、足下垂者应用夹板或支架，防止关节挛缩和畸形，病情平稳后可性针灸、理疗、康复训练。一般常用的药物如 B 族维生素、辅酶 A 等可能有一定疗效。

2. 病因治疗　可针对不同病因选择不同的治疗，如抗感染、补充明确缺乏维生素、促进毒物排泄（螯合剂）、降低血糖、应用糖皮质激素、静脉注射免疫球蛋白、血浆交换等。

3. 对症治疗　多发性神经病患者可能存在明显的疼痛，疼痛的治疗与前所提及的原则类似，主要包括抗癫痫药物（卡马西平）、抗抑郁药（特别是阿米替林、文拉法辛）和曲马多、加巴喷丁等。多发性神经病有累及呼吸肌的可能性，因此针对呼吸功能的对症治疗至关重要。

（禹传祝　赵　冰）

三、吉兰 - 巴雷综合征

诊疗路径

经典的AIDP：急性四肢对称性迟缓性瘫痪，多于2周内达峰

↓

体格检查：四肢肌力下降，腱反射减低或消失，四肢末端手套–袜套样浅感觉减退，伴或不伴有脑神经受累、自主神经功能障碍

变异型：
1. Miller-Fisher综合征：眼外肌麻痹、共济失调、腱反射消失
2. 急性运动轴索性神经病（AMAN）：多于空肠弯曲菌感染有关，运动轴索受累为著
3. 急性运动感觉轴索性神经病（AMSAN）：感觉、运动神经轴索损害为主
4. 脑神经型：双侧面神经损伤最多见

↓

辅助检查：脑脊液检查：蛋白-细胞分离（发病1-2周后开始升高）
电生理：脱髓鞘为著的多发性周围神经病（发病2~3周后典型）
相关抗体检测：神经节苷脂抗体谱
须排除：中毒、感染、急性间隙性卟啉病

↓

治疗：1. 静脉注射人免疫球蛋白（IVIG）
2. 血浆置换（PE）
3. 其他：呼吸支持、心率及血压监测、营养支持、对症处理

典型案例（附分析）20-2
四肢麻木无力 18 天

吉兰－巴雷综合征（Guillain-Barré syndrome，GBS）是一种急性的、自身免疫介导的周围神经病。主要病理改变为周围神经和神经根的广泛脱髓鞘和轴索变性及小血管周围淋巴细胞和巨噬细胞浸润。GBS 有不同的亚型，最常见的为经典类型的急性炎性脱髓鞘性多发性神经根神经病（acute inflammatory demyelinating polyneuropathy，AIDP），其他少见类型包括急性运动轴索性神经病（acute motor axonal neuropathy，AMAN）、急性运动感觉轴索性神经病（acute motor-sensory axonal neuropathy，AMSAN）、Miller-Fisher 综合征（MFS）、急性全自主神经病等。

（一）病因

本病的确切病因尚不明确。目前的临床和流行病学资料显示，GBS 的发病与感染有关。2/3 的成人患者在四肢无力出现之前的 4 周以内有呼吸道或胃肠道感染症状。有 25%～50% 的患者发病与空肠弯曲菌（campylobacter jejuni，CJ）感染有关，亚洲国家更常见，临床常引起 AMAN。此外，GBS 还可能与巨细胞病毒、EB 病毒、A 型流感病毒、肺炎支原体、流感嗜血杆菌、戊型肝炎病毒、虫媒病毒感染有关。前驱感染的病原体类型与患者发病后的临床亚型和预后有关。另外，疫苗接种、手术、器官移植可能与部分患者的发病有关。

（二）发病机制

分子模拟机制被认为是导致 GBS 发病的主要机制之一。特殊的病原体感染敏感个体后，诱导机体发生自身免疫反应。病原体的某些组分与正常的周围神经某些组分相似，机体免疫系统识别错误，自身免疫性细胞和自身抗体对周围神经进行免疫攻击，引起周围神经脱髓鞘或轴索变性。周围神经不同部位的靶抗原被识别，将会引起不同临床类型的 GBS。

（三）病理学特征

病理早期的尸检结果显示，AIDP 的病程早期病理改变以脊神经根（尤其前根）水肿为最显著。腓肠神经活检可见到神经束膜水肿、血管通透性改变，伴或不伴淋巴细胞和单核吞噬细胞浸润，AIDP 以脱髓鞘为主要病理改变，较长病程者可继发轴索变性，伴有薄髓和再生纤维，病程迁延和慢性复发病例中可见到洋葱头样肥大神经改变。AMAN 的病理改变主要为轴索变性。

（四）临床表现

本病在任何年龄，任何季节均可发病。急性起病，病情多于 2 周左右达到高峰。AIDP 表现为四肢迟缓性瘫痪，多数患者肌无力自双下肢向上肢发展，四肢无力，近端重于远端，部分患者可不对称起病。多伴有四肢远端手套袜子样的感觉障碍。肌张力可正常或降低。腱反射减弱或消失，且经常在肌力尚保留较好的情况下已明显减弱或消失。部分患者可有不同程度的脑神经受累，以双侧面神经受累最常见，其次为舌咽、迷走神经，可能作为首发症状就诊；极少数患者可有伸舌不充分、眼外肌麻痹的表现。严重者可出现颈肌和呼吸肌无力，导致呼吸困难。肌肉疼痛，尤其腓肠肌压痛较常见，偶有神经根牵拉痛。自主神经功能紊乱在 AIDP 中较常见，表现为瞳孔对光反射迟钝或消失、皮肤泌汗异常、心律失常、直立性低血压、尿便障碍等。

除了 AIDP 作为 GBS 的经典类型外，尚有一些具有特殊临床、电生理、免疫及病理表现的 GBS 变异型。

1. Miller-Fisher 综合征（MFS）　表现为眼外肌麻痹、共济失调及腱反射消失三联征，肌力多正常或轻度减退，伴脑脊液蛋白－细胞分离，多数患者血清可检出 GQ1b 抗体。电生理以感觉神经波幅下降为主要表现，伴或不伴传导速度减慢。病程呈自限性，预后较好，病后数周或数月内可完全恢复。

2. 急性运动轴索性神经病（acute motor axonal neuropathy，AMAN）　病前常腹泻史，以空肠弯曲菌感染多见。急性起病，平均 6~12 d 达高峰，少数患者在 24~48 h 内即可达到高峰，对称性的四肢无力，部分患者有脑神经受累，严重者可累及呼吸肌。一般无感觉症状，自主神经功能受累不常见。部分患者血清可检测出神经节苷脂抗体。电生理以运动神经轴索损害为主要表现。

3. 急性运动感觉轴索性神经病（acute motor-sensory axonal neuropathy，AMSAN）　临床类似 AMAN，但患者同时有感觉障碍，甚至可以出现感觉性共济失调，常伴有自主神经功能障碍。电生理以感觉、运动神经轴索损害为主要表现。

4. 急性全自主神经病　多有上呼吸道或消化道前驱感染史，临床主要表现为视物模糊、畏光、双侧瞳孔散大、对光反射消失，直立性低血压，二便功能障碍，性功能减退，泌汗障碍、口干、眼干等。四肢肌力不受影响，但患者可伴有腱反射消失和手套袜套样感觉减退。

5. 其他病变　如脑神经变异型，主要累及脑运动神经，以双侧面神经最多见，其次是舌咽、迷走神经，动眼、滑车、展神经和舌下神经亦可受累，可表现为单侧或双侧，可伴或不伴肢体的感觉障碍，多无肢体瘫痪。少数患者可表现口咽部、颈部及双上肢无力为主要表现，称为咽颈臂变异型。

（五）辅助检查

1. 脑脊液检查　大多数患者会出现较为特征的蛋白-细胞分离现象，蛋白含量升高但较少超过 1 g/L，一般白细胞计数 $< 10 \times 10^6$/L，15% 的患者细胞数会轻度升高（$5~50 \times 10^6$/L）。脑脊液蛋白含量多于发病 1~2 周后开始升高，3~4 周达高峰，数月后逐渐恢复正常。

2. 电生理　发病早期可仅有 F 波或 H 反射延迟或消失，提示神经近端或神经根损害，对 GBS 的早期诊断有提示意义。脱髓鞘表现为运动神经末端潜伏期延长、传导速度下降、波形离散和传导阻滞。轴索损害时运动传导波幅明显下降，受累肌肉于发病 2~5 周可出现纤颤电位和正锐波。

（六）诊断

根据患者急性起病，病前 1~4 周有感染、手术或疫苗接种史，临床表现为四肢迟缓性瘫痪，末梢型感觉障碍，伴或不伴脑神经受累、自主神经功能障碍，脑脊液提示蛋白-细胞分离，电生理符合 GBS 表现，该病诊断不难。

> ⏭ 拓展阅读 20-5
> 2019 中国吉兰-巴雷综合征诊治指南

（七）鉴别诊断

GBS 应与以下疾病鉴别。

1. 急性脊髓炎　高颈髓病变时，临床可以表现四肢瘫痪，脊休克期四肢腱反射亦可以减低或消失，但病理征阳性，且多伴有传导束型的感觉障碍，早期即出现二便功能障碍。

2. 脊髓灰质炎　由脊髓灰质炎病毒感染脊髓前角细胞所致，起病时多有发热，肢体迟缓性瘫痪多为节段性，不对称，无感觉障碍。肌电图表现符合节段性前角细胞受损表现。

3. 肉毒毒素中毒　发病前数天有不洁食物摄入或肉毒毒素注射史，临床表现为急性、对称性、进行性迟缓性瘫痪，脑神经受累出现最早，常伴有明显的自主神经功能障碍。电生理检查可见运动神经传导波幅下降、感觉神经传导正常，受累肌肉可有自发电位，重复高频刺激可见递增现象。

4. 重症肌无力（myasthenia gravis，MG）　Miller-Fisher 综合征需与眼肌型 MG 鉴别，GBS 需与全身型 MG 鉴别。MG 核心表现为骨骼肌病态疲劳、无力症状波动、晨轻暮重，无感觉系统受累，疲劳试验和新斯的明试验阳性，神经肌肉接头相关抗体阳性可帮助鉴别。

5. 低钾性周期性麻痹　急性四肢迟缓性瘫痪发作时，无感觉障碍和脑神经麻痹表现，呼吸肌受累不常见。发作时多有血钾浓度降低。小指展肌长时程运动诱发试验可协助诊断。

（八）治疗

1. 大剂量静脉注射人免疫球蛋白（intravenous

immunoglobulin，IVIG）有条件者应尽早应用。方法：每日剂量 0.4 g/kg，连续 3～5 天。免疫球蛋白过敏或先天性 IgA 缺乏患者禁用。最常见的不良反应为头痛，其他有发热、血清病样反应、无菌性脑膜炎、急性肾衰竭，高凝状态可导致脑梗死或心肌梗死的风险增加。

2. 血浆置换（plasma exchange，PE）有条件者应尽早应用。方法：每次血浆置换量 30～50 mL/kg，在 1～2 周内进行 3～5 次。禁忌证包括严重的感染、心律失常、心功能不全、凝血系统疾病等。不良反应主要为血流动力学改变可能造成血压变化、心律失常，使用中心导管引发气胸、出血以及可能合并败血症。

IVIG 和 PE 均为 GBS 的一线治疗方案，但不推荐联合应用。少数患者经过一个疗程的 IVIG 或 PE 治疗后，病情仍无好转或持续进展，或恢复过程中再次加重者，可再重复一个疗程。

3. 糖皮质激素　循证医学研究表明，单独应用糖皮质激素治疗 GBS 无明确疗效，激素联合 IVIG 治疗与单独 IVIG 治疗比较，疗效亦无显著差异，因此不推荐糖皮质激素治疗 GBS。

4. 其他治疗　本病的主要死亡原因是呼吸肌麻痹，病程中需密切监测呼吸功能，保持呼吸道通畅，有呼吸衰竭和气道分泌物过多者应尽早行气管插管或气管切开，必要时应用呼吸机辅助呼吸。延髓肌麻痹者，给予鼻饲饮食，保证营养，预防误吸。当合并肺部感染应时应积极抗感染治疗。卧床期间加强护理，预防褥疮和下肢深静脉血栓形成，尽早肢体康复锻炼，预防肢体挛缩、畸形。推荐给予 B 族维生素，营养神经治疗。

（八）预后

本病一般 2 周左右达高峰，持续数天或数周后开始恢复，少数患者在病情恢复过程中出现波动。多数患者神经功能在数月内恢复正常，少数患者可遗留持久的神经功能障碍。GBS 的病死率为 3%～7%，主要死于呼吸衰竭、肺部感染、自主神经功能障碍、心搏骤停。高龄、病前有腹泻病史、

呼吸肌受累、运动传导波幅下降明显均为预后不良的危险因素。

（焉传祝　赵　冰）

四、慢性炎症性脱髓鞘性多发性神经根神经病

诊疗路径

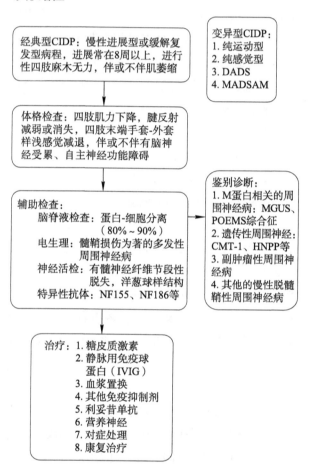

慢性炎症性脱髓鞘性多发性神经根神经病（chronic inflammatory demyelinating polyradiculoneuritis，CIDP），是一种免疫介导的运动感觉性周围神经病，其病程呈慢性进展或缓解复发，通常病情高峰期大于 8 周。主要表现为进行性四肢无力、麻木、腱反射减弱或消失，有些可伴有自主神经功能障碍，多数对免疫治疗反应良好。

CIDP 通常分为经典型和变异型。经典型表

现为四肢感觉及运动对称受累，腱反射消失或减弱。变异型包括纯运动型、纯感觉型、远端获得性脱髓鞘性对称性神经病（distal acquired demyelinating symmetric neuropathy，DADS）、多灶性获得性脱髓鞘性感觉运动神经病（multifocal acquired demyelinating sensory and motor neuropathy，MADSAM，或称 Lewis-Sumner 综合征）等。

（一）病因及发病机制

CIDP 目前被认为是一种自身免疫性疾病，但确切病因尚不明确。研究表明，细胞免疫与体液免疫共同参与介导了针对施万细胞或髓鞘的免疫损伤。大部分 CIDP 尚未找到特异性致敏抗原。近年来发现，郎飞结旁抗体 – NF155、NF186 等与 CIDP 的发病有关。

（二）病理学特征

CIDP 主要的病理改变为有髓神经纤维出现节段性脱髓鞘，神经内膜水肿、单核细胞浸润，反复脱髓鞘刺激施万细胞增生，病理观察可见洋葱球样改变。

（三）临床表现

1. 经典型 CIDP 任何年龄均可患病，40～60 岁多见，无明显性别差异，较少存在明确的前驱感染史，分为慢性进展型和缓解复发型。年龄较小者，缓解复发型多见，预后较好；年龄较大者，慢性进展型多见，预后不佳。

CIDP 起病通常比较隐匿，进行性发展，症状进展通常在 8 周以上，但有 18% 的患者可以急性或亚急性起病，症状进展较快，一般在 4～8 周即达高峰，但病情反复迁延。CIDP 症状主要表现如下。

（1）肌无力：大部分患者出现进行性四肢无力，上肢抬举、持物费力，蹲起及上楼梯困难，四肢远近端均可受累，近端无力为主，伴或不伴有肌萎缩，极少累及延髓肌和呼吸肌。

（2）感觉障碍：大部分患者有四肢麻木，罕见有疼痛，可有针刺觉减退，深感觉减退，呈手套、袜套样分布，严重者可出现感觉性共济失调、步态异常及 Romberg 征阳性。

（3）脑神经受累：约不到 10% 的患者可出现面瘫或眼肌麻痹，支配延髓肌的后组脑神经较少受累及。

（4）自主神经功能障碍：非常罕见，可表现为直立性低血压、尿便障碍及心律失常。

（5）肢体震颤：双手震颤较为常见，有报道高达 50% 的 CIDP 患者可出现震颤，但病理机制不明，目前认为与深感觉受累有关，多表现为姿势性和（或）意向性震颤，频率多为 3～5 Hz。该症状在 NF155 抗体阳性的 CIDP 患者尤为突出。体格检查可见：四肢肌力、肌张力减低、伴或不伴肌萎缩，腱反射消失或减弱，四肢手套袜套样感觉减退，kernig 征可阳性。

2. 变异型 CIDP

（1）纯运动型：占 10%～11%，仅表现为运动症状，无感觉受累。

（2）纯感觉型：占 8%～17%，仅表现为感觉症状，部分随病程延长可出现运动受累而发展为经典型。

（3）DADS：占 10%，肢体无力和感觉障碍仅发生在肢体的远端，相对较为局限，进展比经典型 CIDP 缓慢，部分伴有 IgM 单克隆 γ 球蛋白血症，属于单克隆丙种球蛋白病（monoclonal gammopathy of unknown significance，MGUS）伴周围神经病范畴，激素治疗效果不佳。NF155 抗体阳性的 CIDP 患者临床以此型多见。

（4）MADSAM 或 Lewis-Sumner 综合征：约占 15%，表现为四肢不对称性感觉运动性周围神经病，临床类似多灶性运动神经病的受累神经分布特点，但同时伴有感觉受累。

（5）局灶性：占 2%，多累及单侧臂丛或其分支，临床类似臂丛神经炎，但电生理主要表现为传导阻滞。

另外，NF155 抗体相关的 CIDP 约占 7%，抗体以 IgG4 亚型为主，多为青年起病，男性多见，临床表现为远端受累为著的 DADS，可伴有感觉性共济失调及低频的姿势性和（或）意向性震颤。脑脊液及电生理表现与经典 CIDP 类似，但神经影像学检查可见神经根明显增粗。该类型 IVIG 疗效较差，激素治疗部分有效，激素治疗不佳者可进一步采用血浆置换或利妥昔单抗治疗。

（四）辅助检查

1. 脑脊液检查　80%～90% 的患者会出现典型的蛋白－细胞分离现象，脑脊液中细胞数正常，蛋白含量明显升高，常在 0.7～2.0 g/L 之间，蛋白高低与疾病的严重程度有一定关系。少数患者脑脊液蛋白含量也可轻度升高或完全正常。

2. 电生理检查　①运动神经传导速度下降；②远端运动潜伏期延长；③F 波潜伏期延长；④局部传导阻滞。在非嵌压部位可能出现传导阻滞或异常波形离散，对诊断脱髓鞘病变更有价值。

3. 血清抗体检测　免疫固定电泳、血尿轻链检测可协助鉴别 M 蛋白相关周围神经病。临床疑似结旁蛋白抗体相关 CIDP，须进行 NF155 等抗体检测。

4. 神经影像学检查　神经超声及神经根 MRI 可见神经根及神经丛粗大，增强可见神经根强化。

5. 神经活检　有髓神经纤维髓鞘节段性脱失，伴髓鞘再生，可伴有轴索变性，施万细胞增生并形成洋葱球样结构，单核细胞浸润等。神经活检有助于与淀粉样变性、血管炎、中毒、遗传性周围神经病相鉴别。

图 20-10
典型洋葱球样结构

（五）诊断

CIDP 的诊断标准尚不统一，主要诊断依据包括慢性的对称或不对称的感觉运动性周围神经病特点，进展超过 2 个月以上，肌电图符合原发性脱髓鞘性多发性周围神经病的电生理标准。脑脊液蛋白－细胞分离并非诊断的必要条件。须排除遗传性、副蛋白相关的或其他的慢性周围神经病。

CIDP 的电生理诊断标准如下。

1. 运动神经传导　至少要有 2 根神经均存在下述参数中的至少 1 项异常：①远端潜伏期较正常值上限延长 50% 以上；②运动神经传导速度较正常值下限下降 30% 以上；③F 波潜伏期较正常值上限延长 20% 以上（当远端 CMAP 负相波波幅较正常值下限下降 20% 以上时，则要求 F 波潜伏期延长 50% 以上）或无法引出 F 波；④运动神经部分传导阻滞：周围神经常规节段近端与远端比较，CMAP 负相波波幅下降 50% 以上；⑤异常波形离散：周围神经常规节段近端与远端比较 CAMP 负相波时限增宽 30% 以上。当 CMAP 负相波波幅不足正常值下限 20% 时，检测传导阻滞的可靠性下降。

2. 感觉神经传导　可以有感觉神经传导速度减慢和（或）波幅下降。

3. 针电极肌电图　通常正常，继发轴索损害时可出现异常自发电位、运动单位电位时限增宽和波幅增高，以及运动单位丢失。

拓展阅读 20-6
中国慢性炎性脱髓鞘性多发性神经根神经病诊疗指南 2019

（六）鉴别诊断

CIDP 须与各种原因引起的慢性多发性周围神经病进行鉴别，如其他自身免疫病性、代谢性、药物性、中毒性、结缔组织病等引起的周围神经病。

1. MGUS 伴周围神经病　感觉症状重于运动症状，远端受累更明显，约 50% 的患者抗髓鞘相关糖蛋白（MAG）抗体阳性。免疫固定电泳发现 M 蛋白是诊断 MGUS 伴周围神经病的关键。

2. POEMS　表现为多发性周围神经病（髓鞘脱失为主）、脏器肿大（如肝、脾、淋巴结肿大）、内分泌异常（糖尿病、甲状腺功能低下等）、M 蛋白（通常为 IgG 型，λ 轻链增多）和皮肤改变（肤色变深），累及全身多系统。

3. 肿瘤相关的周围神经病　肿瘤细胞直接浸润多个神经根或癌症引起的非转移性周围神经损害（副肿瘤综合征），均可表现为脱髓鞘性的多发性周围神经病。全身 PET/CT 等全身系统性检查发现肿瘤有助于诊断。

4. 其他疾病　CIDP 还须与其他各种原因引起的慢性周围神经病，如代谢性、药物性、中毒性、遗传性等周围神经病等鉴别。

（七）治疗

1. 糖皮质激素　是 CIDP 首选的治疗药物。激素治疗可使 60%～70% 的患者受益。每日口服泼尼松 1 mg/kg，早餐后顿服，维持 1～2 个月后逐渐减量。或采用激素冲击治疗，甲泼尼龙每日 500～1 000 mg，静脉滴注，连续 3～5 天，然后逐渐减量或直接改为口服泼尼松每日 1 mg/kg，维持 1～2 个月后逐渐减量。泼尼松减量要缓慢，从足量减至 5～10 mg 维持，维持量需持续半年以上，再酌情停药。使用激素过程中注意低碳水化合物、低盐、低碳水化合物饮食，补充钙、钾，应用抗酸制剂保护胃黏膜。

2. 大剂量静脉注射人血免疫球蛋白（IVIG）对大部分（70%～90%）的 CIDP 患者有效，每日 400 mg/kg，静脉滴注，连续 3～5 天为一个疗程，每月重复 1 次，连用 3 月，有条件者或病情需要可延长应用数月。

3. 血浆置换（或双膜法血液过滤）　研究显示 IVIG 和血浆置换的短期疗效基本相同，有条件者可选用，一个疗程 3～5 次，间隔 2～3 天，每次交换量为 30 mL/kg，每月一个疗程。应用 IVIG 后 3 周内不建议进行血浆置换治疗。

4. 其他免疫抑制剂　激素治疗效果欠佳或激素不耐受的患者，可选用或联合应用免疫抑制剂如环磷酰胺、甲氨蝶呤、硫唑嘌呤等治疗。对于难治性病例，亦可考虑使用利妥昔单抗。治疗过程中需随访血常规、肝肾功等，并密切观察可能出现的感染等并发症。

5. 营养神经　B 族维生素，如甲钴胺（维生素 B_{12}）和维生素 B_1 等。

6. 对症治疗　有神经痛者，可选用普瑞巴林、阿米替林、加巴喷丁、卡马西平等对症处理。

7. 康复治疗　伴有明显的肌无力、肌肉萎缩的患者，待病情稳定后需长期行正规的神经功能康复锻炼，避免关节挛缩及失用性肌萎缩等并发症。

（八）预后

CIDP 的远期预后一般较好，影响预后的因素包括发病年龄、治疗时间、临床严重程度和受累肌群分布特点。亚急性起病或单向病程的年轻患者对治疗的反应较好，近端无力的患者较远端预后好。起病后至开始治疗的时间是影响预后的关键因素。

（焉传祝　郑　睿）

数字课程学习

⬇教学PPT　　　📝自测题

第二十一章

自主神经病 *e*

第二十二章

神经－肌肉接头和肌肉疾病

关键词

重症肌无力　　周期性瘫痪　　肌炎　　肌营养不良症

肌强直　　线粒体肌病

第一节 概 述

神经-肌肉接头疾病是指神经-肌肉接头间传递功能障碍所引起的疾病,主要包括重症肌无力和Lambert-Eaton肌无力综合征等。肌肉疾病是指骨骼肌疾病,主要包括周期性瘫痪、多发性肌炎、进行性肌营养不良症、强直性肌营养不良症和线粒体肌病等。

一、骨骼肌的解剖、生理

骨骼肌的解剖和功能 骨骼肌是执行人体运动功能的主要器官,同时也是人体能量代谢的主要部位。人体骨骼肌重量占体重的30%~40%,供血量占心脏总输出量的12%,耗氧占全身耗氧量的18%。每块肌肉由许多肌束组成,每条肌束由数百至数千条纵向排列的肌纤维组成。肌纤维(肌细胞)为多核细胞,呈圆柱状,长10~15 cm,直径7~100 μm,外被肌膜,内含肌质。细胞核位于肌膜下,呈椭圆形,数目可达数百个。肌膜是一层匀质性薄膜,密度较高,除了具有普通细胞膜的功能外,还具有兴奋传递的功能。神经肌肉兴奋传递功能是通过肌膜的特定部位——终板与神经末梢构成神经-肌肉突触联系而实现的。每间隔一定距离肌膜向内凹陷形成横管,穿行分布于肌原纤维之间。横管与肌原纤维表面包绕的肌质网共同构成膜管系统。横管将肌膜去极化时的冲动传达到肌纤维的内部,引起肌质网中钙离子的释放,导致肌纤维收缩。肌浆中含有许多肌原纤维,直径约1 μm,每个肌原纤维又由许多纵行排列的粗、细丝组成,粗肌丝含肌球蛋白(myosin),细肌丝含肌动蛋白(actin)。前者固定于肌节的暗带(A带),后者一端固定于Z线,另一端游离伸向暗带。明带(I带)为Z线两侧仅含细肌丝的部分。肌节(sarcomere)为两条Z线之间的节段(即两个半节的明带和1个暗带),是肌肉收缩的最小单位。数百个肌节组成肌原纤维,含有数百个明暗相间的横纹,因此称为横纹肌。电镜下,在暗带区断面上可见每根粗肌丝周围有6根细肌丝包绕,粗细肌丝均呈六角形排列。静息状态时,暗带两侧的细肌丝相距较远。肌肉收缩时,细肌丝向暗带中央M线滑动靠近,使肌节缩短。

骨骼肌由两型肌纤维构成:I型为红肌纤维,又称慢缩肌纤维(slow twitch fibers),其氧化酶活性较高,糖原水解酶活性较低,脂类含量高,主要通过有氧代谢获取能量,在维持与体位有关的肌肉中比例较高,如竖脊肌等躯干肌肉。II型为白肌纤维,又称快缩肌纤维(fast twitch fibers),与I型肌纤维相反,氧化酶活性低,糖原水解酶活性高,通过糖原无氧代谢获得能量,在与运动直接有关的肌肉中比例高。

骨骼肌受运动神经支配。运动单位是指一个运动神经元所支配的范围,包括脊髓和脑干的运动神经细胞的胞体、周围运动神经、神经-肌肉接头和所支配的肌纤维,是运动系统的最小单位。不同肌肉包含的运动单位数量不同。神经-肌肉接头由突触前膜(突入肌纤维的神经末梢)、突触后膜(肌膜的终板)和突触间隙构成。神经末梢不被髓鞘,分成细支,终端呈杵状膨大,通过"胞纳作用"摄取细胞外液的胆碱,然后合成乙酰胆碱(acetylcholine,ACh),进入突触囊泡(vesicle)储存。囊泡直径约45 nm,每个囊泡内约含1万个ACh分子。突触后膜即肌膜的终板含有许多皱褶,乙酰胆碱受体(acetylcholine receptors,AChR)就分布于这些皱褶的嵴上,密度为$10^4/\mu m^2$。突触间隙非常狭小,约为50 nm,其间充满细胞外液,内含乙酰胆碱酯酶可以降解ACh。

神经-肌肉接头的传递过程是电学和化学传递相结合的复杂过程,当电冲动从神经轴突传到神经末梢,电压门控钙通道开放,钙离子内流使突触囊泡与突触前膜融合,囊泡中的ACh以量子形式释放进入突触间隙。ACh的这种释放遵从全或无的定律,每次大约10^7个ACh分子进入突触间隙。其中1/3的ACh分子弥漫到突触后膜,通过与AChR

的结合，促使阳离子通道开放，引起细胞膜钾、钠离子通透性改变，Na^+内流，K^+外溢，导致肌膜去极化产生终板电位，并通过横管系统扩散至整个肌纤维全长及肌纤维内部，最终引起肌纤维收缩。另1/3的ACh分子在到达AChR前被突触间隙中的胆碱酯酶水解灭活，生成乙酸和胆碱，后者可被突触前膜摄取重新合成ACh。其余1/3的ACh分子释放后即被突触前膜重新摄取，准备另一次释放。肌纤维收缩后由肌质网释放到肌质中的钙迅速被肌质网重吸收，肌质中的Ca^{2+}浓度下降，粗细肌丝复位，引起肌肉舒张。与此同时，肌细胞Na^+外流，K^+内流，静息膜电位恢复，一次肌肉收缩周期完成。

二、发病机制

1. 神经－肌肉接头病变的机制

（1）突触前膜病变造成ACh合成和释放障碍：如肉毒杆菌中毒和高镁血症阻碍钙离子进入神经末梢造成ACh释放障碍。氨基糖苷类药物和癌性类重症肌无力综合征（Lambert-Eaton myasthenic syndrome）可使ACh合成和释放减少。

（2）突触间隙中乙酰胆碱酯酶活性和含量异常：如有机磷中毒时，乙酰胆碱酯酶活性降低而出现突触后膜过度去极化。

（3）突触后膜AChR病变：如重症肌无力是因体内产生了AChR自身抗体而破坏了AChR。美洲箭毒是因为与AChR结合从而阻止了ACh与受体的结合。

2. 肌肉疾病发病机制

（1）肌细胞膜电位异常：如周期性瘫痪，强直性肌营养不良症和先天性肌强直症等，因终板电位下降而引起肌膜去极化阻断。

（2）能量代谢障碍：如线粒体肌病、脂质代谢性肌病和糖原累积症等均因影响肌肉的能量代谢而发病。

（3）肌细胞结构病变：如各种肌营养不良症、先天性肌病、内分泌性肌病、炎症性肌病和缺血性肌病等。

三、临床症状

1. 肌肉萎缩　是指由于肌纤维数目减少或体积变小导致的骨骼肌的容积下降。

2. 肌无力　指骨骼肌力量下降。不同类型的神经－肌肉病，肌无力的分布不尽相同。肌肉疾病和神经－肌肉接头疾病所致的肌无力一般双侧对称，累及范围常常不能以某一组或某一条神经损害来解释。

3. 不耐受疲劳　指达到疲劳的运动负荷量下降，行走短距离即产生疲劳感，休息后可缓解。见于重症肌无力、线粒体肌病、脂质沉积性肌病等。

4. 肌肥大与假肥大　肌肉肥大分为功能性和病理性肥大两种。举重运动员及特殊工种的体力劳动者的某些肌群特别发达，肌肉体积肥大，肌力增强，这是生理性（功能性）肥大，有关的职业史可提供诊断的依据。病理性肌肉肥大可见于以下情况。

（1）肌病：先天性肌强直症患者可伴有肌肉肥大，但肌力减弱。假肥大型肌营养不良症可有腓肠肌等肌肉肥大，这是由于肌纤维的破坏导致脂肪和结缔组织反应性增生所致，故称假性肥大。真性肌肥大症（hypertrophia musculorum vera）罕见，在儿童发生，肢体肌肉肥大进行性发展，到一定程度自行停止。

（2）内分泌障碍：甲状腺功能减退可引起黏液性水肿导致肢体外形增大。肢端肥大症者早期肌肥大，晚期肌萎缩。

（3）先天性偏侧肥大：主要表现为一侧面部肥大，或一侧面部与同侧半身肥大。

5. 肌肉疼痛和肌压痛　最常见于炎性肌病。活动性疼痛指活动时肌肉疼痛，可见于长途行军后的缺血性胫前肌综合征、线粒体肌病和脂质沉积性肌病等。V型糖原累积病运动后可出现痉挛性疼痛，称为痛性痉挛。

6. 肌肉强直（myotonia）　指由于肌膜兴奋性改变导致肌肉收缩或机械刺激后产生不自主的持续

的肌收缩。反复多次活动或温暖以后症状减轻，见于先天性肌强直症、强直性肌营养不良症。

7. 肌肉不自主运动　系指肌肉在静息状态下不自主地收缩、抽动。

（1）肌束颤动（fasciculation）：指肌束发生的短暂性不自主收缩，肉眼可以辨认但不引起肢体运动，见于脊髓前角或前根损害。

（2）肌纤维颤动（fibrillation）：肉眼不能识别，只能在肌电图上显示。

（3）肌颤搐（myokymia）：指一群或一块肌肉在休止状态下呈现的缓慢、持续、不规则的波动性颤动，肉眼可见。见于特发性肌颤搐。

四、诊断

肌肉疾病和神经–肌肉接头疾病的正确诊断必须建立在完整准确的临床资料与相关辅助检查有机结合的基础上。根据肌无力和肌萎缩的起病年龄、进展速度、是否为发作性、萎缩肌肉的分布、遗传方式、病程和预后，结合实验室生化检测、肌电图、肌肉病理以及基因分析，可对各种肌肉疾病进行诊断和鉴别诊断。

五、治疗

1. 病因治疗　去除病因或根据发病机制进行治疗。如对重症肌无力患者进行胸腺瘤切除以减少抗体的产生。糖皮质激素及免疫抑制剂药物可以减轻乙酰胆碱受体抗体对突触后膜乙酰胆碱受体的破坏而达到治疗效果。

2. 其他治疗　溴吡斯的明通过抑制胆碱酯酶对突触间隙乙酰胆碱的水解，从而可减轻重症肌无力的症状。苯妥英钠通过稳定肌膜电位减轻肌肉强直。低钾型周期性瘫痪患者口服 10% 的氯化钾改善肌无力，强直性肌营养不良症的白内障可手术治疗以恢复视力等。

第二节　重症肌无力

诊疗路径

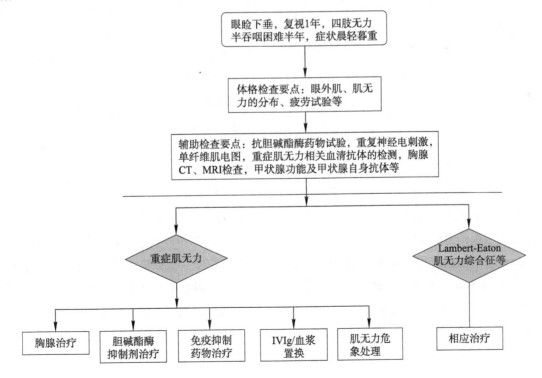

☞ 典型案例（附分析）22-1
患者双眼睑下垂伴四肢乏力 2 月余

重症肌无力（myasthenia gravis，MG）是一种神经 - 肌肉接头传递功能障碍的获得性自身免疫性疾病。主要由于神经 - 肌肉接头突触后膜上 AChR 受损引起。临床主要表现为部分或全身骨骼肌无力和极易疲劳，活动后症状加重，经休息和胆碱酯酶抑制剂（cholinesterase inhibitors，ChEI）休息后症状减轻。发病率为（8~20）/10 万，患病率为 50/10 万，我国南方发病率较高。

（一）病因及发病机制

MG 的发病机制与自身抗体介导的突触后膜 AChR 损害有关。主要依据有：①动物实验发现，将电鳗鱼放电器官提纯的 AChR 注入家兔，可制成 MG 的自身免疫动物模型，其血清中可检测到 AChR 抗体，可与突触后膜的 AChR 结合。免疫荧光发现实验动物突触后膜上的 AChR 的数目大量减少。②将 MG 患者的血清输入小鼠可产生类 MG 的症状和电生理改变。③ 80%~90% 的 MG 患者血清中可以检测到 AChR 抗体，并且 10%~20% 的 MG 患者血清中可以检测到抗骨骼肌抗体，其肌无力症状可以经血浆交换治疗得到暂时改善。④ MG 患者胸腺有与其他自身免疫病相似的改变，80% 患者有胸腺肥大，淋巴滤泡增生，10%~20% 的患者有胸腺瘤。胸腺切除后 70% 的患者临床症状可得到改善或痊愈。

研究表明，MG 是一种主要累及神经 - 肌肉接头突触后膜 AChR 的自身免疫性疾病，主要由 AChR 抗体介导，在细胞免疫和补体参与下突触后膜的 AChR 被大量破坏，不能产生足够的终板电位，导致突触后膜传递功能障碍而发生肌无力。极少部分 MG 患者由肌肉特异性酪氨酸激酶（muscle specific tyrosine kinase，MuSK）抗体、低密度脂蛋白受体相关蛋白 4（low density lipoprotein receptor-related protein 4，LRP4）抗体介导。骨骼肌烟碱型 AChR 的相对分子量为 250 000，由 α、β、γ、δ 4 种同源亚单位构成五聚体（α2、β、γ、δ）跨膜糖蛋白，α 亚单位上有一个与 ACh 结合的特异部位，也是 AChR 抗体的结合位点。AChR 抗体是一种多克隆抗体，主要成分为 IgG，10% 为 IgM。直接封闭抗体可以竞争性抑制 ACh 与 AChR 的结合。间接封闭抗体可以干扰 ACh 与 AChR 结合。细胞免疫在 MG 的发病中也发挥一定的作用。MG 患者周围血中辅助性 T 细胞增多，抑制性 T 细胞减少，造成 B 细胞活性增强而产生过量抗体。AChR 抗体与 AChR 的结合还可以通过激活补体而使 AChR 降解和结构改变，导致突触后膜上的 AChR 数量减少。最终，神经 - 肌肉接头的传递功能发生障碍，当连续的神经冲动到来时不能产生引起肌纤维收缩的动作电位，从而在临床上表现为易疲劳的肌无力。

引起 MG 免疫应答的始动环节仍不清楚。一种可能是神经 - 肌肉接头处 AChR 的免疫原性改变。另一种可能是"分子模拟"发病机制。由于几乎所有的 MG 患者都有胸腺异常，并且增生的胸腺中的 B 细胞可产生 AChR 抗体，T 细胞可与 AChR 反应，故推断胸腺可能是诱发免疫反应的起始部位。正常时胸腺是使 T 细胞成熟的免疫器官，T 细胞可以介导免疫耐受以免发生自身免疫反应。胸腺中存在肌样细胞，具有横纹，并与肌细胞存在共同抗原 AChR。推测在一些特定的遗传素质个体中，由于病毒或其他非特异性因子感染后，导致"肌样细胞"的 AChR 构型发生某些变化，成为新的抗原并刺激免疫系统产生 AChR 抗体，它既可与"肌样细胞"上的 AChR 相作用，又可与骨骼肌突触后膜上的 AChR（交叉反应）相作用。增生的胸腺 B 细胞还可产生 AChR 抗体并随淋巴系统循环流出胸腺，通过体循环到达神经 - 肌肉接头与突触后膜的 AChR 发生抗原抗体反应。AChR 抗体的 IgG 也可由周围淋巴器官和骨髓产生。另外，家族性 MG 的发现以及其与人类白细胞抗原（human leukocyte antigen，HLA）的密切关系提示 MG 的发病与遗传因素有关。

（二）病理学特征

1. 胸腺 80% 的 MG 患者胸腺重量增加，淋巴滤泡增生，生发中心增多。10%～20% 的患者合并胸腺瘤。

2. 神经-肌肉接头 突触间隙加宽，突触后膜皱褶变浅并且数量减少，免疫电镜可见突触后膜崩解，其上 AChR 明显减少并且可见 IgG-C3-AChR 结合的免疫复合物沉积等。

3. 肌纤维 本身的变化不明显，有时可见肌纤维凝固、坏死、肿胀。少数患者的肌纤维和小血管周围可见淋巴细胞浸润，称为"淋巴溢"。慢性病变可见肌萎缩。

（三）临床表现

MG 在各个年龄阶段均可发病。在 40 岁之前，女性发病率高于男性；40～50 岁男女发病率相当；50 岁以后男性发病率略高于女性，部分合并胸腺瘤。少数患者有家族史。常见诱因有感染、手术、精神创伤、全身性疾病、过度疲劳、妊娠、分娩等，有时甚至可以诱发 MG 危象。

1. 临床特征

（1）受累骨骼肌病态疲劳：肌肉连续收缩后出现严重无力甚至瘫痪，休息后症状减轻。肌无力于下午或傍晚因劳累后加重，晨起后减轻，此种波动现象称之为"晨轻暮重"。

（2）受累肌的分布和表现：全身骨骼肌均可受累，多以脑神经支配的肌肉最先受累。肌无力常从一组肌群开始，范围逐步扩大。首发症状常为一侧或双侧眼外肌无力，如上睑下垂、斜视和复视，重者眼球运动明显受限，甚至眼球固定，但瞳孔括约肌不受累。面部肌肉和口咽肌受累时出现表情淡漠、苦笑面容；连续咀嚼无力、饮水呛咳、吞咽困难；说话带鼻音、发音障碍。累及胸锁乳突肌和斜方肌时则表现为颈软、抬头困难，转颈、耸肩无力。四肢肌肉受累以近端无力为重，表现为抬臂、梳头、上楼梯困难，腱反射通常不受影响，感觉系统正常。

（3）MG 危象：指呼吸肌受累时出现咳嗽无力甚至呼吸困难，需用呼吸机辅助通气，是致死的主要原因。口咽肌无力和呼吸肌乏力者易发生危象，诱发因素包括呼吸道感染、手术（包括胸腺切除术）、精神紧张、全身疾病等。心肌偶可受累，可引起猝死。大约 10% 的 MG 可出现危象。

（4）胆碱酯酶抑制剂治疗有效：这是 MG 一个重要的临床特征。

（5）病程特点：缓慢或亚急性起病，也有因受凉、劳累后病情突然加重。整个病程有波动，缓解与复发交替。晚期患者休息后不能完全恢复。多数病例迁延数年至数十年，靠药物维持。少数病例可自然缓解。

2. 临床分型

（1）改良 Osserman 分型：为既往常用分型。根据改良的 Osserman 分型分为以下 5 型。

Ⅰ型眼肌型：病变仅限于眼外肌，出现上睑下垂和复视，2 年之内其他肌群不受累。

Ⅱ型全身型：有一组以上肌群受累。ⅡA 型轻度全身型：四肢肌群轻度受累，可累及眼、面、四肢肌肉，生活多可自理，无明显咽喉肌受累。ⅡB 型中度全身型：四肢肌群中度受累，伴或不伴有眼外肌受累，还有较明显的咽喉肌无力症状，如说话含糊不清、吞咽困难、饮水呛咳、咀嚼无力，但呼吸肌受累不明显，生活自理困难。

Ⅲ型重度激进型：急性起病，进展快，常在数周内累及延髓肌、肢带肌、躯干肌，半年内累及呼吸肌，有 MG 危象，需呼吸支持，生活不能自理。

Ⅳ型迟发重症型：病程达 2 年以上，常由Ⅰ、ⅡA、ⅡB 型发展而来，症状同Ⅲ型，常合并胸腺瘤，预后较差。

Ⅴ型肌萎缩型：少数患者肌无力伴肌萎缩，起病半年内可出现骨骼肌萎缩、无力。

（2）MGFA 临床分型：于 2000 年由美国 MG 基金会（Myasthenia Gravis Foundation of America，MGFA）提出，具有简明易记、便于临床操作的特点，广泛用于临床治疗和研究中。

☞ 拓展阅读 22-1
美国重症肌无力基金会临床分型（2000 版）

（四）辅助检查

1. 血、尿、脑脊液检查正常，常规肌电图检查基本正常，神经传导速度正常。

2. 重复神经电刺激（repeating nerve stimulation, RNS）为常用的具有诊断价值的检查方法。应在停用胆碱酯酶抑制剂 12～18 h 后进行，否则可出现假阴性。方法为以低频（3～5 Hz）和高频（10 Hz 以上）重复刺激面神经、尺神经、正中神经和副神经等运动神经。MG 典型改变为在低频刺激时动作电位负向波幅第 4 或第 5 波比第 1 波递减10% 以上。90% 的全身型 MG 患者低频刺激时为阳性，且与病情轻重相关。

3. 单纤维肌电图（single fibre electromyography, SFEMG）应用特殊的单纤维针电极通过测定"颤抖"（Jitter）来判断同一运动单位内肌纤维产生动作电位的时间是否延长来反映神经－肌肉接头处的功能，正常"颤抖"通常 15～35 μs。超过 55 μs为"颤抖增宽"，一块肌肉记录 20 个"颤抖"中有 2 个或 2 个以上大于 55 μs 则为异常。检测过程中出现阻滞（block）也判定为异常。SFEMG 并非常规的检测手段，但敏感度高。SFEMG 不受胆碱酯酶抑制剂影响。主要用于眼肌型 MG 或临床怀疑MG 但 RNS 未见异常的患者。

4. 相关血清抗体的检测

（1）AChR 抗体滴度的检测：对 MG 的诊断具有特征性意义。85% 以上全身型 MG 患者的血清中AChR 抗体浓度明显升高，但眼肌型患者的 AChR抗体升高可不明显，且抗体滴度的高低与临床症状的严重程度无明显的相关性。如检测结果为阴性，不能排除 MG 诊断。

（2）MuSK 抗体：在部分 AChR 抗体阴性的全身型 MG 患者血中可检测到抗 MuSK 抗体，其余患者可能存在抗 LRP4 抗体以及某些神经肌肉接头未知抗原的其他抗体，或因抗体水平和（或）亲和力过低而无法被现有技术手段检测到。欧美国家患者的抗 MuSK 抗体阳性率较亚洲国家患者高。

（3）抗横纹肌抗体：包括抗 titin 抗体、抗 RyR抗体等。此类抗体在伴有胸腺瘤、病情较重的晚发型 MG 或对常规治疗不敏感的 MG 患者中阳性率较高，但对 MG 无直接诊断价值，可以作为提示和筛查胸腺瘤的标志物。抗横纹肌抗体阳性提示 MG 患者伴有胸腺肿瘤。

5. 胸腺 CT、MRI 检查　可发现胸腺增生和肥大。

6. 其他检查　5% 的 MG 患者有甲状腺功能亢进症，表现为 T_3、T_4 水平升高。部分患者抗核抗体和甲状腺抗体阳性。

（五）诊断

MG 患者受累肌群的分布与单一运动神经受损后出现的肌无力范围不相符。临床特点为受累骨骼肌病态疲劳，经休息或胆碱酯酶抑制剂治疗可以缓解，肌无力表现为"晨轻暮重"的波动现象。结合药物试验、肌电图以及免疫学等检查的典型表现可以作出诊断。另外，还应该行胸腺 CT、MRI 检查确定有无胸腺增生或胸腺瘤，并根据病史、症状、体征和其他免疫学检查明确是否合并其他自身免疫疾病。下述试验有助于 MG 的诊断。

1. 疲劳试验（Jolly 试验）　嘱患者持续上视出现上睑下垂，两臂持续平举后出现上臂下垂，双下肢直腿抬高后出现下落，休息后恢复则为阳性。

2. 抗胆碱酯酶药物试验

（1）新斯的明（neostigmine）试验：成人肌肉注射新斯的明 1.0～1.5 mg，儿童可按 0.02～0.03 mg/kg，最大用药剂量不超过 1.0 mg。20～30 min 后肌无力症状明显减轻者为阳性。可同时注射阿托品 0.5 mg 以对抗新斯的明的毒蕈碱样反应（瞳孔缩小、心动过缓、流涎、多汗、腹痛、腹泻和呕吐等）。如检测结果为阴性，不能排除 MG 的诊断。

（2）依酚氯铵（tensilon）试验：依酚氯铵10 mg 用注射用水稀释至 1 mL，静脉注射 2 mg，观察 20 s，如无出汗、唾液增多等不良反应，再给予 8 mg，1 min 内症状好转为阳性，持续 10 min 后又恢复原状。

（六）鉴别诊断

1. Lambert-Eaton 肌无力综合征　为一组自身免疫性疾病，其自身抗体的靶器官为周围神经末梢突触前膜的钙离子通道和 ACh 囊泡释放区。多见于男性，约 2/3 的患者伴发癌症，尤其是燕麦细胞型支气管肺癌，也可伴发其他自身免疫性疾病。临床表现为四肢近端肌无力，需与 MG 鉴别。此病患者虽然活动后即感疲劳，但短暂用力收缩后肌力反而增强，而持续收缩后又呈疲劳状态，脑神经支配的肌肉很少受累。另外，约半数患者伴有自主神经症状，出现口干、少汗、便秘、阳痿。新斯的明试验可阳性，但不如 MG 敏感。RNS 低频刺激波幅亦可递减，但高频刺激波幅递增达 100% 以上对本病有诊断意义。血清 AChR 抗体阴性。用盐酸胍治疗可使 ACh 释放增加而使症状改善。这些特征可与 MG 鉴别。

2. 肉毒杆菌中毒　肉毒杆菌作用在突触前膜阻碍了神经 – 肌肉接头的传递功能，临床表现为自脑神经支配的肌肉开始，下行性的全身骨骼肌瘫痪。但患者多有肉毒杆菌中毒的流行病学史，新斯的明试验或依酚氯铵试验阴性。

3. 肌营养不良症　隐匿起病，症状无波动，病情逐渐加重，肌萎缩明显，血肌酶水平明显升高，新斯的明试验阴性，抗胆碱酯酶药治疗无效。

4. 多发性肌炎　为四肢近端肌无力，多伴有肌肉压痛，无晨轻暮重的波动现象，病情逐渐进展，血清肌酶水平明显增高。新斯的明试验阴性，抗胆碱酯酶药治疗无效。

（七）治疗

1. 胸腺治疗

（1）胸腺切除：可去除患者自身免疫反应的始动抗原，减少参与自体免疫反应的 T 细胞、B 细胞和细胞因子。适用于伴有胸腺肥大和高 AChR 抗体效价者；伴胸腺瘤的各型 MG 患者；年轻女性全身

型 MG 患者；对抗胆碱酯酶药治疗反应不满意者。约 70% 的患者术后症状缓解或治愈，但多数患者术后仍需长期的免疫抑制治疗。

（2）胸腺放射治疗：对不适于做胸腺切除者可行胸腺深部 ^{60}Co 放射治疗。

2. 药物治疗

（1）胆碱酯酶抑制剂：通过抑制胆碱酯酶，减少 ACh 的水解，改善神经 – 肌肉接头间的传递，增加肌力。此类药物是治疗所有类型 MG 的一线药物，用于改善临床症状，一般应配合其他免疫抑制药物联合治疗。治疗剂量个体化，应从小剂量开始，逐步加量，以能维持日常起居为宜。

1）溴吡斯的明（pyridostigmine bromide）：成人每次口服 60 ~ 120 mg，每日 3 ~ 4 次。应在饭前 30 ~ 40 min 服用，口服 2 h 达高峰，作用时间为 6 ~ 8 h，作用温和、平稳，不良反应为毒蕈碱样反应，可用阿托品对抗。

2）溴新斯的明（neostigmine bromide）：成人每次口服 15 ~ 30 mg，每日 3 ~ 4 次。可在餐前 15 ~ 30 min 服用，释放快，30 ~ 60 min 达高峰，作用时间为 3 ~ 4 h，不良反应同同溴吡斯的明。

辅助药如氯化钾、麻黄碱可加强胆碱酯酶抑制剂的作用。

（2）肾上腺糖皮质激素：可抑制自身免疫反应，减少 AChR 抗体的生成及促使运动终板再生和修复，改善神经 – 肌肉接头的传递功能。适用于各种类型的 MG。

1）冲击疗法：适用于住院危重病例、已用气管插管或呼吸机者。甲泼尼龙（methyl prednisolone，MPL）1 000 mg 静脉滴注，每日 1 次，连用 3 d，然后改为每日 500 mg，静脉滴注 2 d。或者地塞米松 10 ~ 20 mg 静脉滴注，每日 1 次，连用 1 周。冲击治疗结束后改为泼尼松 60 ~ 100 mg 隔日顿服。当症状基本消失后，逐渐减量至 5 ~ 15 mg 长期维持，至少 1 年以上。若病情波动，则需随时调整剂量。也可一开始就口服泼尼松每日 60 ~ 80 mg，如病情稳定并趋于好转，可维持 4 ~ 16 周后逐渐减量至最

低有效剂量。过快减量可致病情反复。大剂量类固醇激素治疗初期可使病情加重，甚至出现危象，应予注意。

2）小剂量递增法：从小剂量开始，隔日每晨顿服泼尼松 20 mg，每周递增 10 mg，直至隔日每晨顿服 60~80 mg，待症状稳定改善 4~5 d 后逐渐减量至隔日 5~15 mg 维持数年。此法可避免用药初期病情加重。

长期应用激素者应注意激素的不良反应，如胃溃疡出血、血糖升高、库欣综合征、股骨头坏死、骨质疏松等。

（3）免疫抑制剂：成年全身型 MG 和部分眼肌型 MG 患者，为尽快减少糖皮质激素的用量或停止使用、获得稳定而满意的疗效、减少激素不良反应，可早期联合使用免疫抑制剂，如硫唑嘌呤、环孢素 A 或他克莫司等。

1）硫唑嘌呤：是治疗 MG 的一线药物。眼肌型 MG 和全身型 MG 皆可使用，部分儿童（>3 岁）和少年 MG 患者经胆碱酯酶抑制剂和糖皮质激素治疗后效果仍不佳者，可慎重考虑联合使用硫唑嘌呤。儿童每日 1~2 mg/kg，成人每日 2~3 mg/kg，分 2~3 次口服。不良反应包括：特殊的流感样反应、白细胞减少、血小板减少、消化道症状、肝功能损害和脱发等。

2）环孢素 A（cyclosporine A）：主要用于因糖皮质激素或硫唑嘌呤不良反应或疗效欠佳，不易坚持用药的 MG 患者。环孢素 A 也可早期与糖皮质激素联合使用，可显著改善肌无力症状，并降低血中 AChR 抗体滴度。每日剂量为 2~4 mg/kg，3~6 个月起效，疗程 1~2 年。不良反应有肾小球局部缺血坏死、恶心、心悸等。

3）他克莫司：为一种强效的免疫抑制剂。本药适用于不能耐受糖皮质激素和其他免疫抑制剂不良反应或对其疗效差的 MG 患者，特别是抗 RyR 抗体阳性的 MG 患者。也可与糖皮质激素早期联合使用，以尽快减少糖皮质激素的用量，减少其不良反应。他克莫司起效较快，一般 2 周左右起效。使用方法：每日口服 3.0 mg。如无严重不良反应，可长期服用。不良反应包括消化道症状、麻木、震颤、头痛、血压和血糖升高、血钾升高、血镁降低、肾功能损害等。

4）环磷酰胺：用于其他免疫抑制药物治疗无效的难治性 MG 患者及胸腺瘤伴 MG 的患者。与糖皮质激素联合使用可以显著改善肌无力症状，并可在 6~12 个月时减少糖皮质激素用量。使用方法为：成人每周静脉滴注 400~800 mg，或分 2 次口服，每日 100 mg，直至总量 10~20 g，个别患者需要服用到 30 g。儿童每日 3~5 mg/kg（≤100 mg）分 2 次口服，好转后减量为每日 2 mg/kg。不良反应包括白细胞减少、脱发、恶心、呕吐、腹泻、出血性膀胱炎、远期肿瘤风险等。

5）吗替麦考酚酯（MMF）：为治疗 MG 的二线药物，但也可早期与糖皮质激素联合使用。

6）抗人 CD20 单克隆抗体（利妥昔单抗，rituximab）：可用来治疗自身免疫性疾病。在治疗 MG 时，适用于对糖皮质激素和传统免疫抑制药物治疗无效的 MG 患者，特别是抗 MuSK 抗体阳性的 MG 患者。

（4）禁用和慎用药物：喹诺酮类、氨基糖苷类抗生素、新霉素、多黏菌素、巴龙霉素、肉毒杆菌毒素等可加重神经－肌肉接头传递障碍。奎宁、奎尼丁等药物可以降低肌膜兴奋性。另外，吗啡、地西泮、苯巴比妥、苯妥英钠、普萘洛尔等药物也应禁用或慎用。

3. 血浆置换　通过正常人血浆或血浆代用品置换患者血浆，能清除 MG 患者血浆中 AChR 抗体、补体及免疫复合物。每次交换量为 2 000 mL 左右，每周 1~3 次，连用 3~8 次。起效快，但疗效持续时间短，仅维持 1 周至 2 个月，随抗体水平增高而症状复发且不良反应大，仅适用于危象和难治性 MG。

4. 大剂量静脉注射免疫球蛋白　外源性 IgG 可以干扰 AChR 抗体与 AChR 的结合，从而保护 AChR 不被抗体阻断。IgG 每日静脉滴注 0.4 g/kg，

5 d 为一疗程，可作为辅助治疗缓解病情。

5. 危象的处理　危象指 MG 患者在某种因素作用下突然发生严重呼吸困难，甚至危及生命。须紧急抢救。危象分以下 3 种类型。

（1）肌无力危象（myasthenic crisis）：为最常见的危象，疾病本身发展所致，多由于抗胆碱酯酶药量不足。如注射依酚氯铵或新斯的明后症状减轻则可诊断。

（2）胆碱能危象（cholinergic crisis）：非常少见，由于抗胆碱酯酶药物过量引起，患者肌无力加重，并且出现明显胆碱酯酶抑制剂的不良反应如肌束颤动及毒蕈碱样反应。可静脉注射依酚氯铵 2 mg，如症状加重则应立即停用抗胆碱酯酶药物，待药物排除后可重新调整剂量。

（3）反拗危象（brittle crisis）：由于对抗胆碱酯酶药物不敏感而出现严重的呼吸困难，依酚氯铵试验无反应，此时应停止抗胆碱酯酶药，对气管插管或切开的患者可采用大剂量类固醇激素治疗，待运动终板功能恢复后再重新调整抗胆碱酯酶药物剂量。

危象是 MG 患者最危急的状态，病死率曾为 15.4%~50%，随治疗进展病死率已明显下降。不论何种危象，均应注意确保呼吸道通畅，若早期处理病情无好转时，应立即进行气管插管或气管切开，应用人工呼吸器辅助呼吸；停用抗胆碱酯酶药物以减少气管内的分泌物；选用有效、足量和对神经 – 肌肉接头无阻滞作用的抗生素积极控制肺部感染；给予静脉药物治疗如皮质类固醇激素或大剂量丙种球蛋白；必要时采用血浆置换。

（八）预后

MG 患者一般预后良好，但危象的病死率较高。

第三节　周期性瘫痪

诊疗路径

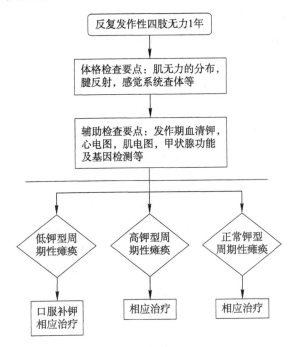

🖝 典型案例（附分析）22-2

患者双眼睑下垂伴四肢乏力 3 年，加重伴呼吸费力 1 月

周期性瘫痪（periodic paralysis）是一组以反复发作的骨骼肌弛缓性瘫痪为特征的肌病，与钾代谢异常有关。肌无力可持续数小时或数周，发作间歇期完全正常，根据发作时血清钾的浓度，可分为低钾型、高钾型和正常钾型三类，临床上以低钾型者多见。由甲状腺功能亢进、醛固酮增多症、肾衰竭和代谢性疾病所致低钾而瘫痪者称为继发性周期性瘫痪。本节重点介绍低钾型周期性瘫痪。

一、低钾型周期性瘫痪

低钾型周期性瘫痪（hypokalemic periodic paralysis）为常染色体显性遗传或散发的疾病，我国以散发多见。临床表现为发作性肌无力、血清钾降低、补钾后能迅速缓解；为周期性瘫痪中最常见的类型。

（一）病因及发病机制

低钾型周期性瘫痪为常染色体显性遗传性疾病，其致病基因主要位于 1 号染色体长臂（1q31-32），该基因编码肌细胞二氢吡啶敏感的 L 型钙离子通道（L type calcium channel）蛋白，是二氢吡啶复合受体的一部分，位于横管系统，通过调控肌质网钙离子的释放而影响肌肉的兴奋–收缩偶联。肌无力在饱餐后或激烈活动后的休息中最易发作，能促使钾离子转入细胞内的因素如注射胰岛素、肾上腺素或大量葡萄糖也能诱发。

具体发病机制尚不清楚，可能与骨骼肌细胞膜内、外钾离子浓度的波动有关。在正常情况下，钾离子浓度在肌膜内高，肌膜外低。当两侧保持正常比例时，肌膜才能维持正常的静息电位，才能为 ACh 的去极化产生正常的反应。本病患者的肌细胞膜经常处于轻度去极化状态，较不稳定，电位稍有变化即产生钠离子在膜上的通路受阻，导致电活动的传播障碍。在疾病发作期间，受累肌肉对一切电刺激均不起反应，处于瘫痪状态。

（二）病理学特征

本病的主要病理变化为肌肉肌质网空泡化，空泡内含透明的液体及少数糖原颗粒，单个或多个，位于肌纤维中央甚至占据整个肌纤维，另外可见肌小管聚集。电镜下可见空泡由肌质网终末池和横管系统扩张所致。发作间歇期可恢复，但不完全，故肌纤维间仍可见数目不等的小空泡。

（三）临床表现

1. 任何年龄均可发病，以 20~40 岁男性多见，随年龄增长而发作次数减少。常见的诱因有疲劳、饱餐、寒冷、酗酒、精神刺激等。

2. 发病前可有肢体疼痛、感觉异常、口渴、多汗、少尿、潮红、嗜睡、恶心等。常于饱餐后夜间睡眠或清晨起床时发现肢体肌肉对称性不同程度的无力或完全瘫痪，下肢重于上肢、近端重于远端；也可从下肢逐渐累及上肢。瘫痪肢体肌张力低，腱反射减弱或消失。可伴有肢体酸胀、针刺

感。脑神经支配肌肉一般不受累，膀胱直肠括约肌功能也很少受累。少数严重病例可发生呼吸肌麻痹、尿便潴留、心动过速或过缓、心律失常、血压下降等情况甚至危及生命。

3. 发作持续时间自数小时至数日不等，最先受累的肌肉最先恢复。发作频率也不尽相同，一般数周或数月一次，个别病例每天均有发作，也有数年一次甚至终身仅发作一次者。发作间期一切正常。伴发甲状腺功能亢进者发作频率较高，每次持续时间短，常在数小时至 1 d 之内。甲亢控制后，发作频率减少。

（四）辅助检查

1. 发作期血清钾　常低于 3.5 mmol/L，间歇期正常。

2. 心电图　呈典型的低钾性改变，U 波出现，T 波低平或倒置，P-R 间期和 Q-T 间期延长，ST 段下降，QRS 波增宽。

3. 肌电图　示运动电位时限短、波幅低，完全瘫痪时运动单位电位消失，电刺激无反应。膜静息电位低于正常。

（五）诊断

根据常染色体显性遗传或散发，突发四肢弛缓性瘫痪，近端为主，无脑神经支配肌肉损害，无意识障碍和感觉障碍，数小时至一日内达高峰，结合检查发现血钾水平降低，心电图低钾性改变，经补钾治疗肌无力迅速缓解等不难诊断。

（六）鉴别诊断

1. 高钾型周期性瘫痪　本病一般在 10 岁以前发病，白天运动后发作频率较高。肌无力症状持续时间短，发作时血钾增高，心电图呈高血钾改变，可自行缓解，或降血钾治疗可好转。

2. 正常血钾型周期性瘫痪　少见，10 岁前发病，常在夜间发作，肌无力持续的时间较长，无肌强直表现。血钾正常，补钾后症状加重，服钠后症状减轻。

3. 重症肌无力　亚急性起病，可累及四肢及脑神经支配肌肉，症状呈波动性，晨轻暮重，病态

疲劳。疲劳试验及新斯的明试验阳性。血清钾正常，重复神经电刺激波幅递减，抗乙酰胆碱受体抗体阳性可资鉴别。

4. 吉兰－巴雷综合征 本病呈四肢弛缓性瘫痪，远端重于近端，可有周围性感觉障碍和脑神经损害，脑脊液蛋白－细胞分离现象，肌电图神经源性损害，可与低钾型周期性瘫痪鉴别。

5. 继发性低血钾 散发病例应与可反复引起低血钾的疾病鉴别，如甲亢、原发性醛固酮增多症、肾小管酸中毒、失钾性肾炎、腹泻、药源性低钾麻痹（噻嗪类利尿剂、皮质类固醇等）等。但上述疾病均有原发病的其他特殊症状可资鉴别。

（七）治疗

本病发作时给予 10% 氯化钾或 10% 枸橼酸钾 40~50 mL 顿服，24 h 内再分次口服，一日总量为 10 g。也可静脉滴注氯化钾溶液以纠正低血钾状态。对发作频繁者，发作间期可口服钾盐 1 g，每日 3 次；螺旋内酯 200 mg，每日 2 次以预防发作。同时避免各种发病诱因如避免过度劳累、受冻及精神刺激，低钠饮食，忌摄入过多高碳水化合物等。严重患者出现呼吸肌麻痹时应予辅助呼吸，严重心律失常者应积极纠正。

（八）预后

本病预后良好，随年龄增长发作次数趋于减少。

二、高钾型周期性瘫痪

高钾型周期性瘫痪（hyperkalemic periodic paralysis）又称强直性周期性瘫痪，较少见。1951 年由 Tyler 首先报道，呈常染色体显性遗传。

（一）病因及发病机制

高钾型周期性瘫痪的致病基因位于第 17 号染色体长臂（17q13），由于编码骨骼肌门控钠通道蛋白的 α- 亚单位基因的点突变，导致氨基酸的改变，如 Thr704Met、Ser906Thr、Ala1156Thr、Met1360Val、Met1592Val 等，引起肌细胞膜钠离子通道功能异常，膜对钠的通透性增加或肌细胞内钾、钠转换能力缺陷，钠内流增加，钾离子从细胞内转移到细胞外，膜不能正常复极呈持续去极化，肌细胞膜正常兴奋性消失，产生肌无力。

（二）病理学特征

肌肉活组织检查与低钾型的改变相同。

（三）临床表现

本病多在 10 岁前起病，男性居多，饥饿、寒冷、剧烈运动和钾盐摄入可诱发肌无力发作。肌无力从下肢近端开始，然后影响到上肢、甚至颈部肌肉，脑神经支配肌肉和呼吸肌偶可累及，瘫痪程度一般较轻，但常伴有肌肉痛性痉挛。部分患者伴有手肌、舌肌的强直发作，肢体放入冷水中易出现肌肉僵硬，肌电图可见强直电位。发作时，血清钾和尿钾含量升高，血清钙降低，心电图 T 波高尖。每次发作持续时间短，约数分钟到 1 h。发作频率为每天数次到每年数次。多数病例在 30 岁左右趋于好转，逐渐停止发作。

（四）辅助检查

本病发作时血清钾水平升高甚至达 7~8 mmol/L。血清酶如肌酸激酶（creatine kinase，CK）可正常或升高。心电图呈高血钾性改变，如 T 波高尖、P 波降低甚至消失、QRS 波改变等。肌电图可见纤颤电位和强直放电。在肌无力发作高峰时，EMG 呈电静息，自发的或随意的运动、电刺激均无动作电位出现。神经传导速度正常。

（五）诊断

根据常染色体显性遗传家族史，儿童发作性无力伴肌强直，无感觉障碍和高级神经活动异常，血钾增高，可作出诊断。临床表现不典型时，可行诱发试验。

1. 钾负荷试验 口服氯化钾 3~8 g，若服后 30~90 min 内出现肌无力，数分钟至 1 h 达高峰，持续 20 min 至 1 天，则有助于诊断。应注意在患者心、肾功能、血钾水平正常并在心电监护下进行。

2. 冷水诱发试验 将前臂浸入 11~13℃水中，若 20~30 min 诱发肌无力，停止浸冷水 10 min 后恢复，有助于诊断。

（六）鉴别诊断

应注意与低钾型周期性瘫痪、正常钾型周期性瘫痪和先天性副肌强直症鉴别，还须与继发性高血钾瘫痪鉴别，如肾功能不全、肾上腺皮质功能下降、醛固酮缺乏症和药物性高血钾等。

（七）治疗

对发作时间短，症状较轻的患者一般不需特殊治疗。症状重时可用 10% 葡萄糖酸钙 10～20 mL 静注，或 10% 葡萄糖 500 mL 加胰岛素 10～20 U 静脉滴注以降低血钾，也可用呋塞米排钾。预防发作可给予高碳水化合物饮食，避免过度劳累及寒冷刺激，口服氢氯噻嗪等利尿药帮助排钾。

三、正常钾型周期性瘫痪

正常钾型周期性瘫痪（normal kalemic periodic paralysis）又称钠反应性正常血钾型周期性瘫痪，为常染色体显性遗传，较为罕见。病理改变与低钾型周期性瘫痪相似。多在 10 岁前发病，常于夜间或清晨醒来时发现四肢或部分肌肉瘫痪，甚至发音不清、呼吸困难等。发作常持续 10 d 以上。运动后休息、寒冷、限制钠盐摄入或补充钾盐均可诱发，补钠后好转。血清钾水平正常。主要与吉兰－巴雷综合征、高钾型和低钾型周期性瘫痪鉴别。治疗上可给予：①大量生理盐水静脉滴入。② 10% 葡萄糖酸钙 10 mL，每日 2 次静脉注射，或每日口服钙片 0.6～1.2 g，分 1～2 次服用。③每日服食盐 10～15 g，必要时用氯化钠静脉点滴。④乙酰唑胺 0.25 g，每日 2 次。预防发作可在间歇期给予氟氢可的松和乙酰唑胺，避免进食含钾多的食物，如肉类、香蕉、菠菜、薯类，防止过劳或过度肌肉活动，注意寒冷或暑热的影响。

第四节 多发性肌炎和皮肌炎

诊疗路径

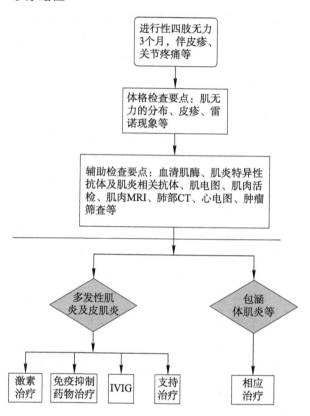

多发性肌炎（polymyositis，PM）和皮肌炎（dermatomyositis，DM）是一组由多种病因引起的弥漫性骨骼肌炎症性疾病，发病与细胞和体液免疫异常有关。主要病理特征是骨骼肌变性、坏死及淋巴细胞浸润，临床上表现为急性或亚急性起病，对称性四肢近端为主的肌肉无力伴压痛，血清肌酶增高，红细胞沉降率增快，肌电图呈肌源性损害，用糖皮质激素治疗效果好等特点。PM 病变仅限于骨骼肌，DM 则同时累及骨骼肌和皮肤。

（一）病因及发病机制

PM 和 DM 发病机制与免疫失调有关。部分 PM 和 DM 患者的血清中可以检测到 Jo-1 抗体、SRP 抗体、Mi-2 抗体、抗核抗体等多种抗体，肌肉病理学检查发现肌组织内有活化的淋巴细胞浸润，外周血淋巴细胞对肌肉抗原敏感，并对培养的肌细胞有明显的细胞毒作用，这些均说明本病是一自身免疫性疾病。PM 的发病主要与细胞毒性介导的免疫反应有关，T 淋巴细胞可直接导致肌纤维的破坏，而细胞间黏附分子、白细胞介素 -1α 与炎性细胞的浸润密切相关。DM 的发病则主要与体液免疫异常有关，肌组织内微血管直接受累，其上可见 IgM、IgG 和 C3、C5b-9 膜攻击复合物形成。推测 DM 可能是一种补体介导的微血管病，肌纤维的损害是继发改变。目前尚不清楚可直接诱发 PM 和 DM 的自身免疫异常因素，推测某种病原体感染改变了肌纤维或内皮细胞的抗原性，从而引发免疫反应，或病毒感染后启动了机体对某些病毒肽段的免疫应答，而这些肽段与肌细胞中的某些蛋白的肽段结构相似，通过交叉免疫启动了自身免疫反应进而攻击自身的肌细胞。

遗传因素可能也增加 PM 的易患性。在高加索人中，约半数 PM 患者与 HLA-DR3 相关，而 HLA-DR52 几乎见于所有的 PM 患者，PM 家族也有报道，说明遗传因素参与了发病。另外，病毒直接感染可能是 PM 发病的一个因素，部分患者在发病前有流感病毒 A 和 B、HIV、ECHO、柯萨奇病毒感染史。

（二）病理学特征

PM 和 DM 主要为骨骼肌的炎性改变，肌纤维变性、坏死、萎缩、再生和炎症细胞浸润，浸润的炎症细胞可以呈灶状分布或散在。PM 中炎细胞主要是 CD8+ T 淋巴细胞、单核细胞和少量 B 淋巴细胞，多分布于肌内膜，也可位于肌束膜和血管周围，可见活化的炎症细胞侵入非坏死肌纤维。病程长者可见肌束膜及肌内膜结缔组织增生。DM 特异的肌肉病理改变是束周肌纤维萎缩、微血管病变和炎症细胞浸润，浸润的炎症细胞主要是 CD4+ T 淋巴细胞和 B 细胞，主要聚集于肌束膜和血管周围，肌束膜内血管可见管壁增厚、管腔狭窄和血栓形成，血管壁可见 IgG、IgM、C3 等沉积。电镜下淋巴细胞浸入肌纤维的肌膜下，肌丝断裂、空泡样变、Z 线消失、肌细胞再生，毛细血管可见内皮细胞和基底膜增厚，并出现微管包涵体，管腔狭窄甚至闭塞。

图 22-1
多发性肌炎肌组织病理（HE×400）：肌内膜炎细胞浸润，可见炎细胞侵入非坏死肌纤维

（三）临床表现

急性或亚急性起病，发病年龄不限，女性多于男性，亚急性起病，病情逐渐进展，几周或几个月达高峰。病前可有低热或感冒史。发病率为（2~5）/10 万。

1. **肌肉无力**　首发症状通常为四肢近端无力，常从盆带肌开始逐渐累及肩带肌肉，表现为上楼、起蹲困难，双臂不能高举、梳头困难等。颈肌无力屈肌重于伸肌。咽喉肌无力表现为构音、吞咽困难。呼吸肌受累则出现胸闷、气短。常伴有关节、肌肉痛。眼外肌一般不受累。肌无力可持续数年。查体可见四肢近端肌肉无力、压痛，晚期有肌萎缩和关节挛缩。

2. **皮肤损害**　DM 患者可见皮肤损害，皮疹多先于或与肌肉无力同时出现，少数患者的皮疹在肌无力之后发生。典型的皮疹为眶周和上下眼睑水肿性淡紫色斑和 Gottron 征，后者指四肢关节伸面的水肿性红斑，其他皮肤损害还包括光敏性皮疹、面部蝶形红斑等。

3. **其他表现**　消化道受累出现恶心、呕吐、痉挛性腹痛。心脏受累出现晕厥、心律失常、心衰。肾脏受累出现蛋白尿和红细胞。少数病例合并其他自身免疫性疾病，如类风湿关节炎、系统性红斑狼疮、进行性系统性硬化等。还有少数病例可能伴发恶性肿瘤，如乳腺肿瘤、肺癌、卵巢癌和胃癌等。

（四）辅助检查

1. **血生化检测**　急性期周围血白细胞计数增高，红细胞沉降率增快，血清 CK 水平明显增高，可达正常的 10 倍以上。1/3 的患者类风湿因子和抗核抗体阳性，免疫球蛋白及抗肌球蛋白的抗体

增高。

2. 尿检测　24 h 尿肌酸增高，这是肌炎活动期的一个指标。部分患者可有肌红蛋白尿。

3. 自身抗体检测　包括肌炎特异性抗体及肌炎相关抗体。前者如各种抗氨基酰 tRNA 合成酶抗体［组氨酰 tRNA 合成酶（Jo-1）、苏氨酰 tRNA 合成酶（PL-7）、丙氨酰 tRNA 合成酶（PL-12）、异亮氨酰 tRNA 合成酶（OJ）、甘氨酰 tRNA 合成酶（EJ）、天冬氨酰 tRNA 合成酶（KS）等］、Mi-2 抗体、信号识别颗粒（SRP）抗体、临床无肌病性皮肌炎（CADM-140）抗体、p155/140 抗体等。后者包括 SSA 抗体、PM-Scl 抗体、核蛋白（U1-RNP）抗体和 Ku 抗体等。

4. 肌电图检查　可见自发性纤颤电位、和正向尖波和。多相波增多，呈肌源性损害表现。神经传导速度正常。

5. 肌活检　可见前面的病理所述。

6. 心电图检查　52% ~ 75% 的患者有心电图异常，QT 延长，ST 段下降。

（五）诊断

根据临床特点表现为：①急性或亚急性四肢近端及骨盆带肌无力伴压痛，腱反射减弱或消失；②血清 CK 明显增高；③肌电图呈肌源性损害；④活检见典型肌炎病理表现；⑤伴有典型皮肤损害。具有前 4 条者诊断为 PM，前 4 条标准具有 3 条以上并且同时具有第 5 条者为 DM。免疫抑制剂治疗有效支持诊断。40 岁以上患者应除外恶性肿瘤。

（六）鉴别诊断

1. 包涵体肌炎　因有肌肉炎性损害、吞咽困难须与多发性肌炎鉴别。但包涵体肌炎的肌无力呈非对称性，远端肌群受累常见，如屈腕、屈指无力与足下垂，肌痛和肌压痛非常少见。血清 CK 水平正常或轻度升高，肌肉病理发现嗜酸性包涵体和激素治疗无效可与多发性肌炎鉴别。

2. 肢带型肌营养不良症　因有四肢近端和骨盆、肩胛带无力和萎缩，肌酶水平增高而须与多发

性肌炎鉴别。但肢带型肌营养不良症常有家族史，无肌痛，病程更缓慢，肌肉病理表现以肌纤维变性、坏死、萎缩和脂肪组织替代为主而无明显炎症性细胞浸润，可资鉴别。

3. 重症肌无力　多发性肌炎患者晚期卧床不起，构音、吞咽困难要与本病鉴别。可根据病情无明显波动、抗胆碱酯酶药物治疗不敏感、CK 水平持续增高而排除重症肌无力。

（七）治疗

急性期患者应卧床休息，适当体疗以保持肌肉功能和避免挛缩，注意防止肺炎等并发症。

1. 肾上腺糖皮质类固醇激素　为 PM 的首选药物。常用方法：泼尼松每日 1 ~ 1.5 mg/kg，每日最大剂量 100 mg。一般在 4 ~ 6 周之后临床症状改善，CK 水平下降接近正常。逐渐慢慢减量，一般每 2 周减 5 mg，至每日 30 mg 时改为每 4 ~ 8 周减 2.5 ~ 5 mg，最后达到维持量每日 10 ~ 20 mg，维持 1 ~ 2 年。应特别注意激素量不足时肌炎症状不易控制，减量过快则病情易反复。急性或重症患者可首选大剂量甲泼尼龙 1 000 mg 静脉滴注，每日 1 次，连用 3 ~ 5 天，然后逐步减量。长期肾上腺糖皮质类固醇激素治疗应预防其不良反应，给予低糖、低盐和高蛋白饮食，用抗酸剂保护胃黏膜，注意补充钾和维生素 D，对结核病患者应进行相应的治疗。

2. 免疫抑制剂　当激素治疗不满意时加用。首选甲氨蝶呤，其次为硫唑嘌呤、环磷酰胺、环孢素 A，用药期间注意白细胞减少和定期进行肝肾功能的检查。

3. 免疫球蛋白　急性期与其他治疗联合使用，效果较好。免疫球蛋白每日 1 g/kg，连续 2 天静脉滴注，或每日 0.4 g/kg 静脉滴注，每月连续 5 天，4 个月为一个疗程。不良反应为恶心、呕吐、头晕，但能自行缓解。

4. 支持治疗　给予高蛋白和高维生素饮食，进行适当体育锻炼和理疗；重症者应预防关节挛缩及失用性肌萎缩。

（八）预后

儿童预后较好。肌炎患者中半数可基本痊愈。

伴肿瘤的老年患者，尤其是有明显的肺、心、胃肠受累者预后差。

第五节 进行性肌营养不良症

诊疗路径

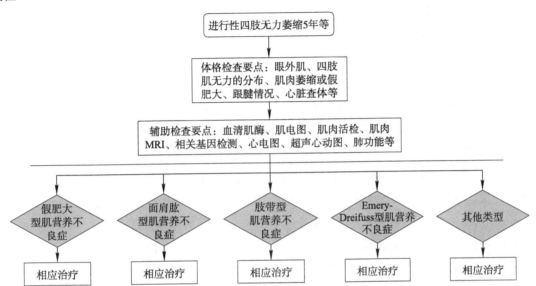

进行性肌营养不良症（progressive muscular dystrophy，PMD）是一组遗传性肌肉变性疾病，临床特征主要为缓慢进行性加重的对称性肌肉无力和萎缩，无感觉障碍。遗传方式主要为常染色体显性、隐性和 X 连锁隐性遗传。电生理表现主要为肌源性损害、神经传导速度正常。组织学特征主要为进行性的肌纤维坏死、再生和脂肪及纤维结缔组织增生，肌肉无异常代谢产物堆积。治疗方面主要为对症治疗，目前尚无有效的根治方法。

根据遗传方式、起病年龄、萎缩肌肉的分布、病程进展速度和预后，进行性肌营养不良症即假肥大性肌营养不良症（pseudohypertrophy muscular dystrophy），至少可以分为 9 种类型：包括 Duchenne 型肌营养不良症（Duchenne muscular dystrophy，DMD）和 Becker 型肌营养不良症（Becker muscular dystrophy，BMD）、面肩肱型肌营养不良症（facioscapulohumeral muscular dystrophy，FSHD）、肢带型肌营养不良症（limb-girdle muscular dystrophy，

LGMD）、Emery-Dreifuss 肌营养不良症（Emery-Dreifuss muscular dystrophy，EDMD）、先天性肌营养不良症（congenital muscular dystrophy，CMD）、眼咽型肌营养不良症（oculopharyngeal muscular dystrophy，OPMD）、眼肌型肌营养不良症（ocular muscular dystrophy）和远端型肌营养不良症（distal muscular dystrophy）。在这些类型中，DMD 最常见，其次为 BMD、FSHD 和 LGMD。

（一）病因及发病机制

进行性肌营养不良症是由于维持肌肉结构和功能的基因发生突变引起的，不同的基因突变导致不同类型的肌营养不良，其突变类型及遗传方式也各不相同。实际上各种类型均是一种独立的遗传病。如假肥大型肌营养不良症（DMD 和 BMD）的基因位于染色体 Xp21，属 X 连锁隐性遗传。该基因全长约 2 300 kb，是迄今为止发现的人类最大基因，cDNA 长 14 kb，含 79 个外显子，编码 3 685 个氨基酸，组成相对分子量为 427 000 的细胞骨

架蛋白——抗肌萎缩蛋白（dystrophin）。该蛋白主要位于骨骼肌和心肌细胞膜的质膜面，具有细胞支架、抗牵拉、防止肌细胞膜在收缩活动时撕裂的功能。作为细胞骨架的主要成分，抗肌萎缩蛋白与肌纤维膜上的多种糖蛋白结合为抗肌萎缩蛋白相关蛋白复合体（dystrophin-associated protein complex，DAPC），这些复合体可与基膜层粘连蛋白（laminin）连接，以维持肌纤维的稳定性。DMD患者因基因缺陷而使肌细胞内缺乏抗肌萎缩蛋白，造成肌细胞膜不稳定并导致肌细胞坏死和功能缺失而发病。DMD患者大脑皮质神经元突触区抗肌萎缩蛋白的缺乏可能是智力发育迟滞的原因。

FSHD基因定位在4号染色体长臂末端（4q35），在此区域有一与KpnⅠ酶切位点相关的3.3 kb重复片段。正常人该3.3kb/KpnⅠ片段重复10～150次，而FSHD患者通常少于8次，故通过测定3.3 kb/KpnⅠ片段的重复次数则可进行基因诊断。FSHD患者3.3kb/KpnⅠ片段重复次数的减少并不直接引起基因的结构破坏，而是引起4q35基因的转录抑制被减弱或消除，使其表达上调而致病。

肢带型肌营养不良症是一类具有高度遗传异质性和表型异质性的常染色体遗传性肌病。根据遗传方式，常染色体显性遗传的称为LGMD1，常染色体隐性遗传的称为LGMD2。各自按每个不同的致病基因分为不同的亚型，如LGMD1分为LGMD1A、1B、1C、1D、1E、1F、1G、1H、1I等；LGMD2分为LGMD2A-Z等。90%以上的肢带型肌营养不良症是常染色体隐性遗传，以LGMD2A型最常见。肢带型肌营养不良的发病与肌膜蛋白和近膜蛋白的异常有关，直接影响肌细胞膜上的抗肌萎缩蛋白－糖蛋白复合体的结构和功能。复合体内各蛋白之间紧密结合，互相关联，作用为连接膜内骨架蛋白和膜外基质以保持肌细胞膜的稳定性。任何一种蛋白的缺失均会影响到整个膜结构的稳定，导致肌细胞的坏死。

眼咽型肌营养不良症基因位于染色体14q11.2-13，其蛋白产物为多聚腺苷酸结合蛋白2（polyadenylate-binding protein 2，PABP2），故也称多聚腺苷酸结合蛋白2基因。PABP2蛋白存在于细胞核中，对信使RNA起增加poly（A）的作用。发病机制与PABP2基因1号外显子上的GCG重复突变增加有关：正常人仅6次重复，而眼咽型肌营养不良症患者GCG重复8～13次，编码异常的多聚丙氨酸链。重复的次数越多，症状越重。

Emery-Dreifuss肌营养不良症基因位于染色体Xq28和1q21-23，分别编码emerin和核纤层蛋白A/C（laminA/C），为常染色体显性或隐性遗传，主要位于骨骼肌、心肌、平滑肌核膜。基因异常导致核膜稳定性受损，造成骨骼肌和心肌的损害。近期还发现了其他致病基因与EDMD发病相关，如SYNE1基因、SYNE2基因、FHL1基因、TMEM43基因及Titin基因。

（二）病理学特征

各种类型的进行性肌营养不良症的肌肉病理改变主要为肌纤维的变性、坏死、萎缩和再生，肌膜核内移增多。随着病情进展，光镜下肌细胞大小差异不断增加，有的萎缩，有的代偿性增大，呈镶嵌分布。萎缩的肌纤维间有大量的脂肪细胞和纤维结缔组织增生。Ⅰ型和Ⅱ型肌纤维均受累，为非特异性改变。电镜下肌原纤维排列紊乱或断裂，Z线破坏或消失，肌细胞膜有锯齿状改变。各种类型的特异性蛋白改变需用相应的抗体进行检测，如DMD和EDMD患者的肌活检标本分别用抗肌萎缩蛋白抗体和emerin抗体进行免疫组化染色可见抗肌萎缩蛋白和emerin蛋白缺失，对诊断有决定性意义。

图 22-2

DMD 肌肉组织病理（HE×400）

（三）临床表现

1. 假肥大型 肌肉假肥大是由于肌束内大量脂肪和纤维结缔组织的堆积造成。根据抗肌萎缩蛋白疏水肽段是否存在，以及蛋白空间结构变化和功能丧失程度的不同，本型又可分为DMD和BMD

两种类型。

（1）Duchenne 型肌营养不良症（DMD）

1）DMD 是我国最常见的 X 连锁隐性遗传的肌病，发病率约为 30/10 万男婴。1/3 的患儿是 *DMD* 基因新突变所致。女性为致病基因携带者，所生男孩的发病率为 50%，无明显地理或种族差异。

2）3~5 岁隐匿出现盆带肌肉无力，表现为走路慢、脚尖着地、易跌跤。由于髂腰肌和股四头肌无力而上楼及蹲位站立困难。背部伸肌无力使站立时腰椎过度前凸，臀中肌无力导致行走时骨盆向两侧上下摆动，呈典型的鸭步。由于腹肌和髂腰肌无力，患儿自仰卧位起立时必须先翻身转为俯卧位，依次屈膝关节和髋关节，并用手支撑躯干成俯跪位，然后以两手及双腿共同支撑躯干，再用手按压膝部以辅助股四头肌的肌力，身体呈深鞠躬位，最后双手攀附下肢缓慢地站立，因十分用力而出现面部发红。上述动作称为高尔征（Gower sign），为 DMD 的特征性表现。DMD 患儿坐在地板上，双手交叉抱肩不能站起，而正常小儿很容易站起。

图 22-3

Gower 征

3）肩胛带肌、上臂肌往往同时受累，但程度较轻。由于肩胛带松弛形成游离肩。因前锯肌和斜方肌萎缩无力，举臂时肩胛骨内侧远离胸壁，两肩胛骨呈翼状竖起于背部，称为翼状肩胛，在两臂前推时最明显。

4）90% 的患儿有肌肉假性肥大，触之坚韧，为首发症状之一。以腓肠肌最明显，三角肌、臀肌、股四头肌、冈下肌和肱三头肌等也可发生。因萎缩肌纤维周围被脂肪和结缔组织替代，故体积增大而肌力减弱。

图 22-4

DMD 患儿的腓肠肌假性肥大

5）DMD 患儿的血清肌酸激酶水平显著升高，可达正常值的 30~100 倍；血清肌酐浓度明显下降。大多患者伴心肌损害，如心律不齐，右胸前导联出现高 R 波和左胸前导联出现深 Q 波；心脏扩大，心瓣膜关闭不全。肌电图呈肌源性损害。约 30% 患儿有不同程度的智能障碍。平滑肌损害可有胃肠功能障碍，如呕吐、腹痛、腹泻、吸收不良、巨结肠等。面肌、眼肌、吞咽肌、胸锁乳突肌和括约肌不受累。

6）随症状加重出现明显的跟腱挛缩，双足下垂，平地步行困难。患儿 12 岁左右不能行走，需坐轮椅，这有助于鉴别 DMD 和 BMD（BMD 患者 12 岁仍可以行走）。晚期患者的下肢、躯干、上肢、髋和肩部肌肉均明显萎缩，腱反射消失，因关节挛缩致使膝、肘、髋关节屈曲不能伸直、脊柱侧弯、双足呈马蹄内翻状。最后，因呼吸肌萎缩而出现呼吸变浅，咳嗽无力，肺容量明显下降，心律失常和心功能不全，多数患者在 20~30 岁因呼吸道感染、心力衰竭而死亡。

（2）Becker 型肌营养不良症（BMD）：发病率为 DMD 患者的 1/10。临床表现与 DMD 类似，呈 X 连锁隐性遗传。首先累及骨盆带肌和下肢近端肌肉，逐渐波及肩胛带肌，有腓肠肌假性肥大。血清 CK 水平明显升高，尿中肌酸增加，肌酐减少。肌电图和肌活检均为肌源性损害。肌肉 MRI 检查示变性肌肉呈"虫蚀现象"。BMD 与 DMD 的主要区别在于起病年龄稍迟（5~15 岁起病）、进展速度缓慢、病情较轻、12 岁以后尚能行走、心脏很少受累（一旦受累则较严重）、智力正常、存活期接近正常生命年限、抗肌萎缩蛋白基因多为整码缺失突变，骨骼肌膜中的抗肌萎缩蛋白表达减少。

2. 面肩肱型肌营养不良症（FSHD）

（1）常染色体显性遗传，多在青少年期起病。

（2）面部和肩胛带肌肉最先受累，患者面部表情少，眼睑闭合无力或露出巩膜，吹口哨、鼓腮困难，逐渐延至肩胛带（翼状肩胛很明显）、三角肌、肱二头肌、肱三头肌和胸大肌上半部。肩胛带和上臂肌肉萎缩十分明显，常不对称。因口轮匝肌假性肥大嘴唇增厚而微翘，称为"肌病面容"。可见三角肌假性肥大。

图 22-5

面肩肱型肌营养不良症

　　双侧肩胛带肌、肱二头肌、肱三头肌不对称萎缩，三角肌假性肥大，翼状肩胛明显。

　　（3）病情缓慢进展，逐渐累及躯干和骨盆带肌肉，可有腓肠肌假性肥大，视网膜病变和听力障碍（神经性耳聋）。大约 20% 的患者需坐轮椅，生命年限接近正常。

　　（4）肌电图为肌源性损害，血清酶水平正常或轻度升高。印迹杂交 DNA 分析可测定 4 号染色体长臂末端 3.3kb/Kpn I 重复片段的次数来确诊。

　　3. 肢带型肌营养不良症（LGMD）　常染色体隐性或显性遗传，散发病例也较多。与显性遗传相比，隐性遗传的患者较常见、症状较重、起病较早。10～20 岁起病，首发症状多为骨盆带肌肉萎缩、腰椎前凸、鸭步，下肢近端无力出现上楼困难，可有腓肠肌假性肥大。逐渐发生肩胛带肌肉萎缩，抬臂、梳头困难，翼状肩胛。面肌一般不受累。膝反射比踝反射消失早。血清酶水平明显升高，肌电图肌源性损害，心电图检查正常。病情缓慢发展，平均起病后 20 年左右丧失劳动能力。

　　4. 眼咽型肌营养不良症　常染色体显性遗传，40 岁左右起病，首发症状为对称性上睑下垂和眼球运动障碍。逐步出现轻度面肌、眼外肌无力和萎缩、吞咽困难、构音障碍，近端肢体无力。血清 CK 水平正常或轻度升高。

　　5. Emery-Dreifuss 型肌营养不良症（EDMD）X 连锁隐性、常染色体显性或隐性遗传，5～15 岁起病，缓慢进展。临床特征为疾病早期出现肘部屈曲挛缩和跟腱缩短、颈部前屈受限、脊柱强直而弯腰转身困难。受累肌群主要为肱二头肌、肱三头肌、腓骨肌和胫前肌，继之骨盆带肌和下肢近端肌肉无力和萎缩。腓肠肌无假性肥大，智力正常。心脏传导功能障碍，表现为心动过缓、晕厥、心房纤颤等，心脏扩大、心肌损害明显。血清 CK 水平轻度增高。病情进展缓慢，患者常因心脏病而致死。

　　6. 其他类型

　　（1）眼肌型：又称 Kiloh-Nevin 型，较为罕见。常染色体显性遗传，20～30 岁缓慢起病，最初表现为双侧眼睑下垂伴头后仰和额肌收缩，其后累及眼外肌，可有复视，易误诊为重症肌无力。本型无肢体肌肉萎缩和腱反射消失。

　　（2）远端型：较少见，常染色体显性遗传。10～50 岁起病，肌无力和萎缩始于四肢远端、腕踝关节周围和手足的小肌肉，如大、小鱼际肌萎缩。伸肌受累明显，亦可向近端发展。无感觉障碍和自主神经损害。常见的亚型有 Welander 型（常染色体显性遗传，基因定位于 2p13），其次为芬兰型、Nonaka 型（常染色体隐性遗传）、Miyoshi 型（常染色体隐性遗传）等。

　　（3）先天性肌营养不良症：在出生时或婴儿期起病，表现为全身严重肌无力、肌张力低和骨关节挛缩。面肌可轻度受累，咽喉肌力弱，哭声小，吸吮力弱。可有眼外肌麻痹，腱反射减弱或消失。常见的亚型有 Fukuyama 型、merosin 型、肌肉－眼－脑异常型（muscle-eye-brain disorder）等。

　　（四）辅助检查

　　1. 血清酶学检测　常规检测主要包括肌酸激酶（creatine kinase，CK）、乳酸脱氢酶（lactate dehydrogenase，LDH）和肌酸激酶同工酶（creatine kinase-MB，CK-MB）。异常显著升高（正常值的 20～100 倍）者见于 DMD、BMD、远端型肌营养不良症的 Miyoshi 亚型和 LGMD2C、2D、2E、2F 型。其他类型的肌酶轻到中度升高。在 DMD 和 LGMD2 晚期，因患者肌肉严重萎缩则血清 CK 值可明显下降。其他血清酶如谷氨酸草酰乙酸转氨酶（glutamic oxaloacetic transaminase，GOT）、谷氨酸丙酮酸转氨酶（glutamate-pyruvate transaminase，GPT）等在进展期均可轻－中度升高。

　　2. 肌电图检查　具有典型的肌源性受损的表现。用针电极检查股四头肌或三角肌，静息时可见纤颤波和正锐波。轻收缩时可见运动单位时限缩短，波幅减低，多相波增多。大力收缩时可见强直样放电及病理干扰相。神经传导速度正常。

3. 基因检测 采用 PCR、MLPA、印迹杂交、DNA 测序等方法，可以发现基因突变进行基因诊断。如用多重 PCR 或 MLPA 法可检测 DMD 基因外显子的缺失。印迹杂交法可进行 FSHD 基因诊断。DNA 测序可明确 LGMD 等基因的突变碱基。

4. 肌肉活检 大多数类型的进行性肌营养不良症患者的肌肉活检均表现为肌肉的坏死和再生、间质脂肪和纤维结缔组织增生这一共性，常规染色方法不能区分各种类型，但采用免疫组织化学法使用特异性抗体可以检测肌细胞中特定蛋白是否存在，以此来鉴别各种类型的肌营养不良症。如用抗肌萎缩蛋白抗体检测 DMD 和 BMD、用 γ- 肌聚糖蛋白（γ-sarcoglycan）抗体检测 LGMD2C、用 α- 肌聚糖蛋白抗体检测 LGMD2D、用 β- 肌聚糖蛋白抗体检测 LGMD2E 和用 Emerin 蛋白抗体检测 EDMD 等。

5. 其他检查 X 线片、心电图、超声心动图可早期发现进行性肌营养不良症患者的心脏受累的程度。CT 检查可发现骨骼肌受损的范围，MRI 可见变性肌肉呈不同程度的"蚕食现象"。DMD 和 BMD 患者应做智力检测。

（五）诊断

根据临床表现、遗传方式、起病年龄、家族史，加上血清酶测定及肌电图、肌肉病理检查和基因分析，诊断不难。如基因检测阴性或检测所有基因突变点有困难，用特异性抗体对肌肉组织进行免疫组化检测，可以明确诊断。

（六）鉴别诊断

1. 少年型近端脊肌萎缩症 因青少年起病，有对称分布的四肢近端肌萎缩需与肢带型肌营养不良症鉴别。但本病多伴有肌束震颤。肌电图为神经源性损害，有巨大电位。病理为神经源性肌萎缩，

可资鉴别。

2. 慢性多发性肌炎 因对称性肢体近端无力需与肢带型肌营养不良症鉴别。但本病无遗传史，病情进展较快，常有肌痛，血清肌酶增高，肌肉病理符合肌炎改变，用肾上腺糖皮质激素治疗有效，不难鉴别。

3. 肌萎缩侧索硬化症 因手部小肌肉无力和萎缩需与远端型肌营养不良症鉴别。但本病除肌萎缩外，尚有肌肉跳动、肌张力高、腱反射亢进和病理反射阳性，易于鉴别。

4. 重症肌无力 主要与眼咽型和眼肌型区别。重症肌无力有易疲劳性和波动性的特点，新斯的明试验阳性，肌电图的低频重复电刺激检查也可作鉴别。

（七）治疗

进行性肌营养不良症迄今无特异性治疗，只能对症治疗及支持治疗，如增加营养，适当锻炼。物理疗法和矫形治疗可预防及改善脊柱畸形和关节挛缩，尤其是早期进行踝关节挛缩的矫正，对维持行走功能很重要。应鼓励患者尽可能从事日常活动，避免长期卧床。药物可选用 ATP、肌苷、维生素 E、肌生注射液和补中益气的通塞脉片等。基因治疗及干细胞移植治疗有望成为有效的治疗方法。

由于目前尚无有效的治疗方法，因此产前诊断就显得尤其重要。例如对于假肥大型肌营养不良症，首先，应确定先症者（患儿）的基因型，然后确定其母亲是否是携带者。当携带者怀孕以后确定是男胎还是女胎，对男胎进行产前基因诊断，若是病胎则终止妊娠，防止患儿出生。

（八）预后

DMD 患者 20 多岁死于呼吸衰竭或心力衰竭；LGMD2C、2D、2E、2F 患者也预后不良。FSHD、BMD、眼型、眼咽型和远端型肌营养不良症患者的预后较好，部分患者寿命可接近正常生命年限。

第六节 肌强直性肌病

诊疗路径

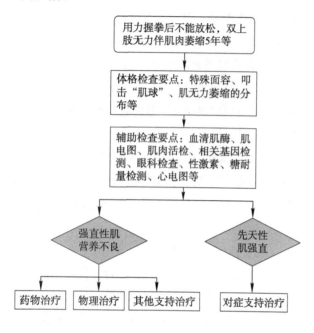

肌强直是指骨骼肌在随意收缩或受物理刺激收缩后不易立即放松。电刺激、机械刺激时肌肉兴奋性增高。重复收缩或重复电刺激后骨骼肌松弛，症状消失。寒冷环境中强直加重。肌电图检查呈现连续的高频放电现象。

肌强直的原因不清，可能与肌膜对某些离子的通透性异常有关。例如，在强直性肌营养不良症中，肌膜对钠离子的通透性增加。而在先天性肌强直中，则对氯离子通透性降低。不管何种肌强直，均可。

一、强直性肌营养不良症

强直性肌营养不良症（myotonic dystrophy，DM）是一组以进行性肌无力、肌强直和肌萎缩为主要临床特点的多系统受累的常染色体显性遗传病。除骨骼肌受累外，还常伴有白内障、心律失常、糖尿病、秃发、多汗、性功能障碍和智力减退等表现。不同的患者病情严重程度相差很大，如在同一家系中可见从无症状的成人杂合子到病情严重

的婴幼儿。发病率为 13.5/10 万。

（一）病因及发病机制

强直性肌营养不良症基因（*DM1* 基因）位于 19 号染色体长臂（19q13.3），基因组跨度为 14 kb，含 15 个外显子，编码 582 个氨基酸残基组成萎缩性肌强直蛋白激酶（dystrophia myotonica protein kinase，DMPK）。该基因的 3′- 端非翻译区存在一个 CTG 三核苷酸串联重复序列，正常人重复次数在 5 ~ 37 个，而 DM1 型患者重复数目则在 50 以上，属于三核苷酸重复序列动态突变疾病。CTG 三核苷酸序列异常扩增影响 *DMPK* 基因或临近基因的表达，从而产生细胞毒性损害而致病。该病 CTG 重复序列数可随着亲代的传递而进一步增加，使临床症状逐渐严重，发病年龄逐代提前，称为遗传早现。

（二）病理学特征

肌活检病理可见肌纤维大小不一，Ⅰ型肌纤维选择性萎缩。Ⅱ型肌纤维可见肥大，环状纤维，肌细胞核内移增加，纵切面上呈链状排列，肌纤维周边可见肌原纤维退缩到肌纤维一侧形成的肌浆块。肌细胞坏死和再生不明显。心脏传导系统纤维化，心肌细胞萎缩，脂肪浸润。丘脑和黑质的胞质内可见包涵体。

（三）临床表现

1. 发病年龄及起病形式 多在 30 岁以后隐匿起病，男性多于女性，进展缓慢，肌强直在肌萎缩之前数年或同时发生。病情严重程度差异较大，部分患者可无自觉症状，仅在查体时才被发现有异常。

2. 肌强直 肌肉用力收缩后不能正常地松开，遇冷加重。主要影响手部动作、行走和进食，如用力握拳后不能立即将手伸直，需重复数次才能放松，或用力闭眼后不能睁开，或开始咀嚼时不能张口。用叩诊锤叩击四肢肌肉可见肌球，具有重要的诊断价值。

3. 肌无力和肌萎缩 常先累及手部和前臂肌肉，继而累及头面部肌肉，尤其颞肌和咬肌萎缩最明显，患者面容瘦长，颧骨隆起，呈"斧状脸"，

颈消瘦而稍前屈，而成"鹅颈"。呼吸肌也常受累，引起肺通气量下降。部分患者有上睑下垂、眼球活动受限、构音障碍、吞咽困难、足下垂及跨越步态。

4. 骨骼肌外的表现　成年患者较明显，病变程度与年龄密切相关。

（1）白内障：成年患者很常见。裂隙灯下检查白内障是发现轻症家族性患者的敏感方法。患者也可有视网膜色素变性，睫状体受累时眼压下降。

（2）内分泌症状：内分泌系统改变十分常见。①男性睾丸小，生育能力低；女性月经不规律，卵巢功能低下，过早停经甚至不孕。②糖耐量异常占35%，伴糖尿病的患者较多。③部分患者宽额头及秃顶。

（3）心脏：心脏受累十分常见，并且成为本病死亡的主要原因。90%的患者存在心电图异常，主要表现为心律不齐、心房颤动、窦性心动过缓、Ⅰ度或Ⅱ度房室传导阻滞、左束支传导阻滞及QT间期延长等。心肌病变较为少见，但晚期也可出现。

（4）胃肠道：平滑肌受累可出现胃排空慢、胃肠蠕动差、假性肠梗阻、便秘。有时因肛门括约肌无力可大便失禁。

（5）其他：部分患者消瘦、智力低下、听力障碍、多汗、肺活量减少、颅骨内板增生、脑室扩大等。

（四）辅助检查

1. 肌电图检查　表现为肌强直和肌源性损害。典型的肌强直放电对诊断具有重要意义。受累肌肉出现连续高频强直波逐渐衰减，肌电图扬声器发出一种类似轰炸机俯冲样声音，持续时间不等，一般在 1~10 s 间，发放频率可在 40~60 Hz 周围神经传导速度正常。

2. 肌肉活组织检查　Ⅱ型肌纤维肥大，Ⅰ型肌纤维萎缩，伴大量核内移，可见肌质块和环状肌纤维，以及肌纤维的坏死和再生。

3. 基因检测　患者染色体 19q13.3 的肌强直蛋白激酶基因的 3′- 端非翻译区的 CTG 重复顺序异常扩增超过 50 次重复（正常人为 5~40 次），即可确诊。

4. 其他　血清 CK 和 LDH 等酶正常或轻度升高。血清免疫球蛋白 IgA、IgG、IgM 减少。心电图检查有房室传导阻滞。头颅 CT 及 MRI 检查示蝶鞍变小和脑室扩大。

（五）诊断

根据常染色体显性遗传史，中年缓慢起病，临床表现为全身骨骼肌强直、无力及萎缩，同时具有白内障、秃顶、内分泌和代谢改变等多系统受累表现。肌电图呈典型的肌强直放电及肌源性损害，*DMPK* 基因的 3′- 端非翻译区的 CTG 重复顺序异常扩增超过 50 次，肌肉活检为肌源性损害，血清 CK 水平正常或轻度升高，诊断一般不困难。

（六）鉴别诊断

临床上主要与其他类型的肌强直鉴别。

1. 先天性肌强直　与强直性肌营养不良症的主要区别点是肌强直及肌肥大，貌似运动员但肌力减弱，无肌萎缩和内分泌改变。

2. 先天性副肌强直（paramyotonia congenital）突出的特点是出生后就持续存在面部、手、上肢远端肌肉遇冷后肌强直或活动后出现肌强直和无力，如冷水洗脸后眼睛睁开缓慢，在温暖环境下症状迅速消失，叩击性肌强直明显。常染色体显性遗传，致病基因定位在 17q23。患者寿命正常。

3. 高血钾型周期性瘫痪　10 岁前起病的弛缓性瘫痪伴肌强直，发作时血钾水平升高、心电图 T 波增高，染色体 17q13 的 α- 亚单位基因的点突变检测可明确诊断。

4. 神经性肌强直（neuromyotonia）　又称 Isaacs syndrome，儿童及青少年期隐匿起病，缓慢进展，临床特征为持续性肌肉抽动和出汗，腕部和踝部持续或间断性痉挛。

（七）治疗

目前缺乏根本的治疗。针对肌强直可口服苯妥英钠 0.1 g，每日 3 次；卡马西平 0.1~0.2 g，每日 3 次；普鲁卡因胺 1 g，每日 4 次；奎宁 0.3 g，每日 3

次。但有心脏传导阻滞者忌用奎宁和普鲁卡因胺，可改用钙离子通道阻滞剂。物理治疗对保持肌肉功能有一定的作用。注意心脏病的监测和处理。白内障可手术治疗。内分泌异常给予相应处理。

（八）预后

个体间差别很大。起病越早预后越差，有症状者多在 45~50 岁死于心脏病。症状轻者可接近正常生命年限。

二、先天性肌强直症

先天性肌强直症（myotonia congenita）首先由 Charles Bell（1832 年）报道，1876 年丹麦医师 Thomsen 详细描述了其本人及家族四代的患病情况，故又称 Thomsen 病。常染色体显性遗传，主要临床特征为骨骼肌用力收缩后放松困难，患病率为（0.3~0.6）/10 万。

（一）病因及发病机制

Thomsen 病是由位于染色体 7q35 的氯离子通道（chloride channel，CLCN1）基因突变所致。该基因编码的骨骼肌电压门控性氯离子通道蛋白（chloride channel protein），是一跨膜蛋白，对骨骼肌细胞膜内外的氯离子的转运起重要作用。当 *CLCN1* 基因点突变引起氯离子通道蛋白主要疏水区的氨基酸替换（第 480 位的脯氨酸变成亮氨酸，P480L），使氯离子的通透性降低从而诱发肌强直。

（二）病理学特征

本病的主要病变在骨骼肌，肉眼可见肌肉肥大、苍白。光镜下肌纤维肥大，肌质增多，肌膜内核增多且核中心移位，肌纤维横纹不清，主要累及 Ⅱ 型肌纤维，也可见少数肌纤维萎缩，可有肌小管聚集。

（三）临床表现

1. 起病年龄　多数患者自婴儿期或儿童期起病，也有在青春期起病者。肌强直及肌肥大逐渐进行性加重，在成人期趋于稳定。

2. 肌强直　全身骨骼肌普遍性肌强直。患者肢体僵硬、动作笨拙，静息后初次运动较重，如久坐后不能立即站立，静立后不能起步，握手后不能放松，但重复运动后症状减轻。面部、下颌、舌、咽和上肢肌强直较下肢明显，在寒冷的环境中上述症状加重。叩击肌肉可见肌球。呼吸肌及尿道括约肌受累可出现呼吸及排尿困难，眼外肌强直可出现斜视或复视。家族中不同患者的肌强直程度差异很大。

3. 肌肥大　全身骨骼肌普遍性肌肥大，酷似运动员。肌力基本正常，无肌肉萎缩，感觉正常，腱反射存在。

4. 其他　部分患者可出现精神症状，如易激动、情绪低落、孤僻、抑郁及强迫观念等。心脏不受累，患者一般能保持工作能力，寿命不受限。

（四）辅助检查

肌电图检查出现肌强直电位，插入电位延长，扬声器发出轰炸机俯冲般或蛙鸣般声响。肌肉活组织检查示肌纤维肥大、核中心移位、横纹欠清。血清肌酶水平正常，心电图检查正常。

（五）诊断

根据阳性家族史，临床表现为婴儿期或儿童期起病的全身骨骼肌普遍性肌强直、肌肥大，结合肌电图、肌活检以及血清肌酶检查可以作出诊断。

（六）鉴别诊断

1. 强直性肌营养不良症　30 岁以后起病，肌力减弱、肌萎缩明显，无普遍性肌肥大，有白内障、前额秃发、睾丸萎缩、月经失调等，易与之鉴别。

2. 其他疾病　还应与先天性副肌强直、神经性肌强直、高钾型周期性瘫痪等强直性肌病鉴别。

（七）治疗

目前尚无特效的治疗，药物可用拉莫三嗪、苯妥英钠、卡马西平、普鲁卡因胺、乙酰唑胺（diamox）等减轻肌强直，但不能改善病程和预后。保暖也可使肌强直减轻。

（八）预后

本病患者预后良好，寿命不受影响。

第七节　线粒体肌病及线粒体脑肌病

诊疗路径

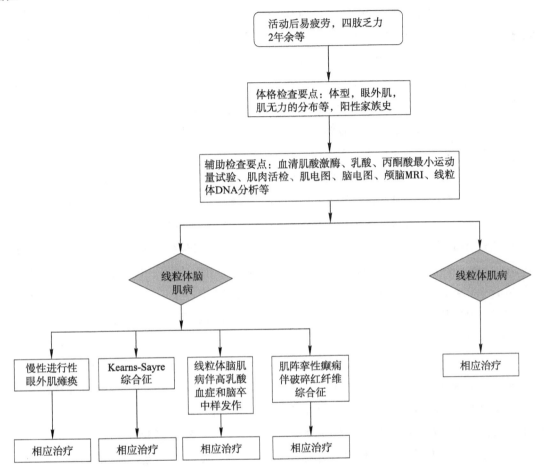

　　线粒体肌病（mitochondrial myopathy）和线粒体脑肌病（mitochondrial encephalomyopathy）是一组由线粒体 DNA（mitochondrial DNA，mtDNA）或核 DNA（nucleus DNA，nDNA）缺陷导致线粒体结构和功能障碍、ATP 合成不足所致的多系统疾病，其共同特征为轻度活动后即感到极度疲乏无力，休息后好转。肌肉活检可见破碎红纤维（ragged red fiber，RRF）。如病变以侵犯骨骼肌为主，则称为线粒体肌病。如病变同时累及到中枢神经系统，则称为线粒体脑肌病。

　　线粒体遗传病（mitochondrial genetic disease）是近四十多年来发现的一个新的疾病体系。Luft

（1962 年）首次报道一例线粒体肌病，生化研究证实病因为氧化磷酸化脱偶联。Anderson（1981 年）测定了人类 mtDNA 全长顺序，并提出此病为母系遗传。Holt（1988 年）首次在线粒体肌病患者中发现 mtDNA 缺失，证实 mtDNA 突变是人类疾病的重要病因。到目前为止，已确定 mtDNA 上的 150 多种病理性点突变和数百种重排（rearrangement）方式，建立了有别于孟德尔遗传（Mendelian inheritance）的线粒体遗传（mitochondrial genetic）新概念。

（一）病因及发病机制

　　线粒体（mitochondria）是为细胞提供能量

的细胞器，也是除 nDNA 外的遗传物质，能够半自主复制。人类 mtDNA 是一环状双链分子，长 16 569 bp，由轻重两链互补构成，含 37 个基因，其中 13 个编码呼吸链和与能量代谢有关的蛋白，2 个编码 rRNA，22 个编码 tRNA。线粒体肌病和线粒体脑肌病的病因主要是 mtDNA（少数是 nDNA）发生突变，如基因点突变（point mutation）、缺失（deletion）、重复（duplication）和丢失（depletion），即 mtDNA 拷贝数减少等，导致线粒体在氧化代谢过程中所必需的酶或载体发生功能障碍，糖原和脂肪酸等原料不能进入线粒体或不能被充分利用，故不能产生足够的 ATP。终因能量不足，不能维持细胞的正常生理功能，诱导细胞凋亡而导致线粒体病（mitochondrial disease）。

80% 的线粒体脑肌病伴高乳酸血症和脑卒中样发作（mitochondrial encephalomyopathy with lactic acidosis and stroke-like episodes，MELAS）是由 mtDNA 第 3 243 位点发生 A 到 G 的点突变（A3243G）所致。该突变由于改变了 tRNA 亮氨酸基因的结构，进一步影响了线粒体蛋白质的合成和能量产生而致病。A3243G 突变使 mtDNA 产生了一个新的 ApaⅠ限制酶酶切位点，在不同种族的患者中均能检测到，正常人无此突变。是 *MELAS* 最常见的基因突变位点。肌阵挛性癫痫伴破碎红纤维（myoclonus epilepsy ragged-red fibers，MERRF）主要是由于 mtDNA 第 8 344 位点 A 到 G 的点突变（A8344G），使 tRNA 赖氨酸基因结构发生改变，蛋白合成受阻而致病。30% ~ 50% 的慢性进行性眼外肌瘫痪（chronic progressive external ophthalmoplegia，CPEO）和 Kearns-Sayre 综合征（Kearns-Sayre Syndrome，KSS）均有 mtDNA 的缺失，最常见缺失位于 mtDNA 的 8 468 ~ 13 446 位之间。

线粒体病的遗传方式主要是母系遗传（maternal genetic pattern）。这是因为受精卵中的线粒体主要来自卵子。若母亲是线粒体病患者，其体内的部分 mtDNA 是正常的，部分是突变的，发生在生殖细胞系的突变可以传递给所有子代，但只有女儿可以继续将这种缺陷传递到下一代，发生在体细胞中的突变则只会引起散发病例。人体的每一个细胞均含有多个线粒体，每个线粒体含有许多 mtDNA，因此每个细胞含有成百上千个 mtDNA。子代是否发病，取决于子代个体正常 mtDNA 和突变 mtDNA 的比例，仅当突变 mtDNA 达到某一阈值引起某些组织或器官功能异常时，患者才会出现症状。突变 mtDNA 阈值的高低取决于受累组织器官对能量的依赖程度，这与孟德尔遗传方式是不同的。另外，相同的 mtDNA 突变在不同患者的临床表现可能不同，这与突变 mtDNA 的数目有关。突变 mtDNA 数目越多，临床症状越重；而相同的临床表现可能源于不同突变。这些均是线粒体病临床表现复杂多样的原因。如当 MELAS 患者肌细胞内的 A3243G 突变 mtDNA 超过 90% 时，临床上出现脑卒中样发作、痴呆、癫痫和共济失调等。若 A3243G 突变 mtDNA 小于 50%，则只出现慢性进行性眼外肌瘫痪、肌肉损害和耳聋。

非遗传性（环境因素）线粒体突变是由于躯体特异组织的各种紊乱不断积累并超过了一定的阈值，导致 mtDNA 突变，ATP 能量供给障碍使机体出现症状。

（二）病理学特征

1. 肌组织改变　肌活检冷冻切片，经改良 Gomori trichrome（MGT）染色可见 RRF，由大量变性线粒体聚集造成。主要见于Ⅰ型肌纤维，油红 O 染色和糖原染色还可见脂肪和糖原堆积，肌组织内血管壁 SDH 染色阳性有助于诊断 MELAS。电镜下可见肌膜下或肌原纤维间有大量异常线粒体，线粒体嵴排列紊乱，有时可见类结晶样包涵体（paracrystalline inclusions）。

图 22-6
线粒体肌病肌肉组织病理（MGT×400）

2. 脑组织改变　脑的病变复杂多样，广泛受累。主要为海绵样改变、神经元变性丢失、灶性坏死或广泛层性坏死、星形细胞增生、脱髓鞘或矿物质沉积。MELAS 患者还可见颞顶枕叶皮质多灶性软化灶，脑皮质萎缩和基底核钙化，颅内多灶性坏死伴小血管增生和星形细胞增多，灶状或层状海绵样改变。MERRF 患者可有齿状核、红核和苍白球等核团变性。

（三）临床表现

本病可发生于任何年龄阶段，多呈慢性进展，可累及多个系统，临床表现复杂多样。骨骼肌和脑由于线粒体含量丰富，能量需求高，故最容易受累而出现症状。临床按受累组织不同主要分为以下几种病变。

1. 线粒体肌病　多在 20 岁左右起病，也有儿童及中年起病者，男女均可受累。临床上以肌无力和不能耐受疲劳为主要特征，往往轻度活动后即感疲乏，休息后好转，常伴有肌肉酸痛及压痛，无"晨轻暮重"现象，肌萎缩少见。易误诊为多发性肌炎、重症肌无力、脂质沉积症和进行性肌营养不良症等。

2. 线粒体脑肌病

（1）慢性进行性眼外肌瘫痪（chronic progressive external ophthalmoplegia，CPEO）：任何年龄均可发病，儿童期起病者多。首发症状为眼睑下垂和眼外肌麻痹，缓慢进展为全眼外肌瘫痪、眼球运动障碍，因两眼外肌对称受累，复视并不常见，部分患者可有咽部肌肉和四肢无力。对新斯的明不敏感。

（2）Kearns-Sayre 综合征（Kearns-Sayre syndrome，KSS）：多在 20 岁前起病，表现为三联征，即 CPEO、视网膜色素变性、心脏传导阻滞。其他神经系统异常包括小脑性共济失调、脑脊液蛋白增高、神经性耳聋和智能减退等。病情进展较快，多在 20 岁前死于心脏病。

（3）线粒体脑肌病伴高乳酸血症和脑卒中样发作（mitochondrial encephalomyopathy with lactic acidemia and stroke-like episodes，MELAS）综合征：40 岁前起病，儿童期起病更多见，临床表现为脑卒中样发作伴偏瘫、偏盲或皮质盲、偏头痛、恶心呕吐、反复癫痫发作、智力低下、身体矮小、神经

性耳聋等。病情逐渐加重，头颅 CT 和 MRI 检查显示主要为皮质异常信号，病灶范围与主要脑血管分布不一致，也常见脑萎缩、脑室扩大和基底核钙化。血和脑脊液中乳酸浓度增高。

（4）肌阵挛性癫痫伴肌肉破碎红纤维（myoclonus epilepsy with ragged-red-fiber，MERRF）综合征：主要特征为肌阵挛性癫痫发作、小脑性共济失调，常合并智力低下、听力障碍和四肢近端无力，多在儿童期发病，有明显的家族史，有的家系伴发多发性对称性脂肪瘤。

（四）辅助检查

1. 血生化检查

（1）乳酸、丙酮酸最小运动量试验：约 80% 的患者阳性，即运动后 10 min 血乳酸和丙酮酸含量仍不能恢复正常。脑肌病者脑脊液中乳酸含量也增高。

（2）线粒体呼吸链复合酶活性降低。

（3）约 30% 的患者血清 CK 和 LDH 水平升高。

2. 肌肉活检　见前面病理所述。

3. 影像学检查　头颅 CT 或 MRI 检查可见白质脑病、基底核钙化、脑软化、脑萎缩和脑室扩大。颅脑 MRI 检查不符合血管分布的脑回样病灶为 MELAS 的特征性表现。

4. 肌电图检查　60% 的患者为肌源性损害，少数呈神经源性损害或两者兼之。

5. 线粒体 DNA 分析　对诊断有决定性意义。

（1）CPEO 和 KSS 综合征均为 mtDNA 片段的缺失，其可能发生在卵子或胚胎形成的时期。

（2）80% 的 MELAS 综合征患者是由于 mtDNA tRNA 亮氨酸基因位点 3 243 的点突变所致。

（3）MERRF 综合征主要是 mtDNA tRNA 赖氨酸基因位点 8 344 的点突变所致。

（五）诊断

根据家族史、典型临床表现，结合血乳酸、丙酮酸最小运动量试验阳性、肌肉组织病理检查发现大量异常线粒体、线粒体生化检测异常和基因检测发现 mtDNA 致病性突变可以作出诊断。

（六）鉴别诊断

线粒体肌病主要与重症肌无力、脂质沉积性肌病、多发性肌炎、肢带型肌营养不良症鉴别。线粒体脑肌病除了与上述疾病鉴别外，还应与多发性硬化、急性播散性脑脊髓炎、脑血管病、心肌病、肌阵挛癫痫、血管性痴呆等鉴别。但上述疾病的血中乳酸和丙酮酸水平不高，肌肉活检和线粒体生化功能测定可资鉴别。

（七）治疗

目前无特效治疗，主要是对症治疗，具体措施如下。

1. 饮食疗法　可减少内源性毒性代谢产物的产生。高蛋白、高碳水化合物、低脂饮食能代偿受损的糖异生和减少脂肪的分解。应当保持充足的饮食以维持能量代谢的平衡和稳定，避免饥饿、饮酒、高脂肪低糖饮食。在 MELAS 发作期需要生酮饮食。

2. 药物治疗　可给予静脉滴注 ATP 80～120 mg 及辅酶 A 100～200 U，每日 1 次，持续 10～20 d，以后改为口服 ATP。艾地苯醌、辅酶 Q10 和大量 B 族维生素可使血乳酸和丙酮酸水平降低。左卡尼汀可以促进脂类代谢、改善能量代谢，成人每日 1～3，分 2～3 次口服，儿童每日 50～100 mg/kg，每日最大剂量不超过 3 g。若血清肌酶谱明显升高可选择皮质激素治疗。对癫痫发作、颅压增高、心脏病、糖尿病等进行对症治疗。另外，中药如黄芪、党参、枸杞子等补气活血治疗及综合调理也可改善症状。

3. 其他　物理治疗可减轻痛苦。KSS 患者重度心脏传导阻滞者可用心脏起搏器。最根本的治疗有待于正在研究的基因治疗。

（八）预后

本病患者的预后与发病年龄和临床表现密切相关。发病年龄越早，临床症状越多，预后越差。

（张　成）

数字课程学习

📥教学PPT　　　📝自测题

第二十三章

神经系统先天性疾病与遗传病 *e*

第二十四章

睡眠障碍 *e*

第二十五章

内科系统疾病的神经系统并发症 e

参考文献

1. 陈生弟 . 神经病学 . 北京：科学出版社，2011.

2. 郭起浩 . 神经心理评估 . 3 版 . 上海：上海科技出版社，2020.

3. 贾建平 . 神经病学 . 8 版 . 北京：人民卫生出版社，2018.

4. 王拥军 . Caplan 卒中临床实践 . 5 版 . 北京：人民卫生出版社，2017.

5. 中华医学会神经病学分会，中华医学会神经病学分会脑血管病学组 . 中国脑血管病一级预防指南 2019. 中华神经科杂志，2019，52（9）：684-709.

6. 中华医学会神经病学分会，中华医学会神经病学分会脑血管病学组 . 中国缺血性脑卒中和短暂性脑缺血发作二级预防指南 2014. 中华神经科杂志，2015，48（4）：258-273.

7. 中华医学会神经病学分会，中华医学会神经病学分会脑血管病学组 . 中国急性缺血性脑卒中诊治指南 2018. 中华神经科杂志，2018，51（9）：666-682.

8. 中华医学会神经病学分会，中华医学会神经病学分会脑血管病学组，中华医学会神经病学分会神经血管介入协作组 . 中国急性缺血性脑卒中早期血管内介入诊疗指南 2018. 中华神经科杂志，2018，51（9）：683-691.

9. 中华医学会神经病学分会 . 中国脑出血诊治指南（2014）. 中华神经科杂志，2015，48（6）：435-444.

10. 中华医学会神经病学分会 . 中国蛛网膜下腔出血诊治指南 2015. 中华神经科杂志，2016，49（3）：183-191.

11. 中华医学会神经病学分会，中华医学会神经病学分会脑血管病学组 . 中国颅内静脉系统血栓形成诊断和治疗指南 2015. 中华神经科杂志，2015，48（10）：819-829.

12. 中华医学会神经病学分会痴呆与认知障碍学组会写作组 . 血管性认知障碍诊治指南 . 中华神经科杂志，2011，44（2）：142-147.

13. 刘新峰 . 脑血管病介入治疗学 . 2 版 . 北京：人民卫生出版社，2012.

14. 中华医学会神经病学分会，中华医学会神经病学分会神经血管介入协作组 . 脑血管造影术操作规范中国专家共识 . 中华神经科杂志，2018，51（1）：7-13.

15. 中华医学会神经病学分会脑血管病学组缺血性脑血管病血管内介入诊疗指南撰写组 . 中国缺血性脑血管病血管内介入诊疗指南 2015. 中华神经科杂志，2015，48（10）：830-837.

16. 中国卒中学会，中国卒中学会神经介入分会，中华预防医学会卒中预防与控制专业委员会介入学组 . 症状性颅内动脉粥样硬化性狭窄血管内治疗中国专家共识 2018. 中国卒中杂志，2018，13（6）：594-604.

17. 中华医学会神经外科学分会神经介入学组 . 颅内动脉瘤血管内介入治疗中国专家共识 . 中华医学杂志，2013，93（39）：3093-3103.

18. 中华医学会神经外科学分会介入学组，脑动静脉畸形介入治疗中国专家共识编写委员会 . 脑动静脉畸形介入治疗中国专家共识 . 中华神经外科杂志，2017，33（12）：1195-1203.

19. 周良辅.现代神经外科学.2 版.上海:复旦大学出版社,2015.

20. 江基尧,朱诚,罗其中.颅脑创伤临床救治指南.4 版.上海:第二军医大学出版社,2015.

21. 王得新.神经病毒学 – 基础与临床.2 版.北京:人民卫生出版社,2012.

22. 中华医学会神经病学分会.中国自身免疫性脑炎诊治专家共识.中华神经科杂志,2017,50(2):91-98.

23. 中国免疫学会神经免疫分会,中华医学会神经病学分会神经免疫学组.多发性硬化诊断和治疗中国专家共识(2018 版).中国神经免疫学和神经病学杂志,2018,25(6):387-394.

24. 陈生弟.神经与精神疾病.北京:人民卫生出版社,2016.

25. 中华医学会神经病学分会帕金森病及运动障碍学组.中国帕金森病诊断标准(2016 版).中华神经科杂志,2016,49(4):268-271.

26. 中华医学会神经病学分会帕金森病及运动障碍学组.中国帕金森病治疗指南(第四版).中华神经科杂志,2020,53(12):973-986.

27. 中华医学会神经外科学分会功能神经外科学组.帕金森病脑深部电刺激疗法术后程控中国专家共识.中华神经科杂志,2016,32(12):1192-1198.

28. 中华医学会.临床诊疗指南:癫痫病分册.北京:人民卫生出版社,2015.

29. 中华医学会神经外科学分会功能神经外科学组.三叉神经痛诊疗中国专家共识.中华外科杂志,2015,53(9):657-664.

30. 崔丽英,蒲传强,胡学强.中国吉兰 – 巴雷综合征诊治指南.中华神经科杂志,2010,43(8):583-586.

31. 中华医学会神经病学分会神经肌肉病学组.中国慢性炎性脱髓鞘性多发性神经根神经病诊疗指南.中华神经科杂志,2019,52(11):883-888.

32. 郭玉璞.神经病学.第 15 卷.周围神经系统疾病.北京:人民军医出版社,2009.

33. 中华医学会神经病学分会,中华医学会神经病学分会神经肌肉病学组,中华医学会神经病学分会肌电图与临床神经生理学组.中国假肥大型肌营养不良症诊治指南.中华神经科杂志,2016,49(1):17-20.

34. 中华医学会神经病学分会,中华医学会神经病学分会神经肌肉病学组,中华医学会神经病学分会肌电图及临床神经生理学组.中国多发性肌炎诊治共识.中华神经科杂志,2015,48(11):946-949.

35. 中华医学会神经病学分会神经遗传学组.遗传性共济失调诊断与治疗专家共识.中华神经科杂志,2015,48(6):459-463.

36. 赵忠新.睡眠医学.北京:人民卫生出版社,2016.

37. Kandel ER. Principles of Neural Science. 5th ed. New York:McGraw-Hill Companies,Inc. 2013.

38. David IG,Peter LL. Greenfield's neuropathology. 9th ed. Boca Raton,FL: Taylor & Francis Group,2015.

39. Simon RP,Aminoff MJ,Greenberg DA. Clinical Neurology. 10th ed. New York:McGraw-Hill,2018.

40. Headache Classification Committee of the International Headache Society. The International Classification of Headache Disorders,3rd edition. Cephalalgia,2013,33(9):629-808.

41. Aisiku IP,Silvestri DM,Robertson CS. Critical care management of traumatic brain injury//Richard WH. Youmans and Winn Neurological Surgery. 7th ed. Philadelphia:Elsevier,2017.

42. Ropper AH,Samuels MA,Klein J,et al. Adams and Victor's Principles of Neurology. 11th ed. New York:

McGraw-Hill Education，2019.

43. H. Royden Jones Jr. Netter's Neurology. 2nd ed. Philadelphia，PA：Elsevier Inc，2012.

44. Stephen L. Hauser，Scott Andrew Josephson. Harrison's Neurology in Clinical Medicine. 4th ed. New York：The McGraw-Hill Companies，Inc. 2017.

45. Thompson AJ，Banwell BL，Barkhof F，et al. Diagnosis of multiple sclerosis：2017 revisions of the McDonald criteria. Lancet Neurol，2018，17（2）：162-173.

46. Chen SD，Chan P，Sun SG，et al. The recommendation of Chinese Parkinson's disease and movement disorder society consensus on therapeutic management of Parkinson's disease. Translational Neurodegeneration，2016，5：12.

47. Watts Ray L，Standaert David G，Obeso Jos é A. Movement Disorders：Neurologic Principles & Practice. 3th ed. New York：McGraw-Hill，2011.

48. Fahn Stanley，Jankovic J，Mark Hallet. Principles & Practice of Movement Disorders. 2th ed. Oxford：Elsevier Limited，2011.

49. De Girolami U，Bale TA. Chapter 29-Spinal cord//Handbook of Clinical Neurology. Philadelphia：Elsevier，2018.

50. Saliou G，Krings T. Chapter 34-Vascular diseases of the spine//Handbook of Clinical Neurology. Philadelphia：Elsevier，2016.

51. Dyck PJ，Thomas PK. Peripheral neuropathy. 4th ed. Philadelphia：Elsevier，2005.

52. Sanders D B，Wolfe G I，Benatar M，et al. International consensus guidance for management of myasthenia gravis：Executive summary. Neurology，2016，87（4）：419-425.

53. Louis ED，Mayer SA，Rowland LP. Merritt's Neurology，13th ed. New York：Lippincott Williams & Wilkins，2015.

郑重声明

高等教育出版社依法对本书享有专有出版权。任何未经许可的复制、销售行为均违反《中华人民共和国著作权法》，其行为人将承担相应的民事责任和行政责任；构成犯罪的，将被依法追究刑事责任。为了维护市场秩序，保护读者的合法权益，避免读者误用盗版书造成不良后果，我社将配合行政执法部门和司法机关对违法犯罪的单位和个人进行严厉打击。社会各界人士如发现上述侵权行为，希望及时举报，我社将奖励举报有功人员。

反盗版举报电话　　（010）58581999　58582371
反盗版举报邮箱　　dd@hep.com.cn
通信地址　　北京市西城区德外大街4号　　高等教育出版社法律事务部
邮政编码　　100120

读者意见反馈

为收集对教材的意见建议，进一步完善教材编写并做好服务工作，读者可将对本教材的意见建议通过如下渠道反馈至我社。

咨询电话　　400-810-0598
反馈邮箱　　gjdzfwb@pub.hep.cn
通信地址　　北京市朝阳区惠新东街4号富盛大厦1座　　高等教育出版社总编辑办公室
邮政编码　　100029

防伪查询说明

用户购书后刮开封底防伪涂层，使用手机微信等软件扫描二维码，会跳转至防伪查询网页，获得所购图书详细信息。

防伪客服电话　　（010）58582300